U0927021

实用临床医学丛书

总 主 编 赵晓晏 任成山
执行主编 杨仕明 张功员
丛书主审 钱桂生 肖颖彬

实用临床 妇产科学

SHIYONG LINCHUANG FUCHANKEXUE

主编 王 冬 张 华

郑州大学出版社
郑州

图书在版编目(CIP)数据

实用临床妇产科学/王冬,张华主编. —郑州:郑州大学出版社,2020.9

(实用临床医学丛书/赵晓晏,任成山总主编)

ISBN 978-7-5645-6869-6

Ⅰ.①实… Ⅱ.①王…②张… Ⅲ.①妇产科学 Ⅳ.①R71

中国版本图书馆 CIP 数据核字(2019)第 279229 号

郑州大学出版社出版发行

郑州市大学路 40 号　　邮政编码:450052

出版人:孙保营　　发行电话:0371-66966070

全国新华书店经销

河南瑞之光印刷股份有限公司印制

开本:787 mm×1 092 mm　1/16

印张:44

字数:1073 千字

版次:2020 年 9 月第 1 版　　印次:2020 年 9 月第 1 次印刷

书号:ISBN 978-7-5645-6869-6　　定价:495.00 元

总主编简介

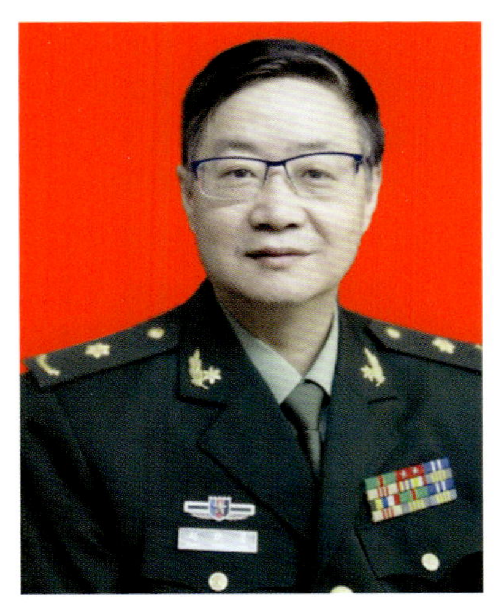

赵晓晏,主任医师、教授、医学博士,博士研究生导师;1983 年、1989 年、1995 年毕业于中国人民解放军第三军医大学,分别获医学学士、硕士、博士学位。现就职于中国人民解放军陆军(第三)军医大学新桥医院消化内科。

学术任职:中央军委保健委员会会诊专家、重庆市医师协会消化内镜医师分会会长、中国医师协会消化内镜医师分会委员、中国医促会消化疾病分会常委、中国医师协会内镜医师分会医镜联盟常委、中华医学会消化病分会胰腺疾病学组委员;《中华肝脏病杂志》《中华消化内镜杂志》《重庆医学》《第三军医大学学报》编委。

专业特长:熟练掌握消化系统重症及疑难疾病的救治,尤其是在重症急性胰腺炎的临床与基础研究方面有较深的造诣,建立了重症急性胰腺炎多学科团队(MDT),较早开展了内镜胰腺脓肿清除术;创建了消化内镜诊疗中心,在国内较早、规范开展了内镜下"凿孔穿透技术",在国际上首先报道内镜下胃壁全层切除术(EFTR)的临床应用,国内首先报道经口内镜下肌切开术(POEM),常规开展了内镜下逆行胰胆管造影(ERCP)、超声内镜(EUS)、Spyglass 胆道镜,在消化道早癌诊治方面成绩突出,早癌检出率达国内先进水平。在胶囊内镜方面是国产胶囊内镜临床应用第一人,开展了国内随机对照试验(RCT)研究,收集了大量的国人数据,积极推动了我国胶囊内镜的发展与应用。首先研究与报道了国产 JS-pH 胶囊的临床应用。

学术成就:以第一作者的身份获得并完成国家卫计委公益性行业科研专项课题 1 项,完成国家卫生部行业科研专项课题子课题 1 项、全军重大课题 1 项、重庆市科委行业专项课题 1 项、重庆市卫健委课题 1 项。获得首批第三军医大学一级乙等新技术、新业务,首项一级甲等新技术、新业务。曾获军队及省部级科技成果二等奖 1 项、三等奖 1 项;军队医疗成果三等奖 2 项;发表研究论文 100 余篇。

个人荣誉:所领导的科室荣立集体三等功 2 次,个人三等功 2 次;第三军医大学"十二五"科研先进个人。

总主编简介

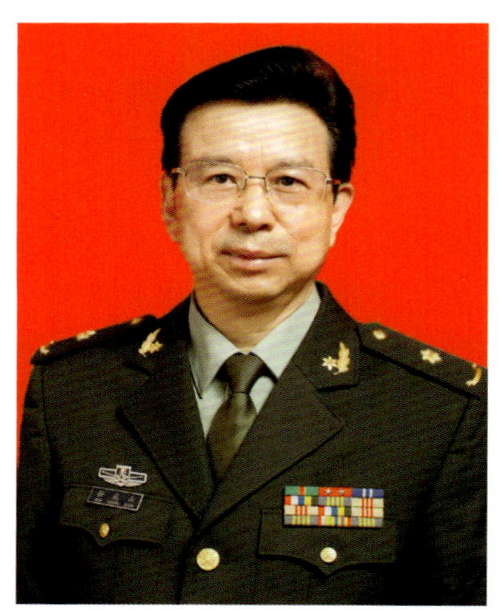

任成山，主任医师、教授、传统医学博士，硕士研究生导师。曾任中国人民解放军第三军医大学新桥医院急诊科主任、门诊部主任，中国人民解放军陆军（第三）军医大学《中华肺部疾病杂志（电子版）》编辑部主任。

学术任职：曾任及现任中国人民解放军第三军医大学科学技术委员会委员、重庆市生理科学会暨危重病专业委员会常委、重庆市急诊医学专业委员会副主任委员；《中华医药学杂志》编委、《中华综合临床医学杂志》副主编、《中国急救医学》常务编委、《世界危重病医学杂志》编委、《中华肺部疾病杂志（电子版）》常务副总编、重庆市高等学校学报研究会第五届理事会理事、中国高等学报自然学报研究会军队院校期刊专业委员会委员。

专业特长：从事临床医学一线工作及医学科学研究40多年，有系统、扎实的内科学和急诊医学基础理论知识，有丰富的临床医学工作经验。熟练掌握消化系统重症及疑难疾病的诊断与救治，尤其对慢性乙型病毒性肝炎、慢性丙型病毒性肝炎、肝硬化；消化性溃疡、胰腺疾病基础与临床研究有较深的造诣。对医学杂志的创办有前瞻性和开创性工作经验，特别熟悉医学论文的编校、审稿、定稿、排版、印制和发行整个工作流程，尤为熟悉法定计量在医学中的应用，对医学杂志质量提升及营销等有较为丰富的经验。

学术成就：在医学研究中颇有建树，特别是对危重病患者和多器官功能障碍综合征（MODS）患者血清电解质与酸碱平衡紊乱诊断与防治有较深的研究。获全军科研课题2项，获重庆市科委课题1项，通过监测动脉血气分析及测定血清甘胆酸含量判断肝硬化的预后，以及对肝硬化的进一步治疗和预防肝性脑病的发生具有指导意义。在国内首先使用MODS和全身炎症反应综合征（SIRS）的概念。撰写并发表医学学术论文151篇，其中，中华系列杂志和国家统计源期刊136篇。主编医学专著7部，参编医学专著12部。招收培养硕士研究生9名。获国家科技进步三等奖1项，军队科技进步及医疗成果奖一、二、三等奖共5项，重庆市科技进步二等奖1项。

个人荣誉：荣立集体三等功2次，个人三等功2次；第三军医大学“十五”科研先进个人。

主编简介

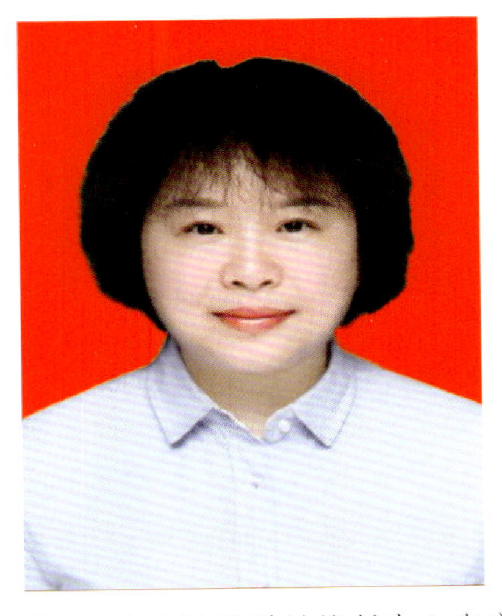

王冬，主任医师，硕士研究生导师。1992 年毕业于重庆医科大学，获学士学位。现任重庆大学附属肿瘤医院妇科肿瘤中心主任。

学术任职：中国抗癌协会妇科肿瘤专业委员会常务委员，中国优生科学协会肿瘤生殖学分会常务委员，中国抗癌协会家族遗传性肿瘤专委会委员，中国研究型医院学会妇科肿瘤专业委员会委员，中国临床肿瘤协作组妇科专家委员会委员，中国妇幼保健协会妇幼微创专业委员会委员，中国医学装备协会妇产装备专业委员会委员，北京健康促进宫颈病变与宫颈癌防治专家委员会常务委员，重庆抗癌协会妇科肿瘤专业委员会常务委员，重庆市医学会妇产科专委会委员，重庆医学会妇产科专委会肿瘤学组组长，重庆市肿瘤质量控制中心专家委员会委员。

专业特长：擅长妇科恶性肿瘤的手术、化疗、放疗及综合治疗。在重庆地区推行妇科恶性肿瘤诊疗规范和子宫颈癌筛查适宜技术。

学术成就：主持及参与国家级、省部级课题 10 余项，主编著作 1 部，参编著作 4 部，发表论文 30 余篇。

个人荣誉：获重庆市卫生和计划生育委员会科技成果一等奖 1 项、二等奖 1 项，获 2010 年度全国医药卫生系统先进个人。

主编简介

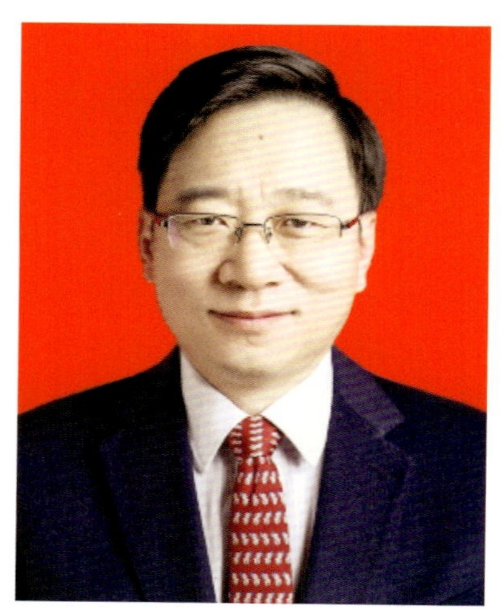

张华，主任医师，医学硕士。1990 年毕业于河北医学院，获学士学位；1998 年毕业于河北医科大学，获硕士学位。现任重庆市妇幼保健院院长。

学术任职：重庆市医学会妇产科专委会副主任委员；重庆市预防医学会副理事长；中国医师协会妇科内分泌专委会委员；中国妇幼保健协会常务理事、中国妇幼保健协会生殖专委会常委，妇科内分泌专委会委员；中国人口学会出生与人口专委会副主任委员；中国医院协会妇产科管理专委会常委。曾任重庆市优生优育协会会长，重庆市妇幼保健协会副会长。

专业特长：妇科肿瘤和阴道宫颈疾病的诊治，妇女保健学及相关疾病的管理等。

学术成就：主持国家重大专项子课题 1 项，主持完成国家级公共卫生科研项目 2 项，主持省部级重大专项研究 1 项，省厅级课题数项。参编教材 1 本，发表论文 20 余篇。

个人荣誉：获得省部级科技成果三等奖一项。

总　序

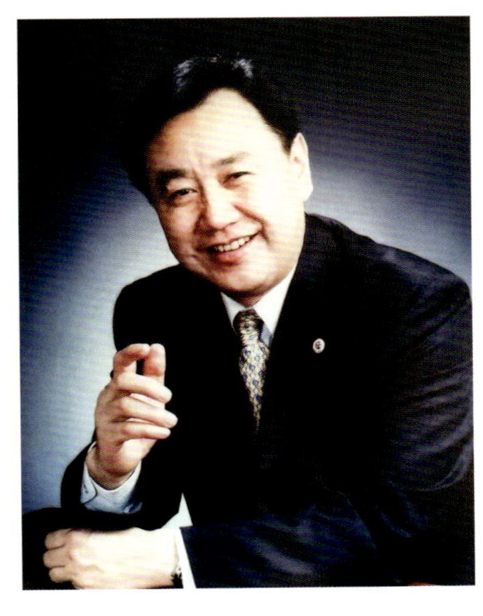

随着生产力的发展、经济社会的进步和生态环境的变化，我国人民群众的健康状况、病因谱与疾病谱正在发生着深刻的改变，同时科学技术和世界医学科技日新月异的进步，使现代医学的诊断和治疗模式正发生着重大变革，由传统的经验医学向生物医学更向整合医学的模式逐渐转变。整合医学模式要求临床医师既要具备扎实的医学基础、深厚的专科技能和过硬的技术水平，又必须具备更广阔先进的医学视野、更完善丰富的临床知识和更开拓创新的思维方式，还要具备扎实丰富的医学人文和人文医学知识。只有将数据和证据还原成事实，把认识与共识转变成经验，把技术和艺术凝练成医术，再在事实、经验和医术层面根据人体整体和生命的要求，来回反复实践，从而形成新的医学体系，即整体整合医学，简称整合医学，才能更好地适应医学发展时代潮流，肩负起治病救人、救死扶伤的崇高责任。

为了满足广大临床医学工作者提高综合素质和诊疗水平，更好地为人民群众和部队指战员服务的需求，中国人民解放军陆军（第三）军医大学新桥医院赵晓晏教授、任成山教授组织编写了“实用临床医学丛书”共10个分册。这套丛书凝聚了国内中国人民解放军陆军（第三）军医大学、复旦大学、四川大学、上海交通大学、西安交通大学、重庆大学、中国人民解放军海军（第二）军医大学与空军（第四）军医大学、南方医科大学、南京医科大学、重庆医科大学和解放军总医院等30多家知名院校和医院280多位临床一线医师、博士及专家教授的心血，学术性、实用性和针对性都很强，确实是一套系统、科学、实用的临床医学工具书。编写这套10个分册约950万字的临床医学专著，从组织到实施可谓是一个系统的工程，工作量之大，可想而知。

我认为这套丛书具有以下特点:①融入循证医学、经验医学、精准医学,定将为整合医学的发展与应用奠定基础,是一套符合整合医学医疗服务体系,临床学科全面、配套的临床医学教材和工具性用书,既适于临床各专科使用,又利于各专科之间的交融,也适用于对临床医师的全面培养训练;②本套丛书强调"实用",贴近"临床",着力"防治",可从中学习系列切实规范的临床诊断与治疗的先进技术方法,以及相应的基础理论知识;③参与编写本套丛书的作者,特别是各分册的主编和副主编都是多年在一线工作有丰富临床经验的专家及教授,熟悉临床治疗新技术、新方法及新进展,专什么写什么,从而保证了丛书的编写质量。

我对该套丛书的出版发行感到由衷的高兴,并推荐给广大临床医学工作者,相信这套丛书将在临床医学教育和指导救治实践中,对提高临床诊疗水平和服务质量发挥积极作用,为推动我国医疗卫生事业发展做出有益贡献。

中国工程院院士
美国医学科学院外籍院士
中国人民解放军空军(第四)军医大学教授

樊代明

2020 年 8 月 1 日于西安

编写说明

“人吃五谷杂粮，难免生病”，如果“合理膳食，适当运动，戒烟限酒，心理平衡”就能够少生病，使人们的身体趋于健康。即使生了病，如果采用先进的、科学的卫生预防、保健及正确的诊断和治疗等，人们的健康应该是有保障的。同时随着我国人民经济收入和文化素质的不断提高，无病早防，有病早治，追求健康的愿望非常迫切。临床治疗始终是直接排除病痛、医治疾病、恢复健康的重要环节。对于临床医师来说，不断提高临床救治水平，加强学习和实践是至关重要的。

19 世纪下半叶到 20 世纪初，感染性疾病是人类健康的头号杀手，科学家和临床学者把重点放在病原体的发现、免疫方法的探索、抗菌药物和靶向药物特种措施的筛选等研究上，并取得了一批重大医疗成果，许多烈性感染性疾病的流行得到了有效的控制。1979 年 10 月 26 日世界卫生组织在肯尼亚首都内罗毕宣告人类消灭了天花，这是一场卫生革命性重要事件。进入 21 世纪以来，医学高新技术的发展，随着生理学、生物化学、遗传学、免疫学、基因组学、蛋白质组学、细胞生物学、分子生物学和计算机成果等科学技术的突飞猛进，临床医疗技术的发展日新月异，新的诊疗设备、新的药物开发层出不穷，许多重大疾病的病因、发病机制进一步阐明，临床诊断技术、治疗手段不断进步，治疗水平显著提高，从而推动了医学的整体发展。

临床医学的进步要求多学科、多部门间的广泛协作。每一个临床学科始终与解剖、生理、生物化学、生物、病理、药理和微生物等基础医学，以及整体临床学科密切联系，互相促进、共同提高。近年来，随着各学科新知识、新技术的快速发展，专业基础理论与技能也不断丰富与扩展，以及相关学科的交叉渗透、医疗器械设备的更新换代，临床新技术、新的边缘学科和新的专业必将不断涌现。医学专业分工将越来越细，更人性化，也更趋向合理，这有利于对疾病的深入研究，对诊断和治疗提供帮助。本套丛书在编写过程中遵循“三基”和“五性”的原则：基本知识、基本理论和基本技能，思想性、科学性、先进性、启发性和实用性，同时注重体现现代化理念，富于启发性和知识拓展性。

目前，临床需要既适用于临床相关专科使用和专科之间的交融，更适用于各级医生参考学习的涵盖内科、外科、感染科、儿科、妇产科、耳鼻咽喉头颈外科、口腔科、眼科和皮肤与性病科等临床学科的系统配套丛书。鉴于此，由郑州大学出版社策划，特邀中国人民解放军陆军（第三）军医大学新桥医院组织军内外的复旦大学、四川大学、上海交通大学、西安交通大学、重庆大学、中国人民解放军空军（第四）军医大学、中国人民解放军海军（第二）军医大学、南方医科大学、南京医科大学、重庆医科大学、广州医科大学、昆明医科大学和中国人民解放军总医院等30多家知名院校和医院280多位临床一线医师、博士及专家教授技术骨干共同编著这套“实用临床医学丛书”。丛书编委会对该套丛书学科门类、各篇章节内容、体例格式等进行了科学规划、认真研讨，特别强调内容的系统性、科学性、先进性和实用性，最终确定了这套丛书的编写指导思想和编写规范及大纲等。本套丛书包括《实用临床医学概论》《实用临床内科学》《实用临床外科学》《实用临床感染病学》《实用临床儿科学》《实用临床妇产科学》《实用临床耳鼻咽喉头颈外科学》《实用临床口腔科学》《实用临床眼科学》和《实用临床皮肤与性病学》。

“实用临床医学丛书”以服务于临床，服务于人民群众和部队广大指战员为导向，以提高临床医师的医疗技术为出发点，以循证医学为基础，以“贴近临床诊疗实际，贴近医学科技发展”为原则，结合参编作者多年来的临床工作经验和科研成果，紧扣疾病防治主题，强调实用、贴近临床，既介绍了各学科基本的概念、发病机制、临床表现及诊断知识，又全面介绍了各学科基本的临床治疗技术和原则；同时，对一些较为复杂或少见的疾病和新发疾病进行了介绍，以使读者对其有所了解。该套丛书体例格式规范统一、条目清晰，内容条理化，防治方法具体，既简明扼要、通俗易懂，又力求准确、规范，便于读者学习和参考。本套丛书不仅对临床各学科医师有一定指导作用，而且对基层医师、医学院校在校学生也有重要参考价值，特别是为继续医学教育的全面训练，提供了配套教材和工具性用书。

医学是一门发展很快的科学，其观念、学说、方法及药物不断推陈出新，我们对本套丛书中的内容进行了反复审阅，但书中可能存在不当之处，我们真诚希望广大读者多提意见和建议，以便及时修订、不断完善，让本套丛书为提高临床医师的医疗水平发挥更大作用。本套丛书充分利用互联网和信息技术，在书中编排了二维码关联的知识、视频、图片等原创数字资料，增加了图书的附加价值，使微观事物描述得更加形象化，拓展了文字不易描述的内容，使该丛书内容更加丰富，有利于读者方便、快捷地获取更多的相关知识信息。

本套丛书编写过程中，各位编者做了大量艰辛的工作，中国人民解放军陆军(第三)军医大学新桥医院的领导和机关对本套丛书的编写和出版非常重视，郑州大学出版社给予了大力的支持并做了认真、细致的编辑审校工作，樊代明院士为本套丛书作序，在此一并表示衷心感谢。期望本套丛书对读者有所帮助，这是全体编者的最大心愿。由于编者水平有限，书中不足之处在所难免，殷切期望各位专家学者给予批评指正。

本丛书一些问题特别说明如下。

1. 关于小数点后位数问题：本丛书一般在小数点后保留两位数，特殊情况保留三位数。

2. 关于参考文献序号问题：由于在本丛书各篇、章、节正文中无参考文献序号标注，如[1]、[2]、[3]……因此，全套丛书参考文献的序号一律不加括号，直接使用1、2、3……作为参考文献序号，特此说明。

“实用临床医学丛书”编委会

赵晓晏　任成山

2020年5月1日

实用临床医学丛书

编委会名单

附:分册主编名单

《实用临床医学概论》	主编:任成山　吴　昊
《实用临床内科学》	主编:赵晓晏　杨仕明
《实用临床外科学》	主编:李龙坤　李长青　马　丹
《实用临床感染病学》	主编:张大志
《实用临床儿科学》	主编:廖　伟　孙　新
《实用临床妇产科学》	主编:王　冬　张　华
《实用临床耳鼻咽喉头颈外科学》	主编:邓安春　黄德亮
《实用临床口腔科学》	主编:张　纲　向学熔
《实用临床眼科学》	主编:袁容娣　杨培增
《实用临床皮肤与性病学》	主编:王儒鹏　宋志强　刁庆春

内容提要

本书是一部系统介绍妇产科临床医学的学术专著，共5篇45章。妇产科学概论部分介绍了妇产科学涵盖的内容、学习方法及如何成为一名优秀的妇产科医生，女性生殖器官解剖与生理、节育、妇产科常用检查、妇女保健与妊娠生产生理；其后重点介绍了妇科与产科常见疾病、妊娠特有疾病，妊娠合并内科疾病、外科疾病、性传播疾病，常见妇产科综合征的诊断与治疗，以及不孕症与辅助性生殖技术；最后介绍了妇产科医院感染的防控。其内容丰富，条理清楚，文辞简练，通俗易懂，方便阅读，书中编排有二维码，可扫描查看关联的相关资料。本书是一本供妇产科临床专业医师、进修生、研究生和医科院校学生应用的比较实用的参考书。

作者名单

主　编　王　冬　张　华

副主编　李雨聪　周　玮　谢荣凯　但　阳　邹冬玲　苏晓萍

编　委　（以姓氏笔画为序）

王　冬　主任医师　重庆大学附属肿瘤医院妇科肿瘤中心

王　岚　主任医师、硕士　重庆市妇幼保健院

王　晶　主治医师、硕士　重庆大学附属肿瘤医院妇科肿瘤中心

王雪燕　副主任医师、硕士　重庆市妇幼保健院

龙行涛　副主任医师、博士　重庆大学附属肿瘤医院妇科肿瘤中心

任成山　主任医师、教授　中国人民解放军陆军(第三)军医大学新桥医院

刘芳容　副主任护师　重庆大学附属肿瘤医院

苏晓萍　副主任医师　重庆大学附属肿瘤医院妇科肿瘤中心

李　莉　副主任医师、硕士　重庆市妇幼保健院

李　蓉　主任医师、硕士　重庆大学附属肿瘤医院妇科肿瘤中心

李秀泉　主任医师、硕士　重庆市妇幼保健院

李雨聪　副主任医师、硕士　重庆大学附属肿瘤医院妇科肿瘤中心

李素芬　主治医师　中国人民解放军陆军(第三)军医大学新桥医院妇产科

杨亚君　主治医师、硕士　重庆市妇幼保健院

吴　科　主治医师、博士　重庆大学附属肿瘤医院妇科肿瘤中心

但　阳　主任医师　重庆市妇幼保健院

邹冬玲　副主任医师、博士　重庆大学附属肿瘤医院妇科肿瘤中心

张　华　主任医师、硕士　重庆市妇幼保健院

陈　竺　主治医师　中国人民解放军陆军(第三)军医大学新桥医院妇产科

陈　勇　副主任医师、副教授　中国人民解放军陆军(第三)军医大学西南医院妇产科

陈　真　副主任医师、硕士　重庆市妇幼保健院

陈月梅　主管护师、硕士　重庆大学附属肿瘤医院妇科肿瘤中心

林安平　副主任医师、副教授　重庆医科大学第二附属医院妇产科

周　玮　主任医师　重庆市妇幼保健院

钟　林　主治医师、硕士　重庆大学附属肿瘤医院妇科肿瘤中心

姜红薇　副主任医师　重庆大学附属肿瘤医院妇科肿瘤中心

袁　梨　主治医师、博士　　　　重庆大学附属肿瘤医院妇科肿瘤中心
唐　郢　主任医师、硕士　　　　重庆大学附属肿瘤医院妇科肿瘤中心
黄　强　主治医师　　　　　　　中国人民解放军陆军(第三)军医大学新桥医院妇产科
黄　裕　副主任医师、硕士　　　重庆大学附属肿瘤医院妇科肿瘤中心
舒　锦　主治医师、硕士　　　　重庆大学附属肿瘤医院妇科肿瘤中心
谢荣凯　副主任医师、副教授　　中国人民解放军陆军(第三)军医大学新桥医院妇产科
蒲才秀　主治医师、硕士　　　　重庆市妇幼保健院
蒲元芳　副主任医师　　　　　　重庆市南川区人民医院妇产科
雷　玲　副主任医师、硕士　　　重庆市妇幼保健院
雷翠蓉　主治医师、硕士　　　　重庆大学附属肿瘤医院妇科肿瘤中心
秘　书　左潇筱　　　　　　重庆大学附属肿瘤医院妇科肿瘤中心

前 言

生殖健康是人类健康的中心，妇产科学是专门研究女性一生中不同时期生殖系统生理和病理变化，是医学中具有特殊性的一门临床学科。

近年来，妇产科学与医学领域内的其他学科一样，在许多方面有了新的发展。以往的有关教材和参考书重点介绍妇产科学术界已经公认的基本专业知识，或篇幅受到一定的限制，或随着时代的发展，学科内一些新的进展未能涵盖。鉴于此，本书的编者在“实用临床医学丛书”编委会和郑州大学出版社的统一组织和策划下根据各自工作岗位上多年来的临床经验和总结，结合国内外文献编写了本专著。

全书不拘泥于教科书的格局，力求贯彻理论联系实际的原则，尤其偏重于实用，在较全面介绍妇产科学的基础理论上，着重对临床上最常见的问题进行重点和专题介绍，如宫颈疾病、妊娠并发症等；较深入地讨论了女性生殖器肿瘤，生殖内分泌疾病，妇女保健和节育，分娩期并发症；特别是对近年进展较快的诊断技术和辅助性生殖技术也做了较全面系统的介绍。因此，本书是一部供临床医师、进修医师、研究生和医科院校学生使用的比较实用的妇产科学参考书。

根据“实用临床医学丛书”编委会会议的精神，我们组建了《实用临床妇产科学》编委会，编者来自重庆大学附属肿瘤医院、重庆市妇幼保健院、中国人民解放军陆军(第三)军医大学和重庆医科大学，长期从事妇科与产科和内科等临床一线工作的具有丰富临床经验的专家教授及高年资医师，更有在学业界卓有造诣的医师参与编写。

本书在编写过程中得到了郑州大学出版社的悉心指导和诸多具有博士、硕士研究生学历的临床医师的大力支持，在此深表谢意！

尽管在编写过程中我们尽了最大的努力，但由于多种原因，不足之处在所难免，尚祈读者不吝指正。

王 冬 张 华

2020 年 8 月

目　录

第一篇　妇产科学概论

第二篇　妇科疾病

第三篇　产科疾病

第四篇 妇产科综合征

第五篇　妇产科医院感染的防控

第一篇

妇产科学概论

第一章

妇产科学内容

根据祖国医学记载，从最早《黄帝内经》详细描述女子发育、衰老、妊娠过程、妊娠诊断方法及用药治疗原则开始，伴随医学逐步发展，时至现代已形成了非常完备的妇产科学体系。归纳起来，妇产科学是一门重要的临床学科，其兼具外科和内科的特点，是极具挑战性的学科。我们所编写的这本《实用临床妇产科学》涵盖了妇产科临床的主要内容，内容丰富、全面、系统，文字精练，且纳入了国际最新前沿进展，对指导临床实践有重要作用和意义。

第一节　妇产科学范畴

总体而言，妇产科学(obstetrics and gynecology)是专门研究妇女特有的生理和病理的一门学科，一般分为妇科学、产科学、优生优育三大部分。此外，还包括妇科保健内容。

妇科学是专门研究妇女在非妊娠期生殖系统的生理和病理改变，并对其进行诊断、治疗的临床学科。一般分以下几个部分：①妇科学基础包括女子一生生理变化、月经生理和病理；②女性生殖器自然保护机制和生殖器炎症包括女性生殖器特殊解剖和生理、各类病原体所致的炎症；③女性生殖器肿瘤包括各种良性和恶性肿瘤；④女性生殖器损伤包括产伤和外伤等；⑤女性生殖器畸形，主要为先天性畸形；⑥女性生殖内分泌疾病，如异常子宫出血、闭经、经前期综合征、高泌乳素血症等；⑦女性其他有关生殖器疾病，如子宫内膜异位症及不孕症等；⑧妇产科各类综合征，如围绝经期综合征、多囊卵巢综合征、妇产科挤压综合征等。

产科学是专门研究与妇女妊娠有关的生理和病理情况，是一门协助新生命诞生的临床学科。包括妊娠、分娩和产褥 3 个时期。一般分 3 部分：①产科正常生理主要包括妊娠生理、正常分娩和产褥生理；②病理产科主要包括妊娠并发症与合并症、异常分娩和产褥病理；③新生儿学主要包括出生后处理、喂养、护理及病理处理，此部分内容本书不作为重点提出和介绍。

在我国，妇产科学还包括计划生育。计划生育是我国长期坚持的一项基本国策，主要研究女性生育的调控，包括妊娠时期的选择、妊娠的预防及非意愿妊娠的处理，包括避孕、绝育、优生优育、人工终止妊娠等。

第二节　妇产科学特点

妇产科学虽可以分成妇科学、产科学两大主要部分，但妇产科学本身是一个整体，不可分割。它们具有共同的基础，均面对妇女的特殊生理和病理情况，且两科的疾病多是互为因果、相辅相成，不可能截然分开而论。有些妇科疾病常常是产科问题所造成，如产伤、多产、急产等可造成阴道前后壁膨出、子宫脱垂、尿瘘等。同时，许多妇科疾病可以影响妊娠和分娩，如生殖器发育不良、月经紊乱、生殖器炎症及子宫内膜异位症等，可导致不孕不育和异位妊娠等。妇科肿瘤如子宫颈肌瘤、巨大盆腔肿物，因挤压可造成分娩时难产。子宫颈癌前病变行子宫颈锥切术后可能因子宫颈管粘连或子宫颈功能不全导致女性不孕、流产、早产。妇科恶性肿瘤如子宫内膜癌、卵巢癌、子宫颈癌等可能导致女性生育功能丧失，同时切除卵巢可导致卵巢内分泌功能紊乱，出现围绝经期综合征等。

总体而言，妇产科学既是临床医学，又是预防医学。许多女性疾病，通过采取预防措施可避免发生或减轻对健康的影响。例如，做好产前检查可以有效预防许多妊娠并发症如先兆子痫、子痫、妊娠期糖尿病等。做好产时处理，可以预防难产和产伤。近代产前诊断技术的发展促进了遗传咨询门诊的建立，过去许多先天性缺陷或遗传病（genetic disease），常在胎儿出生后才发现，为家庭和社会增加了很大负担。自医学遗传学的发展和各种新技术的出现，目前通过产前一些特殊的检查，即可在妊娠早期或中期明确诊断，从而采取措施，及时终止妊娠，以减少这些疾病儿的出生，提高出生人口素质。做好青春期保健，开展性教育，普及性知识，可以避免夫妇性生活不和谐。针对青少年女性预防性注射人乳头瘤病毒（human papilloma virus，HPV）疫苗，起到子宫颈癌一级预防作用，减少子宫颈癌前病变及子宫颈癌发生。同时，做好子宫颈癌筛查，可以早期发现子宫颈癌。这些预防措施都是妇产科学中重要的组成部分。

第三节　妇产科学近代发展

一、产科理论体系的转变

早年产科学理论体系主要是以母亲为中心。研究方向主要是孕产妇妊娠期的生理变化、并发症的防治、正常产程的机转、病理生产的处理及产褥期生理变化和监护等，但仍缺乏深入了解，尤其对胎儿在宫内生长和发育过程，新生儿出生后生理变化及导致病态的各种因素研究仍不够。因此，由于处理不妥，孕产妇及新生儿死亡率下降仍不够满意。为改变这种情况，部分产科学家提出了改变旧的以母亲为中心的理论体系，代之以新的母子统一管理理论体系。为区别新旧观点，国外有的专家将新的产科学称为“母子医学”（maternal medicine）。这种新的理论体系的出现，导致了围产医学、新生儿学等分科学科的出现。

二、产前诊断技术不断创新

目前已经能够通过产前的一些特殊检查，在妊娠早、中期明确诊断出不少种遗传病和先天畸形，极大地减少了家庭及社会的负担。由于遗传学新技术的应用，遗传咨询门诊应运而生，为开展遗传咨询、遗传筛查创造条件，到遗传病咨询中心接受指导，能够减少不良人口的出生，从而达到提高人口素的总要求。

三、生殖助孕技术突飞猛进

主要包括体外受精—胚胎移植（in vifro-fertiliza-embryo transfer，IVF-ET）技术、卵母细胞单精子显微注射、种植前遗传学诊断、配子输卵管内移植、宫腔内配子移植、供胚移植等。在这些助孕技术中心，均需运用生殖生理新知识，并开发各种新技术，如药物诱导定时促排卵、刺激超排卵、监测并保证胚胎良好发育、未成熟卵子试管内培育、卵子及精子冷冻及胚胎储存、选择优秀胚胎、试管胚胎染色体核型研究等。助孕技术的快速发展，也促进了生殖生理学的飞速发展。

四、妇科肿瘤学的近代进展

妇科肿瘤学也是近代发展较快的一门专科学科，创造性成就很多，出现了很多新的前沿的理论。

妇科肿瘤学涵盖了妇科学和肿瘤学的内容，两者之间有解不开的渊源。妇科肿瘤诊治的传统观念是早诊早治，在子宫颈癌筛查方面，自 Papanicloau（1943 年）发明阴道细胞涂片特殊染色后，目前子宫颈细胞学联合高危型 HPV 检查为子宫颈癌防治普查提供了简便有效的方法。随着广泛开展子宫颈癌普查，子宫颈癌的发病率和死亡率已有一定程度下降。子宫内膜癌、卵巢癌的筛查也成为妇科肿瘤专家们的关注焦点。在妇科肿瘤治疗方面，规范化的推广，传统治疗方式手术、放射治疗（简称放疗）、化学药物治疗（简称化疗）与靶向治疗和免疫治疗的结合，治疗效果明显提升，特别是早期肿瘤已取得良好的预后。恶性滋养细胞肿瘤——绒毛膜癌（简称绒癌）首次使用化学药物治疗，能达到治愈的效果。卵巢癌治疗方面，聚腺苷二磷酸核糖聚合酶抑制剂（poly adenosine diphosphate ribose polymerase inhibitors，PARPi）的出现极大改善了卵巢癌患者预后，在卵巢癌治疗史上具有里程碑式意义。难治性及复发性恶性肿瘤的处理依然是最棘手的难题，逐渐形成的指南、方法及深入的基础研究有助于攻克这些堡垒。同时，对于有家族遗传肿瘤倾向的人群，基因检测及肿瘤遗传咨询可为健康人群做出癌症风险评估，告知患者与其疾病相关的遗传学知识，同时解读基因检测结果，并给予早期干预措施的建议及指导。部分有遗传背景的女性，若存在乳腺癌基因 1/2（breast cancer gene 1/2，BRCA1/2）突变、错配修复蛋白缺陷、微卫星高度不稳定等，可进行预防性输卵管卵巢切除或子宫切除，以降低卵巢癌、子宫内膜癌发病风险。

五、21 世纪妇科革命性变革

进入 21 世纪，以生物医学、器官移植、微创治疗为标志的革命性变革正在日新月异地改变现代医学的格局和临床医疗的思维方式。微创理念、微创技术及微创治疗已经广泛融入妇科领域。自宫腹腔镜出现后，妇科手术有了革命性进展。目前妇科主要手术方法包括开腹、经阴道、宫腔镜、腹腔镜。近 10 年来，随着医疗技术不断改进，以及年轻女性对美的追求，经脐/阴道单孔腹腔镜手术成为一种新的手术入路，近乎无痕手术，术后患者痛苦小、恢复快，为爱美女性提供了一种新的选择。无气腹单孔腹腔镜手术，术中无须使用二氧化碳气体，对心肺功能影响小，尤其适合老年患者。而机器人手术是在传统腹腔镜基础上发展起来的人工智能化手术设备，确切说是计算机、机器人辅助的腹腔镜手术，取得了与传统腹腔镜手术相同的治疗效果，尤其适用于肥胖患者。腹腔镜技术是外科手术发展的一个重要进步，但对于妇科恶性肿瘤手术入路的选择一定要非常谨慎及严格选择适应证，并充分知情同意尊重患者选择，要强调腹腔镜手术过程中的无瘤原则，加强妇科肿瘤医生的培训和建立准入制度，特别是对施行妇科恶性肿瘤的腹腔镜手术，应该有更严格的准入门槛和要求。

六、女性内分泌学飞速发展

女性内分泌学是研究女性从小到老、涉及下丘脑-垂体-卵巢轴各种生殖内分泌疾患的学科，涉及内容广泛，贯穿女性一生，包罗万象。月经相关疾病、由内分泌异常导致的生育问题、围绝经期综合征等都是热点问题。近年来随着研究的深入，病因逐步明确，新方法和新药物的不断出现，使临床诊治效果进入崭新阶段，绝经期后的性激素替代治疗大面积推广应用，使女性内分泌学已发展成为妇产科学中的一门专科学科。

综上所述，妇产科学虽是专门研究女性生殖器特殊生理和病理的学科，但由于人体的整体性、统一性，女性生殖器疾病可以引起或合并其他器官的疾病。妇产科学的发展，衍生出了许多跨学科专科，而其他学科的进展，也可以促进妇产科学的进展，两者相辅相成，相互促进，相互合作。

（王　冬　张　华）

参考文献

1 谢幸，孔北华，段涛. 妇产科学[M]. 9 版. 北京：人民卫生出版社，2018：1-4.

2 郎景和. 二十一世纪的我国妇产科学发展与前景[J]. 中国科技成果，2014，7(12)：8-10.

3 乔纳森·S. 贝雷克. Berek & Novak 妇科学[M]. 15 版. 郎景和，向阳，沈铿，主译. 北京：人民卫生出版社，2018：2-19.

第二章

妇产科学的学习方法

妇产科学是研究妇女保健和疾病防治的临床学科，随着我国计划生育国策的调整，二孩政策已全面放开，社会对妇产科医生的需求日益增长。作为综合性、专业性、实践性很强的学科，妇产科疾病的复杂性、抽象性和多样性往往难以理解和掌握，需要妇产科医生付出更多的时间和精力。从宏观方向而言，首先，理论学习阶段需遵照教学大纲的要求，扎实掌握《妇产科学》的基本理论和基础知识。临床见习阶段需保质保量完成见习任务，多实践多观察，能掌握妇产科的基本技能和妇产科疾病的诊治方法。其次，为提高对妇产科学学习兴趣与效果，需要采用多种学习方法，如临床病案引入法、多媒体及网络平台学习法、情景式学习法、教具式学习法、比较式学习法、问题式学习法等。

第一节　引入法与平台学习法

一、临床病案引入法

所谓临床病案引入法，是指通过典型病例的引入，结合所学理论知识，进行分析推理，最后得出结论。目前我国医学生教育主要是“学习理论—临床见习及实习—工作岗位”的过程，医学生经过基础医学课程学习后，对妇产科学的各种疾病充满兴趣，然而落实到掌握一个具体疾病的临床解剖、诊治的理论性知识时却感觉到抽象且枯燥，难以理解和掌握。临床病案引入法是一种理论联系实际，更生动、更易理解、更便于记忆的学习方法。例如在异位妊娠学习中，当碰到一个停经、急性腹痛、昏迷的患者，行腹腔穿刺抽出不凝血液，这就很容易带入一个急腹症的场景中，激发浓厚的学习兴趣。然后再乘胜追击，查阅疾病相关诊断、鉴别诊断、治疗方法，结合刚学的理论知识，加深印象。这种学习方法有利于理解重点内容，增强记忆力，明显提高学习效率，起到事半功倍的效果。

二、多媒体及网络平台学习法

随着科技及网络的发展，采用多媒体及各种网络平台学习的方法已经必不可少。妇产科学理论知识繁多,内容抽象,仅仅凭借文字,会让学习和记忆理解时感到枯燥乏味,继而失去兴趣,甚至产生厌恶情绪。多媒体网络资源的开发与利用,为妇产科医生交流提供了广阔的平台,可以利用网络平台或聊天工具,进入网络专业交流学习平台,定期设立讨论主题,尤其是对于典型或特殊医学案例,可以同时进行互动讨论,解决学习过程中的困惑。例如可以借助中国妇产科网、丁香园等学习网站进行专业知识、影像、病理、临床病例及妇产科临床腹腔镜手术视频的学习及观摩,利于理论联系实践,轻松掌握重点内容。这种方法可提高大家对学习的求知欲望,还有利于培养临床思维方式及综合分析问题的能力,培养良好的综合素质,为以后持续发展奠定坚实基础。

第二节　情景式与教具式学习法

一、情景式学习法

在妇产科学学习中,让大家处于现实情境中,联系临床实例,有助于激发学习兴趣,提高学习效率。妇产科临床工作中,几乎每天都会收治各种患者,如异位妊娠、流产、重危产妇临产、子宫肌瘤、卵巢囊肿等,可以通过询问、检查,结合所学理论,分析病情,包括患者一般情况评估、体格检查等,给出自己的诊断和处理,分析自己诊治过程中的不足,总结经验,从而清晰、合理、层次分明地梳理某一种疾病的概念、诊断标准、鉴别诊断及治疗处理。

二、教具式学习法

教具的使用在妇产科学学习中具有重要的意义,直观感受可提高大家的主动参与性,增强妇产科医生在临床实践中的表现。鉴于利用教具学习在传授临床技术上的独到之处,国外有专门的技能实验室,用逼真的模型进行操作练习。在妇产科学的教学中,很多时候需要用到教具。例如,主动实际操作胎心监护仪,易于理解胎心监护的基本知识;利用模型学习产科四部触诊法,掌握基本的操作方法。再如,使用解剖模型有利于提高后穹隆穿刺抽吸技术,以及骨盆径线的内外测量技术,能对盆腔内生殖器官及周围邻近器官有更直观的认识。同时,采用腹腔镜缝合设备,模拟手术操作,练习钳夹、缝合的精准度,能迅速提高手术技能。在与患者进行医患沟通或术前签字时,通过教具进行解释,直观感受更易于患者及家属对疾病对诊疗方案的理解,利用教具亲自实践,其效果不言而喻。

第三节　比较式与问题式学习法

一、比较式学习法

由于妇产科内容繁多,且很多内容非常相似,如果采取死记硬背的方式,容易出现混淆,影响学习效果。比较式学习法是一种非常科学的学习方法,将其应用于妇产科学习中非常合适,能够提高学习效率。例如,流产与异位妊娠、胎盘早剥与前置胎盘、子宫肌瘤与子宫平滑肌肉瘤、各种原因导致的异常子宫出血等概念非常相似。因此,可以采用比较式学习法进行学习,能够更好地把握二者之间的异同,对不同的知识进行辨识。在比较的过程中,对所学知识点进行遴选和聚合,加深理解和记忆。

二、问题式学习法

问题式学习方法是以问题为导向的启发式学习,也是互动式学习的好方法,根据需要可以设问、提问、反问、给出答案等。它的基本思路:以问题作为学习的主线,通过一个问题衍生出另一个问题,随着问题的不断提出、深入和解决,最终理清相互之间的内在联系,掌握所学知识,开阔视野。在具体执行过程中可以将教学内容分解,每一部分由 1 个或几个问题组成,例如一些基础性章节,如“女性生殖系统解剖”“妊娠生理”等,以既往知识点或生理现象为问题引入,一个又一个的知识点和妊娠生理现象串联起来并不断深入,提出问题,寻求答案,以激发学习热情和好胜心,启迪创新能力。这种问题式学习法目的明确,充分调动学习积极性,思路清晰,更易掌握。

总之,未来的学习教育面临一系列的挑战,妇产科医生如何利用有限的时间,获得最佳的学习效果是一切的关键。择优选择最为适当的学习方法,以适应既定目标,并使得学习更加实际和有效已是共识。而一些新的学习方法将有助于改变现有单一的学习模式,提高学习效果。多种学习模式相结合,是促进学习、改善质量的关键,不仅学到了知识,更重要的是提高了实践技能。

（王　冬　张　华）

参考文献

1　沈铿,马丁. 妇产科学[M]. 3 版. 北京:人民卫生出版社,2015:32-33.

2　高红艳,王清,陈继明. 增强医学生妇产科学学习兴趣与效果的教学方法[J]. 卫生职业教育,2019,37(12):67-68.

第三章

如何成为一名优秀的妇产科医生

医生是一种崇高的职业,以“白衣天使”著称。在我们从业时,就以西方医学之父希波克拉底誓言为最高的职业准则:“医学是一切技术中最美和最高尚的,医生应当具有优秀哲学家的一切品质:利他主义、热心、谦虚、冷静。”古往今来,许多精诚大医在人们心目中留下了深刻的印象,成为一代又一代医生学习的典范,如林巧稚、苏应宽、宋鸿钊、吴葆桢教授等一系列老前辈,为中国妇产科事业做出了巨大贡献。如何成为一名德艺双馨、受人爱戴的优秀妇产科医生,对于我们来说,是每个人都要思考的问题。这个问题没有标准答案,但我相信,它至少应该包括以下几方面的内容。

第一节　道德高尚,乐于奉献,遵纪守法

一、高尚的道德情操、人文素养及奉献精神

在我看来,任何行业的领先者都不是一蹴而就的,要想成为一名优秀的妇产科医生,首先应该把医生这个职业作为自己毕生的事业来追求。其次,应当具有爱心、责任心、同情心、侠义心、平常心,这是建立和谐医患关系的前提,能使医生深入地了解患者的病情,最终做出正确的判断。没有同情心的医生不能成为好医生,但仅仅只有同情心的医生同样也成不了好医生,选择了医生这个职业,也就意味着选择了奉献。在实习期间,看到很多产妇因为妊娠并发症或合并症险些丧命,因为妇科恶性肿瘤而遭受手术和放、化疗的煎熬,我毅然选择成为一名妇产科医生,力求为广大妇女解除痛苦。妇产科不仅涉及女性生殖器官的生理功能、病理改变,还包括人的精神世界。当患者躯体出现问题时,就会表现心理复杂脆弱的一面,一定程度上会对人体产生不同的影响。中国现代妇产科奠基人,被称为“万婴之母”的林巧稚医生曾说:“临床医生一定要走到病人床边去,做面对面的工作,单纯或仅仅依赖检验报告是危险的。”妇产科医生应具备较深厚的人文素质,具有敏锐的洞察力及较强的理解力,及时把握患者的精神状态,做出正确的诊断,为患者提出最合理的治疗方案。没有任劳任怨的奉献精神当不好医生,我们应当始终遵循“以高尚仁德立身,以精湛医术济世”的原则,忠实地履行一名医生的神圣职责。

二、遵纪守法，依法执业

遵纪守法，依法执业，是现代社会对医务工作者提出的一种职业要求。在当今法制完善的社会里，患者对自身权益日益关注。医疗行为过程中如果忽略了患者的隐私权、知情权，往往容易产生医疗纠纷。作为一名妇产科医生，应当具备相关的法律知识，明确患者的权益和自身的义务，避免过失侵权行为的发生。认真学习相关法律法规，严格按照医疗原则诊治，依法行医，切实履行患者的知情同意权，努力创建和谐的医患关系。

第二节　知识全面，技术精湛，身体健康

一、丰富而全面的医学专业知识

在医学技术飞速发展的今天，现代医学专业划分细致，但临床实践中患者的病情却千变万化、多种多样，没有广博的医学背景和经验作为坚强后盾是无法做到轻松驾驭的。医学知识学无止境，我们只有跟上时代的步伐，才能不断进步。临床工作中要求医生必须具备开阔的临床思维，灵活运用掌握的知识，对不同的患者进行个体化的诊治。我们需要有意识、有针对性地进行锻炼和提高，勤于思考，虚心向前辈请教，举一反三，由此及彼，只有这样，才能在医学领域有所创见，与时俱进。

二、精湛的技术是立足之本

有位名人曾经说过：一个高明的外科医生应该有一双鹰的眼睛、一颗狮子的心和一双女人灵巧的手。我认为，这同样是一名优秀的妇产科医生应该具备的基本素质。“纸上谈兵”的故事讲的是赵国大将赵奢的儿子自幼熟读兵书，在长平之战中率领40万大军孤军深入，结果中了秦将白起的诱敌之计，自己被射死，40万将士也全部被坑杀。这个故事告诫我们，工作不能仅凭一腔热情，如果没有过硬的本领，结果必然事与愿违。在临床工作中我们不仅要掌握扎实的专业基础知识，更要有熟练的临床技能，这对妇产科医生来说尤为重要。因为我们面对的是鲜活的生命，手术操作与患者的生育及生存结局有直接关系，甚至影响整个家庭。一台手术质量高低，直接关系到患者的生命安全。产科急症中，羊水栓塞、胎盘早剥、凶险性前置胎盘、妊娠急性脂肪肝等，稍有疏忽就可能一尸两命。妇科手术中大出血、泌尿系损伤、肠管损伤，一不小心就有可能出现严重并发症，后果不堪设想。而临床技能是逐步提高的过程，医生需要博览群书，仔细观察、琢磨，反复操作各类手术，采取一切可行的方法锻炼和提高诊疗技术。只有不断积累、磨炼、完善，才能不断地进步。

三、健康的身体素质

身体是一切工作的基础，只有拥有强健的身体，才能有良好的精神状态，才能饱满热情地投入繁忙的临床工作中。妇产科医生由于经常手术，加上饮食不规律，容易生病，平时需注重加强身体锻炼。

第三节　努力学习，能力突出

一、饱满的热情，浓厚的学习兴趣

俗话说，兴趣是最好的老师。学习兴趣是指主体对学习的一种喜好情绪，是力求认识和趋向知识的积极态度的个性倾向，它从一定的需要出发，并伴随着满意的情感。同时它是主体对象积极主动学习的心理动因，激发学习兴趣是保持旺盛学习精力、形成良好学习习惯、取得良好学习效果的有效途径。在妇产科学习及工作中保持浓厚的学习兴趣，是学好妇产科学的根本，也是大家探索科学知识的正确态度。有这样一则小故事，一个人在路上碰到3个工人在工地推车，推车上装满了大块的石头，推起来十分费力。他问第一个推车人："朋友，你在做什么？"那人面无表情，慢吞吞地回答："推石头。"他又问第二个人："朋友，你在做什么？"那人一脸无奈，无精打采地回答："赚钱养家。"他又问第三个人："朋友，你在做什么？"那人非常自豪地回答："我在盖一栋大厦。"说完便用力地推着小车冲向工地。这则故事给我们很大的启发，3个推车人干着相同的工作，但他们有不同的追求，因此抱有不同的心态，相信最终也会得到不同的结果。照理类推，作为一名妇产科医生，如果能够真正把妇产科事业作为实现自己人生价值的舞台，把当一名优秀的妇产科医生作为毕生的追求，而不仅仅是一个职业来对待，那么他就不会一味埋怨，消极对待工作，而是认认真真对待每一位患者、每一台手术，心甘情愿为妇产事业奉献青春和热血！

二、孜孜不倦的学习能力

医学知识博大精深，有前辈丰富的理论沉淀和经验积累，也有不断发展的新理论、新技术，所以医生需要不断更新知识储备，追踪学科前沿动态，可以通过国内外进修学习，参加各种国内外学术活动，聆听知名专家的声音，相互交流，了解疾病发生发展最新理论。也可通过查阅外文文献、利用网络平台学习相关知识，要抓住一切可以学习的机会，增加知识，增长见识，认真实践。

三、源源不断的创新能力

医学是一门高速发展的学科，新知识、新理论、新方法在不断地完善，充实着医学各个方面。学习是获得知识的基本途径，是前进的坚实基础，是创新的不竭动力。临床医生应具备学习创新的能力，要不断地从自己的实际工作中细心发现问题，采取批判性继承的态度来学习，不唯上、不唯书、只唯实，进行科学研究，提出新的理论和方法，从而将医学事业不断向前推进。我国著名临床学家张孝骞教授曾指出："诊治各种病人的过程对每位医生来说都是一次机会，善于观察的人，常常可以从中得到启发。"不轻易放过任何微小的现象，是临床观察的一个重要原则。若不掌握这方面的能力，包括取得可靠观察结果的技巧，例如妇科检查扪不清增大的子宫、附件肿块，则无法得到临床上最起码的诊断，更不用说如何治疗。因此，发现问题，探索创新，是临床医生的责任。要想做一名优秀的妇产科医生，就要谦虚勤奋，常怀学习之心，在学习的问题上永不知足。

第四节　良好的人际关系和团队合作精神

一、良好的人际沟通能力

中国有句古话："良言一句三冬暖，恶语伤人六月寒"。这充分体现了语言交流和沟通技能的重要性，应该成为临床医生的一堂必修课。每个患者就好比一片树叶，世界上没有两片一模一样的叶子。对待不同病种、不同教育层次的患者，我们应该采取不同的交流方式，做到因人而异，因地制宜，这样才能做到与患者有效地沟通。临床工作中，往往患者的病情不断变化，诊疗方案在不断调整，不同的患者治疗效果不尽相同，不同的患者所能承担的费用及他们的经济能力也不同，患者的家庭情况也不同，这就要求临床医生具有良好的沟通能力，及时了解病情变化，综合患者的实际情况制定相应的治疗方案。由于患者及家属大多数缺乏医学专业知识，有时会对医生的诊治过程产生不信任或误会，而不能很好地配合甚至产生医疗纠纷。这种情况下，医生应当用通俗易懂的语言耐心细致地进行解释，化解误会，取得患者的信任和配合。语言运用得当可以起到事半功倍的作用，多运用一些文明用语，如尊称"老师""请、对不起、请稍等"等，杜绝一些禁语，避免语言不当造成的投诉或纠纷。另外，患者在遭受身体疼痛煎熬的同时，也遭受着心理上的折磨，如果每次与患者交流时都能进行换位思考，深入揣摩和理解患者的心理，多想想患者的不易，让患者及家属真正感受到医生的关怀，避免激化矛盾。

二、良好的团队合作精神

在临床工作中，往往需要同事间、医护间，甚至医院内多个部门间的通力合作才能攻克难关。应该经常与同事之间探讨病情，尊敬上级医师，虚心向前辈请教，与同事交流，听取各方面不同意见。只有这样，才能使患者得到良好的诊治，自己也能在一个融洽、健康向上的良好环境中得到提高。如妇科恶性肿瘤多学科联合诊治（multidisciplinary diagnosis and treatment，MDT）团队，对于复杂疑难的妇科疾病，往往需要多学科联合诊治方能达到很好的治疗效果，如复发性子宫颈癌、卵巢癌等，手术需要胃肠科、肝胆科、泌尿科、血管外科等团队协作完成。

医学事业是人类永无止境的事业，没有最好，只有更好。医生面对无数复杂的具体病例，只有更加努力地钻研医学知识，不断创新新的治疗技术，才能经受未知的挑战。只有虚心学习，尊重同事，才能提高和发挥自己的潜能，在不断的学习和反复实践中，逐渐把自己培养成为一名优秀的妇产科医师。

（王　冬　张　华）

参考文献

1 徐雅文. 浅谈妇产科医生在临床工作中应具备的素质[J]. 卫生职业教育，2017，35(20)：137-138.

2 高乃琴. 混沌理论对妇产科医生管理与培养的启示[J]. 中医药管理杂志，2019，27(5)：54-55.

3 黄桂秀. 妇产科医生应具备的心理素质[J]. 实用妇科内分泌电子杂志，2019，6(11)：80-80.

4 樊尚荣. 妇产科医生需要重视新生儿复苏[J]. 中华产科急救电子杂志，2019，8(3)：165-168.

第四章

女性生殖器官解剖与生理

女性生殖器官是孕育生命、繁衍后代的摇篮。伴随女性的一生,生殖器官也经历着由幼稚期、青春期、性成熟期(育龄期)直到衰老(围绝经期、绝经期)的变化。

男女生殖器官在胚胎时期就已经形成。这种与生俱来的两性器官的特征,称为第一性征,两性在青春期开始出现的一系列与性有关的特征称为第二性征。

女性生殖器官是由外阴、阴道、子宫、输卵管、卵巢等脏器所组成(图 4-1)。女性生殖系统包括外生殖器、内生殖器及其相关组织。外生殖器指生殖器官的外露部分,如外阴、阴道前庭,称为外生殖器,位于两股内侧之间,前面以耻骨联合为界,后面以会阴为界。内生殖器包括子宫、阴道、卵巢、输卵管,位于盆腔内。

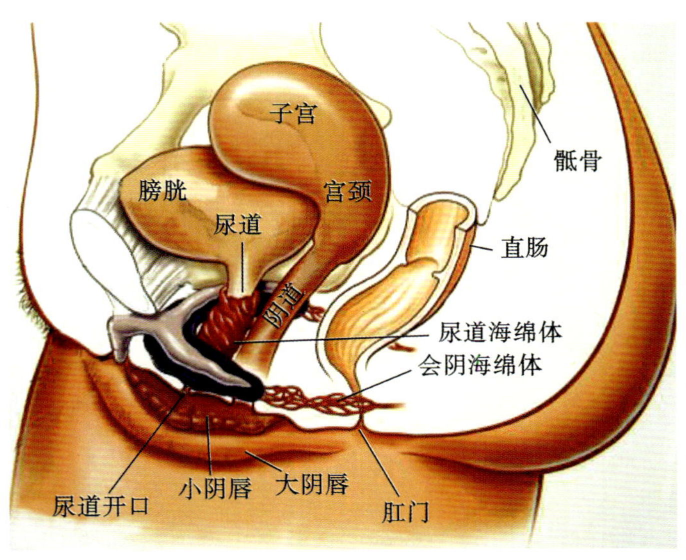

图 4-1　女性生殖器官

阴道是性交器官,也是排出月经和娩出胎儿的通道。子宫是孕育胎儿的场所,受精卵在这里着床,逐渐生长发育为成熟的胎儿,足月后,子宫收缩(简称宫缩),娩出胎儿。女性从青春期到围绝经期期间,如果没有受孕,子宫内膜会在卵巢激素的作用下发生周期性变化及剥脱,产生月经。输卵管具有输送精子和卵子的功能,并且还是精子和卵子相遇受精的地方。受精后,孕卵经输卵管的输送进入子宫腔着床。卵巢是女性的性腺器官,内有许多卵泡,能产生并排出卵子,分泌性激素,维持女性特有的生理功能及第二性征。至绝经后,卵巢逐渐萎缩。

第一节　女性外生殖器官

女性外生殖器指生殖器官的外露部分,又称外阴,包括阴阜、大阴唇、小阴唇、阴蒂、阴道前庭、前庭大腺、前庭球、尿道口、阴道口和处女膜。它的前界是阴蒂,后方是阴唇后联合。阴道前庭的前方有尿道开口,后方有阴道开口,阴道口周围有一环形薄膜,称为处女膜(图4-2)。

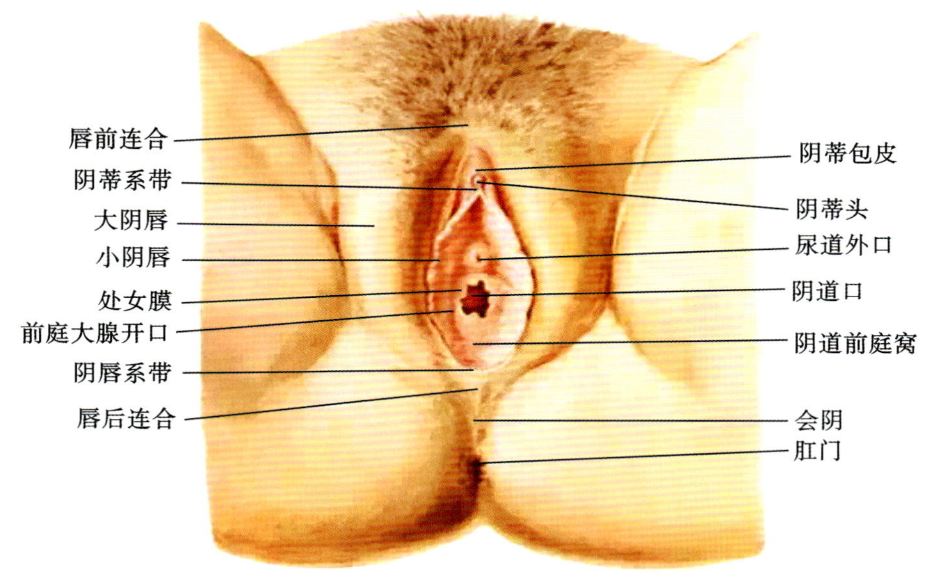

图4-2　女性外生殖器

一、阴　阜

阴阜为耻骨联合前面隆起的外阴部分,由皮肤及很厚的脂肪层所构成。青春期皮肤上开始生长阴毛,分布是尖端向下的三角形。

二、大阴唇

大阴唇为外阴两侧、靠近两股内侧的一对长圆形隆起的皮肤皱襞。其前连阴阜,后连会阴;由阴阜起向下向后伸展开来,前面左、右大阴唇联合成为前联合,后面的两端会合成为后联合,后联合位于肛门前,但不如前联合明显。大阴唇外面长有阴毛,皮下为脂肪组织、弹性纤维及静脉丛,受伤后易形成血肿。未婚妇女的两侧大阴唇自然合拢,遮盖阴道口及尿道口。经产妇的大阴唇由于分娩影响而向两侧分开。

三、小阴唇

小阴唇是一对黏膜皱襞,在大阴唇的内侧,表面湿润。小阴唇左右两侧的上端分叉相互联合,其上方的皮褶称为阴蒂包皮,下方的皮褶称为阴蒂系带,阴蒂就在它们的中间。小阴唇的下端在阴道口底下会合,称为阴唇系带。小阴唇黏膜下有丰富的神经分布,故感觉敏锐。

四、阴　蒂

阴蒂位于两侧小阴唇之间的顶端,是一个长圆形的小器官,末端为一个圆头,内端与一束薄的勃起组织相连接。勃起组织是一种海绵体组织,有丰富的静脉丛,又有丰富的神经末梢,故感觉敏锐,受伤后易出血。

五、阴道前庭

两侧小阴唇所圈围的菱形区称为阴道前庭,表面有黏膜遮盖,形状近似三角形,三角形的尖端是阴蒂,底边是阴唇系带,两边是小阴唇。尿道开口在前庭上部,阴道开口在它的下部。此区域内还有前庭球和前庭大腺。

1. 前庭球　系一对海绵体组织,又称球海绵体,有勃起性。位于阴道口两侧。前与阴蒂静脉相连,后连接前庭大腺,表面为球海绵体肌所覆盖。受伤后易出血。

2. 前庭大腺　又称巴氏腺。位于阴道下端,大阴唇后部,被球海绵体肌所覆盖。一侧一个,是如小蚕豆大的腺体。它的腺管很狭窄,长1.5~2.0 cm,开口于小阴唇下端的内侧,腺管的表皮大部分为鳞状上皮,仅在管的最里端由一层柱状细胞组成。性兴奋时分泌黄白色黏液,起滑润阴道口作用,正常检查时不能摸到此腺体。

3. 阴道口和处女膜　阴道口由一个不完全封闭的黏膜遮盖,这层黏膜称为处女膜。处女膜中间有一孔,经血即由此流出。处女膜孔的大小及厚薄因人而异。处女膜破后,黏膜呈许多小圆球状物,成为处女膜痕。

4. 尿道口　介于耻骨联合下缘及阴道口之间,为一不规则的椭圆小孔,小便由此流出。其后壁有一对腺体,称为尿道旁腺,开口于尿道后壁,常为细菌潜伏之处。

第二节　女性内生殖器官

女性内生殖器包括阴道、子宫、输卵管和卵巢(图4-3、图4-4)。

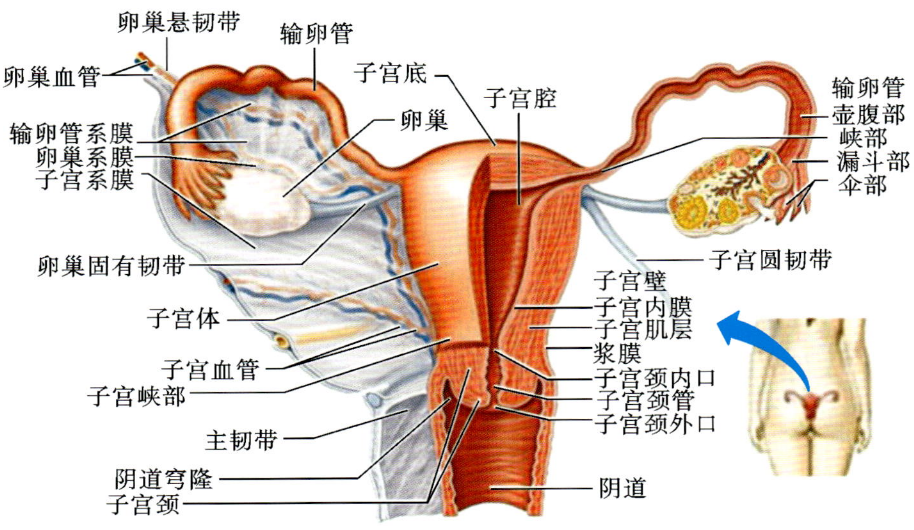

图 4-3　女性内生殖器示意

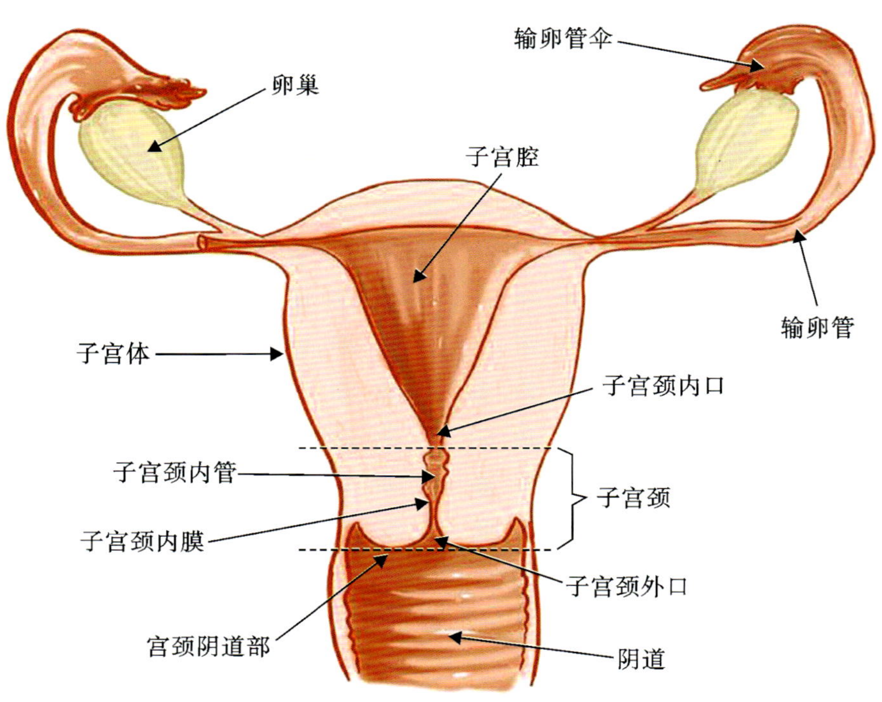

图 4-4　女性内生殖器(冠状面)

一、阴　道

阴道位于膀胱、尿道和直肠之间，是连接子宫与外阴的通道。阴道是由黏膜、肌层和外膜组成的收缩性很强的肌性管道，富有伸展性，上通子宫颈管，下开口于阴道前庭，它是女性的性交器官，也是排出月经和娩出胎儿的通道。阴道常处于前后壁相接触的塌陷状态。

二、子　宫

子宫位于骨盆腔的中央，似一个前后略扁的倒置梨形有腔器官，分为子宫体（简称宫体）、子宫颈（简称宫颈）两部分，上通输卵管，下接阴道。子宫是孕育胎儿的器官，又是产生月经的场所。子宫的大小和形状，可因年龄和生育情况有所不同。成年未生育的妇女，子宫腔长 7～8 cm，宽 4～5 cm，宫壁厚 2～3 cm，重 40～50 g。子宫下部狭窄，呈圆柱形，称为子宫颈，部分突入阴道内，为子宫颈阴道部分。内腔呈梭形，称为子宫颈管。上口与子宫腔（简称宫腔）相连称为子宫颈内口；下口通入阴道称为子宫颈外口。子宫的内腔呈上宽下窄的等边三角形。子宫壁分为 3 层，即外层（浆膜）、中层（肌肉）及内层（黏膜）。黏膜层即子宫内膜，内膜又分为功能层与基底层两部分。从青春期开始，子宫内膜受卵巢激素的影响，其功能层发生周期性剥离出血即月经；在妊娠时则是受精卵着床的地方。子宫周围有 4 对韧带，即子宫阔韧带、子宫圆韧带、子宫主韧带、子宫骶韧带，以维持子宫正常位置。

三、输 卵 管

输卵管位于子宫两侧，是输送卵子的管道，左右各一，为细长、弯曲，略呈圆柱形的管子。内侧端与子宫角相连，外侧端游离，呈漏斗状，接近卵巢，长 8～12 cm。输卵管为卵子与精子相遇的场所，受精后的孕卵由输卵管向子宫腔运行。

四、卵　巢

卵巢位于盆腔内子宫两侧输卵管的下方，为一对扁椭圆形的性腺。青春期开始排卵后，表面逐渐凹凸不平；绝经期后逐渐萎缩。在妇女一生中，幼年时卵巢大部分为皮质所占据，估计约有 10 万个卵细胞；性成熟以后，每个卵巢有 3～4 万个卵细胞发育成熟，其余绝大多数均在不同时期自然退化而消失。

成人卵巢大小如拇指末节，它是产生卵子和分泌雌激素的器官。卵子较精子大，它的外周有保护膜，保护膜由透明带和卵泡细胞组成。在一个月经周期中，卵巢内常有几个甚至十几个卵泡同时发育，但一般只有一个发育成卵子。在妇女一生中仅有 400～500 个卵泡发育成卵子。随着卵泡的成熟，卵巢壁有一部分变得特别薄，并显得特别突出。排卵时，卵泡就从这里破出而进入输卵管。排卵时间是从月经经期第一天算起的第 13～14 天，约 28 d 排卵一次。卵子从卵巢排出后，需 3～4 d 才进入子宫。进入子宫前要在输卵管壶腹部停留

2～3 d。性交时，精子被射入阴道后，一起向子宫腔内运动，最后在输卵管与卵子相遇，但一般只有一个精子最后进入卵子内而成为受精卵。受精卵在子宫壁植入，逐渐发育成为胎儿。

卵巢周期性变化包括卵泡发育、排卵及黄体形成和退化，故亦称排卵周期。通常每一周期只有一个卵子成熟，卵子可由两侧卵巢轮流排出或一侧卵巢连续排出。卵泡在发育过程中，其卵泡壁的细胞具有内分泌功能，在排卵之前，卵泡产生雌激素（也称卵泡素）；在排卵后，卵泡转变成为黄体，主要分泌孕激素（也称黄体素）。

五、女性激素

女性卵巢组织里产生的性激素称为女性激素（包括雌激素和孕激素），直接吸收入血液循环分布全身，发挥生理作用。

1. 雌激素　主要作用是促进子宫、输卵管、阴道、外阴等生殖器官和乳房的发育和成熟，并促进女性第二性征发育。

2. 孕激素　在雌激素作用的基础上，进一步促使子宫和乳房的发育，为妊娠做准备。

3. 雌激素与孕激素的关系　雌激素与孕激素共同作用于子宫内膜，产生月经和助于受孕。正常成年妇女的卵巢中，每月有一个卵泡发育成熟，在卵巢分泌的雌激素的作用下，子宫内膜出现增生；排卵后在卵巢黄体分泌的孕激素和雌激素的作用下，增生的子宫内膜进入分泌期；以后卵巢内黄体退化，雌激素及孕激素量骤减，子宫内膜出现坏死和剥落，表现为月经来潮。

由此可知，子宫内膜的周期性变化是随着卵巢的周期性变化而来的，而卵巢的周期变化及其性激素的产生，又都是受垂体前叶分泌的促性腺激素（gonadotropic hormone，GTH）支配的，而垂体的分泌功能又为中枢神经系统尤其是下丘脑所控制；卵巢产生的性激素，也可反过来影响下丘脑和垂体的功能。下丘脑又与大脑皮质功能状态有关，因此，月经周期是下丘脑-垂体-卵巢功能的具体表现，各种精神打击或劳累过度都会引起月经异常。

（钟　林）

参考文献

1　CALLAHAN T L，CAUGHEY A B. Obstetrics and gynecology[M]. 6th ed. Baltimore MD：Lippincott Williams and Wilkins，2013：56-63.

2　GRAZIOTTIN A，GAMBINI D. Anatomy and physiology of genital organs-women[J]. Handb Clin Neurol，2015(130)：39-60.

第五章

节　育

既往计划生育主要内容及目的是提倡晚婚、晚育、少生、优生，从而有计划地控制人口。自 2016 年 1 月 1 日起，我国开始实施计划生育新规，相关规定如下：①国家提倡 1 对夫妻生育 2 个子女；②育龄夫妻自主选择计划生育避孕节育措施，预防和减少非意愿妊娠；③符合法律、法规规定生育子女的夫妻可以获得延长生育假的奖励或者其他福利待遇；④在国家提倡 1 对夫妻生育 1 个子女期间，自愿终身只生育 1 个子女的夫妻，国家发给《独生子女父母光荣证》。

医务人员要加强责任心，提高医疗技术水平，提高节育措施的安全性和有效性，减少并发症的发生。

第一节　避孕原理与方法

一、避孕原理

所谓避孕原理，就是用科学的方法来阻止和破坏正常受孕过程中的某些环节，以避免妊娠，防止生育。目前所采用的避孕方法很多，主要通过以下 3 个环节控制受孕：①抑制精子正常发育或抑制卵巢排卵；②阻碍精子与卵子结合；③影响环境，使之不利于受精卵着床或不利于精子获能。目前我国使用最广泛的是宫内节育器避孕，对 35 岁以下不抽烟妇女，可大力提倡口服避孕药避孕。

二、女性常用的避孕方法

女性避孕方法较多，目前我国常用的有节育环、避孕药及外用避孕。男性避孕主要采用阴茎套和输精管结扎术。

（一）药物避孕

1960 年第 1 个口服避孕药——Enovid 被美国食品药品监督管理局（Food and Drug Administration,FDA)批准上市后,经过 50 年的发展,现已发展至第三代,取得更好的避孕效果和更小的不良反应。主要体现在:①雌激素剂量由原有 150 μg 下降至 20 ~ 30 μg;②发现并使用更具有天然孕激素特征的新型孕激素;③改善给药方案。

1. 避孕机制

(1)抑制排卵　药物抑制下丘脑释放促性腺激素释放激素(gonadotropins releasing hormone,GnRH;又称促黄体生成素释放素,luteinizing hormone releasing hormone,LHRH),使垂体分泌促卵泡激素(follicle stimulating hormone,FSH)和黄体生成素(luteinizing hormone,LH)减少,同时直接影响垂体对 GnRH 的反应,不出现排卵前 LH 峰,故不排卵。

(2)改变宫颈黏液性状　宫颈黏液受孕激素影响,量变少而黏稠度增加,拉丝度减小,不利于精子穿透。

(3)改变子宫内膜形态与功能　避孕药中孕激素成分干扰了雌激素效应,子宫内膜增殖变化受抑制;又因孕激素作用使腺体及间质提早发生类分泌期变化,形成子宫内膜分泌不良,不适合受精卵着床。

2. 复方短效口服避孕药　由雌激素和孕激素配伍而成,它在各类避孕药物中问世最早且应用最广泛,正确使用后避孕效果接近 100%。我国目前常用的为口服避孕片 1 号、2 号,复方 18-炔诺孕酮片和去氧孕烯炔雌醇片(妈富隆),药物剂型分为糖衣片、纸型片、滴丸 3 种。用法:自月经周期第 5 天(妈富隆自月经周期第 1 天)开始,每晚 1 片,连服 22 d,不能间断,若漏服可于次晨补服 1 片。若漏服 2 片,补服后要同时加用其他避孕措施。一般在停药后 2 ~ 3 d 发生撤药性出血,犹如月经来潮。若停药 7 d 尚无月经来潮,则当晚开始第 2 周期药物。若再次无月经出现,宜停药检查原因,酌情处理。三相片每日 1 片,按照药物颜色和药旁标示服用,连服 21 片。

3. 长效避孕药　有孕激素制剂和雌、孕激素复合制剂两种。有效率 96% ~ 98%。

(1)长效口服避孕药　由长效雌激素和人工合成的孕激素配伍制成。这类药物主要是利用长效雌激素炔雌醚(悦可婷)从胃肠道吸收后,储存于脂肪组织内缓慢释放起长效避孕作用。常用药物有复方长效左炔诺孕酮炔雌醚和复方炔雌醚-氯地孕酮。用法:在月经来潮第 5 天服第 1 片,第 10 天服第 2 片,以后按第 1 次服药日期每月服 1 片。该药激素含量大,不良反应多,现市场上已少见。

(2)长效避孕针　目前供应的有单纯孕激素和雌、孕激素混合类。用法:第 1 个月于月经周期第 5 天和第 12 天各肌内注射 1 支,以后在每次月经周期第 10 ~ 12 天肌内注射 1 支。一般于注射后第 12 ~ 16 天月经来潮。

长效避孕药停药时,应在月经周期第 5 天开始服用短效口服避孕药 3 个月,作为停用长效雌激素的过渡。因为此时体内往往还有雌激素蓄积,可能有 2 ~ 3 个月发生月经失调。

4. 速效避孕药(探亲避孕药)　由孕激素类或雌激素与孕激素复合制剂制成,服用时间不受经期限制,适用于短期探亲夫妇,避孕效果可靠。药物剂量较大,现已很少使用。

5. 适应证　适用于健康育龄妇女的常规避孕,使用前需排除避孕药禁忌证和风险因素。

6. 禁忌证　①严重心血管疾病、高血压;②急、慢性肝炎或肾炎;③血液病或血栓性疾病;④内分泌疾病,如糖尿病需用胰岛素控制者、甲状腺功能亢进者;⑤恶性肿瘤、癌前病变、子宫或乳腺肿块;⑥哺乳期不宜服用,因避孕药抑制乳汁分泌,并使其蛋白质、脂肪含量下降;⑦产后未满半年或月经未来潮者;⑧月经稀少或年龄>45 岁;⑨年龄>35 岁的吸烟妇女不宜长期服用,以免卵巢功能早衰;⑩生活不能自理的精神病患者。

7. 药物不良反应

(1)类早孕反应　少数妇女在服药第 1 ~2 周期发生,如食欲减退、恶心、呕吐等。继续服药可缓解症状。

(2)月经减少或停经　部分使用者出现月经减少或停经,这是因为避孕药抑制子宫内膜增殖所致。一般不需要特殊处理,停药后可自行恢复。对确实不能接受停经的患者,可建议更换避孕方式。部分使用者表现为阴道不规则点滴状出血或者突破性出血。可能与服药初期体内激素水平波动有关,也可能为漏服、服药方法错误等所致,应在医师指导下处理。

(3)体重增加　可能由避孕药中孕激素成分的弱雄激素活性促进体内合成代谢引起,也可因雌激素使水钠潴留所致。轻度不影响健康,若体重明显增加可停药观察。

(4)色素沉着　少数妇女颜面部皮肤出现淡褐色色素沉着如妊娠期所见,停药后不一定能自然消退。

(二) 宫内节育器

宫内节育器(intrauterine device,IUD)是目前我国应用最广泛的一种长效避孕工具。是一种相对安全、有效、简便、经济的可逆节育方法,深受广大妇女的欢迎,目前已成为我国育龄妇女的主要避孕措施,其使用者占世界 IUD 避孕总人数的 80%,是世界上使用 IUD 最多的国家。

常用的为不锈钢圆形环,这种节育器一次放入可以避孕 20 年左右,缺点是脱落率和带节育器妊娠率较高。带铜节育器的避孕效果较好,脱落率和带环妊娠率均较低,目前已在各地推广使用。

1. 宫内节育器避孕原理　IUD 抗生育作用是多方面的,至今尚未完全明晰。目前大量研究表明,主要机制在于子宫内膜长期受异物刺激引起一种无菌性炎症反应,白细胞及巨噬细胞增多,使受精卵着床受阻;子宫内膜受异物刺激损伤而产生前列腺素,改变输卵管蠕动,使受精卵运行速度与子宫内膜发育不同步,从而影响着床;子宫内膜受压缺血,激活纤溶酶原,局部纤溶活性增强,致使囊胚溶解吸收。

带铜 IUD 具有与惰性 IUD 相同的作用机制,只是所致异物反应更重,并可干扰子宫内膜细胞代谢,不利于受精卵着床及囊胚发育。铜还可能影响精子获能,增强避孕效果。

含激素 IUD 所释放的孕酮(progesterone,P;又称黄体酮)主要引起子宫内膜腺体萎缩和间质蜕膜化,不利于受精卵着床,同时子宫颈黏液变稠妨碍精子运行,并可对精子的代谢产生影响。

2. 宫内节育器种类

(1)惰性宫内节育器　为第一代 IUD,由惰性原料如金属、硅胶、塑料或尼龙等制成。但脱落率及带节育器妊娠率均较高,目前已停止生产。

(2)活性宫内节育器　称为第二代 IUD,20 世纪 70 年代后期发展形成。其以惰性宫内节育器为载体,内含有活性物质如金属、激素、药物及磁性物质等,以提高避孕效果,减少不良反应。

1)带铜宫内节育器:IUD 加铜丝或铜套,置入宫腔后,铜能释放铜离子,发挥活性作用,可提高避孕效果,是活性 IUD 中最常用的一类。

“T”形带铜宫内节育器是我国目前临床首选的宫内节育器。“T”形带铜宫内节育器按宫腔形态设计制成,以塑料为支架,纵杆上绕以铜丝,或在纵杆或横臂套以铜管。铜丝易断裂,现多改用钢套,使放置时间延长至 15 年。“T”形带铜宫内节育器在子宫内持续释放生物活性的铜离子,而铜离子具有较强的抗生育作用,避孕效果随着铜的表面积增大而增强。“T”形器纵杆末端系以尾丝,便于检查及取出。

“V”形带铜宫内节育器是我国常用的宫内节育器之一。其形状更接近宫腔形态,由不锈钢作支架,外套硅橡胶管,横臂及斜臂铜丝或铜套的面积为 200 mm^2。其带节育器妊娠率较低,但出血发生率较高,故取出率较高。

2)药物缓释宫内节育器:①左炔诺孕酮宫内节育器,采用“T”形支架,缓释药物储存在纵杆药管中,管外包有聚二甲基硅氧烷膜,控制药物释放。孕激素使子宫内膜变化,不利于受精卵着床,带节育器妊娠率低,脱落率也低。主要不良反应为闭经和阴道点滴状出血。②含吲哚美辛的宫内节育器,通过每日释放一定量的吲哚美辛,可减少子宫出血。

3. 宫内节育器放置术

(1)适应证　育龄妇女要求放置 IUD 而无禁忌证者。

(2)禁忌证　①月经过多过频;②生殖道急性炎症;③生殖器官肿瘤;④宫颈过松、重度陈旧性宫颈裂伤或子宫脱垂;⑤严重全身性疾患;⑥子宫畸形;⑦妊娠或可疑妊娠者。

(3)放置时间　常规为月经干净后 3 ~ 7 d 放置;人工流产术后宫腔深度<10 cm 可立即放置;正常产后满 3 个月、剖宫产术后半年放置,哺乳期放置应先排除早孕可能。

(4)节育器大小选择　根据宫腔形状及深度选择相应大小的 IUD。

(5)放置方法　双合诊复查子宫大小、位置及附件情况。外阴、阴道部常规消毒铺巾。用阴道窥器暴露宫颈后,再次消毒,以宫颈钳夹持宫颈前唇,用子宫探针顺子宫屈向探测宫腔深度,一般无须扩张宫颈管,宫颈管较紧者应以宫颈扩张器顺序扩至 6 号。用放置器将节育器推送入宫腔,其上缘必须抵达子宫底部,带有尾丝者在距宫口 2 cm 处剪断。观察无出血即可取下宫颈钳及阴道窥器。

(6)术后注意事项　术后休息 3 d,2 周内忌性交及盆浴,保持外阴清洁,下次月经干净后检查 IUD 情况,以后每年复查 1 次,特殊情况可随时复查。

4. 宫内节育器取出术

(1)适应证　①已到放置期限并要求更换者;②绝经 1 年者;③计划再生育者;④因不良反应治疗无效或出现并发症者;⑤改用其他避孕措施或绝育者;⑥带节育器妊娠者。

(2)禁忌证　均为相对禁忌证:①阴道、宫颈存在急性炎症时需治疗后再取;②子宫及盆腔感染时应抗感染治疗,治愈后再取;③全身情况不良,需病情稳定后再取。

(3)取器时间　一般以月经后 3 ~ 7 d 为宜,带节育器早期妊娠者在行人工流产术时取出,绝经者或因子宫出血需取器者,随时可取。取器前通过宫颈口尾丝或 B 型超声(简称 B 超)、X 射线检查确定宫腔内是否存在节育器及其类型。

(4)取器方法　体位、消毒同放置术。有尾丝者,用血管钳夹住尾丝轻轻牵引取出。无尾丝者,先用子宫探针查清 IUD 位置,以长直血管钳放入宫颈管内夹住 IUD 纵杆牵引取出。多年前放置的金属单环,以取环钩钩住环下缘牵引取出,切忌粗暴用力。取器困难者可在 B

型超声监护下操作或宫腔镜下取出。

5. 宫内节育器的不良反应

(1)出血　常发生于放置IUD后1年内,尤其是最初3个月内。表现为经量过多、经期延长或周期中点滴出血。治疗:①选用止血药物;②出血时间较长者选用抗感染药物;③若按上述治疗3个周期仍未见效,可能为IUD本身问题,应考虑取出或更换,仍无效应改用其他避孕措施。

(2)腰酸腹胀　若IUD与宫腔大小或形态不符,可引起子宫频繁收缩而致腰酸或下腹坠胀。

(3)白带增多　IUD在宫腔内对子宫内膜刺激,引起无菌性炎症可使宫颈黏液分泌增加。尾丝刺激宫颈管上皮也可能引起宫颈分泌细胞分泌增加。一般经数月,组织适应后能逐渐减少,多数无须治疗。

6. 放置宫内节育器的并发症

(1)子宫穿孔、节育器异位　放、取IUD引起子宫穿孔不多见,但属较严重并发症。原因:①手术者操作技术不熟练,操作粗暴及妇科检查时判断子宫位置和大小不正确。②子宫本身高危因素,如子宫肌瘤、绝经后子宫、子宫过度屈曲或子宫有手术史、未诊断的子宫畸形,哺乳期子宫薄而软,术中易穿孔。若穿孔较小,可密切观察;若穿孔较大,可有外出血或腹腔内出血,应及时采取剖腹探查术。

(2)感染　无菌操作不严或因节育器尾丝导致上行性感染,以及生殖道本身存在感染灶等均可发生急性或亚急性炎症发作。病原体除一般细菌外,厌氧菌、衣原体尤其是放线菌感染占重要地位,一旦发生感染,应取出IUD,给予抗生素治疗。

(3)下移、脱落　节育器下移,是指节育器下缘已达子宫内口之下,与下列因素有关:①操作不规范,未将IUD放至子宫底部;②IUD与宫腔大小、形态不符,均能引起宫缩将IUD排出;③IUD制作材料的支撑力过小,易脱落;④宫颈严重裂伤、经产妇宫颈口较松也易脱落。多发生于带节育器后第1年,尤其前3个月内,且常在月经期与经血一起排出。有时带节育器者未能察觉,因此放器后第1年内应定期随访。反复脱落者应改用其他避孕措施。

(4)带节育器妊娠　见于IUD位置下移、脱落和异位。带节育器妊娠一旦确诊,应终止妊娠,并在人工流产术中,同时取出节育器。

(三)其他避孕方法

1. 阴茎套　也叫避孕套,为男性避孕工具。使用时选择合适大小,分为29 mm、31 mm、33 mm、35 mm大小4种规格。正确使用避孕套,避孕成功率为93%~95%,还具有防止性传播疾病的作用,但目前有研究资料表明,不能阻断人乳头瘤病毒(human papilloma virus, HPV)感染。

2. 外用避孕药　由阴道给药,以杀精或使精子灭活达到避孕目的。有药膜、药膏、泡腾片几种制剂。目前常用的避孕药膜以壬苯醇醚为主药、聚乙烯醇为水溶性成膜材料制成。每张药膜含主药50 mg,具有快速高效的杀精能力。性交前5 min将药膜揉成团置阴道深处,待其溶解后即可性交。30 min后需重新置药。正确使用的避孕效果达95%以上。使用失误,失败率高于20%,不宜推广。

3. 安全期避孕　卵子自卵巢排出后可存活1~2 d,而受精能力最强时间是排卵后24 h

内;精子进入女性生殖道可存活2~3 d。因此,排卵前后4~5 d内为易受孕期;其余的时间不易受孕,视为安全期。在安全期进行性生活而达到避孕目的称为安全期避孕法。由于其单靠避开易孕期性生活而不用药具避孕,又称自然避孕法。

使用安全期避孕需事先确定排卵日期,通常根据基础体温测定、宫颈黏液检查或通过月经周期规律来推算。多数妇女月经周期为28~30 d,预期在下次月经前14 d排卵,排卵日及其前后4~5 d以外时间即为安全期。由于妇女排卵过程可受生活、情绪、性活动、健康状况或外界环境等因素影响而推迟或提前,还可能发生额外排卵,因此,安全期避孕法并不十分可靠,失败率达20%。

4.其他避孕方法　如免疫避孕、抗生育疫苗等,目前还在研究中。

(四)紧急避孕

紧急避孕是指那些无保护性生活后或者避孕失败后几小时或几日内,妇女为防止非意愿性妊娠的发生而采用的避孕方法。主要方法有放置IUD和口服紧急避孕药。通过阻止或延迟排卵,干扰受精或阻止着床,起到避孕作用。

1.宫内节育器　带铜宫内节育器可以用作紧急避孕方法,特别适合那些希望长期避孕而且符合放环要求的妇女。一般应在无防护性性生活后5 d(120 h)之内放入带铜IUD,其有效率可达99%以上。

2.紧急避孕药　有激素类或非激素类两类,适合那些仅需临时避孕的妇女。一般应在无保护性性生活后3 d(72 h)之内口服紧急避孕药,其有效率可达98%。①雌、孕激素复方制剂:复方左旋18-炔诺孕酮避孕药,首剂4片,相距12 h后再服4片。②单纯孕激素制剂:左炔诺孕酮片0.75 mg,首剂1片,相隔12 h再服半片。③抗孕激素制剂:无保护性性生活120 h内服10 mg或25 mg。

(五)输卵管绝育手术

输卵管绝育术是用手术方法阻断输卵管通道,使精子与卵子不能相遇而达到永久避孕绝育目的,特别适用于不再生育或因病不能生育的妇女。方法有切断、结扎、电凝、钳夹、环套输卵管或用药物粘堵、栓堵输卵管腔。其方法简单、安全。手术途径可选择经腹或者经腹腔镜,经阴道手术现已基本不做。

1.经腹输卵管结扎术

(1)适应证　①自愿接受绝育手术且无禁忌证者;②患有严重全身性疾病及严重遗传病者不宜生育,需行治疗性绝育术者。

(2)禁忌证　①各种疾病急性期;②全身情况不良不能耐受手术者,如心力衰竭、血液病等;③腹部皮肤有感染灶或患急、慢性盆腔炎者;④患严重的神经官能症者;⑤24 h内2次体温在37.5 ℃或以上者。

(3)术前准备　①解除受术者思想顾虑,做好解释和咨询;②手术时间选择,非孕妇女绝育时间最好选择在月经干净后3~4 d,人工流产或分娩后宜在48 h内施术,哺乳期或闭经妇女则应排除早孕后再行绝育术;③详细询问病史,进行全身体格检查及妇科检查,检验血常规、出凝血时间、肝功能及白带常规;④按妇科腹部手术前常规准备。

(4)麻醉　采用局部浸润麻醉或硬膜外麻醉。

（5）手术步骤

1）准备：受术者取仰卧位，常规消毒手术野皮肤，铺巾。

2）切口：下腹正中耻骨联合上 3～4 cm 处做 2 cm 长纵向切口或横切口，产妇则在子宫底下 2～3 cm 行纵向切口。

3）提取输卵管：术者左手示指伸入腹腔，沿子宫底后方滑向一侧，到达卵巢或输卵管后，右手持卵圆钳将输卵管夹住，轻轻提至切口外。亦可用指板法或吊钩法提取输卵管。

4）辨认输卵管：用鼠齿钳夹持输卵管，再以 2 把无齿镊交替使用依次夹取输卵管直至暴露出伞端，证实为输卵管无误，并检查卵巢。

5）结扎输卵管：多采用抽心包埋法，此法损伤小，效果好。在输卵管峡部背侧浆膜下注入 0.5% 利多卡因 1 ml 使浆膜膨胀，用尖刀切开膨胀的浆膜层，再用弯文氏钳轻轻游离出该段输卵管，相距 1 cm 处以 4 号丝线各做一道结扎，剪除其间的输卵管，最后用 1 号丝线连续缝合浆膜层，将近端包埋于输卵管系膜内，远端留于系膜外。同法处理对侧输卵管。

（6）术后并发症

1）出血、血肿：过度牵拉、钳夹而损伤输卵管或其系膜造成，或因创面血管结扎不紧引起腹腔内积血或血肿。

2）感染：体内原有感染灶未行处理，如牙龈、鼻咽、盆腔器官等，致术后创面发生内源性感染；手术器械、敷料消毒不严或手术操作无菌观念不强。

3）脏器损伤：膀胱、肠管损伤，多因解剖关系辨认不清或操作粗暴造成。

4）输卵管再通：输卵管结扎后有 1%～2% 再通率，多由施术时技术误差引起。

2. 经腹腔镜输卵管绝育术　手术时间短，创伤小，恢复快。

（1）禁忌证　主要为腹腔粘连、心肺功能不全、膈疝等，余同经腹输卵管结扎术。

（2）术前准备　同经腹输卵管结扎术，受术者应取头低臀高位。

（3）手术步骤　局部麻醉、硬膜外麻醉或静脉全身麻醉。脐孔下缘做 1.0～1.5 cm 横弧形切口，将 Verres 腹针插入腹腔，充气（二氧化碳）2～3 L，然后换置腹腔镜。在腹腔镜直视下将弹簧夹或硅胶环套于输卵管峡部，以阻断输卵管。也可采用双极电凝烧灼输卵管峡部 1～2 cm 长。

（4）术后处理　①术后静卧 4～6 h 后可下床活动；②术后观察生命体征。

第二节　人工终止早期妊娠

人工终止早期妊娠包括药物流产、人工流产术。

一、药物流产

药物流产是用药物而非手术终止妊娠的一种方法。目前最常用的药物是米非司酮和米索前列醇，两者配合使用后完全流产率在 90% 以上。

米非司酮是一种合成类固醇，其结构类似炔诺酮，具有抗孕酮、糖皮质醇和轻度抗雄激素特性。米非司酮对子宫内膜孕激素受体的亲和力比孕酮高5倍，因而能和孕酮竞争而与蜕膜的孕激素受体结合，从而抑制孕酮活性而终止妊娠。米索前列醇是前列腺素的衍生物，可以兴奋子宫肌，并有扩张和软化宫颈的作用。米非司酮25 mg，每日口服2次，连续3 d，于第4天上午配伍米索前列醇0.6 mg，一次服完。

适用于停经49 d内，患者自愿、年龄<40岁、确诊宫内妊娠的健康妇女，完全流产率为90%～95%。使用前需先排除禁忌证：①有使用米非司酮禁忌证，如肾上腺及其他内分泌疾病；②有使用前列腺素药物禁忌证，如心血管疾病、青光眼、哮喘等；③异位妊娠、带节育器妊娠等。药物流产必须在有正规抢救条件的医院进行，用药后应严密随访。有时引起不全流产大出血，需急诊刮宫终止妊娠。

二、人工流产术

人工流产术是指在妊娠14周内用人工方法终止妊娠的手术，可作为避孕失败的补救措施，但不能直接将此作为节育方法。

（一）适应证与禁忌证

1. 适应证　①因避孕失败要求终止妊娠者；②因各种疾病不宜继续妊娠者。

2. 禁忌证　①各种疾病的急性期或严重的全身性疾患，需待治疗好转后住院手术；②生殖器官急性炎症；③妊娠剧吐、酸中毒尚未纠正；④术前2次体温≥37.5 ℃。

（二）手术操作

1. 人工流产负压吸引术　适用于妊娠10周以内者。

（1）术前准备　受术者排空膀胱，取膀胱截石位。术者行双合诊检查子宫位置、大小及附件情况。用碘附（碘伏）或0.1%苯扎溴胺消毒外阴、阴道，铺盖无菌洞巾。术者穿清洁工作衣，戴帽、口罩及无菌手套。用阴道窥器暴露宫颈，消毒宫颈，用棉签蘸1%利多卡因溶液置宫颈管内3～5 min。

（2）探测宫腔　宫颈钳夹持宫颈前唇，用子宫探针探测子宫屈度和深度。

（3）扩张宫颈　宫颈扩张器以执笔式顺子宫位置方向扩张宫颈管，一般自5号开始，扩张至大于准备用的吸管半号或1号。扩张时用力要稳、准、轻，切忌强行伸入。

（4）吸管吸引　此前连接好吸引管，并已进行负压吸引试验无误。按孕周选择吸管粗细及负压大小，妊娠7周以下用5～6号吸管，负压为53.33 kPa（400 mmHg）；妊娠7～9周用6～7号吸管，负压为66.67～73.33 kPa（500～550 mmHg）。负压不宜超过80 kPa（600 mmHg）。一般按顺时针方向吸引宫腔1～2周，即可将妊娠物吸引干净。当感觉宫腔缩小、宫壁粗糙、吸头紧贴宫壁、上下移动受阻时，慢慢取出吸管，仅见少量血性泡沫而无出血，表示已吸净。术前若经B型超声测知胎囊附着部位，将吸管开口处对准该处吸引，可迅速吸出妊娠物，使出血量减少。

（5）检查宫腔是否吸净　用小号吸管轻轻吸刮宫腔一周，尤其子宫底及两侧宫角部，检查是否吸刮干净。全部吸出物用细丝网过滤，检查有无绒毛及胚胎或胎儿组织，有无水泡状物。肉眼观察发现异常者，即送病理检查。

2. 人工流产钳刮术　适用于妊娠11～14周时，因胎儿较大，需做钳刮及吸宫终止妊娠。

（1）术前准备　为保证钳刮术顺利进行，应先做扩张宫颈准备，术前3～4 h将前列腺素制剂塞入阴道或肌内注射；也可在术前12 h将16号或18号导尿管慢慢插入宫颈，直至宫腔深度的1/2以上，露在阴道内的一段导尿管则用无菌纱布包裹，置于后穹隆，次日行钳刮术时取出导尿管。

（2）术后处理　①术后肌内注射缩宫素（催产素）10 U，留在医院观察0.5～8 h，观察阴道出血等情况，无异常可回家休息；②术后给予抗生素，预防感染；③术后禁性生活及盆浴1个月；④嘱有异常情况及时复诊。

（三）近期并发症

1. 子宫穿孔　妊娠子宫柔软，尤其哺乳期子宫更软，剖宫产后妊娠子宫有瘢痕，子宫过度倾曲或有畸形等情况，施行人工流产时易致子宫穿孔。术者应查清子宫大小及位置，谨慎操作，探针沿子宫屈向伸入时，动作要轻柔；扩张宫颈时需从小号顺序渐进，切忌粗暴用力；应用吸管吸引、卵圆钳钳取妊娠物时，操作幅度不能过大。器械进入宫腔突然出现"无底"感觉，或其深度明显超过检查时子宫大小，即可诊断为子宫穿孔，应停止手术，给予缩宫素和抗生素，严密观察患者的生命体征，有无腹痛、阴道流血及腹腔内出血征象。子宫穿孔后，若患者情况稳定，胚胎组织尚未吸净者，可在B型超声或腹腔镜监护下清宫；尚未进行吸宫操作者，则可等待1周后再清除宫腔内容物。发现内出血增多或疑有脏器损伤者，应立即剖腹探查修补穿孔处。

2. 人工流产综合反应　指受术者在人工流产术中或手术结束时出现心动过缓、心律失常、血压下降、面色苍白、出汗、头晕、胸闷，甚至发生昏厥和抽搐。其发生主要由于宫颈和子宫遭受机械性刺激引起迷走神经兴奋所致，并与孕妇精神紧张，不能耐受宫颈扩张、牵拉和过高的负压有关。因此，术前应给予精神安慰，操作力求轻柔，扩张宫颈时不可施用暴力，吸宫时掌握适当负压，吸净后勿反复吸刮宫壁。术前宫颈管内放置利多卡因可能预防其发生，一旦出现心率减慢，静脉注射阿托品0.5～1.0 mg可缓解。

3. 吸宫不全　为人工流产术后常见并发症。主要是部分胎盘残留，也可能有部分胎儿残留。子宫体过度屈曲或技术不熟练容易发生。术后流血超过10 d，血量过多，或流血停止后又有多量流血，应考虑为吸宫不全。B型超声和宫腔镜检查有助于诊断。

4. 漏吸　确定为宫内妊娠，但术时未吸到胚胎及胎盘绒毛，往往因胎囊过小、子宫过度屈曲或子宫畸形造成。当吸出物过少，尤其未见胚囊时，应复查子宫位置、大小及形状，并重新探查宫腔，能及时发现问题而解决。吸出组织送病理检查，若未见绒毛或胚胎组织，除考虑漏吸外，还应排除异位妊娠可能。确属漏吸，应再次行负压吸引术。

5. 术中出血　多发生于妊娠月份较大的钳刮术，主要为组织不能迅速排出，影响子宫收缩。可在扩张宫颈后，宫颈注射缩宫素促使子宫收缩，同时尽快钳取或吸取胎盘及胎体，吸管过细或胶管过软时应及时更换。

6. 术后感染　多因吸宫不全或流产后过早性交引起，也可能因器械、敷料消毒不严或操作时缺乏无菌观念所致。主要表现为体温升高、下腹疼痛、白带混浊或不规则流血，双合诊时子宫或附件区有压痛。治疗措施为卧床休息，支持疗法，及时应用抗生素。宫腔内残留妊娠物者按感染性流产处理。

7. **栓塞**　羊水栓塞偶可发生于人工流产钳刮术，宫颈损伤、胎盘剥离使血窦开放，为羊水进入创造了条件，此时应用缩宫素更可促使发生。妊娠早、中期羊水含细胞等物质极少，即使并发羊水栓塞，其症状及严重性也不如晚期妊娠发病凶猛。

（钟　林）

参考文献

1　殷丽丽，杨清，王玉. 宫内节育器类型及置器年限与女性生殖道感染关系研究[J]. 中国实用妇科与产科杂志，2015，31(6)：559-562.

2　常立芬. 放置宫内节育器对女性生殖健康的影响因素分析[J]. 当代医学，2017，23(18)：75-76.

第六章

妇产科常用检查

第一节 实验室检查

一、妊娠试验

妊娠试验一般受精后第7天即可在血清中检测出人绒毛膜促性腺激素(human chorionic gonadotropin,HCG)。若用放射免疫学检测HCG-β亚型,值<3 μg/ml为阴性,>6 μg/ml为阳性。临床上也常用试纸法检测尿中HCG,该方法简便快速。

目前测定HCG的商用试剂盒已超过100种,但由于对HCG的抗原性了解尚不充分,抗原决定簇位点不明且不同试剂盒定的HCG相关分子和测定方法不同,以及使用的国际标准分子异源性,致使不同测定方法的结果间可比较性差。在常规检测诊断中,推荐使用广谱能识别HCG及相关分子,而与其他糖蛋白激素及衍生物低交叉的HCG试验。

目前应用广泛的早早孕诊断试纸,也称单克隆抗体早孕检测,其原理与酶免疫法相同。只是应用胶体金标记抗体,省去了酶标记测定中与底物作用的步骤,加入金标记后直接在试纸上显示红色,更方便快捷。

二、阴道分泌物悬滴检查

阴道分泌物主要由宫颈腺体、前庭大腺分泌物,阴道黏膜渗出液,子宫内膜分泌物组成。健康状况下,白带很少,白色带黏性,无异味,能使阴道长期处于湿润状态,维护阴道健康。其量的多少、性状与雌激素水平及生殖道充血情况有关。阴道上皮细胞受卵巢功能的影响,可发生周期性变化、脱落。月经前半期,即排卵前期,卵巢主要分泌雌激素,阴道分泌物量逐渐增多,且越来越稀薄、透亮。到达排卵期,雌激素分泌达高峰,阴道分泌物量最多,韧性也最大,常有带状的清亮黏液流出,有时可拉得很长。阴道内的阴道杆菌可将脱落细胞中的糖原变成乳酸,而使阴道的pH值维持在4.0~4.5,因此阴道分泌物通常呈酸性。在阴道分泌物涂片上可见大量阴道杆菌及上皮细胞,少量的类杆菌、消化链球菌、支原体等,不见或少见白细胞及杂菌。

1. 阴道分泌物悬滴检查　常用于检查阴道内有无滴虫、念珠菌(也称假丝酵母菌)。方法是用无菌长棉签取后穹隆部白带少许,放在盛有 1～2 滴生理盐水的玻片上,立即在显微镜下找活动的滴虫。如检查白念珠菌,则在玻片上滴 10%氢氧化钠(钾)悬液,也可将分泌物直接涂在干燥玻片上,染色后镜检,检查白念珠菌的芽生细胞和假菌丝。如果检查符合下列 4 条中的 3 条,即可诊断为细菌性阴道病:①匀质、稀薄、白色的阴道分泌物,常黏附于阴道壁;②阴道 pH 值>4.5,多为 5.0～5.5;③胺臭试验阳性,取阴道分泌物少许放在玻片上,加 10%氢氧化钾 1～2 滴,产生一种烂鱼肉样腥臭气味,系胺遇碱释放氨所致;④取少量阴道分泌物涂于玻片上,加 1 滴 0.9%氯化钠溶液混合,高倍显微镜下寻找线索细胞,见到>20%的线索细胞。

2. 阴道分泌物清洁度检查　阴道分泌物清洁度可分为 4 度。在Ⅰ、Ⅱ度中,分泌物涂片上可见到大量或中等量阴道杆菌及上皮细胞,无或少量白细胞及杂菌,此属正常情况;若见到多量白细胞或杂菌,而少见或不见阴道杆菌及上皮细胞,则可定为Ⅲ度或Ⅳ度,提示阴道有炎症,可发现真菌、滴虫等病原体。单纯清洁度增高而不见滴虫、真菌者,可见于非特异性阴道炎。

对于阴道分泌物清洁度的划分及结果分析,应综合考虑受检者的年龄、生理、阴道正常菌群、寄生虫、炎症细胞等因素。阴道分泌物清洁度检查结果见表 6-1。

表 6-1　阴道分泌物清洁度检查

杆菌	球菌	上皮细胞	白细胞	阴道清洁度
多	—	满视野	0～5/HP	Ⅰ度　正常
较多	少一些	1/2 视野	5～15/HP	Ⅱ度　正常
少	多	少量	15～30/HP	Ⅲ度　异常
—	大量	—	>30/HP	Ⅳ度　异常

三、阴道细胞学检查和人乳头瘤病毒 DNA 检测

(一)阴道细胞学检查

1. 涂片种类及标本采集　阴道脱落细胞主要来自于阴道上段和宫颈阴道部,也可来源于宫腔、输卵管、卵巢及腹腔上皮。取自不同部位的脱落细胞,通过检查可发现不同部位的肿瘤。阴道上皮细胞受卵巢激素影响具有周期性变化。检查阴道脱落细胞可反映体内性激素水平。

取标本前 24 h 内禁止性生活、阴道冲洗或上药。标本采集的方法有宫颈刮片法、子宫颈管吸片法、子宫腔吸片法、后穹隆吸片法、阴道侧壁沾取法、阴道分泌物棉拭子涂片法等。

(1)宫颈刮片　该项检查是早期筛查子宫颈癌的重要方法。取材应在宫颈外口鳞-柱状上皮交接处,以宫颈外口为圆心,用小刮板轻轻刮取一周,取出刮板,在有编号玻片上向一个方向涂片,涂片经固定液固定后显微镜下观察。1996 年美国食品药品监督管理局(Food and Drug Administration,FDA)批准了改善的制片技术——薄层液基细胞学技术,以

期改善由于传统巴氏涂片上存在的大量红细胞、白细胞、黏液及脱落坏死组织等而造成的50%～60%假阴性。薄层液基细胞学与常规涂片的操作方法不同在于它利用特制小刷子刷取宫颈细胞，标本取出后立即放入有细胞保存液的小瓶中，通过高精密度过滤膜过滤，将标本中的杂质分离，并使滤后的上皮细胞呈单层均匀地分布在玻片上。这种制片方法几乎保存了取材上所有的细胞，且去除了标本中杂质的干扰，避免了细胞的过度重叠，使不正常细胞更容易被识别。薄层液基细胞学技术可将识别宫颈高度病变的灵敏度和特异度提高至85%～90%。

（2）宫颈管涂片　疑为宫颈管癌，或绝经后的妇女由于宫颈鳞-柱交接处退缩到宫颈管内，为了了解宫颈管情况，可行此检查。先将宫颈表面分泌物拭净，使用“细胞刷”刮取宫颈管上皮。将“细胞刷”置于宫颈管内，达宫颈外口上方10 mm，在宫颈管内旋转360°后取出，旋转“细胞刷”将附着于小刷子上的标本洗脱于保存液中。涂片时用薄层液基细胞学制片法。目前此法临床上更为常见。

（3）阴道涂片　主要目的是了解卵巢和胎盘功能。对已婚妇女，一般在阴道侧壁上1/3处用小刮板轻轻刮取浅层细胞（避免将深层细胞混入影响诊断），薄而均匀地涂于玻片上；对未婚阴道分泌物极少的女性，可将卷紧的已消毒棉签先经生理盐水浸湿，然后伸入阴道，在其侧壁上1/3处轻轻卷取细胞，取出棉签，在玻片上涂片。涂片、固定后在显微镜下观察。

（4）宫腔吸片　怀疑宫腔内有恶性病变时，可采用宫腔吸片检查，较阴道涂片及诊刮阳性率高。选择直径1～5 mm不同型号的塑料管，一端连于干燥消毒的注射器，另一端用大镊子送入宫腔内达子宫底部，上下左右旋转，轻轻抽吸注射器，将吸出物涂片、固定、染色。

2. 染色方法　细胞学染色方法有多种，如巴氏染色法、邵氏染色法及其他改良染色法。常用的为巴氏染色法。该法既可用于检查雌激素水平，也可用于筛查癌细胞。

3. 辅助诊断技术　可采用免疫细胞化学、原位杂交技术、影像分析、流式细胞仪测量及自动筛选或人工智能系统协助诊断。

4. 阴道细胞学诊断的报告形式　报告形式主要为分级诊断及描述性诊断两种。目前我国大多数医院已采用贝塞斯达系统（the Bethesda system，TBS）分类法诊断，但仍有一些医院仍沿用巴氏5级分类法。

（1）阴道细胞学巴氏分类法　诊断标准如下。

1）巴氏Ⅰ级：基本正常。特征：细胞形态正常或基本正常。

2）巴氏Ⅱ级：有轻至中度核异质细胞，但属良性病变范围。特征：细胞核增大，核染色呈粗粒状，染色变深，但分布均匀，核与胞质比例增大，但属正常范围。

3）巴氏Ⅲ级：有可疑癌细胞。特征：细胞形态异形明显，胞核中度或重度增大和畸形，染色质呈粗颗粒状，分布略不均匀，胞核具有某些恶性特征，但不典型，难以肯定其良、恶性，需复查。

4）巴氏Ⅳ级：有癌细胞，但不够典型，或有极少数典型癌细胞，需进一步证实。

5）巴氏Ⅴ级：有癌细胞，癌细胞的恶性特征明确且数目较多。

巴氏分级法缺点是：临床医师仅根据分类级别的特定范围处理患者，实际上Ⅰ、Ⅱ、Ⅲ、Ⅳ级之间的区别并无严格的客观标准，主观因素较多；对癌前病变也无明确规定，可疑癌是指可疑浸润癌还是宫颈上皮内瘤变（cervical intraepithelial neoplasia，CIN）不明确；不典型细胞全部作为良性细胞学改变也欠妥;未能与组织病理学诊断名词相对应,也未包括非癌的诊断。目前巴氏分级法正逐步被 TBS 分类法所取代。

(2)TBS 分类法及其描述性诊断内容　为使细胞学诊断与组织病理学术语一致并与临床处理密切结合,1988 年美国制定了阴道细胞 TBS 命名系统。国际癌症协会于 1991 年对宫颈/阴道细胞学的诊断报告正式采用了 TBS 分类法,2001 年再次修改。现行的 TBS 报告系统即 2001 年修订后的 TBS 报告系统,包括以下 3 部分:①评价涂片质量,包括细胞量与鳞、柱两种上皮细胞的分布。②描述有关发现,做出诊断。③描述对诊断能提供依据的细胞成分和形态特征,具体概括为:与念珠菌、滴虫、疱疹病毒和人乳头瘤病毒(HPV)感染相关的形态学特征;与损伤、修复、激素变化相关的反应性细胞变化特征。

细胞学诊断总体分类:未见上皮内病变细胞或恶性细胞(negative for intraepithelial lesion or malignancy,NILM)、其他细胞和上皮细胞异常。

1)未见上皮内病变细胞或恶性细胞:

ⅰ.病原体

●原虫:滴虫或阿米巴原虫阴道炎。

●细菌:①球杆菌占优势发现线索细胞,提示细菌性阴道病;②杆菌形态提示放线菌感染;③衣原体感染:形态提示衣原体感染,建议临床进一步证实;④其他。

●真菌:①形态提示念珠菌感染;②形态提示纤毛菌;③其他。

●病毒:①形态提示疱疹病毒感染;②形态提示巨细胞病毒感染;③形态提示 HPV 感染;④其他。

ⅱ.非瘤样发现:①反应性细胞改变,与炎症有关的反应性细胞改变(包括典型的修复);与放疗有关的反应性细胞改变;与宫内节育器相关的反应性细胞改变。②子宫切除术后的腺细胞。③萎缩(有或者无炎症),常见于儿童、绝经期和产后。

ⅲ.其他:子宫内膜细胞出现在 40 岁以上的妇女涂片中,未见上皮细胞不正常。

2)上皮细胞异常:包括鳞状上皮细胞异常和腺上皮细胞异常。

ⅰ.鳞状上皮细胞异常:①不典型鳞状上皮细胞(atypical squamous cells,ASC),包括无明确诊断意义的不典型鳞状细胞(atypical squamous cell of undetermined significance,ASCUS)和不能排除高级别鳞状上皮内病变不典型鳞状细胞(atypical squamous cells-cannot exclude HIS,ASC-H)。②低级别鳞状上皮内病变(low-grade squamous intraepithelial lesion,LSIL),与 CINⅠ术语符合。③高级别鳞状上皮内病变(high-grade squamous intraepithelial lesion,HSIL),包括 CINⅡ、CINⅢ和原位癌。④鳞状细胞癌(squamous cell carcinoma,SCC),若能明确组织类型,应按下述报告:角化型鳞癌、非角化型鳞癌、小细胞型鳞癌。

ⅱ.腺上皮细胞异常:①不典型腺上皮细胞(atypical glandular cells,AGC),包括宫颈管细胞 AGC 和子宫内膜细胞 AGC。②原位腺癌(adeno-carcinoma in situ,AIS)。③腺癌(adeno carcinoma,ACA),若可能,则判断来源,如宫颈管、子宫内膜或子宫外。

ⅲ.其他恶性肿瘤:原发于宫颈和子宫体的不常见肿瘤及转移癌。

宫颈细胞学检查是 CIN 及早期子宫颈癌筛查的基本方法,也是诊断必需的步骤,相对于高危 HPV 检测,细胞学检查特异性高,但敏感性较低。建议应在性生活开始 3 年后,或 21 岁以后开始进行宫颈细胞学检查,并结合 HPV DNA 定期复查。

（二）人乳头瘤病毒检测

人乳头瘤病毒（HPV）感染能够引起宫颈上皮内瘤变（CIN）及子宫颈癌的发生，并且不同型别的HPV致病能力也存在差异，高危型别HPV的持续感染是促使子宫颈癌发生的最主要因素。因此，HPV感染的早期发现、准确分型和病毒定量对子宫颈癌防治具有重要意义。根据生物学特征和致癌潜能，HPV被分为高危型和低危型。高危型如HPV16、18、31、33、35、39、45、51、52、56、58、59、66、68等与癌及癌前病变相关，低危型如HPV6、11、42、43、44等主要与轻度鳞状上皮损伤和泌尿生殖系统疣相关。性活跃妇女的HPV感染率最高，感染的高峰年龄在18～28岁。然而大部分妇女的HPV感染期比较短，多为2～3年，一般在8～10个月便可自行消失，只有10%～15%的35岁以上的妇女呈持续感染状态。这种持续感染HPV的妇女，患子宫颈癌的风险更大。

HPV检测方法：由于HPV不能在体外细胞培养，故不能用简便的血清学检测进行HPV诊断和分型。临床上用于HPV检测的方法包括细胞学方法、免疫组化、原位杂交、斑点杂交、核酸印迹和聚合酶链反应等。

由于HPV感染的年轻女性非常普遍，但大多数为一过性感染，所以对年轻妇女特别是青春期女孩不推荐HPV检测作为初筛，根据世界卫生组织（World Health Organization，WHO）的推荐，30～65岁的妇女均应进行高危型HPV筛查，高危人群起始年龄应相应提前。高危妇女人群定义为HPV感染、器官移植、长期应用皮质激素的妇女。虽然30岁以下妇女患子宫颈癌的危险性较低，但考虑到高危人群起始年龄应相应提前，因此，具有高危因素和己烯雌酚暴露史或细胞学结果≥ASCUS的年轻妇女应进行HPV脱氧核糖核酸（deoxyribonucleic acid，DNA）检测，同时建议HPV DNA初筛应从25～30岁开始。细胞学和高危型HPV DNA检测均为阴性者，其发病风险很低，可将筛查间隔延长到3～5年。细胞学阴性和高危型HPV DNA阳性者发病风险增高，可1年后复查细胞学和高危型HPV DNA检测，若HPV16/18 DNA阳性者，即使细胞学阴性也应行阴道镜检查，若为阴性，则1年后复查。研究报道，近年来，检测宫颈脱落细胞中人端粒酶核糖核酸（ribonucleic acid，RNA）基因、P16等标志物有助于细胞学阴性而高危型HPV阳性者的分流。

四、宫颈黏液检查

宫颈黏液是宫颈腺体的分泌物。有正常卵巢功能的育龄妇女在卵巢性激素的影响下，宫颈黏液的物理、化学性状有周期性变化。临床借助宫颈黏液检查观察宫颈黏液结晶变化及黏液拉丝试验以了解卵巢功能。检查时先拭净宫颈外口的分泌物，然后将干燥长无齿镊伸入宫颈管0.5～1.0 cm处夹取黏液并平铺于玻片上，先观察其拉丝度，待黏液干燥后镜下观察结晶类型。

（一）结晶类型

Ⅰ型：典型结晶（+++），涂片布满直而细长、分支多的典型羊齿叶状结晶，表明雌激素水平高潮，接近或正处于排卵期。

Ⅱ型：较典型结晶（++），羊齿叶状结晶宽而粗短且有弯曲，表明雌激素中度影响，见于月经周期第 10 天左右。

Ⅲ型：不典型结晶（+），形态较多，或似雨后树枝，分枝短而稀疏；有的纤细而弯曲，似金鱼草状，表明雌激素轻度影响，多见于月经干净后短期内。

Ⅳ型：椭圆体（-），比白细胞长 2～3 倍，椭圆形，呈线形多行排列，说明排卵后受孕激素影响，在月经周期第 22 天左右最典型。

（二）临床应用

1. 外观　月经干净后宫颈黏液量少、稠厚、混浊，越接近排卵期宫颈黏液分泌的量越多、质越稀薄，透明。排卵后又恢复原状。

2. 宫颈黏液的量　在体温升高前 24 h 达峰值，约 0.3 ml 以上，体温上升后 1～2 d 迅速降低。

3. 拉丝试验　将黏液涂于一干燥玻片上，用另一玻片的一角接触黏液，再向上轻轻牵拉，观察拉丝的最大长度。拉丝度自月经干净后逐渐增加，在排卵期可长达 20 cm。

4. 宫颈黏液结晶　将黏液涂于玻片上自然烘干，低倍镜下观察，由于黏液的高盐特性而呈现典型的羊齿状或叠瓦状结晶，且有较多的分支。不典型的为树枝状与较粗的羊齿状。一般结晶在体温升高前 8 d 开始形成，越接近排卵期结晶越典型、越明显。雌激素促进结晶的形成，而孕激素和雄激素呈抑制作用。

5. 细胞学　排卵期宫颈黏液内细胞数很少，每高倍视野 0～3 个白细胞，如此时白细胞数较多，应怀疑宫颈管及其以上部位有炎症存在。

6. 抗精子抗体　对部分免疫性不孕的患者，宫颈黏液内可检出抗精子抗体。

7. 化学成分分析　宫颈黏液的 pH 值，蛋白、糖、黏蛋白、氯化物等含量也都呈周期性变化。

五、常用激素测定

妇产科某些疾病的诊断、疗效观察、预后估计及生殖生理和避孕药物作用机制的研究，均需要测定有关激素。女性内分泌系统激素包括下丘脑、垂体和卵巢等分泌的激素，有下丘脑促性腺激素释放激素（GnRH）；垂体促性腺激素，包括促卵泡激素（FSH）及黄体生成素（LH）、垂体催乳素（prolactin，PRL）；胎盘合体滋养细胞产生的人绒毛膜促性腺激素（human chorionic gonadotropin，HCG）及人胎盘催乳素（human placental lactogen，HPL）；雌激素（estrogen，E），包括雌酮（E_1）、雌二醇（estradiol，E_2）及雌三醇（estriol，E_3），孕激素包括孕酮（progesterone，P；又称黄体酮）及其代谢产物孕二醇（pregnanediol）、睾酮（testosterone，T）等。

血中的激素水平很低，目前主要的测定方法是放射免疫测定（radioimmunoassay，RIA）、酶免疫测定（enzyme immunoassay，EIA）和酶联免疫吸附测定（试验）（enzyme linked immunosorbent assay，ELISA）。

（一）下丘脑促性腺激素释放激素测定

下丘脑促性腺激素释放激素（GnRH）是下丘脑弓状核神经细胞分泌产生的一种 10 肽激素。由于外周血中 GnRH 含量很少，半衰期又短，故而直接测量 GnRH 有困难，目前主要采用 GnRH 刺激试验与氯米芬试验来了解下丘脑和垂体的功能及其病理生理状态。

1. GnRH 刺激试验　给患者注射外源性 GnRH 后在不同时相抽取外周血，测定促性腺激素含量，可以了解垂体功能。若垂体功能良好，则促性腺激素水平升高，反之，则反应性差。

2. 氯米芬试验　目的是评估闭经者下丘脑-垂体前叶-卵巢轴的功能，用于预测卵巢的储备能力。氯米芬是一种常用的促卵泡发育药物，主要作用于下丘脑-垂体，与内源性雌激素竞争受体，削弱体内雌二醇与受体结合，同时又抑制下丘脑雌激素受体的补充，解除内源性雌激素对下丘脑-垂体的负反馈，氯米芬的弱雌激素作用能增强垂体促性腺细胞对 GnRH 刺激的敏感性。如对 GnRH 兴奋试验有反应者，对氯米芬无反应，则提示病变在下丘脑。当卵巢储备功能下降时，卵巢颗粒细胞产生抑制素的水平下降，使氯米芬刺激产生的 FSH 反应呈亢进状态。因此，氯米芬试验可用于筛选基础 FSH 正常的卵巢储备功能减退。

（二）垂体促性腺激素测定

1. 来源及生理作用　FSH 和 LH 是腺垂体在下丘脑促性腺激素释放激素（GnRH）控制下分泌的促性腺激素。这些激素在育龄妇女随月经周期出现周期性变化。FSH 的生理作用主要是促进卵泡成熟及分泌雌激素。LH 的生理作用主要是促进女性排卵和黄体生成，以促使黄体分泌孕激素和雌激素。利用 FSH 和 LH 的放射免疫药盒测定，标记抗原分别匹配各自的标准品及相应抗体，可对血浆、血清或尿标本等进行测定。

2. 正常值　见表 6-2。

表 6-2　血 FSH 正常值和血 LH 正常值

血 FSH 测定时期	正常值（U/L）	血 FSH 测定时期	正常值（U/L）
青春期	≤5	卵泡期	5～30
正常女性	5～20	排卵期	75～100
绝经后	>40	黄体期	3～30
		绝经后	30～130

3. 临床应用

（1）协助判断闭经原因　FSH 及 LH 水平低于正常，提示闭经原因在腺垂体或下丘脑。但需除外高催乳素血症及口服避孕药的影响。行垂体兴奋试验，测得 LH 值明显升高，表明病变在下丘脑；若不增高，病变在垂体。FSH 及 LH 水平高于正常，病变在卵巢。

（2）测定 LH 峰值　可以估计排卵时间及了解排卵情况，有助于不孕症的治疗及研究避孕药物的作用机制。

（3）测定 LH∶FSH 值　如 LH∶FSH>3，表明 LH 呈高值，FSH 处于低水平，有助于诊断多囊卵巢综合征。

（4）诊断性早熟　有助于区别真性和假性性早熟。真性性早熟由促性腺激素分泌增加引起，FSH 及 LH 呈周期性变化；假性性早熟 FSH 及 LH 水平较低，且无周期性变化。

（三）垂体催乳素测定

1. 来源及生理作用　垂体催乳素（PRL）是腺垂体催乳素细胞分泌的一种多肽蛋白激素，受下丘脑催乳素抑制激素和催乳素释放激素的双重调节。PRL 的主要功能是促进乳房发育及泌乳，与卵巢类固醇激素共同作用促进分娩前乳腺导管及腺体发育。PRL 还参与机体的多种功能，特别是对生殖功能的调节。PRL 为蛋白激素，其水平于睡眠、进食、哺乳、性交、应激等情况下有升高，也受某些药物影响。测定时应尽量避免上述因素的干扰，以上午 10 时取血测定的结果最稳定。判断结果时也必须考虑上述可能造成影响的因素。

2. 正常值　不同时期血 PRL 正常值：非妊娠期<1.14 mmol/L；妊娠早期<3.64 mmol/L；妊娠中期<7.28 mmol/L；妊娠晚期<18.20 mmol/L。

3. 临床应用　①闭经、不孕及月经失调者，无论有无泌乳，均应测 PRL，以除外高催乳素血症。②垂体肿瘤患者，伴 PRL 异常增高时应考虑有垂体催乳素瘤。③PRL 兴奋或抑制试验可以区别 PRL 增高是由于下丘脑、垂体功能失调，还是由于垂体肿瘤。④PRL 水平升高还见于性早熟、原发性甲状腺功能减退、卵巢功能早衰、黄体功能不良、长期哺乳、神经精神刺激、某些药物作用（如氯丙嗪、避孕药、大量雌激素、利血平等抗高血压药等因素均可引起 PRL 升高）；PRL 降低多见于垂体功能减退、单纯性催乳素分泌缺乏症。

（四）人绒毛膜促性腺激素（HCG）测定

1. 来源及生理变化　HCG 由合体滋养层细胞产生，少数情况下肺、肾上腺及肝肿瘤也可产生 HCG。近年发现血中 HCG 的波动与 LH 脉冲平行，在月经中期也有上升，提示 HCG 由垂体分泌，因此临床分析应考虑垂体分泌 HCG 的因素。

正常妊娠的受精卵着床时，即排卵后的第 6 天受精卵滋养层形成时产生 HCG，约 24 h 后能测到血浆 HCG，以后每 1.7～2 d 后上升 1 倍，在排卵后 14 d 约达 100 U/L，妊娠 8～10 周达峰值（50 000～100 000 U/L），以后迅速下降，在妊娠中、晚期，HCG 仅为高峰时的 10%。由于 HCG 的 α 链与 LH 中的 α 链有相同结构，为避免与 LH 发生交叉反应，在测定其浓度时，常测定特异的 β-HCG 浓度。

2. 正常值　见表 6-3。

表 6-3　不同时期血清 HCG 正常值

测定时期	正常值（U/L）
非妊娠妇女	<3.1（μg/L）
妊娠 7～10 d	>5.0
妊娠 30 d	>100
妊娠 40 d	>2 000
滋养细胞疾病	>100 000

3. 临床应用

（1）诊断早期妊娠　血中 HCG 定量免疫测定<3.1 μg/L 时为妊娠阴性，血浓度>25 U/L

为早孕阳性。可用于早早孕诊断,简便、迅速、价廉、十分可靠。

目前应用广泛的早早孕诊断试纸方便、快捷。具体操作步骤:留被检妇女尿(晨尿最佳),将带有试剂的早早孕诊断试纸条标(试纸条上端为对照测试线,下端为诊断反应线),将最大值(maximum,MAX)的一端插入尿液中,尿的液面不得越过 MAX 射线。1～5 min 即可观察结果,10 min 后结果无效。结果判断:仅在白色显示区上端呈现一条红色线为阴性;在白色显示区上下呈现两条红色线为阳性,提示妊娠。试纸反应线因标本中所含 HCG 浓度多少可呈现出颜色深浅的变化。试纸条上端无红线出现,提示试纸失效或测试方法失败。此法可检出尿中 HCG 最低量为 25 U/L。另外,也可以利用斑点免疫层析法的原理制成的反应卡。通常,反应卡为一扁形塑料小盒,其内固定有一张硝酸纤维素膜,该膜预先用抗 HCG 抗体包被。操作时,将待检尿液滴于加样窗,3～5 min 后看结果,如待检样中 HCG 超过标准,通过膜的层析作用向前移动,在结果窗口出现蓝色线条;若待检样中 HCG 低于标准,仅在对照窗口出现蓝色线条。在另一张反应卡上,如待检样中 HCG 超过标准,在观察处出现红色斑点;若待检样中 HCG 低于标准,在观察处不出现红色斑点。

(2)异位妊娠　血 β-HCG 维持在低水平,间隔 2～3 d 测定无成倍上升,应怀疑异位妊娠。

(3)滋养层细胞疾病的诊断和监测

1)葡萄胎和侵蚀性葡萄胎:血 β-HCG 浓度经常>100 kU/L,且子宫≥妊娠 12 周大,HCG 维持高水平不降,提示葡萄胎。在葡萄胎块清除后,HCG 应呈大幅度下降,且在清除后的 16 周应为阴性;若下降缓慢或下降后又上升,或 16 周后未转阴者,排除宫腔内残留组织则可能为侵蚀性葡萄胎。

2)绒毛膜癌:β-HCG 是绒毛膜癌诊断和活性滋养细胞监测唯一的实验室指标,β-HCG 下降与治疗有效性一致,尿 β-HCG<50 U/L 及血 β-HCG<3.1 μg/L 为阴性标准,治疗后临床症状消失,HCG 每周检查 1 次,连续 3 次正常值以下者视为近期治愈。

(4)性早熟和肿瘤　最常见的是下丘脑或松果体胚细胞的绒毛膜瘤及卵巢无性细胞瘤、未成熟畸胎瘤分泌 HCG 导致性早熟。分泌 HCG 的肿瘤尚见于肠癌、肝癌、肺癌、卵巢腺癌、胰腺癌、胃癌,在成年妇女引起月经紊乱;因此成年妇女突然发生月经紊乱伴有 HCG 升高时,应考虑到上述肿瘤的异位分泌。

(五)人胎盘催乳素测定

1.来源及生理变化　人胎盘催乳素(HPL)是与胎儿生长发育有关的重要激素,由胎盘合体滋养细胞产生、储存及释放。HPL 与人生长激素(HGH)有共同的抗原决定簇,呈部分交叉免疫反应,与 PRL 无交叉反应。HPL 自妊娠5 周时即能从孕妇血中测出。随妊娠进展,HPL 水平逐渐升高,于妊娠 39～40 周时达高峰,维持至分娩,分娩后迅速下降,7 h 内消失。

2.正常值　见表6-4。

3.临床应用

(1)监测胎盘功能　妊娠晚期连续动态检测 HPL 可以监测胎盘功能。于妊娠 35 周后,多次测定血清 HPL 值均<4 mg/L 或突然下降 50% 以上,提示胎盘功能减退。

(2)协助诊断糖尿病合并妊娠　HPL 水平与胎盘大小成正比,如糖尿病合并妊娠时胎盘较大,HPL 值可能偏高。但临床应用时还应配合其他监测指标综合分析,以提高判断的准确性。

表 6-4 不同时期血 HPL 正常值

测定时期	正常值(mg/L)
非妊娠期	<0.5
妊娠 22 周	1.0～3.8
妊娠 30 周	2.8～5.8
妊娠 40 周	4.8～12.0

(六)雌激素测定

1. 来源及生理变化 雌激素主要由卵巢、胎盘产生,少量来自肾上腺。这类激素主要包括雌酮(E_1)、雌二醇(E_2)、雌三醇(E_3),其中以 E_2 活性最高,是卵巢分泌的主要性激素之一,对维持女性生殖功能及第二性征起重要作用,绝经后雌酮分泌增多。E_3 是 E_1 和 E_2 的代谢产物,妊娠期主要在胎盘中生成,含量很高,测量血或者尿中 E_3 水平可反映胎儿胎盘功能。雌激素在肝降解灭活,经肾排出体外。

2. 正常值 见表 6-5。

表 6-5 血 E_2、E_1 正常值

测定时期	E_2 正常值(pmol/L)	E_1 正常值(pmol/L)
青春前期	18.35～110.10	62.90～162.80
卵泡期	91.75～275.25	125.00～377.40
排卵期	734.00～2 202.00	125.00～377.40
黄体期	367.00～1 101.00	125.00～377.40
绝经后	18.35～91.75	—

3. 临床应用

(1)监测卵巢功能 测定血 E_3 或 24 h 尿总雌激素水平。

1)判断闭经原因:①激素水平符合正常的周期性变化,表明卵泡发育正常,应考虑为子宫性闭经;②雌激素水平偏低,闭经原因可能是原发或继发性卵巢功能减退或受药物影响而抑制卵巢功能,也可见于下丘脑-垂体功能失调、高催乳素血症等。

2)诊断无排卵:雌激素无周期性变化,常见于功能失调性子宫出血、多囊卵巢综合征、某些绝经后子宫出血等。

3)监测卵泡发育:应用药物诱导排卵时,测定血中 E_3 作为监测卵泡发育、成熟的指标之一,用以指导 HCG 用药及确定取卵时间。

4)女性性早熟:临床多以 8 岁以前出现第二性征发育诊断性早熟,血中 E_3 水平升高>275 pmol/L 为诊断性早熟的激素指标之一。

5)协助诊断多囊卵巢综合征:E_1 升高,E_2 正常或轻度升高,并恒定于早期卵巢水平,$E_1/E_2>1$。

(2)监测胎儿-胎盘单位功能　妊娠36周后测定尿中E_3,水平,连续多次均在10 mg/24 h以下或骤减30%以上,常提示胎盘功能减退;若在6 mg/24 h以下或减低50%以上,则提示胎盘功能显著减退。但应注意,尿中E_3浓度受多种因素影响,在做出临床判断和处理前应做全面考虑。

(七)孕激素测定

1.来源及生理作用　孕激素由卵巢、胎盘和肾上腺皮质产生。孕酮水平随着月经周期性变化而波动,卵泡期极低,排卵后卵巢黄体产生大量孕酮,水平迅速上升,在中期LH峰后的第6~8天,水平达高峰,月经前4 d逐渐下降至卵泡期水平。妊娠时孕酮水平随时间增加而稳定上升,在妊娠早期,其主要来自卵巢黄体,在妊娠中、晚期则主要来自胎盘。

2.正常值　见表6-6。

表6-6　血孕酮正常值

测定时期	正常值(nmol/L)
卵泡期	<3.2
黄体期	9.5~89.0
妊娠早期	63.6~95.4
妊娠中期	159~318
妊娠晚期	318~1 272
绝经后	<2.2

3.临床应用

(1)监测排卵　正常情况下,血清孕酮水平>15.9 nmol/L(5 ng/ml),常提示有排卵。使用促排卵药物时,可用孕酮观察促排卵效果。原发或继发性闭经、无排卵性月经或无排卵性功能失调性子宫出血、多囊卵巢综合征、口服避孕药、长期使用GnRH激动剂均可使孕酮水平下降。

(2)评价黄体功能　黄体期血孕酮水平低于生理值,提示黄体功能不足;月经来潮4~5 d血孕酮仍高于生理水平,提示黄体萎缩不全。

(3)观察胎盘功能　妊娠期胎盘功能减退时,血孕酮水平下降。单次血孕酮≤15.6 nmol/L,提示为死胎。先兆流产时,孕酮值若有下降趋势,有可能流产。妊娠期尿孕酮排出量个体差异较大,难以估计胎盘功能,故临床已很少应用。

(4)辅助诊断异位妊娠　异位妊娠时,孕酮水平较低,血孕酮高于78.0 nmol/L时,一般可排除。

(5)孕酮替代疗法的监测　妊娠早期切除黄体侧卵巢后,应用孕酮替代疗法时应监测血清孕酮水平。

(八)雄激素测定

1.来源及生理变化　女性体内雄激素来自卵巢及肾上腺皮质。卵巢可产生少量雄激素。雄激素主要由睾酮和雄烯二酮。睾酮主要由卵巢和肾上腺分泌的雄烯二酮转化而来；雄烯二酮50%来自卵巢,50%来自肾上腺,其生物活性介于活性很强的睾酮和活性很弱的去氢表雄酮之间。血清中的去氢表雄酮主要由肾上腺皮质产生。绝经以前,血清睾酮是卵巢雄激素来源的标志,绝经后肾上腺皮质是产生雄激素的主要部位。

2. 正常值　见表6-7。

表6-7　血总睾酮正常值

测定时期	正常值(nmol/L)
卵泡期	<1.4
排卵期	<2.1
黄体期	<1.7
绝经后	<1.2

3. 临床应用

(1)卵巢男性化肿瘤　可在短期内出现进行性加重的雄激素过多症状,往往提示肿瘤。

(2)多囊卵巢综合征　血清雄激素可以正常,也可能升高。若治疗前雄激素水平升高,治疗后应下降。可作为评价疗效的指标之一。

(3)肾上腺皮质增生或肿瘤　血清雄激素异常升高。

(4)两性畸形　男性假两性畸形及真两性畸形,睾酮水平在男性正常范围内;女性假两性畸形则在女性正常范围内。

(5)女性多毛症　测血清睾酮水平正常时,多考虑毛囊对雄激素敏感所致。

(6)应用睾酮或具有雄激素作用的内分泌药物　如达那唑等,用药期间有时需做雄激素测定。

(7)高催乳素血症　有雄激素症状和体征,常规雄激素测定在正常范围者,应测定血清催乳素水平。

六、与生殖有关的自身免疫抗体测定

对不孕不育患者自身免疫性抗体检测是必不可少的诊断手段。自身免疫病(autoimmune disease,AID)实验室检查,尤其是自身抗体的检测,越来越引起临床重视。

(一)抗精子抗体

随着现代生殖免疫的不断发展,实验室检测技术不断提高,表明一部分不明原因的不育症是由免疫反应所引起的。近年来研究证明精子具有抗原性,能引起同种免疫反应。临床实验中,常进行抗精子抗体(antisperm antibody,AsAb)测定,协助诊断与指导治疗。

1. 测定方法　精子凝集试验、精子制动和细胞毒试验、荧光抗体测定、酶联免疫吸附测定(ELISA)、免疫结合试验、间接混合凝集反应和精子与宫颈黏液接触试验。

2. 临床意义

(1)不孕症　抗精子抗体对生育的作用取决于其抗体的量、抗体的类型、抗体免疫球蛋白分子与精子特殊结合部位的亲和力，以及有关抗原在生育中所起的作用。近年来认为测定局部生殖道 AsAb 的价值可能比测定外周血中 AsAb 为大。外周血中只有 10% 的抗精子抗体免疫球蛋白 G(AsAb immunoglobulin G，IgG，AsAbIgG)可以进入生殖道局部如卵泡液、宫颈黏液，而免疫球蛋白 M(immunoglobulin M，IgM)不能进入生殖道局部，因生殖道局部产生的 AsAb 能导致精子的凝集与制动，影响生育力。

(2)复发性流产　研究表明，AsAb 阳性者，妊娠率明显低。若有妊娠者，自然流产率较高。但是在复发性流产患者中，AsAb 检出率并不高。临床上对 AsAb 在复发性流产中的意义仍有争议。

(二)抗磷脂抗体

抗磷脂抗体(anti-phospholipid antibody，APA)是一组特异性的自身抗体，能引起各类各级血管血栓形成。当累及胎盘微循环时便导致复发性流产或死胎。因此抗磷脂抗体是妊娠早期胎儿宫内的危险因子。临床资料表明，抗磷脂抗体中抗心磷脂抗体和狼疮抗凝物质与复发性流产有关。免疫球蛋白结合到内皮细胞膜磷脂上，改变了细胞膜的稳定性；结合到血小板，增加了血小板的黏附和聚集能力。这些改变促使血栓形成。

1. 测定方法

(1)抗心磷脂抗体　用放射免疫法、ELISA 法、流式细胞计数可检测抗心磷脂抗体(anti-cardiolipin antibody，ACA)的 IgG、IgM、IgA 三型抗体。

(2)狼疮抗凝物质　狼疮抗凝物质(lupus anticoagulant，LA)检测白陶土部分凝血活酶时间(kaolin partial thromboplastin time，KPTT)、血小板聚集时间(platelet aggregation clotting time，PACT)、血小板颗粒膜蛋白-140(platelet granule membrane protein 140，GMP-140)，可出现异常。

2. 临床意义

(1)复发性流产　临床统计资料表明，原因不明复发性流产患者 APA 阳性率为 10%～30%。ACA 的阳性检出率高于 LA，因此，ACA 可能是比 LA 更敏感的指标。故临床上对所有有复发性流产史患者做 APA 的检测是十分必要的。

(2)体外受精胚胎移植术　体外受精胚胎移植术(in vitro fertilization and embryo transfer，IVF-ET)研究表明，在 IVF-ET 失败病例中有较高的 ACA IgG 检出率。APA 的存在，子宫局部易有微血栓的形成，降低了受精卵种植床的血液供应，同时 APA 对胚胎滋养叶细胞的功能也有影响，这几个因素可能影响了 IVF-ET 的成功率。

(三)抗子宫内膜抗体

现代生殖免疫学研究表明，子宫内膜蛋白具有抗原性。子宫内膜组织能表达主要组织相容性复合体Ⅱ(major histocompatibility complex Ⅱ，MHCⅡ)类抗原分子，因而能向辅助 T 细胞(T helper cells，Th cells)提呈自身抗原，诱导机体产生抗子宫内膜抗体(anti-endometrial antibody，EMAb)。它在内膜异位症、不孕、流产等发病中具有重要作用。EMAb 与抗原结合沉积，激活补体系统，破坏了子宫内膜正常的内环境，导致不孕和反复流产。有报道表明在子宫内膜异位症及不育妇女血液中 EMAb 的阳性率比正常对照有显著性增高,其中在子宫内膜异位症血清中,EMAb 的检出率为 70% ~ 80% 。

1. 检测方法　有间接荧光法、双向免疫扩散法、间接血凝法、ELISA 法。

2. 临床意义

(1)子宫内膜异位症　近年来研究指出,内膜异位症为一种自身免疫病,在子宫内膜异位症患者外周血、腹腔液中可检出 EMAb 的存在,同时还可测到 APA、抗卵巢抗体等存在。说明子宫内膜异位症患者体内存在多克隆 B 细胞活化,是自身免疫病的佐证。

(2)不孕症　在部分原因不明不孕患者和 IVF-ET 失败病例中可测到 EMAb 的存在。近年来研究表明,"子宫窗"在孕卵着床种植中起着十分重要的作用。EMAb 的存在,破坏了"子宫窗"正常开放,导致极早期流产,临床上表现为不孕。

七、妇产科感染性疾病的免疫诊断

(一)生殖道支原体感染

支原体是一类缺乏细胞壁,能在无生命培养基中生长繁殖的最小原核生物。因其能形成有分支的长丝,故称为支原体。与人类有关的支原体有肺炎支原体、人型支原体、解脲支原体和生殖器支原体等。有关女性生殖道内的支原体属寄居与感染的情况,存在不同的看法。多数人认为它们可与宿主共生而不发生感染征象,某些条件下则作为病原体引起感染病变。

1. 检测方法　ELISA 法、聚合酶链反应(polymerase chain reaction,PCR)。

2. 临床意义

(1)解脲支原体　可引起盆腔炎、阴道炎、输卵管炎等,并通过胎盘感染胎儿,引起早产、死胎或分娩时感染新生儿引起呼吸道感染。

(2)人型支原体　可引起宫颈炎、阴道炎、卵巢脓肿及产褥热等。

(3)生殖道支原体　与泌尿生殖道感染有一定关系。

(二)生殖道衣原体感染

衣原体是一类能通过细菌滤器、有独特发育周期、专在细胞内寄生的原核细胞类微生物。广泛寄生于人、哺乳动物及禽类体内,仅少数致病。致病因衣原体种类不同而异。衣原体属根据其特性分为 3 类:沙眼衣原体、鹦鹉热衣原体和肺炎衣原体。

1. 检测方法　①直接免疫荧光法(IFA)。②衣原体胶体金测试纸法,是近年来发展的敏感快速的定性检测方法。

2. 临床意义　沙眼衣原体经性接触传播,引起泌尿生殖道感染。在女性可引起尿道炎、宫颈炎、盆腔炎等。输卵管炎是较严重的并发症。沙眼衣原体性病是淋巴肉芽肿生物变种的 4 个血清型引起的性传播性疾病,侵犯女性会阴、肛门、直肠等组织,引起会阴、肛门、直肠组织变窄。

(三)生殖道病毒感染

1. 单纯疱疹病毒　生殖道感染主要以单纯疱疹病毒Ⅱ型为主,引起阴道炎和宫颈炎。

妊娠期感染可引起流产、死产及新生儿死亡。分娩时胎儿经阴道分娩的过程中感染疾病,可引起新生儿期播散性病毒感染。目前还认为单纯疱疹病毒Ⅱ型可能促进子宫颈癌的发生。

2. 巨细胞病毒　感染往往在宫颈,但不产生明显症状,因而不被发觉。此病毒能通过胎盘侵袭胎儿或经阴道分娩时感染新生儿,引起流产、胎死宫内、早产、发育障碍、畸形、智力障碍等。

3. 风疹病毒　风疹是一种症状轻、预后好的病毒性传染病,在临床上易被忽视,但妊娠期母体感染了风疹病毒,可以通过胎盘感染胎儿。其对胎儿的影响与母体发生感染时间的早晚有重要关系。在妊娠前3个月中感染风疹,胎儿发生畸形机会多。随着妊娠进展对胎儿损害逐渐减弱。感染严重,亦可造成死胎及流产。

以上3种病毒可用免疫荧光抗体法、ELISA法和PCR法检测。

4. 人乳头瘤病毒(HPV)　HPV可引起一种性传播性疾病——尖锐湿疣。主要通过性接触传染;少数可通过接触患者污物间接传染;也可经产道感染胎儿。流行病学研究表明,HPV与下生殖道癌有密切联系。临床可用PCR方法行HPV检测。高危型HPV亦是绝大部分子宫颈癌的致病因素。

(四)弓形虫病

弓形虫病是由一种细胞内寄生的弓形虫感染所引起的。弓形虫病是一种人畜共患病,呈世界性分布。我国人类弓形虫病的发病率很低,绝大多数感染者呈带虫状态。妊娠期母体感染后,本原虫可通过胎盘进入胎儿体内,引起流产、死胎,活产婴儿可发生先天性弓形虫病。

检测方法:①免疫荧光法。②酶联免疫吸附测定,检测抗弓形虫抗体。③过氧化物酶-抗过氧化物酶染色(peroxidase-anti peroxidase staining,PAP),检测组织内的弓形虫。PAP法是常用的免疫组化方法,此法可用于活检组织检测弓形虫包囊、增殖体,具有高度的敏感性和特异性。④PCR法。

(五)梅毒

梅毒是由梅毒螺旋体感染引起的性传播性疾病,病程缓慢且复杂,可累及人体多数器官,如不积极治疗,当累及神经及血管系统时可致命。

测定方法:常用荧光密螺旋体抗体吸收试验(fluorescent treponemal antibody-absorption test,FTA-ABS)、梅毒螺旋体血凝试验(treponema pallidum hemagglutination assay,TPHA)及PCR法。

(六)获得性免疫缺陷综合征

获得性免疫缺陷综合征(acquired immune deficiency syndrome,AIDS;又称艾滋病)是一种以细胞免疫功能严重损害为特征的高度传染性疾病。现已证实AIDS是由一种反转录RNA病毒[人类免疫缺陷病毒(human immunodeficiency virus,HIV)]引起的。传染途径,主要通过性直接传播、血液传播,以及孕妇感染HIV后通过胎盘或产道传染给胎儿,新生儿经母乳也可受到感染。

测定方法:血液凝集试验、ELISA法和放射免疫法可检测HIV抗体。放射免疫沉淀试验(radio immunoprecipitation test,RIP)和吸印杂交试验可测定病毒结合蛋白。

八、羊水检查

（一）胎儿成熟度的检查

处理高危妊娠时，为降低围生儿死亡率，引产前需了解胎儿成熟度，结合胎盘功能测定，选择分娩的有利时机。

1. 胎儿肺成熟度的检查

（1）卵磷脂与鞘磷脂比值测定　卵磷脂（lecithin，L）与鞘磷脂（sphingomyelin，S）比值（L/S）测定，当羊水中 L/S 是 2 时提示胎儿肺已成熟；羊水中 L/S<1.49 时提示胎儿肺尚未成熟，新生儿呼吸窘迫综合征（neonatal respiratory distress syndrome，NRDS）的发生率大约是 73%；当 L/S 在 1.5～1.9 时为临界值，新生儿约 50% 可能发生 NRDS。对高危妊娠需提前终止妊娠者，测定羊水中 L/S，以了解胎儿肺的成熟程度，对防治 NRDS、降低围生儿死亡率有重要意义。

（2）羊水震荡试验　又称泡沫试验。操作方法：取 2 支试管，每管中加入 95% 乙醇 1 ml，第 1 支试管内放入羊水上清液 1 ml；第 2 支试管内放入羊水上清液 0.75 ml 和生理盐水 0.25 ml，经垂直震荡 15～20 s 后，静置 15 min 看结果。若两试管液面均有完整泡沫环为阳性，表示 L/S≥2，提示肺成熟；若仅第 1 支试管液面有完整泡沫环为临界值，表示 1.5<L/S<2；若两试管均无泡沫环为阴性，表示 L/S<1.49，提示胎儿肺不成熟。

2. 胎儿肾成熟度的检查　主要是测定羊水肌酐值，羊水肌酐值≥176.8 μmol/L 时提示胎儿肾成熟。

3. 胎儿肝成熟度检查　羊水中胆红素 ΔOD（optical density，光密度）450<0.02 时提示胎儿肝成熟。

4. 胎儿皮肤成熟度的检查　羊水含脂肪细胞≥20% 时提示胎儿皮肤成熟。

（二）先天异常的检查

先天异常的产前诊断，包括性连锁遗传病携带者，于妊娠期确定胎儿性别时；35 岁以上的高龄孕妇易发生胎儿染色体异常；前一胎为先天愚型或有家族史者；有常染色体异常、先天代谢障碍、酶系统障碍的家族史者；前一胎为神经管缺陷或此次妊娠期血清甲胎蛋白值明显高于正常妊娠者。

1. 染色体异常　主要指染色体（常染色体及性染色体）数目或结构异常。

2. 先天性代谢异常　羊水细胞培养后进行各种酶测定而确诊。

3. 基因病　目前已能用重组 DNA 技术做遗传病的基因诊断。

（三）预测胎儿性别

检查羊水细胞中性染色质或性染色体，能预测胎儿性别。

（四）羊水上清液的生化测定

1. 甲胎蛋白　羊水中甲胎蛋白的测定，有助于诊断开放性神经管畸形、消化道畸形。

2. 雌三醇　羊水中雌三醇的测定能准确反映胎儿胎盘单位的功能状态。

（五）预测胎儿血型

疑为母儿血型不合，需检查羊水中血型物质及胆红素，有助于新生儿 ABO 溶血病的诊断、预防和治疗。

（六）检测宫内感染

检测胎儿有无宫内感染，如风疹病毒特异免疫球蛋白、白细胞介素-6（interleukin-6，IL-6；简称白介素-6）等的测定。

（七）协助诊断胎膜早破

可疑患者取后穹隆处液体测 pH 值、羊齿植物叶状结晶或毳毛。

第二节　临床辅助检查

一、基础体温测定

1. 概念及原理　经过较长时间（6～8 h）睡眠醒来后，人体处在清醒而又非常安静，不受肌肉活动、精神紧张、食物及环境温度等因素影响时的状态叫作基础状态，基础状态下的体温，就叫作基础体温。它可以反映卵巢功能。在正常情况下，排卵后产生的孕激素作用于下丘脑体温中枢，使体温升高 0.3～0.5 ℃，至月经前 1～2 d 下降。因此，有排卵者月经周期基础体温呈前半期低、后半期高的双相型。无排卵者月经周期基础体温始终处于同一水平的单相型。因此，基础体温曲线可分为双相型体温曲线和单相型体温曲线。临床常通过基础体温测定了解有无排卵、排卵时间、黄体功能和早孕等。因其受到多种因素影响，故一般需连续测定 3 个月以上。

2. 临床应用　①估计排卵期；②指导受孕；③了解黄体功能；④协助诊断月经失调；⑤诊断早孕；⑥间接了解卵巢功能。

二、超声检查

现代科技的飞速发展给传统的影像学注入巨大活力，超声检查以其对人体损伤小、可重复性、诊断准确而广泛应用于妇产科领域，其他影像学检查如 X 射线、X 射线计算机体层摄影（X-ray computed tomography，CT）、磁共振成像（magnetic resonance imaging，MRI）、正电子发射断层显像（positron emission tomography，PET）等，也逐渐成为妇产科领域的重要检测方法。

（一）检查方法

超声检查前要详细阅读病历，了解一般检查及盆腔检查情况，以及临床要求超声检查的目的。妇产科常用的超声检查分为经腹壁及经阴道两种方法。超声仪器常用灰阶实时二维

（B型）超声诊断仪及彩色多普勒超声检查仪。

1.B型超声检查　B型超声检查是应用二维超声诊断仪，又称B型超声诊断仪，在荧光屏上以强弱不等的光点、光团、光带或光环，显示探头所在部位脏器或病灶的断面形态及其与周围器官的关系，并可照相。

（1）经腹壁B型超声检查　选用弧阵探头和线阵探头，常用频率为3.5 MHz。检查前适度充盈膀胱，形成良好的"透声窗"，便于观察盆腔内脏器和病变。探测时患者取仰卧位，暴露下腹部，检查区皮肤涂耦合剂。检查者手持探头以均匀适度的压力滑行探测观察。根据需要做纵断、横断和斜断等多断层面扫查。

（2）经阴道B型超声检查　选用高频探头（5.0～7.5 MHz），可获得高分辨率图像。检查前，探头需常规消毒，套上一次性使用的橡胶套（常用避孕套），套外涂耦合剂。患者需排空膀胱，取膀胱截石位，将探头轻柔地放入患者阴道内，根据探头与监视器的方向标记，把握探头的扫描方向。经阴道B型超声检查，患者不必充盈膀胱，操作简单易行，无创无痛，尤其对肥胖患者或盆腔深部器官的观察，阴道超声效果更佳。超出盆腔的肿物，图像不清。无性生活史者不宜选用。

2.彩色多普勒超声检查　彩色多普勒超声指用相关技术获得的血流多普勒信号经彩色编码后实时地叠加在二维图像上，形成彩色多普勒超声血流图像。其利用靶识别技术经过计算机的编码，朝向探头编码为红色，背离探头编码为蓝色，构成一幅血流显像图。而频谱多普勒的曲线纵向表示血流的方向，朝向探头的血流显示在基线之上，背离探头的血流显示在基线之下。在妇产科领域中，用于评估血管收缩期和舒张期血流状态的3个常用指数为阻力指数（resistance index，RI）、搏动指数（pulsatility index，PI）和收缩期（systolic，S）/舒张期（diastolic，D）比值（S/D）。彩色超声探头也包括腹壁探头和阴道探头。患者受检前的准备及体位与B型超声相同。

（二）临床应用

1.超声检查的临床应用

（1）围生期应用　可通过B型超声测定胎儿发育是否正常、有无胎儿畸形，可测定胎盘位置、胎盘成熟度及羊水量。

1）正常妊娠

ⅰ.早期妊娠：妊娠时，子宫随停经周数相应增大。妊娠5周时可见妊娠囊图像（见圆形光环，中间为羊水呈无回声区）；妊娠6周时，可见胚芽和原始心管搏动。妊娠8周初具人形，可测量从头至臀的长度，即头臀径（crown-rump length，CRL；也称顶臀径）。停经12周前，测量胎儿CRL能较准确估计胎儿的孕周：即孕周=头臀径+6.5，误差在4 d以内。

ⅱ.中、晚期妊娠：包括以下内容。

●胎儿径线测量：表示胎儿生长发育的径线有双顶径（biparietal diameter，BPD）、胸径（thoracic diameter，TD）、腹径（abdomen diameter，AD）、股骨长度（femur lerigth，FL）等。胎头表现为边界完整、清晰的圆形强回声光环，并可见大脑半球中线回声及脑组织暗区。测量垂直于中线的最大径线即为双顶径，该值于妊娠31周前平均每周增长3 mm，妊娠31～36周平均每周增长1.5 mm，妊娠36周后平均每周增长1 mm。若双顶径≥8.5 cm，提示胎儿成熟。在妊娠中、晚期，胎儿脊柱、四肢、胸廓、心脏、腹部及脐带均明显显示，可发现有无异常。

根据胎儿生长的各种参数，以及各参数间的比例关系，连续动态观察，其值低于正常，或推算出的体重小于孕周的第 10 百分位，即可诊断胎儿宫内发育迟缓（intrauterine growth retardation，IUGR）。根据胎头、脊柱及双下肢的位置可确定胎产式、胎先露及胎方位。

●胎盘定位：妊娠 12 周后，胎盘轮廓清楚，显示为一轮廓清晰的半月形弥漫光点区，通常位于子宫的前壁、后壁和侧壁。胎盘位置的判定对临床有指导意义。如羊膜腔穿刺时可避免损伤胎盘和脐带，判断前置胎盘和胎盘早剥等。随着孕周增长，胎盘逐渐发育成熟。Grannum 等根据胎盘的绒毛板、胎盘实质和胎盘基底层三部分结构变化进一步将胎盘成熟过程进行分级。0 级为未成熟，多见于妊娠中期，显示为绒毛板平直，实质均匀，颗粒细腻；Ⅰ级为开始趋向成熟，多见于 29～36 周，显示为绒毛板轻度起伏，实质颗粒略粗糙；Ⅱ级为成熟期，多见于 36 周以后，显示为绒毛板出现切迹，但未达基底膜，实质颗粒变粗，基底膜出现；Ⅲ级为胎盘已成熟并趋向老化，多见于 38 周以后，显示为绒毛板出现切迹达基底膜，胎盘实质出现光圈，基底膜明显。也有少数Ⅲ级胎盘出现在 36 周前。反之，也有Ⅰ级胎盘出现在 36 周者。因此，从胎盘分级判断胎儿成熟度时，还需结合其他参数及临床资料，做出综合分析。

目前国内常用的胎盘钙化分度：Ⅰ度，胎盘切面见强光点：Ⅱ度，胎盘切面见强光带；Ⅲ度，胎盘切面见强光圈（或光环）。

●探测羊水量：羊水呈无回声的暗区，清亮。妊娠晚期，羊水中有胎脂，表现为稀疏的点状回声漂浮。妊娠早、中期羊水量相对较多，为清亮的无回声区，至妊娠晚期羊水量逐渐减少。最大羊水暗区深度（amniotic fluid volume，AFV）≥8 cm 时为羊水过多，≤2 cm 为羊水过少。以脐水平线为主要标志将子宫分为 4 个象限，测量各象限最大羊水池的最大垂直径线，四者之和为羊水指数（amniotic fluid index，AFI）。若 AFI≥25 cm 诊断为羊水过多，≤5 cm 诊断为羊水过少。

2）异常妊娠

ⅰ. 葡萄胎：典型的完全性葡萄胎的声像特点是子宫增大，多数大于孕周；宫腔内无胎儿及其附属物；宫腔内充满弥漫分布的蜂窝状大小不等的无回声区，其间可见边缘不整、境界不清的无回声区，是合并宫内出血图像。当伴有卵巢黄素化囊肿时，可在子宫一侧或两侧探到大小不等的单房或多房的无回声区。

ⅱ. 死胎：若胚胎停止发育则胚囊变形，不随孕周增大反而缩小；胚芽枯萎，超声探查原有胎心者，复诊时胎心搏动消失。胎死宫内的声像图表现为胎体萎缩。胎儿轮廓不清，可见颅骨重叠，无胎心及胎动，脊柱变形，肋骨排列紊乱，胎儿颅内、腹内结构不清，羊水暗区减少等。

ⅲ. 前置胎盘：B 超检查可清楚看到胎盘和宫颈的位置，并根据胎盘边缘与宫颈内口的关系进一步明确前置胎盘类型。

ⅳ. 胎盘早剥：若胎盘与子宫壁之间有不规则强回声或无回声，应结合临床考虑胎盘早剥。

ⅴ. 多胎妊娠：显示两个或多个胎头光环、两条或多条脊椎像。

3）探测胎儿畸形：①脑积水，双顶径与头围明显大于孕周，头体比例失调，头围大于腹围；侧脑室与颅中线的距离大于颅骨与颅中线距离的 1/2；颅中线偏移，颅内大部为液性暗区。②无脑儿，在胎儿颈部上方探不到胎头光环；胎头轮廓可呈半月形、弧形光带；眼眶部位可探及软组织回声，似青蛙眼；常伴羊水过多或脊柱裂。③脊柱裂，超声扫查脊柱时，应注意脊柱的连续性与生理性弯曲。开放性脊柱裂可见两排串珠状回声，但不对称，或一排不整齐，或串珠样回声形状不规则、不清晰或中断。纵切时，脊柱裂呈不规则“八”字形，横切呈“V”形。④多囊肾，多为双侧，肾体积明显增大，外形不规则呈多囊状，肾实质内可见大小不等蜂窝状无回声区。

（2）盆腔肿块应用

1）来自子宫的肿块：子宫肌瘤时，子宫增大且轮廓异常，切面呈凹凸不平的隆起。常为等回声或者中强回声。肌瘤变性时可见瘤体内回声减低甚至为低回声；B型超声可对肌瘤进行精确定位，准备区分肌壁间肌瘤、黏膜下肌瘤及浆膜下肌瘤。肌壁间肌瘤可推挤宫腔，使子宫内膜移位或变形；黏膜下肌瘤子宫可见增大，轮廓光滑，但肌瘤突向宫腔内，子宫内膜被肌瘤压迫及推移。子宫腺肌病的声像特点是子宫均匀性增大；子宫断面回声不均匀，有低回声和强回声区，也可见小的无回声区。有腺肌瘤时子宫呈不均匀增大，其内散在小蜂窝状无回声区。

2）盆、腹腔包块：卵巢肿瘤表现为卵巢增大，内为单房或多房的液性无回声区。若肿块边缘不整齐、欠清楚，内部回声强弱不均或回声区中有不规则强回声团，并累及双侧卵巢且伴腹水者，应考虑有卵巢癌的可能。盆腔炎性包块与周围组织粘连，边界不清；积液或积脓时为无回声或回声不均。异位妊娠时宫腔内无妊娠囊，而附件处可探及边界不清楚、形状不规则的包块。若在包块处探及圆形妊娠囊，其内有胚芽或胎心搏动，则能在破裂前得到确诊。异位妊娠流产或破裂时，还可见到直肠子宫陷凹内或腹腔内有液性暗区。

（3）其他应用

1）探测宫内节育器：通过对子宫体的扫查可准确地诊断宫内节育器在宫腔的位置并显示节育器的形状。当节育器嵌顿、穿孔或外游走时，可在子宫肌壁间或子宫外发现节育器的强回声。嵌顿的节育器最好在超声引导下取出。

2）监测卵泡发育：一般从月经周期第10天开始监测卵泡大小，正常卵泡每日增长1.6 mm，排卵前卵泡直径约达20 mm。

2. 彩色多普勒超声检查的临床应用

（1）在产科领域中的应用

1）母体血流：子宫动脉血流是评价子宫胎盘血液循环的良好指标之一。在妊娠早期，子宫动脉的血流与非妊娠期相同，呈高阻力低舒张期血流型。从妊娠14~18周开始逐渐演变成低阻力并伴有丰富舒张期血流。子宫动脉的RI、PI和S/D均随孕周的增加而减低，具有明显相关性。而且，无论是单胎或双胎妊娠，胎盘侧的子宫动脉的血流在整个妊娠期均较对侧丰富。此外，还可以测定卵巢和滋养层血流。

2）胎儿血流：目前医师可以对胎儿脐动脉（umbilical artery，UA）、脐静脉（umbilical vein，UV）、静脉导管（ductus venosus，DV）、大脑中动脉（middle cerebral artery，MCA）、大脑静脉、主动脉及肾动脉等进行监测。尤其是测定脐带血流变化已成为常规检查手段。在正常妊娠期间，脐动脉血流的RI、PI和S/D与妊娠周数有密切相关性。在判断胎儿宫内是否缺氧时，脐带动脉的血流波形具有重要意义，如果脐带动脉在舒张末期血流消失进而出现舒张期血流逆流，提示胎儿处于濒危状态。

3）胎儿心脏：彩色多普勒可以从胚胎时期原始心管一直监测到分娩前的胎儿心脏。一般认为妊娠20～24周后对胎儿进行超声心动监测显示较清楚。

（2）在妇科领域中的应用 利用彩色多普勒超声可以很好地判断盆、腹腔肿瘤的边界及肿瘤内部血流的分布，尤其对恶性滋养细胞肿瘤及卵巢恶性肿瘤，其内部血流信息明显增强。

三、诊断性刮宫与分段刮宫

诊断性刮宫简称诊刮，其目的是刮取宫腔内容物做病理检查协助诊断。若同时疑有宫颈管病变，需对宫颈管及宫腔分步进行诊刮，称为分段刮宫。一般诊刮，适用于内分泌异常需了解子宫内膜变化及对性激素的反应、有无排卵、有无结核等症。分段诊刮指操作时先刮宫颈管再刮宫腔，将刮出物分别送病理检查，适用于诊断子宫颈癌、子宫内膜癌及其他子宫恶性肿瘤，并可了解癌灶范围。

1. 适应证 ①子宫异常出血或阴道排液，疑为子宫内膜癌或宫颈管癌者。②月经失调，了解子宫内膜变化及其对性激素的反应。③不孕症，需了解有无排卵或疑有子宫内膜结核者。④因宫腔内组织残留或其他原因长期多量出血时，刮宫不仅有助于诊断，还有止血效果。

2. 方法 ①一般无须麻醉。对宫颈内口较紧者，酌情给镇痛药、局部麻醉或静脉麻醉。②排尿后取膀胱截石位，外阴、阴道常规消毒，铺无菌巾。做双合诊，了解子宫大小及位置。用阴道窥器暴露宫颈，再次消毒宫颈与宫颈管，钳夹宫颈前唇或后唇，用子宫探针探子宫方向及宫腔深度。若宫颈内口过紧，可用宫颈扩张器扩张至小刮匙能进入为止。③阴道后穹隆处置盐水纱布1块，以刮匙顺序刮取宫腔内组织，特别注意刮子宫底部及两侧宫角。取纱布上的全部组织送病理检查。查看无活动性出血，术毕。④分段刮宫时，先不要探查宫腔深度，以免将宫颈管组织带入宫腔混淆诊断。先以小刮匙自宫颈内口至外口顺序刮一周，刮取宫颈管组织后再探宫腔深度并刮取子宫内膜。刮出宫颈管及宫腔组织分别装瓶、固定，送病理检查。若刮出物肉眼观察高度怀疑为癌组织时，不应继续刮宫；若肉眼观察未见明显癌组织时，应全面刮宫，以免漏诊。

3. 注意事项 ①不孕症或功能失调性子宫出血患者，应选在月经前或月经来潮6 h内刮宫，以判断有无排卵或黄体功能不良。②出血、子宫穿孔、感染是刮宫的主要并发症。有些疾病可能导致刮宫时大出血，应术前输液、配血并做好开腹准备。哺乳期、绝经后及可疑子宫恶性肿瘤者，均应查清子宫位置并仔细操作，以防子宫穿孔。有阴道出血者，术前、术后应给抗生素。术中严格无菌操作。刮宫患者术后2周内禁性生活及盆浴，以防感染。③术者在操作时唯恐不彻底，反复刮宫，不但伤及子宫内膜基底层，甚至刮出肌纤维组织，造成子宫内膜炎或宫腔粘连，导致闭经，应注意避免。④疑有子宫内膜结核者，刮宫时要特别注意两侧宫角，因该部位阳性率较高。

四、输卵管通畅检查

（一）输卵管通液术

输卵管通液术是测定输卵管是否通畅的一种方法，并具有一定的治疗作用，多用于不孕症的诊断。检查时间选择在月经干净后3～7 d，术前3 d禁性生活。操作前，应先检查阴道分泌物，无滴虫、无白念珠菌及大量白细胞浸润后方可进行通液。

1. 适应证　①原发或继发不孕症，男方精液正常，疑有输卵管阻塞者。②检验和评价输卵管绝育术、输卵管再通术或输卵管成形术的效果。③对输卵管黏膜轻度粘连有疏通作用。④输卵管再通术后经宫腔注药液，可防止吻合处粘连，以保证手术效果。

2. 禁忌证　①内、外生殖器急性炎症，慢性盆腔炎急性或亚急性发作者。②月经期或有不规则阴道流血者。③严重全身性疾病，如心、肺功能异常，不能耐受手术者。④体温高于37.5 ℃者。

3. 方法

（1）器械　阴道窥器、宫颈钳、长弯钳、宫颈导管、20 ml注射器、简单压力表、“Y”形接管及橡皮管。另备0.9%氯化钠注射液。

（2）操作步骤　①患者排尿后取膀胱截石位。外阴、阴道常规消毒，铺无菌巾，双合诊了解子宫位置、大小。②放阴道窥器暴露宫颈，再次消毒阴道及宫颈，以宫颈钳钳夹宫颈前唇；沿宫腔方向置入宫颈导管，并使其与宫颈外口紧密相贴。③将宫颈导管与压力表、注射器用“Y”形接管相连。压力表应高于接管水平，以免注射液进入压力表。④注射器内装有20 ml无菌生理盐水（内含庆大霉素8万U），缓慢推注，压力不可超过21.33 kPa（160 mmHg）。⑤术毕取出宫颈导管，再次消毒宫颈、阴道，取出阴道窥器。

（3）注意事项　①手术时间通常选择在月经干净后3～7 d。②所用无菌生理盐水温度以接近体温为宜，以免液体过冷刺激输卵管发生痉挛。③注射时务必使宫颈导管贴紧宫颈外口，以免液体外漏。④术后2周内禁止性交及盆浴，酌情应用抗生素。

4. 结果评定

（1）输卵管通畅　顺利推注20 ml无菌生理盐水又无阻力，压力维持在8.00～10.67 kPa（60～80 mmHg）以下，患者也无不适感者，证明输卵管通畅。

（2）输卵管阻塞　勉强注入5 ml生理盐水即感有阻力，压力表见压力持续上升而无下降，患者感到下腹部胀痛，停止推注后液体又回流至注射器内。

（3）输卵管通而不畅　注射液体有阻力，再经加压注入又能推进，说明有轻度粘连已经被分离，患者感轻微腹痛。

（二）子宫及输卵管造影

子宫及输卵管造影是通过导管向宫腔及输卵管在一定压力下注入造影剂，在盆腔部用X射线透视及摄片，以观察宫颈、宫腔、输卵管的形态及通畅情况，该检查损伤小，准确性可达80%，且具有一定的治疗效果。

1. 适应证　①不孕症疑有输卵管阻塞或内膜病变者。②检查和评价输卵管再通术的疗效，术前决定手术方案。③对轻度输卵管粘连有疏通作用。④内生殖器结核非活动期。

2. 禁忌证　①内、外生殖器急性炎症，慢性盆腔炎急性或亚急性发作者。②月经期或有不规则阴道流血者。③严重全身性疾病，如心、肺功能异常，不能耐受手术者。④对碘过敏者。

3. 方法　造影时间应在月经干净后3～7 d内，3 d内无性交史。造影前做妇科检查。局部皮肤准备，排空大小便，先透视盆腔并拍片，然后取膀胱截石位，消毒外阴、阴道、宫颈。通过阴道窥器向宫颈内插入双腔导管或金属宫颈导管，再接上注射器，先注射40%碘化油2 ml，X射线下观察造影剂是否进入宫腔，然后再注入6～8 ml，同时观察宫腔及输卵管是否显影。当肯定无阴道外溢时为注射成功，即拍摄X射线片一次，24 h后再拍片一次，观察碘油是否已进入盆腔。

4. 临床应用　可做子宫、输卵管形态正常与异常的判断。发现异常X射线征象有助于诊断：①子宫畸形，如纵隔子宫、双角子宫、马鞍形子宫、单角子宫、双子宫。②子宫、输卵管结核。③子宫内口松弛、狭窄。④子宫黏膜下肌瘤，表现充盈缺损。⑤子宫腔粘连。

五、腹腔穿刺

妇科病变多集中在盆腔及下腹部，故可通过腹腔穿刺明确盆、腹腔积液性质或查找肿瘤细胞。腹腔穿刺又分为经腹壁与经阴道后穹隆两种途径，是借助穿刺针直接从腹前壁或者阴道后穹隆刺入腹膜腔的一项诊疗技术，确切的名称应该是腹膜腔穿刺术。

（一）经腹壁穿刺

通过腹壁穿刺进入腹腔，对被吸出物进行实验室检查或病理检查，以协助诊断，兼有治疗作用。抽出液体观察其颜色、浓度及黏稠度，并根据病史决定送检项目，包括常规化验检查、细胞学检查、细菌培养、药敏试验等以明确盆、腹腔积液性质或者查找肿瘤细胞。细针穿刺活检用于盆腔及下腹部肿瘤的组织学确诊，在超声引导下进行。

1. 适应证　①明确腹腔积液的性质。②鉴别贴近腹壁的肿物性质。③腹腔积液过多者，可通过腹腔穿刺放出腹腔积液。④腹腔内注药行腹腔内化疗。⑤腹腔穿刺注入二氧化碳，做气腹X射线造影。

2. 方法　①排尿后取半卧位或侧卧位。取脐与髂前上棘连线中外1/3交界处为穿刺点，按常规消毒下腹部，铺无菌洞巾。②用1%利多卡因2 ml，在穿刺点及其周围做局部浸润麻醉。③持腰椎穿刺针从选定的穿刺点垂直刺入，通过腹膜时有抵抗消失感，拔去针芯有液体溢出，连接注射器，按需要抽取足够数量液体，并送实验室检查或病理检查。④若需持续放液引流或减压，可应用腹腔穿刺器。选好合适的套管与导管，局部麻醉下在穿刺点切开皮肤、筋膜，用穿刺器穿刺后，拔去针芯，再由套管插入导管，使液体缓慢外流并送检。取下套管，将导管与引流瓶相连，导管放置时间依病情决定。⑤细针穿刺活检常用特制的穿刺针，在超声引导下穿入组织，抽取少量组织，送组织学检查。⑥操作结束，穿刺术毕拔出穿刺针，局部敷以无菌纱布。穿刺引流者须缝合伤口并固定导管。

3. 注意事项　①移动性浊音阴性、腹腔积液较少、腹腔经多次手术或疑有广泛粘连者均不宜行腹腔穿刺。②腹腔积液量较多时，放液过程中应注意患者血压、脉搏、呼吸，控制放液速度，不可太快。③穿刺液应首先观察其性状，再做常规生化及细胞学检查。疑有炎性腹腔积液者，应做细菌培养及药敏试验。④精神异常或者不能配合者及中、晚期妊娠者禁止该操作。

（二）经阴道后穹隆穿刺

直肠子宫陷凹是体腔最低的位置。盆、腹腔液体最易积聚于此，亦为盆腔病变最易累及的部位。通过阴道后穹隆穿刺，吸取标本，可协助明确诊断。

1. 适应证　①明确直肠子宫陷凹积液性质或贴近后穹隆的肿块性质。②盆腔脓肿穿刺引流及局部注射药物。③超声引导下行卵巢子宫内膜异位囊肿或者输卵管妊娠部位注射药物。④超声介导下可经后穹隆穿刺取卵。

2. 方法　①患者排尿后取膀胱截石位。外阴、阴道常规消毒，铺无菌巾，盆腔检查了解子宫、附件情况，注意后穹隆是否膨隆。②放阴道窥器暴露宫颈及阴道后穹隆，再次消毒阴道及宫颈，以宫颈钳钳夹宫颈后唇，向前提拉，充分暴露后穹隆。③用 18 号腰椎穿刺针接 10 ml 注射器，于宫颈后唇与阴道后壁之间，取与宫颈平行稍向后的方向刺入 2 ~ 3 cm，有落空感后抽吸，做到边抽吸边拔出针头。若为肿物，则选择最突出或囊性感最明显部位穿刺。④抽吸完毕，拔针。若穿刺点渗血，用无菌纱布填塞压迫止血，待血止后连同阴道窥器取出。

3. 注意事项　①穿刺时针头进入直肠子宫陷凹不可过深，以免超过液平面吸不出积液。穿刺时一定要注意进针方向，避免伤及子宫或直肠。怀疑肠管与子宫后壁粘连时，禁止使用后穹隆穿刺术。②抽吸为鲜血，放置 4 ~ 5 min 血液凝固，为血管内血液；若放置 6 min 以上仍为不凝血，则为腹腔内出血，多见于异位妊娠、滤泡破裂、黄体破裂或脾破裂等。若抽出的为不凝固的陈旧血或有小血块，可能为陈旧性异位妊娠。若抽吸的液体淡红、微混、稀薄甚至为脓液，多为盆腔炎性渗出液。

六、外阴、阴道及宫颈活组织检查

此法为确诊局部组织病变的重要方法，适用于宫颈、阴道或外阴赘生物的活检。

1. 外阴、阴道活检　外阴白色病变除临床症状及体征外，主要依据病理检查方能确诊，特别对不典型增生和癌变，病检更是唯一确诊手段。活检应在有皲裂、溃疡、硬结或粗糙处进行，并应选择不同病变部位多点取材。为做到取材适当，可选用 1% 甲苯胺蓝涂抹病变皮肤，干后用 10% 醋酸液擦洗脱色。凡不脱色区表明该处有裸核存在，该处活检发现不典型增生或早期癌变的可能性较大。

2. 宫颈活检　暴露宫颈，拭净宫颈表面分泌物。局部消毒后，用活检钳在肉眼可疑癌变区，尽可能在鳞柱状上皮交界处取材，一般宜做多点活检，即在 3、6、9、12 点处取材。为了提高诊断阳性率，可在醋酸试验白色上皮区、碘试验不着色区域或阴道镜检异常区多点活检。醋酸白试验为醋酸涂抹宫颈表面后，宫颈上皮对醋酸反应产生的变化。病变越轻微，醋白上皮越薄，雪白、透明，扁平，边界模糊；反之，病变越重，醋白上皮越厚，不透明，呈灰白色或黄色，污浊，表面凹凸不平，边界清楚。碘试验是将碘溶液涂在宫颈和阴道壁上，观察其着色情况。正常宫颈阴道部和阴道鳞状上皮含糖原丰富，被碘溶液染为棕色或深赤褐色。若不染色，为阳性，说明鳞状上皮不含糖原。瘢痕、囊肿、宫颈炎或子宫颈癌等鳞状上皮不含或缺乏糖原,均不染色。醋酸白试验和碘试验主要是识别宫颈病变的危险区,以便确定活检取材部位,提高诊断率。疑有宫颈管癌时应同时做宫颈管搔刮术(endocervical curettage,ECC),刮出物固定后送病检。

七、妊娠早期绒毛活组织检查

妊娠早期绒毛活组织检查(简称活检)是指在妊娠早期超声引导下行穿刺术,取出胎盘内的绒毛组织进行细胞培养、分子遗传学或生化遗传学检查,进行染色体诊断或基因诊断。分为经腹绒毛活检及经宫颈绒毛活检。绒毛活检术是一种成熟的产前诊断方法,成功应用于妊娠早期诊断胎儿染色体异常及各种单基因遗传病,有着广阔的临床应用前景。

绒毛内层为细胞滋养细胞,其有丝分裂活动很旺盛,制出的绒毛染色体核型即是胎儿的染色体核型。可以诊断胎儿是否有染色体异常;也可以测定胎儿性别,以早期发现伴性遗传病。绒毛细胞取出后经短期细胞培养即可镜检,甚至可以直接涂片、染色后在光镜下查染色体。绒毛含有丰富的酶,可用生化方法在绒毛中早期发现遗传性代谢病。随着分子生物学技术的发展,现在已经可以在 DNA 水平通过绒毛活检发现胎儿有无基因异常及某些宫内感染性疾病。

绒毛活检取材时间一般在妊娠 6 ~9 周为宜。

取绒毛活检,技术熟练的成功率可达 97%,但有时会有母体细胞沾染,流产率约 5%,绒毛膜羊膜炎的发生率约为 0.3%。个别病例报道有胎儿肢体发育的缺陷。因此,妊娠早期的绒毛活检要严格掌握适应证。

八、阴道镜检查

阴道镜检查是利用阴道镜将宫颈和阴道部黏膜放大 10 ~40 倍,直接观察这些部位的血管形态及上皮结构,以发现与癌变有关的异型上皮、异型血管及早期癌变的所在,以准确地选择可疑部位做活组织检查,对子宫颈癌及癌前病变的早期发现、早期诊断具有一定价值。阴道镜可分为光学阴道镜和电子阴道镜两种,均可与计算机和监视器相连。此法对患者无痛苦,可即时做出初步诊断,且可反复进行。

(一)检查方法

检查方法:①检查前应有阴道细胞涂片检查结果,除外阴道毛滴虫、念珠菌、淋病奈瑟球菌(简称淋球菌或淋菌)等炎症。检查前 24 h 避免阴道冲洗、双合诊和性生活。②患者取膀胱截石位,用阴道窥器充分暴露宫颈阴道部,用棉球轻轻擦净宫颈分泌物。为避免出血,不可用力涂擦。③打开照明开关,将物镜调至与被检部位同一水平,调整好焦距(一般物镜距被检物约为 20 cm),调至物像清晰为止。先在白光下用 10 倍低倍镜粗略观察被检部位,以宫颈为例,可粗略观察宫颈外形、颜色及血管等。④醋酸白试验,用 3% 醋酸棉球涂擦宫颈阴道部,使上皮净化并肿胀,对病变的境界及其表面形态观察更清楚,需长时间观察时,每 3 ~5 min应重复涂擦 3% 醋酸 1 次。⑤精密观察血管时应加绿色滤光镜片,并放大 20 倍。⑥碘试验,用复方碘液(碘 30 g,碘化钾 0.6 g,加蒸馏水 100 ml)棉球浸湿宫颈,富含糖原的成熟鳞状上皮细胞被碘溶液染成褐色,称为碘试验阳性;柱状上皮、未成熟化生上皮、角化上皮及不典型增生上皮不含糖原,涂碘溶液后不着色,称为碘试验阴性。观察不着色区域分布,在异常图像部位取活检送病理检查。

(二)结果判断

1. 正常鳞状上皮　鳞状上皮光滑,呈粉红色,涂3%醋酸后上皮不变色。碘试验阳性。

2. 正常柱状上皮　宫颈管内的柱状上皮下移,取代宫颈阴道部的鳞状上皮。肉眼见表面绒毛状,色红。涂3%醋酸后迅速肿胀呈葡萄状,碘试验阴性。

3. 正常转化区　即鳞状上皮与柱状上皮交错的区域,含新生的鳞状上皮及尚未被鳞状上皮取代的柱状上皮。阴道镜下见树枝状毛细血管;由化生上皮环绕柱状上皮形成的普通状小岛;开口于化生上皮之中的腺体开口及被化生上皮遮盖的潴留囊肿(宫颈腺囊肿)。涂3%醋酸后化生上皮与圈内的柱状上皮形成明显对比。涂碘后,碘着色深浅不一。病理学检查为鳞状上皮化生。

4. 正常血管　为均匀分布的小微血管点。

5. 不正常的阴道镜图像　几乎均出现在转化区,碘试验均为阴性。

(1)白色上皮　涂醋酸后色白,边界清楚,无血管。病理学检查可能为化生上皮或上皮内瘤变。

(2)白斑　白色斑片,表面粗糙稍隆起且无血管。不涂3%醋酸也可见。病理学检查为角化亢进或角化不全,有时为HPV感染。在白斑深层或周围可能有恶性病变,应常规取活检。

(3)点状血管　涂3%醋酸后发白,边界清楚,表面光滑且有极细的红点(点状毛细血管)。病理学检查可能有不典型增生。

(4)镶嵌　又称为白斑镶嵌。不规则的血管将涂3%醋酸后增生的白色上皮分割成边界清楚、形态不规则的小块状,犹如红色细线镶嵌的花纹。若表面呈不规则突出,将血管推向四周,提示细胞增生过速,应注意癌变。病理学检查常为不典型增生。

(5)异型血管　指血管口径、大小、形态、分支、走向及排列极不规则,如螺旋形、逗点形、发夹形、树叶形、线球形、杨梅形等。病理学检查多为程度不等的癌变。

(6)早期子宫颈癌　强光照射下表面结构不清,呈云雾、脑回、猪油状,表面稍高或稍凹陷。局部血管异常增生,管腔扩大,失去正常血管分支状,相互距离变宽,走向紊乱,形态特殊,可呈蝌蚪形、棍棒形、发夹形、螺旋形或线球形等改变。涂3%醋酸后表面呈玻璃样水肿或熟肉状,常并有异形上皮。碘试验阴性或着色极浅。

九、宫腔镜检查

宫腔镜检查采用膨宫介质扩张宫腔,通过纤维导光束和透镜将冷光源经宫颈导入宫腔内。直视下观察子宫颈管、子宫内口、宫内膜及输卵管开口,对宫腔内的生理及病理情况进行检查和诊断,比传统的刮宫、子宫造影、B型超声等更直观、可靠,取材更准确;也可在直视下行宫腔内的手术治疗。

（一）适应证与禁忌证

1. 适应证　①异常子宫出血。②超声检查发现异常宫腔回声及占位病变。③手术或感染导致的宫腔粘连。④子宫输卵管造影异常的进一步诊治。⑤原因不明的不孕症。⑥宫内节育器、宫腔内异物的定位或取出。⑦畸形的治疗。

2. 禁忌证　①生殖道急性或亚急性感染。②多量子宫活动性出血。③近期子宫穿孔或子宫手术史。④生殖道结核未经抗结核治疗者。⑤希望继续妊娠者。⑥宫颈恶性肿瘤或宫颈过度狭窄难以扩张者。⑦严重心、肺、肝、肾等脏器疾患。

（二）检查前准备

详问病史，行全身检查、盆腔检查、宫颈细胞学检查及阴道分泌物检查。带宫内节育器者，B 型超声估计节育器位置。检查时间选择在月经干净后 3 ~ 7 d，内膜薄，检查时不易出血，子宫镜下图像清晰，且避免内膜冲入输卵管。

（三）操作步骤

1. 体位　排空膀胱后，取非头低的膀胱截石位。外阴、阴道消毒，铺巾。复查子宫大小、位置及附件情况。

2. 麻醉　一般无须麻醉。精神过度紧张者肌内注射哌替啶 100 mg。

3. 膨宫介质　目前最常用的膨宫液是5% 葡萄糖注射液，虽清晰度不如 CO_2 及 32% 右旋糖酐，但安全、易得、价廉，应用适当，效果也很好。

4. 操作检查　放置阴道窥器，以碘附消毒宫颈，钳夹宫颈。探针探明子宫屈度及宫腔深度，用宫颈扩张器扩张至 6.5 号。将宫腔镜与冷光源及膨宫装置相连，在液体流出的情况下将宫腔镜送入宫颈内口，先冲洗宫腔直至流出液清净为止。然后关闭水孔，使宫腔扩张（需用 5% 葡萄糖注射液 50 ~ 100 ml），并调节光源亮度，当子宫内壁清晰可见时移动镜管，按顺序观察子宫底部、输卵管开口、子宫前后壁、子宫侧壁、宫颈内口及宫颈管，并徐徐退出镜管。

5. 检查后处理　卧床观察 1 h；酌情给予抗生素预防感染，禁食 2 h 后可以喝水，无不适可进食易消化的食物；保持外阴清洁，勤换内衣、内裤，禁止盆浴以免引起感染；告知患者术后如果阴道出血大于平时月经量，一定要及时告知医务人员；术后 2 周内禁性生活。

（三）注意事项

注意事项：①警惕宫颈裂伤及子宫穿孔。掌握宫腔镜检查的适应证及禁忌证。对可疑结核、癌瘤、哺乳期及绝经后妇女，操作时应格外谨慎。②扩张宫颈和膨胀宫腔可引起迷走神经兴奋，出现恶心、呕吐、面色苍白、头晕和心率减慢等心脑综合征症状。立即取平卧位，休息后多能缓解，必要时吸氧、静脉输液及皮下注射阿托品。③避免手术时间过长，尽量在 0.5 h 内结束手术，避免膨宫压力过高。

十、腹腔镜检查

腹腔镜检查是将腹腔镜自腹壁插入腹腔内观察病变的形态、部位，必要时取有关组织行病理学检查以明确诊断的方法。随着当今高科技在医学上的应用，腹腔镜已从诊断疾病飞跃发展到手术治疗疾病。手术范围几乎囊括了所有经腹妇科手术。本节仅讨论诊断性腹腔镜。

(一)适应证与禁忌证

1. 适应证　常用于临床诊断有困难时,如生殖器发育异常、炎症、肿瘤、子宫内膜异位症、异位妊娠、不明原因下腹痛、子宫穿孔及不孕等。

2. 禁忌证　①由于腹腔镜检查需行人工气腹,检查时又需取头低臀高位,因此患有严重心、肺疾患,身体衰弱,精神病或癔症及有膈疝者禁行此项检查。②结核性腹膜炎等盆腹腔严重粘连者,禁行腹腔镜检查,以免损伤腹腔内脏器。③凝血功能异常及腹腔大出血者。

(二)检查前准备

1. 器械消毒　用甲醛溶液熏蒸消毒 6 h。

2. 患者准备　详细采集病史,进行全身体格检查、盆腔检查、宫颈细胞学检查及阴道分泌物检查。做心电图及胸部 X 射线检查以除外心肺疾患。术前实验室检查同开腹手术。术前晚灌肠、备皮,注意清洁脐窝部。手术当日禁食,术前排尿或持续安置导尿管,冲洗并消毒外阴、阴道。

(三)操作步骤

1. 体位　单为检查,患者取膀胱截石位,在进行检查时需使患者臀部抬高 15°。

2. 消毒　腹部及外阴、阴道,必要时放置举宫器。

3. 人工气腹　于脐窝部下缘切开皮肤 10 ~ 12 cm,由切口处与皮肤呈 90°插入气腹针,接 CO_2 充气机,进气速度 1 ~ 2 L/min。腹腔内压力保持在 1.6 ~ 2.0 kPa(12 ~ 15 mmHg)。

4. 套管针穿刺　提起脐下腹壁,将套管针先斜后垂直慢慢插入腹腔,进入腹腔时有突破感,拔出套管芯,听到腹腔内气体冲出声后插入腹腔镜,接通光源,调整患者体位呈头低臀高(15° ~ 25°)位,并继续缓慢充气。

5. 腹腔镜观察　术者手持腹腔镜,观察子宫及各韧带、卵巢及输卵管、直肠子宫陷凹。观察时助手可移动举宫器,改变子宫位置配合检查。必要时可取可疑病灶组织送病理检查。

6. 取出腹腔镜　检查无内出血及脏器损伤,方可取出腹腔镜,排出腹腔内气体后拔除套管,缝合腹部切口,覆以无菌纱布,胶布固定。

7. 腹腔镜检查后处理　缝合腹部切口前虽已排气,腹腔仍可能残留气体而感肩痛和上腹部不适感,通常并不严重,无须特殊处理。

(四)注意事项

1. 皮下气肿　多由套管针脱出腹壁穿刺孔所致。皮下气肿多在 24 h 内消失。若发生气体栓塞,应按急症处理。

2. 脏器损伤　主要是膀胱及肠管损伤。严格掌握适应证及仔细操作常可避免。一旦发生损伤,可视情况采取腹腔镜下修补或开腹手术。

3. 出血　小血管出血可采用压迫、电凝、缝扎等方法止血。若发生大血管出血,应在输血同时立即行开腹手术。

4. 感染　术后常规给予抗生素预防感染。

5. 切口疝　检查完毕,取出腹腔镜及拔除套管后应全层缝合腹壁切口,以预防切口疝的发生。

(袁　犁　李雨聪)

参考文献

1　谢幸,孔北华,段涛.妇产科学[M].9版.北京:人民卫生出版社,2018:16-62.

2　SAINZ J A,BORRERO C,AQUISE A,et al. Utility of intrapartum transperineal ultrasound to predict cases of failure in vacuum extraction attempt and need of cesarean section to complete delivery[J]. J Matern Fetal Neonatal Med,2016,29(8):1348-1352.

3　SHELDON I M,OWENS S E,TURNER M L. Innate immunity and the sensing of infection, damage and danger in the female genital tract[J]. J Reprod Immunol,2017(119):67-73.

4　LIM KI, BUTT K, NAUD K, et al. Amniotic Fluid: Technical Update on Physiology and Measurement[J]. J Obstet Gynaecol Can,2017,39(1):52-58.

5　GHI T,EGGEBØ T,LEES C,et al. ISUOG Practice Guidelines: intrapartum ultrasound[J]. Ultrasound Obstet Gynecol,2018,52(1):128-139.

6　RODEN R B S,STERN P L. Opportunities and challenges for human papillomavirus vaccination in cancer[J]. Nat Rev Cancer,2018,18(4):240-254.

第七章

妇女保健与妊娠生产生理

第一节　妇女保健

一、妇女保健的意义

妇女保健学是一门综合性交叉性边缘学科。以妇科为对象，运用现代医学和社会科学的基本理论、基本技术及基本方法，研究妇女身体健康、心理行为及生理发育特征的变化及其规律，分析其影响因素，制订有效的保护措施。

妇女保健以维护和促进妇女健康为目的，以群体为服务对象，以预防为主，以基层为重点，开展以生殖健康为核心的妇女保健。做好妇女保健工作，保护妇女身心健康，直接关系到子孙后代的健康、家庭的幸福、社会的和谐、民族素质的提高和计划生育基本国策的落实。

妇女保健工作的目的在于通过积极的预防、普查、监护和保健措施，做好妇女各期保健，以降低患病率、消灭和控制某些疾病及遗传病的发生，控制性传播疾病的蔓延，降低孕产妇和围生儿的死亡率，从而促进妇女身心健康。

二、妇女保健工作的任务

（一）做好妇女各期保健

1. 青春期保健　青春期是身体向成熟阶段发育的时期。青春期保健分三级预防：一级预防包括合理的营养，培养良好的个人生活习惯，适当的体育锻炼和劳动，进行心理卫生和性知识等的教育；二级预防包括早期发现疾病和行为偏执及减少危险因素两个方面，通过学校保健等普及对青少年的体格检查，及早筛查出健康和行为问题；三级预防包括对女青年疾病的治疗与康复。青春期保健应以加强一级预防为重点。

2. 婚前保健　婚前保健可降低出生缺陷的发生，提高出生人口素质，事关千家万户的幸福和社会经济的可持续发展。出生缺陷是指胚胎发育紊乱而引起的结构、功能等方面的异常，这些异常往往导致早期流产、死胎、死产、新生儿死亡、婴幼儿夭折和出生病残儿。婚前医学检查是防止出生缺陷的第一道防线。

3. 生育期保健　主要是维护生殖功能的正常，保证母婴安全，降低孕产妇和围生儿的死亡率，应以加强一级预防为重点。生育期保健的一级预防：普及孕产期保健和计划生育技术指导；二级预防：使妇女在生育期因孕育或节育导致的各种疾病，能做到早发现、早预防，提高防治质量；三级预防：提高对高危孕产妇的处理水平，降低孕产妇及围生儿的死亡率。

4. 围生期保健　围生期（又称围产期）保健是指一次妊娠从妊娠前、妊娠期、产时、产褥期、哺乳期、新生儿期为孕母和胎、婴儿的健康所进行的一系列保健措施。

（1）妊娠前与妊娠期保健　妊娠前主要是为了选择最佳的受孕时机，夫妻双方有健康的身心及社会环境等，妊娠期保健目的是保护孕妇和胎儿在妊娠期间的安全、健康，能至妊娠足月顺利娩出身体健康、智力发育良好的新生儿。妊娠早期是胚胎、胎儿分化发育阶段，易受外界因素及孕妇疾病的影响导致胎儿畸形或发生流产，应注意防病、防致畸。妊娠中期是胎儿发育较快的阶段。应定期监护胎儿宫内生长发育，做好高危妊娠的各项筛查，预防妊娠并发症，妊娠晚期胎儿发育最快、体重增加最明显。应注意补充营养、定期行产前检查，及时发现并矫正异常胎位，注意防治妊娠并发症。还应注意胎盘功能和胎儿宫内安危的监护，及时纠正胎儿缺氧。

（2）产时保健　产时保健可概括为“五防”“一加强”。“五防”是防滞产（注意产妇精神状态，给予安慰鼓励，密切观察宫缩，定时了解宫口扩张和胎先露部下降情况，及时识别难产，尤其是头位难产）、防产伤、防感染、防产后出血、防新生儿窒息；“一加强”是加强对高危妊娠的产时监护和产程处理。

（3）产褥期保健　产妇全身各器官除乳腺外从胎盘娩出后恢复或接近正常未孕状态所需的时间，称为产褥期，一般定为 6 周。若此期处理不当，会导致各种疾病的发生。做好产褥期保健，指导产妇顺利度过产褥期，将有助于产妇的正常恢复和新生儿的健康发育。因此产后访视和产后健康检查是必需的。

（4）哺乳期保健　哺乳期是指产后产妇用自己乳汁喂养婴儿的时期，通常为 10 ~ 12 个月。哺乳期应注意外阴清洁。乳头、乳房的清洁是防止乳腺炎发生的首要条件。产后提倡早期哺乳，以母乳喂养为主。母乳是新生儿最富有营养的食物，哺乳吸吮刺激还有促进子宫复旧的作用。母乳喂养的好处：①母乳是婴儿必需的和理想的营养食品，营养丰富，适合婴儿消化、吸收；②用母乳喂养婴儿省时、省力、经济、方便；③母乳含有多种免疫物质，能增加婴儿抗病能力，预防疾病；④通过母乳喂养，母婴皮肤频繁接触，增加母子感情；⑤哺乳吸吮刺激还有助于促进子宫复旧的作用。

5. 绝经过渡期保健　绝经过渡期是指妇女 40 岁左右开始出现内分泌、生物学变化与临床表现直至绝经。绝经是妇女的一个正常生理现象，但部分妇女在此期前后可出现性激素减少所引发的一系列躯体和精神心理症状。

绝经过渡期保健的内容：①合理安排生活，重视蛋白质、维生素及微量元素的摄入，保持心情舒畅，注意锻炼身体；②防治绝经前期月经失调，重视绝经后出血；③由于年老体弱，支持组织及韧带松弛，容易发生子宫脱垂及张力性尿失禁，应进行肛提肌锻炼（用力做收缩肛门的动作），以加强盆底组织的支持力；④保持外阴部清洁，预防萎缩的生殖器发生感染；⑤绝经过渡期是妇科肿瘤的好发年龄，应定期体检，接受妇女病及肿瘤普查；⑥采用激素替代、补充钙剂等综合措施防治围绝经期综合征及骨质疏松的发生；⑦虽然此期生育力下降，仍应避孕至月经停止 12 个月以上。带宫内节育器者,应于绝经 1 年后取出。

6. 老年期保健　国际老年学会规定 65 岁以上为老年期。由于生理方面的明显改变所带来的心理及生活的巨大变化,处于老年期的妇女较易患各种身心疾病,例如老年性阴道炎、子宫脱垂、膀胱膨出、直肠膨出、妇科恶性肿瘤、骨质疏松、脂代谢紊乱、老年性痴呆等。因此应定期体格检查,加强身体锻炼,防治老年期常见病、多发病,提高生命质量,以利健康长寿。

(二)实行孕产妇系统管理,提高产科质量

产科质量的高低,关系到两代人的生活与健康,围产医学质量的优劣,代表一个国家医疗水平的高低。因此,必须认真推行优生优育工作,开设遗传咨询门诊。对先天畸形和染色体异常所致疾病,做到早诊断、早处理,防止畸形儿出生。开展围生期保健工作,使孕产妇得到系统管理。对胎儿的生长发育及高危孕妇进行有效监护。防治妊娠并发症,推行科学接产,防治分娩期并发症。提高新生儿窒息的抢救水平,降低围生儿及孕产妇的死亡率。

(三)做好计划生育技术指导

开展计划生育技术咨询,普及节育科学知识,大力推广以避孕为主的综合节育措施。指导育龄夫妇选择和实施安全有效的节育方法,不仅能降低人工流产率及中期妊娠引产率,而且屏障避孕措施还能预防性病的传播。保证和提高节育手术质量,杜绝事故和差错,减少和防止手术并发症的发生,确保手术者安全与健康,并加强节育手术并发症患者的管理。

(四)定期做好妇女病及恶性肿瘤的普查普治

健全妇女防癌保健网,定期进行妇女病及恶性肿瘤的普查普治工作,每 1 ~ 2 年普查 1 次,做到早发现、早诊断、早治疗。制订预防措施,降低发病率,提高治愈率。

(五)做好妇女劳动保护

为确保女职工在劳动工作中的安全与健康,根据女性心理和职业特点,我国法律对月经期、妊娠期、产期、哺乳期、绝经过渡期的妇女均已建立较为完善的妇女劳动保护和保健的法规。

(六)做好女性心理保健

女性一生各个阶段内分泌尤其是性激素有多次较大的波动。生理的变化必然会带来心理的变化,因而有多次发生心理障碍的危险期,如月经(前)期、孕产期、绝经过渡期等,在这些时期做好心理保健,对预防身心疾病是非常重要的。

(雷翠蓉)

第二节　妊娠生产生理

一、妊娠生理与保健

（一）受精及胚胎发育

妊娠是胚胎和胎儿在母体内发育成长的过程。成熟卵子受精是妊娠的开始，胎儿及其附属物自母体排出是妊娠的终止。正常妊娠全过程平均38周，妊娠是非常复杂、变化极为协调的生理过程。

精液射入阴道内，精子沿女性生殖道向上移送到输卵管。成群的精子在运行过程中经过子宫、输卵管的收缩运动，大批精子失去活力而衰亡，最后只有20～200个精子到达卵细胞的周围，最终只能有1个精子与1个卵子结合。射出的精子虽有运动能力，但无穿过卵子放射冠和透明带的能力，这是由于精子头的外表有一层能阻止顶体酶释放的糖蛋白。精子在子宫和输卵管内运行过程中，该糖蛋白被女性生殖道分泌物中的酶降解，从而获得受精能力，此现象称为精子获能。获能的主要部位是子宫和输卵管。精子获能后，在穿透放射冠和透明带之前或穿透这些结构之间，在很短的时间顶体所发生的一系列变化，称为顶体反应。只有发生顶体反应的精子才能与卵子融合。卵子从卵巢排出经输卵管伞部进入输卵管内，停留在壶腹部与峡部连接处等待受精。受精是精子穿入卵子形成受精卵的过程。受精一般发生在输卵管壶腹部，排卵后的12 h内，整个受精过程大约需要24 h。精子穿过透明带后只有一个精子能进入卵细胞内，随即抑制其他精子穿入。精子进入卵细胞后，尾部消失，头部变圆、膨大，形成雄原核；而次级卵母细胞完成第2次有丝分裂，排出第二极体后，主细胞成为成熟的卵细胞，其细胞核形成雌原核。雌雄原核的接触、融合形成一个新细胞，恢复46个染色体（父系母系各23个），这个过程就称为受精，受精卵形成标志着新生命的诞生。受精卵的分裂称为卵裂。受精卵开始进行有丝分裂的同时，借助输卵管蠕动和输卵管上皮纤毛的推动，向子宫腔方向移动，约在受精后第3天，分裂成16个细胞组成的实心细胞团，称为桑葚胚，也称早期囊胚。约在受精后第4天，早期囊胚进入子宫腔并继续分裂发育成晚期囊胚。在受精后第6～7天，晚期囊胚透明带消失之后逐渐侵入并被子宫内膜所覆盖的过程，称为受精卵着床，又称植入。

受精卵着床需经过定位、黏附和侵入3个阶段。通过这3个过程胚胎渗透通过子宫腔上皮细胞，锚定于子宫内膜基底层及细胞外基质。这些过程受各种分子及分子受体的复杂调节。着床必须具备的条件：①透明带消失；②囊胚细胞滋养细胞分化出合体滋养细胞；③囊胚和子宫内膜同步发育并相互配合；④孕妇体内有足够数量的孕酮，子宫有一个极短的敏感期允许受精卵着床。此外，由受精后24 h的受精卵产生的早孕因子能抑制母体淋巴细胞活性，防止囊胚被母体排斥，并发现环磷酸腺苷（cAMP）能促使子宫组织中DNA的合成，有利于受精卵着床。

受精卵着床后，子宫内膜迅速发生蜕膜变，致密层蜕膜样细胞增大变成蜕膜细胞。按蜕膜与囊胚的部位关系，将蜕膜分为 3 部分。①底蜕膜：囊胚着床部位的子宫内膜，与叶状绒毛膜相贴，以后发育成为胎盘的母体部分。②包蜕膜：覆盖在囊胚表面的蜕膜，随囊胚发育逐渐突向宫腔，由于蜕膜高度伸展，缺乏营养而逐渐退化，约在妊娠 12 周因羊膜腔明显增大，使包蜕膜和真蜕膜相接近，子宫腔消失，包蜕膜与真蜕膜逐渐融合，于分娩时这两层已无法分开。③真蜕膜：底蜕膜及包蜕膜以外覆盖子宫腔其他部分的蜕膜。

（二）胎儿附属物的形成及其功能

胎儿附属物指羊膜腔内胎儿以外的组织，包括胎盘、胎膜、脐带和羊水，它们对维持胎儿宫内的生命及生长发育起重要作用。

1. 胎盘　胎盘是母体与胎儿间进行物质交换的器官，是胚胎与母体组织的结合体。胎盘由胎儿面的羊膜和叶状绒毛膜及母体面的底蜕膜构成。

（1）胎盘的形成

1）羊膜：附着在胎盘胎儿面的半透明薄膜，是胎盘的最内层。羊膜光滑，无血管、神经及淋巴管，具有一定的弹性。正常羊膜厚 0.02 ~ 0.05 mm。

2）叶状绒毛膜：构成胎盘的胎儿部分，为妊娠足月胎盘的主要部分。胚胎发育到 13 ~ 21 d 时，胎盘的主要结构——绒毛逐渐形成，绒毛形成历经一级绒毛、二级绒毛、三级绒毛 3 个阶段。其中与底蜕膜相接触的绒毛，因营养丰富发育良好，称为叶状绒毛膜。

3）底蜕膜：构成胎盘的母体部分，占妊娠足月胎盘很小部分。底蜕膜表面覆盖一层来自固定绒毛的滋养层细胞与底蜕膜共同形成绒毛间隙的底，称为蜕膜板。从此板向绒毛膜方向伸出一些绒毛间隔，一般不超过胎盘全层厚度的 2/3，将胎盘母体面分成肉眼可见的 20 个左右母体叶。

（2）胎盘的形态结构及其血液循环

1）胎盘的形态结构：胎盘于妊娠 6 ~ 7 周开始形成，在 12 ~ 16 周完全形成。足月胎盘呈盘状，圆形或椭圆形。重 450 ~ 650 g，直径 16 ~ 20 cm，厚 1 ~ 3 cm，中间厚，边缘薄。胎盘分为胎儿面和母体面。母体面呈暗红色，表面不平。胎儿面表面被覆羊膜呈灰色，光滑半透明，透过羊膜层可见曲张的血管，由脐带附着处向周围呈放射状排列。脐带位于胎盘中央或略偏一侧。

2）胎盘的血液循环：受精第 3 周末绒毛膜中长出脐动脉和脐静脉，随着绒毛干一再分支，脐血管越来越细，最终成为毛细血管进入绒毛末端，当绒毛内血管形成时，即建立起胎儿胎盘的血液循环。绒毛彼此间的空隙，称绒毛间隙，其间充满母血，绒毛浸在母血中。

胎儿血液以每分钟 500 ml 的流量自脐动脉流入绒毛动脉，再经绒毛的毛细血管网回到脐静脉入胎儿体内。孕妇底蜕膜的螺旋动脉开口于绒毛间隙，再经螺旋静脉回到母体血液循环。绒毛间隙内的母血与绒毛血管内的胎儿血并非直接相通，而是隔着绒毛毛细血管壁、绒毛间质及绒毛表面细胞层而进行着物质交换，其交换场所即为绒毛间隙。

（3）胎盘的功能　胎盘功能极其复杂，绝非单纯过滤作用。胎盘功能包括气体交换、营养物质供应、排泄胎儿代谢产物、防御功能及合成功能。

1）气体交换：分为氧气（O_2）交换和二氧化碳（CO_2）交换。维持胎儿生命最重要的物质是 O_2。在母胎之间，O_2 与 CO_2 是以简单扩散方式进行交换，可代替胎儿呼吸系统的功能。利

用胎血与母血中 O_2 及 CO_2 分压的差异，在胎盘中通过扩散作用进行气体交换。胎儿血红蛋白对氧的亲和力强，能从母血中获得充分的 O_2，CO_2 自胎儿通过绒毛间隙直接向母体迅速扩散。

2）供给营养：可代替胎儿消化系统的功能。葡萄糖是胎儿热能的主要来源，以易化扩散方式通过胎盘。氨基酸、钙、磷、碘和铁以主动运输方式通过胎盘。脂肪酸、钾、钠、镁、维生素A、维生素D、维生素E、维生素K以简单扩散方式通过胎盘。胎盘中还含有多种酶（如氧化酶、还原酶、水解酶等）能将复杂化合物分解为简单物质，如将蛋白质分解为氨基酸，脂肪分解为非脂化脂肪酸。

3）排泄废物：胎儿代谢产物如尿酸、肌酐、肌酸等，经胎盘渗入母血而排出，故可代替胎儿泌尿系统的功能。

4）防御功能：正常胎盘能防止一般细菌及其他病原体直接通过，但胎盘的屏障作用极有限。各种病毒（如风疹病毒、巨细胞病毒等）、分子量小对胎儿有害的药物，均可通过胎盘影响胎儿致畸甚至死亡。细菌、弓形体、衣原体、支原体、螺旋体虽然不能通过胎盘屏障，但可在胎盘部位形成病灶，破坏绒毛结构进入胎体感染胎儿。母血中免疫抗体如IgG能通过胎盘，胎儿从母体得到抗体，使其在出生后一段时间内获得被动免疫。

5）合成功能：胎盘具有活跃的合成物质的能力，主要合成激素、酶和细胞因子。合成的激素有蛋白激素和甾体激素两大类。蛋白激素有人绒毛膜促性腺激素（HCG）、人胎盘催乳素（HPL）、妊娠特异性β1糖蛋白（pregnancy specific β1 glycoprotein，PSβ1G）等。甾体激素有雌激素、孕激素等。合成的酶有缩宫素酶、耐热性碱性磷酸酶等。还能合成前列腺素、多种神经递质和多种细胞因子与生长因子。

2. 胎膜　胎膜是由外层的平滑绒毛膜和内层的羊膜组成。胎膜的外层为绒毛膜，在发育过程中缺乏营养供应而逐渐退化萎缩成为平滑绒毛膜，至妊娠晚期与羊膜紧密相贴，但能与羊膜分开。胎膜内层为羊膜，与覆盖胎盘、脐带的羊膜层相连。于妊娠4周末，羊膜与绒毛膜的胚外中胚层相连封闭胚外体腔，羊膜腔占据整个子宫腔并随妊娠进展而逐渐增大。胎膜有防止细菌进入宫腔，避免感染的作用。胎膜含多量花生四烯酸（前列腺素前身物质）的磷脂，且含有能催化磷脂生成游离花生四烯酸的溶酶体，故胎膜在分娩发动上有一定的作用。

3. 脐带　脐带是连接胎儿与胎盘的纽带。脐带一端连于胎儿腹壁脐轮，另一端附着于胎盘的胎儿面。妊娠足月胎儿的脐带长30～100 cm，平均约55 cm，直径0.8～2.0 cm。脐带表面被羊膜覆盖呈灰白色。脐带中有2条脐动脉及1条脐静脉。血管周围为含水量丰富的胶样胚胎结缔组织，称为脐带胶质（Wharton jelly），有保护脐血管的作用。由于脐血管较长，使脐带常呈螺旋状迂曲。脐带是胎儿与母体进行气体交换、营养物质供应和代谢产物排出的通道，如果脐带受压使血流受阻，缺氧可致胎儿窘迫，甚至危及胎儿生命。

4. 羊水　充满在羊膜腔内的液体称为羊水。妊娠不同时期的羊水来源、容量及成分均有明显改变。妊娠早期的羊水，主要是母体血清经胎膜进入羊膜腔的透析液。妊娠中期以后，胎儿尿液是羊水的主要来源。羊水的形成与吸收是同时进行的，以保持羊水量的相对稳定。母儿间的液体交换，主要通过胎盘；母体与羊水的交换，主要通过胎膜；羊水与胎儿的交换，主要通过胎儿消化道、呼吸道、泌尿道及角化前皮肤等，交换量较少。羊水呈中性或弱碱性,量在足月妊娠时约 1 000 ml。妊娠足月羊水略混浊,不透明,其中含有胎脂、胎儿脱落上皮细胞、毳毛、少量无机盐、激素和酶等。

羊水的功能:①保护胎儿,胎儿在羊水中自由活动,防止胎体畸形及肢体粘连;保持羊膜腔内恒温;有利于胎儿体液平衡;避免子宫肌壁或胎儿对脐带直接压迫所致的胎儿窘迫;临产后,能使宫缩的压力均匀分布,避免胎儿受压。②保护母体减少胎动所致的不适感;临产后,前羊水囊扩张宫颈口或阴道;破膜后羊水冲洗阴道减少感染。③通过羊水的检查,可以检测胎儿的成熟度、性别及某些遗传病。

(三)胎儿发育的特征

1. 胎儿的发育　描述胎儿发育的特征,以 4 周为一个孕龄单位。妊娠 10 周(受精后 8 周)内的人胚称为胚胎,是其主要器官结构完成分化的时期。自妊娠 11 周(受精 9 周)起称为胎儿,是其各器官进一步发育渐趋成熟时期。胎儿发育特征如下。

4 周末:可辨认胚盘与体蒂。

8 周末:胚胎初具人形,头大,占整个胎体近一半。能分辨出眼、耳、鼻、口、手指及足趾,各器官正在分化发育,心脏已成形。

12 周末:胎儿身长 9 cm,顶臀径长 6 ~7 cm,体重约 20 g。外生殖器已发育。胎儿四肢可活动。

16 周末:胎儿身长约 16 cm,顶臀径长 12 cm,体重约 110 g。从外生殖器可确定胎儿性别。头皮已长出毛发,胎儿已有呼吸运动,部分经产妇已能自觉胎动。

20 周末:胎儿身长约 25 cm,顶臀径长 16 cm,体重约 320 g。皮肤暗红,全身覆有胎脂并有毳毛。开始出现吞咽、排尿功能。检查孕妇时可听到胎心。

24 周末:胎儿身长约 30 cm,顶臀径长 21 cm,体重约 630 g。各器官已发育,皮下脂肪开始堆积,皮肤仍呈皱缩状,细小支气管和肺泡已经发育。出生后可有呼吸,但生存力极差。

28 周末:胎儿身长约 35 cm,顶臀径长 25 cm,体重约 1 000 g。可以有呼吸运动,但肺泡Ⅱ型细胞产生的表面活性物质含量较少,出生后易患特发性呼吸窘迫综合征,若能加强护理,可以存活。

32 周末:胎儿身长约 40 cm,顶臀径长 28 cm,体重约 1 700 g。皮肤深红,面部毳毛已脱落,生活力尚可。出生后注意护理,可以存活。

36 周末:胎儿身长约 45 cm,顶臀径长 32 cm,体重约 2 500 g。皮下脂肪较多,毳毛明显减少,面部皱褶消失,指(趾)甲已达指(趾)端,出生后能啼哭及吸吮,生活力良好。此时出生基本可以存活。

40 周末:胎儿身长约 50 cm,顶臀径长 36 cm,体重约 3 400 g。发育成熟,胎头双顶径>9.0 cm。皮肤粉红色,皮下脂肪多。外观体形丰满,除肩、背部有时尚有毳毛外,其余部分的毳毛均脱落。指(趾)甲超过指(趾)端。男性胎儿睾丸已降至阴囊内,女性胎儿大小阴唇已发育良好。出生后哭声响亮,吸吮能力强,能很好存活。

2. 足月胎头

(1)胎头颅骨　由 2 块顶骨、额骨、颞骨及 1 块枕骨构成。颅骨间的缝隙称为颅缝,两顶骨间为矢状缝;两额骨间为额缝;顶骨与额骨间为冠状缝;顶骨与枕骨间为人字缝。颅骨会合处的空隙称为囟门。胎头前方的菱形空隙称为前囟门或大囟门;位于胎头后方的三角形空隙称为后囟门或小囟门。颅缝与囟门均有软组织覆盖，使骨板有一定的活动余地和胎头有一定的可塑性。在分娩过程中，通过颅缝轻度重叠使头颅变形，缩小头颅体积，有利于胎头娩出。过熟儿头偏大，颅骨较硬，胎头不易变形，有时可致难产。

（2）胎头径线

1）双顶径：为两顶骨隆突间的距离，是胎头最大横径，临产时用B型超声测此值判断胎儿大小，妊娠足月时平均值为9.3 cm。

2）枕额径：为鼻根至枕骨隆突间的距离，胎头以此径衔接，妊娠足月时平均值为11.3 cm。

3）枕下前囟径：又称小斜径，为前囟中央至枕骨隆突下方的距离，胎头俯屈后以此径通过产道，妊娠足月时平均值为9.5 cm。

4）枕颏径：又称大斜径，为颏骨下方中央至后囟顶部的距离，妊娠足月时平均值为13.3 cm。

（四）妊娠期母体的变化

由于胚胎、胎儿生长发育的需要，在胎盘产生的激素作用和神经内分泌的影响下，孕妇体内各系统发生一系列适应性的生理变化以适应胎儿生长发育的需要并为分娩做准备。了解妊娠期母体的变化，有助于做好妊娠期保健工作。

1. 生殖系统

（1）子宫　妊娠期子宫的重要功能是孕育胚胎、胎儿，同时在分娩过程中起重要作用。是妊娠期及分娩后变化最大的器官。

1）子宫体：变化最为显著。妊娠后子宫逐渐增大变软，主要是子宫肌细胞肥大和伸长。早期子宫的增大受内分泌激素（主要为雌激素）的影响，以后子宫增大系宫腔压力增加所致。子宫由非孕时的（7～8）cm×（4～5）cm×（2～3）cm 增大至妊娠足月时的35 cm×25 cm×22 cm。妊娠早期子宫呈球形或椭圆形且不对称。妊娠12周以后，增大的子宫渐呈均匀对称并超出盆腔，可在耻骨联合上方触及。妊娠晚期的子宫呈不同程度右旋。宫腔容量非孕时约5 ml，至妊娠足月时约5 000 ml。子宫重量非孕时约50 g，妊娠足月时约1 000 g，约为非孕时的20倍。

2）子宫内膜：受精卵着床后，在孕激素、雌激素的作用下子宫内膜腺体增大，腺上皮细胞糖原增加，结缔组织细胞肥大，血管充血，此时的子宫内膜称为蜕膜。按照蜕膜与囊胚的关系，将蜕膜分为3部分，即底蜕膜、包蜕膜和真蜕膜。妊娠14～16周羊膜腔明显增大，包蜕膜和真蜕膜相贴近，宫腔消失。

3）子宫峡部：位于子宫体与宫颈交界处，非孕时长约1 cm，妊娠后随着子宫体增大，子宫峡部逐渐伸展拉长变薄，扩展成为宫腔的一部分，临产后可伸展至7～10 cm，成为产道的一部分，此时称为子宫下段，是产科手术学的重要解剖结构。

4）宫颈：于妊娠早期黏膜充血及组织水肿，致使外观肥大、着色及变软。宫颈内膜腺体肥大，黏液增多，形成黏液栓，可防止致病菌侵入宫腔。宫颈由于腺体肥大并向外增生，使鳞-柱状上皮的交界向宫颈表面推移，故外观色红如糜烂状。

（2）卵巢　妊娠期卵巢略增大，停止排卵。受孕后一侧卵巢黄体因受绒毛膜促性腺激素（HCG）的刺激继续生长成为妊娠黄体。妊娠黄体于妊娠10周前产生雌激素与孕激素，以维持妊娠的继续。黄体功能于妊娠10周后由胎盘取代，黄体开始萎缩。

（3）输卵管　妊娠期输卵管变长，血管增多，但肌层并不增厚。黏膜上皮细胞变扁平，在基质中可见蜕膜细胞。

（4）阴道　妊娠期阴道黏膜变软，充血水肿呈紫蓝色（Chadwick 征）。皱襞增多，伸展性增加。阴道脱落细胞增加，分泌物增多常呈白色糊状。阴道上皮细胞糖原含量增加，乳酸含量增多，使阴道分泌物 pH 值降低（pH 值为 3.6～6.0），对于控制阴道内的致病菌有一定的作用。

（5）外阴　妊娠期外阴部充血，皮肤增厚，大小阴唇色素沉着，大阴唇内血管增多及结缔组织变松软，故伸展性增加，分娩时利于胎儿娩出。小阴唇皮脂腺分泌增多。妊娠时由于子宫压迫，盆腔及下肢静脉血回流障碍，部分孕妇可有外阴或下肢静脉曲张，产后多自行消失。

2. 乳房　妊娠期胎盘分泌大量的雌激素刺激乳腺腺管的发育，分泌大量孕激素刺激乳腺腺泡发育。在垂体催乳素、胎盘催乳素等激素的协同作用下，乳房增大、充血，孕妇常感到乳房触痛或刺痛；乳头增大着色、易勃起，乳晕皮脂腺肥大，形成散在小隆起，称为蒙氏结节（Montgomery's tubercles）。

3. 循环系统

（1）心脏　妊娠后期由于子宫体积增大，膈肌升高，使心脏向左、向上、向前移位，更贴近胸壁，心尖搏动向左移位 1～2 cm。心浊音界稍扩大。心脏移位使大血管轻度扭曲，加之血流量增加及血流速度加快，部分孕妇的心尖区可闻及Ⅰ～Ⅱ级的柔和吹风样收缩期杂音，产后逐渐消失。心脏容量从妊娠早期至妊娠末期约增加10%，心率于妊娠晚期每分钟增加10～15次。心电图由于心脏位置改变出现电轴左偏，产后消失。

（2）心排出量　伴随着外周血管阻力下降，心率增加及血容量增加，心排出量自妊娠10周开始增加，至妊娠32～34周达高峰，左侧卧位心排出量较未孕时约增加30%，持续此水平直至分娩。临产后，尤其在第二产程期间，心排出量显著增加。

（3）血压　妊娠期外周血管扩张，血液稀释及胎盘动静脉短路的形成，使外周循环阻力降低，舒张压轻度下降，脉压稍增大，一般收缩压无变化。孕妇体位影响血压，一般坐位高于仰卧位。妊娠对上肢静脉压无影响。妊娠后盆腔血液回流至下腔静脉的血量增加，增大的子宫压迫下腔静脉使血液回流受阻，使下肢、外阴、直肠静脉压增高。加之妊娠期静脉壁扩张，孕妇容易发生下肢及外阴静脉曲张、痔或踝部水肿。孕妇若长时间处于仰卧位姿势，由于增大的子宫压迫下腔静脉，引起回心血量减少，心排出量随之减少，使血压下降，称仰卧位低血压综合征。

4. 血液的改变

（1）血容量　循环血容量于妊娠6～8周开始增加，妊娠中期增加最快，至妊娠32～34周达高峰，妊娠晚期增长速度减慢，至最后几周达平稳状态。与非妊娠期相比，妊娠期间血容量增加30%～45%，平均增加1 500 ml。

（2）血液成分　血容量增加包括血浆及红细胞增加，血浆增加多于红细胞增加，血浆增加约1 000 ml，红细胞增加450～500 ml，故血液呈稀释状态；血细胞比容由未孕时的0.38～0.47降至0.31～0.34。孕妇储备铁约0.5 g，为适应红细胞增加和胎儿生长及孕妇各器官生理变化的需要，血红蛋白合成增加，孕妇容易缺铁，故应在妊娠中、晚期开始补充铁剂，以防血红蛋白过分降低。白细胞从妊娠7～8周开始轻度增加，至妊娠30周达高峰，为(10～12)×10^9/L，有时可达15×10^9/L，主要为中性粒细胞增多；血小板稍有下降，可能与妊娠期间血小板消耗增加有关；妊娠期血液处于高凝状态，凝血因子Ⅱ、Ⅴ、Ⅶ、Ⅷ、Ⅸ、Ⅹ增加，仅凝血因子Ⅺ、Ⅻ降低。

5.呼吸系统 妊娠期耗氧量增加，气体交换量增加，呼吸稍增加。妊娠晚期由于子宫增大、腹压增加，使膈肌上升、肋骨外展，胸廓横径及前后径加宽使周径加大，肺活量无改变，以胸式呼吸为主。妊娠期上呼吸道黏膜增厚，轻度充血水肿，使局部抵抗力降低，容易发生感染。妊娠期肺功能变化：①肺活量无明显改变；②通气量每分钟约增加40%，潮气量约增加39%；③残气量约减少20%；④肺泡换气量约增加65%；⑤受雌激素影响，上呼吸道黏膜增厚，轻度充血、水肿，容易发生呼吸道感染。

6.消化系统 受大量雌激素影响，齿龈充血、肥厚、变软，在刷牙时易致齿龈出血。妊娠期间，由于胃的位置发生改变，腹内压力增加使胃部压力增加及贲门-食管括约肌松弛，胃内容物可反流至食管下部产生"胃灼热"感。妊娠期间，由于孕激素的影响，胃蠕动减弱，平滑肌张力减退，胃排空时间延长，容易出现上腹部饱满感。肠蠕动减弱，可出现便秘。又由于腹内压的增加，子宫对下腔静脉的压迫，影响下肢静脉及盆腔静脉的回流，常引起痔疮或使原有的痔疮症状加重。

7.泌尿系统 由于孕妇胎儿代谢产物增多，肾负担加重。妊娠期肾略增大，肾血浆流量(renal plasma flow，RPF)及肾小球滤过率(glomerular filtration rate，GFR)于妊娠早期均增加，以后在整个妊娠期间维持高水平，RPF比非孕时约增加35%，GFR约增加50%。由于GFR的增加，肾小管对葡萄糖的重吸收能力不能相应增加，约15%的孕妇饭后出现糖尿，应与糖尿病相鉴别。妊娠后肾盂轻度扩张，输尿管增粗，右旋妊娠子宫的压迫，加之孕激素使泌尿系统平滑肌张力降低，蠕动减弱，尿流缓慢，孕妇易患急性肾盂肾炎，以右侧多见。

8.内分泌系统

(1)垂体 妊娠期腺垂体增生肥大明显，血流丰富。

1)促性腺激素(Gn)：在妊娠期间，由于大量雌激素及孕激素对下丘脑及腺垂体的负反馈作用，促性腺激素(包括FSH及LH)分泌减少，故妊娠期间卵巢无排卵。

2)垂体催乳素(PRL)：从妊娠7周开始增多，随妊娠进展逐渐增量，妊娠足月分娩前达高峰。催乳素有促进乳腺发育的作用，为产后泌乳做准备。分娩后若不哺乳，于产后3周内降至非孕时水平，哺乳者则多在产后80～100 d或更长时间才降至非孕时水平。其主要功能是促进泌乳。

(2)肾上腺皮质 肾上腺皮质肥大，糖皮质醇激素皮质醇及盐皮质激素醛固酮分泌增加。因两种激素进入血液循环后大部分与蛋白结合，其活性作用的游离部分增加不多，故孕妇无肾上腺功能亢进的表现。

(3)甲状腺 妊娠期由于腺组织增生和血运丰富，甲状腺呈均匀增大，约比非孕时增大65%。孕妇与胎儿体内的促甲状腺激素(thyroid stimulating hormone，TSH)均不能通过胎盘，而是各自负责自身甲状腺功能的调节。但抗甲状腺药物可通过胎盘，使用时应慎重。

(4)甲状旁腺 妊娠早期孕妇血清甲状旁腺素水平降低，随妊娠进展，血容量和肾小球滤过率的增大及钙的胎儿运输，导致孕妇钙浓度缓慢降低，造成甲状旁腺素在妊娠中、晚期逐渐增高,有利于为胎儿提供钙。

(五)妊娠诊断

妊娠期全程从末次月经的第1天开始计算,孕龄为280 d,即40周。为便于掌握妊娠不同时期的特点,临床将妊娠全过程(平均40周)共分为3个时期:第13周末以前称为早期妊娠,第14~27周末称为中期妊娠,第28周及其后称为晚期妊娠。

1. 早期妊娠的诊断　早期妊娠也称早孕,是胚胎形成、胎儿器官分化的重要时期,因此早期诊断主要是确定妊娠、胎数、胎龄,排除异位妊娠等病理情况。

(1)病史与症状

1)停经:生育年龄已婚健康妇女,平时月经周期规则,一旦月经过期10 d以上,应疑为妊娠。若停经已达8周,妊娠的可能性更大。虽然停经可能是妇女妊娠最早与最重要的症状,但停经不一定就是妊娠。产后哺乳期也可有停经现象。另外,还需要与内分泌紊乱、口服避孕药等引起的闭经相鉴别。

2)早孕反应:约半数以上妇女在停经6周左右出现畏寒、头晕、乏力、嗜睡、流涎、食欲减退、偏食、厌恶油腻、恶心、晨起呕吐等症状,称为早孕反应。早孕反应可能与体内HCG增多、胃肠功能紊乱、胃酸分泌减少及胃排空时间延长有关。症状的严重程度和持续时间因人而异。多数于妊娠12周左右自行消失。

3)尿频:妊娠早期增大的子宫在盆腔内压迫膀胱出现尿频,妊娠12周以后,增大的子宫体进入腹腔,尿频症状自行消失。

(2)体征与检查

1)生殖器官的变化:阴道黏膜和宫颈阴道部充血呈紫蓝色。停经6~8周,双合诊查宫颈峡部极软,感觉宫颈与子宫体之间似不相连,称为黑加征(Hegar sign)。随妊娠进展,子宫体增大变软,于妊娠5~6周时子宫体呈球形,至妊娠8周时子宫体约为非孕子宫体的2倍,妊娠12周时约为非孕子宫体的3倍,子宫超出骨盆腔,可在耻骨联合上方触及。

2)乳房的变化:自妊娠8周起,受增多的雌激素及孕激素影响,乳腺腺泡及乳腺小叶增生发育,使乳房逐渐增大。孕妇自觉乳房轻度胀痛,初孕妇较明显。哺乳期妇女一旦受孕,乳汁分泌明显减少。检查见乳头及其周围皮肤(乳晕)着色加深,乳晕周围出现深褐色结节,称为蒙氏结节。

3)妊娠试验:孕妇尿液含有HCG,一般受精后7 d即可在血清中检测出HCG。常用放射免疫法检测β-HCG,若值<3 μg/ml为阴性,>6 μg/ml为阳性。临床上常用试纸法测定尿中含HCG,该方法简便快速。妊娠试验阳性,要结合临床表现与体征综合分析,才能明确诊断。

4)超声检查:这是检查早期妊娠快速准确的方法,最早可于妊娠5周时,在增大的子宫轮廓中见到呈圆形或椭圆形的妊娠囊(gestational sac,GS),妊娠6周时可观察到胚芽,妊娠8周时可见原始血管搏动。若在妊娠囊内见到有节律的胎心搏动,可确诊为早期妊娠、活胎。

5)超声多普勒法:在增大的子宫区内可听到有节律、单一高调的胎心音,胎心率多在150~160次/min,可确诊为早期妊娠且为活胎。

6)黄体酮试验:利用孕激素在体内突然撤退能引起子宫出血的原理,对月经过期可疑早孕妇女,每日肌内注射黄体酮注射液20 mg,连用3 d,停药后2~7 d出现阴道流血,提示体内有一定量雌激素,注射孕激素后子宫内膜由增生期转为分泌期,停药后孕激素水平下降致使子宫内膜剥脱,可以排除妊娠。若停药后超过 7 d 仍未出现阴道流血,则早期妊娠的可能性大。

7)基础体温测定:基础体温曲线呈双相型体温,高温相持续 18 d 不见下降,早期妊娠的可能性大。高温相持续 3 周以上,早孕的可能性更大。基础体温曲线能反映黄体功能,但不能反映胚胎情况。

2. 中、晚期妊娠的诊断　中、晚期妊娠是胎儿生长和各器官发育成熟的重要时期,主要的妊娠诊断是判断胎儿生长发育情况、宫内情况和发现胎儿畸形。妊娠中期以后,子宫随妊娠月份逐渐增大,能扪到胎体,感到胎动,听到胎心音,容易确诊。

(1)病史与症状　有早期妊娠的经过,并逐渐感到腹部增大和自觉胎动。

(2)检查与体征

1)子宫增大:子宫随妊娠进展逐渐增大。检查腹部时,根据手测子宫底高度及尺测子宫底高度(表 7-1),可以大体判断妊娠周数。子宫底高度因孕妇的脐耻间距离、胎儿发育情况、羊水量、单胎或多胎等而有差异。

表 7-1　妊娠各周子宫底的高度

妊娠周数	手测子宫底高度	尺测子宫底高度(cm)
12 周末	耻骨联合上 2～3 横指	
16 周末	脐耻之间	
20 周末	脐下 1 横指	18(15.3～21.4)
24 周末	脐上 1 横指	24(22.0～25.1)
28 周末	脐上 3 横指	26(22.4～29.0)
32 周末	脐与剑突之间	29(25.3～32.0)
36 周末	剑突下 2 横指	32(29.8～34.5)
40 周末	脐与剑突之间或略高	33(30.0～35.3)

2)胎动:胎儿在子宫内的活动称为胎动。胎动是胎儿宫内安危的重要指标。孕妇于妊娠 18～20 周开始自觉胎动,胎动 3～5 次/h。随妊娠周数增多,胎动渐活跃,至妊娠 32～34 周达到高峰,妊娠 38 周后胎动渐减少。腹部检查:腹壁薄且松者,可在腹壁上看到胎动,触诊可扪及胎动,听诊器可到胎动音。

3)胎心音:听到胎心音能够确诊为妊娠且为活胎。于妊娠 12 周可用多普勒胎心听诊器听到胎心音,18～20 周用听诊器经孕妇腹壁能听到胎心音。胎心音呈双音,第一音和第二音很接近,似钟表"滴答"声,速度较快,120～160 次/min。妊娠 24 周以前,胎心音多在脐下正中或稍偏左、右听到。妊娠 24 周后,胎心音多在胎儿背侧听得最清楚。胎心音须与子宫杂音、腹主动脉音、胎动音及脐带杂音相鉴别。子宫杂音为血液流过扩大的子宫血管时出现的吹风样低音响。腹主动脉音为咚咚样强音响,两种杂音的速度与孕妇脉搏一致。胎动音为强弱不一的无节律音响。脐带杂音为脐带血流受阻出现的与胎心率一致的吹风样低音响。

4)胎体:于妊娠 20 周以后,经腹壁可触及子宫内的胎体。妊娠 24 周后,腹部触诊时可以区分胎头、胎背、胎臀和胎儿肢体。胎头圆而硬,有浮球感;胎背宽而平坦;胎臀宽而软,形状略不规则;胎儿肢体小且有不规则活动。

5)超声检查:超声检查不仅能显示胎儿数目、胎产式、胎先露、胎方位、有无胎心搏动及胎盘位置和分级,且能测量胎头双顶径、腹围、胸围、顶臀径、股骨长度及羊水池深度等。一般在妊娠 18 ~ 20 周,可采用超声进行系统检查,筛查胎儿结构畸形。在此期间能筛查出 95% 的胎儿畸形,其中 60% ~ 80% 的先天愚型在颈部皮肤出现透明带。对无脑儿、脑积水、脑脊膜膨出、脊柱裂、肾积水、肠道畸形、心脏畸形的诊断也有帮助。超声多普勒可测量胎盘及胎儿血流,在监护胎儿生长发育和早期诊断先天性心血管畸形方面有重要价值。

6)胎儿心电图:目前国内常用间接法经孕妇腹壁行胎儿心电图检查,通常于妊娠 12 周后即能显示较规律的图形,妊娠 20 周后的成功率更高。胎儿心电图可反映胎儿心脏的活动情况。

(3)胎姿势、胎产式、胎先露及胎方位　胎儿在宫腔内有一定的姿势和位置。妊娠 28 周前,由于羊水多、胎体小,胎儿在宫腔内的活动范围大,胎儿的位置和姿势容易改变。随妊娠进展,胎儿生长迅速,胎儿在子宫内活动范围逐渐减少,至妊娠 32 周后,胎儿的位置和姿势相对固定。

1)胎姿势:正常胎姿势为胎头俯屈,颏部贴近胸壁,脊柱略前弯,四肢屈曲交叉于胸腹前,整个胎体成为头端小、臀端大的椭圆形,以适应妊娠晚期椭圆形宫腔的形状。胎儿在子宫内位置不同,胎产式、胎先露及胎方位亦不同。

2)胎产式:胎体纵轴与母体纵轴的关系称为胎产式。两纵轴平行者称为纵产式,占妊娠足月分娩总数的 99.75%;两纵轴垂直者称为横产式,仅占妊娠足月分娩总数的 0.25%。两纵轴交叉呈角度者称为斜产式,属暂时的,在分娩过程中多数转为纵产式,偶尔转成横产式。

3)胎先露:最先进入骨盆入口的胎儿部分称为胎先露。纵产式有头先露和臀先露,横产式为肩先露。头先露因胎头屈伸程度不同又分为枕先露、前囟先露、额先露及面先露。臀先露因入盆的先露部分不同,又分为混合臀先露、单臀先露、单足先露和双足先露。偶见头先露或臀先露与胎手或胎足同时入盆,称为复合先露。

4)胎方位:胎儿先露部的指示点与母体骨盆的关系称为胎方位,简称胎位。枕先露以枕骨、面先露以颏骨、臀先露以骶骨、肩先露以肩胛骨为指示点。根据指示点与母体骨盆前、后、左、右、横的关系而有不同的胎方位。例如,枕先露时,胎头枕骨位于母体骨盆的左前方,应为枕左前位,余类推。

(六)妊娠期保健

妊娠期保健(也称孕期保健)包括对孕妇的定期产前检查和对胎儿监护及胎盘和胎儿成熟度的监测。通过监护能及早发现高危妊娠,预防妊娠并发症的发生,同时可保障孕妇、胎儿及新生儿的健康。

围生医学是研究胚胎的发育,胎儿的生理、病理及新生儿和孕产妇疾病的诊断与防治的科学。围生医学的建立,对降低围生期母儿死亡率和病残儿发生率、保障母儿健康具有重要意义。

围生期是指产前、产时和产后的一段时期。国际上对围生期的规定有 4 种。①围生期Ⅰ:从妊娠满 28 周(即胎儿体重≥1 000 g 或身长≥35 cm)至产后 1 周。②围生期Ⅱ:从妊娠满 20 周至产后 4 周(即胎儿体重≥500 g 或身长≥25 cm)。③围生期Ⅲ:从妊娠满 28 周至产后 4 周。④围生期Ⅳ:从胚胎形成至产后 1 周。我国采用围生期Ⅰ计算围生期死亡率。

降低围生儿(也称围产儿)死亡率是产科医师和儿科医师的共同责任。从产科角度看,于妊娠期间做好对孕妇及胎儿的监护,加强对高危孕妇(具有高度危险的孕妇)的系统管理,了解胎儿在子宫内的安危,尽早发现高危儿及通过羊水检查了解胎儿成熟度,并及时给予处理,对降低围生期死亡率、早期发现遗传病和先天缺陷,具有重要意义。

1.产前检查 产前检查的时间应从确诊早孕时开始。检查内容包括行双合诊了解软产道及内生殖器官有无异常,测量基础血压、检查心肺、测尿蛋白及尿糖。对有遗传病家族史或分娩史者,应做有关遗传学检查。经上述检查未发现异常者,应于妊娠20周起进行系统的妊娠期检查,妊娠20~36周期间每4周检查1次,自妊娠36周起每周检查1次,即于妊娠20、24、28、32、36、37、38、39、40周共再做产前检查9次。凡属高危孕妇,应酌情增加产前检查次数,应详细询问病史,进行全面的全身检查、产科检查及必要的辅助检查。

(1)病史

1)年龄:年龄过小容易发生难产;年龄过大,尤其是35岁以上的初孕妇,容易并发妊娠高血压、产力异常、产道异常等,此外先天性缺陷儿的发生率明显增高。

2)职业:接触有毒物质的孕妇,应检测血常规及肝、肾功能。接触放射性物质及在高温、高湿、高噪声环境下工作的孕妇,在妊娠期应调换工作。

3)推算预产期:问清末次月经日期,推算预产期。推算方法是按末次月经第1天算起,月份减3或加9,日数加7(农历加14)。实际分娩日期与推算的预产期,可以相差1~2周。若孕妇记不清末次月经日期或于哺乳期无月经来潮而受孕者,可根据早孕反应的时间、HCG测定数值、胎动开始时间、子宫底高度及B型超声测胎头双顶径、头臀径加以估计。

4)月经史及既往孕产史:了解初潮年龄、月经周期、末次月经日期;有无流产难产史、死胎死产史,分娩方式及新生儿情况,有无产后出血等。

5)既往史及家族史:着重了解有无高血压、心脏病、结核病、糖尿病、血液病、肝肾疾病、剖宫产手术史等。同时了解家族中有无精神病史、遗传病史及丈夫健康状况。若有遗传病家族史,应及时进行遗传咨询及筛查,以决定本次妊娠的去留。

6)本次妊娠过程:了解妊娠早期有无早孕反应、病毒感染及用药史;胎动开始的时间;有无阴道流血、头痛、头晕、心悸、气短、腹痛、下肢水肿等症状。

(2)全身检查 观察发育、营养;注意步态及身高,身高<145 cm者常伴有骨盆狭窄;检查孕妇的肺、心脏功能有无异常;检查脊柱及下肢有无畸形;检查乳房发育情况及乳头有无凹陷;测量血压,孕妇正常不应超过18.67/12.00 kPa(140/90 mmHg),或与基础血压相比不超过4/2 kPa(30/15 mmHg),达到或超过者应属病理状态,需及时处理。注意有无水肿,在妊娠后期,孕妇常伴有膝以下或踝部水肿,经休息后消退,不属于异常;测量体重,于妊娠晚期体重每周增加不应超过500 g,超过者多有水肿或隐性水肿。进行必要的辅助检查,如血常规和血型、尿常规、肝功能、肾功能、空腹血糖、乙型肝炎表面抗原(hepatitis B surface antigen,HbsAg)、梅毒螺旋体、人类免疫缺陷病毒(HIV)筛查和超声检查。

(3)产科检查 包括腹部检查、骨盆测量、阴道检查、肛门检查等,以及了解胎儿情况(胎心率、胎儿大小、胎位、胎动及羊水量)。必要时行超声检查。

1)腹部检查:检查内容包括胎儿大小、胎产式、胎先露、胎方位及胎儿宫内安危等。检查体位为孕妇排尿后仰卧于检查床上,头部稍垫高,露出腹部,双腿略屈曲稍分开,使腹肌放松。检查者站在孕妇右侧进行检查。

视诊：注意腹形及大小，腹部有无妊娠纹、手术瘢痕及水肿等。腹部过大、子宫底高于应有的妊娠月份者，应考虑为双胎妊娠、巨大胎儿、羊水过多的可能；腹部过小、子宫底过低者，可能为胎儿生长受限（fetal growth restriction，FGR）或孕周推算错误等；腹部两侧向外膨出、子宫底位置较低者，肩先露的可能性大；腹部向前突出（初产妇多见的尖腹）或腹部向下悬垂（经产妇多见的悬垂腹），应考虑可能伴有骨盆狭窄。

触诊：注意腹壁肌的紧张度，有无腹直肌分离，并注意羊水多少及子宫肌敏感程度。用手测子宫底高度，用软尺测耻上子宫长度及腹围。随后用四步触诊法了解子宫大小、胎产式、胎先露、胎方位及胎先露部是否衔接。第一步：检查者两手置于子宫底部，手测子宫底高度，根据其高度估计胎儿大小与妊娠周期是否相符。然后以两手指腹相对交替轻推，若为子宫底部的胎儿部分胎头则感觉硬而圆且有浮球感，若为胎臀则柔软且形态不规则。第二步：检查者双手掌置于腹部左右两侧，轻轻深按进行检查。触到平坦饱满部分为胎背，并确定胎背向前、向侧方或向后。触到可变形的高低不平部分为胎儿肢体，有时可感到胎儿肢体在活动。第三步：检查者右手拇指与其他 4 指分开，置于耻骨联合上方握住胎先露部，进一步查清是胎头还是胎臀，左右推动以确定是否衔接。若可推动则未衔接。第四步：检查者左右手分别置于胎先露部的两侧，沿骨盆入口向下深按，进一步核实胎先露部的诊断是否正确，并确定胎先露部入盆程度。先露部为胎头时，一手可顺利进入骨盆入口，另一手则被胎头隆起部阻挡，该隆起部称为胎头隆突。枕先露时，胎头隆突为额骨，与胎儿肢体同侧；面先露时，胎头隆突为枕骨，与胎背同侧。

听诊：妊娠孕 18 ~ 20 周开始可在孕妇腹壁听到胎心音，听诊最清楚的位置是在孕妇腹壁胎儿背部靠头的一侧。枕先露时，胎心音在脐右（左）下方；臀先露时，胎心音在脐右（左）上方；肩先露时，胎心音在靠近脐部下方听得最清楚。听诊部位取决于先露部和其下降程度。

2）骨盆测量：骨盆大小及其形状对分娩有直接影响，对胎儿能否经阴道分娩起决定性作用，因此骨盆测量是产前检查时必不可少的项目。临床测量骨盆的方法有骨盆外测量和骨盆内测量两种。

ⅰ. 骨盆外测量：虽不能直接测出骨盆的内径，但从外测量的各条径线中能对骨盆大小及其形状做出间接判断。此方法操作简便，临床应用广泛，常测量以下径线。

髂棘间径（iliac spine，IS）：孕妇取伸腿仰卧位，测量两髂前上棘外缘的距离，正常值为 23 ~ 26 cm。

髂嵴间径（iliac crest，IC）：孕妇取伸腿仰卧位，测量两髂嵴外缘最宽的距离，正常值为 25 ~ 28 cm。

以上两径线间接推测骨盆入口平面横径长度。

骶耻外径（external conjugate，EC）：孕妇取左侧卧位，右腿伸直，左腿屈曲，测量第 5 腰椎棘突下至耻骨联合上缘中点的距离，正常值为 18 ~ 20 cm。第 5 腰椎棘突下相当于米氏菱形窝的上角。此径线可间接推测骨盆入口前后径长度，是骨盆外测量中最重要径线。骶耻外径值与骨质厚薄相关，骶耻外径值减去 1/2 尺桡周径值（围绕右侧尺骨胫突及桡骨胫突测得的前臂下端周径），即相当于骨盆入口前后径值。

坐骨结节间径（ischial tuberosity，IT）或称出口横径（transverse outlet，TO）：孕妇取仰卧

位,两腿向腹部弯曲,双手紧抱双膝,测量两坐骨结节内侧缘的距离,正常值为8.5~9.5 cm。也可用检查者的拳头测量,若其间能容纳成人一横拳,属正常。此径线直接反映骨盆出口横径长度。若此径线值小于8 cm时,应加测出口后矢状径。

出口后矢状径(posterior sagittal diameter of outlet):为坐骨结节间径中点至骶骨尖端的长度。检查者戴指套的右手示指伸入孕妇肛门向骶骨方向,拇指置于孕妇体外骶尾部,两指共同找到骶骨尖端,用尺放于坐骨结节径线上。用出口测量器一端放于坐骨结节间径的中点,另一端放于骶骨尖端处,即可测出出口后矢状径,正常值为8~9 cm。若出口后矢状径值不小,可弥补坐骨结节间径值稍小。出口后矢状径值与坐骨结节间径值之和>15 cm时,表明骨盆出口狭窄不明显。

耻骨弓角度:用左右手拇指指尖斜着对拢,放置在耻骨联合下缘,左右两拇指平放在耻骨降支上,测量两拇指间角度,即耻骨弓角度,正常值为90°。小于80°为不正常。此角度反映骨盆出口横径的宽度。

ⅱ.骨盆内测量:经阴道测量骨盆内径能较准确地测知骨盆大小,适用于骨盆外测量有狭窄者,测量时间以24~36周阴道比较松软时为宜。过早测量因阴道较紧而影响操作,近预产期操作则易引起感染或早产。测量时,孕妇取仰卧截石位,消毒外阴部。检查者戴消毒手套并涂以滑润油,动作宜轻柔。

3)阴道检查:孕妇于妊娠早期初诊时,均应行双合诊。若妊娠24周以后进行首次检查,则应同时测量对角径、坐骨棘间径及坐骨切迹宽度。妊娠最后1个月及临产后应避免不必要的阴道检查。

4)肛门检查:可了解胎先露、骶骨前面弯曲度、坐骨棘间径、坐骨切迹宽度及骶尾关节活动度,并能结合肛诊测得出口后矢状径。

5)绘制妊娠图:将每次产前检查结果,如血压、体重、子宫底高度、腹围、B型超声测得的胎头双顶径值、尿蛋白、胎位、胎心率、水肿等项,分别记录于妊娠图中,绘制成曲线,观察其动态变化,可以及早发现和处理孕妇和胎儿的异常情况。

6)辅助检查:除常规检查血常规、血型及尿常规外,还应根据具体情况做下列检查。①出现妊娠期并发症,按需要进行肝功能测定、乙型肝炎抗原和抗体检查、血液生化学检查、电解质测定及胸部X射线检查、心电图检查等。②对胎位不清、听不清胎心者,应行B型超声检查。③对有死胎死产史、胎儿畸形史和患遗传病的病例,除需测甲胎蛋白外,还应行羊水细胞培养,做染色体核型分析等。

(4)复诊产前检查　复诊产前检查是为了解前次产前检查后有何不适,以便及早发现异常情况并给予相应处理。复诊产前检查的内容:①询问前次产前检查之后有无特殊情况出现,如头痛、眼花、水肿、阴道流血、胎动出现特殊变化等,经检查后给予相应治疗。②测量体重及血压,检查有无水肿及其他异常,复查有无尿蛋白。③复查胎位,听胎心音。注意胎儿大小,尺测耻上子宫长度及腹围,判断是否与妊娠周数相符。④进行妊娠期卫生宣教,预约下次复诊日期。

2.胎儿及其成熟度的监护　胎儿及其成熟度的监护,包括胎儿宫内情况的监护、胎盘功能检查、胎儿先天畸形的宫内诊断和胎儿遗传病的宫内诊断。

(1)胎儿宫内情况的监护

1)胎动计数:胎动可以通过自测或 B 型超声下检测。胎动计数≥6 次/2 h 为正常,<6 次/2 h 或减少 50% 提示胎儿缺氧。

2)胎儿彩色超声多普勒检查:测定脐动脉和大脑中动脉的血流可了解胎儿心脏、胎儿胎盘循环及脑循环的状况,能提示胎儿宫内缺氧程度。

3)B 型超声检查:可提供胎儿状况的重要信息,妊娠早期测量妊娠囊(GS)、头臀径(CRL)并结合 HCG 值是估计孕周比较准确的方法。妊娠中、晚期测量双顶径(BPD)和腹围(abdominal circumference,AC)及股骨长度(FL),可对胎儿宫内生长及发育情况进行评估。妊娠 18~20 周常规产前检查,可发现胎儿畸形。

4)胎儿电子监护:胎儿电子监护仪在临床广泛应用,可以连续观察并记录胎心率(fetal heart rate,FHR)的动态变化。因有子宫收缩描记录、胎动记录,故能反映三者间的关系,可评估胎儿宫内安危情况。

5)胎儿生物物理监测:1980 年 Manning 指出利用胎儿电子监护及 B 型超声联合监测胎儿宫内缺氧情况。5 项指标包括无应激试验(nonstress test,NST)、胎儿呼吸样运动(fetal breathing movement,FBM)、胎动(fetal movement,FM)、胎儿肌张力(fetalmuscular tension,FT)及羊水容量(amniotic fluid capacity,AFV)。每项 2 分,满分 10 分(表 7-2)。评分的预测和处理原理见表 7-3。

表 7-2 Manning 评分法

指标	2 分(正常)	0 分(异常)
NST	3 次胎动,FHR 加速,振幅>15 次/min,持续 15 s	少于 3 次胎动,FHR 加速,振幅<15 次/min,持续 15 s
FBM	持续 30 s	无或持续 30 s
FM	≥3 次躯干和肢体活动(连续出现计 1 次)	≤2 次躯干和肢体活动
FM	≥1 次躯干伸展后恢复到屈曲,手指摊开合拢	无活动,肢体完全伸展,伸展缓解,部分恢复到屈曲
FT	≥1 个羊水暗区,最大羊水池垂直直径≥2 cm	无或最大羊水池垂直直径<2 cm

bpm:beat per minute,每分钟节拍

表 7-3 Manning 评分的预测和处理原则

评分	胎儿情况	处理原则
10	无急、慢性缺氧	每周复查 1 次,高危妊娠每周复查 2 次
8	急、慢性缺氧可能性小	每周复查 1 次,高危妊娠每周复查 2 次,羊水过少可终止妊娠
6	可疑急、慢性缺氧	24 h 内复查,仍≤6 或羊水过少可终止妊娠
4	可有急性或慢性缺氧	24 h 内复查,仍≤6 或羊水过少可终止妊娠
2	急性缺氧或伴慢性缺氧	若胎肺成熟,终止妊娠;胎肺不成熟,给予激素治疗,48 h 内终止妊娠
0	急、慢性缺氧	终止妊娠,若胎肺不成熟,同时激素治疗

6)羊膜镜检查:应用羊膜镜观察羊水情况。正常羊水为淡青色或乳白色,混有胎脂。若混有胎粪,为黄绿色甚至棕黄色。

7)胎盘功能检查:通过胎盘功能检查可以间接了解胎儿在宫内的安危情况,胎盘功能的检查方法较多,可根据当地医疗条件选择。包括:血清人胎盘催乳素(HPL)测定、测定孕妇尿中雌三醇值、测定血清妊娠特异性糖蛋白、缩宫素激惹试验(oxytocin challenge test,OCT)等。

(2)胎儿成熟度的监测

1)正确推算妊娠周数:必须问清末次月经第1天的确切日期,并问明月经周期是否正常,有无延长或缩短。

2)尺测宫高及腹围:估算胎儿大小。胎儿体重(g)估算方法:宫高(cm)×腹围(cm)+200。

3)B型超声测胎头双顶径值:胎头双顶径值>8.5 cm,提示胎儿已成熟;观察胎盘成熟度,根据绒毛膜板、基底板、胎盘光点加以判定。

4)羊水分析:可根据条件通过羊膜腔穿刺抽羊水进行分析,包括卵磷脂/鞘磷脂、肌酐值、胆红素类物质、淀粉酶值、含脂肪细胞出现率等项目。

(3)胎儿先天畸形及其遗传病的宫内诊断　有条件者可选择以下方法:胎儿遗传学检查、B型超声检查、羊水细胞酶的测定、甲胎蛋白(alpha-fetoprotein,AFP)测定等。

3.妊娠期保健及常见症状的处理

(1)妊娠期保健

1)饮食:要多样化,宜进食高蛋白、高维生素、高微量元素饮食,妊娠后期应适当减少食盐摄入,并适当增加含钙、磷、铁的食物。

2)活动与休息:健康的孕妇可照常工作和劳动,妊娠28周后宜适当减轻工作量,避免上夜班及长时间站立或重体力劳动。坐位时可抬高下肢,以减轻下肢水肿。每日应有8~9 h的睡眠,包括午休1~2 h。卧床时宜左侧卧位,以增加胎盘血供。

3)清洁卫生:孕妇因汗腺、皮脂腺分泌旺盛加之阴道分泌物较多,故应勤洗澡、勤换内衣,洗澡时宜用淋浴、擦浴,不宜盆浴和池浴。应保持外阴清洁,每晚用温水清洗。

4)慎重用药:大多数药物可透过胎盘,直接作用于胎儿。部分药物可导致胎儿畸形或对胎儿发育造成不良影响,因此妊娠期用药应在医师的指导下慎重应用。

5)性生活指导:妊娠前3个月及后3个月,均应避免性生活,以防流产、早产及感染。

6)妊娠期自我监护:胎动计数是孕妇自我监护的一种重要手段。嘱孕妇每日早、中、晚定点各计数胎动1 h,将3 h的胎动数相加再乘以4,得12 h胎动数。12 h胎动次数应>10次。若胎动次数≤10次/12 h,或逐日下降大于50%而不能恢复者,均应视为子宫胎盘功能不足,胎儿有宫内缺氧,应及时就诊,进一步诊断并处理。

(2)常见症状的处理

1)消化系统症状:妊娠早期部分孕妇出现恶心、呕吐现象,轻者不必处理。症状明显者,可给予维生素B_6 10~20 mg,每日3次口服;消化不良者,可给予维生素B_1 20 mg、干酵母3片及胃蛋白酶0.3 g,每日3次,口服。若妊娠12周后早孕反应未消失甚至加重,应考虑妊娠剧吐的可能,需住院治疗。

2）贫血：孕妇于妊娠后半期对铁需求量增多，仅靠饮食补充明显不足，应适时补充铁剂，如富马酸亚铁 0.2 g 或硫酸亚铁 0.3 g，每日 1 次口服预防贫血。若已发生贫血，应查明原因，针对贫血原因进行治疗。如最常见的缺铁性贫血治疗时应加大铁剂剂量，可给予富马酸亚铁 0.4 g 或硫酸亚铁 0.6 g、维生素 C 300 mg、乳酸钙 1 g，每日 3 次口服。

3）腰背痛：妊娠期间关节韧带松弛，增大的子宫向前突出使躯体重心后移，腰椎向前突出，背伸肌处于持续紧张状态，常出现轻微腰背痛。休息时，腰背部垫枕头可缓解疼痛，必要时卧床休息、局部热敷及服用镇痛药。若腰背痛明显，应及时查找原因，按病因治疗。

4）下肢及外阴静脉曲张：妊娠期因下腔静脉压力增大易发生下肢及外阴静脉曲张，并随妊娠次数增多逐渐加重。因此妊娠末期应尽量避免长时间站立，下肢绑以弹性绷带，晚间睡眠时应适当垫高下肢以利静脉回流。分娩时应防止外阴部曲张的静脉破裂。

5）下肢肌肉痉挛：是孕妇缺钙表现，发生于小腿腓肠肌，于妊娠后期多见，常在夜间发作。痉挛发作时，应将痉挛下肢伸直使腓肠肌紧张，并予局部按摩，痉挛常能迅速缓解。已出现下肢肌肉痉挛的孕妇，应给予乳酸钙 1 g、维生素 AD 丸 1 丸，每日 3 次；维生素 E 100 mg，每日 1 ~ 2 次口服。

6）下肢水肿：孕妇于妊娠后期常有踝部及小腿下半部轻度水肿，经休息后消退，属正常现象。若下肢水肿明显，经休息后不消退，应想到妊娠合并肾病、低蛋白血症等，应针对病因治疗。此外，睡眠时取左侧卧位，下肢垫高 15°能使下肢血液回流改善，水肿多可减轻。

7）痔疮：因妊娠晚期增大的子宫压迫和腹压增高，使痔静脉回流受阻和压力增高导致痔静脉曲张。为防止痔的发生和加重，应防止便秘，多吃蔬菜、水果，少吃辛辣食物，必要时服轻泻剂。若痔疮已脱出，可用手法还纳。痔疮症状于分娩后可减轻或消失。

8）便秘：妊娠期间肠蠕动及肠张力减弱，且运动量减少，容易发生便秘。由于巨大子宫及胎先露部的压迫，常会感到排便困难，每日清晨饮开水 1 杯，应养成每日按时排便的良好习惯，并多吃含纤维素多的新鲜蔬菜和水果，必要时口服轻泻剂，睡前口服果导片 1 ~ 2 片，或用开塞露、甘油栓，使大便滑润容易排出，但禁用峻泻剂，如硫酸镁，也不应灌肠，以免引起流产或早产。

9）仰卧位低血压：于妊娠末期，孕妇若较长时间取仰卧姿势，由于增大的妊娠子宫压迫下腔静脉，使回心血量及心排出量减少，出现低血压。此时若改为侧卧，血压可恢复正常。

二、生产生理与保健

妊娠满 28 周（196 d）及以后的胎儿及其附属物，从临产发动至从母体全部娩出的过程，称为分娩。妊娠满 28 周至不满 37 足周（196 ~ 258 d）间分娩称为早产；妊娠满 37 周至不满 42 足周（259 ~ 293 d）间分娩称为足月产；妊娠满 42 周及其后（294 d 及 294 d 以上）分娩称为过期产。

（一）影响分娩的四因素

影响分娩的四因素是产力、产道、胎儿及精神心理因素。若各因素均正常并能相互适应，胎儿顺利经阴道自然娩出，为正常分娩。正常分娩依靠产力将胎儿及其附属物排出体外，但同时必须有足够大的骨产道和软产道相应扩张让胎儿通过。而产力又受胎儿大小、胎位及产道影响。此外,还受精神心理因素的干扰。

1. 产力　将胎儿及其附属物从子宫内逼出的力量称为产力。产力包括子宫收缩力(简称宫缩)、腹肌及膈肌收缩力(统称腹压)和肛提肌收缩力。

(1)子宫收缩力　是临产后的主要产力,贯穿于整个分娩过程。临产后的宫缩能迫使宫颈管变短直至消失、宫口扩张、胎先露部下降和胎盘、胎膜娩出。正常子宫收缩力有以下特点。

1)节律性:宫缩的节律性是临产的重要标志。正常宫缩是子宫体部肌肉不自主、有规律的阵发性收缩(简称阵缩)。每次阵缩总是由弱渐强(进行期),维持一定时间(极期),随后由强渐弱(退行期),直至消失。两次宫缩间有一定间歇,称为间歇期。间歇期子宫肌肉松弛。阵缩如此反复出现,直至分娩全过程结束。临产开始时,宫缩持续约 30 s,间歇期 5 ~ 6 min。宫缩随产程进展持续时间逐渐延长,间歇期逐渐缩短。当宫口开全(10 cm)后,宫缩持续时间长达60 s;间歇期缩短至 1 ~2 min。宫缩强度也随产程进展逐渐增加。宫缩时,子宫肌壁血管及胎盘受压,致使子宫血流量减少;但于宫缩间歇期,子宫血流量又恢复到原来水平,胎盘绒毛间隙的血流量重新充盈。宫缩节律性对胎儿有利。

2)对称性:正常宫缩起自两侧宫角部(受起搏控制)以微波形式均匀协调地向子宫底中线集中,左右对称,再以 2 cm/s 速度向子宫下段扩散,约在 15 s 内均匀地扩展至整个子宫,此为子宫收缩力的对称性。

3)极性:宫缩以子宫底部最强、最持久,子宫体其次,向下逐渐减弱,子宫底部收缩力的强度几乎是子宫下段的 2 倍,此为子宫收缩力的极性。

4)缩复作用:每当宫缩时,子宫体部肌纤维缩短变宽,间歇期肌纤维虽又松弛,但不能完全恢复到原来长度,较前略短。经过反复收缩,肌纤维越来越短。缩复作用随产程进展使宫腔内容积逐渐缩小,迫使胎先露部不断下降及宫颈管逐渐短缩直至消失,此为子宫收缩力的缩复作用。

(2)腹肌及膈肌收缩力　腹壁肌及膈肌收缩力(腹压)是第二产程时胎儿娩出的重要辅助力量。当宫口开全后,胎先露部已降至阴道。压迫骨盆底组织及直肠,反射性地引起排便动作,产妇主动屏气,喉头紧闭向下用力,腹壁肌及膈肌强有力的收缩使腹内压增高,促使胎儿娩出。腹压在第二产程,特别是第二产程末期配以宫缩时运用最有效。过早运用腹压易导致产妇疲劳及宫颈水肿,致使产程延长。腹压在第三产程还可促使胎盘娩出。

(3)肛提肌收缩力　肛提肌收缩力有协助胎先露部在骨盆腔进行内旋转的作用。当胎头枕部露于耻骨弓下时,能协助胎头仰伸及娩出。胎儿娩出后,胎盘降至阴道时,肛提肌收缩力有助于胎盘娩出。

2. 产道　产道是胎儿娩出的通道,分为骨产道与软产道两部分。

(1)骨产道　骨产道指真骨盆,是产道的重要部分。在分娩过程中几乎无变化,但其原有的大小、形状与分娩关系密切。

1)骨盆各平面及其径线:为便于了解分娩时胎先露部通过骨产道的过程,将骨盆腔分为 3 个平面。

ⅰ. 骨盆入口平面:为骨盆腔上口,呈横椭圆形。其前方为耻骨联合上缘,两侧为髂耻线,后方为骶骨甲前缘。入口平面共有 4 条径线。

入口前后径：也称真结合径。耻骨联合上缘中点至骶岬前缘正中间的距离，平均值约为 11 cm，其长短与胎先露衔接关系密切。

入口横径：左右髂耻缘间的最大距离，平均值约为 13 cm。

入口斜径：左右各一。左骶髂关节至右髂耻隆突间的距离为左斜径；右骶髂关节至左髂。

右斜径：耻隆突间的距离为右斜径，平均值约为 12.75 cm。

ⅱ.中骨盆平面：为骨盆最小平面，最狭窄，呈前后径长的椭圆形。其前方为耻骨联合下缘，两侧为坐骨棘，后方为骶骨下端。中骨盆平面有 2 条径线。

中骨盆前后径：耻骨联合下缘中点通过两侧坐骨棘连线中点至骶骨下端的距离，平均值约为 11.5 cm。

中骨盆横径：也称坐骨棘间径。两坐骨棘间的距离，平均值约为 10 cm，是胎先露部通过中骨盆的重要径线，其长短与胎先露内旋转关系密切。并作为测定胎头下降的重要标志。

ⅲ.骨盆出口平面：即骨盆腔的下口，由 2 个在不同平面的三角形所组成，其共同底边称为坐骨结节间径。前三角平面顶端为耻骨联合下缘，两侧为耻骨降支；后三角平面顶端为骶尾关节，两侧为骶结节韧带。骨盆出口平面有 4 条径线。

出口前后径：耻骨联合下缘至骶尾关节间的距离，平均值约为 11.5 cm。

出口横径：也称坐骨结节间径。两坐骨结节内侧缘的距离，平均值约为 9 cm，是胎先露部通过骨盆出口的重要径线，此径线与分娩关系密切。

出口前矢状径：耻骨联合下缘至坐骨结节间径中点间的距离，平均值约为 6 cm。

出口后矢状径：坐骨结节间径中点至骶骨尖端的长度，平均值约为 8.5 cm。若出口横径稍短，而出口后矢状径较长，两径之和>15 cm 时，一般大小的妊娠足月胎头可通过后三角区经阴道娩出。

2）骨盆轴与骨盆倾斜度

ⅰ.骨盆轴：连接盆腔各平面中点的假想曲线，称为骨盆轴。此轴上段向下向后，中段向下，下段向下向前。分娩时，胎儿沿此轴娩出，助产时也应接骨盆轴方向协助胎儿娩出。

ⅱ.骨盆倾斜度：指妇女直立时，骨盆入口平面与地平面所形成的角度，一般为 60°。若倾斜度过大，常影响胎头衔接和娩出。

（2）软产道　软产道是由子宫下段、宫颈、阴道及骨盆底软组织构成的弯曲管道。

1）子宫下段的形成：子宫下段由非孕时长约 1 cm 的子宫峡部形成。子宫峡部于妊娠 12 周后逐渐扩展成为宫腔的一部分，至妊娠末期逐渐被拉长形成子宫下段。临产后的规律宫缩进一步拉长子宫下段达 7～10 cm，肌壁变薄成为软产道的一部分。由于子宫肌纤维的缩复作用，子宫上段肌壁越来越厚，子宫下段肌壁被牵拉越来越薄。由于子宫上下段的肌壁厚薄不同，在两者间的子宫内面有一环状隆起，称为生理缩复环。正常情况下，此环不易自腹部见到。

2）宫颈的变化

ⅰ.宫颈管消失：临产前的宫颈管长 2～3 cm，初产妇较经产妇稍长。临产后的规律宫缩牵拉宫颈内口的子宫肌纤维及周围韧带，加之胎先露部支撑前羊水囊呈楔状嵌入，致使宫颈内口扩张，宫颈管形成漏斗形，随着产程的进展宫颈管逐渐短缩直至消失。初产妇多是宫颈管先消失，宫口后扩张；经产妇多是宫颈管消失与宫口扩张同时进行。

ⅱ.宫口扩张：临产前，初产妇的宫颈外口仅容一指尖，经产妇能容纳一指。临产后，宫口扩张主要是子宫收缩及缩复向上牵拉的结果。由于子宫下段蜕膜发育不良，胎膜容易与该处蜕膜分离而向宫颈管突出形成前羊膜囊，加之胎先露部衔接使前羊水滞留于前羊膜囊，协同扩张宫口。胎膜多在宫口近开全时自然破裂。破膜后，胎先露部直接压迫宫颈，扩张宫口的作用更明显。产程不断进展，当宫口开全(10 cm)时，妊娠足月胎头方能通过。

3）骨盆底组织、阴道及会阴的变化　前羊水囊及胎先露部先将阴道上部撑开。使软产道下段形成一个向前弯的前壁短后壁长的长筒，阴道外口开向前上方，阴道黏膜皱襞展平使腔道加宽。破膜后胎先露部下降直接压迫骨盆底，肛提肌向下及向两侧扩展，肌束分开，肌纤维拉长，使5 cm厚的会阴体变成2～4 mm，以利胎儿通过。阴道及骨盆底的结缔组织和肌纤维于妊娠期增生肥大，血管变粗，血运丰富。分娩时，会阴虽能承受一定压力，但如果保护不当，也容易造成会阴裂伤。

3.胎儿　胎儿能否顺利通过产道，除产力和产道因素外，还取决于胎儿大小、胎位及有无畸形。

4.精神心理因素　分娩虽是生理现象，但分娩对于产妇确实是一种持久而强烈的应激源。分娩应激既可以产生生理上的应激，也可以产生精神心理上的应激。产妇精神心理因素能够影响机体内部的平衡、适应力和健康。妇科与产科医师必须认识到影响分娩的因素除了产力、产道、胎儿之外，还有产妇精神心理因素。

（二）枕先露的分娩机制

分娩机制是指胎儿先露部随着骨盆各平面的不同形态，被动地进行一连串适应性转动，以其最小径线通过产道的全过程。胎儿通过衔接、下降、俯屈、内旋转、仰伸、复位及外旋转、肩娩出等一连串适应性转动，以其最小径线通过产道。临床上枕先露占95.55%～97.55%，又以枕左前位最多见，故以枕左前位的分娩机制为例详加说明。

1.衔接　胎头双顶径进入母体骨盆入口平面，胎头颅骨最低点接近或达到坐骨棘水平，称为衔接。胎头以半俯屈状态进入骨盆入口，以枕额径衔接。由于枕额径大于骨盆入口前后径，胎头矢状缝坐落在骨盆入口右斜径上，胎头枕骨在骨盆左前方。经产妇多在分娩开始后胎头衔接，部分初产妇在预产期前1～2周内胎头衔接。若初产妇已临产而胎头仍未衔接，应警惕有头盆不称。

2.下降　胎头沿骨盆轴前进的动作称为下降。下降动作贯穿于分娩全过程，与其他动作相伴随。宫缩时胎头下降，间歇时胎头又稍退缩。因此下降动作呈间歇性。促使胎头下降的因素：宫缩时通过羊水传导；宫缩时子宫底直接压迫胎臀；腹肌收缩使腹压增加。初产妇胎头下降速度较经产妇慢，因为初产妇宫口扩张缓慢，软组织阻力大。临床上以胎头下降程度，作为判断产程进展的重要标志，尤其在活跃晚期和第二产程。

3.俯屈　当胎头以枕额径进入骨盆腔后，继续下降至骨盆底时，原来处于半俯屈的胎头枕部遇肛提肌阻力，借杠杆作用进一步俯屈，使下颏接近胸部，变胎头衔接时的枕额径为枕下前囟径以最小径线适应产道，有利于胎头继续下降。

4.内旋转　胎头到达中骨盆为适应中骨盆及骨盆出口前后径大于横径的特点而旋转，使其矢状缝与中骨盆及骨盆出口前后径相一致的动作称为内旋转，有利于胎头下降。枕先露时，胎头枕部位置最低，到达骨盆底，肛提肌收缩力将胎头枕部推向阻力小、部位宽的前方，枕左前位的胎头向前旋转 45°，胎头向前向中线旋转 45°时，后囟门转至耻骨弓下，胎头于第一产程末完成内旋转动作。

5. 仰伸　完成内旋转后，当完全俯屈的胎头下降达阴道外口时，宫缩和腹压继续迫使胎头下降，而肛提肌收缩力又将胎头向前推进。两者的共同作用使胎头沿骨盆轴下段向下向前的方向转向前，胎头枕骨下部达耻骨联合下缘时，以耻骨弓为支点，使胎头逐渐仰伸，胎头的顶、额、鼻、口、颏相继娩出。当胎头仰伸时，胎儿双肩径沿左斜径进入骨盆入口。

6. 复位及外旋转　胎头娩出时，胎儿双肩径沿骨盆入口左斜径下降。胎头娩出后，为使胎头与胎肩恢复正常关系，胎头枕部再向左旋转 45°称为复位。胎肩在盆腔内继续下降，前（右）肩向前向中线旋转 45°时，胎儿双肩径转成与骨盆出口前后径相一致的方向，胎头枕部需在外继续向左旋转 45°，以保持胎头与胎肩的垂直关系，称为外旋转。

7. 胎肩及胎儿娩出　胎头完成外旋转后，胎儿前（右）肩在耻骨弓下先娩出，随即后（左）肩从会阴前缘娩出。胎儿双肩娩出后，胎体及胎儿下肢随之取侧位顺利娩出，至此，胎儿娩出过程全部完成。

必须指出，分娩机制各动作虽分别介绍，但却是连续进行的，下降动作始终贯穿于分娩全过程。

（三）先兆临产及临产的诊断

1. 先兆临产　分娩发动前，出现预示孕妇不久将临产的症状称为先兆临产。

（1）假临产　孕妇在分娩发动前，常出现假临产及不规律宫缩。其特点是宫缩持续时间短（<30 s）且不恒定，间歇时间长且不规律，宫缩强度不增加；宫颈管短缩及宫口扩张不明显；常在夜间出现、清晨消失；给予镇静剂能抑制宫缩。

（2）胎儿下降感　又称轻松感。多数初孕妇感到上腹部较前舒适，进食量增多，呼吸较轻快，系胎先露部下降进入骨盆入口使子宫底下降的缘故。因压迫膀胱常有尿频症状。

（3）见红　在分娩发动前 24 ~ 48 h 内（少数 1 周内），因宫颈内口附近的胎膜与该处的子宫壁分离，毛细血管破裂经阴道排出少量血液，与宫颈管内的黏液相混排出，称为见红，是分娩即将开始的比较可靠征象。若阴道流血量较多，超过平时月经量，不应认为是先兆临产，应想到妊娠晚期出血如前置胎盘、胎盘早剥等。

2. 临产的诊断　临产开始的标志为规律宫缩，即有规律且逐渐增强的子宫收缩，持续 30 s 或以上，间歇 5 ~ 6 min，同时伴随进行性宫颈管消失、宫口扩张和胎先露部下降。用强镇静药物不能抑制宫缩。

（四）总产程及各产程临床经过与处理

总产程即分娩全过程，是指从开始出现规律宫缩直到胎儿胎盘娩出。临床分为 3 个产程。

【第一产程】

第一产程又称宫颈扩张期。从规律宫缩开始到宫口开全。初产妇的宫颈较紧，宫口扩张较慢，需 11 ~ 12 h；经产妇的宫颈较松，宫口扩张较快，需 6 ~ 8 h。

1. 临床表现

（1）规律宫缩　产程开始时，宫缩持续时间较短（约 30 s）且弱，间歇期较长（5 ~ 6 min）

随产程进展，持续时间渐长且强度增加，间歇期渐短。当宫口近开全时，宫缩持续时间可长达 1 min 或以上，间歇期仅 1 ~2 min。

（2）宫口扩张　通过肛诊或阴道检查，可以确定宫口扩张程度。当宫缩渐频且不断增强时，宫颈管逐渐短缩直至消失，宫口逐渐扩张。宫口于潜伏期扩张速度较慢，进入活跃期后宫口扩张速度加快。若不能如期扩张，多因宫缩乏力、胎位不正、头盆不称等原因。当宫口开全（10 cm）时，宫口边缘消失，子宫下段及阴道形成宽阔管腔。若宫口不能如期扩张，可能存在宫缩乏力、骨产道异常、胎位异常、头盆不称等原因。

（3）胎头下降　胎头下降程度是决定能否经阴道分娩的重要观察项目。为能准确判断胎头下降程度，应定时行阴道检查或者肛查，以明确胎头颅骨最低点的位置，并能协助判断胎位。

（4）胎膜破裂　简称破膜。宫缩时，子宫羊膜腔内压力增高，胎先露部下降，将羊水阻断为前后两部，在胎先露部前面的羊水量称为前羊水，不多约 100 ml，形成的前羊水囊称为胎胞，它有助于扩张宫口。宫缩继续增强，子宫羊膜腔内压力更高，当羊膜腔压力增加到一定程度时胎膜自然破裂，破膜多发生在宫口近开全时。

2. 观察产程及处理　为了细致观察产程，做到检查结果记录及时，发现异常能尽早处理，目前多采用产程图。产程图横坐标为临产时间（h），纵坐标左侧为宫口扩张程度（cm），右侧为先露下降程度（cm），画出宫口扩张曲线和胎头下降曲线，产程进展可一目了然。

（1）一般处理

1）精神安慰：产妇的精神状态能够影响宫缩和产程进展。特别是初产妇，由于产程较长，容易产生焦虑、紧张和急躁情绪，不能按时进食和很好休息而影响产程的进展。助产人员应安慰产妇并耐心讲解分娩是生理过程，增强产妇对自然分娩的信心，调动产妇的积极性，使产妇与助产人员密切合作，以便能顺利分娩。

2）血压：于第一产程期间，宫缩时血压常升高 0.67 ~1.33 kPa（5 ~10 mmHg），间歇期恢复原状。应每隔 4 ~6 h 测量 1 次。若发现血压升高，应酌情增加测量次数，并给予相应处理。

3）饮食与活动：鼓励产妇少量多次进食，进高热量易消化食物，并注意摄入足够水分，以保证充沛的精力和体力，完成分娩。宫缩不强且未破膜时，产妇可在病房内走动，有助于加速产程进展。若初产妇宫口近开全，或经产妇宫口已扩张 4 cm 时，应卧床并行左侧卧位。

4）排尿与排便：临产后，应鼓励产妇每 2 ~4 h 排尿一次，以免膀胱充盈影响宫缩及胎头下降。因胎头压迫引起排尿困难者必要时导尿，警惕有头盆不称的可能。初产妇宫口扩张<4 cm、经产妇<2 cm，可行温肥皂水灌肠，既能清除粪便避免分娩时排便造成污染，又能通过反射作用刺激宫缩加速产程进展。但胎膜早破、阴道流血、胎头未衔接、胎位异常、有剖宫产史，宫缩强估计 1 h 内分娩及严重心脏病等情况时不宜灌肠。

5）其他：用肥皂水和温开水清洗外阴；初产妇、有难产史的经产妇，应再次行骨外测量。

（2）子宫收缩　最简单的方法是由助产人员一只手手掌放于产妇腹壁上，宫缩时子宫体部隆起变硬，间歇期松弛变软。定时连续观察宫缩持续时间、强度、规律性及间歇期时间，并及时记录。用胎儿监护仪描记的宫缩曲线，可以看出宫缩强度。频率和每次宫缩持续时间，是较全面反映宫缩的客观指标。监护仪有两种，外监护临床常见，适用于第一产程任何阶段。内监护适用于胎膜已破、宫口扩张 1 cm 及以上。

(3)胎心　胎心监护是产程中极为重要的观察指标。胎心反映胎儿在宫内的情况。分为听诊器听取和使用胎儿监护仪两种方式。产程开始后,潜伏期每 1 ~2 h 听一次胎心,进入活跃期每 15 ~30 min 听一次,每次听诊 1 min。在胎心应在子宫收缩间歇期听诊。正常胎心率为 120 ~160 次/min。若胎心率低于 120 次/min 或高于 160 次/min,均提示胎儿窘迫。用胎儿监护仪描记的胎心曲线,可以看出胎心率及其与子宫收缩时有关系。此法能判断胎儿在宫内的状态,明显优于用听诊器。于第一产程后半期,当宫缩时胎头受压,脑血流量一时性减少,致使胎儿一时性缺氧,胎心率一过性减慢,但不应少于 100 次/min,宫缩后胎心率迅速恢复原来水平为早期减速。若宫缩后出现胎心率减慢且不能迅速恢复,或胎心率<120 次/min 或>160 次/min,均为胎儿缺氧表现,应边找原因边处理,需立即给产妇吸氧,改左侧卧位等处理。

(4)宫口扩张及胎头下降　描记宫口扩张曲线及胎头下降曲线,是产程图中重要的两项,最能说明产程进展情况,并能指导产程的处理。只有掌握宫口扩张及胎头下降的规律,才能避免在产程进展中进行不适当干预。

1)宫颈扩张曲线:将第一产程分潜伏期和活跃期。①潜伏期:是指从临产后规律宫缩开始至宫颈扩张 3 cm。此期每 2 ~3 h 开大 1 cm,约需 8 h,最大时限为 16 h,超过 16 h 称为潜伏期延长。②活跃期:是指宫口开大 3 cm 至宫口开全。目前国际上倾向于将宫口扩张 4 cm 作为活跃期的起点,且不主张在 6 cm 前过多干预产程。此期扩张加速,约需 4 h,最大时限 8 h,超过 8 h 称为活跃期延长。

活跃期又分 3 个阶段:①加速阶段,是指从宫颈扩张 3 ~4 cm,需 1.5 h。②最大加速期,是指从宫颈扩张 4 ~9 cm,在产程图上显示倾斜上升曲线,约 2 h。③最后是减缓阶段,是指从宫颈扩张 9 ~10 cm,需 30 min,然后进入第二产程。

2)胎头下降曲线:是以胎头颅骨最低点与坐骨棘平面的关系标明。坐骨棘平面是判断胎头高低的标志。胎头颅骨最低点平坐骨棘平面时,以“0”表达;在坐骨棘平面上 1 cm 时,以“-1”表达;在坐骨棘平面下 1 cm 时,以“+1”表达,余依此类推。胎头于潜伏期下降不明显,于活跃期下降加快,平均每小时下降 0.86 cm,可作为估计分娩难易的有效指标之一。

(4)胎膜破裂　胎膜多在宫口近开全时自然破裂,前羊水流出。一旦胎膜破裂,应立即听胎心,观察羊水性状、颜色和流出量,并记录破膜时间。先露为胎头时羊水呈黄绿色混有胎粪,警惕胎儿窘迫,应立即行阴道检查明确有无脐带脱垂,并给予紧急处理。羊水清而胎头仍浮动未入盆时需卧床防止脐带脱垂。破膜超过 12 h 尚未分娩应给予抗炎药物预防感染。

1)肛门检查:临产后应适时在宫缩时进行,次数不应过多。临产初期隔 4 h 查 1 次,经产妇或宫缩频者间隔应缩短。肛查能了解宫颈软硬程度、厚薄,宫口扩张程度(其直径以 cm 计算),是否破膜,骨盆腔大小,确定胎位及胎头下降程度。

肛门检查方法:产妇仰卧,两腿屈曲分开。检查者站在产妇右侧,以消毒纸覆盖阴道口避免粪便污染,示指戴肛指套,蘸肥皂水或润滑油,轻轻伸入直肠,示指腹面向上,沿直肠前壁触胎儿先露部,如为头则硬;臀则软,表面不规则,可在先露部中央附近摸到一圆形凹陷,来回触摸凹陷边缘即能估计宫口的开大程度。宫口开全后,手指多仅能及胎儿先露部或羊膜囊，而摸不到宫颈边缘。未破膜者在胎头前方可触及有弹性的胎胞；已破膜者能触及胎头，若无胎头水肿，还能扪及颅缝及囟门位置，有助于确定胎方位。如有产前出血者，忌肛查。

2）阴道检查：应在严密消毒后进行，并不增加感染机会。阴道检查能直接摸清胎头，并能触清矢状缝及囟门，确定胎位、宫口扩张程度，以决定其分娩方式。适用于肛查胎先露部不明、宫口扩张及胎头下降程度不明、疑有脐带先露或脐带脱垂、轻度头盆不称经试产 4 h 产程进展缓慢者。

【第二产程】

第二产程又称胎儿娩出期，应密切观察产程和正确接产，使胎儿顺利娩出。从宫口开全到胎儿娩出。初产妇需 1～2 h；经产妇通常数分钟即可完成，但也有长达 1 h 者。

1. 临床表现　宫口开全后，宫缩紧而强，胎膜往往在此时自然破裂。若胎膜仍未破，进行人工破膜。前羊水流出，先露下降，宫缩较前增强，可持续 1 min 或更长，间歇 1～2 min。先露部降至骨盆出口时压迫盆底组织及直肠，产妇产生便意，肛门渐放松张开，尤其在宫缩时更加明显。宫缩时向下用力屏气，腹压增加，协同宫缩迫使胎儿进一步下降。随着产程进展，会阴膨隆并变薄，胎头宫缩露出阴道口，在间歇期，胎头又缩回阴道内，称为拨露。当胎头双顶径越过骨盆出口，宫缩间歇期露于阴道口的胎头不再回缩，称为着冠。此后会阴极度扩张，产程进展，胎头的枕骨与耻骨弓下露出，出现仰伸动作，胎儿额、鼻、口、颏部相继娩出。再经 1～2 次宫缩胎头复位和外旋转，前肩后肩胎体相继娩出。随后羊水流尽，子宫迅速缩小，宫底降至平脐。经产妇的第二产程短，上述临床表现不易截然分开，有时仅需几次宫缩，即可完成胎头的娩出。

2. 观察产程及处理

（1）密切监测胎心　此期宫缩频而强，需密切监测胎儿有无急性缺氧，应勤听胎心，通常每 5～10 min 听 1 次，必要时用胎儿监护仪观察胎心率及其基线变异。若发现胎心减慢，应立即行阴道检查，尽快结束分娩。

（2）指导产妇屏气　正确使用腹压是缩短第二产程的关键。宫口开全后，指导产妇正确运用腹压，方法是让产妇双足蹬在产床上，两只手握住产床上的把手，宫缩时先行深吸气屏住，然后如解大便样向下用力屏气以增加腹压。宫缩间歇时，产妇全身肌肉放松、安静休息。宫缩再现时，再做同样的屏气动作，以加速产程进展。若发现第二产程延长，应及时查找原因，尽量采取措施结束分娩，避免胎头长时间受压。

（3）接产准备　初产妇宫口开全、经产妇宫口扩张 4 cm 且宫缩规律有力时，应将产妇送至临产室做好接产准备工作。让产妇仰卧于产床上（或坐于特制产椅上行坐位分娩），两腿屈曲分开，露出外阴部，进行消毒。产妇取截石位，用消毒肥皂水及温开水冲洗外阴 3 遍，也可用肥皂水及温开水擦洗一遍后用聚维酮碘消毒。然后铺无菌单，先铺臀下，继之覆盖大腿，最后盖下腹，露出外阴部。接生者按无菌操作常规洗手、戴手套、穿手术衣后，打开产包，铺好消毒巾准备接生。

（4）接产　接生时助产者站在产妇右侧。当胎头部分露于阴道口时，若胎膜未破可在宫缩间歇期用血管钳夹破胎膜。当胎头拨露使阴唇后联合展开时，应开始保护会阴。保护会阴的方法：在会阴部盖上一块消毒巾，助产者的右肘支撑在产床上，拇指与其余 4 指分开，利用虎口顶住会阴部。每当宫缩时应向上托压,同时左手应轻轻下压胎头枕部,协助胎头俯屈和缓慢下降。宫缩间歇期保护会阴的右手稍放松,以免压迫过久引起会阴水肿。当胎头枕骨在耻骨弓下露出时,左手应协助胎头仰伸。此时若宫缩强,应嘱产妇张口哈气并解释腹压作用,让产妇在宫缩间歇期稍向下屏气,使胎头缓慢娩出。胎头娩出后,右手仍应注意保护会阴,不要急于娩出胎肩。先以左手自鼻根向下颏挤压,挤出口鼻内的黏液和羊水。然后协助胎头复位及外旋转,使胎儿双肩径与骨盆出口前后径相一致。左手将胎儿颈部向下轻压,使前肩自耻骨弓下先娩出,继之再向上托胎颈,使后肩从会阴前缘缓慢娩出。双肩娩出后,右手方可放松,最后双手协助胎体及下肢相继以侧位娩出。会阴过紧或者胎儿过大,估计分娩时会阴撕裂难以避免或者母儿有病理情况急需结束分娩者,需要行会阴切开术。

3. 新生儿处理

(1)清理呼吸道　断脐后继续清除呼吸道黏液和羊水,用新生儿吸痰管或导尿管轻轻吸除新生儿咽部及鼻腔黏液和羊水,以免发生吸入性肺炎。当确认呼吸道黏液和羊水已吸净而仍未啼哭时,可用手轻轻摩擦背部或轻弹新生儿足底。新生儿大声啼哭表示呼吸道已通畅。

(2)处理脐带　清理新生儿呼吸道约需 30 s。随后用75%乙醇消毒脐带根0.5 cm 处用无菌线结扎,避免用力过猛造成脐带断裂。在结扎线外 0.5 cm 处剪断脐带,挤出残余血液,用5%聚维酮碘溶液或75%乙醇溶液消毒脐带断面,药液切不可接触新生儿皮肤,以免发生皮肤灼伤。待脐带断面干后,以无菌纱布包盖好。处理脐带时,应注意新生儿保暖。目前常用气门芯、脐带夹、血管钳等方法取代双重结扎脐带法,均有脐带脱落早和感染发生率低的效果。

(3)阿普加评分及其意义　新生儿阿普加(APGAR)评分法用以判断有无新生儿窒息及窒息严重程度,APGAR 是肤色(appearance)、心率(pulse)、对刺激的反应(grimace)、肌张力(activity)和呼吸(respiration)5 个英文单词的首字母组合。其以出生后 1 min 内的心率、呼吸、肌张力、喉反射及皮肤颜色 5 项体征为依据,每项为 0 ~ 2 分(表 7-4)。满分为 10 分。8 ~ 10 分属正常新生儿。4 ~ 7 分为轻度窒息,又称青紫窒息,需清理呼吸道、人工呼吸、吸氧、用药等措施才能恢复。0 ~ 3 分为重度窒息,又称苍白窒息,缺氧严重需紧急抢救,行喉镜在直视下气管内插管并给氧。缺氧较严重和严重的新生儿,应在出生后 5 min、10 min 时分别评分,直至连续两次均≥8 分为止。1 min 评分反映在宫内的情况,是出生当时的情况;而 5 min 及以后评分则反映复苏效果,与预后关系密切。APGAR 评分以呼吸为基础,皮肤颜色最灵敏,心率是最终消失的指标。临床恶化顺序为皮肤颜色—呼吸—肌张力—喉反射—心率。复苏有效顺序为心率—喉反射—皮肤颜色—呼吸—肌张力。肌张力恢复越快,预后越好。

表 7-4　新生儿 APGAR 评分法

体征	生后 1 min 内应得分数		
	0 分	1 分	2 分
每分钟心率	无	<100 次	≥ 100 次
呼吸	无	慢,不规则	规则,啼哭
肌张力	瘫软	四肢稍曲	活动活跃
喉反射	无反射	皱眉	哭声响亮
皮肤颜色	全身苍白	躯体红润,四肢青紫	全身红润

(4)处理新生儿 擦净新生儿足底胎脂,打足印及母指印于新生儿病历上,经详细体格检查后,系以标明新生儿性别、体重、出生时间、母亲姓名和床号的手腕带和包被。将新生儿抱给母亲,让母亲将新生儿抱在怀中进行首次吸吮乳头。提倡早接触、早吸吮、早开奶、按需哺乳。可用0.5%金霉素眼膏涂眼,或用0.25%氯霉素或5%蛋白银溶液滴眼,预防新生儿眼结膜炎,尤其是淋菌性结膜炎。

【第三产程】

第三产程又称胎盘娩出期。从胎儿娩出到胎盘娩出,需5~15 min,不应超过30 min。

1.临床表现 胎儿娩出后,子宫底降至脐平,产妇感到轻松,宫缩暂停数分钟后重又出现。由于宫腔容积明显缩小,胎盘不能相应缩小与子宫壁发生错位而剥离。剥离面有出血,形成胎盘后血肿,由于子宫继续收缩,增加剥离面积,直至胎盘完全剥离而排出。

胎盘剥离及排出方式:①胎儿面娩出式,多见,胎盘胎儿面先排出。胎盘从中央开始剥离,而后向周围剥离,其特点是胎盘先排出,随后见少量阴道流血;②母体面娩出式,少见,胎盘母体面先排出,胎盘从边缘开始剥离,血液沿剥离面流出,其特点是先有较多量阴道流血,胎盘后排出。

胎盘剥离征象:①子宫体变硬呈球形,胎盘剥离后降至子宫下段,下段被扩张,子宫体呈狭长形被推向上,子宫底升高达脐上;②剥离的胎盘降至子宫下段,阴道口外露的一段脐带自行延长;③阴道少量流血;④用手掌尺侧在产妇耻骨联合上方轻压子宫下段时,子宫体上升而外露的脐带不再回缩。

2.处理

(1)协助胎盘娩出 正确处理胎盘娩出可减少产后出血的发生。接产者切忌在胎盘尚未完全剥离时用手按揉、下压子宫底或牵拉脐带,以免引起胎盘部分剥离而出血或拉断脐带,甚至造成子宫内翻。当确认胎盘已完全剥离时,宫缩时以左手握住子宫底(拇指置于子宫前壁,其余4指放于子宫后壁)并按压,同时右手轻拉脐带,协助娩出胎盘。当胎盘娩出至阴道口时,接产者用双手捧住胎盘,向一个方向旋转并缓慢向外牵拉,协助胎盘胎膜完整剥离排出。

(2)检查胎盘胎膜 将胎盘辅平,母体面向上,注意各叶能否对合,有无缺损。然后将胎膜提起,检查是否完整,同时注意有无异常血管通过胎膜,如有血管断端,说明可能有"副胎盘"残留在宫内。如胎盘不完整或大部分胎膜残留,须在严密消毒下,徒手或用器械进入宫腔取出,以防产后出血或感染。如有小部分胎膜残留,可于产后使用宫缩剂促其自然排出。

(3)检查软产道 胎盘娩出后,应仔细检查会阴、小阴唇内侧、尿道口周围、阴道及宫颈有无裂伤,若有裂伤,应立即缝合。

(4)预防产后出血 正常分娩出血量多数不超过300 ml。遇既往有产后出血史或易发生宫缩乏力的产妇,可在胎儿前肩娩出时,将麦角新碱0.2 mg或缩宫素10 U加于25%葡萄糖注射液20 ml内进行静脉注射。若胎儿已娩出30 min,胎盘仍未排出,但出血不多时,应注意排空膀胱,再轻轻按压子宫及静脉注射子宫收缩剂,若仍不能使胎盘排出时,再行手取胎盘术。

(5)手取胎盘术 若检查发现宫颈内口较紧,应肌内注射阿托品0.5 mg及哌替啶100 mg。术者更换手术衣及手套,外阴再次消毒后,将一只手手指并拢呈圆锥状直接伸入宫腔,手掌面向着胎盘母体面,手指并拢以手掌尺侧缘缓慢将胎盘从边缘开始逐渐自子宫壁分离,另一只手在腹部按压子宫底部。待确认胎盘已全部剥离方可取出胎盘。取出后立即肌内注射子宫收缩剂。

(五)正常产褥

产妇全身各器官(除乳腺外)从胎盘娩出至恢复或接近正常未孕状态的一段时间,称为产褥期,一般为6周。

【产褥期母体的生理变化】

1. 生殖系统

(1)子宫

1)子宫体:在产褥期变化最大。胎盘娩出后,子宫逐渐恢复至未孕状态的过程称为子宫复旧。其主要表现为子宫体肌纤维的缩复和子宫内膜的再生。

ⅰ. 子宫体肌纤维的缩复:主要表现为肌细胞的胞质蛋白质被分解排出,胞质减少,而使肌细胞的长度和体积明显缩小。随着肌细胞的缩复,子宫体逐渐缩小,子宫底逐日下降,产后1周子宫缩小至约妊娠12周大小,在耻骨联合上方尚能触及。产后10 d,子宫降到骨盆腔内,腹部检查已触不到子宫底,产后6周子宫恢复到妊娠前状态。

ⅱ. 子宫内膜的再生:胎盘、胎膜从蜕膜海绵层分离娩出后,其创面表层坏死脱落,随恶露自阴道排出。深层即遗留下的子宫内膜基底层逐渐再生新的功能层,整个子宫的新生内膜缓慢修复,约于产后第3周,除胎盘附着部位以外,宫腔表面均由新生内膜修复;胎盘附着部位的修复则需至产后6周。

ⅲ. 子宫血管变化:胎盘娩出后,其附着面立即缩小至手掌大,仅为原来的一半,使开放的螺旋动脉和静脉窦受压,数小时后在正常凝血功能作用下形成血栓,出血逐渐减少直至停止。若在此期间胎盘附着面因复旧不良出现血栓脱落,可引起晚期产后出血。

2)宫颈及子宫下段的恢复:产后的宫颈松软、壁薄皱起,状如袖口。于产后2~3 d,宫颈管壁变厚,宫口可容2指,1周后宫颈内口关闭,颈管形成,4周宫颈恢复正常大小。宫颈外口多在3点及9点处发生轻度裂伤,由原来的圆形(未产型),变为产后的“一”字形横裂(已产型)。产后子宫下段因子宫的缩复和盆底的收缩而逐渐恢复为非孕时的子宫峡部。

(2)阴道及外阴

1)阴道:分娩后阴道腔扩大,阴道壁松弛及肌张力降低,黏膜皱襞因过度伸展而减少甚至消失。产褥期上述改变逐渐恢复,约在产后3周阴道黏膜皱襞重新出现。但阴道于产褥期结束时尚不能完全恢复到未孕时的紧张度。

2)外阴:分娩后外阴可出现轻度水肿,于产后2~3 d内自行消退。会阴部若有撕裂或会阴切口缝合后常有肿胀和疼痛,1~2 d后可消失,伤口于3~5 d内愈合。处女膜因分娩时撕裂而形成残缺不全的处女膜痕。

(3)盆底组织　盆底肌及其筋膜,因分娩过度扩张使弹性减弱,且常伴有肌纤维部分断裂。若能于产褥期坚持做产后健身操,盆底肌有可能恢复至接近未孕状态,否则极少能恢复原状。若盆底肌及其筋膜发生严重断裂造成骨盆底松弛,加之产褥期过早参加重体力劳动,可导致阴道壁膨出,甚至子宫脱垂。

2. 乳房　乳房的主要变化为泌乳。分娩后产妇血中的胎盘催乳素、雌激素、孕激素水平急剧下降,解除了雌激素对垂体催乳素功能的抑制,使乳腺开始分泌乳汁。但以后乳汁分泌很大程度依赖于吸吮刺激,新生儿吸吮乳头可反射性引起垂体后叶释放缩宫素,使乳腺腺泡周围肌肉收缩而排出乳汁。此外乳汁的分泌还与产妇的营养、睡眠、情绪及健康状况有关。产后前3 d,乳房充血、胀痛,有少量初乳分泌,其色淡黄、质稠,含有很多蛋白质及分泌型IgA,极易消化,是新生儿早期理想的天然食品。以后乳汁逐渐增多,转为白色的成熟乳,蛋白质逐渐减少,脂肪和乳糖含量渐增加。多数药物可经母血渗入乳汁,故产妇于哺乳期用药时,应考虑药物对新生儿有无不良影响。

3. 循环系统　妊娠期增加的血容量于产后2~3周恢复正常。但在产后最初3 d,由于子宫收缩缩复及胎盘循环的停止,大量血液从子宫涌入体循环,加之妊娠期过多的组织间液回吸收入血,使血容量增加15%~25%,尤其是产后24 h内,使心脏负担加重,心脏病产妇此时极易发生心力衰竭。产褥早期血液仍处于高凝状态,使胎盘剥离面容易形成血栓,从而减少出血量。产时及产褥早期白细胞可增加至(15~20)×10^9/L,中性粒细胞增多,淋巴细胞减少,2周后恢复正常。红细胞沉降率于产后3~4周降至正常范围。

4. 消化系统　产褥初期由于胃肠张力低及蠕动减弱,胃液中盐酸分泌减少,产妇食欲不佳,喜进流质或半流质饮食,1~2周后恢复。产褥期因卧床时间长,活动减少,肠蠕动减弱,腹肌及盆底组织松弛,且多进少渣食物,容易发生便秘。

5. 泌尿系统　产后于妊娠期潴留在体内的多量水分经肾迅速排出,故产后最初几天尿量明显增加。妊娠期发生的生理性的肾盂、输尿管扩张于产后4~6周恢复。分娩时膀胱受压致使膀胱黏膜充血水肿,肌张力降低,会阴伤口肿痛、不习惯卧床排尿等,易出现排尿不畅或尿潴留。

6. 内分泌系统　妊娠期发生的一系列内分泌改变于产褥期逐渐恢复。分娩后雌激素、孕激素急剧下降,至产后1周降至孕前水平;胎盘催乳素于产后6 h已测不出;腺垂体分泌功能、肾上腺皮质功能的改变于产褥期逐渐恢复至孕前状态。卵巢功能的恢复时间不一,分娩后若产妇不哺乳,一般在产后6~8周月经复潮,约产后10周恢复排卵;若产妇哺乳,则一般在产后4~6个月恢复排卵和月经;部分妇女在哺乳期间月经一直不来潮。产后月经较晚恢复者,第一次月经来潮前多有排卵,因此哺乳期妇女虽未见月经来潮却有受孕的可能。

7. 腹壁　妊娠期在下腹正中线出现的色素沉着,于产褥期逐渐消退。初产妇在腹壁形成的紫红色妊娠纹变成银白色。腹壁皮肤受妊娠期增大的子宫的影响,部分弹力纤维断裂,腹直肌可呈不同程度的分离,故产后腹壁明显松弛,产后6~8周腹壁紧张度恢复。

【产褥期临床表现】

1. 一般情况　产后体温多在正常范围内,若产程延长过度疲劳,体温可升高,一般不超过38 ℃,24 h内自行恢复。乳汁开始产生的3~4 d,乳房血管、淋巴管极度充盈,乳房胀大,可有37.8~39 ℃的发热,称为泌乳热,一般持续4~16 h即下降,不属病态。产后因胎盘循环停止,产妇卧床休息时间较多,故脉搏缓慢而规律,为60~70次/min,于产后1周恢复正常。分娩后腹压减低,膈肌下降,由妊娠期的胸式呼吸变为深慢的胸腹式呼吸,14~16次/min。产褥期血压比较平稳,变化不大。妊娠期高血压疾病产妇的血压于产后降低明显。

2. 子宫复旧　胎盘娩出后,子宫底位于脐下一横指。以后每天下降1~2 cm,产后10 d左右子宫底降入骨盆腔,此时于耻骨联合上方已触不到子宫底。

3. 产后宫缩痛　产褥早期因为子宫收缩引起下腹部阵发性剧烈疼痛称为产后宫缩痛。产后 1 ~2 d 出现，持续 2 ~3 d 后自然消失。经产妇多见，哺乳时反射性缩宫素分泌增加使疼痛明显。

4. 恶露　产后由阴道排出的含有血液、坏死蜕膜组织及宫颈黏液的分泌物称为恶露(lochia)。产后 2 ~3 d 血量较多、色鲜红，称为血性恶露；之后血量减少，坏死蜕膜、白细胞及渗出物增多，色淡红，称为浆液性恶露；约 2 周后变为白色恶露，其色白而黏稠，含大量白细胞、坏死蜕膜组织、表层细胞及细菌，约持续 3 周。正常恶露有血腥味，但无臭味。若子宫复旧不全或宫腔内残留胎盘、胎膜组织或合并感染时，恶露量增多，血性恶露持续时间长并有臭味。

5. 褥汗　产褥初期皮肤汗腺排泄功能旺盛，排出大量汗液，以排泄妊娠期体内蓄积的水分，且夜间和初醒时明显，称为褥汗。可于产后 1 周自行好转。

【产褥期处理及保健】

1. 产褥期处理　产褥期母体各系统变化很大，虽属生理范畴，但子宫内有较大创面，乳腺分泌功能旺盛，容易发生感染和其他病理情况，及时发现异常并进行处理非常重要。

(1)产后 2 h 内处理　产后 2 h 内极易发生产后出血等严重并发症，故应留产妇在产房严密观察，若有异常，及时处理。血压、脉搏、子宫收缩情况、阴道出血量、子宫底高度及膀胱充盈情况等是观察的重点。若腹软子宫轮廓不清，提示子宫收缩乏力，应按摩子宫并肌内注射子宫收缩剂(缩宫素或麦角新碱)；若子宫底上升，则提示宫腔内有积血，应挤压子宫底排出积血，同时给予缩宫素；若产妇自觉肛门坠胀，则多有阴道后壁血肿，应行肛诊后及时处理。在此期间还应协助产妇首次哺乳。产后 2 h 一切正常，将产妇及新生儿一同送回病房并巡视观察。

(2)饮食　产后 1 h 产妇可进流质或半流质饮食，之后可进普通饮食。食物宜富有营养、易消化、有足够的热量及水分。应多进蛋白质及汤汁食物，并补充适量的维生素和铁剂。

(3)大小便　产后尿量明显增加，产后 4 h 内应让产妇排尿。若出现排尿困难，除鼓励产妇坐起排尿、解除产妇怕排尿引起疼痛的顾虑外，可选用以下方法：①听流水声、热水熏洗外阴、热敷下腹部刺激膀胱收缩。②针刺关元、气海、三阴交、阴陵泉等穴位。③肌内注射新斯的明 0.5 ~1.0 mg 或加兰他敏 2.5 mg。④必要时留置导尿管 1 ~2 d，每 2 ~4 h 开放一次导尿管，同时给予抗生素预防感染。

产妇应多食蔬菜、水果等并早日起床活动，以促进肠蠕动，防止便秘。若发生便秘，可口服轻泻剂、开塞露塞肛或温肥皂水灌肠。

(4)观察子宫复旧及恶露情况　产后应在每天的同一时间测量并记录子宫底高度。检查前应嘱产妇排尿，按摩子宫。子宫底下降缓慢为子宫复旧不良，可服用益母草流浸膏或生化汤。每日观察恶露的量、颜色及气味，恶露量增多、色红且持续时间延长，为子宫复旧不良，应给予子宫收缩剂；恶露有臭味或子宫有压痛时，多为产褥感染，应给予抗生素控制感染。产后宫缩痛严重者，可针刺关元、中极、三阴交、足三里等穴位，也可用山楂 100 g 水煎加糖服或用镇痛药止痛。

(5)外阴处理　产后用 1∶5 000 高锰酸钾溶液或 2‰ 苯扎溴铵溶液冲洗外阴，每日 2 ~3 次，大便后加洗一次。会阴部有水肿者，用 95% 乙醇或 50% 硫酸镁湿热敷，产后 24 h 后可用红外线照射。会阴部有缝线者，每日应检查伤口有无红肿、硬结及分泌物，产后 3 ~5 d 拆线。伤口有感染者,应提前拆线引流或进行扩创处理。

(6)乳房处理　推荐母乳喂养,指导正确哺乳。于产后0.5 h开始哺乳,此时母乳量虽少,但可通过新生儿吸吮动作刺激泌乳。废弃定时哺乳,推行按需哺乳。产后24 h内,每1~3 h哺乳1次。最初哺乳时间每次只需3~5 min,以后可逐渐延长15~20 min。哺乳前母亲洗手并应清洗乳房。哺乳时,母亲及新生儿选择舒适位置,母亲用一只手扶挟乳房,让新生儿将乳头及大部分乳晕含在口中,避免乳房堵住新生儿鼻孔。让新生儿吸空一侧乳房后再吸吮另一侧,两乳轮流。哺乳时遇到下述情况应做相应处理。哺乳期一般以10个月至1年为宜。

1)乳房胀痛:多因乳腺管不通导致乳房胀痛且形成硬结,可服用散结通乳中药或热敷后用吸奶器吸引乳汁使乳腺管通畅。

2)乳头皲裂:轻者可继续哺乳,于哺乳前湿热敷3~5 min,哺乳后挤少许乳汁涂在洗净的乳头和乳晕上,短暂暴露和干燥。皲裂严重者应暂停哺乳,用吸奶器将乳汁吸出喂给新生儿。

3)乳汁不足:除鼓励产妇树立信心、调节饮食、指导哺乳方法外,可选用下述方法催乳:①针刺合谷、外关、少泽等穴位强刺激,足三里弱刺激。②中药辨证施治。③服用猪蹄汤等。

4)退奶:产妇因病不能哺乳,应尽早退奶。其方法是在停止哺乳、不排空乳房、少进汤汁的基础上,任选下列一种:①己烯雌酚5 mg,每日3次,连服3 d,以后每日1次,每次5 mg,再服用3 d(此方法必须在产后24 h内尽早使用,肝有疾患者禁用);②生麦芽60~90 g,水煎当茶饮,每日1剂,连服3~5 d;③芒硝250 g分装在两纱布袋内,敷于两乳房上并包扎,湿硬时更换;④针刺足临泣、悬钟等穴位。

2. 产褥期保健　产褥期保健的目的是防止产后出血、感染等并发症发生,促进产后生理功能恢复。

(1)饮食起居　合理饮食,保持身体清洁,产妇居室应清洁通风,至少3周以后进行家务劳动。

(2)活动与做产后健身操　正常分娩的产妇,产后12 h可起床轻微活动;24 h后可起床适当活动并做产后健身操;行会阴侧切或剖宫产者,可适当推迟活动时间。不宜过久蹲站及负重,防止发生子宫脱垂。尽早适当活动与做产后健身操,有利于体力恢复、排尿及排便,避免或减少静脉栓塞的发生,并能使骨盆底及腹肌张力得以恢复。应根据产妇的实际情况,由弱到强循序渐进地进行练习。健身操包括增强腹肌张力的抬腿、仰卧起坐动作;锻炼骨盆底肌的缩肛运动;锻炼腰肌的腰肌回转运动。产后2周开始加做胸膝卧位,以预防或纠正子宫后倾。以上动作每日2~3次,每次10~15 min。

(3)计划生育指导　产褥期内禁忌性交。产后42 d开始应采取避孕措施,哺乳者以工具避孕为宜,不哺乳者可用药物避孕。

(4)产后检查　包括产后访视和产后健康检查。分别在产妇出院后3 d内、产后14 d及产后28 d做3次产后访视,了解产妇及新生儿健康状况及哺乳情况,并及时给予指导。访视内容:①饮食、睡眠、大小便;②乳房及哺乳情况;③恶露及子宫复旧情况;④会阴伤口或剖宫产伤口情况。产后42 d应行产后健康检查,了解全身及生殖器官复旧情况,最好带婴儿到医院做一次全面检查。发现异常,及时处理。

(吴　科)

参考文献

1 谢幸,孔北华,段涛. 妇产科学[M]. 9 版. 北京:人民卫生出版社,2018:385-391.

2 云小云,欧凤荣. 叶酸缺乏与出生缺陷相关性研究进展[J]. 实用药物与临床,2016,1(2):244-248.

3 郝模,李程跃,于明珠,等. 新时代公共卫生体系的思考与研究[J]. 上海预防医学,2017(12):905-906.

4 赵秀红. 围绝经期及绝经后妇女保健[J]. 上海预防医学,2018(1):144-145.

5 龙喜贵,覃婷,莫伟英,等. 1875 例孕妇产前遗传学诊断结果与产前诊断指征分析[J]. 实用医学杂志,2019,35(10):1630-1634.

6 李程跃,于明珠,徐天强,等. 京沪妇女保健体系达到国际一流的可行性[J]. 中国卫生事业管理,2020,37(2):144-147.

7 BALSLEVHARDER M,RICHTER S R,KJAERGAARD S,et al. Correlation between Z-score, fetal fraction and sequencing reads in non-vasive prenatal testing[J]. Prenat Diagn,2017,37(9):943-945.

8 PETER B,ELIZABETH V,SHAILEN S,et al. Factors associated with informative redraw after an initial no result in noninvasive prenatal testing[J]. Obstet Gynecol,2018,132(2):428-435.

9 SUZUMORI N,SEKIZAWA A,TAKEDA E,et al. Classification of factors involved in nonreportable results of noninvasive prenatal testing(NIPT) and prediction of success rate of second NIPT[J]. Prenat Diagn,2019,39(2):100-106.

第二篇

妇科疾病

第八章

外阴疾病

第一节　外阴上皮非瘤样病变

一、外阴鳞状上皮细胞增生

鳞状上皮细胞增生(squamous hyperplasia of vulvar)是以外阴瘙痒为主要症状、鳞状上皮细胞良性增生为主的、最常见的外阴上皮非瘤样病变,常见于50岁左右围绝经期妇女,恶变率为2%~5%,但病因不明的外阴疾病,以往称之为增生性营养不良。

此外,任何原因不明的外阴瘙痒,在长期搔抓和摩擦后,亦可导致鳞状上皮细胞增生,临床上又称之为慢性单纯性苔藓或神经性皮炎。虽然其他疾病如念珠菌性外阴阴道炎(也称外阴阴道念珠菌病)等可使外阴继发鳞状上皮细胞增生,但因其病因明确,在针对其原发疾病进行治疗后,均能迅速治愈,故不属于本病范畴。

(一)病因

病因不明,迄今为止,尚无明确证据表明慢性损伤、过敏、局部营养失调或代谢紊乱与此病直接相关,可能与外阴局部潮湿、阴道分泌物或外来刺激物的刺激出现外阴瘙痒而反复搔抓有关。此外,有报道 *Bcl*-2 基因蛋白在本病、不典型增生及外阴癌组织中有不同程度提高。

(二)病理

主要组织病理变化为表皮层角化过度或角化不全,棘细胞层不规则增厚,上皮脚向下延伸,末端钝圆或较尖,上皮脚愈长则尖端愈细。上皮脚之间的真皮层乳头明显,并有轻度水肿及淋巴细胞和少量浆细胞浸润。但上皮细胞排列整齐,极性保持,细胞的大小和核形态染色均正常。

(三)临床表现

1. 病史　可发生在任何年龄,多见于50岁左右的中年妇女,有心情抑郁、焦虑、居住潮湿、白带增多史,或有阴道炎等病史。

2. 症状　外阴瘙痒是此病最主要症状,多剧烈,难以耐受。由于反复搔抓致皮肤损伤日趋严重,瘙痒更剧。由于搔抓局部时刺激较大的神经纤维,可抑制瘙痒神经纤维反射,患者瘙痒可暂时得到缓解,但搔抓又可导致皮肤进一步损伤,从而触发新的瘙痒反应以致瘙痒更剧，这样愈痒愈抓，愈抓愈痒，形成恶性循环。

3. 体征　病损范围不一，主要累及大阴唇、阴唇间沟、阴蒂包皮、阴唇后联合等处，病灶可呈局灶性、多发性或对称性。早期病变较轻时，皮肤颜色为暗红或粉红，角化过度的部位则呈现白色。由于长期搔抓和摩擦，皮肤增厚似皮革，色素增加，皮肤纹理变得明显突出，出现苔藓样变，似皮革样增厚且粗糙、隆起。多数呈小多角形扁平丘疹，并群集成片，出现苔藓样变。故临床上亦称此病为慢性单纯性苔藓。严重者可因搔抓引起表皮破损、皲裂、溃疡。如溃疡长期不愈，特别是有结节隆起时，应警惕局部癌变的可能，需尽早活检。一般无萎缩或粘连。

（四）诊断

一般根据临床病史、症状、体征可做出初步诊断。病理活组织检查是唯一确诊手段，一般应在1%利多卡因局部麻醉下，选择有色素减退区、皲裂、溃疡、隆起、硬结和粗糙处糜烂、溃疡、硬结、隆起等不同病变部位进行多点活检。活检前可先以1%甲苯胺蓝涂抹病损及周围皮肤，干燥后再用1%醋酸液擦洗脱色，选择不脱色区域活检，有助于提高不典型增生或早期癌变的检出率。

（五）鉴别诊断

1. 白癜风　系黑色素细胞被破坏引起的疾病，无自觉症状，可发生在任何年龄，青春期发病多见。

2. 白化病　系表皮基底层中仅含大而灰白的不成熟黑色素细胞，不能制作黑色素所致，为遗传病。无自觉症状，身体其他部位也多可发现相同病变。

3. 特异性外阴炎　念珠菌性外阴阴道炎、滴虫阴道炎、糖尿病外阴炎等分泌物及糖尿病长期刺激，均可导致外阴表皮角化过度、脱落而呈白色。念珠菌性外阴阴道炎、滴虫阴道炎均有分泌物增多、瘙痒，分泌物检查可发现病原体；若外阴皮肤对称发红、增厚，伴有严重瘙痒，但阴道分泌物不多，可能为糖尿病外阴炎。特异性外阴炎在原发疾病治愈后，白色区随之消失。

（六）治疗

1. 一般治疗　对本病的治疗首先让患者保持外阴清洁干燥，禁用肥皂及其他含碱性刺激性护理用品，内裤应选用通气较好的棉质品以免加重病情，避免用手或器械搔抓患处，并忌食辛辣刺激及易致敏食物。凡精神较紧张、瘙痒症状明显以致失眠者，可加用镇静、催眠和抗过敏药物以加强疗效。

2. 局部药物治疗　主要目的是控制瘙痒。一般主张应用糖皮质激素局部治疗。临床常用药物有0.025%氟轻松软膏，0.01%曲安奈德软膏或1%~2%氢化可的松软膏或霜剂等制剂，每日涂抹局部3~4次以缓解瘙痒症状。因长期连续使用高效类固醇药物，可导致局部皮肤萎缩，故当瘙痒基本控制后，即应停用高效类固醇制剂，改以作用较轻微的氢化可的松软膏每日1~2次继续治疗，连用6周。在局部涂药前可先用温水坐浴，每日2~3次，每次10~15 min，以暂时缓解瘙痒症状，并有利于药物的吸收。坐浴时切忌用毛巾揩擦患处，以免因机械性摩擦而加剧病损。即使瘙痒消失，不再搔抓，仍须经过较长时间后，增生变厚的皮肤方可明显改善，甚至有可能完全恢复正常。

3. 物理治疗　对缓解症状，改善病变有效。常用的方法：①聚焦超声；② CO_2 或氦氖激光、冷冻（液氮）、波姆光等，能破坏真皮层内神经末梢、消灭异常上皮组织，从而阻断瘙痒和搔抓引起的恶性循环。电灼、中医中药、高能超声治疗均有一定疗效。

4. 手术治疗　多采用单纯外阴切除，因外阴鳞状上皮增生的恶变率仅2%～5%，手术后对外观及局部功能均有一定影响，且手术后有远期复发的可能，故手术治疗仅适用于：①长期药物治疗无效；②局部组织出现不典型增生或有可疑恶变者。

5. 激光治疗　采用 CO_2 激光或氦氖激光治疗。破坏深达 2 cm 的皮肤层即可消灭异常上皮组织和破坏真皮层内神经末梢，从而阻断瘙痒和搔抓所引起的恶性循环。激光治疗有手术精确，操作简易，破坏性较小，术后病率低，愈合后瘢痕组织较少的优点。但远期复发率仍与手术切除相近。

6. 其他治疗　电灼、中医中药治疗均有一定疗效。

（七）预防

预防措施：①保持外阴皮肤清洁、干燥。②忌食过敏和辛辣食物，少饮酒。③不宜经常用肥皂、清洁剂或药物擦洗外阴。④外阴瘙痒时，用止痒剂止痒，忌用手指或器械搔抓。⑤衣着宜宽大，忌穿不透气化纤内裤，以免外阴部长时间局部潮湿而加重病情。⑥精神较紧张、瘙痒症状明显以致失眠者，加用镇静、催眠和抗过敏药物以加强疗效。⑦积极治疗各类导致外阴分泌物增多的阴道炎。围绝经期或卵巢功能减退或消失者，酌情补充雌激素。

二、外阴硬化性苔藓

外阴硬化性苔藓（lichen sclerosus of vulva）是一种以外阴及肛周皮肤萎缩变薄、色素减退后呈白色病变为主的疾病。主要病理特征是表皮萎缩、过度角化及黑色素细胞减少，导致外阴苍白伴皮肤萎缩。

由于皮肤萎缩为此病特征，故迄今皮肤科医师仍称此病为“硬化萎缩性苔藓”。有关此病的病因不明。

（一）病因

有关此病的病因尚不明确，可能与以下因素有关。

1. 自身免疫病　有学者发现患者可合并斑秃、白癜风、甲状腺功能亢进或减退等自身免疫病，似可说明此病与自身免疫有关。

2. 性激素缺乏　如睾酮不足，此病好发于成年女性，且患者血中睾酮水平明显低于正常同龄妇女，当对患处皮肤采用睾酮进行局部治疗时往往有效，因而提示患者血中睾酮水平低下可能为发病因素之一。

3. 基因遗传病　文献中有母女、姐妹等直系亲属家族性发病的报道，且发现患者 HLA-B40 抗原的阳性率较无该病的妇女显著增高，故认为此病与 HLA-B40 关系密切。

4. 其他　局部组织自由基的作用。

（二）病理

病变早期真皮乳头层水肿，血管扩大充血。进一步发展的典型病理特征为表皮层角化和毛囊角质栓塞，表皮棘层变薄伴基底细胞液化变性，黑色素细胞减少，上皮脚变钝或消失，在真皮浅层出现均质化，真皮中层有淋巴细胞和浆细胞浸润带。

（三）临床表现

1. 病史　此病可发生于包括幼女在内的任何年龄妇女，绝经后妇女最多见，其次为幼女。

2. 症状　主要表现为外阴瘙痒、性交痛及发生皲裂时有烧灼样感或疼痛，可因骑车、排便或性交时会阴部皮肤裂开。瘙痒症状较外阴鳞状上皮者轻，也有个别患者无瘙痒，幼女瘙痒症状常不明显。

3. 体征　其典型临床特征是外阴萎缩，表现为小阴唇变小甚至消失，可与阴蒂粘连。大阴唇变薄，阴蒂萎缩而其包皮粘连；皮肤颜色变白、发亮、皱缩、弹性差，常伴有皲裂及脱皮。病变通常对称，并可累及会阴及肛周而呈蝴蝶状。

早期病变较轻，皮肤红肿，出现粉红或象牙白色多角形丘疹，丘疹融合成片后呈紫癜状；若病变进一步发展可形成典型的临床表现；晚期皮肤菲薄、皱缩似"卷烟纸"或"羊皮纸"样改变，常有皮下出血，阴道口挛缩狭窄，严重者出现排尿困难。尿液浸渍外阴菲薄皮肤，可造成糜烂和刺痛。

幼女主要表现为阴蒂肿胀并与包皮粘连，小阴唇缺如，阴唇后联合有白色斑片，大阴唇皮肤可保留一定弹性。由于幼女病变过度角化不似成年人明显，检查见局部皮肤呈珠黄色或与色素沉着点相间形成花斑样，若为外阴及肛周病变，可呈现锁孔状或白色病损环。多数患者的病变在青春期可能自行消失。

硬化性苔藓极少进展到浸润癌，但浸润癌周围可以有硬化性苔藓。

（四）诊断

根据临床病史、症状、体征可做出初步诊断。病理活组织检查（简称活检）是确诊手段。活检选择色素减退区、皲裂、溃疡、隆起、硬结和粗糙处进行，注意做多点活检。

（五）鉴别诊断

应与老年生理性萎缩、白癜风、白化病、外阴神经性皮炎、扁平苔藓鉴别。老年生理性萎缩仅见于老年妇女，其外阴部皮肤的萎缩情况与身体其他部位皮肤相同，表现为外阴组织包括皮肤各层及皮下脂肪层均萎缩，因而大阴唇变平，小阴唇退化，但患者无任何自觉症状。

（六）治疗

1. 一般治疗　与外阴鳞状上皮增生治疗相同。

2. 局部药物治疗　主要药物有丙酸睾酮及黄体酮。

（1）丙酸睾酮　丙酸睾酮局部涂擦是治疗硬化性苔藓的主要方法，临床用2%丙酸睾酮或苯酸睾酮油膏或水剂，或者丙酸睾酮制剂与1%或2.5%氢化可的松软膏混合，或0.05%氯倍他松软膏或者0.3%黄体酮油膏涂擦患部，擦后稍予按揉，治疗至瘙痒缓解，再减少用药频率。每日3～4次，用药达1个月左右出现疗效，症状缓解后改为每日1～2次。临床上可根据治疗反应及症状持续情况决定用药次数及时间。一般需长期用药，次数可逐渐减少至维持量每周1～2次。若瘙痒症状较重，亦可将上述丙酸睾酮制剂与1%或2.5%氢化可的松软膏混合涂擦，瘙痒缓解后逐渐减少直至最后停用氢化可的松软膏。

(2)黄体酮　应用丙酸睾酮治疗期间,出现毛发增多或阴蒂增大等男性化不良反应或疗效不佳时,可改用0.3%黄体酮油膏局部涂擦,每日3次取代丙酸睾酮制剂。

(3)0.05%氯倍他索软膏　最初1个月每日2次,继而每日1次共用2个月,最后每周2次共用3个月,总计治疗时间为半年。

(4)曲安奈德混悬液　瘙痒顽固、局部用药无效者,可用曲安奈德混悬液皮下注射。将5 mg曲安奈德混悬液用0.9%氯化钠注射液2 ml稀释后,取脊髓麻醉穿刺针在耻骨联合下方注入皮下,经大阴唇皮下直至会阴,缓慢回抽针头,将混悬液注入皮下组织。对侧同法治疗。注射后轻轻按摩以使混悬液弥散。

(5)丙酸倍他米松　对睾酮无效的也可选择丙酸倍他米松每日2次,1个月后减少为每日1次,连用2个月。

3.全身治疗　阿维A胶囊,口服,20～30 mg/d,能缓解瘙痒,维持上皮和黏膜功能、结构。另外,也可口服多种维生素,局部感染者使用抗生素。

4.物理治疗　与外阴鳞状上皮增生治疗相同。

5.手术治疗　因恶变机会极少,很少采用手术治疗。可采用表浅的外阴病损切除,但复发率较高。适用于:①长期药物治疗及物理治疗无效;②局部组织出现不典型增生或有可疑恶变者。

幼女硬化性苔藓至青春期时有自愈可能,其治疗有别于成年妇女,一般不宜采用丙酸睾酮油膏或软膏局部治疗,以免出现男性化。治疗目的主要是暂时缓解瘙痒症状,现多主张用1%氢化可的松软膏或0.3%黄体酮油膏涂擦局部,症状多获缓解,但仍应长期定时随访。

(七)预防

目前对本病的病因尚不明确,故尚无有效预防方法。

三、外阴硬化性苔藓合并鳞状上皮增生

外阴硬化性苔藓合并鳞状上皮增生指两种病变同时存在,约占外阴上皮非瘤样病变的20%。

1.病因　病因不明,可能原因为硬化性苔藓患者长期瘙痒及搔抓,导致在原有硬化性苔藓基础上出现鳞状上皮增生,即以往所称的外阴混合性营养不良。

2.病理　此种病变与单纯鳞状上皮增生相比,且常合并不典型增生,应特别重视病理检查。

3.临床表现　主要表现为外阴瘙痒、烧灼感及性交痛,与外阴硬化性苔藓或鳞状上皮增生相似,可见外阴皮肤萎缩、变薄或伴有局部隆起、角化过度等。

4.诊断　根据临床病史、症状、体征一般不难诊断。病理活组织检查是确诊手段,注意多点活检。

5.鉴别诊断　参见本节“二、外阴硬化性苔藓”。

6.治疗　多采用局部治疗,选用氟轻松软膏与丙酸睾酮油膏交替使用,先用氟轻松软膏涂搽局部,每日3～4次,共用6周,继用2%丙酸睾酮软膏或0.3%黄体酮油膏,6～8周,之后每周2～3次,必要时长期使用,也可选择物理治疗。

7. 预防　目前对本病的病因尚不明确，故尚无有效预防方法。

四、外阴白癜风

外阴白癜风（vitiligo of vulva）是常见的白癜风类型中的一种，是黑色素细胞被破坏引起的疾病。可发生在任何年龄，青春期发病多见。由于各种外阴白癜风的病因不同，外阴白癜风皮肤病的症状表现也完全不同。外阴白癜风的表现与身体其他部位的白癜风大致相同，常见的外阴白癜风的皮疹表现为局部黑色素细胞的脱失，出现片状的白斑现象。

（一）病因

病因不明，多数认为与自身免疫有关。

（二）病理

白癜风的组织病理表现是基底层黑色素细胞减少或消失，表皮黑色素颗粒缺乏，多巴染色阴性；真皮浅层可见不同程度的单核细胞浸润，而白斑边缘部表皮基底层及基底层上角质形成细胞内可有变性及基底层灶状液化变性，界面消失，真皮乳头可出现水肿和小水疱，真皮浅层单核细胞浸润，白斑边缘部朗格汉斯细胞密度增高，并有胞突减少或消失等形态学改变。

（三）临床表现

表现为外阴大小不等、形态不一、单发或多发的白色斑片区，外阴白色区周围皮肤往往有色素沉着，故界限不明。病变区皮肤光滑润泽、弹性正常，除外阴外，身体其他部位也可伴发白癜风。外阴白癜风极少转化为癌，患者也无不适。

（四）诊断

白癜风的发病部位有可能在外阴部，或于其他部位同时出现，一般边界清楚，皮肤有弹性和光泽，与正常外阴相同仅是色素脱失。根据临床病史、症状、体征一般不难诊断。

（五）鉴别诊断

1. 硬化性萎缩性苔藓　是一种慢性萎缩性疾病。本病初起时有略高于皮肤表面针头大小，白色带蜡样光泽稍硬的丘疹，丘疹可扩大融合，皮肤与皮下组织逐渐萎缩，大阴唇变干，皮肤变白，有的像羊皮纸一样薄，主观感觉剧痒。

2. 外阴皮炎　包括外阴部位湿疹神经性皮炎等，除主要发生于大阴唇、阴唇沟，也可波及肛门周围，由于病程长，反复发作，加上瘙痒、摩擦及皂洗、热水烫，可使皮肤纹理增粗颜色变为白色或灰白色，不过外阴皮炎多有急性发作时的皮肤红斑丘疹、渗液、糜烂的病史。可与白癜风鉴别。

（六）治疗

目前，本病没有特效治疗方法，除伴发皮炎应按炎症处理外，通常无须治疗。

（七）预防

目前对本病尚无有效预防方法。

五、外阴白化病

外阴白化病(vulvar albinism)为先天性、隐性遗传病,属常染色体隐性遗传,为先天性色素缺乏、毛囊黑色素合成障碍。其以全身皮肤、毛发色素的减少或缺乏为主要表现,也可能仅在外阴局部发病。本病患者累及3种结构者为眼皮肤白化病、主要累及眼者为眼白化病。

1. 病因　外阴白化病为全身性遗传病,近亲结婚起显著作用。白化病的遗传系由一单个隐性基因所决定的。此病系因表皮基底层中仅含大而灰白的不成熟黑色素细胞,因而不能制造黑色素所致,可能是供给游离酪氨酸的机制有缺陷,或是酪氨酸酶不能转移到前黑色素小体。

2. 病理　组织病理为基底层有透明细胞,数量及外观正常。银染色证明表皮内黑色素缺乏。

3. 临床表现　外阴白化病无自觉症状,一般不发生癌变。可表现为全身性,也可能仅在外阴局部出现白色病变,表现为淡黄色阴毛,外阴、大阴唇皮肤呈乳白色或粉红色,小阴唇、阴道黏膜色鲜红。患者其他表现为细丝状淡黄色或银白色毛发,虹膜淡蓝色,瞳孔红色,常有畏光、流泪、眼球震颤及散光等症状。全身皮肤呈乳白或粉红色,柔嫩发干。

4. 诊断　根据先天性发病和临床表现可诊断。出生即有纯白或粉红色斑,可做基因检查、肿瘤标志物检查及组织病理检查。

5. 鉴别诊断　本病须与白癜风鉴别,根据白癜风后天发病,白斑由小逐渐扩大,无肉眼体征可鉴别。还须与外阴硬化萎缩性疾病相鉴别,此病表现为外阴色素缺失,且伴有组织萎缩,角化增厚等症状,并有瘙痒、皲裂及溃疡等。

6. 治疗　目前无有效疗法,只能对症处理。

7. 预防　避免近亲结婚。

六、继发性外阴色素减退病

外阴色素减退病(vulvar hypopigmentation)是指确切病因尚未明确的外阴皮肤黏膜组织发生变性及色素减退的疾病,主要指外阴皮肤和黏膜上皮内非瘤样病变,包括硬化性苔藓、鳞状上皮细胞增生及其他皮肤病。由于硬化性苔藓及鳞状上皮细胞增生患者的外阴皮肤黏膜多呈白色,故也称为外阴白色病变。

继发性外阴色素减退疾病,又称外阴白色病变、外阴上皮内非瘤样病变,是一组常见的外阴皮肤、黏膜组织变及色素改变的慢性病。

(一)病因

各种慢性外阴病变,如糖尿病外阴炎、念珠菌性外阴阴道炎、外阴擦伤、外阴湿疣等长期刺激外阴,均可使外阴表皮过度角化,角化表皮常脱屑而呈白色。

(二)病理

1. 增生型营养不良　主要组织病理变化为表皮层角化过度或伴有角化不全,棘细胞层不规则增厚,上皮脚向下延伸。真皮浅层有不同程度的淋巴细胞和少数浆细胞浸润。

2. 硬化苔藓型营养不良　病理特征为表皮层过度角化甚至出现角栓,表皮萎缩变薄伴基底细胞液化变性,黑色素细胞减少,上皮脚变钝或消失。真皮浅层水肿,胶原纤维结构丧失而出现均质化,真皮中层有淋巴细胞浸润带。

3. 混合型营养不良　在同一患者的外阴不同部位取材,同时有上述两种类型病变存在时为混合型。

(三)临床表现

此类患者多局部瘙痒、灼热甚至疼痛等自觉症状。体征同外阴鳞状上皮增生类似,通常在原发疾病治愈后,白色区随之消失,若在表皮脱屑区涂以油脂,白色也可减退。

(四)诊断

依据典型的病史与临床表现,大多可以诊断。病理检查在有溃疡隆起、皲裂、硬结或粗糙处取材,并注意多点取材进行活检,以发现非典型增生及癌变。为取材适当,提高活检阳性率,可先用1%甲苯胺蓝染色,再用1%醋酸脱色,在不脱色处进行活检,病理结果可确定最后诊断。

(五)鉴别诊断

本病临床上有时可能误诊为慢性鳞状上皮增生,病理活组织检查是确诊手段。

(六)治疗

应针对原发疾病进行治疗。此外,还应注意个人卫生,平时穿透气棉质内裤,经常保持外阴干燥、清洁。忌食过敏和辛辣食物,少饮酒。不宜经常用肥皂、清洁剂或药物擦洗外阴。

(七)预防

目前对本病的病因尚不明确,故尚无有效预防方法。

第二节　外阴炎症

外阴及阴道的解剖及生理特点形成自然的防御功能:①两侧大阴唇自然合拢,遮掩阴道口、尿道口。②由于盆底肌的作用,阴道口闭合,阴道前后壁紧贴,可以防止外界的污染。经产妇的阴道松弛,这种防御功能较差。③阴道自净作用:阴道上皮在卵巢分泌的雌激素影响下增生变厚,增加对病原体侵入的抵抗力,同时上皮细胞中含有丰富糖原,在乳酸杆菌作用下分解为乳酸,维持阴道正常的酸性环境(pH 值<4.5,多在3.8~4.4),使适应于弱碱性环境中繁殖的病原体受到抑制。

正常情况下有需氧菌及厌氧菌寄居于阴道内,形成正常阴道菌群。需氧菌包括棒状杆菌、非溶血性链球菌、肠球菌、表皮葡萄球菌。兼性厌氧菌有乳酸杆菌、加德纳菌和大肠埃希菌。厌氧菌包括消化球菌、消化链球菌、类杆菌、梭杆菌和动弯杆菌等。此外还有支原体及念珠菌。阴道与这些菌群形成一种平衡的生态,阴道环境影响着菌群,菌群也影响阴道环境。正常阴道中乳酸杆菌占优势，在维持阴道正常菌群中起关键作用。频繁性交、阴道灌洗等可使阴道 pH 值升高，不利于乳酸杆菌生长。

虽然有外阴及阴道的防御机制存在，但由于外阴前与尿道毗邻，后与肛门邻近，易受污染；外阴及阴道又是性交、分娩及各种宫腔操作的必经之道，容易受到损伤及各种外界病原体的感染。此外，虽然阴道内菌群为正常菌群，但当大量应用抗生素、体内激素发生变化或各种原因致机体免疫能力下降，阴道与菌群之间的生态平衡被打破，也可形成条件致病菌。

外阴及阴道炎症的共同特点是阴道分泌物增加及外阴瘙痒，由于炎症的病因不同，分泌物的特点、性质及瘙痒的轻重也不相同。

一、非特异性外阴炎

非特异性外阴炎（non-specific vulvitis）是外阴的皮肤或黏膜因为物理、化学因素而非病原体所导致发生的炎症病变，主要表现为阴道分泌物增加、外阴瘙痒及局部红、肿、痛、痒、糜烂等。治疗原则是积极消除病因和局部治疗。

（一）病因

导致非特异性阴道炎常见的原因为异物（子宫托、遗留棉球及纱布）、损伤、腐蚀性化学药物、过敏反应、放射治疗后、长期子宫出血以及机体抵抗力降低等，均能为病原体创造条件而引起继发感染。如外阴与尿道、肛门邻近，经常受到经血、阴道分泌物、尿液、粪便的刺激，若不注意皮肤清洁易引起外阴炎；糖尿病患者尿糖的刺激、粪瘘患者粪便的刺激及尿瘘患者尿液的长期浸渍等；穿紧身化纤内裤，导致局部通透性差，局部潮湿及经期使用卫生巾的刺激，均可引起非特异性外阴炎。常见的病原体多为一般化脓性细菌如葡萄球菌、链球菌、大肠埃希菌等。

（二）病理

非特异性外阴炎感染常由一个毛囊的底部起始，逐渐侵犯附近的许多脂肪柱，如果再向四周扩展，侵入多个毛囊群，就会形成多个脓头的痈。常见的痈呈一片微微隆起，紫红色，界限不清，中央有多个脓栓，破溃后为蜂窝状，以后中央部坏死溶解，形成火山口样塌陷，内含大量脓液和坏死组织。

（三）临床表现

1. 急性炎症　患者先感到外阴不适，继而出现瘙痒及疼痛，或有灼热感，同时可出现外阴部位（包括大、小阴唇，阴蒂）皮肤及黏膜有不同程度的肿胀充血。于活动、性交、排尿、排便时加重，严重者形成溃疡或湿疹。

2. 慢性炎症　主要表现为外阴瘙痒，皮肤增厚、粗糙、皲裂甚至苔藓样变，也可以伴有排尿痛或性交痛。

3. 并发症　可并发阴道溃疡、尿道炎等。

除上述临床表现外，在妇科检查方面还应着重检查阴道及尿道口、尿道旁腺，并注意有无尿瘘或粪瘘。此外，也需要进行诸如阴道分泌物、尿糖定性、大便虫卵等实验室检查，以除外霉菌、滴虫、淋菌感染，以及糖尿病、蛲虫感染等。

（四）诊断

根据临床症状、体征结合实验室检查可进行诊断。阴道分泌物的涂片中可检出线索细胞。

（五）鉴别诊断

应与滴虫阴道炎、念珠菌阴道炎等相鉴别，根据临床症状及分泌物涂片镜下检查不难鉴别。

（六）治疗

1. 病因治疗　积极寻找病因、消除易感因素，若发现糖尿病应及时治疗糖尿病，若有尿瘘、粪瘘应及时行修补术。保持外阴清洁干燥，避免搔抓。不宜食用辛辣刺激性食物。勤换内裤，并用温水进行清洗，切不可与其他衣物混合洗，避免交叉感染。

2. 改变阴道酸碱度　阴道的弱酸性环境能保持阴道的自洁功能，正常人阴道 pH 值为 3.7～4.5，因此 pH 值为 4 的弱酸配方的女性护理液，除了适合于日常的清洁保养，还对引起细菌性阴道病的菌群紊乱有作用。外出如厕时要用女性卫生湿巾擦拭外阴，保持外阴清洁、干燥，以抑制有害细菌的生长。

3. 药物治疗

（1）内服药疗法　治疗药物的选择原则为选用抗厌氧菌的药物。甲硝唑片目前被认为有可靠疗效。此外，尚可选用克林霉素及氨苄西林。但不主张长期大量应用广谱抗生素，以避免造成正常阴道菌群失调。也有主张无症状者无须治疗。

（2）局部疗法　可使用药物治疗，如甲硝唑制剂、克林霉素软膏、康妇特栓等局部用药。可用 0.1% 聚维酮碘液或 1∶5 000 高锰酸钾溶液坐浴，每日 2 次，每次 15～30 min。坐浴后涂抗生素软膏或紫草油。此外可选用中药苦参、蛇床子、白鲜皮、土茯苓、黄柏各 15 g，川椒 6 g，水煎熏洗外阴部，每日 1～2 次。急性期还可选用微波或红外线局部物理治疗。

（3）合并症治疗　检出有其他病原体者，须针对其他病原体用药，但须避免滥用抗生素。需要生殖道或其他系统合并选药时，须注意根据全身情况用药，可同时应用支持及提高免疫力疗法，并注意药物引起的不良反应。

（七）预防

注意个人卫生，经常换内裤，穿纯棉内裤，保持外阴清洁、干燥。

二、前庭大腺炎

前庭大腺炎（vestibular gland inflammation）是前庭大腺的炎症，前庭大腺位于两侧大阴唇下 1/3 深部，其直径为 0.5～1.0 cm，出口腺管长 1.5～2.0 cm，腺体开口处位于小阴唇内侧近处女膜处。在性交的刺激下，分泌出黏液，以资滑润。由于解剖位置的特殊性，病原体易侵入引起前庭大腺炎。主要表现为局部肿胀、疼痛，可发展为前庭大腺脓肿，也可反复发作。治疗主要是注意休息、合理使用抗生素，形成脓肿时及时切开引流。前庭大腺炎症多发生于生育期，婴幼儿及绝经后很少发生。

（一）病因

因前庭大腺解剖部位的特点，在性交、分娩及其他情况下污染外阴部时，病原体容易侵入而引起前庭大腺炎。前庭大腺感染时常先累及腺管，腺管口因炎症充血水肿而阻塞，分泌物及渗出物不易外排可形成前庭大腺脓肿。主要病原体为葡萄球菌、大肠埃希菌、链球菌及肠球菌，少数为淋病奈瑟菌及沙眼衣原体。

（二）病理

急性炎症发作时，病原体首先侵犯腺管，腺管呈急性化脓性炎症。腺管口往往因肿胀或渗出物凝聚而阻塞，脓液不能外流而积存形成脓肿。急性期过后，脓液被吸收，为黏液性液体所代替，而形成前庭大腺囊肿。

（三）临床表现

1. 症状　多为单侧，也可表现为双侧，主要表现为局部红、肿、热、痛，寒战者较少，有时会致大小便困难。

2. 体征　临床检查可发现大阴唇下 1/3 处有红肿硬块，触痛明显。如已发展为脓肿，多呈鸡蛋至苹果大小肿块，局部触痛显著，有波动感。脓肿直径可达 5 ~ 6 cm，常为单侧性。肿块表面皮肤发红变薄，周围组织水肿，炎症严重时可向会阴部及对侧外阴部发展。腹股沟淋巴结多肿大。如已有破口挤压局部可见有分泌物或脓液流出，若为淋病奈瑟菌感染，脓液稀薄、淡黄。

3. 并发症　脓肿如不及时进行处理，偶可向后侧方向播散，形成直肠周围脓肿，有时甚至向直肠溃破。脓肿切开排脓后，多数脓腔可完全闭合而痊愈，但亦可形成瘘管，不断有少量分泌物排出，触诊时可扪到小而硬的硬结，有轻微压痛，挤压时有时可从瘘口流出脓液。有时瘘口自行封闭或狭窄，又可蓄积脓液而再次形成脓肿，亦可能反复发作，经久不愈。前庭大腺炎急性期后，由于腺管口阻塞，腺内分泌液不能排出而潴留，形成前庭大腺囊肿。

（四）诊断

根据病史、自觉症状，以及阴道口前庭大腺部位有红、肿、压痛的肿块，或有波动感者，可明确诊断。

（五）鉴别诊断

1. 尿道旁腺炎　多发生于尿道口附近，为圆顶形或尖顶形丘疹，红色，直径为 1 ~ 2 mm，丘疹中央有少量分泌物流出。在挤压时明显，不会增大，一般也不会破溃出血。

2. 梅毒　因梅毒而致的外阴溃烂，初期为典型的硬下疳。患者有性乱史，活组织检查可查到梅毒螺旋体，梅毒血清试验阳性。

3. 外阴疖肿　初起时位置较浅，在根部形成硬结，由顶端开始化脓，脓液排出后脓腔不大，炎症很快减轻。

4. 软下疳　多发、有脓、溃疡边缘呈不规则锯齿状，极易出血，病灶周围有红晕或小卫星状溃疡。患者有性乱史。病损中脓液可查到克雷嗜血杆菌。

5. 大阴唇腹股沟疝　疝与腹股沟环相连，患者咳嗽时肿物有冲动感，推压后可以复位，肿物消失，向下屏气时肿块增大。

(六)治疗

1. 一般治疗　急性期应绝对卧床休息,注意局部清洁,局部冷敷,取前庭大腺开口处分泌物送细菌培养,确定病原体,使用抗生素。

2. 切开引流　如已形成脓肿,应立即切开引流。切口应选择于皮肤最薄、位置最低处,并放置引流条。一般在大阴唇内侧,做一半弧形切口排脓。此法治疗后 24 h 内炎症多能消退,疼痛即可减轻。亦可应用治疗前庭大腺囊肿的各种方法治疗。单纯切开引流只能暂时缓解症状,切口闭合后,仍可形成囊肿或反复感染。

(七)预防

注意个人卫生,保持外阴清洁是预防本病的主要方法。每日清洗外阴 1 ~2 次,不穿尼龙内裤,患外阴炎时及时治疗,在一定程度上能预防该病的发生。月经期经血污染外阴部更容易发生感染,因此月经期每晚也应清洗外阴 1 次,但注意不要让水流入阴道。月经期避免性交。

三、前庭大腺囊肿

前庭大腺囊肿(vestibular gland cyst)系因前庭大腺管开口部阻塞,分泌物积聚于腺腔而形成囊肿。在急性炎症消退后腺管堵塞,分泌物不能排出,脓液逐渐转为清液而形成囊肿,有时腺腔内的黏液浓稠或先天性腺管狭窄排液不畅,也可形成囊肿,亦可因前庭大腺损伤,如分娩时会阴与阴道裂伤后瘢痕阻塞腺管口,或会阴侧切时损伤腺管。若有继发感染则形成脓肿反复发作。在炎症消失后脓液吸收,可为黏液所代替,而成为前庭大腺囊肿。

(一)病因

前庭大腺导管因非特异性炎症发生阻塞后可引起腺体囊性扩张而形成囊肿;在急性炎症感染时脓液被吸收后也可形成囊肿。也有少数病例因分娩做会阴侧切术时将腺管切断;或分娩时阴道、会阴外侧部裂伤,发生严重的瘢痕组织,使前庭大腺分泌引流受阻所致。先天性腺管狭窄或腺腔内黏液浓稠,分泌物排除不畅,导致囊肿形成。有的前庭大腺囊肿在长时期内毫无症状,生长较慢,以后突然发现,很难了解起因。

(二)病理

前庭大腺囊肿的囊壁上皮是多种多样的,可以是移行的上皮,也可以是单层立方上皮或扁平上皮,有时完全没有上皮,仅见慢性发炎的结缔组织。囊肿内容物为透明的黏液,很少为浆液性,有时混有血液而呈红色或棕红色,易误认为子宫内膜异位囊肿,特别是囊壁被覆上皮含有假黄色瘤细胞时,更易混淆。

(三)临床表现

1. 症状　前庭大腺囊肿若囊肿小且无感染,患者可无自觉症状,若囊肿大,患者可感到外阴有坠胀感或有性交不适。

2. 体征　前庭大腺囊肿位于阴唇后部的前庭大腺所在处,多为单侧,也可为双侧,囊肿呈椭圆形,大小不等,多由小逐渐增大,有些可持续数年不变。一般不超过鸡蛋大,在大阴唇外侧明显隆起。有时囊肿仅限于腺体的一部分。浅部腺管囊肿较深部腺体囊肿多见。腺管如不闭锁，则囊肿大小常可变动。

（四）诊断

通过囊肿的所在位置及外观与局部触诊无炎症表现可诊断，必要时行局部穿刺，与脓肿鉴别，切除的囊肿则可通过病理检查确诊。

（五）鉴别诊断

应注意与大阴唇腹股沟疝相鉴别，向下屏气肿块稍胀大，叩诊呈鼓音，一般都在过度用力后突然出现。

（六）治疗

现多行前庭大腺囊肿造口术取代以前的囊肿剥出术，因造口术方法简单，损伤小，术后还能保留腺体功能。采用激光做囊肿造口术效果良好，治愈率高，操作简便，治疗时间短，术中无出血，无须缝合，术后不用抗生素，局部无瘢痕形成并可保留腺体功能。

由于囊肿可继发感染，故应争取手术治疗，以往多行囊肿切除手术，常有出血可能，如囊壁延伸至尿道附近，则手术操作困难，或不能取净囊壁，又有复发可能。严重瘢痕者可致性交困难，故现在切除术仅应用于疑恶性病变者。囊肿造口术经多年实践，操作方法简便、安全，并发症少，复发率低，且可保持腺体功能。亦可用于治疗前庭大腺脓肿。

造口术适用于较大及反复急性发作的囊肿。切除术适用于伴感染性囊肿，较大囊肿选择最低点用 CO_2激光聚焦（功率 25 W）切开皮肤 0.5 cm，排除囊内物，对引流口每天进行清洁换药。手术后阴唇内侧会形成一个小口，囊肿复发时脓液会自动从造好的口中流出。

（七）预防

保持阴部清洁是预防的关键。主要是平时注意外阴局部卫生，要经常清洗外阴，勤换内裤。少女及小孩可用低浓度高锰酸钾水溶液冲洗会阴部。夜间要使会阴部暴露通风。平时饮食要注意忌用酒、鱼、蛋等，以及葱、蒜、辣椒等刺激食物。发现外阴有问题一定要及时求医，不可延误病情。

（雷翠蓉）

参考文献

1　谢幸，孔北华，段涛. 妇产科学[M]. 9 版. 北京：人民卫生出版社，2018：238-246.

2　郑阳，刘旭华，刘志磊. 郑州地区 560 例不孕症妇女阴道微生态分析[J]. 中国卫生检验杂志，2016，26(9)：1294-1296.

3　杨少岩，吴潇，李杰，等. 阴道微环境改变与宫颈病变的相关性分析[J]. 中国临床保健杂志，2017，20(3)：247-250.

4　周一帆，王睿，董熙远，等. 育龄女性下生殖道感染病原体的分布、危险因素及健康教育需求分析[J]. 中华医院感染学杂志，2017，27(2)：404-407.

第九章

阴道与宫颈疾病

第一节　女性阴道微生态系统

女性阴道微生态系统是人体微生态系统的组成之一，由阴道内的微生物菌群、内分泌调节系统、阴道解剖结构和局部免疫系统共同组成。阴道微生物菌群种类繁多，相互共生和拮抗，受到体内、外各种因素的影响，参与形成结构复杂的微生态系统。正常的阴道微生物菌群以乳酸杆菌为优势菌，可伴有少量其他杂菌共生；阴道 pH 值在 3.8～4.5。阴道微生态平衡失调时，可发生以阴道菌群异常和阴道 pH 值异常为特征的改变，是一种趋势性的变化，可导致阴道对致病微生物的抵抗力降低，继发感染。

一、阴道微生态系统的检测内容

目前，阴道微生态系统检测主要包括形态学检测及功能学检测。前者包括菌群密集度、多样性、优势菌、病原微生物、各项疾病评分等形态学指标；后者通过功能学检测判定微生物功能的状况，主要是测定阴道微生物的代谢产物及酶的活性；两者互为补充，从而综合评价阴道微生态状况。若形态学检测与功能学检测结果不一致时，目前以形态学检测为主要参考指标。

（一）标本采集方法

被检者取膀胱截石位，将窥器以少量生理盐水润滑后放入阴道内，暴露宫颈，以干棉签从阴道上 1/3 侧壁刮取分泌物，并在清洁载玻片上均匀涂抹；另取 1 根棉签（化纤成分最佳）于相同部位刮取分泌物，置于试管内。无性生活者仅使用棉签进入其阴道取标本，方法同上。

（二）检测方法

1. 形态学检测　阴道分泌物涂片，干燥、固定后，行革兰氏染色，油镜下检查阴道菌群。

2. 功能学检测　用留取阴道分泌物的湿棉签，检测需氧菌、厌氧菌、真菌、滴虫等的代谢产物、酶的活性及 pH 值。

二、检测指标

（一）形态学检测指标

1. 阴道菌群密集度　标本（微生境）中细菌分布、排列的密集程度；结合标本来源的微生境容积大小，可以反映出某微生态区域中菌群总生物量的多少。分级标准如下。

Ⅰ级（+）：油镜（放大倍数 10×100 倍）观察每个视野的平均细菌数为 1～9 个。

Ⅱ级（++）：油镜观察每个视野的平均细菌数为 10～99 个。

Ⅲ级（+++）：油镜下每个视野的平均细菌数为 100 个及以上；光镜下观察，细菌满视野。

Ⅳ级（++++）：油镜下观察，细菌聚集成团或密集覆盖黏膜上皮细胞。

2. 阴道菌群多样性　涂片中所有细菌种类的多少。分级标准如下。

Ⅰ级（+）：能辨别 1～3 种细菌。

Ⅱ级（++）：能辨别 4～6 种细菌。

Ⅲ级（+++）：能辨别 7～9 种细菌。

Ⅳ级（++++）：能辨别 10 种及以上细菌。

3. 优势菌　菌群中生物量或种群密集度最大的细菌，在很大程度上影响整个菌群的功能且其对宿主的生理病理影响最大。

（1）以革兰氏阳性杆菌为优势菌　革兰氏染色阳性，无芽孢，细长弯曲或呈球杆状、杆状，单个或双链状，无动力。大多为乳酸杆菌。

（2）以革兰氏阳性球菌或革兰氏阳性弧菌为优势菌　革兰氏染色阳性，无芽孢，呈细长弯曲或球状，无动力。常见的细菌为链球菌。

（3）革兰氏阴性短杆菌或革兰氏阴性弧菌为优势菌　革兰氏染色阴性或不定，无芽孢，短杆状或杆状，形态比乳酸杆菌小。常见的细菌为：①加德纳菌，革兰氏阴性短杆菌或革兰氏阴性小变形杆菌；②普雷沃菌，革兰氏阴性杆菌；③动弯杆菌，弯曲的革兰氏阴性杆菌，革兰氏染色变异，弯曲、弧形的小杆菌。

4. 菌群抑制及菌群增殖过度

（1）菌群抑制　标本中细菌明显减少，表现为无优势菌，密集度为≤Ⅰ级，多样性为≤Ⅰ级。

（2）菌群增殖过度　以形态类似乳酸杆菌的革兰氏阳性杆菌为优势菌，密集度和多样性均为Ⅲ～Ⅳ级，常见于细胞溶解性阴道病。

5. 病原微生物　指可造成阴道不同感染性疾病的病原微生物，显微镜镜检阴道分泌物中是否存在滴虫或真菌假菌丝、芽生孢子、孢子等。

（1）真菌检测　油镜下可发现真菌卵圆形孢子、芽生孢子或管状的假菌丝，革兰氏染色阳性。当镜检发现芽生孢子或假菌丝时，应报告为外阴阴道念珠菌病（vulvo vaginal candidiasis，VVC；也称念珠菌性外阴阴道炎）。

（2）滴虫检测　革兰氏染色阳性，较白细胞略大，形态不规则，内有食物泡，周边有大量的白细胞或上皮细胞碎片，发现滴虫，可诊断为滴虫阴道炎。

6. Nugent 评分　Nugent 评分是国际通用的较准确诊断细菌性阴道病（bacterial

vaginosis,BV)的方法。Nugent 评分 0 ~3 分,为正常;4 ~6 分,诊断中间型 BV;≥7 分,诊断 BV。

7.需氧菌性阴道炎及 Donders 评分　需氧菌性阴道炎(aerobic vaginitis,AV)是由需氧菌繁殖伴产 H_2O_2的乳酸杆菌的减少或缺失,导致阴道黏膜充血、水肿,产生脓性分泌物的阴道炎症。常见的病原菌包括 B 族链球菌、葡萄球菌、大肠埃希菌及肠球菌等需氧菌。目前尚无规范化、公认的 AV 诊断标准。其诊断主要根据临床特征及 Donders 评分,阴道分泌物显微镜下 Donders 评分≥3 分。

8.阴道分泌物的白细胞计数　阴道分泌物白细胞计数在滴虫阴道炎、AV、宫颈炎及盆腔炎时常常升高,一般认为阴道分泌物白细胞计数>10 个/高倍视野时提示可能存在上述炎症,需要仔细鉴别其原因。

(二)功能学检测指标

1.pH 值　精密 pH 试纸(检测范围 3.8 ~5.4)测试阴道分泌物的 pH 值。pH 值检测操作的注意事项:干棉签检测 pH 值,以免影响结果。

2.生物化学指标　阴道中不同的微生物可产生不同的代谢产物以及不同的酶的活性。因此,根据不同的微生物的代谢产物及酶的活性设立不同的标志物。具体指标如下。

(1)乳酸杆菌功能标志物　乳酸杆菌的代谢产物包括乳酸菌素、H_2O_2、乳酸。H_2O_2浓度与产 H_2O_2的乳酸杆菌属的数量呈正相关,可根据 H_2O_2浓度判定乳酸杆菌功能是否正常。

(2)其他微生物的代谢产物及酶的活性　①厌氧菌:大多数唾液酸苷酶阳性;②需氧菌:部分 β-葡萄糖醛酸糖苷酶及凝固酶阳性;③白念珠菌:部分门冬酰胺蛋白酶及乙酰氨基葡糖苷酶阳性;④滴虫:部分胱胺酰蛋白酶阳性;⑤非特异性指标:部分阴道加德纳菌、不动弯杆菌及白念珠菌,脯氨酸氨基肽酶阳性。

(3)机体炎症反应标志物　白细胞酯酶与被破坏的白细胞数量成正比,能间接反映致病微生物的增殖水平。白细胞酯酶阳性提示阴道分泌物中有大量多核白细胞被破坏从而释放该酶,阴道黏膜受损,存在炎症反应。

三、正常阴道微生态的特点

正常阴道微生态的定义为:阴道菌群的密集度为Ⅱ ~Ⅲ级、多样性为Ⅱ ~Ⅲ级、优势菌为乳酸杆菌、阴道 pH 值为 3.8 ~4.5、乳酸杆菌功能正常(H_2O_2分泌正常)、白细胞酯酶等阴性。当阴道菌群的密集度、多样性、优势菌、阴道分泌物白细胞计数等炎症反应指标、pH 值和乳酸杆菌功能任何 1 项出现异常,即诊断为微生态失调状态。目前研究认为,微生态失调状态大部分是暂时性的,机体抵抗力好转即可恢复正常;当外来病原微生物增加或机体抵抗力下降,可导致疾病的出现,如 BV、VVC、滴虫阴道炎等。

四、阴道微生态评价的临床应用意义

阴道感染时大多存在阴道微生态失调状态,恢复阴道微生态平衡是阴道感染治疗的最终目标之一。

阴道微生态评价有利于准确诊断各种单纯性阴道感染，并及时发现各种混合性阴道感染。阴道微生态的检测评价系统不仅能够诊断临床常见类型的阴道感染，还能够对目前临床上仅存在"外阴瘙痒、白带增多"等症状、而传统阴道分泌物常规检查未发现特殊病原微生物、难以诊断的阴道感染患者进行微生态评价，从而提高临床诊断率；同时，不仅能够诊断单纯的阴道感染，还能够一次性发现混合性阴道感染，从而能够指导临床治疗。

全面评价阴道微生态环境，在诊断明确的基础上，实施促进阴道微生态平衡的疗法。对于阴道感染，除按照诊治指南进行针对病原微生物的药物治疗外，还应该通过应用各种黏膜修复剂帮助修复阴道黏膜，应用阴道微生态制剂恢复以有功能的乳酸杆菌为主的弱酸性环境，促进阴道微生态的平衡和免疫调节，减少阴道感染的反复发作。

第二节　阴道疾病

一、滴虫阴道炎

滴虫阴道炎（trichomonas vaginitis）是阴道毛滴虫引起的一种最常见的阴道炎症之一，是一种常见的主要通过性交传播的寄生虫疾病，具有传染性。主要表现为分泌物异常及外阴瘙痒，检查见阴道充血、水肿，稀薄、脓性泡沫状分泌物。治疗常用口服抗滴虫药物，性伴侣需同时治疗。

（一）病因

滴虫阴道炎是感染了阴道毛滴虫后引起的一种阴道炎症。传播方式：①直接传染，经性交传播；②间接传染，经公共浴池、浴盆、浴巾、游泳池、厕所坐便器、污染衣物、器械及敷料等途径。

（二）病理

滴虫呈梨形，后端尖，为多核白细胞的 2～3 倍大小。虫体顶端有鞭毛 4 根，体部有波动膜，后端有轴柱凸出。活的滴虫透明无色，呈水滴状，鞭毛随波动膜的波动而摆动，滴虫的生活史简单，只有滋养体而无包囊期，滋养体生命力较强，能在 3～5 ℃生存 21 d；在 46 ℃时生存 20～60 min；在半干燥环境中约生存 10 h；在普通肥皂水中也能生存 45～120 min。在 pH 值 5 以下或 7.5 以上的环境中则不生长，滴虫阴道炎患者的阴道 pH 值一般为 5.0～6.5。隐藏在腺体及阴道皱襞中的滴虫于月经前后，常得以繁殖，引起炎症的发作。它能消耗或吞噬阴道上皮细胞内的糖原，阻碍乳酸生成。滴虫不仅寄生于阴道。还常侵入尿道或尿道旁腺，甚至膀胱、肾盂以及男性的包皮褶、尿道或前列腺中。

有人认为滴虫单独存在时不能引起炎症，因其消耗阴道上皮细胞内糖原，改变了阴道酸碱度，破坏了防御机制，促进继发性的细菌感染，故常在月经期前后、妊娠期或产后等阴道 pH 值改变时，引起炎症发作。

（三）临床表现

1.潜伏期　为4～28 d。

2.症状　主要症状是稀薄的泡沫状白带增多及外阴瘙痒，若有其他细菌混合感染则排出物呈脓性，可有臭味，瘙痒部位主要为阴道口及外阴，间或有灼热、疼痛、性交痛等。若尿道口有感染，可有尿频、尿痛，有时可见血尿。阴道毛滴虫能消耗氧，影响精子在阴道内存活，导致不孕。

3.体征　检查时可见阴道黏膜充血，严重者有散在的出血斑点，累及宫颈形成“草莓样”宫颈，后穹隆有多量白带，呈灰黄色、黄白色稀薄液体或为黄绿色脓性分泌物，常呈泡沫状。少数患者阴道内有滴虫存在而无炎症反应，称为带虫者。带虫者阴道黏膜可无异常发现。

（四）诊断

典型病例根据病史、症状、体征容易诊断。阴道分泌物查见滴虫即可确诊。最简便的方法是取生理盐水溶液一滴放于玻片上，在阴道侧壁取典型分泌物混于生理盐水中，并立即在低倍镜下寻找滴虫。

对可疑患者，若多次湿片法未能发现滴虫时，可送培养，准确性达98%左右。取分泌物前24～48 h避免性交、阴道灌洗或局部用药，取分泌物时阴道窥器不涂润滑剂、分泌物取出后注意保暖，否则滴虫活力减低、辨认困难。

（五）鉴别诊断

1.念珠菌阴道炎　也称霉菌性阴道炎，即外阴阴道念珠菌病，是由念珠菌感染引起。其发病率仅次于滴虫阴道炎。最常见的症状是白带多，外阴及阴道灼热瘙痒，外因性排尿困难，外阴地图样红斑（念珠菌性外阴阴道炎）。典型的白带呈凝乳状或为片块状，阴道黏膜高度红肿，可见白色鹅口疮样斑块附着，易剥离，其下为受损黏膜的糜烂基底，或形成浅溃疡，严重者可遗留瘀斑。但白带并不都具有上述典型特征，从水样直至凝乳样白带均可出现，如有的完全是一些稀薄清澈的浆液性渗出液，其中常含有白色片状物。妊娠期念珠菌阴道炎的瘙痒症状尤为严重，甚至坐卧不宁，痛苦异常，也可有尿频、尿痛及性交痛等症状。另外，尚有10%左右的妇女及30%孕妇虽为念珠菌携带者，却无任何临床表现。

2.细菌性阴道炎　细菌性阴道病主要是由阴道加特纳菌引起的一种阴道炎，可通过性关系传播。此病的典型临床症状为阴道异常分泌物明显增多，呈稀薄均质状或稀糊状，为灰白色、灰黄色或乳黄色，带有特殊的鱼腥臭味。由于碱性前列腺液可造成胺类释放，故表现为性交时或性交后臭味加重。月经期阴道pH值升高，故经期时或经期后臭味也可加重。患者外阴有不适感，包括不同程度的外阴瘙痒，一般无明显时间性，但在休息状态及心情紧张状态下痒感更加明显。尚有不同程度的外阴灼热感，有的患者出现性交痛。极少数患者出现下腹疼痛、性交困难及排尿异常感。阴道黏膜上皮在发病时无明显充血表现。

3.阿米巴性阴道炎　阿米巴性阴道炎多由阿米巴病原体随大便排出后直接感染外阴或阴道。阴道分泌物呈浆液性或黏液性，从中可找到大滋养体。当阴道黏膜形成溃疡、出血时，则分泌物可转成脓性或血性。有时质脆的溃疡可出现在宫颈、外阴，融合成大片坏死。个别病例由于结缔组织反应严重，可呈现不规则肿瘤样增生，质硬，溃疡面覆有血性黏液分泌物，易误诊为恶性肿瘤。

4. 非特异性阴道炎　凡不是白念珠菌、阴道毛滴虫病或淋病所引起的阴道炎均称非特异性阴道炎，又称细菌性阴道病。急性期间可有体温稍升高，白细胞增多，全身乏力，下腹部坠胀不适感，阴道分泌物增多，呈脓性、浆液性或血性，阴道有灼痛感。窥器可见阴道黏膜充血，有时有浅表小溃疡，阴道内 pH 值偏碱性。

5. 蛲虫性阴道炎　蛲虫性阴道炎是由于蛲虫寄生于人体而引起的一种传染病。在人群中通过间接接触和肛门-手-口的直接接触方式而感染。肛门周围和外阴剧烈瘙痒或伴灼痛感，以夜间为甚。阴道流出多量的稀薄的黄脓性分泌物，有臭味。可有轻微的食欲缺乏、腹胀、腹痛及腹泻等。精神不安、失眠、夜惊、夜间磨牙等。

6. 过敏性阴道炎　过敏性阴道炎是指阴道黏膜出现类似于鼻、眼、肺及皮肤过敏反应的表现。阴道分泌物增多，为脓血性白带，并有腐烂组织排出，有臭味。合并有白念珠菌感染分泌物像脱脂乳粉制奶酪样。可有瘙痒、外阴烧灼样感，成年妇女可有性交困难。

7. 结核性阴道炎　结核性阴道炎由结核分枝杆菌感染而引起的阴道炎症性疾病。结核性阴道炎是属于生殖器结核的一种表现形式，多为继发感染，由于本病病程缓慢，表现形式不典型，故易被忽视。部分患者外观正常，无明显不适主诉。常主诉阴道不适、疼痛、触痛，阴道有白色或棕黑色分泌物。部分病情较重患者可有食欲不佳、低热、消瘦等全身症状。当同时伴有生殖器其他脏器的结核如输卵管、子宫结核等时：不孕、下腹坠痛，月经异常、白带为大量脓性或浆液性白带等症状。当继发于肺、腹膜、肠、关节等脏器的结核以及泌尿系统的结核时，可有其他脏器所引起的症状如胸膜痛、腹痛、尿频、血尿、消瘦、低热、乏力、腹泻便秘交替、干咳、咯血等。

8. 阴道嗜血杆菌性阴道炎　阴道嗜血杆菌性阴道炎由阴道嗜血杆菌所引起，主要表现是白带异常，增多，有鱼腥或胺的臭味，有时白带呈灰色乳状且稠度很高，很像滴虫阴道炎症状。轻者仅白带多、臭，外阴潮湿不适。常伴有阴道灼热感、性交痛及外阴瘙痒。

9. 婴幼儿阴道炎　婴幼儿阴道炎，多发生在 2 ~ 9 岁的幼女，是女性婴幼儿的常见病。主要是外阴、阴道痒，阴道分泌物增多，外阴、阴蒂、尿道口、阴道口黏膜充血、水肿。分泌物增多，甚至有脓性分泌物。大量分泌物刺激引起外阴痛痒，患儿哭闹、烦躁不安，甚至用手搔抓。通过手指及抓伤处，感染进一步扩散。部分可伴有尿急、尿频。急性期后可造成小阴唇粘连，粘连时上方或下方留有小孔，尿由小孔流出。

10. 老年性阴道炎　老年性阴道炎，又称萎缩性阴道炎，是一种非特异性阴道炎。阴道分泌物增多，分泌物稀薄，呈淡黄色，严重者呈脓血性白带，有臭味。分泌物刺激，外阴出现瘙痒、灼热感。阴道黏膜萎缩，可伴有性交痛。感染还可侵犯尿道而出现尿频、尿急、尿痛等泌尿系统的刺激症状。有时有小便失禁。妇科检查可见阴道黏膜呈萎缩性改变，皱襞消失，上皮菲薄并变平滑，阴道黏膜有充血、红肿，也可见黏膜有出血点或出血斑，以后穹隆及宫颈最明显，严重者也可形成溃疡或外阴潮红糜烂。

11. 月经性阴道炎　多由月经期不注意经期卫生，特别是使用不干净的月经用品致使外阴受不洁之物污染引起。表现为会阴部有下坠和灼热感，阴道分泌物增多。

12. 蜜月性阴道炎　多见于新婚妇女。主要由于不注意性器官和性生活卫生引起。表现为白带增多，阴道内外痒痛，黏膜红肿。

13. 化脓性阴道炎　多见于阴道撕裂或产伤的妇女。表现为白带增多，呈黄脓样，带有腥味,阴道有灼热和痛感,黏膜红肿。

14. 单纯性阴道炎　在月经来临前一周加重,在月经过后有一定缓解。皮肤潮红、肿胀,自觉剧烈瘙痒,可伴外阴、阴道烧灼感。大量白色稠厚呈凝乳状或豆腐渣样白带。可有阴道疼痛,刺激感及性交困难等。

15. 软下疳性阴道炎　大小阴唇发生一个或数个小红丘疹,很快破溃,扩大成黄豆大或更大的溃疡,基底较软,污秽、脓液多,有明显疼痛,逐渐扩大。

(六)治疗

因滴虫阴道炎可同时有尿道、尿道旁腺、前庭大腺滴虫感染,治愈此病常需要全身用药,主要药物为甲硝唑、替硝唑。

1. 全身用药　初始治疗:甲硝唑 400 mg,每日 2 次,共 7 d,或甲硝唑单次给药 2 g;替硝唑 2 g 单次口服。口服吸收好,疗效高,毒性小,应用方便,男女双方均能应用。服药后偶见胃肠道反应,如食欲减退、恶心、呕吐等。此外,还可偶见头痛、皮疹、白细胞减少等,一旦发现,应立即停药。用药期间及停药 24 h 内禁止饮酒,在妊娠早期及哺乳期不用为妥。

2. 局部用药　局部用药亦可收到较好效果。局部用药可以单独局部给药,也可全身及局部联合用药,以联合用药效果佳。甲硝唑泡腾片 200 mg 每晚塞入阴道 1 次,10 次为一疗程,若先用 1% 乳酸或 0.5% 醋酸冲洗,改善阴道内环境,将提高疗效。因滴虫阴道炎常于月经后复发,故治疗后检查滴虫阴性时,仍应于每次月经后复查白带,若经 3 次检查均为阴性,方可称为治愈。治疗期间禁止性生活。治疗后滴虫检查阴性时,仍应于下次月经干净后继续治疗一疗程,方法同前,以巩固疗效。为了避免重复感染,内裤及洗涤用的毛巾,应煮沸 5 ~ 10 min 以消灭病原体。

3. 性伴侣的治疗　滴虫阴道炎主要由性行为传播,性伴侣应同时进行治疗,并告知患者及性伴侣治愈前应避免无保护性性交。

4. 随访及治疗失败的处理　滴虫阴道炎患者再感染率很高,常规对最初感染 3 个月后重新筛查。对甲硝唑 2 g 单次口服治疗失败且排除再次感染者,增加甲硝唑疗程及剂量仍有效。若为初次治疗失败者,可重复甲硝唑 400 mg,每日 2 次,共 7 d。若治疗仍失败,给予甲硝唑或替硝唑 2 g,每日 1 次,连服 5 d。

5. 妊娠合并滴虫阴道炎的治疗　妊娠滴虫阴道炎可导致胎膜早破、早产及低出生体重儿。治疗方案:甲硝唑 400 mg,每日 2 次,共 7 d,或甲硝唑单次给药 2 g。但甲硝唑能否改善滴虫阴道炎的产科并发症尚无定论。

6. 根治滴虫阴道炎要点　①阴道上药,药物于每晚冲洗阴道后使用,7 d 为 1 个疗程;②配偶患滴虫病时要减少甚至最好不进行性生活,性生活时要使用避孕套;③清洗个人内裤要用单独的浴具,患者的内裤及毛巾要煮沸消毒;④提倡淋浴,少用盆浴,由于毛滴虫在外界环境中有很强的生存能力,而 40 ℃ 左右的浴池温度正是毛滴虫最适合生长的温度,因此经常洗盆浴很容易造成交叉感染,家中的浴盆使用后也要清洗干净,排便时尽量不使用公共厕所的坐式马桶,不借穿他人的内裤、泳衣,不到消毒不好的游泳池去游泳;⑤男方应一起接受治疗;⑥口服用药,由于毛滴虫不仅寄存于阴道内,还有可能潜藏在尿道下段、前庭大腺和宫颈腺体内,这种情况单靠局部上药无法起到治疗作用,因此还需要口服甲硝唑。

（七）预防

1. 控制传染源　由于本病极易感染，流行极广，而且有相当比例的健康带虫者，因此，应尽可能做到对妇产科门诊及住院患者常规进行白带毛滴虫检查，争取早期发现和及时治疗，消灭传染源。要达到防治目的，更应在工厂、学校、乡镇企业和居民中，定期开展普查和治疗，并要注意对患者配偶的防治。严格管理隔离治疗患者及带虫者。

2. 杜绝传播途径　改善公民生活福利，提倡淋浴，废除公共浴池，改坐式便器为蹲式，严禁滴虫患者入游泳池，不出租公共游泳衣及毛巾。医院用过的检查器械及被服应严格消毒，检查台上的无菌巾，必须每人1块，用过随即更换。

3. 保护易感人群　做好卫生宣传教育工作，提高人们的预防意识。

二、外阴阴道念珠菌病

外阴阴道念珠菌病（vulvo vaginal candidiasis，VVC）是常见外阴、阴道炎症，也称外阴阴道假丝酵母菌病。病原体为念珠菌或称假丝酵母菌，属机会致病菌，主要为内源性传染。主要表现为外阴瘙痒、灼痛，部分有凝乳样阴道分泌物增多。确诊为阴道分泌中查见念珠菌的芽生孢子或假菌丝，治疗选择局部或全身抗真菌药物治疗。约75%的女性一生中至少患过1次外阴阴道念珠菌病。念珠菌感染容易反复发作，45%经历过2次或2次以上的发病，可达一年4次的复发频率。因此，防治工作甚为关键。

（一）病因

外阴阴道念珠菌病是由念珠菌引起的常见外阴阴道炎症。念珠菌为条件致病菌，10%～20%非孕妇女及30%孕妇阴道中有此菌寄生，但菌量极少，呈酵母相，并不引起症状。只有在全身及阴道局部细胞免疫功能下降，念珠菌大量繁殖，并转变为菌丝相，才出现症状。常见发病诱因有妊娠、糖尿病、大量应用免疫抑制剂及广谱抗生素。妊娠及糖尿病时机体免疫力下降，阴道组织内糖原增加，酸度增高，有利于念珠菌生长。大量应用免疫抑制剂如糖皮质激素或免疫缺陷综合征，使机体抵抗力降低。长期应用抗生素，抑制乳酸杆菌生长，从而利于念珠菌繁殖。其他诱因有胃肠道念珠菌、应用避孕药，穿紧身化纤内裤及肥胖，可使会阴局部温度及湿度增加，念珠菌易于繁殖引起感染。

传染途径：①主要为内源性传染：念珠菌为条件致病菌多寄生于阴道外，也可寄生于人的口腔、肠道，一旦条件适宜可引起感染，3个部位可互相传染。②通过性交也可直接传染，极少通过接触感染的衣物间接传染。

（二）病理

念珠菌是一种真菌，为卵圆形的单细胞，成群分布，芽生，有厚壁孢子及真菌丝，一旦抵抗力降低或阴道局部环境改变时，念珠菌会大量繁殖，念珠菌是一种条件致病菌。80%～90%病原体为白念珠菌，10%～20%为光滑念珠菌、近平滑念珠菌、热带念珠菌等。酸性环境适宜念珠菌的生长，有念珠菌感染的阴道pH值多在4.0～4.7，通常<4.5。白念珠菌为双相菌，有酵母相及菌丝相，酵母相为芽生孢子，在无症状寄居及传播中起作用；菌丝相为芽生孢子伸长成假菌丝，侵袭组织能力加强。念珠菌对热的抵抗力不强，加热至60 ℃，1 h即死亡；

但对干燥、日光、紫外线及化学制剂等抵抗力较强。

白念珠菌发生致病作用与多种因素有关：①黏附，其细胞壁的甘露糖蛋白是黏附于上皮细胞的主要介导物。在菌体内基因控制的转换系统作用下，使孢子转为芽管或菌丝，可促进其黏附。黏附力是它在宿主内形成集落及入侵细胞的前提。②入侵，黏附于上皮细胞后，其芽管（菌丝）可直接插入细胞膜。③产生毒素和酶，产生的念珠菌毒素可抑制机体的细胞免疫功能，促进感染；产生的一些水解酶和酸性蛋白酶，如磷酸酯酶和卵磷酸酯酶等，可引起组织损伤，有利于其侵入。

（三）临床表现

1. 症状　主要表现为外阴瘙痒、灼痛，严重时坐卧不宁，异常痛苦，还可伴有尿频、尿痛及性交痛。部分患者阴道分泌物增多，分泌物特征为白色稠厚呈凝乳或豆腐渣样，其由脱落上皮细胞和菌丝体、酵母菌和假菌丝组成。

2. 体征　若为外阴炎，妇科检查外阴可见红斑，水肿，常伴有抓痕。若为阴道炎，阴道黏膜可见水肿、红斑，小阴唇内侧及阴道黏膜上覆有白色块状物，擦除后露出红肿黏膜面，急性期还可能见到糜烂及浅表溃疡。

根据其流行情况，临床表现、微生物学、宿主情况，本病可分为单纯性外阴阴道念珠菌病和复杂性外阴阴道念珠菌病（表 9-1）。其中 VVC 的临床表现按 VVC 评分标准划分，评分≥7 分为重度 VVC，而<7 分为轻、中度 VVC（表 9-2）。10%～20% 的妇女表现为复杂性 VVC。

表 9-1　VVC 临床分类

项目	单纯性 VVC	复杂性 VVC
发生频率	散发或非经常发作	复发性
临床表现	轻到中度	重度
真菌种类	白念珠菌	非白念珠菌
宿主情况	免疫功能正常	免疫功能低下、应用免疫抑制剂或未控制糖尿病、妊娠

表 9-2　VVC 临床评分标准

评分项目	0	1	2	3
瘙痒	无	偶有发作、可被忽略	能引起重视	持续发作、坐立不安
疼痛	无	轻	中	重
阴道黏膜充血、水肿	无	轻	中	重
外阴抓痕、皲裂	无	/	/	有
分泌物量	无	较正常稍多	量多、无溢出	量多、有溢出

（四）诊断

根据病史、症状及体征可做出初步诊断，确诊需要在阴道分泌物中找到念珠菌的芽生孢子或假菌丝。可采用0.9%氯化钠溶液湿片法或10%氢氧化钾溶液湿片法或革兰氏染色检查分泌物中的芽生孢子和假菌丝。

（五）鉴别诊断

pH 值测定具有重要鉴别意义，若 pH 值<4.5，可能为单纯念珠菌感染，若 pH 值>4.5 可能存在混合感染，尤其是细菌性阴道病的混合感染。外阴阴道念珠菌病与其他阴道炎的鉴别见表9-3。

表9-3　外阴阴道念珠菌病与其他阴道炎的鉴别

项目	外阴阴道念珠菌病	细菌性阴道炎	滴虫阴道炎
症状	重度瘙痒	分泌物增多，无或轻度瘙痒	分泌物增多，无或轻度瘙痒
分泌物特点	白色，豆腐渣样	白色，均质，腥臭味	稀薄，脓性，泡沫状
阴道黏膜	水肿，红斑	正常	散在出血点
胺试验	阴性	阳性	阴性
pH 值	<4.5	>4.5（4.7～5.7）	>5（5.0～6.5）
显微镜检查	芽孢及假菌丝 少量白细胞	线索细胞 极少白细胞	阴道毛滴虫 多量白细胞

（六）治疗

消除诱因，根据患者情况选择局部或全身应用抗真菌药物。

1. 消除诱因　若有糖尿病应给予积极治疗；及时停用广谱抗生素、雌激素及糖皮质激素；勤换内裤，用过的内裤、盆及毛巾均应用开水烫洗。

2. 单纯性 VVC 的治疗　可局部用药，也可全身用药，疗效相似，治愈率80%～90%，唑类药物的疗效高于制霉菌素。

（1）局部用药　可选用下列药物放于阴道内：①咪康唑栓剂，每晚1粒（200 mg），连用7 d，或每晚1粒（400 mg），连用3 d；②克霉唑栓剂，每晚1粒（150 mg），塞入阴道深部，连用7 d，或每日早、晚各1粒（150 mg），连用3 d，或1粒（500 mg），单次用药；③制霉菌素栓剂，每晚1粒（10万U），连用10～14 d。

（2）全身用药　对不能耐受局部用药者、未婚妇女及不愿采用局部用药者可选用口服药物。常用药物：氟康唑150 mg，顿服。也可选用：伊曲康唑，每次200 mg，每日1次，连用3～5 d；或用一天疗法，每日口服400 mg，分2次服用。对于单纯性 VVC，全身用药与局部用药的疗效相似，治愈率为80%～90%；对于复杂性 VVC，如临床表现严重的 VVC，不良宿主的 VVC，无论局部用药还是口服药物，均应延长治疗时间。若为局部用药，延长至7～14 d；若为口服氟康唑150 mg，则72 h后加服1次。

3. 复杂性 VVC 的治疗

（1）严重外阴阴道念珠菌病的治疗　无论局部用药还是口服药物均应延长治疗时间，局部用药可延长至7～10 d，若口服氟康唑150 mg，72 h后加服1次。症状特别严重者，局部应用低浓度糖皮质激素软膏或唑类霜剂。

（2）复发性外阴阴道念珠菌病的治疗　若患者经治疗临床症状及体征消失，真菌学检查阴性后又出现真菌学证实的症状称为复发，若一年内发作4次或4次以上称为复发性外阴阴道念珠菌病，发生率约5%。

部分复发病例有诱发因素，但大部分患者复发机制不明。抗真菌治疗分为初始治疗及维持治疗。初始治疗若为局部治疗，延长治疗时间至7～14 d；若口服氟康唑150 mg，则第4天、第7天各加服1次。常用的维持治疗：氟康唑150 mg，每周1次，共6个月；或克霉唑栓剂500 mg，每周1次，连用6个月；伊曲康唑400 mg，每月1次，连用6个月。在治疗前应做真菌培养确诊，治疗期间定期复查监测疗效及药物不良反应，一旦发现不良反应，立即停药。

（3）妊娠合并外阴阴道念珠菌病的治疗　局部治疗为主，禁用口服唑类药物。可选用克霉唑栓剂、硝酸咪康唑栓剂、制霉菌素栓剂，以7 d疗法效果好。

（4）性伴侣治疗　无须对性伴侣进行常规治疗。本病患者的性伴侣其口腔、精液及阴茎冠状沟内均有一定比例的念珠菌阳性率。特别是对有口交者有必要对患者的性伴侣精液及口腔分泌物进行念珠菌培养及菌种鉴别。单纯治疗女方，男方也易交叉感染。采用避孕套可减少性伴侣间的交叉感染。约15%男性与女性患者接触后患龟头炎，对有症状男性应进行念珠菌检查及治疗，预防女性重复感染。提倡患病妇女与性伴侣同时治疗。

（5）随访　若症状持续存在或诊断后2个月内复发者，需再次复诊。复发性外阴阴道念珠菌病治疗结束后1周、2周、1个月、3个月、6个月随访，3个月及6个月时建议行真菌培养。

（七）预防

本病的发生是多因素，预防也应个体化。针对各自相应环节采取相应措施，从而减少复发或预防感染。①避免滥用抗生素，白念珠菌是人体正常菌群之一，约10%的妇女阴道内有此菌寄生而无明显症状，抗生素的应用会影响阴道内和肠道内的菌群失调，抗生素可能抑制部分有益菌群，念珠菌就会乘机大量繁殖。②穿着全棉内裤和单独清洗内裤。③改善阴道局部环境，切忌过度清洁。④重视妊娠期保健，妊娠时性激素水平、阴道内糖原和酸度都会增高，容易受念珠菌侵袭。⑤生物制剂应用及含嗜酸乳酸菌的乳制品摄入。⑥注意公共场所卫生。⑦正确避孕，避孕药中的雌激素有促进真菌侵袭的作用。如果反复发生念珠菌阴道炎，就尽量不要使用药物避孕。⑧对初次发生念珠菌感染者应彻底治疗。⑨控制血糖。⑩提高机体免疫力。⑪妇科诊治及计划生育操作时防止念珠菌感染。

三、细菌性阴道病

细菌性阴道病（bacterial vaginosis，BV）是一种由阴道加特纳菌及多种微生物增加，大量的厌氧菌取代了正常的乳酸杆菌（lactobacillas；也称乳酸菌），导致阴道内微生态平衡失调，引起的阴道分泌物增多，白带有鱼腥臭味及外阴瘙痒灼热的综合征。本病是阴道内正常菌群失调所致的一种混合感染，临床特点为鱼腥臭味、稀薄阴道分泌物增加，但阴道检查无炎症改变。临床诊断标准为阴道分泌物特性、线索细胞阳性，pH值>4.5及氨臭味试验阳性4项中符合3项，主要采用针对厌氧菌的治疗。可造成胎膜早破、早产等不良妊娠结局，任何有症状的孕妇均需接受筛查及治疗。

1955 年 Gardner 和 Dukes 首先从非特异性阴道炎患者中分离出阴道嗜血杆菌，因而称此病为阴道嗜血杆菌性阴道炎。到 20 世纪 80 年代人们发现此菌和其他嗜血杆菌不同，定名为阴道加特纳菌，改称此病为加特纳菌性阴道炎。在 1983 年斯德哥尔摩国际阴道炎、阴道病会议上正式统一命名为细菌性阴道病。理由是其病原体不仅是阴道加特纳菌，而且还有其他厌氧菌；另外此病炎症不明显，阴道分泌物中白细胞稀少，称为阴道病比阴道炎更为恰当。本病常见，国内最早关于此病的调查为 1990 年，全国性病防治研究中心在南京地区发现其患病率在成年健康妇女中为 18.92%，在性罪错妇女中为 36.73%，在妇科门诊有阴道异常分泌物的患者中为 43.33%。

（一）病因

本病实际是正常寄生在阴道内的细菌生态平衡（菌群）失调。目前对于阴道中微生物改变的原因仍未十分了解，可能与多个性伴侣、频繁性交，或阴道灌洗使阴道碱化有关，但是否由性传播所致仍不清楚，所以有人将本病归类为内源性疾病。

本病病因归纳如下：①间接接触感染，接触被细菌污染的公共厕所的坐便器、浴盆、浴池座椅、毛巾，使用不洁卫生纸，都可以造成感染。②性传递，是导致发病的原因之一，女方有症状者至少有 10% 的男方有细菌性尿道炎。③大量服用抗生素，抗生素改变了阴道的微环境，致病的细菌病原体大量繁殖，导致局部的细菌性阴道炎发作。④过度讲究卫生，有些女性为了保持卫生，经常采用药用洗液来灌洗阴道，很容易破坏阴道的酸碱环境，容易感染上细菌性阴道病。

（二）病理

本病患者阴道分泌物中乳酸杆菌减少，加德纳菌、厌氧菌（如类杆菌、胨链球菌、Mobiluncus 菌）及人型支原体等增多，比正常增加 100～1 000 倍。由于厌氧菌的过度生长，抑制了正常能产生过氧化氢的乳酸杆菌，能杀灭细菌的过氧化氢减少后，厌氧菌更能增加，形成了恶性循环。乳酸杆菌减少，其所产生的乳酸也减少，影响阴道 pH 值的降低。厌氧菌可产生大量胺类（如尸胺、腐胺）和其他盐类（如琥珀酸盐），造成阴道分泌物化学成分的改变，可产生特殊气味和 pH 值升高。

（三）临床表现

1. 典型临床症状　为阴道异常分泌物明显增多，呈稀薄均质状或稀糊状，为灰白色、灰黄色或乳黄色，带有特殊的鱼腥臭味。由于碱性前列腺液可造成胺类释放，故表现为性交时或性交后臭味加重。月经期阴道 pH 值升高，故经期时或经期后臭味也可加重。患者外阴有不适感，包括不同程度的外阴瘙痒，一般无明显时间性，但在休息状态及心情紧张状态下痒感更加明显。尚有不同程度的外阴灼热感，有的患者出现性交痛。极少数患者出现下腹疼痛、性交困难及排尿异常感。阴道黏膜上皮在发病时无明显充血表现。10%～40% 患者临床无症状，有症状者的主要表现为阴道分泌物增多，有鱼腥臭味，可伴有轻度外阴瘙痒或烧灼感，性交后症状加重。分泌物呈灰白色，均匀一致，稀薄，黏度很低，容易将分泌物从阴道壁拭去。阴道黏膜无充血的炎症表现。

2. 本病常可合并其他阴道性传播疾病　故其临床表现可受到并发症的影响而有所不

同。如当合并淋病奈瑟菌感染时,阴道分泌物可表现为明显脓性状,并可出现尿痛、排尿困难等尿路刺激症状;合并滴虫感染时,可出现泡沫状阴道分泌物,且瘙痒加剧,奇痒;合并念珠菌感染时,阴道分泌物可呈现为凝乳状或豆腐渣样。

(四)诊断

本病的诊断无须做加特纳菌或其他厌氧菌的培养,因为相当一部分健康妇女及40% BV 患者成功治疗后培养加特纳菌仍为阳性。厌氧菌培养也是非特异性的。因此主要是临床诊断,多采用 Amsel 临床诊断标准,下列 4 条中有 3 条阳性即可临床诊断为细菌性阴道病。①均匀、稀薄一致的阴道白色分泌物。②阴道分泌物 pH 值>4.5。③胺臭味试验阳性,取阴道分泌物少许放在玻片上.加入 10% 氢氧化钾 1 ~ 2 滴,产生一种烂鱼肉样腥臭气味即为阳性。④线索细胞阳性,取少许分泌物放在玻片上,加 1 滴生理盐水混合,置于高倍光镜下见到>20% 的线索细胞。线索细胞即阴道脱落的表层细胞,于细胞边缘贴附大量颗粒状物即加德纳菌,细胞边缘不清。

取材应注意取自阴道侧壁的分泌物,不应取自宫颈管或后穹隆。此外,可参考革兰氏染色的诊断标准,根据各种细菌的相对浓度进行诊断。

(五)鉴别诊断

1. 滴虫阴道炎　外阴瘙痒剧烈,外阴分泌物非糊状而呈泡沫状,且无鱼腥臭味,镜检见白细胞增多,并可见活动滴虫。

2. 念珠菌性外阴阴道炎　也可伴外阴明显瘙痒,阴道分泌物为较稠的白色或黄白色凝乳状或豆腐渣样;阴道壁往往充血,镜检见白细胞增多,并可查到及培养到念珠菌孢子及菌丝。

3. 淋球菌性宫颈炎　淋球菌性宫颈炎发生时,宫颈充血明显,宫颈口及阴道可见多量黄色黏稠脓性分泌物,患者常伴尿路刺激征,镜检见上皮细胞内有革兰氏染色阴性的双球菌存在。

4. 性心理异常或性病疑病症　患者常为有不洁性生活史或知配偶有传播疾病史后,自觉外阴不适,如有不同程度的痒痛及虫咬感,但阴道分泌物无异常、无线索细胞或偶见,且无其他病原菌检出。

5. 外阴瘙痒症　可有不洁性生活史,自觉外阴瘙痒,但无分泌物异常及无病原体检出。该病主要与精神因素及个体素质有关,为一种皮肤病而非性传播疾病。

细菌性阴道病与其他阴道炎的鉴别参见表 3-3。

(六)治疗

治疗原则为选用抗厌氧菌药物,主要有甲硝唑、替硝唑、克林霉素。甲硝唑不影响乳酸杆菌生长,是最理想的药物,但对支原体效果差。

1. 口服药治疗　全身用药甲硝唑 400 mg,每日 2 次口服,共 7 d;或单次给予,连用 3 d。甲硝唑近期有效率为 82% ~ 97% 。克林霉素 300 mg,每日 2 次,连服 7 d,有效率达 80% 。替硝唑 1 g,口服,每日 1 次,连服 5 d。如剂量大或为避免胃肠道反应,可加用维生素 B_6,疗程为 7 ~ 10 d。约有 30% 患者复发,再用甲硝唑治疗仍有效。甲硝唑对妊娠早期有致畸的可能,故妊娠时禁用。此药有胃肠反应、头痛、白细胞减少等不良反应,应注意查血。服药期间及服药后 3 d 禁酒,因此药能使人对乙醇过敏而不能耐受。

2. 局部治疗　阴道用药甲硝唑栓 1 枚,每日 1 次,共 7 d;2% 克林霉素软膏涂布,每晚 1 次,连用 7 d。此外可用过氧化氢溶液冲洗阴道,每日 1 次,共 7 d;或用 1% 乳酸液或 0 5% 醋酸液冲洗阴道,改善阴道内环境以提高疗效。

3. 并发症治疗　有其他病原体检出者,须针对其他病原体用药,但须避免滥用抗生素。有生殖道或其他系统合并选药时,须注意全身情况用药,可同时应用支持及提高免疫力疗法,并注意药物系统不良反应。

4. 性伴侣治疗　有主张男性性伴侣同时用一疗程药物,也有报道此治疗并不能阻止女性患者再复发。一般认为性伴侣无须常规治疗。

5. 其他　对无症状的细菌性阴道病可以不治疗。阴道中细菌过度生长能引起其他的泌尿生殖道疾病发生盆腔炎,如衣原体性、淋菌性盆腔炎,以及继发盆腔脓肿。细菌性阴道病能引起产后子宫内膜炎,细菌性阴道病患者不应做有关外科手术(如子宫切除术)。细菌性阴道病和早产的关系也值得注意。在计划生育和妇女保健工作中,如同对妊娠妇女应注意避免吸烟、饮酒和滥用各种药物一样,也应注意诊治细菌性阴道病,以利于母婴健康。对患有细菌性阴道病的妇女行人工流产术,应先治疗转阴后再施手术,以避免继发上生殖道感染,治疗后行手术的同时给予甲硝唑治疗可减少术后感染。

(七)预防

本病可造成不孕、影响胎儿发育、诱发其他(生殖器感染、盆腔炎、肾周炎、性交痛等)疾病、影响夫妻生活质量。由于本病发病与个人卫生以及相互感染等因素有关,因此平时要注意个人清洁卫生,穿着衣物须透气,勤换洗内裤,防止致病菌侵袭,杜绝传染源,增强抵抗力,改善阴道微环境。

四、萎缩性阴道炎

萎缩性阴道炎(atrophic vaginitis)常见于自然绝经或人工绝经后的妇女,也可见于产后闭经或药物假绝经治疗的妇女。为雌激素降低、局部抵抗力下降引起的以需氧菌感染为主的炎症。主要表现为阴道分泌物增多、瘙痒、性交痛等。治疗原则为补充雌激素、增强阴道抵抗力、抑制细菌生长。

(一)病因

绝经后妇女,因卵巢功能衰退,雌激素水平降低,阴道壁萎缩,黏膜变薄,上皮细胞内糖原含量减少,阴道内 pH 值增高,局部抵抗力降低,致病菌容易入侵繁殖引起炎症。同时,由于阴道黏膜萎缩,上皮菲薄,血运不足,使阴道抵抗力降低,便于细菌侵入繁殖引起炎症病变。另外,个人卫生习惯不良,营养缺乏,尤其是 B 族维生素缺乏,可能与发病有关。此外,手术切除双侧卵巢、卵巢功能早衰、盆腔放疗后、长期闭经、长期哺乳等均可引起本病发生。

(二)病理

阴道上皮变薄、括约肌失去张力、弹性降低,阴道黏膜分泌物也减少,阴道内壁干燥,阴道润滑性减低致使整个阴道呈现皱缩(萎缩)。

（三）临床表现

1. 症状

（1）阴道炎症的症状　阴道干燥、触痛、瘙痒、分泌物（血性）增多、反复阴道炎症、性交困难。

（2）激素减少的表现　可能会造成阴道上皮变薄、括约肌失去张力、失去弹性。会发生反复尿路感染、尿痛、尿频、尿急、小便失禁等症状。这些不适对妇女来说都是非常难受，影响生活质量的。

2. 体征　检查见阴道呈萎缩性改变，上皮皱襞萎缩、变薄、消失，黏膜充血，可见散在出血点或点状出血斑，有时见浅表溃疡。溃疡可导致黏膜粘连、造成狭窄甚至闭锁，分泌物引流不畅可形成阴道或宫腔积脓。

（四）诊断

根据临床表现，诊断一般不难，但应排除其他疾病才能诊断。

（五）鉴别诊断

1. 其他阴道炎　鉴别要点是取阴道分泌物检查滴虫及念珠菌，排除特异性阴道炎。

2. 宫颈、子宫内膜恶性肿瘤　对有血性白带者，需要与宫颈恶性肿瘤鉴别，妇科检查时注意子宫大小及形态、出血来源，须常规做宫颈刮片行宫颈细胞学或人乳头瘤病毒检查，必要时行分段诊刮术。

3. 阴道癌　对阴道壁肉芽组织及溃疡，须与阴道癌相鉴别，可行局部组织活检与阴道癌鉴别。当形成慢性炎症后，可发生两种结果：一是阴道黏膜下结缔组织纤维化，阴道失去弹性，最后形成阴道狭窄和瘢痕；另一种情况为阴道壁粘连形成阴道闭锁，甚至在闭锁以上形成阴道积脓。此种情况虽属少见，但病情严重。

（六）治疗

1. 治疗原则　为补充雌激素增加阴道抵抗力及抑制细菌生长。

2. 对症治疗

（1）抑制细菌生长　1% 乳酸或 0.5% 醋酸液阴道冲洗以增加阴道酸度，每日 1 次，冲洗后局部用药，甲硝唑 200 mg 或诺氟沙星 100 mg 每次 1 片，放入阴道深部，7 ~ 10 d 为 1 个疗程。

（2）雌激素局部或全身用药　一般经上述局部治疗即可奏效，对炎症较重者可辅以雌激素治疗。雌激素软膏（欧维婷）每日涂抹 1 ~ 2 次，连用 14 d；需要性激素替代治疗的患者，可给予替勃龙 2.5 mg ，每日 1 次，也可选用其他雌、孕激素制剂连续联合用药。已烯雌酚 0.125 ~ 0.25 mg，每晚放入阴道 1 次，7 d 为 1 个疗程；顽固病例可口服尼尔雌醇，首次 4 mg，以后每 2 ~ 4 周 1 次，每次 2 mg，维持 2 ~ 3 个月。尼尔雌醇是雌三醇的衍生物，剂量小，作用时间较长，对子宫内膜的影响小，较安全。

对乳腺癌或子宫内膜癌患者禁用雌激素。对萎缩性阴道炎的患者来说，首先要明确一个观念：绝经后，阴道上皮的萎缩是正常的，本无须治疗，想靠补充雌激素来找回绝经前的感觉是不正确的。萎缩性阴道炎的发生，是因为上皮变薄，分泌物减少，抵抗力下降，不足以抵抗阴道杆菌（因环境改变，从正常杆菌变为条件致病菌）的侵袭而发生的细菌性炎症。这时局部外用雌激素制剂即可。还有少数具有萎缩性阴道炎症状的患者，常规性的治疗没有效果，一般检查也查不出病原体，这需要临床医师注意患者的全身情况（例如有无糖尿病、过敏、干燥综合征、叶酸缺乏症、巨幼细胞贫血、女性营养不良等），再结合外阴表现进行综合分析。

（七）预防

萎缩性阴道炎的防治工作应从年龄较轻时开始，保持外阴、阴道卫生是最重要的预防措施。

1. 增加阴道酸度，提高阴道抵抗力　妇女绝经后约有30%的人会发生老年性阴道炎。其原因是，女性绝经后体内性激素水平显著降低，引起阴道内pH值上升，阴道黏膜萎缩变薄，皱襞消失，而且阴道内的弹性组织减少，使阴道口豁开，壁膨出，这些都会使阴道黏膜对病原体的抵抗力减弱，容易造成细菌感染，引起阴道炎症。因此，老年妇女在性生活中要特别注意自我护理，讲究卫生，减少阴道感染的机会。尽量保持开朗心情，因为心理原因也会降低身体免疫力，使病菌乘虚而入。

2. 禁用热水烫洗外阴　老年性阴道炎患者不要因外阴瘙痒而用热水烫洗外阴，虽然这样做能暂时缓解外阴瘙痒，但会使外阴皮肤干燥粗糙，之后不久瘙痒会更明显。清洗外阴时宜使用弱酸配方的女性护理液。

3. 平时注意卫生，减少患病机会　宜穿宽松舒适纯棉质内裤，每日换洗内裤。清洗外阴的毛巾和盆具要单独分开不要与他人混用。洗后的内裤要放在太阳下暴晒，不要晾置于卫生间内。穿着衣物须透气，不要连续穿着连裤袜或紧身牛仔裤。不要为了“消毒杀菌”就使用肥皂或各种药液清洗外阴。因为老年妇女的外阴皮肤一般干燥、萎缩，经常使用肥皂等刺激性强的清洁用品清洗外阴，会加重皮肤干燥，引起瘙痒，损伤外阴皮肤。清洗外阴时应用弱酸配方的女性护理液。选用的卫生纸应该带有“消准”字样。大便后擦拭的方向应由前至后，避免将肛门处的病菌带至阴道。在公共泳场、浴室等地方不要随便坐，公共马桶也不例外。

4. 外阴不要乱用药物　外阴出现不适时不要乱用药物。因为引起老年性阴道炎的细菌多为大肠埃希菌、葡萄球菌等，不像育龄期女性以念珠菌阴道炎、滴虫阴道炎最多见。因此不要乱用治疗霉菌或滴虫的药物，更不要把外阴阴道炎当作外阴湿疹而乱用激素药膏，这样会适得其反。

5. 其他　由于老年妇女阴道黏膜菲薄，阴道内弹性组织减少，因此过性生活时有可能损伤阴道黏膜及黏膜内血管，使细菌乘机侵入。解决方法：可以在性生活前将阴道口涂少量油脂，以润滑阴道，减小摩擦。

五、婴幼儿外阴阴道炎

婴幼儿阴道炎（infantile vaginitis）常见于5岁以下幼女，多与外阴炎并存，多发生在2～9岁的幼女，是女性婴幼儿的常见病。婴幼儿自诉能力差及家长忽视等因素，常易延误治疗。由于阴道炎多伴有外阴炎，因此，常统称为婴幼儿外阴阴道炎。

（一）病因

由于幼女解剖、生理特点，外阴发育差，不能遮盖尿道口及阴道前庭，细菌容易侵入，雌激素水平低，阴道上皮薄，糖原少，pH 值偏高，乳酸杆菌少，易受感染。

婴幼儿的阴道内菌群不是像成年女性那样以乳酸杆菌为主，而是以葡萄球菌、链球菌、类白喉杆菌、大肠埃希菌等主要菌群；酸度也没有成年女性那么高，pH 值 6 ~ 7.5，体内缺少激素，大阴唇皮下脂肪少，局部营养较差，抵抗力低；而且因大阴唇未发育，阴蒂、前庭及尿道均暴露在外，当某种因素如摩擦、污染等使阴道口受损，就会为细菌入侵创造条件，从而导致幼女性阴道炎的发生。

1. 外阴局部卫生不佳　患儿母亲及保教人员不注意患儿外阴清洁，大便后处理不当，或用污染的纸擦抹肛门，使肠道细菌侵入阴道，引起阴道炎。

2. 阴道异物　如花生米、豆类、发夹、别针、小石头等塞入阴道，由于异物造成阴道上皮损伤，而发生继发性感染。

3. 蛲虫性外阴阴道炎　在正常情况下本病并不多见。它是由肠道蛲虫通过粪便传入阴道；或粪便处理不当，通过婴儿母亲或保教人员的手或衣服、玩具等将蛲虫卵污染幼女外阴而引起炎症。

4. 继发性外阴、阴道炎　幼女在上呼吸道感染或尿路感染后，细菌通过灰尘直接传入阴道而引起感染。

5. 特异性阴道炎滴虫或真菌性阴道炎　在婴幼儿罕见。原因：可能由于婴幼儿的阴道 pH 值呈碱性，不适于真菌繁殖。滴虫是以糖原为食物，在此年龄的阴道糖原很少，故也不适于滴虫生长。嗜血性阴道炎在婴幼儿中极为少见。

（二）病理

外阴、阴蒂、尿道口及阴道前庭黏膜充血、水肿，病变严重者，外阴表面可见溃疡、小阴唇可发生粘连。

（三）临床表现

本病仅见于婴幼儿，部分患儿伴有尿路感染。

1. 症状　由于大量脓性分泌物刺激而导致外阴瘙痒，患儿哭闹不安，以手抓外阴。如是异物所致者，阴道分泌物是血性的，或脓性的，可有臭味。

2. 体征　检查可见外阴、阴蒂、尿道口及阴道前庭黏膜充血、水肿，阴道口见到脓性分泌物流出，病变严重者，外阴表面可见溃疡、小阴唇可发生粘连。

（四）诊断

1. 病史　根据发病年龄及临床表现，不难做出诊断。

2. 全身检查　一般无明显的全身症候。

3. 妇科检查　外阴及尿道口红肿，脓性分泌物自阴道口流出。如因长期炎症分泌物浸渍，可使外阴皮肤破溃。慢性的外阴炎可导致小阴唇互相粘连。慢性的阴道炎可引起阴道闭锁。使用小指做肛门检查，要注意阴道内有无异物。若血性分泌物时，应排除恶性肿瘤如阴道、宫颈的葡萄状肉瘤的可能。必要时可用小号鼻窥器或气管镜直接观察阴道。

4. 辅助检查　取阴道分泌物做涂片检查或送培养，查找病原体，必要时做药敏试验。

（五）鉴别诊断

1. 葡萄状肉瘤　多见于3岁以下的婴幼儿，是恶性中胚叶混合瘤，常见阴道内流出血性分泌物。若肿瘤坏死或继发感染时则分泌物恶臭。当肿瘤增生迅速，也可见其突出于阴道外。肿物水肿呈葡萄状，粉红或紫红色，质软，多位于阴道前壁，表面见坏死感染灶，做病理检查可明确诊断。

2. 宫颈息肉　阴道流出血性分泌物，一旦感染则分泌物呈脓性或脓血性，可用鼻窥器或气管镜行阴道检查，或摘除赘生物做病理检查可明确诊断。

3. 阴道异物　有异物放置阴道病史，见大量分泌物从阴道流出，经肛门指检或腹壁肛门检查也可扪到异物。也可用鼻窥器或气管镜插入阴道，即可见到异物。

（六）治疗

应首先排除特殊感染，先将分泌物送检有无滴虫、真菌。必要时可做培养，明确致病菌，给予恰当的抗生素。

1. 全身治疗

（1）抗生素　应根据实验室检查找致病菌或药物敏感试验，针对病原体选择相应的抗生素口服或肌内注射。

（2）雌激素　口服己烯雌酚，每次0.1 mg，每日1次，连服7～14 d，2周后改为每周2次，可连续用4～6周。以提高雌激素水平，增加抗病力。应注意己烯雌酚用量不能过多，用药时间不能过久，以免引起第二性征发育及子宫内膜增生，停药以后发生子宫出血。

2. 局部治疗

（1）保持外阴清洁干燥，增加阴道酸度　可用0.5%～1.0%乳酸溶液50 ml，用小号橡皮导管进行阴道冲洗。

（2）局部用药　可用1∶10 000高锰酸钾坐浴，每日1～2次，也可以在病变处涂上15%锌氧粉，或15%滑石粉、10%甘油水剂、炉甘石洗剂、紫草油、抗生素软膏、可的松软膏等。瘙痒明显的可用达克宁霜，或制霉菌素软膏，或氢化可的松软膏。可通过导尿管用磺胺或抗生素制成溶液滴入阴道内，每天1次，5～7 d为1个疗程。

（3）局部使用雌激素软膏　可促进炎症消退，应用含0.1 mg己烯雌酚软膏，以小棉棒涂于阴道深处，每天1次，共2周，以后每3～4 d一次，共治疗4～6周。

（4）取出阴道异物　如有阴道异物必须尽快取出，可用小指伸入直肠将异物轻轻推出阴道外，在直视下将异物钳出阴道，对症做相应的处理。

（5）分离小阴唇粘连　小阴唇粘连可予以分离，分离手术容易进行，不需要麻醉。粘连较牢固者可用弯蚊式血管钳沿着小阴唇上边或下边小孔轻轻插入，随即垂直向后，将透亮区分开。分开后必须涂紫草油或消毒凡士林软膏，以防再粘连，每日以1∶10 000高锰酸钾液坐浴1～2次后涂紫草油，直至上皮正常时为止。

3. 婴幼儿蛲虫性阴道炎的治疗　可用扑蛲灵（恩波吡维铵），剂量按每千克体重5 mg，晚上一次性服用，如有复发，可隔2～3周再服1次。该药毒性低，少数患儿服后可有恶心、呕吐、腹痛、腹泻。此药能使大便染成红色，可染污衣服。

（七）预防

预防措施：①父母及保育人员应注意婴幼儿外阴清洁，每天清洗外阴，更换内裤，内裤应用棉织品,较宽松为宜。并进行有关宣传教育。②婴幼儿外裤应用密裆,并教会幼儿每次大便后由前向后擦肛门,以避免粪便污染外阴。③家属中或幼儿园中有患生殖系统感染者,应注意应用器皿的隔离,洗涮用具(浴盆、毛巾、浴巾等)要与孩子分开,避免交叉感染。婴幼儿患急性传染病时,应注意外阴卫生。④当孩子身体其他部位有感染时不要乱用抗生素,或按医嘱,用药时间也不宜过长。避免菌素失调(如果长期使用抗生素,则会造成菌群失调)。⑤患有糖尿病的孩子(尿液酸碱度发生变化也可导致真菌性阴道炎),家长要重视,积极治疗,以减少真菌性阴道炎的发生。

第三节　宫颈炎症

宫颈炎症(cervical inflammation)是女性最常见的生殖道疾病之一,多见于育龄妇女,为宫颈受损伤和病原体侵袭而致。包括宫颈阴道部炎症及子宫颈管黏膜炎症。正常情况下,宫颈具有黏膜免疫、体液免疫及细胞免疫等多种防御功能,是阻止病原体从下生殖道进入上生殖道的重要防线,因宫颈阴道部鳞状上皮与阴道鳞状上皮相延续,阴道炎症均可引起宫颈阴道部炎症。因为子宫颈管黏膜上皮为单层柱状上皮,抗感染能力较差,所以易发生宫颈黏膜炎。临床上将宫颈炎分为急性和慢性两种,以慢性炎症为多。急性宫颈炎主要表现为宫颈红肿,颈管黏膜水肿,常伴急性阴道炎或急性子宫内膜炎。若急性宫颈炎未经及时诊治或病原体持续存在,可导致慢性宫颈炎。慢性宫颈炎有宫颈糜烂、宫颈肥大、宫颈息肉、宫颈腺囊肿和宫颈外翻等多种表现。慢性宫颈炎与子宫颈癌有一定关系,故应积极防治。30 岁以上有宫颈炎的妇女应定期做宫颈刮片检查癌细胞。

一、病　因

分娩、手术及性交的损伤可造成宫颈炎症。本病主要的病原体:①性传播疾病病原体,如淋病奈瑟菌及沙眼衣原体,主要见于性传播疾病的高危人群。②内源性病原体,部分宫颈炎的病原体与细菌性阴道病、支原体感染有关。部分患者的病原体不清楚。沙眼衣原体及淋病奈瑟菌均感染宫颈管柱状上皮,沿黏膜面扩散引起浅层感染,病变以宫颈管明显。除宫颈管柱状上皮外,淋病奈瑟菌还常侵袭尿道移行上皮、尿道旁腺及前庭大腺。

二、病　理

1. 宫颈炎症　分 3 度,轻度为炎症面积小于宫颈总面积的 1/3;中度为炎症面积占宫颈总面积的 1/3 ~ 2/3;重度炎症面积占宫颈总面积的 2/3 以上。病理分为单纯性炎症、颗粒型炎症、乳头型炎症。

2. 宫颈肥大　慢性炎症的长期刺激使宫颈组织红肿、充血,腺体和间质增生,使宫颈呈现不同程度的肥大,表面常光滑。

3. 宫颈息肉　宫颈局部黏膜增生，向宫颈外口突出而形成一个或数个色红、质软而脆的息肉。

4. 宫颈腺体囊肿　在宫颈炎症愈合过程中，鳞状上皮深入宫颈腺管，将腺管口堵塞，分泌物储留囊内，形成大小不等无色的囊肿，内含黏液。

5. 宫颈黏膜炎　颈管黏膜增生向外突出，颈口发红充血。

三、临床表现

1. 急性宫颈炎　多发生于产褥感染或感染性流产。阴道滴虫、真菌及淋病奈瑟菌感染常同时伴有急性宫颈炎。白带增多是急性宫颈炎最常见的，有时甚至是唯一的症状，常呈脓性。由于宫颈炎常与尿道炎、膀胱炎或急性阴道炎、急性子宫内膜炎等并存，常使宫颈炎的其他症状被掩盖，如不同程度的下腹部、腰骶部坠痛及膀胱刺激症状等。急性淋菌性宫颈炎时，可有不同程度的发热和白细胞增多。大部分患者无临床症状，仅于妇科检查时发现。若出现症状，有以下几点：①白带增多，呈黏液脓性或呈淡黄色脓性，有时可出现经间期出血、性交后出血等症状；②腰骶部酸痛、下坠痛，于经期、排便或性生活加重；③膀胱刺激症状如尿频、尿急、尿痛。

2. 慢性宫颈炎　主要症状是白带增多。白带呈乳白色黏液状，有时为黄色或脓样，伴有息肉形成时，可产生血性白带或性交后出血。当炎症扩散到盆腔时可有腰骶部疼痛、下腹坠胀和痛经。这些症状在月经前后、排便和性交后加重。有时还伴有尿频、排尿困难以及月经不调、不孕等。宫颈炎症与子宫颈癌有密切有关系。

四、诊　断

（一）急性宫颈炎

在子宫颈管或子宫颈管棉拭子标本上有肉眼可见的脓性或黏液脓性分泌物，或用棉拭子擦拭子宫颈管时，容易诱发子宫颈管内出血。出现这两个特征性体征之一，同时显微镜检查宫颈或阴道分泌物白细胞计数增多，可做出急性宫颈炎症的初步诊断。宫颈炎症诊断后，需进一步检查，确定病原菌。

1. 妇科检查　可见宫颈充血、红肿，伴颈管黏膜水肿和宫颈黏膜外翻。宫颈触痛明显。宫颈管有脓性分泌物。

2. 白细胞检测　检查宫颈管分泌物或阴道分泌物中的白细胞，急性宫颈炎患者宫颈管脓性分泌物中性粒细胞计数大于 30 个/高倍视野，阴道分泌物白细胞计数大于 10 个/高倍视野。

3. 病原体检测　做宫颈分泌物涂片或细菌培养，寻找致病菌。怀疑衣原体感染时可做酶联免疫吸附试验检测沙眼衣原体抗原。

（二）慢性宫颈炎

根据临床表现和妇科检查结果，可初步做出慢性宫颈炎的诊断，但应注意将妇科检查所发现的阳性体征与宫颈的常见病理生理改变(子宫颈癌前病变或早期子宫颈癌)进行鉴别。

1. 妇科检查　可发现宫颈呈糜烂样改变,触之易出血。或有黄色分泌物覆盖宫颈口或从宫颈口流出,可有宫颈触痛。也可表现为宫颈息肉、宫颈腺体囊肿或宫颈肥大。

2. 阴道镜检查　宫颈炎久治不愈、有接触性出血、巴氏涂片二级或以上时,可行阴道镜检查,以便及早发现可能存在的癌前病变(如宫颈上皮内瘤样变)或早期子宫颈癌。

3. 病原体检测　宫颈分泌物涂片或细菌培养可发现致病菌。宫颈细胞涂片亦可检查出淋球菌、滴虫、真菌。必要时需行衣原体、支原体、人乳头瘤病毒的检查。

4. 宫颈刮片和宫颈活检　慢性宫颈炎应常规做宫颈刮片细胞学检查,与子宫颈癌前病变、子宫颈癌、宫颈结核等疾病相鉴别。取宫颈糜烂溃疡较明显处或病变较深处的组织进行病理学检查,为最准确的检查方法。外阴阴道有急性炎症,月经期,妊娠期应暂缓进行。

五、鉴别诊断

1. 子宫颈癌　早期子宫颈癌可有白带增多、异味、变黄、带血、性交后阴道流血,不规则阴道流血、流液,月经改变。宫颈一般质地较硬、脆,极易出血,而子宫颈糜烂较软、润滑,虽有出血倾向,仅在检查触及后在指套上染有血迹。大部分早期子宫颈癌在临床上不借助其他诊断方法,不易与宫颈糜烂相鉴别。因而凡有宫颈糜烂者,均应常规做宫颈细胞学检查找癌细胞,必要时在阴道镜检查下做病理活检。晚期子宫颈癌可有疼痛、恶病质、发热等。液基薄层细胞检测、宫颈病理活检可以帮助鉴别。

2. 宫颈息肉　同房后出血或阴道不规则流血,查宫颈见赘生物,色红、质软,摘除后病检可明确。

3. 宫颈肌瘤　表现不规则阴道流血或同房后阴道流血、白带异常等。查宫颈赘生物质硬,术后病检可明确。

4. 宫颈上皮内瘤样变　可无不适或白带异常等,查宫颈糜烂或宫颈充血,液基薄层细胞检测或病理活检可明确。

六、治　疗

(一)急性宫颈炎的治疗

1. 有性传播疾病高危因素者　尤其是年轻女性,未获得病原体检测结果即可给予治疗,方案为阿奇霉素 1 g 顿服;或多西环素 100 mg,每日 2 次,连服 7 d,对于获得病原体者,针对病原体选择抗生素。

2. 单纯性急性淋菌性宫颈炎　主张大剂量、单次给药,常用药物有第三代头孢菌素,如头孢曲松钠 250 mg,单次肌内注射,或头孢克肟 400 mg,单次口服;氨基糖苷类的大观霉素 4 g,单次肌内注射。

3. 沙眼衣原体感染所致宫颈炎　治疗药物主要有四环素类,如多西环素 100 mg,每日 2 次,连服 7 d;大环内酯类,阿奇霉素 1 g 顿服,或红霉素 500 mg,每日 4 次,连服 7 d;喹诺酮类，主要有氧氟沙星 300 mg，每日 2 次，连服 7 d，或左氧氟沙星 500 mg，每日 1 次，连服 7 d。由于淋病奈瑟菌感染常伴有衣原体感染，因此，若为淋菌性宫颈炎，治疗时除选用抗淋病奈瑟菌药物外，应同时应用抗衣原体感染药物。

4. 其他治疗　①对于合并细菌性阴道病者，同时治疗细菌性阴道病，否则将导致宫颈炎持续存在。②保持外阴清洁，防止交叉感染，急性期禁止性生活，注意适当休息。勤用 1∶5 000 的高锰酸钾溶液坐浴，勤换内裤，用药后暂时禁止性交和洗盆浴。白带多者可用 3%～4% 的苏打水擦洗。③对治疗后症状仍存在者，应告知患者随诊。对持续性宫颈炎症，须了解有无再次感染性传播疾病，性伙伴是否已进行治疗，阴道菌群失调是否持续存在，对无明显病因的持续性宫颈炎症，尚无肯定有效的治疗方法。

（二）慢性宫颈炎的治疗

不同病变采用不同的治疗方案。慢性宫颈炎以局部治疗为主，可采用物理治疗、药物治疗及手术治疗，而以物理治疗最常用。宫颈息肉可行息肉摘除术，术后将切除息肉送病检，而宫颈肥大一般无须治疗。

1. 物理治疗　对表现为糜烂样改变者，若无症状的生理性柱状上皮异位无须处理，对糜烂样改变伴有分泌物增多、乳头状增生或接触性出血，可给予局部物理治疗。包括激光、冷冻、微波等方法，也可给予中药保妇康栓治疗或其作为物理治疗前后的辅助用药。但治疗前必须筛查除外宫颈上皮内瘤变和子宫颈癌。

物理治疗原理是以各种物理方法将宫颈病变单层柱状上皮破坏，使其坏死脱落后，为新生的复层鳞状上皮覆盖，为期 3～4 周，病变较深者需 6～8 周，宫颈转为光滑。过去常用的方法是电熨法，近年新的治疗仪器不断问世，陆续用于临床的有激光治疗、冷冻治疗、红外线凝结疗法及微波疗法等。

各种治疗方法大同小异。在治疗之前，应常规做宫颈细胞学检查。治疗时间应选在月经干净后 3～7 d 内进行，有急性生殖器炎症者列为禁忌。各种物理疗法术后均有阴道分泌物增多，甚至有大量水样排液，在术后 1～2 周脱痂时可有少许出血。在创面尚未完全愈合期间（4～8 周）禁盆浴、性交和阴道冲洗。治疗后须定期复查，观察创面愈合情况直到痊愈。复查时应注意有无颈管狭窄。

2. 手术治疗　有宫颈息肉者行息肉摘除术。对宫颈肥大、慢性子宫颈管黏膜炎糜烂面较深广且累及宫颈管者，可考虑做宫颈锥切术，由于此术出血多，并且大多数慢性宫颈炎通过上述方法可治愈，因此现已很少采用。

七、预　防

预防措施：①注意性生活卫生；②及时有效地采取避孕措施；③定期妇科检查，以便及时发现宫颈炎症，及时治疗。积极治疗慢性宫颈炎，并针对采取积极的预防措施，对保障女性健康及防治子宫颈癌有重大意义。

（雷翠蓉　舒　锦）

参考文献

1 谢幸,孔北华,段涛. 妇产科学[M]. 9 版. 北京:人民卫生出版社,2018:247-250.
2 林志坚,赵丽,莫丽英. BVBlue 法、Nugent 评分法及 Amsel 法在细菌性阴道病中的诊断价值比较[J]. 国际检验医学杂志,2017,38(24):3472-3474.
3 杨少岩,吴潇,李杰,等. 阴道微环境改变与宫颈病变的相关性分析[J]. 中国临床保健杂志,2017,20(3):247-250.
4 MMENDLING W. Vaginal microbiota[J]. Adv Exp Med Biol,2016(902):83-93.
5 TAMARELLE J,THIÉBAUT A C M,BARBEYRAC B D E,et al. The vaginal microbiota and its association with human papillomavirus,chlamydia trachomatis,neisseria gonorrhoeae and mycoplasma genitaliuminfections:a systematic review and meta-analysis[J]. Clin Microbiol Infect,2019,25(1):35-47.

第十章

子宫内膜异位症和子宫腺肌病

第一节　子宫内膜异位症

正常情况下，子宫内膜覆盖于子宫体腔面，如因某种因素，使子宫内膜（腺体和间质）在子宫腔被覆内膜及子宫以外部位生长，即可成为子宫内膜异位症（endometriosis，EM）。这种异位的内膜在组织学上不但有内膜的腺体，且有内膜间质围绕；在功能上随雌激素水平而有明显变化，即随月经周期而变化，但仅有部分受孕激素影响，能产生少量"月经"而引起种种临床现象。患者如受孕，异位内膜可有蜕膜样改变。这种异位内膜虽在其他组织或器官内生长，但有别于恶性肿瘤的浸润。流行病学调查结果显示，子宫内膜异位症是生育年龄妇女的多发病、常见病，76%患者发病年龄在25～45岁。近年来统计结果显示其发病率呈明显上升趋势，可能与社会经济状况呈正相关，与剖宫产率增高、人工流产与宫腹腔镜操作增多密切相关。大部分无症状子宫内膜异位症并未得到诊断，其实际发生率远较临床所见为多，如在因妇科其他病行剖腹探查时及对切除的子宫附件标本仔细做病理检查，可发现20%～25%患者有异位的子宫内膜。

一、病　因

子宫内膜异位症为良性病变，但具有类似恶性肿瘤的远处转移和种植生长能力。其病因尚未完全明了，目前有下列几个学说。

（一）种植学说

种植学说又称经血逆流学说，1921年由Sampson最早提出。认为经期时经血中所含内膜腺上皮和间质细胞可随经血逆流，经输卵管进入腹腔，种植于卵巢和盆腔腹膜，并在该处继续生长和蔓延，以至形成盆腔子宫内膜异位症。临床上，先天性阴道闭锁或宫颈狭窄等经血潴留患者常并发子宫内膜异位症，说明经血逆流可导致内膜种植。剖宫取胎术后继发腹壁切口子宫内膜异位症或分娩后会阴切口出现子宫内膜异位症，是此种学说的有力例证。此外，猕猴实验亦证实经血直接流入腹腔可在盆腔内形成典型的子宫内膜异位症，故目前种植学说已为人们所公认，但无法解释盆腔外的子宫内膜异位症，也存在一定争议和质疑。

（二）淋巴及静脉播散学说

有学者通过光镜检查在盆腔淋巴管和淋巴结中发现有子宫内膜组织，因而提出子宫内膜可通过淋巴或静脉播散，并认为远离盆腔部位的器官如肺、手、大腿的皮肤和肌肉等处发生的子宫内膜异位症可能是子宫内膜碎片通过淋巴或静脉播散的结果。

（三）体腔上皮化生学说

卵巢表面的生发上皮、盆腔腹膜等都由体腔上皮分化而来，具有高度化生潜能。Meyer提出由体腔上皮分化而来的组织，在反复受到经血、慢性炎症或持续卵巢激素刺激后，均可被激活而衍化为子宫内膜样组织，以致形成子宫内膜异位症。但迄今为止，此学说尚无充分的临床或实验依据。

（四）遗传学说

已知多数妇女在月经来潮时均有经血经输卵管逆流至腹腔，但少数发生盆腔子宫内膜异位症，另外，子宫内膜异位症患者一级亲属的发病风险是无家族史者的7倍，因而目前认为可能有遗传因素影响一个女性对此病的敏感性。越来越多的临床资料表明，子宫内膜异位症有家族聚集倾向，可能有先天遗传因素，或者与卵巢癌相似，是由多位点基因和环境因素相互作用导致的一种多因素遗传病。

（五）免疫与炎症学说

近年来，越来越多的相关文献研究结果提示，免疫异常调节在子宫内膜异位症发生、发展等各环节起重要作用，表现为免疫杀伤细胞，免疫监视功能的细胞毒作用减弱而不能有效清除异位内膜细胞。同时研究还发现子宫内膜异位症与自身免疫病，如系统性红斑狼疮及某些人类白细胞抗原有关，患者的IgG及抗子宫内膜抗体明显增加，表明其具有自身免疫病的特征。其他结果也表明，子宫内膜异位症与亚临床腹膜炎性分子有关，表现为炎症细胞因子、促血管生成物质、生长因子、腹腔液中巨噬细胞增加有关，从而促进异位内膜存活、增殖并导致局部纤维增生、粘连。

（六）子宫内膜干细胞学说

成年女性的子宫内膜中存在极少量的上皮和间质干/祖细胞。内膜干细胞（endometrial stem cells，EmSC）位于子宫内膜基底层，异常脱落后可经输卵管进入盆腔，形成子宫内膜异位症。

（七）其他学说

如血管生成素可能参与子宫内膜异位症发生，患者腹腔液中血管内皮生长因子（vascular endothelial growth factor，VEGF）等血管生长因子增多，使盆腔微血管生长增加，导致异位内膜易于种植生长。环境因素也与子宫内膜异位症之间存在潜在关系。

二、病　理

（一）病理分类

1. 内在性子宫内膜异位症　内膜由基底部向肌层生长，局限于子宫，故又名子宫腺肌病。异位的子宫内膜常弥散于整个子宫肌壁，由于内膜侵入引起纤维组织及肌纤维的反应性增生，使子宫一致性胀大，但很少有超过足月胎儿头大者。不均匀或局灶型分布者一般以后壁多见，由于局限在子宫一部分，往往使子宫不规则增大，酷似子宫肌瘤。切面可见增生的肌组织亦似肌瘤呈旋涡样结构，但无肌瘤所具有与周围正常肌纤维分开的包膜样组织。病灶中间有软化区，偶可见到散在的含有少量陈旧积血的小空腔。镜检所见的内膜腺体与子宫内膜腺体相同，其周围由内膜间质所包绕。异位内膜随月经周期而改变，但分泌期改变不明显，表示异位的内膜腺体受孕激素影响较小。当受孕时，异位内膜的间质细胞可呈明显蜕膜样变。

2. 间质性子宫内膜异位症　为内在性子宫内膜异位症的一种特殊类型，较少见，即异位的内膜仅有内膜间质组织，或子宫内膜侵入肌层后间质组织发展的范围及程度远远超过腺体成分。一般子宫一致性增大，异位细胞散布于肌层或集中在某一区域，色黄，常具有弹性，橡皮样硬度，较肌瘤软，在切面往往可以看到索状小虫样突起，就可以明确诊断。异位组织亦可向宫腔发展形成息肉状肿块，多发性，表面光滑，蒂宽与子宫肌壁有较大面积的直接联系，并可由宫壁向宫腔或沿子宫血管向子宫阔韧带内突出。向宫腔突出者导致月经过多甚或绝经后流血；向子宫阔韧带突出者可经妇科双合诊查出。间质性子宫内膜异位症可有肺播散，甚至在切除子宫数年后还能发生。由于这种特点，有人认为间质性子宫内膜异位症是低恶性的肉瘤。

3. 外在性子宫内膜异位症　内膜侵犯子宫以外的组织（包括由盆腔侵犯子宫浆膜层的异位内膜）或器官，常累及多个器官或组织。卵巢为外在性子宫内膜异位症最常发生的部位，占80%，其次为直肠子宫陷凹之腹膜，包括子宫骶韧带，直肠子宫陷凹前壁相当于阴道后穹隆部位，宫颈后壁相当于宫颈内口处。有时异位内膜侵犯直肠前壁，使肠壁与子宫后壁及卵巢形成致密粘连，术中很难分离。外在性子宫内膜异位症也可侵入直肠阴道隔而在阴道后穹隆黏膜上形成散在的黑紫色小点，甚至可形成菜花样突起，酷似癌瘤，经活检才能证实为子宫内膜异位症。此外如前所述输卵管、宫颈、外阴、阑尾、脐、腹壁切口、疝囊、膀胱、淋巴结，甚至胸膜及心包膜、上肢、大腿、皮肤皆可能有异位内膜生长。直肠子宫陷凹处异位子宫内膜，亦可在腹膜上形成紫黑色出血点或积血小囊，包埋在粘连严重的纤维组织中，镜检可见典型的子宫内膜。该处异位的内膜组织尚可向直肠阴道隔及子宫骶韧带扩展形成触痛性坚实结节。或穿透阴道后穹隆黏膜，形成蓝紫色乳头状肿块，经期可出现许多小出血点。如直肠前壁受累，则可发生经期大便疼痛，有时内膜病变围绕直肠扩展形成狭窄环，与癌瘤极为相似，肠道受侵约占内膜异位症10%。病变常位于浆膜及肌层，很少黏膜受侵而发生溃疡。偶有由于在肠壁形成肿块或造成纤维性狭窄或粘连引起肠管过度屈曲而发生肠梗阻，并可发生刺激症状，如间歇性腹泻，月经期加重。

（二）病理类型

1. 腹膜型子宫内膜异位症或腹膜子宫内膜异位症　腹膜型子宫内膜异位症或腹膜子宫内膜异位症指盆腔腹膜的各种子宫内膜异位症种植病灶，主要包括红色病变（早期病变）、棕色病变（典型病变）以及白色病变（陈旧性病变）。

2. 卵巢型子宫内膜异位症或卵巢子宫内膜异位囊肿　卵巢型子宫内膜异位症或卵巢子宫内膜异位囊肿又根据子宫内膜异位囊肿的大小和粘连情况分为Ⅰ型和Ⅱ型。

Ⅰ型：囊肿直径多<2 cm，囊壁多有粘连、层次不清，手术不易剥离。

Ⅱ型：又分为A、B、C 3种。ⅡA：卵巢表面小的子宫内膜异位症种植病灶合并生理性囊肿如黄体囊肿或滤泡囊肿，手术易剥离；ⅡB：卵巢囊肿壁有轻度浸润，层次较清楚，手术较易剥离；ⅡC：囊肿有明显浸润或多房，体积较大，手术不易剥离。

3. 深部浸润型子宫内膜异位症　深部浸润型子宫内膜异位症指病灶浸润深度≥5 mm，包括位于子宫骶韧带、直肠子宫陷凹、阴道穹隆、阴道直肠隔、直肠或者结肠壁的子宫内膜异位症病灶，也可以侵犯至膀胱壁和输尿管。

4. 其他部位的子宫内膜异位症　其他部位的子宫内膜异位症包括瘢痕子宫内膜异位症（腹壁切口及会阴切口）以及其他少见的远处子宫内膜异位症，如肺、胸膜等部位的子宫内膜异位症。

三、临床表现

子宫内膜异位症的症状与体征具有多样性，子宫内膜异位症的症状与体征随异位内膜的部位而不同，并与月经周期有密切关系。

（一）症状

1. 盆腔痛　为一常见而典型的症状，多为继发性，包括痛经、慢性盆腔痛、性交痛、肛门坠痛等。即自发生内膜异位开始，患者诉说以往月经来潮时并无疼痛，而从某一个时期开始出现痛经。可发生在月经前、月经时及月经后。有的痛经较重难忍，需要卧床休息或用药物止痛。疼痛常随着月经周期而加重。由于雌激素水平不断升高，使异位的子宫内膜增生、肿胀，如再受孕激素影响则出血，刺激局部组织，以致疼痛。如系内在性子宫内膜异位症，更可促使子宫肌肉挛缩，痛经势必更为显著。异位组织无出血的病例，其痛经可能由血管充血引起。月经过后，异位内膜逐渐萎缩而痛经消失。此外，在盆腔子宫内膜异位症中，可查出许多炎症过程，很可能局部的炎症过程伴有活跃的腹膜病变，从而产生前列腺素、激肽和其他肽类物质引起疼痛或触痛。但疼痛程度往往不能反映出腹腔镜检查所查出的疾病严重程度。临床上子宫内膜异位显著，但无痛经者，占25%左右。妇女的心理状况也能影响痛觉。

2. 月经过多　内在性子宫内膜异位症，月经量往往增多，经期延长。可能由于内膜增多，子宫增大，子宫收缩力差所致，但多伴有卵巢功能失调。

3. 月经不调　子宫内膜异位症患者常有月经周期缩短、经量增多或经期延长等现象，说明患者有卵巢功能障碍表现。月经不调可作为诊断参考，但在鉴别诊断中并无价值。

4. 周期性直肠刺激症状　进行性加剧的周期性直肠刺激症状罕见于其他妇科疾病，是诊断本症最有价值的症候。直肠、肛门、外阴部坠胀、坠痛、里急后重感和大便次数增多。当病变逐渐加重时，症状日趋明显，而经后症状消失。大便坠胀一般发生在月经前期或月经后，患者感到粪便通过直肠时疼痛难忍，而其他时间并无此感觉，为直肠子宫陷凹及直肠附近子宫内膜异位症的典型症状。偶见异位内膜深达直肠黏膜，则有月经期直肠出血。子宫内膜异位病变围绕直肠形成狭窄者有里急后重及梗阻症状，故与癌瘤相似。

5. 膀胱症状　多见于子宫内膜异位至膀胱者，有周期性尿频、尿痛症状；侵犯膀胱黏膜时，则可发生周期性血尿。

6. 盆腔结节及包块　17%～44%的患者合并盆腔包块（子宫内膜异位囊肿）。

7. 其他表现　肺及胸膜子宫内膜异位症可出现经期咯血及气胸。剖宫产术后腹壁切口、会阴切口子宫内膜异位症表现为瘢痕部位结节、与月经期密切相关的疼痛。

(二)体征

内在性子宫内膜异位症患者往往子宫增大,但很少超过3个月妊娠。多为一致性增大,也可能感到某部比较突出犹如子宫肌瘤。如为后位子宫,往往粘连固定。在直肠子宫陷凹,子宫骶韧带或宫颈后壁常可触及一两个或更多硬性小结节,如绿豆或黄豆大小,多有明显触痛,肛诊更为明显,这点很重要。偶然在阴道后穹隆可见到黑紫色大出血点或结节。如直肠有较多病变时,可触及一硬块,甚至误诊为直肠癌。卵巢囊肿常与周围粘连、固定,妇科双合诊时可触及张力较大之包块并有压痛,结合不孕史易误诊为附件炎。破裂后发生内出血,表现为急性腹痛。腹壁瘢痕及脐部的子宫内膜异位症则出现周期性局部肿块及疼痛。

(三)临床分期

目前,常用的子宫内膜异位症分期方法是美国生殖医学学会(American Society for Reproductive Medicine,ASRM)分期,即1996年第3次修订的美国生育学会修订的子宫内膜异位症分期(r-AFS)。ASRM分期主要根据腹膜、卵巢病变的大小及深浅,卵巢、输卵管粘连的范围及程度,以及直肠子宫陷凹封闭的程度进行评分;共分为4期:Ⅰ期(微小病变):1～5分;Ⅱ期(轻度):6～15分;Ⅲ期(中度):16～40分;Ⅳ期(重度):>40分。评分方法见表10-1。ASRM分期是目前国际上最普遍使用的子宫内膜异位症临床分期,其主要缺陷是对患者的妊娠结局、疼痛症状、复发无很好的预测性。

表10-1　ASRM修正子宫内膜异位症分期法(1997年)

子宫内膜异位症分期(r-AFS)										
	异位病灶				粘连范围				直肠子宫陷凹封闭程度	
类别	位置	大小(cm)			程度	<1/3包裹	1/3～2/3包裹	>2/3包裹	部分	完全
		<1 cm	1～3 cm	>3 cm						
腹膜	表浅	1	2	3	–	–	–	–	–	–
	深层	2	4	6	–	–	–	–	–	–
卵巢	右侧 表浅	1	2	4	右侧　轻	1	2	4	–	–
	右侧 深层	4	16	20	右侧　重	4	8	16	–	–
	左侧 表浅	1	2	4	左侧　轻	1	2	4	–	–
	左侧 深层	4	16	20	左侧　重	4	8	16	–	–
输卵管	–	–	–	–	右侧　轻	1	2	4	–	–
	–	–	–	–	右侧　重	4	8	16	–	–
	–	–	–	–	左侧　轻	1	2	4	–	–
	–	–	–	–	左侧　重	4	8	16	–	–
直肠子宫陷凹封闭	–	–	–	–	–	–	–	–	4	40

四、诊　断

凡育龄妇女有继发性痛经进行性加重和不孕史,盆腔检查扪及盆腔内有触痛性结节或者子宫旁有不活动囊性包块,即可初步诊断子宫内膜异位症。但临床上常需借助下列辅助检查,特别是腹腔镜检查及组织活检明确诊断。

1. 彩超　彩超是目前辅助诊断子宫内膜异位症的有效方法,主要用以观察卵巢子宫内膜异位囊肿,其声像图的特征为:①囊性肿块,边界清晰或不清。如囊肿周围粘连重,则边界不清;如囊肿与子宫或周围组织粘连少,则边界清晰。囊肿多为中等大小,囊肿内可见颗粒状细小回声,是囊液黏稠表现。有时因陈旧性血块浓缩机化而出现较密集的粗光点图像,呈混合性肿块状。②肿块常位于子宫后侧,可见囊肿子宫伴随症。③囊肿自发破裂时,声像图示后凹陷,囊肿较前缩小。

2. CT 及 MRI 检查　对浸润直肠或阴道直肠隔的深部病变的诊断和评估有一定意义。

3. 血清 CA125 水平检测　糖类抗原 125(carbohydrate antigen 125,CA125)水平检测对早期子宫内膜异位症的诊断意义不大。CA125 水平升高更多见于重度子宫内膜异位症、盆腔有明显炎症反应、合并子宫内膜异位囊肿破裂或子宫腺肌病者。

4. 腹腔镜检查　目前,子宫内膜异位症诊断的通行手段是腹腔镜下对病灶形态的观察,术中要仔细观察盆腔,特别是子宫骶韧带、卵巢窝这些部位。确诊需要病理检查,组织病理学结果是子宫内膜异位症确诊的基本证据(但临床上有一定病例的确诊未能找到组织病理学证据);病理诊断标准:病灶中可见子宫内膜腺体和间质,伴有炎症反应及纤维化。

5. 可疑膀胱子宫内膜异位症或肠道子宫内膜异位症　术前应行膀胱镜或肠镜检查并行活检,以除外器官本身的病变特别是恶性肿瘤。活检诊断子宫内膜异位症的概率为 10%~15%。

子宫内膜异位症新进展

五、鉴别诊断

1. 卵巢恶性肿瘤　早期无明显症状,中、晚期可出现持续性腹胀、食欲降低、腹痛,移动性浊音可能阳性,附件区扪及囊实性包块,边界不清楚,固定,彩超提示附件区混合性包块,边界不清楚,血清 CA125 显著升高,多大于 100 U/ml。腹腔镜检查或者剖腹探查可鉴别。

2. 盆腔炎性包块　多有急性或反复发作盆腔感染史,疼痛无周期性,可伴有发热和白细胞升高,抗感染治疗有效。

3. 子宫腺肌病　痛经症状与子宫内膜异位症相似，但多位于下腹正中且更剧烈，子宫多呈均见性增大，质硬，子宫可触痛。此病与子宫内膜异位症并存。

六、治　疗

（一）治疗总则

1. 治疗目的　减灭和消除病灶，减轻和消除疼痛，改善和促进生育，减少和避免复发。

2. 治疗的基本考虑　治疗方案要基于以下因素：年龄、生育要求、症状的严重性、既往治疗史、病变范围、患者的意愿，治疗措施应个体化。对盆腔疼痛、不孕及盆腔包块的治疗要分别对待。

3. 治疗方法　可分为手术治疗、药物治疗、介入治疗、中药治疗及辅助治疗（如辅助生殖技术治疗）等。目前国际公认的治疗子宫内膜异位症有3个最好的方法：①腹腔镜是诊断和治疗子宫内膜异位症的最好的办法；②卵巢功能抑制是最好的子宫内膜异位症的药物治疗；③生育本身是子宫内膜异位症最好的生理治疗。治疗前尽可能明确诊断，并考虑患者年龄，对生育要求、病情严重程度、症状及病灶范围，加以全面考虑。

（二）药物治疗

药物治疗包括抑制疼痛对症治疗，抑制雌激素合成使异位内膜萎缩、阻断下丘脑-垂体-卵巢轴的刺激和出血周期为目的性激素治疗，适用于有慢性盆腔痛、经期痛经症状明显、有生育要求及无卵巢囊肿形成患者。采用使患者假孕或假绝经性激素疗法，已成为临床治疗子宫内膜异位症的常用方法。但对较大的卵巢内膜异位囊肿，特别是卵巢包块性质未明者，宜采用手术治疗。

1. 口服避孕药　最早用于治疗子宫内膜异位症的激素类药物，其目的是降低垂体促性腺激素水平，并直接作用于子宫内膜和异位内膜，导致内膜萎缩和经量减少。长期服用避孕药造成类似妊娠人工闭经，称为假孕疗法。目前临床常用低剂量高效孕激素和炔雌醇复合制剂，用法为每日1片，连续6～9个月，此法适用于轻度子宫内膜异位症患者。不良反应主要有恶心、呕吐，警惕血栓形成。

2. 促性腺激素释放激素激动剂　促性腺激素释放激素激动剂（gonadotropin-releasing hormone agonist，GnRHa）为人工合成的十肽类化合物，其作用与体内GnRH相同，促进垂体LH和FSH释放，但其对GnRH受体亲和力较天然GnRH高百倍，且半衰期长、稳定性好，抑制垂体分泌促性腺激素，导致卵巢激素水平明显下降，出现暂时性的闭经，此疗法又称药物性卵巢切除。目前常用GnRH药物：亮丙瑞林3.75 mg，月经周期第1～3天皮下注射，每隔28 d注射1次，共3～6次。；戈舍瑞林同前。治疗3～6个月时可以酌情给予反向添加治疗提高雌激素水平，预防低雌激素状态相关的血管症状和骨质丢失发生，可以增加患者顺应性，如妊马雌酮0.625 mg加甲羟孕酮2 mg，每日1次或替勃龙1.25 mg/d。

3. 合成孕激素　可用炔异诺酮、炔诺酮或甲羟孕酮（安宫黄体酮）等做周期性治疗，使异位内膜退化。从月经周期第6天开始至第25天，每日口服上述一种药物5～10 mg。疗程视治疗效果而定，此法可抑制排卵。因此，对希望生育者，可从月经周期第16天开始到第25

天,每日应用炔异诺酮或炔诺酮 10 mg。这样既可控制子宫内膜异位症,又不影响排卵。部分病例在治疗期有较重的不良反应,如恶心、呕吐、头痛发胀、子宫绞痛、乳房疼痛以及由于水潴留及食欲改善而体重过度增加等,给予镇静剂、止吐剂、利尿药及低盐饮食可以减轻。

4. 孕三烯酮　为 19-去甲睾酮甾体类药物,有抗孕激素、中度抗雌激素和抗性腺效应,能增加游离睾酮含量,减少性激素结合球蛋白水平,抑制 FSH、LH 峰值并减少 LH 均值。导致体内雌激素水平下降,异位内膜萎缩、吸收,也是一种假绝经疗法。每周仅需用药 2 次,每次 2.5 mg,于月经第 1 天开始服用,6 个月为 1 个疗程。治疗后 50%~100% 患者发生闭经,症状缓解率高达 95% 以上。孕三烯酮与达那唑疗效相近,但不良反应较轻,对肝功能影响较小且可逆。

5. 18-甲基三烯炔诺酮(内美通)　为 19 去甲睾酮衍生物,是较早研制的治疗内膜异位症药物,具有较高抗孕激素活性及中度抗雌激素作用,抑制 FSH 及 LH 分泌、使体内雌激素水平下降,异位内膜萎缩、吸收。效果与达那唑相同。用法为每周 2 次,每次 2.5 mg,月经第 1 天开始,连续服药 6 个月。不良反应有阴道不规则流血、体重增加、潮热,因反应轻,一般均能耐受,停药后受孕率达 60% 。

6. 达那唑　是一种合成甾体 17α 炔孕酮(乙炔睾酮)的衍生物。其主要作用是抑制下丘脑 GnRH 产生,从而使 FSH、LH 合成及释放减少,导致卵巢功能受抑制。亦可直接抑制卵巢甾体激素的合成或竞争性与雌、孕激素受体结合,从而导致异位内膜萎缩,不排卵及闭经。达那唑还有轻度雄激素作用,产生毛发增多,声音变低沉,乳房变小及痤疮出现等男性化表现。达那唑另一常见不良反应是水潴留及体重增加。患有高血压、心脏病或肾功能不全者不宜应用。达那唑主要通过肝代谢,并可能对肝细胞产生一定损害,故有肝疾患的妇女禁用。常用剂量为每日 400 mg,为 2~4 次口服,从月经开始服用,一般在 1 个月左右症状即有所减轻。如无效,可加至每日 600~800 mg,取得效果后再逐渐减至每日 400 mg。疗程一般为 6 个月,90%~100% 均取得闭经的效果。达那唑对盆腔腹膜的子宫内膜异位症疗效较好,对大于 1 cm 直径卵巢异位肿块疗效较差。

7. 三苯氧胺　为双苯乙烯衍生物。剂量为 10 mg,每日 2 次,月经第 5 天开始,20 d 为 1 个疗程。

8. 甲睾酮　对本症也有一定疗效。应用剂量应随患者之耐受量而定。最好开始剂量为 10 mg,每日 2 次,于月经周期后 2 周开始口服。这种剂量很少影响月经周期及发生男性化不良反应。但要达到止痛目的常需持续服用几个周期。此后可减低剂量再维持治疗一个时期后,停药观察。如能妊娠,则本病即能治愈。

9. 其他药物治疗　包括芳香酶抑制剂、促性腺激素释放激素拮抗剂及选择性孕激素受体调节剂都是值得进一步进行研究的子宫内膜异位症治疗新药。

(三)手术治疗

手术治疗为子宫内膜异位症的主要方法,因为在直视下可以基本上明确病灶范围和性质,对解除疼痛,促进生育功能效果较好,疗程短尤其对重症者,纤维化多,粘连紧密,药物不易奏效。较大卵巢内膜样囊肿,药物治疗无效,手术尚有可能保留有效卵巢组织。手术可分为保守性手术,半根治性手术和根治性手术 3 种。腹腔镜手术是首选的手术方法,目前认为腹腔镜确诊、手术+药物为子宫内膜异位症治疗的金标准。

1. 保守性手术　主要用于年轻、有生育要求者。保留子宫及附件(尽量保留双侧)，只是切除病灶，分离粘连，重建卵巢，修复组织。近年来应用显微外科手术，切除异位病灶，仔细缝合创面，重建盆腔腹膜，仔细止血，彻底冲洗，使手术效果臻于完善，提高手术后妊娠成功率，降低复发率。

2. 腹腔镜手术　通过腹腔镜检查，可明确诊断，可用特种设计的刀、剪、钳等进行病灶切除，分离粘连。在腹腔镜下可用 CO_2激光器或氦-氖激光器烧灼病灶，即在耻骨联合上 2 cm 处做第二切口，激光刀通过这切口的套管进入盆腔，在腹腔镜直视下烧灼病灶。也可经腹腔镜穿刺吸出囊液，再用生理盐水冲洗，然后注入无水乙醇 5 ~ 10 ml，固定 5 ~ 10 min 后吸出，最后用生理盐水冲洗后吸出。在腹腔镜下还可行输卵管通液检查。术后复发率为 40%，因此术后尽早妊娠或者药物治疗以减少复发。

3. B 超下行卵巢内膜样囊肿穿刺术　对手术剥离术后或腹腔镜下穿刺后复发病例，可考虑超声下穿刺术及药物治疗。

4. 剖腹保守性手术　用于较严重病灶粘连患者，尤其是无腹腔镜设备医疗机构或腹腔镜掌握不熟练者，皆可实行剖腹手术分离粘连，挖除卵巢子宫内膜样囊肿，尽可能保留正常的卵巢组织，如病灶仅限于一侧且较重，另一侧正常，有人主张将病侧附件切除。这样做妊娠率较保留病侧卵巢后的妊娠率高，还可做简单子宫悬吊术。是否做骶前神经切除值得商榷。保守手术的重要目的之一，为希望妊娠足月分娩，故术前应对夫妇双方进行彻底的不孕检查。术后复发者仍可再次采用保守手术，仍可获得疗效。

5. 半根治手术　无生育要求，病灶严重，而年龄较轻者(<45 岁)，可行子宫和病灶全切，但尽可能保留一侧正常的卵巢组织，以避免绝经期症状过早出现。一般认为半根治术后复发率低，后遗症少。切除子宫可去除具有活力的子宫内膜细胞种植的来源，从而可减少复发机会，但因保留了卵巢仍有可能复发。

6. 根治性手术　年龄接近绝经期，尤其病情重，有过复发者，应实行全子宫及双侧附件切除。手术时尽可能避免卵巢内膜囊肿破裂，囊液流出时应尽快吸尽，冲洗。术后出现围绝经期综合征者，可用镇静剂及尼尔雌醇。腹壁、会阴切口处发生子宫内膜异位症者，应彻底切除，否则会复发。子宫内膜异位症患者常合并排卵功能障碍，故不论采用激素治疗或保守性手术治疗，皆可用人类绝经期促性腺激素(human menopausal gonadotropin，HMG)和(或)氯米芬促卵泡成熟排卵。如为不孕而实行保守手术治疗者，可应用激素治疗 3 ~6 个月以巩固疗效。但有人认为，术后 1 年是妊娠最易发生的时间，用丹那唑或假孕治疗，反而减少受孕机会而不主张用。

七、预　防

由于子宫内膜异位症病因并没有搞清楚，故预防其发生现在还没有根本的办法。但是由于它和月经血的逆流有一定关系，所以掌握必要的妇女保健知识很有必要，比如避免月经期过度劳累，注意月经期的卫生，月经期的性生活，尤其是月经期的运动，有明确证据证明是造成子宫内膜异位症的因素。生育是预防复发的最好的手段，在育龄妇女来说，及时生育，对有子宫内膜异位症潜质的人来说有预防的作用。另外，为了预防复发，尽量不做妇科的手术(包括人工流产)等。

子宫内膜异位症患者的注意事项:①女性月经期一定要杜绝性生活;②要注意自身保暖,避免着凉;③月经期间,禁止一切激烈体育运动及重体力劳动;④女性青春期要避免受惊吓,以免导致闭经或形成逆流;⑤月经期要学会控制情绪,不要生闷气,否则会导致内分泌失调;⑥随时调整自己的情绪,保持乐观开朗的心态,使机体免疫系统的功能正常;⑦如果已明确患有子宫内膜异位症,卵巢巧克力囊肿大于 7 cm 以上者,在月经期或月经中期一定要注意保持情绪稳定,避免过度劳累。一旦囊腔内张力突然升高时,囊壁破裂,会形成急腹症。

第二节　子宫腺肌病

子宫腺肌病(adenomyosis,AM)又称子宫腺肌症,是内在性子宫内膜异位症,为子宫内膜侵入子宫肌壁层,属于子宫内膜异位症的一种特殊型,子宫腺肌病可以和“外在”或主要是盆腔子宫内膜异位症同时存在。子宫内膜可以 2 种形式侵入子宫肌壁层,即弥漫型和局限型。前者为异位内膜侵入整个子宫的肌壁内,在不同部位其侵入范围和深浅可不同;后者异位内膜仅侵及某部分肌壁,形同子宫肌瘤,但其与周围正常组织并无分界(假包膜)。多发生于 30～50 岁经产妇,约 15% 同时合并子宫内膜异位症,约半数合并子宫肌瘤。子宫腺肌病复发率较高,但进行子宫切除及绝经后就可以得到根治。恶变率较低,与子宫腺肌病类似的疾病子宫内膜异位症,其恶变率国内报道为 1.5%,国外报道为 0.7%～1.0%。相比之下,子宫腺肌病发生恶变更为少见。

一、病　因

子宫腺肌病病因至今不清楚。目前多数研究者认为子宫腺肌病是基底层内膜细胞增生、侵入到肌层间质的结果。而关于引起内膜基底层和间质增生的因素现有 4 种理论:①与遗传有关;②损伤,如刮宫和剖宫产;③高雌激素血症;④病毒感染。其中,尤以高雌激素血症与子宫腺肌病的关系引人注目。已有实验和研究表明:雌激素和(或)孕激素加泌乳素或许是子宫腺肌病发生所必需的;溴隐亭可能阻断子宫腺肌病的发生。近期的研究提示,罹患子宫腺肌病妇女的在位内膜和异位内膜都合成雌激素,这些雌激素可能影响子宫腺肌病的生长;子宫腺肌病肌层中芳香化酶和雌酮硫酸酯酶的活性都较对照组显著增强。

子宫腺肌病病因有下述 5 种学说。

1. 子宫内膜种植学说　月经期脱落的子宫内膜碎片可随经血倒流,由输卵管进入盆腔,直接种植于卵巢表面、直肠子宫陷凹和盆腔其他部位,并随女性性激素的变化而产生相应的改变,如刮宫、子宫切除、宫腔造影等操作将子宫内膜组织遗落在切口或盆腔,以及子宫先天缺陷均可造成子宫内膜异位。

2. 体腔上皮化生学说　盆腔腹膜、直肠阴道隔等组织均由体腔上皮分化而来,可被某种因子,如逆流的月经碎屑激活,转化为子宫内膜。卵巢生发上皮亦属体腔上皮,具有高度的分化潜能而转变为功能性子宫内膜。

3. 淋巴及血流播散学说　子宫内膜碎屑通过淋巴道或血流播散到远离盆腔部位的器官如鼻腔、胸腔、手臂等。

4. 卵泡黄素化不破裂学说　因为神经内分泌功能失调，虽然卵泡成熟并黄素化，但卵泡不裂，造成雌、孕激素浓度低下，使子宫内膜细胞容易种植盆腔。

5. 免疫学说　子宫内膜异位症是一种自身免疫病，异位内膜上皮可作为一种抗原引起自身免疫反应而导致不孕。子宫腺肌病的主要病理改变为异位的子宫内膜随卵巢的功能变化而发生周期性出血和其周围组织纤维化形成，以致在病变区形成紫褐色斑点或小泡，甚至发展为大小不等的紫蓝色实性结节或包块。镜检时在病变部位可见到子宫内膜上皮、内膜腺体或腺样结构、内膜间质及其出血灶。

二、病　理

子宫多呈均匀增大，呈球形，一般不超过 12 周妊娠子宫大小。子宫肌层病灶有弥漫型及局限型两种。一般多为弥漫性生长，且多累及后壁，故后壁常较前壁厚。剖开子宫壁可见肌层明显增厚、变硬，在肌壁中见到粗厚的肌纤维束和微囊腔，腔中偶见陈旧血液。少数子宫内膜在子宫肌层中呈局限性生长形成结节或团块，类似子宫肌壁间肌瘤，称子宫腺肌瘤。其剖面缺乏子宫肌瘤明显且规则的肌纤维旋涡状结构，周围无包膜，与四周肌层无明显分界，因而难以将其自肌层剥出。

三、临床表现

子宫腺肌病过去多发生于 40 岁以上的经产妇，但近些年呈逐渐年轻化趋势，这可能与剖宫产、人工流产等宫腔手术增多有关。

（一）症状

1. 月经失调　占 40%～50%，主要表现为经期延长、月经量增多，部分患者还可能出现月经前后点滴出血，严重的患者可以导致贫血。这是由于子宫体积增大，子宫腔内膜面积增加，以及子宫肌壁间异位子宫内膜影响子宫肌纤维收缩之故。

2. 痛经　占 25%，特点是继发性进行性加重的痛经。继发痛经发生在年龄较长妇女，即年近 40 岁时，痛经逐渐加重，往往是痉挛性，以致不能坚持日常工作，常在月经来潮前一周开始出现，当经期结束痛经即缓解。痛经初期服用镇痛药可以缓解，但随着病情进展，痛经需要服用的镇痛药剂量明显增加，使患者无法耐受。痛经是由于在经期异位内膜水肿，出血，刺激肌壁痉挛性收缩所致。

3. 其他　大约有 35% 的患者无明显症状。

（二）体征

妇科双合诊检查子宫常均匀增大呈球形，子宫腺肌瘤可表现为质硬的结节，但子宫正常大小甚至小于正常者也可有腺肌病存在。子宫一般不超过妊娠 12 周大小。临近经期，子宫有触痛感;经期,子宫增大,质地变软,压痛比平时更明显;经期后,子宫缩小。子宫常与周围尤其是后面的直肠粘连而活动较差。15%~40%合并子宫内膜异位症,约一半患者合并子宫肌瘤。

(三)辅助检查

1.影像学检查　影像学检查是术前诊断本病最有效的手段。阴道超声检查敏感性达80%,特异性可达74%,较腹部探头准确性高。子宫腺肌病时B超检查可见子宫均匀性增大,回声不均;子宫腺肌瘤时B超检查可见子宫呈不均匀增大,局部隆起,病灶内呈不均质高回声。MRI可在术前客观的了解病变的位置及范围,对决定处理方法有较大帮助。弥漫性子宫腺肌病的MRI在T_2WI上表现为子宫结合带弥漫性增厚;局限性子宫腺肌病在T_2WI上表现为与结合带信号相近的低信号肿块影,边界模糊。

2.血清CA125　部分子宫腺肌病患者血清CA125水平升高,这在监测疗效上有一定价值。

四、诊　断

本病诊断为临床诊断,根据典型病史及体征即可做出初步诊断,有继发性痛经进行性加重和不孕史,盆腔检查扪及子宫均匀性增大,质地较硬,活动差。影像学检查虽有帮助,但无特异性。可选择彩超、MRI等检查。确诊需通过手术取得病变组织行病理学检查。

五、鉴别诊断

1.子宫肌瘤　子宫腺肌病与子宫肌瘤发病群体相同,临床表现相似,故易将子宫腺肌病误诊为子宫肌瘤,误诊率可达32%。另外子宫腺肌病常合并子宫肌瘤,所以B超等影像学手段常仅报道子宫肌瘤而忽略了对子宫腺肌病的诊断,漏诊率可达33.9%。

2.卵巢囊肿　多见于生育期女性,常无明显症状,查体附件区可及包块,囊性,边界清,无压痛,超声提示子宫正常大小,附件区可见包块。

3.子宫平滑肌肉瘤　子宫腺肌病还须与子宫平滑肌肉瘤等恶性肿瘤鉴别。子宫平滑肌肉瘤多见于中老年女性,常有不规则阴道出血或子宫肌瘤短期内迅速增大,查体子宫增大,超声提示子宫肌层包块血流丰富,但最终明确需有组织病理学证据。

六、治　疗

对于合并有痛经的子宫腺肌病患者大多可以给予非类固醇抗炎药物对症状治疗。由于子宫腺肌病是子宫内膜异位症的一种特殊形式,理论上,治疗子宫内膜异位症的药物可以应用在子宫腺肌病上,改善其痛经和经血过多的症状,不过效果仍待进一步评估。子宫全切术似乎是对难处理症状的子宫腺肌病较好的治疗选择。至于子宫肌腺瘤切除手术由于肌腺瘤组织与正常组织界限不明,虽可做到细胞组织减量,但复发概率高,且效果亦尚待评估。如同子宫内膜异位症,子宫腺肌病也会随着停经后而逐渐缓解。选择治疗的方式视患者年龄、症状、生育期望而定。

（一）保守治疗

对于年轻还有生育需要的患者以及接近绝经期的妇女，采用保守治疗，尽量保住子宫免于全切除是首要考量。药物治疗是主要的治疗方法。

1. 对症治疗　对症状较轻，仅要求缓解痛经者，可以选择在痛经时予以非甾体抗炎药如芬必得、吲哚美辛（消炎痛）或萘普生等对症处理。

2. 假孕疗法　对症状较轻，暂无生育要求及近绝经期患者，口服避孕药或孕激素可以使异位的子宫内膜蜕膜化和萎缩而起到控制子宫腺肌病发展的作用，但是对围绝经期妇女长期使用并不适当。黄体酮也有一定疗效。达那唑（danazol）可以阻断子宫腺肌病组织的芳香酵素活性，服药期间月经会暂停，因此不再痛经，持续吃药 3 个月到 6 个月就可以使子宫肌层变薄，子宫也变小，但是此药为男性激素衍生物，长期服用可能会出现声音低沉、青春痘、长胡须等不良反应。孕三烯酮（gestrinone）不良反应较少，每周只需服用 2 颗。

3. 宫内节育器　对月经量大、痛经，暂无生育要求者，可选择上内含高效孕激素的节育器，通过其在子宫局部持续释放孕激素以控制异位病灶发展，需在 5 年后取出或更换。

4. 假绝经疗法　即药物性卵巢切除或药物性垂体切除。术前缩小病灶以及术后减少复发的药物。GnRHa 注射，使体内的激素水平达到绝经的状态，从而使异位的子宫内膜逐渐萎缩而起到治疗的作用。应用 GnRHa 后可以使子宫明显缩小，可以作为一部分病灶较大、手术困难的患者术前用药。等到子宫变小后再手术，风险和难度会明显下降。不良反应会出现更年期症状，甚至导致严重的心脑血管并发症及骨质疏松等，所以在应用 GnRHa 3 个月后建议反向添加雌激素以缓解并发症。另外 GnRHa 费用较高，所以目前并不作为长期治疗的方案，一旦停药，月经恢复就可能导致病变的再次进展。

上述这些药物都是暂时缓解症状，控制病情，一旦停药一段时间，病灶会逐渐恢复原状，因此只适用于年轻还有生育需要的患者。

5. 中医治疗　中医认为子宫腺肌病与瘀血内阻有关，而血瘀的形成又与气虚、寒凝、气滞、痰湿等致病因素有关。所以在治疗方面，既要以活血化瘀为原则，又要针对瘀血形成的原因及虚实的不同，予以兼顾。可口服化症止痛颗粒、散结镇痛胶囊、丹莪妇康煎膏、少腹逐瘀丸等中成药或根据个人情况调整的汤药。也可用活血化瘀之中药保留灌肠、贴敷及丹参注射液离子导入。也可在经前及经期针灸关元、合谷、三阴交等穴位或耳针取子宫、内分泌、肝等穴。

（二）手术治疗

本病的治疗手段较多，临床决策需结合患者的年龄、症状及生育要求进行个体化选择。手术与药物治疗方案可同时选择。

手术治疗包括根治手术和保守手术。根治手术即为子宫切除术，保守手术包括腺肌病病灶（腺肌瘤）切除术、子宫内膜及肌层切除术、子宫肌层电凝术、子宫动脉阻断术以及骶前神经切除术和骶骨神经切除术等。

对于局限性的肌腺瘤，只要手术将肌腺瘤切除即可，子宫可以保留。如果是弥漫性的子宫腺肌病，可以手术将子宫壁切薄，再给予术后药物治疗，是有机会受孕的，不过一段时间仍有复发的可能。可采用腹腔镜手术方式。以上这些保留子宫的手术方法适用于有生育需求的患者。至于40岁以上、已完成生育任务、苦于严重痛经或经血过多影响生活质量的患者，治本还是子宫切除为宜。

1. 子宫切除术　适用于患者无生育要求，且病变广泛，症状严重，保守治疗无效。而且，为避免残留病灶，以全子宫切除为首选，一般不主张部分子宫切除。

2. 子宫腺肌病病灶切除术　适用于有生育要求或年轻的患者。因子宫腺肌病往往病灶弥漫并且与子宫正常肌肉组织界限不清，因此如何选择切除的方式以减少出血、残留并利于术后妊娠是一个比较棘手的问题。

（三）介入治疗

选择性子宫动脉栓塞术也可以作为治疗子宫腺肌病的方案之一。其作用机制：异位子宫内膜坏死，分泌前列腺素减少，缓解痛经，减少月经量，降低复发率；在位内膜侧支循环的建立，可由基底层逐渐移行生长恢复功能。但子宫动脉栓塞术会影响子宫及卵巢的血运，从而对妊娠有不利影响。可能会导致不孕、流产、早产并增加剖宫产率。

七、预　防

应以预防为主，特别是严格实行计划生育，注意正确使用避孕药具，减少清宫术等。有妇科疾病及早就医，避免过多宫腔操作。月经期要做好自身的保健，不要做剧烈的活动，注意控制情绪，不要生闷气，否则会导致内分泌的改变。经期禁止性生活，可以在一定程度上减少子宫腺肌病的发生。注意保暖防寒，调整自己情绪，饮食应富含足够的营养，纠正偏食及不正常的饮食习惯，不宜贪食刺激性或寒凉食物等。

（龙行涛）

参考文献

1　沈铿，崔恒，丰有吉. 常见妇科恶性肿瘤诊治指南[M]. 4版. 北京：人民卫生出版社，2014：2-18.

2　林仲秋. 外阴癌林仲秋2016观点[M]. 北京：科学技术文献出版社，2016：1-44.

3　谢幸，孔北华，段涛. 妇产科学[M]. 9版. 北京：人民卫生出版社，2018：268-275.

4　李霞，袁航，黄文倩，等. 2018年法国妇产科医师协会/法国国家卫生管理局《子宫内膜异位症管理指南》解读[J]. 中国实用妇科与产科杂志，2018，34(11)：1243-1246.

5　ASGHARI S, VALIZADEH A, AGHEBATI-MALEKI L, et al. Endometriosis: Perspective, lights, and shadows of etiology[J]. Biomed Pharmacother, 2018(106): 163-174.

6　CHAPRON C, MARCELLIN L, BORGHESE B, et al. Rethinking mechanisms, diagnosis and management of endometriosis[J]. Nat Rev Endocrinol, 2019, 15 (11): 666-682.

7　ZONDERVAN K T, BECKER C M, MISSMER S A. Endometriosis[J]. N Engl J Med, 2020, 382 (13): 1244-1256.

第十一章

盆腔炎性疾病及生殖器结核

第一节　盆腔炎性疾病

盆腔炎性疾病(pelvic inflammatory disease,PID)是指女性上生殖道的一组感染性疾病,主要包括子宫内膜炎、输卵管炎、输卵管卵巢脓肿、盆腔腹膜炎。炎症可局限于一个部位,也可同时累及几个部位,以输卵管炎、输卵管卵巢炎最常见。盆腔炎性疾病多发生在性活跃期,有月经的妇女,初潮前、绝经后或未婚妇女很少发生盆腔炎性疾病。若发生盆腔炎性疾病也往往是邻近器官炎症的扩散。盆腔炎性疾病若未能得到及时、彻底治疗,可导致不孕、输卵管妊娠、慢性盆腔痛以及炎症反复发作,从而严重影响妇女的生殖健康,且增加家庭与社会经济负担。女性生殖道具有比较完善的自然防御功能,增强对感染的防御能力,在健康妇女阴道内虽有某些病原体存在,但并不引起炎症。当自然防御功能遭到破坏,或机体免疫功能降低、内分泌发生变化或外源性致病菌侵入,均可导致炎症发生。

一、病　因

(一)病原体及其致病特点

盆腔炎性疾病的病原体有外源性及内源性 2 个来源,2 种病原体可单独存在,但通常为混合感染,可能是衣原体或淋病奈瑟菌感染造成输卵管损伤后,容易继发需氧菌及厌氧菌感染。

(二)感染途径

1. 沿生殖道黏膜上行蔓延　病原体侵入外阴、阴道后,或阴道内的菌群沿宫颈黏膜、子宫内膜、输卵管黏膜,蔓延至卵巢及腹腔,是非妊娠期、非产褥期盆腔炎性疾病的主要感染途径。淋病奈瑟菌、沙眼衣原体及葡萄球菌等,常沿此途径扩散。

2. 经淋巴系统蔓延　病原体经外阴、阴道、宫颈及子宫体创伤处的淋巴管侵入盆腔结缔组织及内生殖器其他部分,是产褥感染、流产后感染及放置宫内节育器后感染的主要感染途径。链球菌、大肠埃希菌、厌氧菌多沿此途径蔓延。

3. 经血液循环传播　病原体先侵入人体的其他系统,再经血液循环感染生殖器,为结核分枝杆菌感染的主要途径。

4. 直接蔓延　腹腔其他脏器感染后，直接到内生殖器，如阑尾炎可引起右侧输卵管炎。

（三）高危因素

了解高危因素利于盆腔炎性疾病的正确诊断及预防。

1. 年龄　盆腔炎性疾病的高发年龄为 15 ~ 25 岁。年轻妇女容易发生盆腔炎性疾病可能与频繁性活动、宫颈柱状上皮生理性向外移位、宫颈黏液机械防御功能较差有关。

2. 性活动　盆腔炎性疾病多发生在性活跃期妇女，尤其是初次性交年龄小、有多个性伴侣、性交过频以及性伴侣有性传播疾病者。

3. 下生殖道感染　下生殖道感染如淋菌性宫颈炎、衣原体性宫颈炎，以及肠细菌性阴道病与盆腔炎性疾病的发生密切相关。

4. 宫腔内手术操作后感染　如刮宫术、输卵管通液术、子宫输卵管造影术、宫腔镜检查等，由于手术所致生殖道黏膜损伤、出血、坏死，导致下生殖道内源性菌群的病原体上行感染。

5. 性卫生不良　经期性交、使用不洁月经垫等均可使病原体侵入而引起炎症。此外，不注意性卫生保健者、阴道冲洗者盆腔炎性疾病的发生率高。

6. 邻近器官炎症直接蔓延　如阑尾炎、腹膜炎等蔓延至盆腔，病原体以大肠埃希菌为主。

7. 盆腔炎性疾病再次急性发作　盆腔炎性疾病所致的盆腔广泛粘连、输卵管损伤输卵管防御能力下降，容易造成再次感染，导致急性发作。

二、病　理

1. 输卵管积水与输卵管卵巢囊肿　输卵管发炎后，伞端粘连闭锁，管壁渗出浆液性液体，潴溜于管腔内形成输卵管积水；有时输卵管脓肿内脓液日久后可渐被吸收，脓液吸收后，浆液性液体则继续自管壁渗出充满管腔，可形成输卵管积水；如果同时累及卵巢则形成输卵管卵巢囊肿。

2. 输卵管炎　输卵管黏膜与间质因炎症破坏，使输卵管增粗、纤维化而呈条索状或进而使卵巢、输卵管与周围器官粘连，形成质硬而固定的肿块。慢性输卵管炎大多为双侧性，输卵管黏膜可发生粘连，管壁增厚、变粗，伞端常闭锁，并与周围组织粘连，管腔内可有积脓，或形成脓肿。有时可与卵巢粘连在一起，形成输卵管卵巢脓肿。

3. 盆腔结缔组织炎　炎症蔓延到宫旁结缔组织和子宫骶韧带处最多见，局部纤维组织增生、变硬，向外呈扇形散开直达盆壁，宫旁组织增厚，子宫与周围组织粘连、固定不动或被牵向患侧。

4. 后遗症　盆腔炎性疾病后遗症主要病理改变为组织破坏、广泛粘连、增生及瘢痕形成，导致：①输卵管阻塞、输卵管增粗；②输卵管卵巢粘连形成输卵管卵巢肿块；③若输卵管伞端闭锁、浆液性渗出物聚积，形成输卵管积水或输卵管积脓或输卵管卵巢脓肿的脓液吸收，被浆液性渗出物代替形成输卵管积水或输卵管卵巢囊肿；④盆腔结缔组织表现为子宫主韧带及子宫骶韧带增生、变厚，若病变广泛，可使子宫固定。

三、临床表现

1.症状　可因炎症轻重及范围大小而有不同的临床表现。轻者无症状或症状轻微。常见症状为下腹痛、发热、阴道分泌物增多。腹痛为持续性,活动或性交后加重。若病情严重可有寒战、高热、头痛、食欲减退,月经期发病可出现经量增多、经期延长,若有腹膜炎,出现消化系统症状如恶心、呕吐、腹胀、腹泻等。若有脓肿形成,可有下腹包块及局部压迫刺激症状;包块位于子宫前方可出现膀胱刺激症状,如排尿困难、尿频,若引起膀胱肌炎还可有尿痛等,包块位于子宫后方可有直肠刺激症状;若在腹膜外可致腹泻、里急后重感和排便困难。若有输卵管炎的症状及体征并同时有右上腹疼痛者,应怀疑有肝周围炎。

2.体征　患者体征差异较大,轻者无明显异常表现,或妇科检查仅发现宫颈举痛或子宫体压痛或附件区压痛。严重病例呈急性病容,体温升高,心率加快,下腹部有压痛、反跳痛及肌紧张,叩诊鼓音明显,肠鸣音减弱或消失。阴道可见脓性臭味分泌物,宫颈充血、水肿,将宫颈表面分泌物拭净,若见脓性分泌物从宫颈口流出,说明宫颈管黏膜或宫腔有急性炎症。穹隆触痛明显(须注意是否饱满),宫颈举痛,子宫体稍大,有压痛,活动受限,子宫两侧压痛明显。若为单纯输卵管炎,可触及增粗的输卵管,压痛明显;若为输卵管积脓或输卵管卵巢脓肿,可触及包块且压痛明显,不活动;宫旁结缔组织炎时,可扪及宫旁一侧或两侧片状增厚,或两侧子宫骶韧带高度水肿、增粗,压痛明显;若有盆腔脓肿形成且位置较低时,可扪及后穹隆或侧穹隆有肿块且有波动感,三合诊常能协助进一步了解盆腔情况。

四、诊　断

PID 的临床表现各异,因此其诊断通常依据临床症状、体征和实验室检查综合决定。

1.PID 诊断的最低标准　在性活跃女性及其他存在性传播感染(sexually transmitted infections,STI)风险者,如排除其他病因且满足以下条件之一者,应诊断 PID 并给予 PID 经验性治疗:下腹疼痛同时伴有下生殖道感染征象时,诊断 PID 的可能性增加。①子宫压痛;②附件压痛;③宫颈举痛。

2.PID 诊断的附加标准　①口腔温度≥38.3 ℃。②宫颈或阴道脓性分泌物。③阴道分泌物显微镜检查有白细胞增多。④红细胞沉降率升高。⑤C 反应蛋白水平升高;实验室检查证实有宫颈淋病奈瑟菌或沙眼衣原体感染。大多数 PID 患者有宫颈脓性分泌物或阴道分泌物镜检有白细胞增多。如果宫颈分泌物外观正常,并且阴道分泌物镜检无白细胞,则诊断 PID 的可能性不大,需要考虑其他可能引起下腹痛的病因。如果有条件,应积极寻找致病微生物,尤其是与 STI 相关的病原微生物。

3.PID 诊断的特异性标准　①子宫内膜活检显示有子宫内膜炎的组织病理学证据;②经阴道超声检查或 MRI 检查显示输卵管管壁增厚、管腔积液,可伴有盆腔游离液体或输卵管卵巢包块;③腹腔镜检查见输卵管表面明显充血、输卵管水肿、输卵管伞端或浆膜层有脓性渗出物等。

五、鉴别诊断

1. 急性阑尾炎　一般无妇科感染病史，腹痛多由脐周开始，然后转移局限于右下腹，麦氏点压痛、反跳痛明显，妇科检查盆腔正常。

2. 输卵管妊娠流产或破裂　有停经史，少量不规则阴道流血，体温一般不高，腹痛为突感下腹一侧撕裂样剧痛，内出血多时可致休克，后穹隆穿刺可抽到不凝固的血液，血白细胞及中性粒细胞不高，妊娠试验多为阳性。

3. 卵巢囊肿蒂扭转或破裂　突发一侧下腹剧痛，伴恶心呕吐，在子宫旁扪及张力较大之肿块，同侧子宫外触痛明显，或原有肿块消失或缩小。

4. 功能失调性子宫出血　多表现为月经紊乱，无白带增多及色、质、味的改变。妇科检查及诊断性刮宫均未发现器质性病变。基础体温测定、白带检查等可鉴别。

5. 恶性肿瘤　卵巢恶性肿瘤亦可表现为盆腔包块，与周围粘连、不活动，有压痛，与炎性包块易混淆。但其一般健康情况较差，病情发展迅速，疼痛为持续性，与月经周期无关。诊刮后内膜行病理检查可鉴别。老年妇女出现血性白带时应当与宫颈与子宫体的恶性肿瘤相鉴别，老年妇女刮宫时应分段诊刮，即先刮子宫颈管，再刮子宫内膜，分别进行病理检查，以排除病变。

6. 输卵管积水或输卵管卵巢囊肿　应与卵巢囊肿、盆腔结核性包裹积液相鉴别；若慢性输卵管卵巢炎有不孕、痛经，双合诊检查盆腔内有包块者，应与子宫内膜异位症相鉴别。

7. 盆腔瘀血综合征　表现为腰骶部疼痛及小腹坠痛，向下肢放射，久站及劳累后加重。检查宫颈呈紫蓝色，但子宫及附件无异常，与盆腔炎的症状与体征不符。通过 B 超、盆腔静脉造影可以确诊。

8. 子宫内膜异位症　主要表现是继发渐进性痛经，伴月经失调或不孕。若在子宫后壁、子宫骶韧带、后陷凹处有触痛性结节，即可诊断。此外，慢性盆腔炎久治无效者，应考虑有子宫内膜异位症的可能。

六、治　疗

（一）治疗原则

以抗生素治疗为主，必要时行手术治疗。根据经验选择广谱抗生素覆盖可能的病原体，包括淋病奈瑟菌、沙眼衣原体、支原体、厌氧菌和需氧菌等。所有的治疗方案都必须对淋病奈瑟菌和沙眼衣原体有效，子宫内膜和宫颈的微生物检查无阳性发现并不能除外淋病奈瑟菌和沙眼衣原体所致的上生殖道感染。推荐的治疗方案抗菌谱应覆盖厌氧菌。诊断后应立即开始治疗，及时合理地应用抗生素与远期预后直接相关。选择治疗方案时，应综合考虑安全性、有效性、经济性以及患者依从性等因素。给药方法：根据疾病的严重程度决定静脉给药或非静脉给药以及是否需要住院治疗。

（二）门诊治疗

若患者一般状况好，症状轻，能耐受口服抗生素，并有随访条件，可在门诊给予口服或肌内注射抗生素治疗。常用方案:①氧氟沙星 400 mg 口服,每日 2 次,或左氟沙星 500 mg 口服,每日 1 次,同时加服甲硝唑 400 mg,每日 2～3 次,连用 14 d。②头孢曲松钠 250 mg 单次肌内注射,或头孢西丁钠 2 g,单次肌内注射,同时口服丙磺舒 1 g,然后改为多西环素 100 mg,每日 2 次,连用 14 d,可同时口服甲硝唑 400 mg,每日 2 次,连用 14 d;或选用其他第三代头孢菌素与多西环素、甲硝唑合用。

(三)住院治疗

若患者一般情况差,病情严重,伴有发热、恶心、呕吐;或有盆腔腹膜炎;或输卵管卵巢脓肿;或门诊治疗无效;或不能耐受口服抗生素;或诊断不清,均应住院给予抗生素治疗为主的综合治疗。

1.支持疗法　卧床休息,半卧有利于脓液积聚于直肠子宫陷凹而使炎症局限。给予高热量、高蛋白、高维生素流食或半流食,补充液体,注意纠正电解质紊乱及酸碱失衡。高热时采用物理降温。尽量避免不必要的妇科检查以免引起炎症扩散,有腹胀应行胃肠减压。

2.抗生素药物治疗　给药途径以静脉滴注见效快,常用的配伍方案如下。

(1)静脉给药 A 方案　单药治疗:二代头孢菌素或三代头孢菌素类抗菌药物静脉滴注,根据具体药物的半衰期决定给药间隔时间,如头孢西丁钠 2 g,静脉注射,每 6 h 一次;或头孢替坦二钠 2 g,静脉注射,每 12 h 一次;或头孢曲松 1 g/24 h,静脉滴注。联合用药:如所选药物不覆盖厌氧菌,需加用硝基咪唑类药物,如甲硝唑 0.5 g/12 h,静脉滴注。临床症状改善至少 24 h 后转为口服药物治疗,为覆盖非典型病原微生物,可加用多西环素 0.1 g/12 h,口服,14 d;或米诺环素 0.1 g/12 h,口服,14 d;或阿奇霉素 0.5 g/d,静脉滴注或口服,1～2 d 后改为口服0.25 g/d,5～7 d。

(2)静脉给药 B 方案　氧氟沙星 0.4 g/12 h,静脉滴注;或左氧氟沙星 0.5 g/d,静脉滴注。为覆盖厌氧菌感染,可加用硝基咪唑类药物,如甲硝唑 0.5 g/12 h,静脉滴注。

(3)静脉给药 C 方案　氨苄西林钠舒巴坦钠 3 g/6 h,静脉滴注;或阿莫西林克拉维酸钾 1.2 g/(6～8)h,静脉滴注。为覆盖厌氧菌,可加用硝基咪唑类药物,如甲硝唑 0.5 g/12 h,静脉滴注。为覆盖非典型病原微生物,可加用多西环素 0.1 g/12 h,口服,×14 d;或米诺环素 0.1 g/12 h,口服,×14 d;或阿奇霉素 0.5 g/d,静脉滴注或口服,1～2 d 后改为口服 0.25 g/d,5～7 d。

(4)静脉给药 D 方案　林可霉素剂量 0.9 g/8 h,静脉滴注;加用硫酸庆大霉素,首次负荷剂量为 2 mg/(kg·8 h)静脉滴注或肌内注射,维持剂量 1.5 mg/(kg·8 h);两种药物均可采用每日 1 次给药。

静脉给药者应在临床症状改善后继续静脉治疗至少 24 h,然后转为口服药物治疗,共持续 14 d。如确诊为淋病奈瑟菌感染,首选静脉给药 A 方案或非静脉给药 A 方案,对于选择非三代头孢菌素类药物者应加用针对淋病奈瑟菌的药物。选择静脉给药 D 方案者应密切注意药物的耳、肾毒副作用,此外,有报道发现林可霉素和庆大霉素联合应用偶尔出现严重神经系统不良事件。药物治疗持续 72 h 症状无明显改善者应重新确认诊断并调整治疗方案。

3.手术治疗　主要用于治疗抗生素控制不满意的输卵管卵巢脓肿或盆腔脓肿。手术指征有:①药物治疗无效,输卵管卵巢脓肿或盆腔脓肿经药物治疗 48～72 h,体温持续不降,患者中毒症状加重或包块增大者,应及时手术,以免发生脓肿破裂。②脓肿持续存在,经药物治疗病情有好转，继续控制炎症数日(2～3周)，包块仍未消失但已局限化，应手术切除，以免日后再次急性发作。③脓肿破裂，突然腹痛加剧，寒战、高热、恶心、呕吐、腹胀，检查腹部拒按或有中毒性休克表现，应怀疑脓肿破裂。若脓肿破裂未及时诊治，死亡率高。因此，一旦怀疑脓肿破裂，须立即在抗生素治疗的同时行剖腹探查。手术可根据情况选择经腹手术或腹腔镜手术。手术范围应根据病变范围，患者年龄、一般状态等全面考虑。原则以切除病灶为主。年轻妇女应尽量保留卵巢功能，以采用保守性手术为主；年龄大、双侧附件受累或附件脓肿屡次发作者，行全子宫及双附件切除术；对极度衰弱危重患者的手术范围须按具体情况决定。若盆腔脓肿位置低，突向阴道穹隆时，可经阴道切开排脓，同时注入抗生素。国外近几年报道对抗生素治疗 72 h 无效的输卵管卵巢脓肿，可在超声引导下采用经皮引流技术，获得较好的治疗效果。

(四)中药治疗

中药主要为活血化瘀、清热解毒药物，如银翘解毒汤、安宫牛黄丸或紫血丹等。中医、中药和物理治疗在 PID 的治疗中具有一定作用。在抗生素治疗的基础上，辅以康妇消炎栓、桂枝茯苓胶囊、红花如意丸等中药治疗，可以减少慢性盆腔痛后遗症的发生。

(五)妊娠期 PID 的治疗

由于妊娠期 PID 会增加孕产妇死亡、死胎、早产的风险，可疑 PID 的妊娠妇女建议住院接受静脉抗菌药物治疗。妊娠期和哺乳期妇女禁用四环素类及喹诺酮类药物。

(六)性伴侣的治疗

PID 患者出现症状前 60 d 内接触过的性伴侣很可能感染淋病奈瑟菌及沙眼衣原体，应进行检查及相应治疗。如 PID 患者检测出性传播感染相关病原微生物，性伴侣需要同时接受治疗。在女性 PID 患者治疗期间，必须避免无保护性性交。

(七)随访

对于抗生素治疗的患者，应在 72 h 内随诊，明确有无临床情况的改善。患者在治疗后的 72 h 内临床症状应改善，如体温下降，腹部压痛，反跳痛减轻，宫颈举痛、子宫压痛、附件区压痛减轻。若此期间症状无改善，需进一步检查，重新进行评价，必要时行腹腔镜或手术探查。对沙眼衣原体以及淋病奈瑟菌感染者，可在治疗后 4～6 周复查病原体。

七、预　防

预防措施：①注意性生活卫生，减少性传播疾病。对沙眼衣原体感染高危妇女筛查和治疗可减少盆腔炎性疾病发生率。虽然细菌性阴道病与盆腔炎性疾病相关，但检测和治疗细菌性阴道病能否降低盆腔炎性疾病发生率至今尚不清楚。②及时治疗下生殖道感染。③加强公共卫生教育，提高公众对生殖道感染的认识及预防感染的重要性。④严格掌握妇科手术指征，做好术前准备，术时注意无菌操作，预防感染。⑤及时治疗盆腔炎性疾病，防止后遗症发生。

第二节　生殖器结核

本病是由结核分枝杆菌引起的女性生殖器炎症，称为生殖器结核（genital tuberculosis, GTB），又称结核性盆腔炎（tuberculous pelvic inflammatory disease）。多见于20~40岁妇女，也可见于绝经后的老年妇女。近年因耐多药结核、获得性免疫缺陷综合征的增加以及对结核病控制的松懈，生殖器结核发病率有升高趋势。生殖器结核是全身结核的表现之一，常继发于身体其他部位结核如肺结核、肠结核、腹膜结核等，约10%肺结核患者伴有生殖器结核。生殖器结核潜伏期很长，可达10年，多数患者在日后发现生殖器结核时，其原发病灶多已痊愈。

一、病　因

生殖器结核常见的传染途径如下。

1. 血行传播　为最主要的传播途径。青春期时正值生殖器发育，血供丰富，结核分枝杆菌易借血行传播。结核分枝杆菌感染肺部后，大约1年内可感染内生殖器，由于输卵管黏膜有利于结核分枝杆菌的潜伏感染，结核分枝杆菌首先侵犯输卵管，然后依次扩散到子宫内膜、卵巢，侵犯宫颈、阴道、外阴者较少。

2. 直接蔓延　腹膜结核、肠结核可直接蔓延到内生殖器。

3. 淋巴传播　较少见，消化道结核可通过淋巴管传播感染内生殖器。

4. 性交传播　极罕见，男性患泌尿系结核，通过性交传播，上行感染。

二、病　理

1. 输卵管结核　发病率占女性生殖器结核的90%~100%，临床发现几乎所有生殖器结核均累及输卵管，双侧居多。外观见输卵管增粗肥大，呈典型串珠样改变，其伞端可外翻如烟斗嘴状是输卵管结核特有表现；输卵管浆膜面可见多个粟粒样结节，有时盆腔腹膜，肠管表面及卵巢表面也可布满类似结节，或者并发腹腔积液型结核性腹膜炎。在输卵管腔内可见到干酪样物质。输卵管常与其邻近器官如卵巢、子宫、肠曲广泛粘连。

2. 子宫内膜结核　常由输卵管结核蔓延而来，占生殖器结核的50%~80%。输卵管结核患者约半数同时有子宫内膜结核。早期病变常出现在宫腔两侧角，子宫大小，形状无明显改变，随着病情进展，子宫内膜受到不同程度结核病变破坏，可使宫腔粘连变形，缩小。

3. 卵巢结核　占生殖器结核的20%~30%，常由输卵管结核蔓延而来，因有白膜包围，通常仅有卵巢周围炎，侵犯卵巢深层较少。少部分卵巢结核由血液循环传播而致，可在卵巢深部形成结节及干酪样坏死脓肿。宫颈结核常由子宫内膜结核蔓延而来或者经淋巴结或血液循环传播，较少见，占生殖器结核的10%~20%。病变可表现为乳头状增生或为溃疡。

4. 盆腔腹膜结核　盆腔腹膜结核多合并输卵管结核。根据病变特征不同分渗出型和粘连型。渗出型以渗出为主,特点为腹膜及盆腔脏器浆膜面布满无数大小不等的散在灰黄色结节,渗出物为浆液性草黄色澄清液体,积聚于盆腔,有时因粘连形成多个包裹性囊肿;粘连型以粘连为主,特点为腹膜增厚,与邻近脏器之间发生紧密粘连,粘连间的组织常发生干酪样坏死,易形成瘘管。

三、临床表现

依病情轻重、病程长短而异。有的患者无任何症状,有的患者则症状较重。

1. 不孕　多数生殖器结核因不孕而就诊。在原发性不孕患者中生殖器结核为常见原因之一。由于输卵管黏膜破坏与粘连,常使管腔阻塞;或因输卵管周围粘连,有时管腔尚保持部分通畅,但黏膜纤毛被破坏,输卵管僵硬、蠕动受限,丧失运输功能;子宫内膜结核妨碍受精卵的着床与发育,也可致不孕。

2. 月经失调　早期内子宫内膜充血及溃疡,可有经量过多;晚期因子宫内膜遭不同程度破坏而表现为月经稀少或闭经。多数患者就诊时已为晚期。

3. 下腹坠痛　由于盆腔炎性疾病和粘连,可有不同程度的下腹坠痛,经期加重。

4. 全身症状　若为活动期,可有结核病的一般症状,如发热、盗汗、乏力、食欲缺乏、体重减轻等。轻者全身症状不明显,有时仅有经期发热,但症状重者可有高热等全身中毒症状。

5. 全身及妇科检查　由于病变程度与范围不同而有较大差异,较多患者因不孕行诊断性刮宫、子宫输卵管碘油造影及腹腔镜检查才发现患有盆腔结核,而无明显体征和其他自觉症状。严重盆腔结核常合并腹膜结核,检查腹部时有柔面感或腹水征,形成包裹性积液时,可触及囊性肿块,边界不清,不活动,表面因有肠管粘连,叩诊空响。子宫一般发育较差,往往因周围有粘连使活动受限。若附件受累,在子宫两侧可触及条索状的输卵管或输卵管与卵巢等粘连形成的大小不等及形状不规则的肿块,质硬、表面不平、呈结节状突起,或可触及钙化结节。

四、诊　断

多数患者缺乏明显症状,阳性体征不多,故诊断时容易被忽略。为了提高诊断准确率,应该详细询问病史。尤其当患者有原发不孕,月经稀少或闭经时;未婚女性有低热、盗汗、盆腔炎或腹水时;慢性盆腔炎久治不愈时;既往有结核病接触史或者本人曾经患肺结核、胸膜炎、肠结核时,均应该考虑有生殖器结核的可能。下列辅助检查方法,可协助诊断。若能找到病原学或组织学证据即可诊断。常用辅助检查方法如下。

(一)子宫内膜病理检查

子宫内膜病理检查是诊断子宫内膜结核最可靠方法。经前子宫内膜较厚,若有结核分枝杆菌,此时阳性率较高,故应该选择在经前1周或者月经来潮6 h内行诊刮术。术前3 d及术后4 d应该每日肌内注射链霉素0.75 g及口服异烟肼0.3 g,以预防刮宫引起结核病灶扩散。由于子宫内膜结核多由输卵管蔓延而来,故刮宫时应该注意刮取子宫角部内膜,并将刮出内膜组织送检，在病理切片上找到典型结核结节，诊断即可成立，但阴性结果并不能排除结核可能。若有条件应将刮出物或分泌物做结核分枝杆菌培养。遇有宫腔小而坚硬，无组织物刮出，结合临床病史及症状，也应该考虑为子宫内膜结核，并做进一步处理。

（二）X 射线检查

1. 胸部 X 射线检查　发现孤立性钙化灶，提示曾有结核病灶。

2. 盆腔 X 射线检查　发现孤立性钙化灶，提示曾有盆腔淋巴结结核病灶。

3. 子宫输卵管造影　可能有下列征象：①宫腔呈不同形态和不同程度狭窄或变形，边缘呈锯齿状；②输卵管管腔有多个狭窄部分，呈典型串珠样结构；③盆腔淋巴结解剖部位，输卵管、卵巢部位有钙化灶；④若碘油进入子宫一侧或者两侧静脉丛，应考虑子宫内膜结核可能。造影技术可能存在将输卵管管腔中的干酪样物质带到腹腔，故造影前后应该肌内注射链霉素及口服异烟肼等抗结核药物。

（三）腹腔镜检查

腹腔镜检查能直接观察腹膜、子宫、输卵管浆膜面有无粟粒样结节，并可取腹腔积液行结核分枝杆菌培养，或者在病变处取活检。此项检查应注意避免肠道损伤。

（四）结核菌素试验与结核分枝杆菌检查

1. 结核菌素试验　阳性说明体内曾有结核分枝杆菌感染，若为强阳性，说明目前仍有活动性病灶，但不能说明病灶部位。

2. 结核分枝杆菌检查　取月经血或宫腔刮出物或者腹腔积液做结核分枝杆菌检查，通用方法：①涂片查找抗酸杆菌；②结核分枝杆菌培养，但培养时间长，1 ~2 个月；③分子生物学方法，如 PCR 法，但可能有假阳性。

五、鉴别诊断

1. 慢性非特异性附件炎及慢性盆腔炎　患者亦往往不孕，盆腔体征与内生殖器结核很相似，但前者多有分娩、流产和急性盆腔炎病史；月经量一般较多，很少有闭经；当慢性附件炎久治不愈，可做子宫输卵管造影或诊刮，以排除生殖器结核。

2. 子宫内膜异位症　卵巢的子宫内膜异位症与生殖器结核的临床表现有较多相似之处。如不孕、低热、月经异常、下腹坠痛，盆腔形成压痛、固定的包块等。但子宫内膜异位症患者常有进行性痛经，在直肠子宫陷凹、子宫骶韧带或宫颈后壁常可触及 1 ~2 个或更多硬性小结节。如无上述两种临床表现，诊断有困难时可做腹腔镜检查即可明确诊断。

3. 卵巢肿瘤　结核性包裹性积液，有时可误诊为卵巢囊肿或卵巢囊腺瘤。通过病史，临床症状，以及结核性附件包块表面不光滑，不活动，周围有纤维性粘连增厚等体征较易鉴别。

4. 晚期卵巢癌　患者常有恶病质、发热、红细胞沉降率加快，除有附件肿物外可在盆腔底部出现转移病灶，与盆腔结核合并输卵管卵巢结核性包块不易鉴别，临床常有将卵巢癌误认为结核，长期采用抗结核治疗，以致延误病情，危及患者生命；也有误将盆腔结核诊断为晚期卵巢癌而放弃治疗。可在 B 超引导下，做细针穿刺，找抗酸杆菌及癌细胞。如深不可及，当按情况做腹腔镜检查或剖腹探查，及早明确诊断，求得适当治疗，以挽救患者生命。

六、治　疗

采用抗结核药物治疗为主,休息营养为辅的治疗原则。

(一)抗结核药物治疗

抗结核药物治疗对90%女性生殖器结核有效。药物治疗应遵循早期、联合、规律、适量、全程的原则。既往多采用1.5～2.0年的长疗程治疗,近年采用异烟肼、利福平、乙胺丁醇、链霉素及吡嗪酰胺等抗结核药物联合治疗,将疗程缩短为6～9个月,取得良好疗效。

1. 常用的抗结核药物　①异烟肼(INH,H),300 mg,每日顿服,或每周2～3次,每次600～800 mg。②利福平(R),每日450～600 mg(体重小于50 kg,用450 mg),早饭前顿服,便于吸收,间歇疗法为每周2～3次,每次600～900 mg。③链霉素(S),每日肌内注射0.75 g(50岁以上或肾功能减退者可用0.50～0.75 g)。④乙胺丁醇(E),每日口服0.75～1.00 g,也可开始时每日25 mg/kg,8周后改为15 mg/kg。间歇疗法为每周2～3次,每次1.5～2.00 g。⑤吡嗪酰胺(Z),每日1.5～2.00 g,分3次口服。目前推行两阶段疗程药物治疗方案,前2～3个月为强化期,后4～6个月为巩固期或继续期。

2. 常用的治疗方案　①强化期2个月,每日链霉素、异烟肼、利福平、吡嗪酰胺,巩固期每周3次间歇应用异烟肼、利福平(2SHRZE/4H3R 3)。②强化期每日链霉素、异烟肼、利福平、吡嗪酰胺4种药联合应用2个月,巩固期每日用异烟肼、利福平、乙胺丁醇连续6个月(2SHRZ/6HRE);或巩固期每周3次应用异烟肼、利福平、乙胺丁醇连续6个月(2SHRZ/6H3R3Z3)。第1个方案可用于初次治疗的患者,第2个方案多用于治疗失败或复发的患者。若对以上方案中的链霉素耐药,可用乙胺丁醇代替。其他可选用的方案有2HRZ/7H3R3或3SHRZ/6H2R2,多用于病情较轻的患者。以上各种方案,可根据病情,酌情选用。

(二)支持疗法

急性患者至少应休息3个月,慢性患者可以从事部分工作和学习,但要注意劳逸结合,加强营养,适当参加体育锻炼,增强体质。

(三)手术治疗

出现以下情况应考虑手术治疗:①盆腔包块经药物治疗后缩小,但不能完全消退。②治疗无效或治疗后又反复发作者。③盆腔结核形成较大的包块或较大的包裹性积液者。④子宫内膜结核严重,内膜破坏广泛,药物治疗无效者。为避免手术时感染扩散,提高手术后治疗效果,手术前后需应用抗结核药物治疗。手术范围根据年龄及病变范围而定,以全子宫及双侧附件切除术为宜。对年轻妇女应尽量保留卵巢功能;对病变局限于输卵管,而又迫切希望生育者,可行双侧输卵管切除术,保留卵巢及子宫。由于生殖器结核所致的粘连常较广泛而紧密,术前应口服肠道抗菌药物并做清洁灌肠,术时应注意解剖关系,避免损伤。虽然生殖器结核经药物治疗取得良好疗效,但治疗后的妊娠成功率极低,对部分希望妊娠者,可行辅助生育技术助孕。

七、预　防

1. 控制传染源　结核病的传染源是患结核病的患者和病牛，尤其是痰中排菌的患者，故应对这些患者积极进行治疗及适当的隔离，同时淘汰病牛，以防发生牛型菌病的流行。

2. 切断传播途径　经常保持室内通风换气；保持健康的身体、增强免疫力，禁止随地吐痰，提倡分餐制等，对患者吐出的痰液要正确处理和消毒，如烧毁、深埋等，以减少感染和发病的机会。

3. 保护易感人群　增强抵抗力，降低对结核的易感性，提高生活水平，加强身体锻炼，做好卡介苗接种，积极防治肺结核、淋巴结结核和肠结核等。卡介苗是一种用来预防儿童结核病的预防接种。

（龙行涛）

参考文献

1　谢幸，孔北华，段涛. 妇产科学[M]. 9 版. 北京：人民卫生出版社，2018：258-264.

2　张展，刘朝晖. 盆腔炎性疾病的诊治进展[J]. 中国实用妇科与产科杂志，2019，35(4)：473-477.

3　ROSS J, GUASCHINO S, CUSINI M, et al. 2017 European guideline for the management of pelvic inflammatory disease[J]. Int J STD AIDS, 2018, 29 (2): 108-114.

4　SAFRAI M, ROTTENSTREICH A, SHUSHAN A, et al. Risk factors for recurrent pelvic inflammatory disease[J]. Eur J Obstet Gynecol Reprod Biol, 2020(244): 40-44.

第十二章

女性慢性盆腔痛

一、概　述

慢性盆腔痛(chronic pelvic pain,CPP)定义为:持续6个月以上的非周期性疼痛,且疼痛位于盆腔、脐或脐以下的前腹壁,腰骶部或臀部,疼痛强度可导致功能障碍,严重影响患者的生活质量。

慢性盆腔痛的病因不明确,自然病史复杂,治疗反应差,目前尚没有CPP的综合性诊疗指南。临床治疗的困难之处在于盆腔疼痛难以定位、定性和定量。现代医学观念中CPP可以理解为"社会-精神(心理)-生物"3个层次的综合疾病模式。任何层次的功能紊乱都可致CPP,任何层次的处理不当都会影响治疗效果。因此,临床评估不仅需要对患者进行详尽的病史采集和体格检查,辅助恰当的影像学手段,综合多学科力量,尚须充分考虑并恰当干预患者的精神心理状态和社会家庭关系,才能达到有效的治疗目的。

慢性盆腔痛是妇女常见的一种疾病,但因为它难于充分治疗和彻底治愈,所以在诊断上它常导致尴尬局面的产生。临床常针对引起慢性盆腔痛的特异性病因进行治疗,但有时这些病因也不很清楚,所以,治疗慢性盆腔痛仍然要立足于缓解临床症状。疼痛是指与实际潜在的组织损伤相关联,或者可以用组织损伤描述的一种不愉快的感觉和情绪上的体验。因此,疼痛常常是主观的。在无组织损伤或类似病理生理原因的情况下,许多患者也主诉疼痛,这种情况下的疼痛可能有心理基础。如果患者认为他的经历是疼痛,并像遭受组织损伤一样描述这种感觉,这时这种感觉就应被认为是疼痛。以上疼痛的定义尽力避免将疼痛和刺激联系在一起。慢性疼痛目前尚无一个公认的定义。在妇产科文献中,尽管不是全部,但绝大多数文献都定义6个月以上的慢性疼痛。如果仅仅从疼痛的持续时间来定义,会导致模糊概念产生,最终导致一些研究中的入选人群的差异。所以,可以被接受的慢性疼痛定义应该界定疼痛的暂时特点、定位、严重程度这些特性。疼痛的暂时特点包括:周期性、间歇性、非周期性。很多学者倾向用非周期性疼痛定义慢性疼痛,因为他们认为导致非周期性疼痛的潜在病因与痛经、性交痛这些周期性疼痛的病因不同;疼痛定位,常认为盆腔定位疼痛是足够的,但是,内脏痛常在脐部,感觉模糊,而躯体性慢性盆腔痛常常可以精确定位在骶尾关节、后臀部等这样一些更为细致的部位。另外,慢性外阴疼痛可能属于、也可能不属于慢性盆腔痛,具体取决于疼痛的定位。所以在综述研究慢性盆腔痛的文献时,有必要明确慢性盆腔痛是采用哪种定义。

女性慢性盆腔痛发生率不明,针对其特殊的检查方法也尚未统一,英国一项大的调查发现,女性慢性盆腔痛中,与泌尿系统、胃肠道相关的多于妇科,泌尿系统占 30.8%,胃肠道占 37.7%,妇科疾病仅占 20.2%,进一步研究表明,慢性盆腔痛就诊者中 25%~50% 有 1 种以上的疾病与之相关,最常见的引起慢性盆腔痛的疾病有:内膜异位症粘连、肠易激综合征、间质性膀胱炎。

如果有 1 个以上的系统或器官受累,常比单一系统或器官受累引起的疼痛更剧烈。例如,43% 的胃肠道或泌尿系统单一症状的慢性盆腔痛患者有中度至重度疼痛,而在同时合并胃肠道和泌尿系统症状者,该数据为 71%;慢性盆腔痛患者的痛经、性交痛比例高,81% 有痛经,41% 为性交痛,而普通人群中痛经、性交痛的比例仅分别为 58%、14%;合并胃肠道、泌尿系统症状患者,其疼痛的性质和程度更为剧烈。

二、病　因

慢性盆腔炎、子宫内膜异位症、子宫腺肌病、盆腔粘连等器质性病变可引起疼痛,但也有许多患者仅有轻微的病理变化或无器质性改变。粘连及子宫内膜异位症所导致的盆腔脏器扭曲并不一定会引起疼痛,即使引起疼痛,其部位及程度不一定与病变的部位及严重程度有相关性。可与创伤性性经历、婚姻不幸及性功能障碍有关。

(一)分类

1. 潜在的慢性盆腔痛　包括两种:①源于内脏的具体有生殖系统、泌尿系统、胃肠道系统来源的;②源于躯体的有骨盆、韧带、肌肉、筋膜。

2. 中枢性和外周性慢性盆腔痛　也可分中枢性和外周性的心理或神经疾病。

3. 妇产科和非妇产科慢性盆腔痛　也可按就诊科室将慢性盆腔痛分为妇产科和非妇产科原因性。显然,妇产科医生应具有诊断和治疗非妇产科原因性引起的慢性盆腔痛的能力。传统的流行病学方法证明,有一些疾病与致慢性盆腔痛有因果关系,所以虽然不是所有的,但有一些疾病被认为能导致慢性盆腔痛。有充分的证据证明妇女几种常见的疾病与慢性盆腔痛有因果关系,例如子宫内膜异位症、间质性膀胱炎、肠易激综合征。

常见慢性盆腔痛的妇科和非妇科原因按证据等级分类。

(1)疾病与慢性盆腔痛有因果关系的证据分级依据

A 级:有很好的、相关性证据证实这些疾病与慢性盆腔痛有因果关系。

B 级:有有限的、不太相关性证据证实这些疾病与慢性盆腔痛有因果关系。

C 级:基于专家的意见,认为这些疾病与慢性盆腔痛有因果关系。

(2)慢性盆腔痛的常见妇科原因

A. 子宫内膜异位症;妇科恶性肿瘤(特别是晚期);残留卵巢综合征和卵巢残留综合征;盆腔静脉瘀血综合征;盆腔炎;结节性输卵管炎。

B. 粘连;良性囊性间皮瘤;术后腹膜囊肿。

C. 子宫腺肌病;不典型痛经和排卵痛;附件囊肿(除外巧克力囊肿);宫颈管狭窄;陈旧性异位妊娠;陈旧性子宫内膜异位症;输卵管子宫内膜异位症;宫内节育器;排卵痛;残留附件;有症状的盆腔器官脱垂。

(3)慢性盆腔痛的常见非妇科原因　泌尿系统、胃肠道系统、肌肉骨骼系统、其他。

A. 膀胱恶性肿瘤;间质性膀胱炎;放射性膀胱炎;尿路综合征;结肠癌;便秘;炎性肠病(溃疡性结肠炎和克罗恩病);肠易激综合征;腹部肌上皮疼痛(触发点疼痛);慢性尾骨痛(后背痛);不良姿势;纤维性肌肉痛;髂下腹神经痛、生殖股神经痛;盆底肌肉痛(梨状肌、肛提肌痛);腹部皮神经受手术后瘢痕牵拉或挤压;抑郁症;躯体症状。

B. 不可抑制性膀胱收缩(逼尿肌协调障碍);下背痛;脊髓或骶神经病变;腹腔疾病;神经系统失调;卟啉病;带状疱疹;睡眠障碍。

C. 慢性尿路感染;复发性、急性膀胱炎;复发性、急性尿道炎;尿石病;尿道肉阜;结肠炎;慢性不全性肠梗阻;憩室性疾病;腰椎受压;关节退行性病变;疝:腹股沟疝、股疝;肌肉紧张或扭伤;脊椎关节强直;腹型癫痫;腹型偏头痛;双向人格障碍;家族性地中海热。

以上很多疾病被认为与慢性盆腔痛有关,虽然有些疾病与慢性盆腔痛的关系并未最终确定,但临床的现状是:一旦患者被诊断为慢性盆腔痛,医生就做了相应的处理,这种治疗的模糊性使对慢性盆腔痛原因和影响的解释遇到了很大困难。

(二)慢性盆腔痛的人群高危因素

大面积人口学调查显示:慢性盆腔痛与无慢性盆腔痛患者在年龄、种族、信仰、教育、社会经济地位和职业上并无差异,但离异的、生育年龄妇女更倾向于发生慢性盆腔痛。注意:年龄本身并不是一个特异的高危因素,在不同年龄段,尽管为大众接受的慢性盆腔痛诊断标准有所差别,不同的年龄段均可发生慢性盆腔痛。

1. 身体原因和性滥交　目前绝大多数文献提示:身体因素和性滥交与各种慢性盆腔痛有显著相关性,40%~50%慢性盆腔痛者有性滥交史,但是否性滥交会导致慢性盆腔痛尚不肯定。有性滥交史和高躯体评分者,更易发生非躯体性慢性盆腔痛,提示性滥交和慢性盆腔痛间的联系可能是心理或神经因素的。证据显示:性滥交可能导致生物体的物理变化,例如,一项研究显示,在控制了精神病历史干扰的因素后,成人存活者的疼痛阈值降低,也有研究显示性滥交或损伤刺激(特别是腹部、盆腔危险因素)能提高疼痛敏感性,导致持续性疼痛。所以,在慢性盆腔痛者中,如果获悉患者曾有滥交史,确认该患者目前有无滥交或类似行为是非常重要的。

2. 盆腔炎性疾病　18%~35%盆腔炎患者会发展为慢性盆腔痛,但具体机制不明,也并非所有的盆腔炎,生殖器官损伤都会发展为慢性盆腔痛,盆腔炎是在门诊治疗还是住院治疗,并不影响以后发展成为慢性疼痛的概率(分别为34%和30%)。

3. 子宫内膜异位症　子宫内膜异位症可能是慢性盆腔痛的直接原因,同时它也能间接使慢性盆腔痛发生的危险性增加,例如,证据显示,子宫内膜异位症能提高并发尿结石时阴道疼痛的发生率和疼痛程度。这种内脏间的交叉反应在慢性盆腔痛中有重要作用。这可以解释,为什么有的子宫内膜异位症妇女在子宫内膜异位症病灶去除后疼痛仍持续存在。对慢性盆腔痛患者行腹腔镜检查,发现33%有子宫内膜异位症,24%为粘连性疾病,35%未见明显病变,虽然盆腔检查异常与腹腔镜检查异常结果的符合率有70%~90%,但有近半数腹腔镜异常患者的术前盆腔检查却为正常。

4. 间质性膀胱炎　间质性膀胱炎者有发生慢性盆腔痛的高危倾向,它是膀胱的一种慢性炎症,临床上以排尿激惹症状,尿频、尿急,但检查并不能发现引起以上症状的客观病变。

据报道,70%为特征以上患者有慢性盆腔痛,因慢性盆腔痛就诊妇科的妇女,38%~85%有间质性膀胱炎。

5. 肠易激综合征　肠易激综合征是常见的肠道疾病,病因不明。

三、病　理

原始的伤害性刺激(感染、手术、创伤)诱导局部致痛物质的释放,这些致痛物质包括钾离子、氢离子、缓激肽、白三烯、组胺和P物质等。这些物质激活伤害性刺激传入神经末梢,并通过逆向释放P物质和激活肥大细胞促进神经源性炎症的发生。对脊髓背根神经节的强烈的传入性刺激可导致痛阈降低,细胞兴奋性增高及受影响的受体范围泛化。受影响区域主要涉及相同脊髓阶段所支配的皮肤、肌肉及内脏,这可以解释腹壁皮肤的痛觉过敏,肌筋膜炎及内脏的痛觉过敏。这一应答已经超越了器官本身而具备了中枢敏化的特征。

通过对慢性盆腔痛患者进行PET扫描和功能MRI发现反复的伤害性刺激已经造成了脊髓上的神经重塑,说明这些患者皮层水平的疼痛反应异常。每个个体所表现的疼痛症状各异,可能与个人激活皮层疼痛抑制过程的能力不同有关。

与其将慢性盆腔痛看作是特定器官受到持续伤害性刺激的直接结果,还不如将它视为疼痛感受系统功能失调的表现。神经病理性疼痛、中枢敏化、纤维肌痛综合征、复杂性区域性疼痛综合征及创伤后应激障碍的模型都可以被运用于慢性盆腔痛。

目前认为,慢性盆腔痛和其他类型的慢性功能性疼痛有着相似的病理生理机制,即感染、炎症、自身免疫和自主神经功能失调在疾病的发生、发展和持续方面起到重要作用。

四、临床表现

慢性盆腔痛包括腹腔镜检查容易发现的妇科疾病,如子宫内膜异位症、盆腔炎性疾病、盆腔粘连和盆腔静脉瘀血综合征等,也包括一些隐匿性的躯体疾病(通常是妇科以外疾病),如肠易激综合征,还包括非躯体性(精神源性)疾病。

(一)症状

1. 下腹部疼痛或后背部疼痛　可以是整个下腹部,也可以是双侧或单侧髂窝处,或是无明显定位,常伴有阴道不适,为持续性或间断性钝痛或隐痛;患者说不清疼痛加重和缓解与何种因素有关。

2. 抑郁　疼痛由性交引起或加重,但不影响性生活。患者抑郁症状显著,如无食欲、疲倦、失眠、性欲丧失或对任何事物不感兴趣,或易冲动、自我控制能力差。

3. 异常疾病行为　有一种躯体偏见,深信自己患有疾病,医生尽全力进行治疗,但仍有疼痛。

(二)体征

在指导患者放松腹部、大腿和阴道口肌肉以减轻检查时不适的同时,可了解患者控制肌肉紧张的程度。肛诊触及肛提肌和梨状肌引起疼痛,提示有盆底肌紧张痛,不适的感觉通常表现为盆腔受压感和向骶部的放射痛接近肛提肌的附着点。

应注意附件区有无增厚，活动度如何，有无盆底松弛、尾骨压痛以及可能造成性交痛的病灶等。轻柔的触诊可能检查到与阴道口前庭炎或阴道较高部位触发点相符合的敏感区域。以指尖轻柔地触诊腹壁可以发现肌肉组织中的触痛点。

盆腔检查无阳性发现，但盆腔过度敏感，即使轻微触诊亦感剧烈疼痛。

（三）实验室检查

1. 影像学检查　超声波作为妇科最常用的无创性影像学检测手段，超声波可发现盆腔的异常解剖，区分包块的性质（囊性或实性），还可通过彩色多普勒辨别血管特征。无论经腹部或阴道超声，可初步排除盆腔器质性病变，有利于解除患者的思想疑虑。对腹壁紧张，不能配合或不接受盆腔检查的患者，则具有重要的诊断意义。

2. 内镜检查

（1）膀胱镜　当考虑症状来源于下泌尿道，在排除感染的情况下，行膀胱镜检查是必要的。

（2）腹腔镜　腹腔镜作为微创的直视诊断工具，被妇科学家视为用于评估 CPP 不可缺少的重要手段。

五、诊　断

慢性盆腔痛并不是一个诊断，而是一种临床症状。由于慢性盆腔痛容易受心理因素干扰，而且疼痛的程度不一定与病变的程度呈正比。有时，即使采用多种诊断方法，包括腹腔镜检查或剖腹探查，也难以找到确切的病因，为了对妇女慢性盆腔痛进行有效的治疗，病因诊断非常重要。

慢性盆腔痛是各系统专家（泌尿外科、妇科及消化科）排除了其他可能导致持续性疼痛刺激的器质性疾病之后的排除性诊断。一旦功能失调性盆腔痛的诊断确立，就需要一个多元化的治疗手段，并及时处理慢性疼痛所带来的其他方面的问题。

多种慢性盆腔痛经常与其他类型的功能性疼痛并存，包括间质性膀胱炎、前庭痛、肠易激综合征和纤维肌痛综合征等。所有的慢性盆腔痛患者，不合并其他症状的慢性盆腔痛占 52%，24% 的患者合并有肠易激综合征，9% 的患者合并有膀胱过度活动症，以上 3 种症状同时存在患者占 15%；另外 15% 的患者患有纤维肌痛综合征。

除此之外，各种慢性盆腔痛也有着很多相似的特征：①存在一个最初的触发因素，如感染、创伤等，这些问题可能在后续已经得到解决；②可能预先存在一个容易导致疼痛的临床问题，如纤维肌痛综合征、慢性疲劳综合征、偏头痛、复杂性区域性疼痛综合征病史、焦虑、抑郁、躯体虐待及性暴力等；③多次盆腔手术史；④黏膜、内脏、腹壁、肌肉甚至骨骼的高度敏感。

对慢性盆腔痛的诊断，病史询问与体格检查应仔细全面系统地进行，以做必要的辅助检查，找出器质性疾病，现代医学技术的发展为临床医生提供了多种多样的诊疗工具，但有时仍难以透析慢性盆腔痛这样的复杂病变，在找不到引起盆腔痛的明显器质性原因时，医生不应轻易诊断为心理性盆腔疼痛，而应与精神科医师共同讨论，进行理智的分析和判断，做出最后的诊断，还应注意避免重复或不必要的检查或诊断性试验。

慢性盆腔痛患者做腹腔镜手术时,如果发现了能引起盆腔疼痛的病变,诊断和治疗并不困难,找不到明显躯体性病变的慢性盆腔痛称为特发性盆腔痛,诊断和处理就相当棘手。

针对慢性盆腔痛的诊断试验应着眼于以下目的:①寻找和识别导致疼痛的可纠正性病因;②排除致命性疾病,如癌症;③提示治疗和指导预后,而诊断手段应从经济、微创的方法开始,根据逻辑的分析加以判断。

1.病史采集　接诊慢性盆腔痛患者,首先应以轻松的语言,随和的态度使其消除最初的恐惧,接受她疼痛的事实,不要急于猜测她所主诉的疼痛多少来自肉体,多少来自心理,力求使患者以坦诚的心态讲述自己的病痛,讨论自己情绪上的忧虑。

对于疼痛的描述,包括位置,持续时间,时间特性,伴随症状,活动时疼痛类型与体位变化的关系以及疼痛与机体功能变化的关系等都是重要的问题,如局灶性,与位置相关的疼痛可能与粘连有关;晨轻暮重的盆腔痛可能与盆腔充血有关,而随着慢性盆腔痛病程的延长,即使器质性病变保持稳定,疼痛的范围也可逐渐增大。

完善的慢性盆腔痛病史资料还应包括各方面疾病史及其治疗史,性生活史以及情绪,婚姻冲突等情况;采集情况时,从患者家属,特别是配偶提供之材料常可获得有价值的线索。

2.体格检查　对慢性盆腔痛的体格检查,要求临床医生对慢性盆腔痛的相关病理生理和器官解剖以及功能间的关联十分熟悉,从而做到全面,细致且有技巧性。

在指导患者放松腹部,大腿和阴道口肌肉以减轻检查时不适的同时,可了解患者控制肌肉紧张的程度,肛诊触及肛提肌和梨状肌引起疼痛,提示有盆底肌紧张痛,不适的感觉通常表现为盆腔受压感和向骶部的放射痛,接近肛提肌的附着点,这种情况常作为某些盆腔痛的结果,但本身也可是疾病。

双合诊和三合诊应注意附件区有无增厚,活动度如何,有无盆底松弛,尾骨压痛以及可能造成性交痛的病灶等,轻柔的触诊可能检查到与阴道口前庭炎或阴道较高部位触发点相符合的敏感区域,以指尖轻柔地触诊腹壁可以发现肌肉组织中的触痛点。

盆腔检查有时需要与局部神经阻滞相结合,以去除干扰,利于鉴别诊断,比如在腹壁或盆壁的痛点注射局部麻醉药,使局部肌肉痛缓解后在重复盆腔检查,医生可区分是真性的脏器疼痛还是周围的肌肉痛,再如经阴道阻滞宫骶神经后,若盆检触痛缓解或消失,则估计疼痛来源于子宫;而如若疼痛不缓解,除疼痛系非子宫来源外,难以区分阻滞失败的可能性。

3.心理评估　慢性盆腔痛患者存在的心理问题到底是其"因"还是其"果",目前还很难予以辨别,值得注意的是,不合时机或缺乏技巧的心理评估,可能对患者造成更大的心理压力,心理学调查的结果不是去决定患者的疼痛是否为心理性的或是谁需要手术,而是对病情有一个全面准确的评价,并作为日后评价病情进展或治疗措施疗效的基础,应向患者说明这层含意,以得到充分配合。

总之,慢性盆腔痛的病因复杂且不尽明确,涉及的相关学科众多,正确的诊断极具挑战性,建立融洽的医患关系和密切的学科间合作是建立诊断的根基,在此基础上,寻找新型研究方法的问题也亟待解决。

六、鉴别诊断

1.盆腔癌性疼痛　癌性疼痛,或称晚期癌痛是造成癌晚期患者主要痛苦的原因之一。

在此阶段，患者身心处于相当的痛苦之中。80% 晚期癌症患者有剧烈疼痛。当瘤细胞侵入或压迫盆腔神经即可产生剧烈疼痛。肿瘤细胞侵犯血管，会使该血管供血障碍，也会产生疼痛。

2. 心理性慢性盆腔痛　心理性盆腔痛为钝痛、持续性发作，往往在觉醒后疼痛，遇有心理社会因素时发作，疼痛部位与神经分布不一致、无放射痛，呈转移改变及弥漫性，长年累月维持同样的疼痛，检查后不会触发或增加疼痛，处理人际关系不当时即会发生。

3. 器质性下腹部疼痛　器质性下腹部疼痛为锐痛、痉挛性、间歇性，可发生于任何时间，睡眠时可因疼痛而觉醒，沿神经分布途径放射，有典型压痛点，发展或很快好转或更加剧烈，在手法检查后产生或加剧，不受情绪影响。

4. 子宫内膜异位症　子宫内膜异位症体征可与慢性盆腔炎相似，有继发性、进行性加重的痛经，但妇科检查可在子宫体后壁、子宫骶韧带处扪及触痛性结节，B 超及腹腔镜检查可资鉴别。

5. 盆腔瘀血综合征　有长期慢性下腹疼痛，与盆腔炎表现相似，但体征及妇科检查无异常表现，有时宫颈色紫，或有举痛，宫旁附件有压痛，但无明显病灶，腹腔镜检可资鉴别。

6. 其他　慢性不定位性疼痛还应考虑其他与妇科无关的疾病，如结核性腹膜炎、肠粘连、肠道蛔虫症和神经官能症等疾病。

七、治　疗

慢性盆腔痛总的原则是：首先要尽可能多地找出致病因素，最有效的临床方法需要同时治疗所有可能的因素：解剖的，肌肉骨骼的，肠和膀胱功能性的，心理的问题等，同时治疗通常是多种药物一起开始，虽然通常能很好地缓解疼痛，但不免让人担心，通过规律的有计划的严密随访可酌情逐渐减少药物的用量，也可及时了解患者的情况和需求。

对慢性盆腔痛的治疗过程不仅难以实现患者以简单方法速战速决的初衷，也难免使诊治医生产生挫败感，事实上，患者和医生必须长期合作，都要做好打持久战的思想准备，还应彻底改变对于治疗成功的传统理解，对于慢性盆腔痛的治疗是否成功或有效，并不是非要疼痛完全缓解才算，只要疼痛无加重或逐渐减轻，或病理改变无加重或逐渐减轻，或虽然疼痛依旧，但精神状况或工作和生活能力，或夫妻关系和性生活调节能力改善，或能够长期免于手术，或即使是能坚持服药和积极配合治疗都是成功的标准，医生要调整心态，并给予患者一如既往的支持和帮助。

（一）手术治疗

慢性盆腔痛手术方法大致有 3 种：①切除可见的病灶，恢复解剖，尤其是腹腔镜手术；②切除盆腔脏器；③神经去除术。总的现状是针对各种术式均缺乏广泛的、规范化的研究，临床医生需谨慎接纳相关结论。

1. 子宫内膜异位症病灶切除　对子宫内膜异位症疼痛的患者，如果合并盆腔包块、结节或者不孕，应首选手术治疗，尽量切除肉眼所见病灶，重建盆腔解剖，半根治性或根治性手术只适用于无生育要求、年龄较大、病情重或者保守治疗无效的患者手术治疗的效果与手术技术密切相关，且随着时间的延长，手术益处会逐渐减少。

盆腔子宫内膜异位症是慢性盆腔痛的常见原因，病变多位于卵巢、直肠子宫陷凹、子宫骶韧带、子宫阔韧带后叶等部位，在腹腔镜可看到病变呈典型的蓝黑色、棕黑色、棕色、红色斑点或斑块或卵巢形成巧克力囊肿，有时病变为不典型的膜状或絮状粘连带，一般肉眼可确诊，可疑者需取活检行组织学诊断。

腹腔镜对盆腔子宫内膜异位症的治疗方式取决于病灶的部位和大小，卵巢子宫内膜异位症如病灶<5 mm，可予以活检，凝固和汽化；病灶介于0.5～2.0 cm，可选择汽化或切除；如体积在2～5 cm者，则应切开卵巢，引流并检查内壁，确定假包膜，然后将囊壁从卵巢内剥出；卵巢巧克力囊肿直径超过5 cm时，可根据患者的年龄，对侧附件等不同情况采取囊肿摘除或单侧附件切除。

腹膜的子宫内膜异位症如体积较小(最大径线≤2 mm)可用各种方法进行治疗，但诊断不明者一定先取活检，对于较大的病变，汽化或切除均有帮助，但直径5 mm以上病灶者最好还是切除更为彻底，切除侵及膀胱或肠管的子宫内膜异位症，如病变体积较大或浸润较深时，应请外科医生协助解决，这些部位的病灶有时表面看起来很小，但大部分的病灶突入腔内，对于直肠子宫陷凹处的深部浸润病灶，处理时要格外小心，镜下病灶边界往往不清楚，特别是直肠肌层的浸润深度不易辨别，没有经验的医生容易造成肠穿孔或迟发性肠穿孔，这种情况最好与外科医生一道处理。

2. 粘连松解　虽然在慢性盆腔痛患者中粘连发生率较高，但是粘连和盆腔痛之间的联系究竟只是偶然发生还是存在因果联系目前还不清，多数研究认为致密纤维性的粘连可导致严重的慢性盆腹腔疼痛，但是临床研究发现，除了致密粘连的情况，手术分解粘连并不能显著缓解慢性盆腔痛。

腹腔镜下粘连松解是治疗慢性盆腔痛的一种有效方法，它可以在直观下用电凝、电切、激光、氩气等方法将粘连分离，绝大多数粘连均能成功分离，但该手术的治疗效果仍有争议，据报道，轻、中度的粘连分离后对盆腔痛的缓解不明显，只是某些重度的粘连尤其是肠管粘连分离后疼痛缓解明显。有报道盆腔粘连松懈术后，有59.4%腹痛消失，24.3%明显缓解，16.2%症状无改善，说明腹腔镜粘连松解术能使80%以上的慢性盆腔痛症状消失或缓解。

腹腔镜分离粘连时应注意：①腹壁穿刺点应尽量避开可疑粘连部位，对有多次手术史或疑有广泛粘连的患者可行开放式腹腔镜检查及手术。②在分离肠管周围的粘连时，尽可能用锐性剥离方法而不用电能或激光等。③特殊类型的粘连如薄膜状或胶冻状粘连可用水剥离法。④致密的粘连分离时一定要注意周围的解剖关系，血管及重要脏器的走行、变异等，最好分层分离，避免损伤、出血。⑤广泛性盆腹腔粘连分离术后宜采取预防再粘连的措施，如放置低分子右旋糖酐或生物蛋白胶、透明质酸酶等。

3. 神经阻断术　包括腹腔镜下骶前神经切除术和子宫骶骨神经(子宫骶韧带神经)切除术，均希望通过阻断盆腔疼痛传出神经达到治疗效果，已经证明子宫骶骨神经切除治疗无效，而骶前神经切除并发症较多，如血肿、大血管损伤、便秘和膀胱功能障碍，治疗“中线性”盆腔痛有一定效果。神经阻断术目前不是子宫内膜异位症疼痛治疗的主要术式，而是作为辅助手术治疗。

(1)腹腔镜下骶前神经切除术　常用于严重的痛经或子宫内膜异位症相关的慢性疼痛，这种手术需要一定的技巧，只有对后腹膜解剖很熟悉才能做这种手术，手术时，需要出色的、细致的剥离,切除的边界与剖腹手术相同:上边,自主动脉分叉处;右侧,右髂内动脉及右侧输尿管;左侧,肠系膜下动脉及痔上动脉;下边,刚好在左右下腹下神经丛分开处下方;深度至椎体骨膜,这个区域即是骶前神经所在的部位,骶前神经实际上是上腹下神经丛,为23个交感神经侧丛之一,传出刺激至脏器,其上部在腹膜后,自主动脉分叉处走行至腰5与骶1椎体连接处,在此处形成中腹下神经丛,子宫及宫颈的大部分感觉神经纤维通过这一神经丛。

(2)子宫骶骨神经切除术　子宫骶骨神经切除术是比较容易的手术,操作时用子宫操纵器将子宫推向前腹壁方向,认出子宫骶韧带及输尿管在盆腔的全部走行,在韧带与子宫连接处韧带的内侧用激光烧灼,直至将其全部或部分切断,穿通韧带的汽化范围一般需要1.5～2.0 cm,深1.0 cm,同时沿直肠子宫陷凹连接处后面做一连接2条子宫骶韧带断端的表浅"U"形汽化区,这样可切断互相联系的神经纤维,否则会漏掉,子宫骶骨神经切除术解除原发性痛经的成功率在随访1年以后为49%～70%,解除内异症所造成的继发性痛经率为71%左右。

4. 子宫切除或子宫双附件切除　对女性慢性盆腔痛的治疗效果目前尚未得到随机对照试验研究证实。手术可能的"安慰剂效应"影响观察性研究的结论。

腹腔镜子宫切除术:尽管有很多种方法治疗慢性盆腔痛,但仍有10%～12%的患者不得不最终行子宫切除术,对那些顽固性、难治性患者,行子宫加双附件切除仍能使77.8%的患者获得症状的改善,这些患者大多患有子宫腺肌病或盆腔瘀血综合征。

腹腔镜下子宫切除已成常规手术,技术要求不复杂,可根据患者具体的情况实施腹腔镜下全子宫切除术,腹腔镜辅助的阴式子宫切除术,腹腔镜下筋膜内子宫切除术,腹腔镜下次全子宫切除术等。

(二)药物治疗

1. 用药原则　单一用药往往难以取得理想效果,多采用联合用药。应特别注意药物的相互作用,经常检查药物的反应,尽量减少药物的种类和剂量,以减少不良反应和费用。

2. 常用的药物

(1)镇痛药　包括非甾体抗炎药(non-steroidal anti-inflammatory drugs,NSAID)和作用较温和的麻醉剂的复合剂以及纯麻醉剂。口服NSAID是治疗原发痛经和子宫内膜异位症相关疼痛的一线用药之一,也广泛适用于多种类型疼痛的治疗,半衰期短,可反复应用。胃肠道反应是其主要的不良反应。

(2)激素类药物　激素治疗可以有效缓解与子宫内膜异位症及盆腔瘀血综合征相关的疼痛。目前临床上常用的激素治疗药物和药具包括口服避孕药、孕激素、促性腺激素释放激素激动剂(GnRHa)以及左炔诺孕酮宫内缓释系统(levonorgestrel releasing intrauterine system,LNG-IUS)。复方口服避孕药对慢性盆腔痛尤其是痛经和子宫内膜异位症相关疼痛具有很好的治疗效果。孕激素(醋酸甲羟孕酮)虽然对慢性盆腔痛治疗有效,但治疗效果在停药9个月后不能维持,且不良反应如体重增加和痤疮等较为显著。使用GnRHa的患者停药1年后在疼痛评分、症状和查体评分、情绪和性生活状态方面的改善明显优于使用孕激素者,但药物引起的绝经后症状和骨质疏松值得关注。这些药物治疗缓解症状的效果与用药时间有关。LNG-IUS可长期应用,能有效治疗伴有慢性盆腔痛的子宫内膜异位症和(或)子宫腺肌病，不会导致低雌激素血症且具有保护子宫内膜的作用，适用于没有生育要求的妇女。

(3)精神类药物　抗抑郁药不仅可对抗抑郁情绪，还有机制未明的镇痛作用。抗抑郁药用于慢性疼痛的疗效并不十分可靠，但由于可作为麻醉药的替代品且不易被滥用、依赖性低的优点而被广泛应用。抗抑郁药物对慢性盆腔痛的治疗效果目前尚无定论。荟萃分析显示，抗抑郁药可以改善慢性盆腔痛患者对疼痛的耐受性恢复睡眠习惯减轻抑郁症状，但与安慰剂相比未能改善慢性盆腔痛患者的疼痛。多项 RCT 研究证实，抗惊厥药物如卡马西平、苯妥英钠等对神经性疼痛有良好疗效。

(4)器官特异性药物　治疗慢性盆腔痛的过程中，可针对胃肠症状，膀胱刺激症状和骨骼肌肉痛等。

(5)其他药物　如醋酸甲羟孕酮(安宫黄体酮)可通过抑制卵巢功能减少盆腔充血，以缓解相关疼痛。静脉注射双氢麦角碱对盆腔瘀血综合征导致的疼痛的治疗效果得到了临床试验的证实。A 型肉毒素对于盆底肌肉痉挛引起的慢性盆腔痛有很好的治疗效果。一些中成药对于 PID 和子宫内膜异位症相关疼痛的治疗效果也得到了对照试验的证实。

(三)心理治疗

虽然荟萃分析已经发现，心理咨询和干预可在短期内改善疼痛评分，但由于相关研究规模和水平的限制，目前心理治疗对于慢性盆腔痛的治疗效果尚无定论，尚需更严格的大规模进行长期随访予以证实。研究不仅需要关注疼痛的改善，还需对疼痛认知和行为模式进行探索，这方面的进展对于疾病的综合治疗将具有重要价值。

为了使患者理解并接受医生的治疗计划，有必要向她们讲解一些有关疼痛的知识以及各项检查的意义等，要让患者知道医生是经过周密的检查和科学的论证才做出诊断的，只有取得患者的完全信任，才能使她们充分表达内心感受和隐藏在内心的矛盾冲突，并从心理上接纳医生及其治疗方案，借助列表的形式，举出常见的致病因素，医生应与患者共同分析病情，共同制订理想、经济的治疗方案。

在与患者及其家属的接触中，要充分说明情绪压抑与慢性盆腔痛的密切关系，使患者了解个体对疾病认知水平的不同，可造成对自身疼痛程度感受的较大差异，另外，不要忽略慢性盆腔痛对家庭可能造成的有害影响以及家庭角色对战胜病痛的巨大帮助，可建议家庭成员帮助患者合理安排日常生活，逐步恢复正常家庭地位，许多情况下，这种改变会极大提高患者自身的信心和勇气。

有些慢性盆腔痛患者因性功能障碍而就医，常把希望寄托于药物，而帮助她们通过减少冲突，增加性刺激和改变性交体位来获得改善才是最切实的方法。

慢性盆腔痛是机体、心理和社会因素联合作用的结果，因此可以建立一个由多专业组成的盆腔痛门诊治疗小组，这个小组应包括妇产科医师、心理医师及护士等，对各方面因素做出评价，并制订合适的治疗方案。

对首诊病例，先要消除其恐惧心理，与患者建立相互信任的关系，然后对患者进行全面，细致的查体和心理社会因素方面的评估，以明确患者是否有器质性病因，心理社会因素方面评估包括完整的身心疾病病史，尤其性生活史，患者对疾病的理解，以及必要的心理-行为量表测定，以了解患者的个性、情绪等，寻找慢性盆腔痛的心理原因，对没有明显器质性病变，但有心理障碍的患者应进行心理治疗，可从简单的方法开始，如从教育和消除疑虑入手，逐步进行特殊的心理治疗技术，如放松疗法、认知疗法、支持疗法、催眠术等。

认知疗法主要着眼点是放在患者主观认识问题上，通过患者对己、对人或对事物的看法与态度的改变，使所出现的心理问题得到改善，认知疗法的实施首先是治疗者要向患者说明为何一个人的看法与态度会影响其心情及行为，接着帮助患者检查她所持有的对己，对人或对四周环境的看法，协助患者发现这些看法与态度和一般现实的差距，指出其病态性，接着便督促患者去练习更换这些看法与态度，建立较客观的，健康的看法与态度，借此新的看法与态度来产生健康的心情与适应性的行为，同时可以配合自信训练、角色扮演、认知预演等技巧协助认知疗法，认知疗法在临床上适用于因抑郁症引起慢性盆腔痛的患者。

放松疗法对于应付紧张、焦虑、不安、气愤的情绪与心境较为合适，可以帮助患者振作精神，恢复体力，消除疲劳，稳定情绪，包括肌肉放松训练、想象性放松及深呼吸放松法。

在治疗过程中，可建议让妇女的丈夫或其他家庭成员，在合适的场合参与治疗，以增加家庭成员对治疗的支持，值得注意的是，对于体检及心理测定均阴性的患者应立即停止观察，以避免长期无结果的观察造成患者不必要的心理问题。

慢性盆腔痛是治疗起来深感棘手的复杂病症，为此，需要信心、耐心和恒心，在克服病痛的过程中，需要妇科、外科、内科、康复科和精神心理科等多科医生与患者坚持不懈地通力合作。

（四）物理及其他治疗

理疗是一种较为有效的止痛方法，其中经皮电神经刺激单元和生物反馈法的疗效较为显著，经皮电神经刺激单元适用于弥漫性，不确定性的躯体性疼痛，经阴道经皮电神经刺激单元可能对盆腔肌肉组织和内脏产生有益的刺激而获得令人鼓舞的止痛效果，生物反馈法对于头痛的疗效较好，对慢性盆腔痛的直接效果尚缺乏资料，但在生物反馈治疗期间，最易于建立相互信赖的医患关系，这往往比治疗本身更有意义。

神经调节是将电流传送至脊神经或外周神经以达到治疗慢性疼痛目的的方法，目前经常应用的包括脊神经背根刺激外周神经刺激骶神经刺激等，可作为一线治疗或其他手术药物方案治疗失败后的处理措施。经皮电神经肌肉刺激也可用于慢性盆腔痛的治疗。

其他理疗方案如微波、针灸、按摩、锻炼腹式呼吸、生物反馈气功等都尚没有很好的评估标准和对照方案，治疗效果没有定论。

按摩对合并骨骼、肌肉疾病的患者常能产生较好的疗效，有人采用阴道内按摩法，对缓解慢性盆腔痛有一定疗效。

中医针灸疗法亦有肯定的止痛效果，但对于慢性盆腔痛的疗效个体差异性较大，此外，中草药、正骨疗法、指压疗法和练瑜伽等也都有成功的治疗经验。

另外，合理的体育锻炼可刺激内啡肽的释放而使身心放松，应将体育锻炼与服药置于同等重要的地位，同时还要与患者讨论饮食，生活方式和个人习惯对于健康的影响，指导她们合理的饮食，科学的锻炼和休息。

八、预　防

1. 预防感染　杜绝各种感染途径，保持会阴部清洁、干燥，每晚用清水清洗外阴，做到专人专盆，切不可用手掏洗阴道内，也不可用热水、肥皂等洗外阴。盆腔炎时白带多，质黏稠，所以要勤换内裤，不穿紧身、化纤质地内裤。月经期、人工流产术后及上、取环等妇科手术后阴道有流血，一定要禁止性生活，禁止游泳、盆浴、洗桑拿浴，要勤换卫生巾，因此时机体抵抗力下降，致病菌易乘虚而入，造成感染。

2. 清洁卫生　注意手的卫生，防止病菌通过手感染到生殖系统。注重生殖器的卫生，除了要重视女性生殖器的清洁卫生外，男性生殖器的清洗也不容忽略。由于男方的包皮部位容易藏脏东西，所以房事之前，男方可以用一些比较温和的香皂，将包皮翻起来彻底清洗。

3. 防治相关疾病　①急性或亚急性盆腔炎患者，一定要遵医嘱积极配合治疗。患者一要卧床休息或取半卧位，以利炎症局限化和分泌物的排出，还要保持大便通畅，并观察大便的性状。若见便带脓或有里急后重感，要立即到医院就诊，以防盆腔脓肿溃破肠壁，造成急性腹膜炎。②慢性盆腔炎患者也不要过度劳累，做到劳逸结合，节制房事，以避免症状加重。慢性盆腔炎、腹部包块患者采用中药保留灌肠治疗，效果甚好，具有活血化瘀，软坚散结，清热解毒或暖宫散寒之功效。有些慢性盆腔炎患者，稍感不适，就自服抗生素，长期服用可出现阴道内菌群紊乱，而引起阴道分泌物增多，呈白色豆渣样白带，此时，应即到院就诊，排除念珠菌阴道炎。③发热患者在退热时一般汗出较多，要注意保暖，保持身体的干燥，汗出给予更换衣裤，避免吹空调或直吹对流风。④要注意观察白带的量、质、色、味。白带量多、色黄质稠、有臭秽味者说明病情较重，如白带由黄转白（或浅黄），量由多变少，味趋于正常（微酸味）说病情有所好转。

4. 注意饮食调护，要加强营养　发热期间宜食清淡易消化食，对高热伤津的患者可给予梨汁或苹果汁、西瓜汁等饮用，但不可冰镇后饮用。白带黄、量多、质稠的患者属湿热证，忌食煎烤油腻、辛辣之物。少腹冷痛、怕凉，腰疼的患者，属寒凝气滞型，则在饮食上可给予姜汤、红糖水、桂圆肉等温热性食物。心烦热、腰痛者多属肾阴虚，可食肉蛋类血肉有情之品，以滋补强壮。

5. 做好避孕工作　尽量减少人工流产术的创伤，手术中要严格无菌操作，避免致病菌侵入。

6. 有不适及时就医　生殖系统疾病发病后，大多数人都会有不同的症状，比如一些阴道炎会造成外生殖器奇痒不适、白带多、豆渣样或泡沫状白带等症状，淋病会有脓性白带及尿频、尿急、尿痛等症状，尖锐湿疣会在生殖器上长赘生物，梅毒会有皮疹出现等，如果有这些不适，都应尽早到正规医院治疗，如果延迟治疗或治疗不当，将会促使病情发展，导致盆腔感染、输卵管堵塞、不育不孕及宫颈病变。

7. 重视妇科体检　有些疾病一般在初期没有明显症状，如50%的非淋菌性尿道炎（支原体、衣原体感染）没有症状，人乳头瘤病毒感染宫颈没有很明显的症状，HIV感染者在潜伏期也没有明显症状，但都存在传染性，并继续发展危害健康及夫妻性生活。最好的办法是女性至少1年要做1次妇科检查，尤其是宫颈细胞学检查，不仅可以发现癌前病变，也可以发现感染情况。

（龙行涛）

参考文献

1　王莎,贺豪杰,郭红燕. 骶神经调节治疗慢性盆腔痛的研究进展[J]. 实用妇产科杂志,2019,35(7):502-504.

2　LE P U,FITZGERALD C M. Pelvic pain:an overview[J]. Phys Med rehabil Clin N Am,2017,28 (3):449-454.

3　RANA N,DRAKE M J,RINKO R,et al. The fundamentals of chronic pelvic pain assessment, based on international continence society recommendations[J]. Neurourol Urodyn,2018,37(S6):S32-S38.

4　HARRIS-HAYES M,SPITZNAGLE T,PROBST D,et al. A Narrative review of musculoskeletal impairments associated with nonspecific chronic pelvic pain[J]. PM R,2019,11 (Suppl 1):S73-S82.

第十三章

女性生殖器肿瘤

第一节　概　述

女性一生的任何时期，由于各种内、外因素的影响，生殖器官的任何部分都可能发生各种良性及恶性肿瘤，又称妇科肿瘤。如果未能积极预防、早期发现、早期治疗，轻者影响女性健康，降低女性生活质量；重者危及女性的生命。女性生殖器肿瘤（female genital tumors）可发生于任何年龄，以20～60岁最为常见，随着社会发展，预期寿命延长，肿瘤发生也出现年轻化、老年化两极趋势。

外阴良性肿瘤种类很多，发生在全身皮肤的肿瘤均可在此出现。外阴恶性肿瘤多为原发性，占妇科恶性肿瘤的4%，其中以外阴癌最多见。外阴黑色素瘤恶性度高，转移早，发展快。外阴肉瘤少见。阴道肿瘤较少见，恶性肿瘤常为继发性。阴道鳞状细胞癌常继发于子宫颈癌。阴道透明细胞癌与出生前母亲服用雌激素有关。阴道葡萄状肉瘤多发生在5岁以内幼女，恶性度极高。子宫良性肿瘤最多见的是子宫肌瘤。子宫恶性肿瘤也较多见，其中子宫颈癌、子宫体癌（即子宫内膜癌）为常见的妇科肿瘤。还有妊娠性滋养细胞肿瘤及很少见的子宫肉瘤等。卵巢良、恶性肿瘤均较常见，分类复杂。输卵管恶性肿瘤极少见，仅占妇科恶性肿瘤1%以下，其主要症状是阴道大量排液、不规则出血等。继发性输卵管癌较原发为多，常由卵巢、子宫转移而来。

一、病　因

关于肿瘤的病因学和发病学，至今尚未完全阐明，随着分子生物学的发展，近年来对于肿瘤的病因与发病机制的研究有了很大的进展。但是肿瘤的发生发展是异常复杂的，目前了解的只是冰山一角，还有许多未知的领域。诱发肿瘤的诸多因素中，以下几点是迄今比较肯定的。

（一）个体因素

肿瘤从遗传学上的角度上来说是一种基因病，个体年龄、心理影响、月经及内源性性激素、孕产及哺乳、肥胖、血型、免疫功能等均参与其中。致癌因素引起原癌基因的激活和（或）肿瘤抑制基因的失活，导致细胞遗传物质（DNA）改变，基因突变，瘤细胞单克隆性扩增致肿瘤发生;肿瘤的发生不是单个基因突变的结果,而是一个长期的、分阶段的、多种基因突变积累的过程,也与机体的免疫监视体系功能丧失有关。

(二)感染因素

人乳头瘤病毒(HPV)已证实与子宫颈癌的发生密切相关,另外单纯性疱疹病毒-2 也参与宫颈肿瘤发生。黄曲霉素衍生物可致卵巢癌,沙眼衣原体感染可产生肿瘤坏死因子 α。

(三)生活及环境因素

饮食及营养素、节育措施、经济收入及文化程度、性行为、男方因素和地理、化学因素都直接或间接与肿瘤发生有关。随着时代发展,外源性女性激素补充、普查筛查开展,女性生殖器肿瘤发生较前发生了一些变化。

(四)遗传因素

一般认为遗传因素只占妇科恶性肿瘤发病原因的 10%,有肿瘤家族聚集倾向患者为高危人群。子宫肌瘤其染色体异常发现率为 30%,卵巢癌有多基因遗传的形式,美国白人中的卵巢肿瘤以上皮性居多,而黑人中则以生殖细胞瘤占优。又如北美、北欧、以色列都是子宫内膜癌多于子宫颈癌,而南美、亚洲、非洲、东欧都是子宫颈癌多于子宫内膜癌,皆为环境和遗传的综合作用结果。

(五)人文社会因素

随着年代前移,外阴原位癌增加,子宫颈癌和子宫内膜癌的比例发生了倒转,卵巢癌患病率近 40 年增加了 3 倍;城乡发病差别,如子宫颈癌患病率大城市高、小城镇低,但其病死率农村却是大城市的 3 倍;经济收入和文化程度也与女性生殖器肿瘤发病有关,各国各地也存在差异。

二、分　类

(一)良性肿瘤

良性肿瘤指生长比较缓慢,一般情况下不破坏周围组织和器官,也不发生转移,一般不危及人的生命的肿瘤。女性生殖器官各部分都能发生良性肿瘤,以子宫肌瘤最为常见,其次为卵巢肿瘤,占生殖道肿瘤的 31.5%;按发生率由高到低,依次为浆液性囊腺瘤、黏液性囊腺瘤、卵巢囊性畸胎瘤等。

(二)恶性肿瘤

恶性肿瘤是指生长迅速,破坏性强,易发生转移、扩散,短期内出现严重临床症状的肿瘤,常常影响患者生活质量,危及患者生命。女性生殖器官各部皆能发生恶性肿瘤,主要有子宫颈癌、子宫内膜癌、卵巢癌、外阴癌、阴道癌和恶性滋养细胞肿瘤。其中以子宫颈癌最为多见,在我国,此种癌症仍占妇女生殖系统恶性肿瘤的首位,其次为子宫内膜癌,子宫内膜癌与子宫颈癌患者的比率在逐年增高。

三、临床表现

（一）症状与体征

女性一旦患有生殖器肿瘤，通常会有以下一种或几种表现。

1. 不规则阴道出血　与正常月经有区别，常表现为月经量增多，经期延长，周期紊乱，或阴道出血淋漓难尽，继发感染则有异味。如停经 1 年以上又有阴道出血则称为绝经后出血，大多数情况下常由子宫内膜炎、老年性阴道炎等良性疾病引起，但决不能忽视子宫颈癌、子宫内膜癌或功能性卵巢肿瘤的可能。

2. 白带的改变　正常白带应该是白色糊状或蛋清样，清亮、无味、量少，并随月经周期变化。当女性生殖道发生肿瘤，肿瘤出现坏死、破溃，可出现水样、血性和米汤样白带，如合并有感染，可有臭味。白带异常多见于阴道念珠菌、滴虫、细菌等感染，也可能是子宫颈癌、子宫内膜癌或输卵管癌的表现。

3. 盆腹腔肿块　体检或常规妇检可发现体积较小包块，包块过大可在腹部由患者自行触及。肿块性质多样，有含液性为主的囊性肿块、囊实性肿块，也有实性、质硬肿块。

4. 下腹痛　卵巢肿瘤发生蒂扭转或自发破裂时，疼痛剧烈难以忍受。盆腹腔肿瘤合并感染、出血时刺激腹膜，或子宫黏膜下肌瘤自宫口脱出或肌瘤变性等，均可出现不同程度的下腹痛。肿块过大并出现腹水时，可以出现压迫盆底组织及肛门，出现坠胀及腰骶部疼痛。

5. 月经改变　当子宫生长肿瘤如子宫肌瘤、子宫内膜癌、子宫肉瘤、绒毛膜癌时，可出现月经的异常，包括月经量过多、月经周期紊乱失去规律、月经持续时间延长、淋漓出血等。卵巢的某些肿瘤如颗粒细胞瘤、卵泡膜细胞瘤能分泌雌激素，干扰月经周期，引起月经异常。

6. 饮食及大小便改变　卵巢癌的最初表现可能仅有腹胀、食欲缺乏以及消化道症状，肿瘤压迫或侵犯膀胱和直肠可引起尿频、排尿困难，大便干燥、血便甚至尿瘘或粪瘘等。

（二）辅助检查

1. CT 及磁共振成像检查　能较准确地显示肿瘤全貌，从而可详细了解肿瘤情况。

2. B 超检查　简便易行、无创伤、可反复进行、诊断符合率高，是目前广泛应用的诊断手段之一。

3. 血液学检查　某些妇科肿瘤可产生一些特殊的抗原物质、激素、酶等，还可引起血中一些生化指标的改变。

4. 宫颈细胞学检查　宫颈细胞学检查是早期发现子宫颈癌的重要方法，简便易行而且可靠。

5. 内窥镜检查　妇科目前常用的有宫腔镜和腹腔镜，具有检查患者痛苦小、直观、诊断准确高的特点。

6. 阴道镜检查　可将宫颈表面放大 10～40 倍，对子宫颈癌的普查及早期诊断有一定的临床应用价值。这种检查，患者无痛苦，可反复进行。

7. 活组织病理检查　对可疑有病变部位可利用不同方法采取小部分组织进行病理检查，这是目前诊断癌瘤最可靠、最准确的方法。

四、治　疗

（一）手术治疗

在绝大多数妇科肿瘤患者的治疗中，手术治疗是最常采用，也是最重要的治疗方法，是大部分肿瘤的最佳治疗选择。对于早期病例，通过外科手术治疗完全切除，达到治愈目的。不同肿瘤手术方式不同，手术范围也不尽相同，手术并发症、术后影响及手术疗效也有很大差异，因此应按不同肿瘤治疗规范来选择手术治疗。另外，有时诊断不能确定时，也有必要及时探查性手术以明确诊断并及时处理。手术治疗具有以下几个方面的重要特点。

1. 通过手术明确肿瘤性质及分期　手术能直接观察到体内肿瘤的生长状态，与周围组织、器官的关系，还能了解淋巴结转移状况，通过肿瘤的生物学行为结合病理诊断，做到对疾病的全面认识和判断，为患者制订最佳治疗方案提供最全面的临床资料。

2. 通过手术取得组织，进行肿瘤细胞和淋巴细胞体外药敏或基因检测　通过体外药敏试验或基因测定，能针对不同肿瘤的病理生理特点，选择更敏感的化疗药物、靶向药物及剂量，制订最佳治疗方案。

3. 大部分肿块切除，为其他相关治疗方法提供帮助　如切除肿块后放疗靶区缩小，受照射正常组织器官体积减小，降低了放疗不良反应；另外，减轻肿瘤负荷也可以一定程度上提高化疗疗效，减小化疗不良反应。有条件的医院还可以进行术中放疗，直接杀灭肿瘤。

（二）放射治疗

放射治疗（简称放疗）是利用放射线（如 α、β、γ 射线和治疗机产生的各类 X 射线、电子线、质子束等）治疗恶性肿瘤的一种方法，当前，放疗仍为治疗妇科恶性肿瘤的主要治疗手段之一，仅次于手术。有 60%～70% 妇科恶性肿瘤的患者需要放疗，部分肿瘤通过放疗可得到根治，部分患者可通过放疗减轻疼痛，提高生存质量。

临床上手术与放疗的结合较为广泛，包括术前放疗、术中放疗和术后放疗。术前放疗可缩小肿瘤体积，有助于缩小手术范围、提高手术切除率，还可以杀灭亚临床病灶，降低肿瘤细胞活力，减少局部复发率和远处转移风险。术中放疗照射范围精准，能最大限度地保护正常周围组织，但操作较复杂，各种条件要求较高，尚未广泛开展。术后放疗对手术切缘不净或预计复发风险较大的患者具有确切疗效，临床应用广泛。

随着放射治疗技术迅速发展，普通放疗与三维适形和调强放疗相结合，提供精准放疗，更有效地保护了正常组织，大大扩展了放疗适应证。但不同类型肿瘤对放射治疗敏感性不同，放疗时机、部位、剂量选择均需要有针对性地选择，因此，正确适时地把握放疗适应证对制订合理的治疗方案，提高肿瘤疗效是至关重要的。

（三）化学药物治疗

生殖器官肿瘤化学药物治疗（简称化疗）的历史与新抗癌药物的发现及临床应用密不可分，已有多种抗肿瘤药物在临床应用，成为恶性肿瘤治疗的三大手段之一。妇科肿瘤中，化疗对滋养细胞肿瘤的贡献尤为突出，大多数卵巢癌患者术后也需要化疗进行抗肿瘤治疗，另外放疗过程中联合化疗具有一定程度放射增敏效用，两者联合具有明显优势。

伴随医学科技发展,出现各种新药,如抑制微管蛋白解聚的紫杉醇类药物、分子靶点药物及单克隆抗体等。随着基因工程的深入研究,多药耐药基因、分子靶向药物、肿瘤基因疫苗等高新技术药物不断问世,为肿瘤治疗带来希望。综合治疗的合理应用及区域性治疗的开展,化学治疗在妇科肿瘤的治疗中将会起到更重要的作用。

(四)生殖器肿瘤的其他治疗方法

除手术、放疗、化疗三大常规武器以外,还有以下多种治疗方式,通过不同治疗方式的结合,对不同患者拟订个体化治疗方案。

1. 生物免疫治疗　肿瘤免疫治疗主要分为两大类,即特异性免疫治疗及非特异性免疫治疗。非特异性免疫治疗制剂又分为两类,一类能刺激或改善机体肿瘤免疫防御系统的化学分子及生物活性分子,提高造血细胞功能、激活和增强机体抗肿瘤生长或转移的免疫反应,如胸腺肽、转移因子等。另一类为具有直接杀伤肿瘤细胞的免疫活性细胞如淋巴因子激活的杀伤细胞等。通过人为增强机体免疫功能清除微小残留病灶并抑制肿瘤细胞增殖,另外,免疫功能的恢复,也利于机体耐受手术、放疗或化疗的后续治疗,主要作为一种辅助手段达到延长患者生存期、提高生活质量及抑制肿瘤恶化的目的。

2. 介入治疗　在影像技术引导下,将特制的导管或穿刺针送抵病灶部位,并经此对肿瘤进行药物灌注、局部栓塞、减压引流或结构功能重建等操作的一种治疗手段。具有创伤小、安全、易行、定位准确、并发症少等特点。在妇科生殖器肿瘤中主要应用于滋养细胞肿瘤的难治性出血、子宫颈癌缩小宫颈病灶或恶性肿瘤复发、转移病灶(肝转移、肺转移等)的局部高浓度化疗灌注、栓塞或消融等。

3. 分子靶向治疗　随着细胞分子生物学的研究,逐渐认识了调控肿瘤细胞生长转移的分子机制及关键调控分子,开发集中作用于肿瘤细胞的特定分子上的药物,即分子靶向治疗。与其他治疗手段相比,有利于获得更好的疗效和减少对正常细胞的损害。按药物本身结构分为3类:小分子药物、单克隆抗体和疫苗。按作用机制分为4类:①血管生成抑制剂,目前在妇科恶性肿瘤中应用最广泛的是贝伐单抗,针对血管内皮生长因子的人源化单克隆抗体,与血管内皮细胞生长因子结合,阻止其与血管内皮表面受体结合,新生血管无法形成,从而阻止肿瘤进一步生长。②靶向免疫治疗,代表药物是美罗华,妇科生殖器肿瘤治疗应用较少。③放射免疫治疗,特异结合肿瘤细胞表面的单克隆抗体,可以被改造后与放射性粒子结合或耦合,当抗体与肿瘤细胞结合后,放射性物质可以破坏肿瘤细胞,如昔妥珠单抗、托莫西单抗。④肿瘤疫苗,主要作用机制是激活机体系统免疫攻击肿瘤细胞,如树突状细胞疫苗。

4. 冷冻治疗和热疗　冷冻较广泛地用于表浅或易于直接接触部位的肿瘤,安全、简便而无痛,禁忌证少,但局限于局部治疗。肿瘤热疗是以加热方法治疗肿瘤,其目的是利于各种物理能量,使人体组织温度上升至有效治疗温度区域(41 ℃以上)并维持一定时间,达到既杀死癌细胞又不致损伤正常组织,目前主要应用于卵巢癌腹腔化疗。

5. 放射性核素治疗　将放射性核素原子结合在调控肿瘤发生、生长和转移的关键分子特体结合体上,放射性药物集中作用于肿瘤细胞特定分子,以获得更好的疗效和减少对正常细胞的损害。主要应用在转移性骨肿瘤放射性核素治疗,缓解肿瘤骨转移引起的疼痛。

6. 高强度聚焦超声治疗　高强度聚焦超声治疗是将体外低能量超声波通过聚焦形成高

能量焦域来破坏深部组织的非侵入性治疗技术，具有体外无创、无放射性污染等优势，主要用于子宫肌瘤或肝转移性肿瘤的姑息治疗。

7. 基因治疗　即把一个有正常功能的基因导入患者的细胞，以取代突变基因或通过基因调控方法，有目的地抑制异常基因表达或重新开启已关闭的基因，纠正遗传缺陷或使细胞获得某种新的特性，从而达到治疗疾病的目的。

8. 中西医结合治疗　中医强调辨病治疗与辩证治疗结合，扶正治疗与抗癌祛邪治疗相结合，局部治疗与整体治疗相结合以及综合治疗与护理调养相结合，而且可与手术、放射、化疗和免疫治疗相配合治疗，对肿瘤的控制、症状缓解和提高患者生活质量方面都有明显的效果。

随着医学科技的飞速发展，在不久将来预期将会出现多种多样、有效治疗肿瘤的方式，为肿瘤患者带来治愈的福音。

（黄　裕）

第二节　外阴肿瘤

一、外阴良性肿瘤

女性外阴部位的良性肿瘤比较少见，通常分为两类，一是上皮来源的肿瘤，有乳头状瘤、色素病和汗腺瘤；二是中胚叶来源的肿瘤，有纤维瘤、脂肪瘤、平滑肌瘤、颗粒细胞性肌成纤维细胞瘤、血管瘤与淋巴管瘤等。由于肿瘤的来源不同，其病因病理亦不相同。确诊需依靠病理诊断，治疗以局部切除为主。

（一）外阴乳头状瘤

外阴乳头状瘤（vulvar papilloma）比较少见，是以上皮增生为主的病变，发生于外阴任何部位，多发生于大阴唇及阴蒂，瘤较小，常单发，生长缓慢，表面呈多乳头状突起，质地略硬，多无症状。中年以上的妇女多见，发病年龄大多在 40～70 岁。

外阴乳头状瘤分为两类，即乳头状瘤与疣状乳头状瘤。此外还有一种以上皮增生为主的纤维乳头状瘤，可视为外阴乳头状瘤的一种亚型，该病比较少见。

1. 病因　外阴乳头状瘤是由局部炎性刺激外阴皮肤或黏膜、表面向外生长形成的乳头状突起的肿块，是以上皮增生为主的病变。

2. 病理

（1）典型的乳头状瘤　肉眼所见为单发或多发的局部突起，以上皮增生为主，肿瘤表面有无数的乳头状突起，乳头小而多，质略硬。镜下可见复层鳞状上皮有明显的棘层细胞增生肥厚，上皮向表面突出而形成多数的乳头状形态，上皮脚变粗向真皮纤维结缔组织内伸展。上皮细胞排列整齐，细胞无明显的变异性，但偶尔可见少数核分裂象。肿瘤恶变率低，为 2.5%～3.0%。

(2)疣状乳头状瘤　乳头细而密,如菜花或疣状,质地硬,镜下可见上皮棘层细胞增生肥厚,基底膜较平坦,无明显上皮脚向下伸展。

(3)纤维上皮乳头状瘤　纤维上皮乳头状瘤系由肿瘤上皮与纤维组织构成,属于乳头状瘤者其上皮成分多于纤维组织,肿瘤表面有较宽而粗的突起或皱襞,镜下可见表面为复层鳞状上皮覆盖,细胞有中度增生,细胞无异型性,上皮脚多而宽大。该肿瘤一般不发生恶变。

3. 临床表现　外阴乳头状瘤多发生于老年妇女,发病年龄大多在 40 ~ 70 岁。病变生长缓慢,可无症状,也可有外阴瘙痒及局部炎症病史。病变多见于大阴唇、阴阜、阴蒂或肛门周围等部位。可单发或多发,病变一般不大,偶有大至 4 ~ 5 cm。表面见多数小乳头状突起,覆有油脂性物质,呈指状,突出于皮肤表面,其大小由数毫米至数厘米。肿瘤可带蒂呈葡萄状或者菜花状。如肿瘤较大,因反复摩擦,表面可溃破、出血和感染。妇科检查时发现外阴部有乳头状肿块,可单发或多发,质略硬。

实验室检查:①分泌物涂片行微生物学检查、宫颈刮片,必要时做分段诊刮,排除生殖道恶性肿瘤。②分泌物涂片检查。③肿瘤标志物检查。④行活组织病理学检查,镜下见指状疏松纤维基质,其上有增生的鳞状上皮覆盖。表皮增厚以棘细胞层和基底细胞层为主。

4. 诊断　外阴乳头状瘤诊断一般不困难,根据临床表现,可做出初步的诊断,确诊应根据活检后病理学结果。

5. 鉴别诊断　典型的乳头状瘤与尖锐湿疣在临床上有时难以区别。尚应与外阴扁平湿疣、早期外阴癌进行鉴别。

(1)外阴尖锐湿疣　多发生于外阴和肛周,呈多灶性乳头状增生。有感染史,人乳头瘤病毒阳性,发展迅速。镜下见上皮棘细胞层肥厚,可见挖空细胞。

(2)外阴扁平湿疣　呈丘疹或结节状,多发生于阴唇和会阴。容易破溃,分泌物可找到苍白密螺旋体。梅毒血清反应阳性。

(3)外阴癌　呈乳头状或菜花状增生,有疼痛、瘙痒症状,易形成溃疡,生长迅速。病理检查可确诊,绝大多数为鳞状细胞癌。

(4)外阴软纤维瘤　呈息肉状,镜下见有明显的纤维血管间质的成分。

6. 治疗

(1)手术治疗　以局部切除为主,但范围稍广,在病灶外 0.5 ~ 1.0 cm。切除不干净,手术后易复发。手术时做冰冻切片检查,若证实有恶变,应做较广泛的外阴切除。

(2)激光手术　乳头状瘤经活组织病理诊断排除癌变后的治疗与癌变者有所不同。未癌变者激光切除较易、损伤也小;癌变者治疗稍复杂。治疗中主要以 CO_2 激光为主[水循环,排除气体。功率 15 ~ 20 W,聚焦切割。局部浸润麻醉(1% 利多卡因)。对有蒂乳头状瘤用皮肤钳夹住突起较大瘤体,CO_2 激光聚焦沿基底切割,对基底较大乳头状瘤,激光刀头与外阴皮肤平行输出激光沿基底切割。对较小乳头状瘤直接激光汽化。Nd : YAG 切割乳头状瘤光纤沿基底平行皮肤切割,可平行插入切割(常用功率 20 ~ 30 W),光纤外附特殊金属柄保护,便于切割,因光纤较软,切割时易断。术毕:局部上红药水或甲紫(龙胆紫)。第 2 天后每天清洗外阴手术创面,直至痊愈]。

7. 预防　注意个人卫生,增强体质,提高自身免疫力特别是经期和产褥期阴部的卫生。定期体检,早期发现、早期诊断、早期治疗。

（二）外阴色素痣

外阴色素痣（vulvar nevus）分为黑痣和蓝痣。色素痣还有浅棕、深褐色至黑色，直径 1 ~ 2 mm。有的在皮内，有的隆起于皮肤，亦有呈乳头状或疣状凸出于皮肤者，其上可有毛发或无毛发。外阴黑痣的重要性在于它有发展成恶性黑色素瘤的可能，其病死率较高，有 40% 的恶性黑色素瘤起源于黑痣。蓝痣多发生于脸、前臂，长在手背部最多见，外阴极少见。

1. 病因　外阴皮肤色素细胞生长过度形成色素痣，其过度生长的原因不明，但不良刺激则会加重其过度的生长，甚至因异常增生而恶变。痣细胞来源于两种细胞，即表皮内的色素细胞和皮神经的施万（Schwann）细胞。交界痣主要来源于色素细胞。黑痣来源于上皮色素细胞和真皮神经鞘细胞。痣可生长在全身各部位，生长于外阴的痣由于位于被刺激的部位，故有可能发生恶变。

2. 病理　病理上将色素痣分为 3 型即皮内痣、交界痣、混合痣。皮内痣完全位于皮内，较少见；交界痣是指痣细胞位于表皮与真皮交界处，早期的痣或儿童期的痣大多是交界痣；当交界痣的一部分或者大部分进入真皮内时称为混合痣，混合痣细胞呈圆形或立方形胞膜清晰胞质均匀一致，含有黑色素，胞核大，染色淡。

（1）黑痣病理特点　肉眼见痣呈黑色表面平坦或隆起，甚至呈乳头状，表面可以有毛发。镜下见痣细胞呈黑色细胞呈卵圆形或半圆形，细胞膜清楚，胞质内为黑棕色的颗粒，核不清楚，位于真皮深部的痣细胞常常呈梭形，胞质内无色素，表示痣细胞老化。

（2）蓝痣病理特点　肉眼观为 0.2 ~ 0.5 cm 直径大小的稍微隆起的边界清楚的蓝色小结节最大不超过 1.5 cm。镜下：位于真皮内，痣细胞为梭形，色素细胞有胞突伸出细胞集合成束，与表皮面平行，细胞有时伸展至皮下脂肪组织内，细胞很多时称富细胞蓝痣。

3. 临床表现　色素痣可表现为淡棕、深棕或黑色。大小一般为 0.1 ~ 1.0 cm 直径，表面平坦或略隆起，有的光滑，有的粗糙，有的可有毛发。生长较缓慢。色素痣对性激素的刺激较敏感，往往在青春期增大、变黑。活动期或恶性变时，可表现为色素痣颜色加深，周围皮肤发红。有渗出、出血、结痂及形成小溃疡；局部灼热、刺痒及疼痛，伴腹股沟淋巴结肿大。

4. 诊断　依靠临床特征及病理切片检查可以明确诊断。

5. 鉴别诊断　须注意与以下疾病鉴别。

（1）色素性乳头状疣（老年性疣）　表面有颗粒状或刺状感觉，镜下两者容易区分。

（2）某些不典型外阴色素痣　具有轻微的核异型性，注意与恶性黑色素瘤相鉴别，前者为成熟的痣细胞，而且无有丝分裂，后者细胞具有轻微核异质。

6. 治疗　因会阴部色素痣常处于被刺激的部位，通常需完整切除并送病理检查，特别是扁平的交界痣周围皮肤应切除 0.5 ~ 1.0 cm 距离并与皮下组织一并切除。如为恶性则需扩大手术范围。如不切除则应严密观察：①色素痣显著或增大迅速；②颜色加深发亮；③表面经常有出血或痂形成；④色素痣有溃疡；⑤色素痣周围有卫星黑痣出现；⑥新的色素痣形成。以上任何一点都提示有恶变的可能，应立即就医，做较大面积的切除。

7. 预防　注意个人卫生，增强体质，提高自身免疫力。定期体检，早期发现、早期诊断、早期治疗。

（三）外阴汗腺瘤

外阴汗腺瘤（vulva sweat adenoma）约占外阴良性肿瘤的 13%，多发生于大阴唇及会阴汗腺。由于小阴唇缺乏腺体,很少发生。多见于性发育成熟妇女。

1.病因 由汗腺上皮增生所致,具体病因不详。

2.病理 镜下见高柱状或立方形的腺上皮交织形成绒毛状突起。病理特征为分泌形柱状细胞下衬有一层肌上皮细胞。一般为良性,极少恶变。

3.临床表现 肿瘤界限清楚,隆起周围皮肤的结节,生长缓慢,直径为1~2 cm,一般直径小于1 cm。偶可囊性变,达鸡蛋大小。肿瘤包膜完整,与表皮不相连。结节质地软硬不一。有时由于囊内的乳头状生长可突出溃破至壁外,少量出血,合并感染时有发痒、痛感症状。可分为囊肿型、实质型和溃烂型,肉眼难以鉴别。

4.诊断 根据临床表现及病理切片检查可以明确诊断。

5.鉴别诊断 汗腺瘤囊肿型者往往被误诊为皮脂囊肿,实质型者常被误诊为外阴癌或前庭大腺腺瘤,溃烂型者更易误诊,常被误诊为肉瘤、乳头状腺癌。

6.治疗 一般的治疗方式先做活组织检查,确诊后再行局部切除。少数汗腺瘤可发生癌变,故一旦诊断后应予切除送病理检查。

7.预防 注意个人卫生,增强体质,提高自身免疫力。定期体检,早期发现、早期诊断、早期治疗。

(四)外阴纤维瘤

外阴纤维瘤(vulvar fibroids)为最常见的外阴良性肿瘤。多见于育龄妇女,以单发为主,生长缓慢,大小差异很大,一般不恶变,多位于大阴唇,也可见于小阴唇、阴蒂及圆韧带。

1.病因 外阴纤维瘤一般起源于会阴部或圆韧带深部的纤维组织,是由成纤维细胞增生而形成,增生原因不明确。

2.病理 外阴纤维瘤镜下可见平行的纤维索呈波浪状或互相盘绕,实质由成熟的成纤维细胞和胶原纤维组成,呈束状编织状。细胞核呈梭形,有的地方可见黏液样退行性变,无分裂象,包膜为纤维结缔组织,表面分叶不规则、光滑、质硬。切面为致密灰白色纤维组织,呈束状纵横交错排列或呈漩涡状排列。间质一般更致密,胶原纤维多,即纤维瘤切面呈致密的、坚硬而灰白色的纤维结构。

3.临床表现 纤维瘤常生长于大阴唇,初起为硬的皮下结节,继而可增大,形成有蒂的硬的实性赘生物,大小不一,一般绿豆到樱桃大小、光滑、质硬、表面分叶,可推动或有蒂呈悬挂状,表面有沟纹,色泽如正常皮肤或呈深红色。表面可有溃疡和坏死,则有下坠及疼痛感。当局部血液循环障碍时可囊性变,质地柔软,如肿瘤过大,可伴排尿障碍及性交困难。一般起源于会阴部或圆韧带深部的纤维组织,由纤维细胞增生形成。软纤维瘤呈皮肤色、软,表面有皮肤皱襞。患者常有异物感和疼痛。

4.诊断 外阴纤维瘤的诊断一般不困难。根据临床表现及病理检查可明确诊断。如肿瘤发展快,表面有破溃时,应做活检明确诊断。

5.鉴别诊断 如肿瘤表面有较多皱襞,须通过病理与外阴乳头状瘤,以及外阴癌和外阴神经纤维瘤相鉴别。

6.治疗 手术切除,沿肿瘤根部切除。切除物送病理检查。一般情况下手术切除后不复发。

7.预防 注意个人卫生,增强体质,提高自身免疫力。定期体检,早期发现、早期诊断、早期治疗。

（五）外阴脂肪瘤

外阴脂肪瘤（vulva lipoma）是由成熟脂肪细胞构成的良性肿瘤，生长于阴阜、阴唇或外阴其他脂肪组织处，位于皮下组织内，大多无蒂、较软、呈圆形或分叶状，也可带蒂，瘤外有包膜。肿瘤大小不一，有时直径可达 10 ~ 12 cm。生长缓慢，恶变少。

1. 病因　外阴脂肪瘤来自大阴唇或阴阜脂肪组织，可能与脂代谢紊乱有关。

2. 病理　镜下，肿瘤由成熟的脂肪细胞构成，常无明显的结缔组织包膜，瘤细胞间散布有纤维结缔组织条索，间质有多少不等的纤维组织和血管。切面组织呈黄色，同一般脂肪组织，具有特殊的柔软性。当纤维组织占优势时，则称之为纤维脂肪瘤；若肿瘤内有毛细血管增生，则称为血管脂肪瘤。

3. 临床表现　外阴脂肪瘤可发生于任何年龄，以育龄妇女多见，瘤体生长缓慢，位于大阴唇及阴阜的皮下脂肪组织，无痛感。瘤体小者无不适症状，变大时外阴部可有下坠感，溃破则引起出血。如肿瘤体积较大，则会有行走不便或性交困难，如肿瘤沿膀胱阴道隔伸展至阴道旁组织，则可阻碍分娩。

4. 诊断　外阴脂肪瘤位于皮下脂肪内，质地柔软，身体其他部位可并发脂肪瘤。根据临床表现一般诊断无困难，可结合病理检查做出诊断。

5. 鉴别诊断　须注意与脂肪肉瘤及外阴神经纤维瘤等疾病相鉴别。

（1）脂肪肉瘤　瘤体呈椭球形或不规则形，质软，体积较大时才被发现。切面呈灰黄色或灰白色，常见坏死区域，坏死区易软化、易碎。瘤体周围组织受压可形成不完整的薄层假包膜，分化良好的脂肪肉瘤可出现完整的包膜。

（2）外阴神经纤维瘤　生长缓慢，很少恶变，在妊娠时明显增大。二者均为质软肿块，外阴神经纤维瘤瘤体显著凸出于皮肤表面，呈球形或有蒂的疝囊样肿块，用指尖可将瘤压入皮内，肿瘤有明显的弹性。病理学检查可鉴别。

（3）皮赘　皮赘是皮肤表面的一个很小的柔软肿块，随着时间的推移，长成肉色皮块，通过蒂附着在皮肤表面，如果皮赘在蒂处扭转，其内部会形成血块，此时的皮赘可出现疼痛。病理组织显示皮赘是由表皮所包围的真皮结缔组织组成。结缔组织疏松水肿，含有许多毛细血管。可与外阴脂肪瘤区别。

6. 治疗　小的、无症状的脂肪瘤无须处理。若脂肪瘤较大，引起行走不适和性生活困难，可手术切除。若怀疑脂肪瘤恶变，应做组织活检明确诊断，再进行手术切除，应尽量完整切除肿瘤，避免破裂。

7. 预防　积极防治脂代谢紊乱问题。脂代谢紊乱，常与饮食过于油腻、热量过高有关，也可能与遗传有关，因此在预防方面，饮食控制非常重要。多进食富含维生素的新鲜蔬果，清淡低盐饮食，多采用蒸炖煮等烹调方式，特别是控制肉类（特别是肥肉）等可引起体内血脂升高的食物的摄入量。早期发现、早期诊断、早期治疗。

（六）外阴颗粒细胞性肌成纤维细胞瘤

外阴颗粒细胞性肌成纤维细胞瘤（granular cell myoblastoma of vulva）是一种生长缓慢的良性肿瘤，可能来源于神经组织良性肿瘤，为罕见的肿瘤，可侵犯舌、皮肤和其他部位包括上呼吸道、消化道和骨骼肌等，多见于阴唇处，偶见于阴蒂。

1. 病因　关于其组织发生曾有过多种理论，以前认为是由成熟横纹肌退行性变而成，接着又考虑其由不成熟的横纹肌而来，后来又有学者认为是由组织细胞或成纤维细胞而来。电镜已证实瘤细胞源于神经鞘细胞的变性。

2. 病理　显微镜检查见瘤细胞集合成粗条索状或巢状，为细纤维分隔，细胞大，多角形，边界不清，胞质丰富，含有明显的细伊红色颗粒，核或大或小，位于中央，核仁清晰。细胞质颗粒经特殊染色说明并非黏液，也不是糖原，但苏丹黑B为阳性，PAS染色经酶消化后仍为阳性，说明很有可能是糖蛋白并有类脂物，这一点支持其神经源性的组织来源学说。

3. 临床表现　肿瘤多位于大阴唇的组织深部，生长缓慢，局部呈结节状隆起，多呈单个肿块，有时为多个，直径0.5～3.0 cm，一般有较宽的基底，质地较坚韧，切面无包膜，边界清楚，质地均匀，切面呈淡黄色或灰黄色，有光泽。偶有多发性结节，表面皮肤有时有色素减退。可侵犯外阴及身体他处。一般无特异的症状，无压痛，有时患者偶然发现外阴部的肿块，当肿瘤表面有溃破时，可局部有渗出、疼痛，易误认为癌，无明显包膜。

4. 诊断　根据症状、体征，并结合病理检查可确诊。

5. 鉴别诊断　须注意与外阴平滑肌瘤、外阴纤维瘤、外阴恶性肿瘤等占位性疾病鉴别。

(1)外阴平滑肌瘤　该瘤体质硬，界限清楚，病理检查可确诊。

(2)外阴纤维瘤　此瘤有包膜，界限清楚，常带蒂。镜下见大量纤维细胞。

(3)表皮囊肿　其囊壁光滑，为复层鳞形上皮所衬，浅表层向着腔内，囊内呈灰白色豆渣样物。

(4)外阴恶性肿瘤　如外阴平滑肌肉瘤、外阴纤维肉瘤等。恶性肿瘤生长较快，常伴有疼痛感，病理检查可确诊。

6. 治疗　治疗的原则是要有足够的手术切除范围。此瘤虽为良性，但此种肿瘤没有包膜、颗粒性成肌细胞瘤具有向周围组织的延伸浸润的特性，如手术不彻底可复发，故较广泛的外阴切除是必要的，但无须做淋巴结清除术。在切除标本边缘应做仔细地检查，如切缘病变存在，则需再扩大手术切除范围。

对偶有恶变者，应按外阴癌治疗处理。

7. 预防　为预防恶变应行大范围手术切除，且术后做好随访工作，定期体检、增强体质，提高自身免疫力。

(七)外阴平滑肌瘤

外阴平滑肌瘤(vulva leiomyoma)是来源于外阴勃起组织平滑肌或圆韧带平滑肌、毛囊立毛肌或血管平滑肌。好发于大阴唇、阴蒂及小阴唇，一般为单发，外形呈圆形或椭圆形，突出于皮肤表面，质地偏硬，表面光滑，有包膜，活动好。多发生于生育年龄。因其在临床上少见，容易被误诊。

1. 病因　外阴平滑肌瘤是由于肌细胞不受控制地增生，肌纤维纵横交错，导致平滑肌瘤的形成。

2. 病理　外阴平滑肌瘤直径为1～11 cm，一般呈哑铃形，质地坚硬，分叶状。多无蒂而有宽的基底，能活动。镜下见平滑肌细胞排列成束状，与胶原纤维纵横交错或形成漩涡状结构，常伴退行性变。

3. 临床表现　患者一般无不适症状。有时会感到外阴下坠感，也有患者因自己发现外阴包块而就诊。发生部位以大阴唇最多,阴蒂及小阴唇也有发病。可渐长大而使行动不便、坠感,向阴道旁生长,可使性交困难,还可有疼痛或压痛。

临床上有两种表现形式:一种表现为隐藏于组织内的结节,往往没有什么症状,仅患者自己感到局部隐隐有一小包块;另一类表现为有蒂的或凸出于皮肤表面的块物,易导致性交困难、行动不便等。

4. 诊断　妇科检查可发现外阴部实质性包块,其表面光滑、质硬、突出于外阴皮肤表面或呈蒂状赘生,边界清楚,可推动,无压痛。根据其局部表现及病理检查诊断比较容易。

5. 鉴别诊断

(1)外阴脂肪瘤　其包块较硬,可与外阴脂肪瘤鉴别。

(2)巴氏腺脓肿及巴氏腺囊肿　其包块实性,活动好,表面无破溃、无流脓史,可与巴氏腺脓肿、巴氏腺囊肿鉴别。

(3)外阴皮脂腺囊肿　一般较小、较软,囊胞内含有臭味的黄色皮脂样物。

(4)外阴乳头状瘤　多见于老年妇女,呈乳头状突起或疣状突起。

(5)外阴纤维瘤　质硬,表面光滑,呈分叶状,发生退变时可呈囊性,切面呈致密苍白色,有编织状结构。

(6)外阴癌　多有瘙痒、破溃,较多渗出液及脓性分泌物,包块形状多不规则,基底界限不清,伴有转移灶症状。

(7)外阴皮脂腺腺瘤　多发生于小阴唇,较小,质地较硬。

6. 治疗　有蒂肌瘤局部切除或深部肌瘤摘除。

7. 预防　术后随访,定期体检,增强体质,提高自身免疫力。

(八)外阴血管瘤

外阴血管瘤(vulvar hemangioma)为错构瘤而非真性肿瘤,是血管结构异常而形成,由无数毛细血管或海绵状血管所构成的良性肿瘤。外阴毛细血管扩张性血管瘤和海绵状血管瘤属先天性疾病,并不常见,但类型较多。好发于婴幼儿童,出生时或出生不久即可出现,在婴儿期生长迅速,以后生长缓慢。毛细血管瘤(血管痣或莓状血管瘤)多发生于生后3~5周婴儿。在婴幼儿中海绵状血管瘤初起时生长迅速,在2岁左右可静止、退化或消失。外阴血管瘤在围绝经期和老年期也可出现。血管角质瘤多发生在育龄妇女,妊娠可加重病情。患者可有外阴压迫症状。

1. 病因　先天性外阴血管瘤是胚胎期血管母细胞异常发育而成。围绝经期的外阴血管瘤是局部组织因损伤或其他刺激,而发生血管增生性炎性反应而形成的。

外阴血管瘤起源于中胚叶,与身体其他部位血管瘤一样,是从先天性色素痣发展生成。海绵状血管瘤系皮内及皮下血管增生扩张而形成;血管角质瘤发生的基础可能与毛细血管的扩张有关。

2. 病理

(1)毛细血管瘤(血管痣、草莓状血管瘤)　真皮内毛细血管增生,血管内皮细胞明显增生。内皮细胞大而多层,有些区域呈实性条索或团块状,管腔狭小。

(2)海绵状血管瘤　有较多血管或腔隙,呈扩张状,形态不规则,其内有时有血栓形成,管壁衬以单层扁平的内皮细胞,外围由厚薄不一的纤维组织包绕。

(3)鲜红斑痣　真皮上、中部群集扩张的毛细血管及成熟的内皮细胞,但血管内皮细胞不增生,周围有疏松的胶原纤维。

(4)血管角质瘤　以表浅真皮血管扩张和角化为特征的一组疾病,表皮呈疣状增生,角化过度,棘层肥厚,真皮乳头体及乳头层毛细血管增多、扩张,内衬一层内皮细胞,腔内充盈红细胞。部分扩张的毛细血管被向下延伸的表皮突包绕。有些局限型在真皮深部可伴发毛细血管瘤或海绵状血管瘤。

3. 临床表现

(1)草莓状血管瘤　直径 1 ~6 mm,呈圆形,微隆起的结节样或疣状,表面覆盖皮肤为鲜红、紫红、蓝色,边缘清楚,可压缩。

(2)海绵状血管瘤　主要侵犯大阴唇深部,导致一侧大阴唇增大变形,瘤体多呈扁平或不规则形状,有的可高出皮肤呈结节状或分叶状,为红、蓝、紫色,触之柔软如海绵状。

(3)血管角质瘤　血管角质瘤是以表浅真皮血管扩张和角化为特征的一组疾病。该瘤外观可呈分叶状、丘疹状,也可呈不规则疣状。多发时可相互融合。颜色可呈深红、鲜红、棕色、蓝色,甚至黑色。大小为 1 ~10 cm。常无症状,有时可出现溃疡、出血。

(4)老年性血管瘤　直径 1 ~5 mm,暗红或紫色,似丘疹状,质软、结节状,稍高于皮肤。不易压缩,常为多发性。

(5)棘皮血管瘤　像紫色丘疹或黑痣,表皮疣状增厚。

(6)肉芽肿型血管瘤　孤立呈蕈状或有蒂,易出血。

4. 诊断　对于出生时即有或生后数周发生的鲜红色斑片、草莓状分叶性柔软肿块或大而不规则的柔软有弹性肿块,应考虑诊断皮肤血管瘤的某一类型。在大阴唇或阴阜处的皮下或皮内可见小红血管痣或紫蓝色、红色海绵状肿物,无蒂,压迫肿物,红色可退去,放后又恢复原状。肿物质软,边界欠清。根据临床表现不难诊断。

实验室检查:细针穿刺抽吸血液检查、阴道分泌物检查、肿瘤标志物检查以及阴道镜检查、组织病理检查。

5. 鉴别诊断

(1)皮下出血结节与血管瘤鉴别　皮下出血结节指压时不退色,可抽出陈旧性血液,含有其他成分。血管瘤指压时颜色消失或变浅,可抽吸出鲜血。

(2)绒癌转移结节与血管瘤鉴别　有绒癌病史或近年内有流产病史,血、尿 HCG 阳性,胸部 X 射线可见转移病灶。绒毛膜癌有阴道流血、腹痛等临床症状,且血 β-绒毛膜促性腺激素值异常升高。病灶组织学检查见细胞滋养细胞和合体滋养细胞增生及出血坏死,无绒毛结构。

(3)其他　有时须与色素痣、外阴静脉曲张、外阴象皮肿、黑色素瘤等相鉴别。

6. 治疗　外阴毛细血管瘤随时间的推移可自控或消退,无须积极治疗。如数月内不消退,可采取冷冻治疗或局部放疗,或根据不同类型及具体临床情况选择相应的治疗手段,对于婴儿期血管瘤特别是草莓状血管瘤或海绵状血管瘤可暂不予治疗,观察数年如仍不消退时,酌情选择以下治疗方法。

(1)硬化剂注射　适于小范围的草莓状血管瘤、海绵状血管瘤或混合型血管瘤,注射器刺入瘤内,回抽无血后,将药物注射于血管瘤基底部,每周或隔周 1 次,注射量视瘤体大小而定，一般须数次方可见效。下列常用药物可供选择：①5% 鱼肝油酸钠液加 2% 利多卡因可按等体积混合。②无水乙醇或 95% 乙醇。③15% ~ 10% 柳酸盐溶液。

（2）糖皮质类固醇激素疗法　采用曲安奈德（醋酸确炎舒松）注射液进行损害内注射治疗草莓状血管瘤，剂量视损害大小而定，一般每次 10 mg，每周 1 次，5 次为 1 个疗程。小儿草莓状血管瘤生长迅速者，可系统应用糖皮质类固醇药物，口服泼尼松 20 ~ 40 mg/d，持续治疗 1 ~ 3 个月，血管瘤可缩小。

（3）手术切除　适于范围较大的海绵状血管瘤。

（4）放射治疗

1）放射性核素 ^{90}Sr 敷贴：^{90}Sr 敷贴可用于鲜红斑痣和草莓状血管瘤。

2）放射性核素 ^{32}P：专用敷贴剂可用于治疗草莓状血管瘤。

3）放射性核素胶体 ^{32}P：注射适于海绵状血管瘤。

4）X 射线照射：X 射线可用于鲜红斑痣的治疗。

5）放射介入法：用血管造影机，先局部穿刺行瘤体血管造影，造影毕后注入硬化剂。

（5）激光疗法　Nd-YAG 激光（波长 532nm）、氩离子激光（488 nm 及 514.5 nm）、铜蒸汽激光（578 nm）等用于鲜红斑痣的治疗取得了较好的效果。Nd-YAG 激光和氩离子激光也可用于草莓状血管瘤的治疗。

（6）光动力学治疗鲜红斑痣　将光敏剂血卟啉或癌卟啉静脉注射，然后用激光照射。

（7）液氮冷冻　可用于草莓状血管瘤，因有痛苦，常难以被患儿及其家长接受。

7. 预防　定期体检，增强体质，提高自身免疫力。术后定期随访。本病属先天性疾病，对于发生在尿道口或前庭部位的血管瘤应做好防破坏、防感染的预防治疗工作。

（九）外阴淋巴管瘤

外阴淋巴管瘤（vulvar lymphangioma）系由淋巴管扩张增生而成，实质并非真正的肿瘤。表现为局限性群集体积小而壁薄的囊泡状肿物。肿瘤为单个或多个，呈灰红色或灰白色囊性结节，多见于大阴唇，有时累及整个外阴。外阴淋巴管瘤较罕见，大多数在出生时或 1 岁以内发病，但也有迟发者或老年发病，与血管病的区别在于该瘤管腔内含淋巴液。可分为单纯性淋巴管瘤、海绵状淋巴管瘤及囊性淋巴管瘤。

1. 病因　具体病因不明。普遍认为外阴淋巴管瘤为淋巴管的畸形或发育障碍，由淋巴管扩张、良性增生所致。也可引多方面因素而起病，如基因易感性、地理环境因素及内分泌等影响本病发生，而且病毒的感染和自身的免疫功能缺陷等也与外阴淋巴管瘤有关。

2. 病理　外阴淋巴管瘤系由淋巴管扩张、良性增生所致。肿瘤为单个或多个，呈灰红色或灰白色囊性结节、大小不等，一般直径为数毫米至数厘米，偶有病变扩大到大部分外阴，甚至阴道。肿瘤表面可呈现水疱，破裂后流出淋巴液。镜下可见在真皮或皮下组织内有呈囊性扩张的淋巴管，其内层为内皮细胞所覆盖。囊腔内积有淋巴液及淋巴细胞，有时淋巴管瘤还可合并血管瘤成分。临床上虽可分 3 型，但常混合存在。

（1）单纯性淋巴管瘤　病理检查可见一群大小不同的管腔衬以扁平的内皮细胞，腔内为伊红淋巴液及淋巴细胞。镜下见不规则形扩张的淋巴管道。

（2）海绵状淋巴管瘤　病理检查可见在真皮及皮下组织内可见呈囊性扩张的淋巴管，其内壁为内皮细胞所衬覆，腔内空虚或积有淋巴液及淋巴细胞，病变也会扩展到肌层，围绕淋巴管的结缔组织增生肥厚。

(3)囊性淋巴管瘤　病理检查可见管壁有时还有平滑肌、有丰富的结缔组织间质。往往位于真皮深部,并可延伸至下方的肌肉或其他组织,并且合并有深在的小疱。

3.临床表现　多见于大阴唇,有时累及整个外阴,这一类的淋巴管瘤多见于儿童。肿瘤为单个或多个,呈灰红色或灰白色囊性结节,质软,边界不清晰,一般无症状。极少见,可分为单纯性淋巴管瘤、海绵状淋巴管瘤及囊性淋巴管瘤3型,但常混合存在。检查时可见外阴皮肤有单个或多个浅红或灰白色囊性结节或疣状物体,大小不一,肿瘤表面可呈现水疱,压之肿物破裂,有淋巴液流出。可伴有皮肤弥漫性肥厚突起。淋巴管瘤一般不会自行消退,通常继续生长而扩大。淋巴管瘤可以生长很大,造成畸形,甚至死亡。

(1)单纯性淋巴管瘤　为常见的外阴淋巴管瘤,表现为成簇针头至豌豆大水疱,半透明或乳白色,常排列成线形而似带状疱疹。其质地较软,可压缩,可单发或多发,肿物较小时,可无任何症状,当其增大或破裂时,出现下坠感,从肿物中溢出淋巴液。

(2)外阴海绵状淋巴管瘤　受侵犯的阴唇呈弥漫状肥厚,质地较软,可压缩,表面稍高起,边界不清,并向下扩展至会阴部,也可向上伸展到阴道内。肿瘤被覆的上皮相当正常。一般无症状,偶尔伴有痒感或蚁走感。硬度如脂肪瘤,有波动感,似海绵状,有时为皮下组织肿块或弥漫性肿胀,除非伴有血管瘤,一般表面无颜色改变。

(3)囊性淋巴管瘤　非常罕见,由管壁厚薄不一、大小不一,扩张成囊状的淋巴管组成,内容物清晰,呈淡黄色,直径10 cm或更大。通常为多房性囊肿样、质软,为张力性皮下肿块。多见于颈部,偶有发生在腋下、腹股沟、腹膜后区者。一般增长缓慢,如并发感染或囊内出血,肿物可迅速增大,压迫呼吸道及消化道而出现相应症状。水瘤过大时可使头颈部活动受限。水瘤向内扩展,可压迫喉部及气管,引起呼吸困难。位于颈前三角区的水瘤若向上突入口腔底部,可以影响咀嚼和吞咽运动。

4.诊断　根据临床表现可初步诊断,结合各型临床表现,穿刺后有无淋巴液流出以及组织病理检查结果,可诊断本病。最终诊断以活组织病理检查为准。

5.鉴别诊断　临床上应注意与局限型疣状痣及海绵状血管瘤相鉴别。

(1)局限型疣状痣　好发于头皮、躯干或四肢,单发,皮损为密集的淡褐色至黑色丘疹,排列成条形,表面呈乳头瘤样,角质增厚,容易与淋巴管瘤鉴别。

(2)海绵状血管瘤　深部淋巴管瘤与海绵状血管瘤较难鉴别,最终要依赖病灶组织学检查才能明确诊断。海绵状血管瘤出生时或出生后不久出现,皮损呈圆形或不规则形,柔软的皮下肿块。可高出皮面,边界不清,挤压后缩小,呈淡紫色或紫蓝色,表面呈结节状,或分叶状,有弹性。组织病理示真皮下部和皮下组织内有大量大小不等的血管腔隙。而淋巴管瘤真皮或皮下组织内为大量大小不等的淋巴管,因此,两者可以鉴别。

6.治疗　治疗原则为手术治疗。有症状或较大的淋巴瘤可手术切除,但手术常不易切净,术时应尽量完整切除淋巴管瘤。

(1)单纯性淋巴管瘤　对于肿物较小且无任何自觉症状者,则无须治疗。若肿物过大或表皮溃破时,应手术切除,但不易彻底治愈。对某些局限性病灶,可用硬化剂治疗。单纯性者还可用电干燥、冷冻或激光治疗。

(2)海绵状淋巴管瘤　海绵状者常切除不彻底易复发,需要根治性手术。因呈弥漫性生长,质地较软,可压缩,其范围较广,可从外阴部向上伸入阴道,向下延伸至会阴,故手术难度较大,不易彻底切除,术后亦可试用硬化剂治疗。放射治疗对海绵状不敏感。

(3)囊性淋巴管瘤和小的淋巴瘤　可做液氮冷冻、电凝术或激光、放射性核素治疗。

7. 预防　注意定期体检、自检,发现肿块及时就医治疗,以达到早期发现、早期诊断、早期治疗。做好术后随访,防止病情恶化。注意个人卫生,特别是经期和产褥期阴部的卫生。增强体质,提高自身免疫力,注意劳逸结合,多参加体育锻炼,多进食富含维生素的新鲜蔬菜、水果。

(十)外阴神经纤维瘤

外阴神经纤维瘤(vulva neurofibroma)较为少见,神经纤维瘤是神经鞘瘤。一般发生于生育年龄妇女,好发于 30～50 岁。肿瘤可单发或多发,一般<3 cm,边缘清楚,常无明显的包膜,常位于大阴唇。一般位于真皮层组织,也常侵入皮下脂肪组织内。切面呈粉红色,均匀。外阴神经纤维瘤常为全身多发性神经纤维瘤病的一部分,大约 18% 神经纤维瘤累及外阴。

1. 病因　外阴神经纤维瘤来源于外胚层的神经鞘还是中胚层的神经鞘尚有争论,倾向于来源外胚层的施万细胞。施万细胞是周围神经系统中的神经胶质细胞,沿神经元的突起分布。能分泌神经营养因子,促进受损的神经元的存活及其轴突的再生。

2. 病理　外阴神经纤维瘤主要有波浪状嗜酸性纤维(神经鞘细胞和神经束衣结缔组织细胞)构成,大部分无胶原纤维束方向排列,大小均一,呈螺纹或旋涡状结构。结缔组织细胞和胶原纤维散在,神经鞘细胞排列成束,呈条状或旋涡状结构,间质可见纤维组织及血管,瘤细胞呈细长的梭形或核深染细长曲折。

3. 临床表现　一般无症状,无疼痛和不适感,生长缓慢,很少恶变,但妊娠时此瘤可明显增大,瘤体较大时有时出现坠痛不适。可发生于任何组织内,常发生于阴唇。单发瘤体较小、质软,常带蒂,表面色素沉着。瘤体显著凸出于皮肤表面形成球形或有蒂的疝囊样肿块,可用指尖将瘤压入皮内,肿瘤有明显的弹性。皮肤上见咖啡斑样大小不等,从米粒大小至巨大悬垂瘤体,数目多或散发。

(1)孤立性神经纤维瘤　直径在 1 cm 左右,不伴有多系统病变。

(2)局限性神经纤维瘤　本病的特征是多个孤立的神经纤维瘤聚集在一起。

4. 诊断　本病主要是幼年发病、有家族史、咖啡斑以及其他系统损害等特点,必要时结合病理检查。诊断要点如下。

(1)病史　可有身体其他部位的神经纤维瘤的病史。

(2)症状　全身发现多处皮下结节,外阴皮下结节为其中之一。

(3)体征　皮下结节触之柔软大小不等,表面皮肤可见黄色、褐色的色素沉着。另有少部分肿瘤表现为非皮下结节而显著突出于皮肤表面,形成球形或有蒂的疝囊样肿块,质软。

5. 鉴别诊断

(1)侵袭性血管黏液瘤　该瘤是一种稀有的软组织肿瘤,好发于生育年龄女性的外阴和会阴,呈侵袭性生长,易部分复发,常被误诊。病程从 2 个月至数年不等,偶有会阴或盆腔部位疼痛,瘤体较大者可有压迫症状。以无痛性肿物就诊者居多,大小不等,但少数直径在 10 cm 以上,累及四周组织。鉴别要点:界限清楚,富于细胞,有显著的纤细壁薄样血管,周围有梭形、浆细胞聚集。

(2)低度恶性的恶性神经鞘瘤　恶性神经鞘瘤又称神经纤维肉瘤,是由畸变显性基因引起的神经外胚叶异常,导致周围神经的多发性肿瘤样增生和神经鞘、神经纤维中的结缔组织增生。25%~30%有家族史。来源于周围神经的低分化梭形细胞肉瘤,多发生在成人和老人。鉴别要点:肢体躯干为其好发部位,其次为深部软组织、腹膜后及纵隔等。肿瘤生长缓慢,一般在5年以上,常同时伴有神经纤维瘤或神经鞘瘤。

(3)前庭大腺囊肿　该囊肿系因前庭大腺管阻塞,分泌物积聚而成。在急性炎症消退后腺管堵塞,分泌物不能排出,脓液逐渐转为清液而形成囊肿,有时腺腔内的黏液浓稠或先天性腺管狭窄排液不畅,也可形成囊肿。若有继发感染则形成脓肿反复发作。严重者可有发热、头痛等全身症状。如不处理,脓肿可自行破溃。脓液流出后局部疼痛缓解、充血水肿减轻、全身症状即可消失。鉴别要点:通过囊肿的所在位置及外观与局部触诊无炎症现象不难诊断,必要时可行局部穿刺。外阴纤维瘤需要与小的前庭大腺囊肿鉴别。病理检查可确诊。

(4)外阴脂肪瘤　该瘤生长于阴阜、阴唇或外阴其他脂肪组织处,肿瘤大小不一,大多呈小息肉状,最大有时可达10~12 cm直径。瘤表面呈分叶状,瘤外有包膜。生长缓慢。一般无不适症状,如肿瘤体积较大,则会有行走不便或性交困难。鉴别要点:瘤体较小、质软,与外阴神经纤维瘤相似,但不带蒂。病理活检可证实。

(5)外阴皮赘　外阴皮赘是指一种柔软,皮色的增生物,通过一个细的蒂样组织附着在皮肤表面,也叫软垂疣。如果经常摩擦皮赘可能产生刺激症状,但不痛。如果皮赘在蒂处扭转,其内部会形成血块,此时的皮赘可能变得疼痛。鉴别要点:质软,带蒂,无明显色素沉着,镜下见皮赘由表皮所包围的真皮结缔组织组成。

6. 治疗　对症处理及手术切除肿瘤。体积小且孤立的神经纤维瘤可用二氧化碳激光治疗,较大者予手术切除。完整彻底地切除瘤体是关键。神经纤维瘤病瘤体常为多发,涉及范围广,应根据具体情况拟订手术方案。如瘤体巨大,尚无恶变征象者,可做姑息性减症切除,疑恶变者,应做根治性切除。

7. 预防　定期体检,以达到早期发现、早期诊断、早期治疗。做好术后随访,防止恶变。注意个人卫生,特别是经期和产褥期阴部的卫生。增强体质,提高自身免疫力。

二、外阴上皮内瘤变

外阴上皮内瘤样变(vulvar intraepithelial neoplasia,VIN)是一组外阴病变的病理诊断名称,是外阴癌的前期病变。包括外阴鳞状上皮内瘤变和非鳞状上皮内瘤变(Paget病和非浸润性黑色素瘤),多见于45岁左右妇女。年轻患者的VIN常自然消退,但60岁以上或伴有免疫抑制的年轻患者可能转变为浸润癌。近年外阴上皮内瘤样变发生率有所增加并趋年轻化。

(一)病因

病因不完全清楚。现代分子学技术检测发现大多数外阴上皮内瘤样变伴有人乳头瘤病毒(HPV-16型)感染。其他的危险因素有性病、肛门-生殖道瘤样病变、免疫抑制以及吸烟。

1. 与人乳头瘤病毒(HPV)感染有关　在VIN浅层细胞,尤其在VIN1和VIN2中,常可见到由HPV感染所致的征象,分子生物学技术证明80% VIN与16型HPV有关。

2. 与免疫缺陷有关　罹患人类免疫缺陷病毒(HIV)感染、慢性淋巴细胞白血病和长期服用免疫抑制剂(甾体激素和组织移植抑制剂)者 VIN 发生率明显增高。

3. 与外阴营养不良有关　外阴上皮内瘤样病变在硬化性萎缩性苔藓患者中较增生性营养不良更多见。

4. 与性行为和烟草有关　吸烟常常与 VIN Ⅲ级的危险性增加有关,同样还发现性伴侣数量的增加与 VIN Ⅲ级的发生有关。HPV 感染为性传播疾病,在年轻的 VIN 患者中常有 HPV 感染,并与性生活史(包括性伴侣数目,第 1 次性生活年龄)有关。

5. 与宫颈病变关系　由于有相同的危险因素,VIN 与宫颈病变相联系,大约 15% 的 VIN 患者存在宫颈病变。

6. 与外阴癌的关系　外阴上皮内瘤变Ⅰ级与外阴癌的关系尚未肯定。但一些流行病学资料提示,高级别的 VIN 和外阴癌的联系是存在的。

(二)病理

外阴上皮内瘤变(VIN)分为轻度不典型增生(Ⅰ级):上皮过度增生和异型细胞的改变,局限于上皮的下 1/3。中度不典型增生(Ⅱ级):上皮层上述变化发生于上皮的下 2/3。重度不典型增生或原位癌(Ⅲ级):上皮层的变化超过 2/3。原位癌的不典型增生累及整个上皮层,但未穿透基底膜。

(三)临床表现

1. 症状　本病的症状无特异性,最常见症状为外阴瘙痒不适和烧灼感。约 60% 的患者有外阴瘙痒或烧灼感的主诉,约 17% 的患者主诉发现外阴结节,20%~48% 的患者无症状。

2. 体征　查体时可发现有 90% 的患者外阴局部皮肤出现丘疹或斑点,融合或分散,颜色可为灰色、红色、褐色、棕色或白色。病灶也可表现为表皮增生,可出现皮肤增厚、斑块、乳头或小的赘疣,呈灰白色、黑色素沉着或暗红色,表面干燥、脱屑,边界不清楚。病灶可为单个或多个,但更常多发,并可相互融合。这些病变可发生于外阴的任何部位,最常见的部位是右侧大、小阴唇的底部 8 点处。

单发性 VIN 主要位于舟状窝和小阴唇附近黏膜,偶见于会阴体后部或阴蒂周围,绝少发生于有毛发生长部位和阴蒂腺体,而多发性 VIN 则可侵犯阴蒂包皮、小阴唇、舟状窝和会阴体。约 1/3 病例有大阴唇和会阴体后部的浸润,当会阴体后部浸润时则常常累及肛门和臀内侧沟。肛管黏膜也常受累,即不典型增生病变可向上发展而延伸至肛管鳞柱交界处。阴蒂腺体极少受累,而尿道浸润则为罕见。

约 50% 的患者伴有其他部位的上皮内瘤变,30% 外阴上皮内瘤变患者同时合并有宫颈上皮内瘤变,4% 合并阴道上皮内瘤变,3% 同时合并有宫颈和阴道上皮内瘤变,这些在免疫抑制及肛门生殖道综合征患者中表现得更为明显。

3. 实验室检查

(1)细胞学检查　虽然细胞学检查不能取代活检,但是在反复、持续 HPV 感染患者中,由于常存在持续、微弱的醋白上皮,因此做此项检查可减少重复活检的次数。若细胞学检查表现为不典型性,则应行活检术。

(2)阴道镜　阴道镜检查可提高检测邻近组织病变的敏感性。一些研究发现在 VIN 原发病灶周围约有 80% 存在 VIN 病变,主要发生于年轻患者;而在>40 岁以上的妇女,在原发灶周围约 35% 存在 VIN 病变。因此对一些高危的尤其是年轻妇女应彻底检查整个外阴。

(3)活检及组织病理学检查 对可疑部位的病灶进行活检,并将所取得的组织送病理学检查,是最终确诊 VIN 的金标准。

4. 分型 依据病理形态学、生物学及临床特点,将 VIN 分为以下 3 型。

(1)普通型 与高危型 HPV 感染相关,多发生于年轻女性,超过 30% 的病例合并下生殖道其他部位瘤变(以宫颈上皮内瘤变最常见),与外阴浸润性疣状癌及基底细胞癌有关。普通型 VIN 包括 3 种亚型:疣型 VIN、基底细胞型 VIN 及混合型 VIN。

(2)分化型 与 HPV 感染无关,病变在苔藓硬化基础上发生,形态主要为溃疡、疣状丘疹或过度角化斑片。多发生于绝经后女性,多不伴其他部位病变,与外阴角化性鳞状细胞癌有关。此外,外阴 Paget 病等其他不能归入上述两类的 VIN 病变归入未分类型 VIN。

(3)未分化型 其他不能归入普通型或分化型的如 Paget 病,其病理特征为基底层可见大而不规则的圆形、卵圆形或多边形细胞,胞质空而透亮,核大小、形态、染色不一(细胞),表皮基底膜完整。

(四)诊断

外阴上皮内瘤变的诊断需依据症状、体征而做出,组织病理学检查是确诊和与其他疾病鉴别诊断的标准。对可疑病变部位应行多点取样活检,可明确上皮下扩散的深度,以指导手术的深度。阴道镜检查或采用 1% 甲苯胺蓝或 3% ~ 5% 醋酸涂抹外阴病变皮肤,有助于提高活检准确率。若采用激光等无标本的治疗手段,明确诊断,排除浸润则尤为重要。

(五)鉴别诊断

很多外阴疾患均可引起非典型增生,如外阴湿疣、外阴白色病变、痣、脂溢性角化瘤和黑色棘皮瘤等,除须与这些疾病鉴别外,还应注意这些外阴疾病与上皮内肿瘤并存的可能性。

1. 外阴萎缩性硬化性苔藓 多发生于 41 ~ 60 岁妇女,皮损呈象牙白色丘疹,融合成各种大小与形状的斑块,皮损周围呈紫色,境界清楚而有光泽,触诊较硬,外阴皮肤呈白、干、硬、粗糙。

2. 外阴增生型营养不良 多发生于 40 岁以上妇女,常先在女阴阴道黏膜、小阴唇内外侧、阴蒂,继而延及大阴唇内侧显示灰白色斑块,表面角化、粗糙,伴有浸润肥厚,常具有瘙痒感。

3. 外阴汗管瘤 外阴汗管瘤是一种痣样肿瘤,有相当一部分患者有家族史,多见于青春期和中年妇女,与内分泌有关,可单独位于外阴,亦可同时在面部上下眼睑等部位,为似蜡样光泽的扁平丘疹,颜色近乎皮色。

4. 尖锐湿疣 年轻人多见,大多为 16 ~ 25 岁性活跃者,好发于大小阴唇、阴蒂、阴道和宫颈。HPV6、HPV 11 型阳性。

5. Paget 病 好发于绝经后妇女,肉眼见病灶呈边界清楚的红色湿疹样斑块,红色病变部位可形成白色痂皮,揭除痂皮后露出鲜红色细颗粒的糜烂面。

6. 浅表扩展性黑色素瘤 常见于背及小腿,皮损轻微隆起,可有黄褐色、棕黑、粉红、蓝灰色多种色泽变化。

7. 外阴早期癌 常表现为结节性肿物或略有疼痛,外阴瘙痒是最常见症状。

(六)治疗

VIN 为癌前病变,有可自然消退的可能性,且其发展较宫颈上皮内瘤变更为缓慢,可进行随访观察、期待疗法,但治疗不应无限期的延长。正规治疗效果好,多数可阻断向浸润癌的发展。

1. 治疗目的　在于消除病灶,缓解临床症状,预防 VIN 向恶性转化。首选治疗方案应综合考虑以下 3 个因素。

(1)患者因素　包括年龄、症状、一般情况、手术并发症、随诊情况、心理状态等。

(2)疾病有关因素　病灶的病理类型、大小、数量、位置、发生浸润的风险,病变是否侵犯黏膜及阴毛生长区。

(3)治疗疗效　对于外阴外观、结构、功能的影响。

2. 治疗方案

(1)局部药物治疗　可采用抗病毒、化疗、免疫治疗药物外阴病灶涂抹。如 1% 西多福韦、5% 咪喹莫特、5% 氟尿嘧啶软膏(1 次/d)以及干扰素凝胶、维 A 酸等。药物治疗的优点在于有效保持了外阴结构的完整性及其功能。

(2)物理治疗　物理治疗对患者进行准确的评估,排除浸润癌。浸润癌高危者与溃疡者禁用。目前临床应用的物理治疗主要有激光汽化、激光切除、冷冻、电灼以及光动力学治疗。治疗后能保留外阴外观,尤其适用于小阴唇或阴蒂的病灶,多用于年轻患者病灶广泛时的辅助治疗。

(3)手术治疗　手术目的在于将病灶完全切除并对病灶进行彻底的病理学评定。手术包括以下方式。

1)局部扩大切除:适用于病灶局限者。

2)外阴皮肤切除:适用于年轻患者。

3)单纯外阴切除:适用于治疗老年、广泛性 VIN 病变患者,切除范围包括外阴皮肤及部分皮下组织,与根治性手术的区别在于其不需要切除会阴筋膜。

4)Paget 病:肿瘤细胞多超越肉眼所见病灶边缘,且偶有发生浸润者。治疗应行较广泛局部病灶切除或单纯外阴切除。若出现浸润或合并汗腺癌时,需做外阴根治术和双侧腹股沟淋巴结切除术。

(4)激光治疗　疗效较好,尤其适用于累及小阴唇的病灶,约有 1/3 的局部复发率。因激光不能提供组织标本以排除浸润癌,治疗前应排除外阴癌以免误治。激光的优点是组织损伤小,并可施行多部位治疗。但应避免滥用。

(5)光化学疗法　将 10% 5-氨基酮戊酸凝胶涂于 VIN 表面,而后用激光进行治疗,治疗后局部不留瘢痕而且愈合时间短,能保持外阴外观,但在 HPV 阳性、HLA-I 缺失及辅助性 T 细胞(CD4)、巨噬细胞(CD68)增多的患者中疗效降低。

(6)其他　环状电切术及超声吸切术等不仅能切除病灶,且能很好地止血并保留标本。

(7)期待疗法　即使在 VIN2/3 年轻患者中,VIN 也有自愈倾向,因此治疗时必须将其自然消退的可能性列入计划。对 35 岁不伴有非整倍体 VIN 的患者,临床和组织活检排除浸润癌后,在充分医患沟通前提下可施行观察随访即期待疗法,尤其是近期妊娠和近期接受治疗量甾体激素治疗的患者。有些学者推荐观察 6 个月至 2 年。

（七）预防

定期体检，以达到早期发现、早期诊断、早期治疗。做好术后随访，防止恶变。避免不洁性生活，预防 HPV 感染，及时治疗外阴炎，避免吸烟，长期应用免疫抑制剂时注意外阴病变。

三、外阴恶性肿瘤

外阴恶性肿瘤较少见，约占女性全身恶性肿瘤的 1%，占女性生殖道恶性肿瘤的 3%～5%，常见于 60 岁以上妇女。其组织类型较多，以外阴鳞状细胞癌最常见，占外阴恶性肿瘤 80% 以上，其他有恶性黑色素瘤、基底细胞癌、汗腺癌、前庭大腺以及来自皮下软组织的肉瘤等。外阴肿瘤的恶性程度以恶性黑色素瘤和肉瘤较高，腺癌和鳞癌次之，基底细胞癌恶性程度最低。

（一）外阴鳞状细胞癌

外阴鳞状细胞癌（vulvar squamous cell carcinoma）是最常见的外阴恶性肿瘤，多见于 60 岁以上妇女。其发生率近年有所增加。外阴癌可与子宫颈癌、阴道癌合并存在。根据病因不同，外阴鳞状细胞癌可分为两种：一种较常见，为角化鳞状上皮癌，常发生在老年妇女中，癌变部位伴有非肿瘤性的异常改变，如苔藓硬化病和（或）外阴慢性营养不良；另一种较少见，好发于年轻妇女，为人乳头瘤病毒（HPV）相关的疣性癌和基底细胞样癌，是由 VINⅢ级发展而来，在肿瘤组织中易检出 HPV，且 HPV 检出率与预后相关。

1. 病因　未完全明确，常并发于 VIN。与发病相关的因素有：①人乳头瘤病毒（HPV）感染，尤其是高危型，如 HPV 16、18、31 型；②外阴慢性皮肤病，如外阴上皮内非瘤样病变、慢性溃疡；③性传播疾病，如尖锐湿疣、单纯疱疹病毒Ⅱ型（HSVⅡ）、巨细胞病毒感染及淋病、梅毒等。

2. 病理　外阴鳞状细胞癌即浸润性鳞状细胞癌，一般分化较好。外阴癌最常见的发生部位为大阴唇，其次为阴蒂，其他部位有小阴唇、会阴后联合、尿道口周围。

（1）大体　较早期类似外阴早期浸润性鳞癌外阴可出现丘疹，小的浅表、高起的硬溃疡或小的硬结节等。病灶晚期为不规则肿块，可呈现大片融合，伴感染坏死出血的大病灶，多数癌灶周围伴有白色病变或可能有糜烂和溃疡，一侧或双侧腹股沟淋巴结肿大。浸润癌多为单发，呈乳头状、菜花状肿物。

（2）镜下　①多数是分化好的鳞状细胞癌；②前庭和阴蒂的病灶倾向于分化差的鳞状细胞癌；③微灶浸润癌，国际外阴病研究协会将外阴癌病变<2 cm、浸润间质的深度<1 mm，极早期浸润癌定为微灶浸润癌。

3. 临床表现

（1）症状　长期顽固性不易治愈的外阴瘙痒为外阴鳞状细胞浸润癌患者的常见症状，病程一般较长，瘙痒以晚间为重。由于抓搔局部常有溃疡伴外阴疼痛、分泌物增多、局部渗血等。随病灶位置的不同也可出现其他症状，如肿瘤邻近尿道或晚期病例肿瘤侵犯尿道可出现尿频、尿痛、排尿烧灼感及排尿困难。肿物合并感染或较晚期癌可出现疼痛、渗液和出血。

（2）体征　癌灶可生长在外阴任何部位，大阴唇最多见，其次为小阴唇、阴蒂、会阴、尿道口、肛门周围等。各种不同形态的肿物，如结节状、菜花状、溃疡状。早期局部丘疹、结节或小溃疡；晚期见不规则肿块，伴或不伴破溃或呈乳头样肿瘤，有时见“相吻病灶”。

癌灶表面可因破溃和继发感染而有血性或脓性分泌物，有触痛。常与外阴营养不良疾患共存。外阴癌灶形态多变，大小不同，颜色可呈白色、灰色、粉红色或暗红色，表面既可干燥和洁净，也可有分泌物和坏死。癌灶既可为单发也可为多发。单灶性癌可分为菜花型和溃疡型。向外生长的菜花型多为分化好的病灶，溃疡型癌灶呈浸润生长，多发生于外阴后部，常侵犯巴氏腺、会阴体和坐骨直肠窝。多灶性癌占外阴癌的 1/4 左右，外阴多有色素增加，常合并有外阴营养不良，病灶弥漫少见明显的小病灶。有时一侧或双侧腹股沟可触及增大、质硬、固定无压痛的淋巴结，但需注意，增大的淋巴结并非均为癌转移，未触及增大淋巴结也不能除外淋巴结转移；起源于前庭大腺的鳞状细胞癌，其表现往往为阴唇系带附近的大阴唇有硬性水肿现象，但其表面皮肤可能尚好。

（3）转移途径

1）直接浸润：癌灶逐渐增大可向尿道、会阴体和阴道蔓延；外阴后部癌灶趋向于侵犯阴道口和肛门。较晚期者可侵犯耻骨并延伸到肛门周围或膀胱颈。

2）淋巴转移：淋巴转移是最常见最重要的转移途径，淋巴转移率为 21%～59%。其转移途径主要由淋巴引流特点来决定。

3）血行转移：罕见，一般晚期患者才出现，可转移至肺。

（4）实验室检查

1）肿瘤标志物：血液行肿瘤标志物检查。

2）细胞学检查：对可疑病灶行涂片细胞学检查常可见到癌细胞，由于外阴病灶常合并有感染其阳性率仅 50% 左右。

3）影像学检查：为了在治疗前准确定出临床分期以利于客观地制订治疗方案，可行髂动脉旁腹主动脉旁淋巴的 B 超、CT、磁共振和淋巴造影等检查。

4）膀胱、直肠镜检查：对一些较晚期的外阴癌行膀胱镜和直肠镜检查，以了解膀胱、直肠的情况。

5）病理活检：对一切外阴赘生物，包括菜花灶、溃疡灶、结节灶、白色病灶等均需做活体组织学检查。

4. 诊断

（1）诊断要点　外阴癌的诊断主要依据活组织病理检查。对外阴癌患者需进行全面的病史采集及体格检查，推荐的辅助检查包括血常规、病灶活检、病理诊断、肝肾功能检查、麻醉下的膀胱镜检查及直肠镜检查。影像学检查可用于判断肿瘤浸润范围或制订治疗方案，可行生殖道 HPV 检测。根据活组织病理检查即可确诊。早期易被忽略而漏诊，妇检时应仔细检查外阴部。可采用 1% 醋酸液一次涂抹外阴，阴道镜下观察活检，以提高活检准确率。

（2）外阴恶性肿瘤的临床分期标准　目前采用的是国际妇产科联盟（International Federation of Gynecology and Obstetrics，FIGO）2009 年临床分期标准及美国癌症联合委员会（American Joint Committee on Cancer，AJCC）的第 8 期 TNM［T：Tumor（Topography），代表原发肿瘤的范围；N：Lymph Node，代表区域淋巴结转移的存在与否及范围；M：Metastasis 代表远处转移的存在与否］分期，见表 13-1～表 13-3。外阴癌肿瘤细胞组织学分级见表 13-4。

表 13-1　外阴癌原发肿瘤 T 分期

T 分类	FIGO 分期	定义
Tx		原发肿瘤无法评估
T0		没有原发肿瘤证据
T1	Ⅰ	肿瘤局限于外阴或外阴和会阴；多发病灶应同样按此分期；应根据直径最大或浸润最深的病灶定义最高的 pT 分期；肿瘤浸润深度是指肿瘤从最表浅的真皮乳头的上皮一间质连接处至最深浸润点的距离
T1a	ⅠA	肿瘤局限于外阴或外阴和会阴，无淋巴结转移，病灶直径≤2 cm，间质浸润≤1.0 mm
T1b	ⅠB	肿瘤局限于外阴或外阴和会阴，无淋巴结转移，病灶直径>2 cm 或间质浸润>1.0 mm
T2	Ⅱ	无论肿瘤大小，肿瘤局部扩散至会阴邻近器官（尿道下 1/3、阴道下 1/3、肛门），但无淋巴结转移
T3	ⅣA	无论肿瘤大小，肿瘤侵犯下列任何器官：上 2/3 尿道、上 2/3 阴道、膀胱黏膜、直肠黏膜或固定于骨盆

表 13-2　外阴癌区域淋巴结转移 N 分期

N 分类	FIGO 分期	定义
Nx		区域淋巴结无法评估
N0		没有淋巴结转移证据
N0（i+）		区城淋巴结有≤0.2 mm 的孤立肿瘤细胞
N1	Ⅲ	腹股沟区有 1～2 个淋巴结转移（<5 mm）或 1 个淋巴结转移（≥5 mm）
N1a	ⅢA	1～2 个淋巴结转移（<5 mm）
NIb	ⅢA	1 个淋巴结转移（≥5 mm）
N2		腹股沟区有≥3 个淋巴结转移（<5 mm）或≥2 个淋巴结转移（≥5 mm）或阳性淋巴结出现包膜外扩散
N2a	ⅢB	≥3 个淋巴结转移（<5 mm）
N2b	ⅢB	≥2 个淋巴结转移（≥5 mm）
N2c	ⅢC	阳性淋巴结出现包膜外扩散
N3	ⅣA	腹股沟淋巴结固定或溃疡形成

注：1）包括淋巴结微转移（指直径>0.2 mm，≤2.0 mm）N1mi 及 N2mi（指相应数目的转移淋巴结里孤立肿瘤细胞的直径不超过 0.1 mm 或 0.2 mm；注意：必须记录淋巴结转移位于哪一侧、具体部位及病灶大小

表 13-3　外阴癌远处转移 M 分期

M 分类	FIGO 分期	定义
M0		没有远处转移
M1	ⅣB	远处转移，包括盆腔淋巴结转移

表 13-4　外阴癌肿瘤细胞组织学分级(G)

G 分级	定义
GX	组织分级无法评估
G1	高分化
G2	中分化
G3	低分化或未分化

5. 鉴别诊断　外阴鳞癌需注意与以下疾病相鉴别:早期须与外阴良性疾病鉴别,晚期须与外阴恶性黑色素瘤等其他恶性肿瘤相鉴别,须病理检查确诊。

(1)外阴湿疣　本病常发生在年轻妇女,质较柔软而无溃疡的乳头状向外生长,有时为带蒂的肿块,可与其他性传播性疾病病变并存。

(2)外阴营养不良病灶　皮肤病灶广泛和变化多样,既可有角化增厚、变硬也可呈萎缩,既可有色素沉着,也可呈灰白色,外阴痒可反复发作。

(3)其他　此外应注意与外阴白癜风和外阴湿疹、外阴局部溃疡和其他炎症性疾病相鉴别。

6. 治疗　对于外阴鳞癌,手术治疗为主,辅以放射治疗与化学药物治疗。治疗可根据临床分期大致分为以下 3 种情况。

(1)早期肿瘤　T1 期和小病灶的 T2 期。先行病灶活检,若病变浸润深度≤1 mm,行局部扩大切除术,如术后病理证实病灶浸润深度≤1 mm,术后随访即可。病灶浸润深度>1 mm 或 T2 期病变,根据病灶位置决定术式:①单侧病变(病灶距外阴中线≥2 cm),行局部广泛切除术或改良广泛外阴切除术+单侧腹股沟淋巴结评估(前哨淋巴结活检术或单侧腹股沟/股淋巴结切除术)。②中线部位病变(前部或后部),行局部广泛切除术或改良广泛外阴切除术+双侧腹股沟/股淋巴结评估(前哨淋巴结活检术或双侧腹股沟/股淋巴结切除术),术后均根据原发灶及淋巴结的病理结果决定辅助治疗。早期外阴癌的术后处理需同时根据原发灶及淋巴结的状态而定。原发灶的高危因素包括手术切缘阳性、淋巴脉管间隙浸润、切缘邻近肿瘤(切缘到肿瘤距离<8 mm)、肿瘤大小、浸润深度、浸润方式(放射性或弥漫性),其中手术切缘阳性是外阴鳞癌术后复发的重要预测因素。若手术切缘阴性,术后可随访或根据有无其他高危因素行辅助外照射放疗;若手术切缘阳性,可考虑再次手术切除至切缘阴性,术后随访或根据有无其他高危因素行辅助外照射放疗。切缘阳性无法再次手术切除(非盆腔脏器廓清术)或再次手术切缘仍为阳性者,需辅助外照射放疗。

对于淋巴结状态而言,淋巴结阴性(前哨淋巴结或腹股沟股淋巴结),术后可随访观察。前哨淋巴结阳性,可考虑外照射放疗±同期化疗,或行系统性腹股沟股淋巴结切除术,术后外照射放疗±同期化疗(尤其适合≥2 个前哨淋巴结阳性或单个淋巴结>2 mm 的前哨淋巴结转移患者)。腹股沟股淋巴结切除术后发现淋巴结阳性,建议外照射放疗±同期化疗。

(2)局部晚期肿瘤　大病灶的 T2 期和 T3 期。腹股沟淋巴结和外阴病灶分步处理。先做影像学检查:①如影像学检查未发现可疑淋巴结,先行腹股沟/股淋巴结切除术。若术后病理组织学检查结果为淋巴结转移阳性,行外阴原发灶/腹股沟区/盆腔外照射放疗+同期化疗。若淋巴结转移阴性，则行外阴原发灶（±选择性覆盖腹股沟淋巴结区）的外照射放疗+同期化疗。②如影像学检查发现可疑淋巴结（包括局限于盆腔的M1期淋巴结转移），则不行腹股沟/股淋巴结切除术，可考虑对增大的淋巴结进行细针穿刺活检，确认转移后行原发灶/腹股沟区/盆腔外照射放疗+同期化疗。或可选择行腹股沟股淋巴结切除术。若术后病理组织学检查结果为淋巴结转移阳性，行外阴原发灶、腹股沟区及盆腔的外照射放疗+同期化疗。若淋巴结转移阴性，则行外阴原发灶±选择性覆盖腹股沟淋巴结区的外照射放疗+同期化疗。

（3）肿瘤转移超出盆腔　任何期别的T、任何期别的N和超出盆腔的M1期病变，可考虑局部控制或姑息性外照射放疗和（或）化疗，或者采用最佳的支持治疗。

7. 预防　注意外阴部清洁卫生，每日清洗外阴部；积极治疗外阴瘙痒，外阴出现结节、溃疡或色素减退疾病，应及时就医，对症治疗。

（二）外阴恶性黑色素瘤

外阴恶性黑色素瘤（vulva malignant melanoma）与其他部位的黑色素瘤生物学行为方面显著不同，预后也显著差于后者。恶性黑色素瘤是来自于神经嵴黑色素细胞且较少见的恶性肿瘤。黑色素细胞主要位于皮肤表皮，镶嵌于基底细胞之间，因此恶性黑色素瘤好发于皮肤及近皮肤的黏膜。

外阴恶性黑色素瘤占外阴恶性肿瘤2%～3%，居外阴恶性肿瘤第2位。常来自结合痣或复合痣。可发生于任何年龄，多见于小阴唇和阴蒂，特征是病灶稍隆起，有色素沉着，结节状或表面有溃疡；表现有外阴痛痒、出血、色素沉着范围增大。典型者诊断不困难，但需根据病理检查区别良性与恶性。

1. 病因　外阴恶性黑色素瘤常来源于结合痣或复合痣。可能与遗传有关，有家族史者可能有多发病灶和良好预后倾向。其他因素如妊娠、性伙伴、激素影响等也未显示出与外阴黑色素瘤发病有关。

2. 病理　黑色素细胞主要位于皮肤表皮，镶嵌于基底细胞之间，因此恶性黑色素瘤好发于皮肤及近皮肤的黏膜。

（1）大体　常见于无毛发分布区，65%～70%起自于或累及外阴的黏膜面，25%仅累及一侧大阴唇，10%累及阴蒂，约有20%的患者就诊时呈广泛病变。临床经常可见到局部皮肤或黏膜呈蓝黑色、黑褐色或无色素不等，病变界限不清，病灶为扁平、凸起或息肉状，可有溃疡、肿胀或皮肤卫星状转移结节形成等改变。病变范围小者数毫米，大者十几厘米。10%的黑色素瘤为无色素的黑色素瘤。

（2）镜下　黑色素瘤由上皮细胞、痣细胞和梭状细胞组成，这3种细胞的黑色素程度不同。组织形态变化很大，可类似于上皮或间叶来源的肿瘤，也可类似于未分化癌。细胞大小差异明显，呈圆形、多角形、梭形或多形性。核异型性明显，亦可见多核或巨核细胞。常有明显的核仁，核分裂象多见。瘤细胞多呈巢状或弥漫分布，少数浅表型瘤细胞仅在表皮内浸润。

（3）分型　按照黑色素瘤的生长发展方式可分为以下3种类型。

1）浅表蔓延型：尖锐，边缘呈弧形，表面隆起不平，可出现结节。外观呈杂色，有褐、棕、灰、黑、粉红和白色混合组成。在侵犯基质以前有一个范围相对较大放射状生长阶段，一旦进入向基质垂直生长浸润阶段，临床疾病进展相当快。浅表蔓延型约占皮肤黑色素瘤的

70%，1/2～2/3 的外阴黑色素瘤表现为浅表蔓延型生长。

2）结节型：有黑色和蓝黑色两种，表面光滑或不平。此型仅存在垂直浸润生长阶段，病史短暂，在诊断时具有较深的基质浸润。此型占皮肤黑色素瘤的 10%～15%，占外阴黑色素瘤的 25%～50%。

3）雀斑型：覆盖面积大而边沿不齐，颜色为深浅程度不同的棕色，其特点为放射状生长，向深部浸润发展，确诊时一般属晚期。该型占外阴黑色素瘤的 0%～10%。

3. 临床表现　外阴黑痣色素加深、体积增大、生长加快或溃破、发炎和出血等，需警惕恶变。晚期与其他外阴恶性肿瘤类似，最常见的主诉是外阴肿块；其次为外阴出血或瘙痒，外阴溃疡、排尿困难、疼痛。头痛和体重减轻不太常见，这些症状往往出现于较晚期的患者。疾病的晚期腹股沟转移可出现肿胀。一些合并有先前存在痣的患者痣增大等改变。

4. 诊断　根据黑色素瘤的病史、症状和体征，初步获得外阴黑色素瘤的诊断并不困难。

（1）早期诊断　将明显改善预后，特别是表浅扩散型及恶性雀斑型，本病早期征象可归纳为 4 点，即 ABCD 征象：A（asymmetry），不对称病变；B（border irregularity），边缘不规则；C（color variegation），颜色多样；D（diameter enlargement），直径扩大。注意这 4 点往往可以得到较早的诊断。

（2）组织病理学诊断　对黑色素瘤是必须具备的，术前可通过简单病灶直接涂片细胞学检查的方法行初步筛查，协助早期诊断。对任何外阴色素性疾病都应引起高度警惕，特别是呈结节型的或色素加深的都应做组织病理学检查以便明确诊断。但是对任何外阴色素沉着性病变禁忌任意做局部活检，以免人为导致肿瘤的扩散和促使肿瘤转移。对可疑者要明确诊断，应在做好手术切除的准备下，一般应将整个色素区域包括周边正常皮肤 2～3 mm 一并切除。切除的标本进行快速冰冻切片检查，如确诊为恶性黑色素瘤，即进一步做扩大手术。对于较大的病灶，也可在住院手术准备下行楔形活检或点式活检，活检应注意组织深度以利分期。

（3）免疫组织化学染色　黑色素瘤细胞 Keratin、Vimentin、S-100、HMB-45 等抗原的联合组织化学染色有助于黑色素瘤的诊断和鉴别诊断。一般 Keratin 呈阴性染色，Vimentin 及 S-100 全部阳性反应。HMB-45 为恶性黑色素瘤的特异性抗体，对黑色素瘤有高度敏感性及特异性，以此进行免疫组化染色，可辅助病理诊断。无色素的黑色素瘤也可行组织培养产生黑色素。

5. 鉴别诊断　外阴黑色素瘤须与外阴色素沉着性皮肤病损相鉴别。外阴常见的良性色素沉着病损有单纯性着色斑、外阴的黑变病、各种痣、黑棘皮症、脂溢性角化病。外阴恶性肿瘤如鳞癌、基底细胞癌、外阴 Paget 病等也具有色素沉着改变的特点。由于黑色素瘤组织结构表现的多样性，光镜下黑色素瘤细胞中的上皮样细胞须与鳞癌和腺癌相鉴别，梭形细胞须与平滑肌肉瘤相区别，有时还须与绒癌相区别，寻找细胞及组织内的色素颗粒对诊断有帮助。

（1）外阴皮肤痣　痣生长缓慢，局部病损稳定，表面高出皮肤，光镜下可以鉴别。若痣出现色素沉着范围扩大、色素加深、表面有溃疡出血，尤其是外阴有毛发的皮肤部位的痣，应高度怀疑是痣的恶变。

（2）尿道肉阜　尿道口周围的黑色素瘤易误诊为尿道肉阜，肉阜淡红色或深红色，边界清，表面光滑，生长慢，质软，无明显的色素沉着，仔细体检结合病理改变容易鉴别。

（3）外阴基底细胞癌　多见于老年妇女，好发在大阴唇前部，肿瘤生长缓慢，常伴有出血及溃疡形成，肿瘤硬，边界清，表面粗糙呈颗粒状，可为黑色，色素沉着一般在病灶的周围，须与黑色素瘤鉴别，镜下可以鉴别。

（4）外阴 Paget 病　多发生在绝经后妇女，病变多位于大阴唇和肛周，大小不等，呈湿疹样变化，可形成浅溃疡和结痂，边界清。镜下有 Paget 细胞浸润，也可见吞噬黑色素的细胞。常与浅表型的黑色素瘤相混淆，通过免疫组化染色可以鉴别。

6. 治疗　外阴恶性黑色素瘤预后较差。临床上争取早期发现、早期诊治。

（1）手术治疗　手术是最主要最有效的治疗手段。目前，手术治疗争议的焦点仍然是外阴局部手术范围和区域淋巴结切除的问题。病理确诊后应立即选择适当范围手术治疗，早期低危患者可选择局部病灶扩大切除（切缘距肿瘤>2～3 cm），晚期或高危组选用广泛性外阴切除及腹股沟淋巴结切除。

（2）免疫治疗　为首选的术后辅助治疗，常用干扰素、卡介苗、白介素-2 等。

（3）化疗　不敏感，一般用于晚期或姑息治疗的患者。常用药物有达卡巴嗪、替莫唑胺、沙利度胺等。

7. 预防　对于一名女性最简单的检查方法是洗浴时的自我检查，对于已婚育女性应做定期妇科检查，以便及时发现病变。一旦发现外阴色素痣增大、隆起、出血、溃疡及瘙痒等症状，均应及时到医院就诊，尽量做到早期诊断、早期治疗。

应注意个人卫生，保持外阴清洁。在穿着方面，应选用对外阴皮肤刺激较小的全棉内裤，以及宽松、柔软、透气的外裤，以减少对外阴皮肤的摩擦。

（三）外阴基底细胞癌

外阴基底细胞癌（vulvar basal cell carcinoma）较少见，恶性度低。病变多呈局部浸润，易复发，生长缓慢，很少转移，占外阴恶性肿瘤的 2%～3%。多见于 55 岁以上绝经后期妇女。

1. 病因　外阴基底细胞癌为来源于外阴上皮基底细胞的恶性肿瘤。外阴基底细胞癌真正病因不明。紫外线照射、人乳头瘤病毒感染、癌基因 *p*53 突变与其发生可能密切相关。而梅毒、慢性感染、外伤、放射治疗、砷剂可能也与其有关。

2. 病理

（1）分型　有 3 种基本类型，可单独存在，也可混合存在。

1）结节溃疡型：表现为一实质性结节，中间形成深溃疡，边缘隆起呈围堤状隆起，为侵蚀性溃疡。

2）扁平型：病灶较表浅、扁平，表面粗糙呈蜡状、丘疹、红斑样，带有黑色素或呈微红色，质地较硬。

3）息肉型：息肉状赘生物表面完整。

（2）镜下　见肿瘤组织自表皮基底层长出，细胞成堆伸向真皮或间质，轮廓如棒状或不规则地图形分布。分化好的基底细胞癌有时呈囊性、腺性或角化等形态的细胞和未分化的、成分一致的细胞混合而成。癌细胞团中央可见大量黑色素和鳞状上皮角化珠。在细胞团巢的外线为栅栏状排列的一层细胞，呈柱形，梭长杆形、深色，其长轴呈栅栏状排列，相当于表皮的基底细胞。在中央部分的细胞，核呈卵形，胞质也不多；有的含较多色素而呈深色。组织结构多种多样，有的呈巢团状，巢内有角化珠；也有巢内出现腺腔样空隙；有的细胞巢团与表皮基层相连，有的接近毛囊形状。不管哪一种都具有一特征，即瘤组织边缘部总有一层栅状排列的基底状细胞。

组织学上基底细胞癌应与皮肤汗腺癌和毛发癌区别，汗腺瘤有2层细胞排列特点，毛发癌有始基毛囊的结构。这两者皆无边缘栅状排列的基底细胞层的特征。此外尚应与基底样细胞癌鉴别，后者发病年龄较轻，组织学上有挖空细胞，对HPV DNA的检测呈阳性结果，这些是基底细胞癌所缺乏的。

3. 临床表现　外阴基底细胞癌病灶多为单发，偶为多发。临床表现为局部瘙痒和烧灼感，也可无症状。大阴唇有小的表浅肿块呈侵蚀性溃疡，发展缓慢，很少侵犯淋巴结。有溃疡形成可出现疼痛或有出血、渗出，并有血性臭味分泌物。可有身体其他部位基底细胞癌的病史。查体时可见位于大阴唇，也可在小阴唇、阴蒂和阴唇系带出现。常表现为小的病灶，病灶早期呈灰色，几乎有些半透明，位于变薄的上皮下，小结节直径常常<2 cm。20%伴发其他癌瘤，如外阴鳞癌、恶性黑色素瘤、乳腺癌、子宫颈癌或皮肤癌。

4. 诊断　根据临床表现和检查可诊断，病理组织学检查确诊。外阴基底细胞癌生长发展缓慢，很少侵犯淋巴结，所以从出现症状到诊断治疗，往往经过较长时间，若在外阴部仅见一个病灶，应检查全身皮肤有无基底细胞癌。

5. 鉴别诊断　需注意与外阴鳞癌及其他外阴良性疾病如外阴白斑、溃疡等相鉴别。

6. 治疗　治疗原则是较广切除局部病灶，无须做外阴根治术及腹股沟淋巴结清扫术。单纯局部切除后约20%局部会复发，需再次手术。但是对于那些病变范围较广、浸润较深的患者，应行外阴广泛切除。若疑有腹股沟淋巴结转移者应行活体组织检查，病理证实有转移时应作腹股沟淋巴结清扫术，腹股沟深淋巴结转移者应行盆腔淋巴结清扫术。若合并鳞状细胞癌者则需行外阴广泛切除加双侧腹股沟淋巴结清扫。

7. 预防　其他部位的基底细胞癌，如头面部的基底细胞癌可能与日光有关，但这仍不能完全解释全部外阴基底细胞癌的原因。不在或尽量少在烈日下活动，必须在烈日下工作者应搞好皮肤保护。从事接触X射线或热辐射工作需做好防护。避免皮肤直接接触石油、沥青、焦油及砷等化学物质。积极治疗皮肤慢性病症，如溃疡、炎症、烧伤瘢痕、日光性角化症、脂溢性角化症、皮肤白斑等。定期体检，增强体质，提高自身免疫力。

（王　晶　唐　郢）

第三节　宫颈肿瘤

一、宫颈上皮内瘤变

宫颈上皮内瘤变(cervical intraepithelial neoplasia，CIN)是指宫颈上皮非典型增生发展至原位癌的一系列癌前病理变化，反映了子宫颈癌发生、发展中的连续过程。传统的 CIN 根据细胞异常程度和累及范围分为 CINⅠ、CINⅡ、CINⅢ。而后低级别鳞状上皮内病变（low-grade squamous intraepithelial lesion，LSIL）和高级别鳞状上皮内病变（high-grade squamous intraepithelial lesion，HSIL）的二级分类系统又被引用到宫颈组织病理诊断中，即 CINⅠ/CINⅡ p16 蛋白阴性，归为 LSIL，CINⅡ p16 蛋白阳性/CINⅢ归为 HSIL，相比传统的 CIN 三级划分更适用，且降低了病理诊断的变异性。随着子宫颈癌筛查的开展和推广，宫颈上皮内瘤变患者逐年增多且有年轻化趋势，而对癌前病变的管理及干预是阻止宫颈浸润癌发生的重要环节。

（一）病因

1. 病毒感染　流行病学调查发现人乳头瘤病毒（HPV）感染是子宫颈癌及癌前病变的首要因素。HPV 感染可分为两类：即致癌型和非致癌型感染。大多数 HPV 感染是暂时的，且引起疾病进展的风险很小，只有很少一部分感染具有持续性。HPV 基因亚型是感染持续及进展最重要的决定因素，其中 HPV 16 和 HPV 18 亚型，致癌风险最高。高危型 HPV 产生病毒癌蛋白，其中 E6 和 E7 分别作用于宿主细胞的抑癌基因 *p53* 和 *Rb* 使之失活或降解，继而通过一系列分子事件导致癌变。

2. 性行为异常　诱因主要包括：过早初次性交<16 岁、性生活糜烂或同时拥有数个性伴侣、性生活不洁等。如果男性伴侣患有前列腺癌、阴茎癌，也容易引发子宫颈癌。

3. 社会因素　我国子宫颈癌在分布上有着显著的特征，其发病与经济水平、文化水平、职业、卫生服务设施以及个人身体综合素质等有关。除此以外，维生素摄取量少、叶酸匮乏、吸烟等也会导致患有子宫颈癌。

4. 妊娠与生产的次数　结合流行病学研究可知，频繁流产、过早结婚、过早生育等都会增加子宫颈癌的发病概率。

5. 体重超标　过于肥胖会致使雌激素快速生成并分泌，最终引起子宫颈癌。科学研究显示，正常体重者患子宫颈癌的概率是过度肥胖者患病概率的 1/2。

6. 肿瘤家族病史与长期服用避孕药　近年来，WHO 国际癌症研究会公布一项数据，长时间口服避孕药的女性子宫颈癌的发病率是未服用者的 3～4 倍。

（二）宫颈的组织学特点

宫颈上皮由宫颈阴道部鳞状上皮和子宫颈管柱状上皮组成。

1. 宫颈阴道部鳞状上皮　被覆宫颈阴道部的复层鳞状上皮，与阴道穹隆上皮相连续，由深至浅可分为基底带、中间带及表浅带。基底带由基底细胞和旁基底细胞组成。基底细胞和旁基底细胞含有表面生长因子受体、雌激素受体、孕激素受体。基底细胞为储备细胞，无明显细胞增殖表现，在某些因素刺激下可以增生。旁基底细胞为增生活跃的细胞，中间带与表浅带为完全不增生的分化细胞，细胞渐趋死亡、脱落。年轻妇女受激素影响，鳞状上皮增生较活跃，糖原增多。年长或老年妇女鳞状上皮呈萎缩状，糖原减少或消失。妊娠时表层细胞明显增生。

2. 宫颈管柱状上皮　为分化良好细胞，而柱状上皮下细胞为储备细胞，储备细胞在一些刺激因素作用下可增生，并具有双向分化潜能。

3. 转化区　也称为移行带。在胚胎 20 周,鳞状上皮向头侧生长,至即宫颈外口与子宫颈管柱状上皮相邻,形成原始鳞柱交界部。青春期后,在雌激素作用下,子宫颈发育增大,子宫颈管柱状上皮及其下的间质成分到达宫颈阴道部,使原始鳞柱交界部外移。在阴道酸性环境或致病菌作用下,外移的柱状上皮逐渐被鳞状上皮替代,形成新的鳞柱交界部。原始鳞柱交界部与新鳞柱交界部之间的区域,称为转化区。转化区未成熟的化生鳞状上皮代谢活跃,在人乳头瘤病毒等的刺激下,发生细胞异常增生、分化不良、排列紊乱、细胞核异常、有丝分裂增加,最后形成 CIN。因此转化区是宫颈上皮内瘤变和子宫颈癌的好发区域。

(三)病理

CIN 是与子宫颈浸润癌密切相关的一组癌前病变,反映子宫颈癌发生、发展中的连续过程,包括宫颈非典型增生及宫颈原位癌。

1. 宫颈不典型增生　鳞状上皮不典型增生细胞既具有异型性,又保持分化能力。镜下特点为:①细胞核增大、深染,大小形态不一;②染色质增多粗大;③核浆比例增大;④核分裂增多;⑤细胞极性紊乱至消失。根据细胞异型程度及上皮累及范围,宫颈不典型增生又分为轻、中、重度(或 3 级)。

(1)轻度不典型增生(Ⅰ级)　细胞异型性轻,异常增生的细胞仅限于上皮层的下 1/3,中、表层细胞正常。

(2)中度不典型增生(或称Ⅱ级)　细胞异型性明显,异常增生的细胞限于上皮层的下 2/3 未累及表层。

(3)重度不典型增生(或称Ⅲ级)　细胞异型性显著,异常增生的细胞占据上皮内 2/3 以上或达全层。

2. 宫颈湿疣　组织学上分 3 类:①外生型,镜下呈乳头状生长;②内生型,上皮向间质内生长;③扁平型,最为常见,缺乏上述两型的特点,但细胞具有不典型改变易误认为 CIN。

Meisels 等曾首先描述的主要镜下特点为:①上皮中表层出现挖空细胞,细胞增大核呈现异型性,可见双核或多核,核周胞质中有不规则的空晕区域,而外周的胞质致密;②棘细胞增生;③表层可见过度角化或不全角化细胞;④间质乳头状增生向表面突起。其中挖空细胞是 HPV 感染最典型的表现。

3. 宫颈原位癌

(1)宫颈原位鳞癌的基本特点　癌细胞仅限于上皮内,基底膜完整,无间质浸润。病理特征为:①细胞排列紊乱,无极性;②细胞核大,核浆比例增大;③核异型性大,染色深浅不一;④异常核分裂象多见,在上皮各层均可发现。

(2)根据发生部位形成 3 类不同的细胞类型　①大细胞角化型;②大细胞非角化型;③小细胞型。

原位癌累及腺体十分常见,仍具有基底膜完整而无间质浸润的特点。原位癌累及腺体是指不典型增生的鳞状上皮细胞向基底部伸展,累及宫颈管黏膜中的腺体颈部,肿瘤边界清晰周围间质无炎性反应,并可见残留的高柱状腺管上皮,如累及的腺体明显膨大、变形或互相融合、细胞分化不良时易发生浸润,应予重视,需与镜下浸润鉴别。

(四)临床表现

1. 症状　宫颈上皮内瘤变一般无任何症状表现。偶尔可表现为接触性阴道出血,异常白带如血性白带、白带增多,不规则阴道出血或绝经后阴道出血。

2. 体征　应在充足照明条件下进行观察,宫颈可光滑,或表面可呈糜烂样、结节状表现。病变如果位于子宫颈管内,容易遗漏。

(五)诊断

由于 CIN 常缺乏典型的临床表现,根据临床检查难以诊断 CIN,趋于借助多种辅助诊断方法的联合使用,但最后确诊须靠病理检查。宫颈细胞学涂片+宫颈多点活检(碘染肉眼观察/VIA 或阴道镜下)+颈管刮术已成为 CIN 和早期子宫颈癌普遍采用的综合早诊方法,早诊技术方面有较大进展。

1. 宫颈脱落细胞学检查　定期行宫颈脱落细胞学检查是发现宫颈上皮内瘤变最为经济、快捷、简便的诊断方法,也是诊断的必需步骤。相对于高危 HPV 检测,其特异性高,但灵敏度较低。目前使用较多的是液基细胞涂片法和 TBS 分类报告系统。

2. 高危型 HPV DNA 检测　相对于细胞学检查其敏感性较高,特异性较低。检测高危 HPV DNA 联合细胞学检查应用于子宫颈癌筛查,可大幅提高子宫颈癌前病变的检出率和灵敏度。可用于细胞学检查异常的分流,也可作为子宫颈癌初筛的方法。

3. 阴道镜检查　阴道镜检查对发现子宫颈癌前病变有重要作用,通过镜下观察宫颈表面上皮以及毛细血管有无异常,确定病变部位进行活检,可提高活检的阳性率和诊断的准确率。若细胞学检查为 ASCUS 合并高危 HPV DNA 检测阳性,或低级别鳞状上皮内病变及以上者,应行阴道镜检查。阴道镜活检的同时应注意宫颈管刮术的重要性,满意的阴道镜检查和高质量的病理检查对于子宫颈癌前病变的准确诊断及正确治疗至关重要,如基层医院不具备相应条件应转诊到上级医院。

4. 宫颈活检　在阴道镜辅助下,对可疑病变部位取活组织进行病理检查是确诊宫颈上皮内瘤变的标准方法。在不具备阴道镜的医疗单位,也可以应用 3% 或 5% 醋酸后或碘溶液涂抹宫颈后肉眼观察,在有醋白上皮或碘不着色处取活检,送病理检查。

(六)鉴别诊断

1. 宫颈柱状上皮异位　宫颈外观色泽较红,光滑,当伴有间质增生形成、颗粒型或乳突型糜烂面时,不易与子宫颈癌前病变相鉴别,需借助宫颈细胞学、阴道镜检查或经活检确定。

2. 宫颈息肉　少数子宫颈癌前病变可呈息肉状生长,为了防止漏诊,宫颈取下的息肉组织应做病理检查。

3. 宫颈结核　宫颈结核症状上除有不规则阴道出血和大量白带外,可有闭经史及结核体征,宫颈外观可见多个溃疡,甚至菜花样赘生物,亦需活检进行鉴别。

4. 宫颈乳头状瘤　为良性肿瘤,仅见于妊娠期,状如菜花、质硬,可有接触性出血及白带增多,可经活检鉴别,本病无须处理,产后多可自行消失。

(七)治疗

1. LSIL(CIN Ⅰ/CIN Ⅱ p16 蛋白阴性)的处理　约 60% CIN Ⅰ 会自然消退,对于 CIN Ⅰ 的处理,年轻女性及孕妇处理比较保守,采取随诊动态观察,其他均需要结合之前的细胞学检查及 HPV DNA 检测结果,进行综合评价治疗。

(1)对于细胞学检查为 ASC-US、LSIL 或 HPV 检测为 HPV 16(阳性)、18(阳性)或持续

HPV 感染的 CIN Ⅰ患者　建议观察 1 年不予治疗。12 个月时进行 HPV 检测和细胞学联合筛查，如筛查结果均为阴性，则每年进行依据年龄的筛查（<30 岁行细胞学检查，≥30 岁行联合检查），直至 3 年时筛查都为阴性，则回归常规筛查。如果出现 1 次细胞学病变为 ASC-US 及以上或 HPV 阳性，则行阴道镜检查。如果 CIN Ⅰ持续至少 2 年，继续随访或治疗这 2 种方式均可采用。在阴道镜检查充分的前提下，治疗可选择表面破坏（物理治疗）或病变切除的方式。

（2）对于细胞学检查为 ASC-H 或 HSIL、AGC 的 CIN Ⅰ患者　如果阴道镜检查充分且宫颈管取样阴性，推荐诊断性锥切或在 12 个月、24 个月时行联合筛查，随访中如发现 1 次 HSIL，则转诊进行诊断性锥切；如联合筛查发现 HPV 阳性或者细胞学改变未到达 HSIL，则行阴道镜检查；如联合筛查均阴性，则推荐在 3 年后依据年龄重新筛查。

2. HSIL（CIN Ⅱ p16 蛋白阳性/CIN Ⅲ）的处理　CIN Ⅲ进展为癌的概率非常高，一旦诊断，需积极处理。对于诊断有争议的 CIN Ⅱ，采用 p16 免疫组化染色，p16 阳性的 CIN Ⅱ按照 CIN Ⅲ处理，p16 阴性的 CIN Ⅱ按照 CIN Ⅰ处理。另外 Ki-67 免疫组化染色在 CIN Ⅱ的分流中也是比较有潜力的方法。

（1）初始处理　除外年轻女性及孕妇，如阴道镜检查充分的患者，宫颈锥切或者破坏治疗均可。对于复发的 CIN Ⅱ、CIN Ⅲ或 CIN Ⅱ/Ⅲ，阴道镜检查不充分或宫颈管活检发现 CIN Ⅱ、CIN Ⅲ、CIN Ⅱ/Ⅲ以及不能分级的 CIN，均推荐采用诊断性锥切，不建议表面破坏治疗。另外，子宫切除不作为初始的首选治疗。年轻女性 CIN Ⅱ、CIN Ⅲ的处理相对保守，需个体化处理。

（2）治疗后随访　推荐在治疗后 12 个月和 24 个月时行联合筛查以提高特异度及敏感度，如联合筛查阴性，3 年后重新筛查；如联合筛查中任何结果异常，推荐阴道镜检查同时行宫颈管取样；如所有筛查均阴性，推荐至少 20 年的常规筛查，即使筛查持续到 65 岁以上。对于 HPV 检测阳性的患者，不采用重复治疗或子宫切除术。锥切术后切缘阳性或宫颈管取样发现 CIN Ⅱ、CIN Ⅲ、CIN Ⅱ/Ⅲ者，最好在治疗后 4～6 个月时行细胞学检查和宫颈管取样，也可采用再次诊断性锥切，若重复诊断性锥切不可行，子宫切除也可接受。

3. 妊娠期女性　妊娠期的 CINⅡ、Ⅲ的患者多可观察。妊娠期间，增高的雌激素使柱状上皮外移宫颈阴道部，转化区的基底细胞出现不典型增生改变，且妊娠期免疫功能可能低下，易患 HPV 感染。CINⅡ、Ⅲ对妊娠本身不构成风险，如治疗反而增加出血及流产的风险。可每 2 个月行阴道镜和细胞学检查，产后 6～8 周再次进行评估处理。只有出现病变加重或细胞学提示浸润癌的情况下，才推荐采用重复活检的方式。在怀疑浸润癌的情况下推荐诊断性锥切。

4. 原位腺癌的处理　原位腺癌的处理存在争议。原位腺癌最显著的特点是多灶性及病变不连续，故锥切易存在残留病灶。对于已完成生育且经诊断性锥切术确诊的原位腺癌患者，最好采用全子宫切除术。如有生育要求，也可保守治疗，采用锥切术，如切缘或颈管内取样为 CIN 或原位腺癌，最好再次切除或在第 6 个月时宫颈细胞学、HPV 检测、阴道镜检查及颈管内取样相结合的方式重新评估。对未行子宫切除术的患者推荐进行长期随访。

（八）预防

1. 控制性行为　避免过早进行性行为，保持性生活清洁，经期不过性生活，不要做不适当的阴道清洗。实施晚婚晚育、严格实行计划生育对于降低发病率有重要的意义。

2. 定期体检　定期体检是防治子宫颈癌及其他癌症的有效方法。一旦发现瘤变情况，需及时采取措施进行治疗。

3. 及时治疗生殖系统疾病　生殖系统疾病不及时治疗或未采用正确方法治疗，可造成炎症长期累积，有可能会导致病变组织发生非典型增生而演变成癌。

4. 注意子宫颈癌早期信号　女性若发现如不明原因的阴道流血，即使是极少量的，也不能忽略。应及时到医院进行检查，看是否出现宫颈上皮内瘤变。

二、子宫颈癌

子宫颈癌（cervical cancer）是全球范围排名第 4 位的常见恶性肿瘤，也是女性面临的主要健康问题。85% 的子宫颈癌病例发生在发展中国家，也是这些地区癌症死亡的主要原因。持续性人乳头瘤病毒（HPV）感染是子宫颈癌发病的重要要因素，在子宫颈癌发病率高的国家，HPV 的患病率为 10%～20%，HPV 疫苗可防止感染相应的 HPV，从而预防妇女患子宫颈癌。子宫颈癌好发年龄段为 40～60 岁，目前还有年轻化趋势。子宫颈癌主要病理组织学类型为鳞状细胞癌（占 70%～80%），腺癌近年来发生率有上升趋势（占 20%～25%），腺鳞癌（占 3%～5%），其他少见病理类型有宫颈透明细胞癌、神经内分泌癌、肉瘤、恶性淋巴瘤及黑色素瘤等。子宫颈癌的转移途径主要为直接蔓延和淋巴转移，血行转移较少见。近年来随着宫颈细胞学和 HPV 筛查的广泛应用，使子宫颈癌和癌前病变得以早期发现和治疗，明显降低了子宫颈癌的发病率和死亡率。

（一）病因

一般认为，病毒感染、多重性伴侣、太年轻发生性行为、抽烟、长期使用避孕药，是子宫颈癌的危险因素。

1. 病毒感染　人乳头瘤病毒感染是最根本、最重要原因。常见的高危型别包含第 16、18、31、33 型等，而以第 16 型和第 18 型最为重要。人乳头瘤病毒的 *E6* 与 *E7* 基因被认为和致病最有关系，它们抑制了 *P53* 以及 *Rb* 两个肿瘤抑制基因。人乳头瘤病毒会从受伤的宫颈上皮，以及宫颈上皮的“鳞状柱状上皮过渡区”感染细胞。虽然绝大部分的感染属急性感染，一旦演变成慢性感染便容易癌化。多重性伴侣者会增加感染概率，使得慢性感染的可能性增加。

2. 性行为及分娩次数　女性的宫颈口“鳞状柱状上皮过渡区”在年轻时分布在靠外侧处，随着年龄、生产数增加，这个过渡区会往子宫内部移动。过渡区分布越靠外侧，则受人乳头瘤病毒感染的机会就越大。子宫颈癌患者绝大多数是已婚的女性，未婚女性则极少见，所以过早性生活、早婚或多产的女性，其患病危险性比一般女性成倍增高。

3. 其他行为因素　①吸烟也会增加宫颈病变及子宫颈癌的发生率。②营养不良、卫生条件差也可影响疾病的发生。③子宫颈癌与宫颈糜烂、裂伤及外翻有密切关联。④包皮垢因素与子宫颈癌发病率也有密切关联。⑤疱疹病毒侵入，会引起子宫癌前病变导致肿瘤发生。⑥性激素和雌激素等因素，能促进子宫及阴道组织生长和刺激宫颈上皮增生，且比较容易导致肿瘤病变的发生。

（二）病理

常见鳞癌、腺癌和腺鳞癌 3 种类型。

1. 鳞癌　按照组织学分化分为 3 级：Ⅰ级为高分化鳞癌，Ⅱ级为中分化鳞癌（非角化性大细胞型），Ⅲ级为低分化鳞癌（小细胞型），多为未分化小细胞。

2. 腺癌　占子宫颈癌 15%～20%。主要组织学类型有 2 种。①黏液腺癌：最常见，来源于宫颈管柱状黏液细胞，镜下见腺体结构，腺上皮细胞增生呈多层，异型性增生明显，见核分裂象，癌细胞呈乳突状突入腺腔。可分为高、中、低分化腺癌。②恶性腺瘤：又称微偏腺癌，属高分化宫颈管黏膜腺癌。癌性腺体多，大小不一，形态多变，呈点状突起伸入宫颈间质深层，腺上皮细胞无异型性，常有淋巴结转移。

3. 腺鳞癌　占子宫颈癌的 3%～5%。是由储备细胞同时向腺细胞和鳞状细胞分化发展而形成。癌组织中含有腺癌和鳞癌两种成分。

（三）临床表现

早期子宫颈癌常无明显症状和体征。颈管型患者因宫颈外观正常，症状相对出现较晚，易漏诊或误诊。随病变发展，可出现以下表现。

1. 症状

（1）阴道流血　多为接触性出血，还可表现为绝经后阴道流血或不规则阴道流血。出血量和出血时间不定，外生型出血较早，量多，内生型出血较晚。如有大血管受侵蚀，出血量多。

（2）阴道排液　多数患者阴道有白色或血性、稀薄如水样或米泔状、有腥臭排液。晚期患者因癌组织坏死伴感染，可有大量米汤样或脓性恶臭白带。

（3）晚期症状　根据癌灶累及范围出现不同的继发性症状。如尿频、尿急、便秘、下肢肿痛等；癌肿压迫或累及输尿管时，可引起输尿管梗阻、肾盂积水及梗阻性肾功能衰竭；晚期可有贫血、恶病质等全身衰竭症状及多器官转移的相应症状。

2. 体征　原位癌及微小浸润癌可无明显病灶，随病情发展可出现不同体征。子宫颈癌一般可分为外生型、内生型、溃疡型、颈管型，其体征因各型差异而不同。

（1）外生型　最常见病灶向外生长，状如菜花，组织脆，触之易出血，又称菜花型。常累及阴道。

（2）内生型　癌灶向宫颈深部组织浸润，整个宫颈段膨胀大如桶状，表面光滑或见柱状上皮异位。

（3）溃疡型　癌组织坏死脱落形成凹陷性溃疡或空洞，形如火山口，伴恶臭。

（4）颈管型　癌灶隐蔽在宫颈管，侵入宫颈及子宫下段供血层以及转移到盆壁的淋巴结，是由特殊的浸润性生长扩散到宫颈管。

另如阴道壁受累时，可见赘生物生长或阴道壁变硬；宫旁组织受累时，双合诊、三合诊检查可扪及宫颈旁组织增厚、结节状、质硬或形成冰冻盆腔状。

（四）诊断

根据病史、症状、妇科检查和（或）阴道镜检查并进行宫颈组织活检可以确诊。

1. 临床检查

（1）全身检查　全身浅表淋巴结有无肿大，尤其是锁骨上及腹股沟等部位的淋巴结要仔细检查。癌转移性淋巴结一般表现为淋巴结增大，质地较硬而不平，进而可多个淋巴结融合、粘连、固定。

（2）妇科检查　全面的妇科检查非常重要，是确定子宫颈癌临床分期最重要的手段。盆腔检查要求对宫颈局部及毗邻盆腔组织进行全面仔细地检查，应进行三合诊检查：顺序从外阴、阴道到宫颈及子宫体与附件。如果患者无法耐受或查体不配合，无法满意触诊，可以在麻醉下进行妇科检查比较客观决定临床分期。盆腔检查具体描述如下。

1）外阴：除晚期患者外，多无转移灶。

2）阴道及穹隆：癌肿累及阴道及穹隆，妇检时可见癌灶、组织增厚、变硬。

3）宫颈：早期宫颈可光滑或轻度糜烂样，同宫颈炎。随肿瘤的进展，根据不同的类型，可有不同的表现。外生型宫颈赘生物呈息肉、乳头或菜花样突起；内生型宫颈肥大、质硬，宫颈管增粗如桶状；晚期癌组织坏死脱落形成溃疡。

4）宫旁：癌肿侵及子宫主韧带或子宫骶韧带时，局部增厚，呈结节状，变硬，形成结节或团块直达盆壁，即"冰冻"骨盆。需行三合诊检查。

5）子宫体：一般正常大小，当癌灶侵犯子宫时或有宫腔积脓时，可引起子宫增大、固定。

2. 辅助检查

（1）宫颈/阴道脱落细胞检查　目前为发现子宫颈癌的主要手段，特别是对临床体征不明显的早期病变的诊断。

（2）高危型 HPV DNA 检测　持续的 HPV 感染导致子宫颈癌的发生。根据病毒致病力大小，HPV 分为高危型和低危型两大类。目前发现的 15 种高危型 HPV 致瘤病毒，如 HPV 16、18、31、33 和 35 等，主要引起子宫颈癌、外阴癌等恶性肿瘤，其中 HPV 16 和 HPV 18 是最常见的引起子宫颈癌的两种亚型，HPV 16 与宫颈鳞癌关系密切。高危型 HPV DNA 检测还可用于治疗后的疗效判断。

（3）宫颈活组织检查　取宫颈组织学活检进行病理检查是最终确诊子宫颈癌的金标准。如多次活检仍不能确诊者，须用切取法进一步采取较深部组织。同时应注意对患者进行宫颈管刮术。当临床不能排除宫颈管癌，或不能确定有无浸润和浸润深度时，可行宫颈锥形切除送病理检查。有条件的医疗机构，对于疑难病理（腺癌或小细胞癌等少见情况），应行免疫组化检查进一步鉴别诊断。

（4）阴道镜检查　通过观察宫颈表面上皮及毛细血管确定病变部位，提高活检的阳性率，对发现子宫颈癌前病变、早期子宫颈癌有重要作用。阴道镜活检的同时应注意宫颈管刮术的重要性。

（5）膀胱镜、直肠镜检查　临床上怀疑膀胱或直肠受侵的患者应对其进行相应的膀胱镜、直肠镜检查。没有条件的单位应转上级医院诊治。

（6）影像学检查　在子宫颈癌诊断中影像学检查的价值主要是对肿瘤转移、侵犯范围和程度的了解（包括评价肿瘤局部侵犯的范围，淋巴结转移及远处器官转移等），以指导临床治疗并用于疗效评价。子宫颈癌的影像检查方法如下。

1）腹盆腔超声检查：包括经腹部及经阴道（或直肠）超声检查两种方法。主要用于宫颈局部病变的观察，同时可以观察盆腔及腹膜后区淋巴结转移情况，以及腹盆腔其他脏器的转移情况。

2）盆腔 MRI：软组织分辨率高，是显示宫颈病变最佳的影像学方法，可以明确地分辨病变与周围正常结构的界限，特别是明确病变与直肠、膀胱、阴道等结构的关系。同时也可观察双侧腹股沟、盆腔及腹膜后区淋巴结转移的情况。依照 MRI 表现提高术前分期的准确率。

3）胸部射线摄影及胸部 CT 检查：包括胸部正侧位片，主要目的是为了排除肺转移，必要时行胸部 CT 检查，不要求增强。

4）放射线核素骨扫描：仅用于怀疑有骨转移的患者。

5）PET-CT：用于淋巴结及远处转移的诊断，特别在治疗后，如放、化疗后判断是否肿瘤纤维化残存或复发转移方面具有重要的价值。

（7）肿瘤标志物检查　肿瘤标志物异常升高可以协助诊断、疗效评价、病情监测和治疗后的随访监测，尤其在随访监测中具有重要作用。鳞状细胞癌抗原是宫颈鳞状细胞癌诊治过程中最常被检测的血清学肿瘤标志物。另一部分宫颈腺癌患者有 CA125 升高，部分宫颈黏液腺癌患者有癌胚抗原（carcinoembryonic，CEA）升高。

3. 临床分期　采用国际妇产科联盟（FIGO，2018 年）的临床分期标准（表 13-5）。临床分期是确定子宫颈癌治疗方案的重要依据，判断治疗效果及预后的重要因素，亦有利于国际资料的可比性。妇科检查是确定子宫颈癌临床分期最重要的手段。临床分期需要 2 名高级职称妇科医师决定，对某一特定患者的分期存在疑问时，必须归于较早的分期。分期一旦在治疗前确定，治疗后不能改变。复发病例仍诊断原分期，不得再分期。淋巴血管腔隙浸润不影响分期。MRI、CT 或联合 PET-CT 有助于制订治疗计划，但不改变原来的分期。手术分期尚未引入分期中。

表 13-5　国际妇产科联盟（FIGO，2018 年）子宫颈癌分期

分期	描述
Ⅰ期	癌灶局限在宫颈（是否扩散至子宫体不予考虑）
ⅠA	仅在显微镜下可见浸润癌，最大浸润深度<5 mm
ⅠA1	间质浸润深度<3 mm
ⅠA2	间质浸润深度≥3 mm，<5 mm
ⅠB	浸润癌浸润深度≥5 mm（超过ⅠA 期），癌灶仍局限在子宫颈
ⅠB1	间质浸润深度≥5 mm，癌灶最大径线<2 cm
ⅠB2	癌灶最大径线≥2 cm，<4 cm
ⅠB3	癌灶最大径线≥4 cm
Ⅱ期	癌灶超越子宫，但未达阴道下 1/3 或未达骨盆壁
ⅡA	侵犯上 2/3 阴道，无宫旁浸润
ⅡA1	癌灶最大径线<4 cm
ⅡA2	癌灶最大径线≥4 cm
ⅡB	有宫旁浸润，未达盆壁

续表 13-5

分期	描述
Ⅲ期	癌灶累及阴道下 1/3 和(或)扩展到骨盆壁和(或)引起肾盂积水或肾无功能和(或)累及盆腔和(或)主动脉旁淋巴结
ⅢA	癌灶累及阴道下 1/3,没有扩展到骨盆壁
ⅢB	癌灶扩展到骨盆壁和(或)引起肾盂积水或肾无功能
ⅢC1	仅累及盆腔淋巴结
ⅢC2	仅累及腹主动脉旁淋巴结
Ⅳ期	肿瘤侵犯膀胱黏膜或直肠黏膜(活检证实)和(或)超出真骨盆
ⅣA	转移至邻近盆腔器官(膀胱黏膜或直肠黏膜)
ⅣB	转移至远处器官

注:如分期存在争议,应归于更早的期别:①可利用影像学和病理学结果对临床检查的肿瘤大小和扩展程度进行补充用于分期;②淋巴脉管间隙浸润(lymph-vascular space invasion,LVSI)不改变分期,不再考虑病灶浸润宽度;③需注明ⅢC期的影像和病理发现,例如影像学发现盆腔淋巴结转移,则分期为ⅢC1r,假如是病理学发现的,则分期为ⅢC1p,需记录影像和技术的类型

(五)鉴别诊断

主要依据宫颈活组织病理检查,与有临床类似症状或体征的各种宫颈病变相鉴别。

1. 宫颈良性病变　如宫颈柱状上皮异位、宫颈结核性溃疡、生长活跃的宫颈息肉、宫颈黏膜下肌瘤和宫颈管肌瘤等。

2. 转移性子宫颈癌　较多见的是原发子宫内膜癌转移至宫颈,原发性恶性黑色素瘤、肉瘤及淋巴瘤、转移性癌等。

(六)治疗

子宫颈癌患者一旦诊断明确,就应拟定恰当的治疗方案。治疗方法包括手术、放疗、化疗和综合治疗。放射治疗适合各期子宫颈癌,多用于中、晚期,体外和腔内放射治疗配合。手术治疗是早期子宫颈癌的首要治疗手段,也是处理某些晚期或中心性复发子宫颈癌不可或缺的手段。根据临床分期、患者年龄、生育要求、病理类型、全身情况、医疗技术水平及设备条件综合考虑制订适当的个体化治疗方案,有条件的医院应该建立多学科诊疗模式。年轻患者的增多,目前更强调保留生育功能的治疗,合理选择治疗方式直接关系到患者的预后。

1. 手术治疗　手术优点是年轻患者可保留卵巢和阴道功能及生育功能。主要用于早期子宫颈癌(ⅠA～ⅡA 期)患者,以保证切除足够的无瘤边带,特殊类型如腺癌、神经内分泌癌等手术指征可以适当放宽。对于局部晚期、大癌灶ⅠB2-ⅡA2(>4 cm)患者是否采取手术治疗仍存有争议。未绝经,年龄<45 岁的宫颈鳞癌患者可保留卵巢功能,术中同时行卵巢移位并标记。

(1)不保留生育功能的子宫切除术类型

A 型:单纯子宫切除术。适用于ⅠA1 期患者,可以选择开腹或腹腔镜。

B 型:次广泛子宫切除术加双侧盆腔淋巴结切除术,范围还包括切除部分骶韧带,切断输尿管进入子宫阔韧带处子宫主韧带和切除阴道 1 ~ 2 cm 及盆腔淋巴结。适用于ⅠA1 期伴脉管浸润和ⅠA2 期患者,可以选择开腹、腹腔镜或机器人腹腔镜技术。

C 型:保留神经的广泛子宫切除术加双侧盆腔淋巴结切除术,为标准的子宫颈癌根治手术,切除范围还包括靠盆壁处切除子宫主韧带,紧贴骶骨切断骶韧带和阴道上段 1/4 ~ 1/3 以及盆腔淋巴结,必要时切除腹主动脉旁淋巴结。适用于没有明显转移的局部疾病:ⅠB1-ⅠB2、选择性ⅡA 期患者,可以选择开腹、腹腔镜或机器人腹腔镜。

(2)年轻患者要求保留生育功能的宫颈切除术类型

1)宫颈锥切术:微小浸润癌,即ⅠA1 期、无脉管浸润、无淋巴转移者,可行宫颈锥切术。ⅠA1 期伴淋巴脉管浸润者也可行锥切(切缘需阴性),加腹腔镜下盆腔前哨淋巴结显影或盆腔淋巴结切除。推荐冷刀锥切,锥切的形状和深度须与病灶大小、形状和瘤变部位相适应,同时行宫颈管搔刮术。

2)单纯宫颈切除术:适用于ⅠA1 期患者,经阴道切除。

3)广泛宫颈切除术加淋巴结切除术:用于经仔细筛选的ⅠA2 期和ⅠB1 期鳞癌,病灶直径<4 cm 需要保留生育功能患者,小细胞神经内分泌癌和腺癌不适合保留生育功能。手术范围类似 C 型广泛性子宫切除术,但保留子宫体。可以选择经阴道、开腹、腹腔镜或机器人腹腔镜。

(3)盆腔脏器廓清术(根据患者具体情况) 因手术损伤和切除范围均大,对适于该手术的患者选择应慎重。一般认为适用于放疗后盆腔中心性复发或病灶持续存在,有治愈可能的年轻、全身情况好的患者。术前需明确是否存在远处转移。如果复发仅限于盆腔,可进行手术探查。未侵犯盆壁及淋巴结者可切除盆腔器官。根据肿瘤的位置采用前、后或全盆腔器官廓清术。若有足够的手术切缘,可保留盆底和肛门括约肌。

(4)前哨淋巴结显影 该技术已经被应用于经选择的Ⅰ期子宫颈癌患者手术程序中。肿瘤直径<2 cm 时检测率和显影效果最好。直接在宫颈的 3 和 9 点或 3、6、9、12 点位置注射染料或放射性胶体 ^{99m}Tc,通过荧光摄像头显影、γ 探测器探测或直接肉眼观察,在术中识别前哨淋巴结。前哨淋巴结通常位于髂外血管内侧、侧脐韧带外侧或闭孔窝的上部分。需严格按照以下检测流程:切除所有显影的淋巴结[这些淋巴结如苏木精-伊红(hematoxylin-eosin,HE)]染色无转移,病理专家需采用更高级的检测技术→切除任何可疑淋巴结(不论有无显影)→ 一侧没有显影淋巴结时,切除该侧髂内和髂外等高危淋巴结→肿瘤和宫旁组织整块切除。应用前哨淋巴结技术可为术后的辅助治疗提供依据,同时也可减少术后淋巴水肿的发生率。

(5)手术的主要并发症及处理 由于子宫颈癌手术范围广,创面较大,涉及髂血管、膀胱、输尿管和肠道等盆腔重要脏器,常会出现各种并发症。充分认识和掌握并发症的发生发展规律和预防与处理措施,是提高子宫颈癌手术治愈率和减少手术并发症的关键问题。近年来子宫颈癌的手术并发症已明显降低。

1)术中、术后出血:术中损伤血管导致出血,尤其是静脉因壁薄更易损伤,应用血管缝线间断或连续缝合,如静脉管径较粗,静脉远端可加压阻断血流。如缺损较大,可采用补片协助修补。渗血严重者,可填塞纱条,紧压出血部位,术后在 7 d 内分次抽出纱条。髂内动脉结扎术是常用的减少术中出血的有效方法。一旦术中止血彻底,术后一般不会继发大出血。术中出血点漏扎或止血不充分、凝血功能障碍、过度抗凝或继发感染可能导致术后出血,可采用抗炎、止血药物、压迫或缝扎可见的出血点等。如有活跃的盆腹腔内出血,通常有开腹止血或血管栓塞止血指征。

2)膀胱损伤:如果膀胱损伤表浅可用2-0可吸收线行间断缝合。如膀胱已破裂,应仔细辨认破裂的边缘及输尿管开口的位置,行双层缝合。如膀胱三角区损伤,应行膀胱镜检确认输尿管完好。术后应留置导尿管持续引流7~14 d。

3)输尿管损伤:损伤方式多为离断、电凝、钳夹、牵连成角、缺血等,发生输尿管损伤应植入输尿管支架,离断需用4-0到6-0可吸收缝线进行规则缝合修补 。术毕放置负压引流管。

4)直肠损伤:应判断损伤是否穿透肠壁。如果损伤仅仅是直肠浆肌层,可用细丝线间断缝合浆肌层,加固薄弱层。若全层损伤且无粪便污染,可采用分层缝合。如损伤严重,应行肠切除及吻合术,必要时做结肠造瘘术。

5)输尿管瘘和膀胱阴道瘘:为子宫颈癌根治性手术较常见的术后并发症。近年来由于手术方法的改进,损伤性尿瘘已明显减少。临床表现为阴道持续性排出清亮液体。膀胱瘘和输尿管瘘的鉴别:先用干纱布填塞阴道,然后膀胱内注入亚甲蓝溶液。如阴道内纱布蓝染则提示膀胱阴道瘘。如填塞纱布未染蓝,则应静脉注射靛卡红,如阴道内纱布红染,则提示瘘最有可能起源于输尿管。行静脉肾盂造影或膀胱造影亦可区分。对于输尿管瘘,可通过膀胱镜下放置输尿管支架管,让其自行愈合,3个月后拔除支架管。如放置支架失败,则需行手术治疗。手术时间和方式的选择取决于发现尿瘘的早晚,保护肾功能应放首位。

6)淋巴囊肿:主要发生于淋巴结清扫术后,远端的淋巴回流受阻,或淋巴液不能引流出而局限,形成了淋巴囊肿。通常没有症状,个别患者可表现为相应的压迫症状,为下腹部局限性隐痛,或自己扪及大小不等的肿块。淋巴囊肿合并感染时,则伴有发热和局部疼痛加剧。主要通过超声检查诊断。无症状的小淋巴囊肿可观察,有压迫症状和感染症状的大淋巴囊肿,则需要引流及抗感染治疗,同时囊肿区域用大黄、芒硝湿敷及针灸和理疗等。

7)深静脉血栓:手术时间长、血管内皮受损、血流缓慢、高凝状态等导致深静脉血栓形成,并有可能继发肺栓塞,危及患者生命,应积极防治。典型表现为单侧下肢肿胀和疼痛,尤其是腓肠肌压痛,并伴有不明原因的低热,彩色多普勒超声检查是最常用的确诊手段。目前更强调预防措施,应考虑在术前注射低剂量的抗凝剂。术后一旦诊断立即制动至少1周,防止已形成的血栓脱落,抬高患肢促进静脉回流。给予低分子肝素抗凝治疗,3 d后加用华法林口服,这种抗凝治疗的交叠主要是因为凝血障碍的反弹。一般不行溶栓治疗和手术取栓。

8)膀胱功能障碍:常因术中损伤支配膀胱的神经,导致尿潴留、排尿困难、继发尿路感染等。手术时应注意尽量保留输尿管外侧的血供,减少神经纤维损伤。对术后尿潴留最重的是预防和控制尿路感染。

2. 放射治疗　子宫颈癌是放射治疗疗效最好的肿瘤之一,放射治疗也是子宫颈癌的主要治疗方法之一。子宫颈鳞状细胞癌对放射线高度敏感,腺癌对放射线中度敏感,而宫颈解剖特点及在盆腔的位置又有利于腔内放射治疗,这些都是子宫颈癌适合放疗的基础。放疗适用于各期的子宫颈癌,但主要应用于ⅡB期以上中、晚期子宫颈癌患者及不能耐受手术治疗的早期子宫颈癌患者。手术治疗后病理检查发现有高危因素的患者亦需辅助放射治疗。

放疗包括体外照射（常规技术、适形技术、调强技术）和腔内照射及二者联合应用。以顺铂为基础的子宫颈癌同步放、化疗较单纯性放疗可以提高疗效，进而提高生存率、降低死亡风险，同步放、化疗已成为中、晚期子宫颈癌标准治疗模式。传统放疗剂量的参照点定为 A 点、B 点，A 点位于宫颈外口水平上 2 cm，子宫中轴外 2 cm 处；B 点位于同一水平，于 A 点外侧 3 cm处。

（1）放疗技术

1）外照射（external-beam radiation therapy，EBRT）：以 CT 为基础的放疗计划辅以适形挡板是 EBRT 的标准方案。体外照射剂量参考点多年来一般均以“B”点为计算点。放疗剂量多为 45 Gy（40～50 Gy）。放疗体积依据影像学检查确定，MRI 是判断肿瘤浸润周围软组织和宫旁组织的最佳方法。PET 有助于未手术的患者判断淋巴结转移情况。

ⅰ. 常规放疗：是一种传统定位、治疗方法，给予常规分割剂量，二维和计算对照射靶区进行剂量计算的传统放疗模式。常规放疗尚有 20%～30% 子宫颈癌患者得不到根治。另有为 20%～30% 患者出现放疗后并发症，其中放射性直肠炎为 10%～20%，放射性膀胱炎为 3%～5%。主要采用四野箱式照射或等中心前后对穿照射，依据骨性标记定位，建议应用高能 X 射线照射。照射野上界在 L_4～L_5 水平，下界在闭孔下缘，外界在真骨盆外 1.5 cm 处，侧野的前界包括了耻骨联合，后界一般在 S_2～S_3 间隙水平，此范围覆盖整个病灶区域及宫旁组织和子宫骶韧带、骶前淋巴结及其他可能受累淋巴结和足够的阴道组织（至少在病灶外 3 cm），ⅢA 期患者包括全部阴道。如影像学检查未发现肿大淋巴结，放射野需要包括髂外淋巴结、髂内淋巴结和闭孔底部。如发生淋巴结转移的风险较大，放射野还需要覆盖髂总淋巴结区。如有髂总动脉或腹主动脉旁淋巴结转移，则需要进行延伸野外照射，包括腹主动脉旁，上界达到肾血管水平，并包括受累淋巴结。常规分割照射剂量：单次剂量为 1.8～2.0 Gy，每周 5 次；Ⅰ～Ⅱ期，总剂量 40～45 Gy，每次 1.8～2.0 Gy，本期疗程 4～5 周；Ⅲ～Ⅳ期，总剂量为 45～50 Gy，每次 1.8～2.0 Gy，本期疗程 5～6 周。

ⅱ. 精确放疗：包括立体定向放射治疗、三维适形放射治疗、三维适形调强放疗，是集临床放疗学、医学影像图像处理技术、计算机技术、加速器工程技术等为一体的治疗手段，是放疗技术进步的里程碑。使用该技术时，应尤其重视计划的设计，注重细节、保证计划具有可重复性。准确界定靶区和正常组织、考虑患者接受放疗时内脏器官的运动、软组织的形变、定期进行物理质量控制是成功应用适形技术的重要保证。根据妇科检查以及影像学情况确定肿瘤靶区（gross tumor volume，GTV），以子宫颈癌直接扩散和淋巴结转移途径确定临床靶区（clinical target volume，CTV），一般包括子宫（未行手术者）、宫颈、上 1/2 阴道（阴道浸润达下 1/3，进行全阴道照射）、宫旁、闭孔、髂内、髂外、髂总淋巴结。以 CTV 外放一定距离（0.5～1.0 cm）形成计划靶区（planning target volume，PTV）。放疗剂量：50 Gy/1.8～2Gy/5～6 周，靶区内剂量均匀性在±5% 范围内，同时评估危及器官，如直肠、乙状结肠、膀胱、小肠、髂骨、骶尾骨、耻骨、股骨头及股骨颈等。TOMO 调强技术对野内和野外的散射更小，能够很好兼顾靶区与卵巢受量，在靶区附近的正常组织需要避开时仍能很好维持靶区剂量的均匀性。

2）近距离放疗：近距离放疗是以放疗为初始治疗患者治疗方案的重要组成部分。常可通过腔内施源器（宫腔内管和阴道插植物保持器）完成。可根据患者及肿瘤的解剖特点来选择近距离放射时使用的阴道施源器,包括卵圆体、环状体和阴道圆筒。将密封的放射源直接放入人体的天然管腔内(如子宫腔、阴道等)为腔内照射。放射源直接放入肿瘤组织间进行照射为组织间照射,二者统称为近距离照射。子宫颈癌的腔内放疗有其自然的有利条件,宫颈、子宫体及阴道对放射线耐受量高、放射源距肿瘤最近、以较小的照射体积和较短的照射时间取得较大的放疗效果,且对周围组织的受量小。缺点是照射剂量不均匀(也是优点),放射源有放射污染。多数情况下可在 EBRT 后期进行,这时肿瘤体积已明显缩小,近距离放疗器械容易到达合适的位置。

ⅰ. 二维内照射:后装腔内放射治疗是先将空载的放射容器置于体腔内病变部位,然后在有防护屏蔽的条件下远距离地将放射源通过管道传输到容器内进行治疗。剂量以"A"点为参考点计算,根据其对"A"点放射剂量率可分为 3 类:低剂量率(0.667 ~3.33 cGy/min)、中剂量率(3.33 ~20 cGy/min)、高剂量率(>20 cGy/min)。相比低剂量率,高剂量率放疗的时间短,易于防护,减少医护人员的工作量,提高工作效率,患者易于接受,故目前应用较多的为高剂量率后装治疗方法。后装腔内放疗的治疗计划系统多模拟经典的斯德哥尔摩法、巴黎法等。后装腔内治疗的方法很多,一般情况下每周 1 ~2 次,宫腔和阴道可同时或交叉进行,每周"A"点剂量在 5 ~10 Gy,"A"点总剂量在 35 ~45 Gy,整个疗程体外加腔内放疗剂量因临床分期、肿瘤大小的不同而异,一般 A 点所接受总剂量在 80 ~90 Gy,一般宫颈病灶直径大于 4 cm 时,A 点剂量应大于 85 Gy。在治疗过程中要注意控制膀胱和直肠的受量应在其耐受水平。阴道下 1/3 受侵者还需加阴道塞照射阴道,以黏膜下 0.5 ~1.0 cm 为参考点,每周 1 次,共 2 ~4 次。部分极早期患者(如ⅠA2 期),单用近距离放疗即可治愈。

ⅱ. 三维内照射:因每次治疗时放射源的位置可能改变,肿瘤体积亦经常在变化,所以理论上的"A"点剂量与实际剂量会有差异。且肿瘤是立体的,只用一点的剂量来表示不能反映出肿瘤的真正受量。而在影像引导下的三维后装腔内治疗机的计划系统可以设计出较理想的、立体的放射治疗剂量曲线,在提高肿瘤剂量的同时,减少正常组织的剂量,提高肿瘤的局控率。相比"A"点参考剂量更有意义。

(2)初治病例的根治性放疗　未手术者需内外照射联合,同步增敏化疗。放疗前先进行 CT、MRI、PET 等影像学评估。盆腔外照射剂量 45 ~50 Gy,在 20 ~30 Gy 后开始加用内照射。ⅠB1 期、ⅡA1 期 A 点所接受的总剂量 80 ~85Gy,ⅠB2 期、ⅡA2 期、ⅡB 期、Ⅲ期、ⅣA 期的 A 点总剂量≥85 Gy。若影像学检查发现腹主动脉旁淋巴结转移,需行延伸野外照射,淋巴瘤区剂量尽可能达 60 Gy。若腹股沟淋巴结转移,照射野需包括腹股沟淋巴引流区。当放疗剂量较大,需要特别注意正常组织能接受的放疗耐受剂量,应严格控制位于高剂量区内正常器官接受的剂量,避免过量照射。也可先选择手术分期,先行腹膜外或腹腔镜下淋巴结切除术,根据淋巴结有无转移和阳性淋巴结所处的位置决定进一步治疗。Ⅳb 期患者可行姑息放疗缓解症状。

(3)子宫颈癌根治术后的辅助放疗　术后病理学检查发现高危、中危因素(如淋巴结转移、切缘阳性、宫旁浸润、深肌层浸润、宫颈局部肿瘤体积大以及脉管瘤栓等)时,需要进行术后辅助放疗。放疗野至少需要包括以下位置:阴道断端下 3 ~4 cm、宫旁组织和邻近淋巴结基底部(如髂外淋巴结和髂内淋巴结)。有淋巴结转移时放疗野的上界需要外延。推荐进行标准分割放疗,剂量为 45 ~50 Gy,阴道残端内照射 10 ~20 Gy,对于明显增大的淋巴结,需要通过高度适形 EBRT 追加放疗剂量 10 ~ 15 Gy。

(4)术前放疗　术前放疗目的是缩小局部肿瘤，降低肿瘤的活力，避免手术时肿瘤扩散以及减少局部复发的机会。主要采用腔内放疗，适应于ⅠB 期宫颈有较大的外生型肿瘤、ⅡA 期阴道侵犯患者、病理检查细胞分化差的、黏液腺癌、腺鳞癌等。少数放疗后未控、病灶或者子宫超出近距离放射所能涉及放疗区域的患者，放疗后辅助子宫切除术 。

(5)术中放疗　是指在开腹手术时，对存在风险的瘤床区域或无法切除的孤立性残留病灶进行单次、靶向、大剂量放疗。主要用于术前对化疗、放疗反应差的原发性晚期或复发性子宫颈癌者。进行术中放疗时，可直接将正常组织(如肠管和其他器官)从放疗危险区中排开。放射源的形态可根据手术确定的危险区域提前设计，可限制照射的面积和深度，避免周围正常组织接受不必要的照射。

(6)子宫颈癌放疗常见的并发症及处理　子宫颈癌放疗引起的并发症以直肠、膀胱反应最为明显，可分为近期反应和远期反应。发生原因有阴道狭小、子宫过于前倾或后倾、腔内放射源位置不当、放射剂量过高等。放疗反应不可避免，但是要避免造成放射损伤。

1)近期反应：是指发生在放疗中或放疗后 3 个月内的反应。

ⅰ. 全身反应：食欲减退、乏力、恶心、呕吐等，白细胞、血小板轻度下降，其反应程度与机体的神经类型、年龄、全身情况等均有关系。一般经对症治疗，多能继续放疗。

ⅱ. 直肠反应：多发生在放疗开始 2 周后，主要表现为：大便次数增多、黏液便、大便疼痛、便血，可建议患者用高蛋白、多种维生素、易消化的食物和止泻药物。严重者暂停放疗。

ⅲ. 膀胱反应：多发生在放疗开始 3 周后，表现为尿频、尿急、尿痛，严重者可有血尿，抗炎止血治疗，症状可好转。严重者暂停放疗。

ⅵ. 内照射相关反应：操作中出现出血、疼痛，可用止血药物或纱布填塞。应减少子宫穿孔和宫腔感染的发生，严格操作程序。

2)远期并发症：常见的有放射性直肠炎、放射性膀胱炎、放射性小肠炎、盆腔纤维化、阴道狭窄等。如发生直肠瘘管、肠穿孔、膀胱阴道瘘等，需手术治疗。放疗后需进行阴道冲洗半年至 1 年，防止阴道狭窄和粘连。

3. 化疗　子宫颈癌的化疗主要应用于放疗增敏即同步放、化疗，可提高疗效，降低复发风险。另外，还有术前的新辅助化疗以及晚期远处转移、复发患者的姑息治疗等。

(1)根治性同步放、化疗　同步或序贯化疗是提高晚期子宫颈癌局部控制率的一条途径，能改善子宫颈癌的盆腔控制率，提高治愈率。适应证：ⅡB-ⅣA 期，局部晚期(ⅠB2、ⅡA 宫颈局部肿瘤>4 cm)，术后高危因素的放疗(切缘阳性、淋巴转移、宫旁浸润、深肌层浸润和淋巴脉管间隙浸润等)。以顺铂为基础的同步放、化疗大样本前瞻性随机对照临床研究结果证明同步放、化疗能明显改善生存率，使死亡危险下降 30% ~ 50%，因而奠定了同步放、化疗在子宫颈癌综合治疗中的地位，被推荐为子宫颈癌治疗的新标准。NCCN 指南推荐单药顺铂每周方案或以顺铂为基础的联合方化疗方案，如顺铂+紫杉醇、顺铂+紫杉醇+贝伐单抗、顺铂+拓扑替康。顺铂+紫杉醇方案反应率、无进展生存期均优于顺铂单药，而且血小板减少症和贫血症发生率较其他联合化疗方案更低，更易于管理。含贝伐单抗的联合化疗方案可改善患者的总生存期。

(2)新辅助化疗　新辅助化疗是指患者在手术或放疗前的化疗，目的在于：缩小肿瘤体积，消灭微转移灶和亚临床病灶，使原来不能手术的患者获得手术机会，提高肿瘤切净率。目前主要用于局部肿瘤大的早期患者，但因其可混淆手术切除标本的病理学因素，也可能去除阳性的淋巴结和宫旁，使术后高危因素评价复杂化，减少了术后的辅助治疗，故新辅助化疗尚有争议。

(3)术后辅助同步放、化疗　对于存在高危因素(淋巴结阳性、宫旁阳性、切缘阳性)的患者，推荐行术后辅助同步放、化疗，方案为顺铂周疗或顺铂+氟尿嘧啶。

(4)复发、持续子宫颈癌的全身治疗及姑息化疗　复发子宫颈癌的化疗效果较差，文献报道的单一药物化疗的缓解率在20%～35%，顺铂是最常用的单药。以铂类为基础的联合化疗也有大量报道，但并没有证据显示联合化疗比单药更有效。近期许多作者对新的单药及新的联合用药进行临床研究，几种新药显示出较好的疗效，包括紫杉醇(泰素)、伊立替康、长春瑞滨。NCCN子宫颈癌治疗指南推荐的用于复发或转移癌可供选择的一线单药化疗药物有：卡铂、顺铂、紫杉醇、吉西他滨和拓扑替康。一线化疗方案还包括：卡铂/紫杉醇、顺铂/紫杉醇、顺铂/紫杉醇/贝伐珠单抗、顺铂/拓扑替康、拓扑替康/紫杉醇、拓扑替康/紫杉醇/贝伐珠单抗、顺铂/吉西他滨。二线化疗药物有：多西紫杉醇、表柔比星(表阿霉素)、5-氟尿嘧啶、异环磷酰胺、伊立替康、丝裂霉素等。

4. 子宫颈癌的分子靶向治疗　随着分子生物学技术的提高和从细胞受体和增殖调控的分子水平对肿瘤发病机制的进一步认识，开始了针对细胞受体、关键基因和调控分子为靶点的治疗，称之为分子靶向治疗。靶向治疗具有特异性强、效果显著、基本不损伤正常组织的优点，是新世纪内科肿瘤学发展的重要方向，在临床中越来越受到重视。

(1)靶向治疗的优势

1)个体化治疗成为可能：通过对患者的病理组织进行相应的受体表达检测和基因突变的检测，使用相应的药物，从而使治疗具有明显的针对性和个体化。

2)治疗方法更简便可行：有些靶向治疗药物是口服给药，骨髓抑制轻，严重的细胞毒药物的不良反应很少见，患者依从性和耐受性良好，可在门诊和家庭给药，患者很容易接受。

3)在一定程度上解决细胞毒药物的多药耐药性：分子靶向治疗药物大多对传统化疗无效或化疗后复发的肿瘤患者中仍有一定的疗效。

4)能改善肿瘤患者的生活质量　对于晚期肿瘤患者，细胞毒药物可以使部分患者的生存期得到延长，但往往不良反应较大，不少患者对治疗不良反应非常的恐惧。分子靶向治疗药物能够单独用于肿瘤治疗，通常能很快改善患者的症状，而治疗的不良反应小，为患者所接受。

(2)子宫颈癌靶向治疗药物主要分类

1)血管内皮生长因子：贝伐珠单抗。

2)表皮生长因子受体拮抗剂：曲妥珠单抗、西妥昔单抗。

3)酪氨酸激酶拮抗剂：吉非替尼、伊马替尼。

(3)靶向治疗不良反应　不同的靶向药物，长期应用会引起不同程度的不良反应，如皮疹、腹泻、出血、血栓形成，胃肠瘘、水肿、过敏反应、心脏毒性、肝功能损伤、高血压、免疫功能低下等。

5. 单纯子宫切除时意外发现的宫颈浸润癌　意外发现的子宫颈癌是指单纯筋膜外子宫切除术后意外发现的浸润性子宫颈癌。对其处理首先应复核病理切片，然后进行全面评估，包括体格检查、相关血液检测(血常规、肝肾功能、鳞状细胞癌抗原)，影像学检查包括胸片、

CT 或 PET-CT 或 MRI。对于无淋巴脉管间隙浸润的Ⅰ A1 期患者,可观察随访。对于有淋巴脉管间隙浸润的Ⅰ A1 期或Ⅰ A2 期及以上更高期别的肿瘤,取决于切缘状态。切缘和影像学检查均阴性并无高危和中危因素者,可选择:①盆腔外照射+阴道近距离放疗±含顺铂的同期化疗。②宫旁广泛切除加阴道上段切除+盆腔淋巴结切除±腹主动脉旁淋巴结取样。如有中危因素(如原发肿瘤大、深部间质浸润、淋巴脉管间隙浸润),建议行盆腔外照射±阴道近距离放疗。对肉眼见病灶残留、影像学检查阳性、淋巴结±宫旁阳性和(或)手术切缘阳性的患者,建议行同期放、化疗。如果切缘阳性、影像学检查阴性,建议行盆腔外照射+含顺铂同期化疗±个体化近距离放疗。阴道切缘阳性者,建议行个体化近距离放疗。

6. 复发性子宫颈癌的治疗　复发性子宫颈癌是指子宫颈癌患者经用某种或某几种根治性方法治疗,已经治愈一段时间后,肿瘤再出现。宫颈复发癌治疗困难,预后差,治疗前必须进行全面的转移灶检查。单纯性局部复发的病例,如果既往没有接受放疗或者复发部位在原来放疗野之外,可以考虑手术切除,后续个体化外照射加或不加化疗及阴道近距离放疗。再次复发的患者建议参与临床试验或化疗或支持治疗。放疗后中心性复发者可考虑盆腔器官廓清术,加或不加术中放疗。复发病灶直径≤2 cm 的中心性复发,也可以考虑行广泛性子宫切除术或阴道近距离放疗。对于非中心性复发者,可选择个体化外照射±化疗或切除加术中放疗或参加临床试验或化疗或支持治疗。远处转移适合局部治疗者,可选择手术切除±外照射或局部消融±外照射或个体化外照射±同步化疗,还可用化疗。不适合局部治疗者建议参与临床试验或化疗或最好的支持治疗。

7. 妊娠合并子宫颈癌　妊娠合并子宫颈癌较少见,大多数为Ⅰ期患者。选择延迟治疗直至胎儿成熟还是立即接受治疗是患者和医生必须做出的困难选择。应由包括肿瘤妇科、产科、儿科在内的多学科专家共同参与制订治疗方案。所有的治疗措施均应在与患者及其配偶充分讨论后做出决定,尊重他们的意见。推迟治疗直至胎儿成熟的患者应该接受剖宫产,并可在剖宫产的同时行广泛性子宫切除术和盆腔淋巴结切除术。经阴道广泛性宫颈切除术已在部分早期妊娠合并子宫颈癌患者中成功实施。

(七)预防

1. 一级预防　子宫颈癌的一级预防包括排除病因和高危因素,通过普及防癌知识,提倡晚婚、少育,排除性生活紊乱,避免吸烟等因素,从根本上阻断、防止子宫颈癌的发生。随着 HPV 预防性疫苗的问世,子宫颈癌的综合防治策略已提前到了对无性生活的女孩或妇女进行 HPV 疫苗接种的一级预防。目前 FDA 已经批准了 3 种 HPV 预防性疫苗上市:①2 价疫苗,包括 HPV 16、18 型;② 3 价疫苗,包括 HPV 16、18、6、11 型;③ 9 价疫苗,包括 HPV 16、18、31、33、45、52、58、6、11 型。我国获批的有 2 价疫苗和 4 价疫苗,前者推荐最适宜的人群为 9~26 岁的女性,最好在有性生活之前接种,后者可用于 20~45 岁的女性。但由于 HPV 预防性疫苗对初次性行为前的女孩或妇女才有较好的预防效果,并且它只能预防 70% 的子宫颈癌发生,因此对已接种 HPV 疫苗者仍应该进行子宫颈癌筛查。

2. 二级预防　子宫颈癌的二级预防指在大规模人群范围内,通过开展有组织的、高质量的子宫颈癌筛查和对宫颈上皮内瘤变的及时诊断、治疗,进而达到对子宫颈癌的预防,并大幅度降低子宫颈癌的发病率、死亡率。

(1)子宫颈癌筛查起始年龄为 21 岁　除人类免疫缺陷病毒(HIV)感染者外,不论初次性生活的年龄或有无其他行为相关的危险因素,年龄小于21岁女性不必进行子宫颈癌筛查。原因在于大多数年轻女性,尤其是21岁以下女性,机体具有良好和有效的免疫反应,平均能在8个月内清除相关的HPV感染或降低HPV病毒数量至无法检测的水平。随着HPV感染的消退,大多数宫颈病变也会自行消退。

(2)21~29岁女性　应每3年进行1次宫颈细胞学检查,30岁以下女性不推荐进行细胞学和HPV联合检测。

(3)30~65岁妇女　优先推荐细胞学和HPV联合检测,每5年1次,也可采用每3年单独细胞学筛查。不推荐每年进行筛查。因30岁以上女性发现的HPV感染更可能代表HPV的持续感染,而随着年龄增加,高级别鳞状上皮内病变的发生率呈上升趋势。

(4)液基细胞学和传统抹片　用于宫颈细胞学检查均可接受。

(5)对于此前筛查结果明确为阴性、无CINⅡ或更高级别病变的妇女　65岁后应停止任何方式的筛查,此前筛查结果为明确阴性的定义指在近10年内有连续3次细胞学阴性或连续2次联合检测结果均阴性,且最近一次筛查在过去5年内进行。

(6)已行全子宫切除术的妇女　如既往无CINⅡ或更高级别病变病史,应该停止常规细胞学筛查和HPV检测,也无须因任何原因重新开始筛查。

(7)与普通女性相比　具有下列危险因素的女性,可能需要针对具体情况制定更频繁的子宫颈癌筛查:HIV感染女性;免疫功能低下的女性(如实体器官移植者);出生前有过己烯雌酚接触者;CINⅡ、CINⅢ或癌症治疗后妇女。

(8)既往有CINⅡ、CINⅢ或原位腺癌病史的妇女　应在病变自然消退或临床治疗后持续筛查20年,甚至继续延长至65岁以后。

(9)已行全子宫切除妇女　如既往20年内有CINⅡ或更高级别病变,或任何时段子宫颈癌病史者,应该继续进行筛选。在初始治疗后20年内,每3年单用细胞学筛查似乎是对这些女性合理的建议。

(10)25岁及以上的女性　FDA批准的HPV初筛检测可作为目前以细胞学检查为主的子宫颈癌筛查方案的一种替代选择。

(11)无论是分流HPV检测或联合检测　细胞学ASC-US和HPV检测阴性者发生CINⅢ风险都比较低,但略高于联合检测结果均阴性的妇女,故建议3年后进行联合检测。

(12)30岁以上妇女　如联合检测细胞学结果阴性而HPV阳性,应该按以下两种方式之一处理:12个月后重复联合检测。如重复细胞学结果为ASC-US或以上的异常,或HPV仍为阳性,应行阴道镜检查。如结果均正常者,3年后再继续进行联合检测。

3.三级预防　子宫颈癌的三级预防指对子宫颈浸润癌患者进行规范化、个体化治疗。包括对晚期子宫颈癌患者的姑息治疗,减少患者及家属遭受不必要的痛苦,提高其生活质量。

(八)随访

建议治疗后2年内每3个月复查1次,第3~5年每6个月复查1次,5年后每年复查1次。随访时需进行仔细的临床评估,包括询问患者有无阴道排液,体重减轻,厌食,盆腔、髂关节、背部或腿部疼痛等提示复发的症状;全身体格检查和盆腔检查;血常规及肝肾功能检测;血鳞状细胞癌抗原检测;至少每年进行1次宫颈-阴道细胞学检查;盆腹腔超声;有症状或怀疑复发时可应用 CT/MRI/PET-CT 检查;每年 1 次胸片。

（姜红薇）

2019 NCCN 子宫颈癌指南更新

子宫颈癌诊治新进展

第四节　子宫肿瘤

一、子宫肌瘤

子宫肌瘤(uterine fibroids)又称子宫平滑肌瘤,是女性生殖器最常见的一种良性肿瘤。多无症状,少数表现为月经异常,下腹包块以及压迫症状等。如发生蒂扭转或其他情况时可引起疼痛,以多发性子宫肌瘤常见。本病确切病因不明,目前治疗方案可据病情选择随访观察、药物治疗或者手术治疗,治疗效果较好。

(一)病因

有关子宫肌瘤的病因迄今仍不十分清楚,可能涉及正常肌层的细胞突变、性激素及局部生长因子间的复杂的相互作用。

大量临床观察和实验结果表明子宫肌瘤是一种激素依赖性肿瘤,子宫肌瘤的生长依赖雌激素和孕激素。肌瘤组织中的雌激素受体量较正常子宫组织多,提示子宫肌瘤的发生与肌瘤组织局部对雌激素高敏感有关。研究证实孕激素有促进肌瘤细胞有丝分裂活动、刺激肌瘤生长作用,如孕激素及其受体缺失、单纯雌激素及其受体不能促进肌瘤生长。细胞遗传学研究显示,部分肌瘤存在细胞遗传学的异常,是源于子宫平滑肌组织的单克隆肿瘤。子宫肌瘤的基因学起源目前尚未明确。有研究表明,内科合并症如高血压、糖尿病等都是增加罹患子宫肌瘤的风险。

还有学者认为生长激素(GH)与肌瘤生长亦有关,GH 能协同雌激素促进有丝分裂而促进肌瘤生长,并推测人胎盘催乳素(hPL)也能协同雌激素促有丝分裂作用,认为妊娠期子宫肌瘤生长加速除与妊娠期高激素环境有关外,可能 hPL 也参加了作用。

此外,卵巢功能、激素代谢均受高级神经中枢的控制调节,故神经中枢活动对肌瘤的发病也可能起重要作用。子宫肌瘤多见于育龄、丧偶及性生活不协调的妇女,长期性生活失调而引起盆腔慢性充血也可能是诱发子宫肌瘤的原因之一。总之,子宫肌瘤的发生、发展可能是多因素共同作用的结果。

（二）病理

子宫肌瘤 90% 以上生长于子宫体部,仅少数(4%~8%)发生于宫颈,且多在后唇。在体部者,多长于子宫底,后壁次之,位于前壁者比后壁少一半,而以两侧者最少。就肌瘤的类型而言,以壁间肌瘤最多,浆膜下肌瘤次之,黏膜下肌瘤比较少见。子宫圆韧带、子宫骶韧带也可发生肌瘤,但较少见。

肌瘤若向子宫体表面突出,其上由一层腹膜覆盖(没有包膜),称为“浆膜下子宫肌瘤”。若继续向腹腔方向发展,最后亦可仅由一蒂与子宫相连,成为带蒂的浆膜下子宫肌瘤。瘤蒂血管是肌瘤的唯一血液循环,如发生瘤蒂扭转,瘤蒂可坏死断离,肌瘤脱落于腹腔,贴靠邻近器官组织如大网膜、肠系膜等,获得血液营养而成为“寄生性肌瘤”或“游离性肌瘤”。但可使大网膜血管部分扭转或阻塞而发生漏出作用,形成腹水等引起腹部症状。

肌瘤发生于子宫体侧壁向子宫阔韧带两叶腹膜之间伸展者,称为“阔韧带肌瘤”,属于浆膜下类型。但还有一种阔韧带肌瘤,系由子宫阔韧带中子宫旁平滑肌纤维生长而成,与子宫壁完全无关。子宫阔韧带肌瘤在其增长发展过程中常使盆腔器官、血管等发生位置与形态改变,尤其是输尿管变异,造成手术治疗上的困难。

显微镜所见:肌瘤的肌纤维排列与正常的肌纤维排列相似,但肌瘤的肌纤维较疏松,有时排列呈“S”形或扇形,构成特殊的漩涡状,肌纤维常较长或粗短。年久的肌瘤纤维比子宫肌纤维长而粗。肌纤维束之间有或多或少的结缔组织纤维,偶尔可见血管很多的肌瘤(血管性肌瘤)或富有淋巴管的肌瘤(淋巴管性肌瘤)。肌细胞核的形态多种多样,但大部分呈卵圆或杆状,胞核染色较深。在肌纤维横剖面,细胞呈圆形或多角形,具有丰富的胞质及位于中央的圆形核;纵剖面,细胞呈梭形及更清楚的长形核。

（三）临床表现

1. 症状与体征　多数患者无明显症状,仅于盆腔检查时偶被发现。若出现症状,与肌瘤的部位、生长速度及肌瘤有无变性等关系密切。

(1)异常子宫出血　为最常见的症状,表现为月经周期缩短、经量增多、经期延长、不规则阴道流血等。

(2)下腹包块　肌瘤较小时在腹部摸不到肿块,若子宫增大超过 3 个月妊娠大小时可下腹扪及肿物,伴有下坠感。

(3)白带增多　白带增多,有时产生大量脓血性排液及腐肉样组织排出伴臭味,多见于子宫黏膜下肌瘤伴感染、坏死。

(4)疼痛　一般患者无腹痛,常有下腹坠胀、腰背酸痛等,患者常合并有子宫腺肌病或者子宫内膜异位症。当浆膜下肌瘤蒂扭转时,可出现急性腹痛,肌瘤红色变时,腹痛剧烈且伴发热。除此以外,下腹剧烈疼痛应警惕肌瘤恶变。

(5)压迫症状　子宫前壁后壁下段肌瘤可压迫膀胱、尿道或直肠,引起尿频、排尿困难、尿潴留或便秘。当肌瘤向两侧生长,则形成阔韧带肌瘤,其压迫输尿管时,可引起输尿管或肾盂积水。

(6)不孕　肌瘤压迫输卵管使之扭曲,或使宫腔变形以致妨碍受精卵着床,导致不孕或流产。多数超声研究报道妊娠期子宫肌瘤的体积会保持原来的大小,有一些甚至会变小。也有部分文献报道妊娠期间子宫肌瘤会增大。有研究表明,妊娠合并子宫肌瘤患者,妊娠并发症和剖宫产率等较正常者增加,因此,合并子宫肌瘤的孕妇产前应严密随访。

(7)继发性贫血　若患者长期月经过多可导致继发性贫血,出现全身乏力、面色苍白、气短、心慌等症状。

2. 分类　按照肌瘤生长部位,可分为子宫体肌瘤和宫颈肌瘤。宫颈肌瘤较少见,因生长部位低,可嵌顿于盆腔内,产生压迫症状,手术切除困难,易损伤输尿管、膀胱。子宫肌瘤常为多发性,并且以上不同类型肌瘤可同时发生在同一子宫上,称为多发性子宫肌瘤。

根据肌瘤与子宫肌壁的关系,分为以下几类。

(1)肌壁间肌瘤　肌瘤位于肌壁内,周围均为肌层所包围,初发病时多为此类肌瘤,故最常见,占60%~70%。

(2)浆膜下肌瘤　肌壁间肌瘤向浆膜面生长,并突出于子宫表面,与浆膜层直接接触,占20%。如突入子宫阔韧带两叶之间生长,即为子宫阔韧带内肌瘤。

(3)黏膜下肌瘤　肌壁间肌瘤向宫腔内生长,突出于子宫腔内,与黏膜层直接接触,占10%~15%。此瘤可使子宫腔逐渐增大变形,并常有蒂与子宫相连,如蒂长可被挤出宫颈外口突出于阴道内。最新FIGO分类系统将黏膜下肌瘤分为:0型,完全突出到宫腔内,有蒂;Ⅰ型,凸向黏膜,肌层内的部分<50%;Ⅱ型,凸向黏膜,肌层内的部分≥50%。

(4)宫颈肌瘤　肌瘤在宫颈部位生长,因生长部位低,可嵌顿于盆腔内,产生压迫症状,手术切除困难,易损伤输尿管、膀胱。

3. 并发症

(1)感染　随着医疗卫生事业的进步,现在子宫肌瘤继发感染患者已少见,有时可见于黏膜下肌瘤继发溃烂、坏死和出血时,可有脓性或者脓血性白带伴恶臭。此外,亦可与流产后或产褥期急性子宫内膜炎并存。

(2)扭转　少见,浆膜下肌瘤可在蒂部发生扭转,引起急性腹痛,需积极治疗。

(3)子宫肌瘤合并子宫内膜癌　子宫肌瘤合并子宫体癌者占2%,远较子宫肌瘤合并子宫颈癌为高。故围绝经期子宫肌瘤患者有持续子宫出血,应警惕有无子宫内膜癌同时存在。在确定治疗前,应做诊刮。

(4)子宫肌瘤恶变　绝大部分子宫肌瘤均为良性肿瘤,仅0.4%~0.8%可发生肉瘤样变。多见于年龄偏大尤其是绝经后妇女,肌瘤在短期内迅速长大或伴有疼痛者应警惕恶变可能。

(四)诊断

具备上述子宫肌瘤的症状,妇科检查扪及子宫异常增大,子宫可均匀增大或者表面多个不规则突起,偶可见阴道内球形肿物自宫颈口内脱出,结合妇科彩超检查,可诊断子宫肌瘤。

1. 超声检查　为目前最为常用的辅助诊断方法。它可显示子宫增大,形状不规则,肌瘤数目、部位、大小及肌瘤内部是否均匀或液化、囊变等。超声检查既有助于诊断子宫肌瘤,并为区别肌瘤是否有变性提供参考,又有助于与卵巢肿瘤或其他盆腔肿块鉴别。

2. 诊断性刮宫　通过宫腔探针探测子宫腔大小及方向,感觉宫腔形态,了解宫腔内有无肿块及其所在部位。对于子宫异常出血的患者常需鉴别子宫内膜病变,诊断性刮宫具有重要价值。

3. 宫腔镜检查　在宫腔镜下可直接观察宫腔形态、有无赘生物，有助于黏膜下肌瘤的诊断。

4. 腹腔镜检查　当肌瘤须与卵巢肿瘤或其他盆腔肿块鉴别时，可行腹腔镜检查，直接观察子宫大小、形态、肿瘤生长部位并初步判断其性质。

5. 磁共振检查　一般情况下，无须采用磁共振检查，如果需要鉴别诊断是子宫肌瘤还是子宫肉瘤，磁共振尤其是增强延迟显像有助于鉴别子宫肌瘤和子宫肉瘤。在腹腔镜手术前，磁共振检查也有助于临床医师在术前和术中了解肌瘤的位置，减少残留。

（五）鉴别诊断

1. 妊娠子宫　患者有明确停经史，可有早孕反应，妇科检查提示子宫质地偏软，妇科彩超可见孕囊、胎心或胎儿。

2. 卵巢肿瘤　可能须与浆膜下肌瘤相鉴别，卵巢肿瘤患者一般无异常阴道流血，妇科检查包块多为囊性或者囊实性，子宫可与包块分开，妇科彩超、MRI 等检查可辅助鉴别。

3. 子宫腺肌病或子宫腺肌瘤　患者一般有明显痛经、可能进行性加重。妇科检查子宫常为均匀性增大，质硬。妇科彩超提示肿瘤边界不清，无明显包膜。

4. 子宫畸形　部分子宫畸形患者妇科检查可扪及子宫表面形态不规则突起，但随时间进展无增大，妇科彩超可辅助鉴别。

5. 子宫肉瘤　早期可无特异性表现，与子宫肌瘤无明显区别，具体需手术后石蜡病理切片确诊。晚期患者可表现出肿块迅速生长、腹痛、消瘦等表现。

6. 其他　子宫肥大症、子宫内翻、盆腔炎性包块等。

（六）治疗

子宫肌瘤的治疗方案需遵循个体化治疗原则，具体需根据患者年龄、症状、子宫肌瘤大小、生长位置、生育要求、保留子宫愿望及随访条件等综合考虑来制订。大部分子宫肌瘤患者无症状，无须治疗。对于有症状的子宫肌瘤，子宫切除术是最彻底的治疗方法，但是对于有生育要求或渴望保留子宫的患者首选治疗方案应选择子宫肌瘤剥除术，以改善患者症状及生活质量，但需充分告知患者子宫肌瘤剥除术后有复发可能。对严格符合适应证的患者，可考虑行子宫动脉栓塞，经过长期随访证明疗效确切。

1. 随访观察　大部分无症状患者可采取期待疗法。绝经后激素替代治疗可能使原有肌瘤增大，应谨慎使用。值得注意的是，绝经后妇女中，少数患者肌瘤并不萎缩反而增大，故应加强随访。

2. 药物治疗

（1）适应证　子宫肌瘤在短期内可能控制肌瘤生长，然而疗效不确切，后期可能再次生长且药物有一定的不良反应。适用于：①年轻要求保留子宫患者。②绝经前妇女，肌瘤较小，无明显症状，应用药物后，使子宫萎缩绝经而免于手术。③有手术指征，但肌瘤较大，需手术前药物治疗缩小肌瘤再手术，以降低手术难度。选择性孕激素受体调节剂和促性腺激素释放激素类似物术前使用，还可以有效改善贫血。④患者合并内科、外科疾病不能耐受手术或不愿手术者。

(2)药物种类及用法

1)口服避孕药　目前尚无证据表明,低剂量的口服避孕药会促进子宫肌瘤的生长,因此口服避孕药并非子宫肌瘤的禁忌证。

2)促性腺激素释放激素激动剂(GnRHa)　可抑制释放卵泡刺激素(FSH)及黄体生成素(LH),降低雌激素水平至绝经后水平;其作用似"药物性卵巢切除",应用3个月后肌瘤体积可缩小50%左右。但长期用药可产生绝经综合征、骨质疏松等不良反应,用药时间不宜超过6个月。停药后肌瘤可反弹。

用法:皮下注射,自月经第1天起使用,每4周1次,连续3~4个月。用药后肌瘤可缩小,症状缓解、贫血纠正。常用药物有亮丙瑞林,每次3.75 mg,或戈舍瑞林每次3.6 mg。

3)米非司酮　每日2.5 mg口服1次,连续用药3~6个月,可以术前用药或诱导绝经。但不宜长期使用,以防其拮抗糖皮质激素的作用。

3.手术治疗　通常子宫切除的年龄宜在40岁以上。手术途径可经腹、宫腔镜及腹腔镜下手术。具体手术方案的选择应结合肌瘤的大小及位置、有无合并症、患者年龄、生育要求和意愿而具体选择。

(1)子宫肌瘤切除术　适用于有生育要求或要求保留子宫患者,该术式术中出血较多,手术时间较长,近期有报道,下述方案可有效减少子宫肌瘤剥除术中出血:垂体后叶素、肾上腺素、宫颈环扎止血带等。术后约15%患者复发,约10%患者需再次手术,术前需充分告知患者。肌瘤切除术前建议完善盆腔MRI检查了解肌瘤的生长位置、大小及数量,从而更好地制订手术方案。此外,还需完善宫颈细胞学检查,合并阴道不规则流血患者还应行子宫内膜的病理检查,以排除恶变。术中注意肌瘤有无恶性变,有可疑时送快速冰冻切片检查。

手术途径可选择经腹、宫腔镜或者腹腔镜方式。宫腔镜下子宫肌瘤切除术是黏膜下子宫肌瘤首选的治疗方案。研究表明,宫腔镜电切用于治疗子宫黏膜下肌瘤导致的出血是可行的,术后有可能肌瘤复发,需再次手术。Ⅱ型黏膜下子宫肌瘤相对易出现手术并发症,应谨慎选择手术适应证。若行腹腔镜子宫肌瘤剥除术,术中需要将标本在标本袋中粉碎后取出,术前需充分知情同意。

(2)子宫切除术　若肌瘤较大子宫增大如妊娠3个月大小、症状明显、药物保守治疗无效,不需要保留生育功能者,可行子宫切除术。子宫切除可选择子宫全切或次全子宫切除。研究表明两者对患者术后性生活和泌尿系统功能影响无明显差异,次全子宫切除术中出血及手术并发症概率相对较低。怀疑恶变者,建议行全子宫切除。手术途径可选择经腹、经阴道或腹腔镜下切除。腹腔镜下次全子宫切除术需粉碎手术标本,可能导致"平滑肌瘤病(寄生性肌瘤)"或者偶发的子宫平滑肌瘤肉瘤播散转移。因此对于术前高度怀疑肌瘤恶变患者不推荐行腹腔镜手术,2014年FDA专项发布了关于慎用腹腔镜粉碎器的警告。目前,也有部分学者提出术中在标本袋内粉碎标本,可防止肿瘤播散。

(3)子宫动脉栓塞术　子宫动脉栓塞可用于强烈要求保留子宫的患者,一种微创介入技术,通过阻断子宫动脉供血导致肌瘤萎缩,患者恢复快。但该方法可能影响卵巢排卵能力,使子宫受孕能力降低,术前应充分知情同意。

(4)射频消融术　采用超声热消融治疗子宫肌瘤,具体治疗效果尚需要长期大量随访数据证实,在美国广泛使用,目前在我国使用尚有限。

（七）特殊类型子宫平滑肌瘤

1994 年，WHO 明确指出：将特殊病理类型平滑肌瘤划入良性肿瘤范畴。因此，子宫平滑肌瘤划分为 3 种类型：子宫平滑肌瘤、特殊类型平滑肌瘤及子宫肉瘤。特殊平滑肌瘤分类：富于细胞性平滑肌瘤、奇异性平滑肌瘤、血管性平滑肌瘤、上皮样平滑肌瘤、静脉内平滑肌瘤、弥漫性平滑肌瘤、良性转移性平滑肌瘤、脂肪平滑肌瘤、卒中性平滑肌瘤和核分裂活跃型平滑肌瘤。由于临床上不太典型，鉴别诊断上述肿瘤主要依靠病理诊断：核分裂象和细胞异形程度。

1. 富于细胞平滑肌瘤　主要见于生育年龄妇女，临床表现与一般子宫肌瘤相似，诊断主要靠术后的病理学检查。手术方式可选择性单纯子宫切除术、子宫肌瘤剔除术，具体需根据子宫大小、年龄、生育要求、全身状态及术中冰冻情况。

该肿瘤预后较好。术后需密切随访，随着复发次数的增加，富于细胞平滑肌瘤有恶变倾向，对于多次复发患者，建议行子宫切除术，必要时扩大手术范围并辅助放、化疗。

2. 奇异性平滑肌瘤　临床表现主要为不规则阴道出血、月经异常、盆腔包块。该肿瘤短期内生长迅速，在影像学上易误诊为子宫肉瘤。治疗原则同子宫平滑肌瘤，术后易复发，应密切随访。

3. 上皮样平滑肌瘤　镜下细胞呈圆形或多角形，排列成群，或条索状类似于上皮细胞，失去普通平滑肌细胞梭形状态，核分裂象大概 0 ~ 1 个/10 高倍，处理同普通平滑肌瘤。

4. 血管性平滑肌瘤　好发于 40 岁左右育龄妇女，主要表现为阴道不规则出血，可有腹部肿块、膀胱刺激症状。巨检肿瘤与周围正常组织界限不清楚，切面失去典型的漩涡状结构，颜色较红，可与红色变性相混淆。治疗原则同普通平滑肌瘤。该类肌瘤血供丰富，通常术中出血较多，故术前要充分备血。

5. 静脉内平滑肌瘤　也叫脉管内平滑肌瘤。组织起源有两种学说：第 1 种认为源于血管壁本身的平滑肌组织，第 2 种认为是肌瘤组织侵入到肌层中的血管内。肿物自子宫经下腔静脉到心脏呈条索状、蠕虫状，可游离在血管腔内，或与血管壁相粘连，质地较韧，表面光滑，切面呈灰白色。血管内平滑肌瘤雌激素受体及孕激素受体阳性，这就提示肿瘤和激素有关系，好发于年轻妇女。覆盖瘤体表面的单层扁平内细胞的 CD31 和 CD34 阳性，是病理诊断的一个重要依据。

该类型平滑肌瘤可以累及心脏而危及生命。在治疗上首选手术治疗，没有特殊药物治疗。手术方案可分为：①一期手术，由多学科医生联合手术，完成在心脏直视下取栓+盆腔及腹部肿块切除+子宫和双附件切除+下腔静脉取栓；②分期手术，即手术分肾静脉上和肾静脉下两个阶段，也就是先取上或先取下，一般两个手术间隔 4 ~ 6 周。若患者 45 岁以下，未合并脉管外浸润，建议行全子宫切除；对 45 岁以上无生育要求，或者有子宫外脉管内浸润，建议行全子宫+双附件，同时切除子宫以外的肿瘤。手术以后切忌行激素替代治疗。

6. 弥漫性平滑肌瘤病　临床表现以月经过多为主，常常可继发中重度贫血。除子宫外，病灶可遍布于腹膜、大网膜、肠系膜、直肠子宫陷凹及盆腔脏器表面等，其生物学行为类似恶性肿瘤。该类肿瘤复发率高，手术是最主要的治疗方法，最经典的治疗是全子宫切除。

7. 良性转移性平滑肌瘤　该类肌瘤的起源有 2 个学说，一个认为是来源于静脉壁平滑肌细胞，另一个认为来源于血管浸润的子宫平滑肌细胞，大多数学者支持第 2 种学说。该类患者大多继发于子宫平滑肌瘤术后，大部分良性转移性平滑肌瘤的患者有刮宫术、子宫肌瘤剔除术或子宫切除术等病史。最常见的转移部位是肺及淋巴结，其他部位可以是皮肤、骨盆、大网膜、下腔静脉、右心房、大脑及骨骼。镜下见局部富于细胞，肿瘤细胞呈梭形，且有核分裂象，<2 个/10 高倍。治疗以手术和激素治疗为主，临床上选用孕激素或黄体激素释放激素类似激素进行激素治疗，手术要尽可能切除转移性肿瘤，如果有肺转移的话，单病灶可以做肺楔形切除或肺叶切除。该类肿瘤属于良性疾病，进展缓慢，总体预后较好。

8. 其他类型　复发性特殊类型子宫平滑肌瘤该类肿瘤复发的次数越多，间隔时间越短，恶性程度越高。复发时间越长，预后越好。治疗以手术为主。脂肪性平滑肌瘤，好发于绝经及绝经后老年妇女，常伴有子宫内膜异位症，那么肿瘤多见于子宫体壁间型，临床表现与子宫平滑肌瘤相似，部分患者有高脂血症伴肥胖症，所以平滑肌瘤内充满脂肪细胞。卒中性平滑肌瘤，临床表现为下腹部包块、腹痛，常常有口服避孕药以及妊娠相关病史。

（八）预防

合理的避孕，人工流产会导致子宫受到不断的机械刺激，引起子宫肌的发炎，很可能就会使女性患有子宫肌瘤，所以，女性要避免人工流产。增强自身免疫力是预防子宫肌瘤的有效方法。定期行妇科检查，妇女出现异常阴道流血、扪及下腹包块等要警惕子宫肌瘤的可能，应及时就诊。合理的膳食也是很重要的，多吃一些富含维生素和蛋白质的食物，如瘦肉、鱼肉等，还要多吃一些蔬菜水果等。

子宫肌瘤是激素依赖型良性肿瘤，高脂肪饮食、体重过重，长期服用激素类药品、保健品以及使用一些含有雌激素的化妆品等是主要病因。对于一些年轻女性，本身雌激素水平就比较高，如果再摄入雌激素，就像给子宫肌瘤"施肥"，使肌瘤不断增大，因此应正确掌握使用雌激素的指征。

二、子宫内膜癌

子宫内膜癌（endometrial cancer）是指发生于子宫内膜部位的恶性肿瘤，绝大多数为腺癌。为女性生殖道常见的三大恶性肿瘤之一，多发生于绝经后或更年期妇女，少数见于 40 岁以下妇女，极少数发生于 20 岁左右。近年发病率有上升趋势，目前仅次于子宫颈癌，居女性生殖系统恶性肿瘤的第 2 位。

（一）病因

子宫内膜癌的病因迄今尚不明确，一般认为，子宫内膜癌根据发病机制和生物学行为特点可分为雌激素依赖型（Ⅰ型）和非雌激素依赖型（Ⅱ型）。雌激素依赖型子宫内膜癌绝大部分为子宫内膜样癌，少部分为黏液腺癌；非雌激素依赖型子宫内膜癌包括浆液性癌，透明细胞癌等。病因可能与下列因素有关。

1. 激素对子宫内膜的长期持续刺激有关　与无排卵性功能失调性子宫出血、多囊卵巢综合征、功能性卵巢肿瘤、长期口服他莫昔芬、绝经后长期服用雌激素而无孕酮拮抗等有关。

2. 子宫内膜增生过长有关　2014 年 WHO 根据是否存在细胞不典型性将子宫内膜增生分为两类：①无不典型性的子宫内膜增生；②子宫内膜不典型增生。无不典型性的子宫内膜增生在 20 年内进展为子宫内膜癌的风险低于 5%，而不典型增生进展为子宫内膜癌风险约为 30%。

3. 遗传因素　部分内膜癌患者有家族史。对<50 岁，患者本人有大肠癌病史，一级/二级亲属有子宫内膜癌或者大肠癌等恶性肿瘤病史者，应警惕 Lynch 综合征，建议行遗传学咨询及基因检测。

4. 其他因素　子宫内膜癌易发生在肥胖、高血压、糖尿病、吸烟、未产、初潮早、绝经晚的妇女。

（二）病理

根据 2014 年 WHO 女性生殖器官肿瘤分类：①单纯内膜样癌包括鳞状分化型、绒毛腺型、分泌型。②黏液癌。③浆液性癌包括浆液性子宫内膜上皮内癌、浆液性乳头状癌。④透明细胞癌。⑤癌肉瘤亦称恶性苗勒管混合癌。⑥神经内分泌肿瘤包括低级别神经内分泌肿瘤、高级别神经内分泌癌。⑦混合细胞腺癌。⑧未分化癌。

根据分类情况，子宫内膜样腺癌约占 80%，其他类型的子宫内膜癌包括黏液性腺癌、浆液性腺癌、透明细胞腺癌、混合细胞腺癌、鳞状细胞癌、移行细胞癌、小细胞癌和未分化癌等，侵袭性较强，恶性程度较高。前者为Ⅰ型子宫内膜癌，通常发生于绝经前或者围绝经期妇女，前期有子宫内膜不典型增生等癌前病变，通常分化较好，病灶浅表，雌激素受体/孕激素受体（ER/PR）通常呈阳性，病情进展缓慢，基因突变为 *PTEN* 突变、微卫星不稳定或者 *k-ras* 基因突变。后者为Ⅱ型子宫内膜癌，通常发生于绝经后妇女，肿瘤分化程度较高，易浸润深肌层，雌激素受体/孕激素受体（ER/PR）通常呈阴性，肿瘤侵袭性强，常为 *p*53 基因突变。认识子宫内膜癌两种分型，对临床治疗有重要的指导意义。

（三）临床表现

1. 症状　极早期无明显症状，仅在普查或其他原因检查时偶然发现，一旦出现症状，则多有如下表现。

（1）阴道流血　绝经后阴道流血，围绝经期不规则流血，40 岁以下妇女月经紊乱。

（2）阴道排液　少数患者阴道异常排液，呈浆液性或血水样，晚期合并感染则呈脓性。

（3）疼痛　通常无疼痛。晚期癌瘤浸润周围组织或压迫神经引起下腹及腰骶部疼痛，感染后继发宫腔积脓时，可出现腹痛。

（4）全身症状　晚期患者常伴全身症状，贫血、消瘦、恶病质、发热及全身衰竭。

2. 体征

（1）全身表现　早期患者可无临床体征，但很多患者同时合并肥胖、高血压和（或）糖尿病；长期出血患者可继发贫血；合并宫腔积脓者可有发热；晚期患者可触及腹部包块，下肢水肿或出现恶病质状态。晚期患者可于锁骨上、腹股沟等处触及肿大或融合的淋巴结等转移灶。

（2）妇科检查　早期患者常无明显异常。宫颈常无特殊改变，如果癌灶脱落，有时可见癌组织从宫颈口脱出、质脆、触血。子宫可正常或大于相应年龄，合并肌瘤或宫腔积脓时，子宫可有增大。晚期宫旁转移时子宫可固定不动。有卵巢转移或合并分泌雌激素的卵巢肿瘤时卵巢可触及增大。

(3)腹部包块　早期内膜癌一般不能触及腹部包块。如内膜癌合并较大子宫肌瘤,或晚期发生宫腔积脓、转移到盆腹腔形成巨大包块(如卵巢转移时)时可能在腹部触及包块,一般为实性,活动度欠佳,有时有触痛。

3. 分期

(1)临床分期　子宫内膜癌临床分期(FIGO,1971 年)。

Ⅰ期:(G1 ~ G3)癌瘤局于子宫。

ⅠA 期:子宫腔长度≤8 cm。

ⅠB 期:子宫腔长度>8 cm。

Ⅱ期(G1、G2、G3):癌累及子宫体与宫颈,但局限于子宫,无子宫外病变。

Ⅲ期(G1、G2、G3):癌瘤播散于子宫外,局限于盆腔内(阴道、宫旁组织可有受累,但未累及膀胱、直肠)。

Ⅳ期:癌瘤播散于盆腔内,累及膀胱及直肠(黏膜明显受累),或有盆腔外远处转移。

ⅣA 期:膀胱直肠受累。

ⅣB 期:远处转移。

(2)手术-病理分期　鉴于临床分期可能导致分期降低,不能预测提示预后重要信息的危险因素,2009 年 FIGO 提出新的手术-病理分期。

Ⅰ期:肿瘤局限于子宫体。

ⅠA:肿瘤浸润深度肌层<1/2。

ⅠB:肿瘤浸润深度肌层≥1/2。

Ⅱ期:肿瘤侵犯宫颈间质,但无子宫体外蔓延。

Ⅲ期:肿瘤局限和(或)区域扩散。

ⅢA:肿瘤侵犯浆膜层和(或)附件。

ⅢB:阴道和(或)宫旁受累。

ⅢC:盆腔淋巴结和(或)腹主动脉旁淋巴结转移。

ⅢC1:盆腔淋巴结阳性。

ⅢC2:腹主动脉旁淋巴结±盆腔淋巴结阳性。

Ⅳ期:肿瘤侵及膀胱和(或)直肠。

ⅣA:肿瘤浸润膀胱黏膜和(或)直肠黏膜,和(或)远处转移。

ⅣB:远处转移,包块腹腔内其他淋巴结和(或)腹股沟淋巴结转移。

注:腹腔冲洗液细胞学检查并非独立预后因素,因此不参与分期。然而细胞学阳性同其他高危因素一起对预后有影响。

(四)诊断

根据患者的病史、症状和体征,常提示临床医生高度警惕子宫内膜癌,确诊内膜癌的依据是组织病理学检查。对于绝经后阴道出血、围绝经期异常出血或排液的患者,必须首先排除内膜癌和子宫颈癌后才能按照良性疾病处理。对具有如下高危因素的患者尤应高度重视:有子宫内膜癌发病高危因素者,如伴有高血压、糖尿病、肥胖的患者,多囊卵巢综合征、不育、绝经延迟者;有长期应用雌激素、他莫昔芬或有其他雌激素增高的疾病史者;有乳腺癌、子宫内膜癌家族史者。结合 B 超、宫腔镜检查、细胞学检查及 MRI 等辅助检查进行诊断。

1. B 超检查　B 超检查可以了解子宫大小、子宫内膜厚度、有无回声不均或宫腔内赘生物，有无肌层浸润及其程度等，其诊断符合率达 80% 以上。由于子宫内膜癌患者肥胖者甚多，因此经阴道超声比经腹部超声更具优势。

2. 分段诊刮　这是确诊子宫内膜癌最常用、最有价值的方法。不仅可以明确是否为癌，子宫内膜癌是否累及宫颈管，还可鉴别子宫内膜癌和子宫颈腺癌，从而指导临床治疗。对于围绝经期阴道大量出血或出血淋漓不断的患者，分段诊刮还可以起到止血的作用。分段诊刮的标本需要分别标记送病理学检查，以便确诊或排除子宫内膜癌。

3. 宫腔镜检查　宫腔镜下可直接观察宫腔及宫颈管有无癌灶存在，癌灶部位、大小、病变范围，及宫颈管是否受累等；直视下对可疑病变取材活检，有助于发现较小的或较早期的病变，减少了对子宫内膜癌的漏诊率。宫腔镜直视下活检准确率接近 100%。宫腔镜检查和分段诊刮均有发生出血、感染、子宫穿孔、宫颈裂伤、人工流产综合反应等并发症，宫腔镜检查尚有发生水中毒等风险。

4. 细胞学检查　可通过宫腔刷、宫腔吸引涂片等方法获取子宫内膜标本，诊断子宫内膜癌，但其阳性率低，不推荐常规应用。

5. 磁共振成像(MRI)　MRI 可较清晰地显示子宫内膜癌的病灶大小、范围，肌层浸润以及盆腔与腹主动脉旁淋巴结转移情况等，从而较准确评估肿瘤分期。

6. 肿瘤标志物 CA125　在早期内膜癌患者中一般无升高，有子宫外转移者，CA125 可明显升高，并可作为该患者的肿瘤标志物，检测病情进展和治疗效果。

(五)鉴别诊断

子宫内膜癌最常见的症状是绝经后出血或围绝经期出血，因此须与其他引起阴道出血的疾病相鉴别。

1. 功能失调性子宫出血　围绝经期功能失调性子宫出血以经期延长、经量增多或阴道不规则出血为特点，与子宫内膜癌症状相同，因此对于此类患者，即使妇科检查无阳性发现，亦应行分段诊刮病理学检查排除内膜癌变方可对症治疗。对于存在阴道不规则出血的年轻女性，特别是合并不孕、月经稀发或多囊卵巢综合征的患者亦应谨慎，如 B 超子宫内膜增厚或回声不均，亦应行分段诊刮排除子宫内膜癌或癌前病变。

2. 老年性阴道炎　常见于绝经后女性，表现为血性白带，查体阴道黏膜萎缩变薄、充血、有出血点，伴炎性分泌物，对症治疗后可好转。对此类患者，需先行 B 超排除内膜病变、宫颈细胞学检查排除宫颈病变后方可按老年性阴道炎处理。

3. 老年性子宫内膜炎合并宫腔积脓　常表现为阴道排出脓液、血性或脓血性排液，患者可有发热，子宫多增大变软，有压痛。扩张宫口后有脓液流出，分段诊刮仅见炎性浸润组织。对于老年女性，宫腔积脓常与子宫颈管癌或子宫内膜癌并存，鉴别时必须注意。

4. 子宫内膜息肉或黏膜下子宫肌瘤　表现为月经过多或经期延长，或出血同时伴有阴道排液或血性分泌物，临床表现与内膜癌十分相似。可行 B 超，宫腔镜检查及息肉或肌瘤切除以及分段诊刮确诊并治疗。

5. 宫颈管癌、子宫肉瘤及输卵管癌　与内膜癌一样，同样表现为不规则阴道流血及排液。宫颈管腺癌可有宫颈管增粗、变硬呈桶状，可通过分段诊刮、病理学检查及免疫组化确诊。子宫肉瘤有子宫短期内增大，变软，查体触及子宫包块，彩色超声多普勒检查有助诊断。

输卵管癌以阵发性阴道排液、阴道出血、腹痛为主要症状，查体可触及附件区包块，B 超或腹腔镜检查有助确诊。

（六）治疗

1. 治疗原则　手术为主的综合治疗，辅以放疗、化疗及激素治疗等。

2. 手术治疗　根据 2018 年 NCCN 指南制定完全手术分期及其评估原则：全子宫+双附件切除术和淋巴结评估是最基本手术方式。病变局限于子宫者，淋巴结切除术也是分期手术的重要部分。淋巴结切除可以判断预后，为后续治疗提供依据。部分晚期患者也可行姑息性全子宫双附件切除。术中应仔细探查盆腔和腹腔脏器（包括膈、肝、脾、网膜、盆腹腔和腹膜表面），可疑区域取活检，以排除子宫外病变。特殊病理类型（浆液性腺癌、透明细胞腺癌和癌肉瘤）早期行全面分期手术，需切除大网膜和腹主动脉旁淋巴结，晚期行最大程度减瘤术。

分期术中推荐取腹水细胞学并单独报告。术中应仔细探查盆腔和腹腔脏器（包括膈、肝、脾、网膜、盆腹腔和腹膜表面），可疑区域取活检，以排除子宫外病变。深肌层浸润、G3 以及特殊病理类型（浆液性腺癌、透明细胞腺癌或癌肉瘤）需切除腹主动脉旁淋巴结。手术方式可经腹、经阴道或腹腔镜或机器人腹腔镜切除子宫，需要完整取出子宫，避免用肌瘤粉碎器和分块取出子宫。

3. 放疗　放疗用于子宫内膜癌有 3 种方式：单纯放疗、术前放疗、术后放疗。单纯放疗主要用于晚期或有严重内科疾患、高龄的无法手术的其他期患者。术前放疗主要是为控制、缩小病灶创造手术机会或缩小手术范围。术后放疗是对手术-病理分期后具有复发高危因素患者重要的辅助治疗，或作为手术范围不足的补充治疗。

（1）完全分期术后放射治疗

Ⅰ期：需结合分期、组织学分级及高危因素决定是否补充放疗。高危因素包括年龄>60 岁、淋巴脉管间隙浸润、肿瘤直径>2 cm、子宫下段或宫颈腺体受累。阴道顶端愈合后尽早开始放疗，最好不超过术后 12 周。

Ⅱ期：需结合手术方式和组织学分级，无须考虑高危因素。若行筋膜外子宫切除术，则根据情况需行盆腔放疗+腔内放疗加或不加化疗，若行广泛全宫切除术（切缘阴性），术后可选择观察或腔内放疗。

Ⅲ期：术后需行全身治疗和（或）外照射±腔内放疗。

ⅣA/ⅣB 期：已行减瘤术并无肉眼残存病灶或无显微镜下腹腔病灶患者，建议行化疗±放疗±腔内放疗。

（2）全量放射治疗　腺癌虽对放射线不敏感，但在部分晚期患者，或有严重内科疾患、高龄无法手术的其他期别患者可选择单纯放疗，或者术前放疗以减少肿瘤体积，降低肿瘤活性，为进一步手术创造条件。

子宫内膜癌放射治疗的并发症同子宫颈癌相似，消化道反应、骨髓抑制较常见。膀胱和直肠的近、远期并发症多见。文献报道放射性直肠炎发生率为 5%～13%，放射性膀胱炎为 13%～17%。手术结合放疗的并发症，除与放射治疗的方法、剂量有关外，还与手术范围有关。必须指出的是，所谓的“过度治疗”即根治性手术加根治性放疗常常更易发生严重的并发症。在制订治疗方案时，应对放疗、手术治疗等进行综合考虑，尽量避免治疗过度或治疗不足，对放疗方法、剂量及手术范围做出适当的选择。在放射治疗时，放射剂量的合理分布是取得良好疗效的保证。特别是腔内治疗时，应进行准确的宫腔深度探测，宫腔源位置与宫腔深度的认真核对，使放疗剂量既要充足又要分布较为合理，这样才有望获得较好的疗效。

4.激素治疗　激素治疗子宫内膜癌的具体机制尚未完全明确，但普遍认为，孕激素有使内膜癌细胞向正常组织转化的作用。激素治疗主要适用于 G1 或 ER/PR(+)的内膜样腺癌。对晚期或复发癌患者、不能手术切除或年轻、早期、要求保留生育功能者也可考虑孕激素治疗。具体治疗方案可选择：①甲地孕酮/他莫昔芬（可交替使用）；②孕激素类药物；③芳香化酶抑制剂；④他莫昔芬（三苯氧胺）。三苯氧胺是一种非甾体类抗雌激素药物，本身也有一定微弱的雌激素作用。一定量的三苯氧胺可竞争性抑制使组织对雌激素的反应性降低，肿瘤内孕激素受体可上升，有利于孕激素治疗。

5.化疗　晚期不能手术或治疗后复发者可考虑使用化疗，也有用于术后有复发高危因素患者的治疗以期减少盆腔外的远处转移。常用的化疗药物有顺铂或卡铂、紫杉醇、多西他赛、阿霉素、托泊替康、环磷酰胺、丝裂霉素、依托泊苷等。可单独应用，也可几种药物联合应用，也可与孕激素合并应用。目前常推荐联合化疗方案：紫杉醇+ 顺铂（TP 方案），紫杉醇+卡铂（TC 方案），以上方案均每 3 ~4 周重复。

常见化疗不良反应的处理如下。

(1)骨髓抑制　一般在用药期间血细胞计数无明显改变，但经过多程化疗者例外。白细胞下降多开始于停药后，至停药 10 ~14 d 达到最低点，在低水平维持 2 ~3 d，即开始回升，历时 7 ~10 d 后可恢复至正常值。若停药后白细胞下降过早、过低或不及时回升者应予用粒细胞集落刺激因子（G-CSF）。G-CSF 的用法为：2 ~5 μg/（kg · d），皮下注射，每天 1 次。出现Ⅳ度白细胞/血小板抑制时，常伴有发热，当白细胞/血小板上升后会好转，但考虑合并感染时应寻找感染灶并选用抗生素。贫血可给予口服铁剂、加强营养；严重的贫血可采用输血、输注铁剂治疗。血小板低下且有出血倾向者，为应急可慎用激素，但为时不应过长。应嘱患者少活动、避免跌倒或磕碰；禁刷牙勤漱口；禁食坚硬食物改为软食。Ⅳ度血小板抑制应给予单采血小板替代治疗。

(2)消化道反应　如恶心、呕吐，常用的止吐的方法：5-羟色胺受体阻断剂，必要时可加重地塞米松，止吐效果较好。呕吐严重者应注意出入量及电解质平衡，保证足够液体、电解质和能量的摄入。

(3)过敏反应　大部分化疗药物的药物反应轻微，主要表现为：潮红、皮疹、和后背疼痛。真正的过敏反应是非常严重的，如呼吸短促、水肿、血压改变，严重的可以导致心力衰竭。化疗前一定要对可能的过敏反应做好应对措施。

(4)脱发　许多化疗药物虽不引起完整的脱发，但使头发变细，脆弱和容易断裂。紫杉醇使用后脱发概率高达 100%，这种影响出现在化疗的 2 ~3 周，在 3 ~6 个月后头发完整再生。再生的头发可能会改变颜色和发质。提前告知脱发风险，适当的时候佩戴假发，创建新眉毛和睫毛可以帮助改善患者情绪。

(5)周围神经病　在妇科恶性肿瘤常用化疗药物，如铂和紫杉烷多见。周围神经病变发生率 30% ~40%，可以在发生在治疗期间或治疗结束后。症状有：疼痛、麻木、刺痛、感觉丧失和功能障碍，往往只有部分可逆，神经伤害是永久性的。周围神经病变的风险与化疗药物，累积剂量，药物神经毒性有关。风险还与患者特征，比如年龄和是否存在神经病变（如乙醇、糖尿病诱导的神经病变，维生素 B_{12} 缺乏，甲状腺功能减退）。目前没有证据表明药物可以有效预防或治疗化疗引起的周围神经病变。化疗若出现严重的周围神经病变，可通过改变剂量甚至必要时取消紫杉烷。患者需要选择合适的鞋子和注意化疗引起的手脚损伤。

6. 子宫内膜癌保留生育功能问题　部分年轻未生育患者有积极要求保留生育功能情况，可酌情考虑保留子宫和卵巢。首先需让患者充分知情：保留生育功能并非子宫内膜癌的标准治疗方案，建议有条件者应考虑遗传咨询或者基因检测。当患者符合以下情况（每一条均同时满足），方可考虑保留生育功能：①诊刮术后病检确诊的分化良好（G1）子宫内膜样腺癌；②MRI 或者阴道彩超提示病灶限于子宫内膜；③影像学未发现转移病灶；④无激素治疗或者妊娠禁忌证。

保守治疗药物可选择甲地孕酮、醋酸甲羟孕酮或者左炔诺酮 IUD。孕激素治疗前应充分考虑到一些禁忌证：乳腺癌、中风、心肌梗死、肺栓塞、深静脉血栓、吸烟等。治疗期间每 3～6 个月随访 1 次诊刮或者子宫内膜活检：随访 6 个月后若完全缓解，则鼓励妊娠，受孕前每 3～6 个月复查 1 次子宫内膜，一旦完成生育后立即切除全子宫和双附件。若随访 6～12 个月内膜癌仍持续存在，则行盆腔 MRI 检查、全子宫+双附件切除及手术分期。随访期间若发现病情进展则立即切除全子宫和双附件。

出现以下情况建议切除全子宫和双附件：①已完成生育；②随访中发现病情进展；③孕激素治疗后子宫内膜癌仍持续存在 6～9 个月。即便部分激素治疗后子宫内膜活检转阴，能够妊娠（35%），她们的最终复发率仍然较高（35%）。

7. 未行完全分期手术患者的处理　对该类患者，不全分期全子宫切除术后，应具体根据患者的期别、肿瘤分化程度和病灶大小等因素决定下一步处理。若患者系 IA 期，G_1～G_2［<50% 肌层受侵，脉管间隙 LVSI（-），病灶<2 cm］，则可选择观察随访。若患者不具备上述条件，则建议完善 CA125、MRI、PET-CT 等影像学检查，必要时需要再次行全面的分期手术。

8. 随访　早期子宫内膜癌规范治疗后预后好，5 年生存率高，Ⅰ期患者为 80%～90%。晚期、特殊病理类型患者复发率较高，一般而言，子宫内膜癌绝大多数复发出现在 3 年之内。因此，正规的随访尤其重要。

（1）完成治疗后应定期随访，及时确定有无复发　随访时间：术后 2 年内，每 3～6 个月 1 次；术后 3～5 年，每 6 个月至 1 年 1 次。随访检查内容包括：①盆腔检查（三合诊）；②阴道细胞学涂片检查；③胸片（6 个月至 1 年）；④可进行血清 CA125 检查，根据不同情况，亦可必要时选用 CT、MRI 检查。

（2）随访还应包括对患者进行适当的健康教育　包括提示复发的症状、生活方式、肥胖、体育锻炼、吸烟、营养咨询和性教育，如适当使用阴道扩张器或者润滑油。

（七）预防

因子宫内膜癌病因尚不明确，目前尚不能预防其发生，因此，重点应放在早期发现、早期治疗上。①普及防癌知识，定期行防癌检查。②正确掌握使用雌激素的指征。③围绝经期妇女月经紊乱或不规则阴道流血者应先除外内膜癌。④绝经后妇女出现阴道流血警惕内膜癌的可能。⑤注意高危因素，重视高危人群预防。⑤重视子宫内膜癌的癌前病变，对已证实有子宫内膜不典型增生等癌前病变者，根据患者情况宜行全子宫切除术，有生育要求者应及时给予大剂量孕激素治疗并监测病情变化。⑥严格掌握激素替代治疗的适应证，并合理使用，对更年期及绝经后妇女更应慎用。对有子宫的妇女，在应用雌激素的同时宜适当应用孕激素保护子宫内膜，并严密监测。⑦改变生活习惯，节制饮食，加强锻炼，通过控制高血压、糖尿病、肥胖症等“富贵病”的发生减少子宫内膜癌的发病率。

2019 年子宫内膜癌诊断与治疗指南解读

三、子宫肉瘤

子宫肉瘤（sarcoma of uterus）是一种少见的女性生殖器官恶性肿瘤，占子宫恶性肿瘤的3%～7%，占女性生殖器恶性肿瘤的1%。恶性程度很高，多见于绝经前后的妇女，而宫颈葡萄状肉瘤多见于幼女。这种肿瘤来源于中胚层，可来自子宫的肌肉、结缔组织、血管、内膜基质或肌瘤。组织学起源多是子宫肌层，亦可是肌层内结缔组织或子宫内膜的结缔组织。发病率为20%～40%，因早期无特异症状，故术前诊断率仅为30%～39%。目前分期是最重要的预后因素，因其罕见和组织病理学的多样性，目前仍缺乏最佳的治疗方案。肉瘤可见于子宫各个部位，子宫体部远较宫颈部常见约为15 ：1。

（一）病因

发病原因尚不明确。有人从组织发生学上认为与胚胎细胞残留和间质细胞化生有关，但还没有明确的证据可以证明此推断。

（二）病理

1. 子宫平滑肌肉瘤　子宫平滑肌肉瘤主要来自子宫肌层或子宫血管壁平滑肌纤维，易发生盆腔血管、淋巴结或肺转移。肉眼见肉瘤呈弥漫性生长，与子宫肌层无明显界限，若为肌瘤肉瘤变则从中心开始向周围扩散。剖面失去漩涡状结构，常呈均匀一片或鱼肉状。色灰黄或黄白相间，半数以上见出血坏死。镜下见平滑肌细胞增生，细胞大小不一，排列紊乱，核异型性，染色质多、深染且分布不均，核仁明显有多核巨细胞。子宫平滑肌肉瘤还可以分为以下几个亚型。

（1）上皮样平滑肌肿瘤、平滑肌肌成纤维细胞瘤或透明细胞平滑肌肿瘤　这种肿瘤核分裂象较少，一般<3/10 HPF，可以侵犯周围肌层，但是很少侵犯血管，部分为良性，多数为潜在恶性或恶性。

（2）黏膜样平滑肌肉瘤　这种肿瘤缺乏一般的平滑肌肉瘤的形态，镜下形态为良性，细胞少，间质明显的黏膜样变，核分裂象较少，一般为0-2/10 HPFs。

2. 子宫内膜间质肉瘤　由子宫内膜间质来源的肿瘤可分为子宫内膜间质结节和子宫内膜间质肉瘤两种。而后者又分为低级别的、高级别的子宫内膜间质肉瘤及未分化子宫内膜肉瘤。

（1）低级别的子宫内膜间质肉瘤　又称淋巴管内间质异位或子宫内膜间质异位症。少见。有宫旁组织转移倾向，较少发生淋巴、肺转移。肉眼见子宫球状增大，有多发性颗粒样、小团状突起，质如橡皮有弹性，用镊夹起后能回缩，好像拉橡皮筋感觉。剖面见子宫内膜层有息肉状肿块，黄色，表面光滑，切面均匀，无漩涡状排列。镜下见子宫内膜间质细胞侵入肌层肌束间，细胞质少、细胞异型少，核分裂象少，通常少于 3/10 HPFs。

（2）高级别的子宫内膜间质肉瘤　少见，恶性程度高。肉眼见肿瘤向腔内突起呈息肉状，质软，切面灰黄色，鱼肉状，局部有出血坏死，向肌层浸润。镜下见内膜间质细胞高度增生，腺体减少、消失。瘤细胞致密，圆形或纺锤状，核分裂象多，通常超过 10/10 HPFs，平均 25/10 HPFs，最多可达 78/10 HPFs。

3. 子宫腺肉瘤　占所有子宫肉瘤的 5%～10%，是低度恶性潜能的混合性肿瘤，由良性的腺上皮和低级别肉瘤紧密混合而成，肉瘤常为子宫内膜间质成分。外观为息肉样肿瘤，直径 5～6 cm（1～20 cm 不等），肿瘤占据子宫腔，并使宫腔膨大。镜下见致密环绕腺体的基质成分，形成腺体周围富含细胞的袖口状结构，一般腺肉瘤 CD10 和 PR 高表达。

4. 子宫恶性中胚叶混合瘤　肿瘤含肉瘤和癌两种成分，又称癌肉瘤。肉眼见肿瘤从子宫内膜长出，向宫腔突出呈息肉状，多发性或分叶状，底部较宽或形成蒂状。晚期浸润周围组织。肿瘤质软，表面光滑，切面见小囊腔，内充满黏膜，呈灰白或灰黄色。镜下见癌和肉瘤两种成分，并可见过渡形态。

（三）临床表现

1. 症状与体征　早期症状不明显，可表现为阴道不规则流血，为月经异常或绝经后阴道流血；下腹疼痛（胀痛或隐痛）、下坠和腰痛等；阴道分泌物增多，可为浆液性、血性或白色，合并有感染时可为脓性、恶臭。瘤体较大或压迫直肠、膀胱时出现刺激症状，压迫静脉可出现下肢水肿。晚期患者可有消瘦、贫血、发热、全身衰竭、盆腔包块浸润盆壁，固定不能活动。

2. 妇科检查　后期可扪及明显增大的子宫，外形不规则，呈多个结节状，质软，压痛。如肉瘤从子宫腔脱出宫颈口或阴道内，可见紫红色肿块，合并感染时表面有脓性分泌物；如为葡萄状肉瘤，宫颈口或阴道内发现软、脆、易出血的肿瘤。

3. 分类

（1）子宫平滑肌肉瘤　平滑肌肉瘤是最常见的子宫肉瘤。在子宫平滑肌肿瘤中发病率约 1/800，发病年龄常大于 40 岁，症状包括异常阴道出血（56%），盆腔包块（54%）和（或）盆腔疼痛（22%）。其症状体征和极为常见的平滑肌瘤相近，因此术前鉴别诊断困难。尽管平滑肌肉瘤患者罕有表现为肿瘤快速增长，但在未用激素替代治疗的绝经后妇女出现了子宫肌瘤肿瘤增大，应该考虑到恶性的可能。

子宫平滑肌肉瘤恶性程度高，5 年存活率低，仅 15%～25%，复发率为 53%～71%。临床表现无特异性，超声及 PET 等检查均难以分辨良性与恶性，故术前难以诊断。

（2）子宫内膜间质肉瘤　①低级别子宫内膜间质肉瘤；②高级别子宫内膜间质肉瘤；③未分化子宫内膜间质肉瘤。前者预后良好，高级别和未分化子宫内膜肉瘤预后差，尤其是未分化子宫内膜间质肉瘤，预后非常差，估计生存率<2 年。未分化子宫内膜间质肉瘤罕见，多发生于绝经后妇女，约 60% 诊断时为Ⅲ～Ⅳ期。诊断需具备：肌层浸润、核异型性明显、有丝分裂象活跃和（或）肿瘤细胞坏死，缺乏向平滑肌或子宫内膜间质分化证据。CD10 阳性不

一,ER/PR 弱阳性或隐性。

(3)子宫腺肉瘤 主要发生在绝经后妇女(平均 58 岁),青春期或者年轻女性也有发生(3%),绝大多数来源于子宫内膜(包括子宫下段),少数发生于宫颈管内膜(5%~10%)以及子宫外部位。

(4)子宫癌肉瘤 平均发病年龄 70 岁,临床表现类似子宫内膜癌,如阴道出血和宫颈口脱出息肉样肿物。手术病理分期是最重要的预后指标。预后差,5 年总生存率约 30%。

4. 子宫肉瘤转移

(1)血行播散 是主要转移途径,通过血液循环转移到肝、肺等全身各处。

(2)肉瘤直接浸润 可直接侵及子宫肌层,甚至到达子宫的浆膜层,引起腹腔内播散和腹水。

(3)淋巴结转移 在早期阶段较少见,晚期多见,恶性程度高者多见。

(四)诊断

子宫肉瘤临床症状体征和子宫平滑肌瘤相似,缺乏特异性,故术前诊断困难,超声和 PET 都难以分辨子宫肌瘤的良性与恶性,术后石蜡病理切片检查能确诊。

1. 诊断要点

(1)症状体征 有子宫肌瘤病史,子宫增大迅速,尤其是绝经后不仅未缩小,反而不断增大,绝经期前后或幼女不规则阴道流血伴子宫增大,既往曾接受过放射治疗的患者,子宫突然增大,伴异常阴道流血;或伴腹痛等症状,应考虑子宫肉瘤的可能性。子宫增大,宫口有息肉样、分叶状坏死物应考虑有子宫内膜间质肉瘤及恶性苗勒管混合瘤的可能。盆腹腔包块,或有腹水、腹痛和腰痛。晚期可转移至盆腹腔各脏器,并伴血性腹水。

(2)辅助检查

1)B 超检查:可以显示子宫肿瘤内部结构、边缘情况以及低阻血流信号等。

2)术前诊刮:对子宫平滑肌肉瘤诊断率低,对子宫内膜间质肉瘤及子宫恶性中胚叶混合瘤有较高的诊断价值。

3)术中剖视标本:子宫平滑肌肉瘤术前诊刮确诊较少,术中剖视若发现肌瘤与肌层界限不清,旋涡状结构消失,呈生鱼肉样,组织糟脆则应送快速冰冻切片,但仍依靠术后石蜡病理确诊。

2. 临床分期 子宫平滑肌肉瘤、子宫内膜间质肉瘤和子宫腺肉瘤目前常用国际妇癌联盟(2009 年)的分期法。

(1)子宫平滑肌肉瘤、子宫内膜间质肉瘤分期

Ⅰ期:肿瘤局限于子宫。

ⅠA:<5 cm。

ⅠB:>5 cm。

Ⅱ期:肿瘤扩散到盆腔(仍局限于盆腔)。

ⅡA:累及附件。

ⅡB:累及其他盆腔组织。

Ⅲ期:肿瘤侵犯腹腔组织(并非仅仅突向腹腔)。

ⅢA:一个病灶。

ⅢB:多个病灶。

ⅢC:转移到盆腔和(或)主动脉旁淋巴结。

Ⅳ期:

ⅣA:肿瘤侵犯膀胱和(或)直肠。

ⅣB:远处转移。

(2)子宫腺肉瘤分期

Ⅰ期:肿瘤局限于子宫。

ⅠA:局限于子宫内膜/宫颈管内膜,无肌层浸润。

ⅠB:≤1/2 肌层浸润。

ⅠC:>1/2 肌层浸润。

Ⅱ期:肿瘤扩散到盆腔

ⅡA:累及附件。

ⅡB:累及子宫外的盆腔组织。

Ⅲ期:肿瘤侵犯腹腔组织(并非仅仅突向腹腔)。

ⅢA:一个病灶。

ⅢB:多个病灶。

ⅢC:转移到盆腔和(或)主动脉旁淋巴结。

Ⅳ期:

ⅣA:肿瘤侵犯膀胱和(或)直肠。

ⅣB:远处转移。

注:与卵巢/盆腔子宫内膜异位病灶相关的同时发生于子宫体和卵巢/盆腔的肿瘤应分别诊断为原发性肿瘤。

(五)鉴别诊断

1. 子宫肌瘤　子宫肌瘤患者无明显症状,仅在妇科检查,或手术时被偶然发现。子宫肌瘤的主要症状可有月经改变(月经量增多,周期缩短或经期延长等,亦可有不规则出血)、疼痛(一般无,但子宫肌瘤发生红色变性或带蒂肌瘤发生扭转及黏膜下肌瘤刺激子宫发生痉挛性收缩时,可引起急性腹痛)、压迫症状(肌瘤压迫膀胱,发生尿频、排尿障碍、尿潴留)等。子宫肌瘤压迫输尿管时可导致肾盂积水。子宫后壁肌瘤可挤压直肠,引起大便困难)、阴道分泌物增多、不孕症、贫血(长期月经量多可导致继发性贫血)等。

(1)组织学特征类似恶性肿瘤的良性平滑肌瘤　如核分裂象活跃的平滑肌瘤,富细胞性平滑肌瘤,出血性平滑肌瘤和激素诱导相关改变,伴有奇异核平滑肌瘤(非典型性平滑肌瘤),黏液样平滑肌瘤,上皮样平滑肌瘤,大量淋巴细胞浸润平滑肌瘤。

(2)生长方式类似恶性肿瘤的良性平滑肌瘤增生　如腹腔内播散平滑肌瘤病,良性转移性平滑肌瘤,静脉内平滑肌瘤病,淋巴管平滑肌瘤病。

(3)非典型性平滑肌瘤(恶性潜能未定的平滑肌瘤)　伴有细胞坏死,核分裂象>10/10 HPF,或弥散性性质不确定坏死。

2. 其他　子宫内膜间质肉瘤与子宫内膜息肉、黏膜下肌瘤鉴别,以及与静脉内平滑肌瘤病、恶性潜能未定型平滑肌瘤等鉴别,最终依靠石蜡病理检查进行鉴别。

（六）治疗

治疗原则是以手术为主，放疗和化疗为辅的综合治疗。

1. 手术治疗　子宫肉瘤以手术治疗为主，单纯子宫全切除+双侧附件切除是其手术治疗的标准术式，但具体术式仍然存在一些争议，主要体现在是否可以保留卵巢、淋巴结切除有何临床意义、是否必须行淋巴结切除以及肿瘤细胞减灭术在晚期病变中的作用等方面。

（1）子宫平滑肌肉瘤　手术切除是被证明具有治愈价值的唯一治疗方法。经典的手术术式为经腹全子宫切除术+双侧附件切除术，是否切除淋巴结尚存在争议。如果术中发现有子宫外病变，则需行肿瘤细胞减灭术。早期绝经前患者可考虑保留卵巢，若为肌瘤剥除术后发现，术中曾经行肌瘤粉碎者，可尝试腹腔热灌注加化疗/放疗。子宫平滑肌肉瘤术后Ⅰ期可观察或者考虑化疗，Ⅱ～Ⅳ期术后行化疗和（或）放疗。术后放疗可减少局部复发，但不能提高总体生存率。ER/PR 受体阳性者使用激素治疗有效。他比特定等靶向治疗可用于晚期或者转移患者。

（2）低级别子宫内膜间质肉瘤　标准手术术式包括经腹子宫全切术及双侧附件切除术，有子宫外转移病变者应行肿瘤细胞减灭术。该肿瘤与卵巢分泌激素相关，需切除卵巢，可不行淋巴结清扫。术后可予辅助性放疗、孕激素、芳香化酶抑制剂等激素治疗。Ⅰ期患者术后可选择观察或者激素治疗，Ⅱ～ⅣA 期术后可选择激素治疗±肿瘤靶向治疗，ⅣB 期患者术后建议选择激素治疗±姑息性放疗。该肿瘤生长缓慢、预后良好。约 1/3 会复发，常见复发部位见于盆腔和腹腔，分期是最重要的预后因素。Ⅰ～Ⅱ期患者 5 年生存率 90%，Ⅲ～Ⅳ期患者 5 年生存率 50%。

（3）高级别子宫内膜间质肉瘤　生物学行为介于低级别子宫内膜间质肉瘤和未分化子宫内膜肉瘤之间。恶性程度高，易发生子宫外转移病变，预后差，诊断时常伴有子宫外侵犯。手术范围为全子宫切除术+双侧附件切除术，推荐行盆腔与腹主动脉旁淋巴结切除术。淋巴结转移是一个明显的预后影响因素，有淋巴结转移者的预后明显差于无淋巴结转移者。术后可考虑加放、化疗，激素治疗对晚期或复发患者无效。化疗方案可选用异环磷酰胺+多柔比星、紫杉醇+卡铂、多柔比星+顺铂+异环磷酰胺，多柔比星+长春新碱+环磷酰胺，口服依托泊苷等。常常 1 年内复发，复发率高，预后差。

（4）子宫腺肉瘤（苗勒管腺肉瘤）　子宫腺肉瘤是低度恶性潜能肿瘤，其远处转移的发生率仅为 5%。标准的手术术式为全子宫切除术+双侧附件切除术，与其他病理类型的子宫肉瘤比较，没有肌层浸润和肉瘤成分过度增生者具有较好的预后。但是，该类肿瘤具有晚期局部复发的趋势，约 20% 的患者发生阴道、盆腔或腹腔复发，复发几乎仅见于原来有子宫肌层浸润和肉瘤成分过度增生患者，因此，患者需长期随访。

（5）子宫癌肉瘤（恶性苗勒管混合瘤）　其生物学行为高度恶性，具有癌与肉瘤的双重生物学行为特征，极易随淋巴与血液循环发生子宫外转移，淋巴结转移率为 20%～38%。新的手术分期标准与子宫内膜癌相同，早期手术术式为全子宫切除术+双侧附件切除术+大网膜切除术+盆腔及腹主动脉旁淋巴结切除术，晚期行转移病变切除的肿瘤细胞减灭术，切除淋巴结的数量与患者的生存相关。术后根据情况补充放疗或（和）化疗。放疗仅能控制盆腔病变，术后化疗比放疗复发率低。化疗可选择异环磷酰胺和顺铂。预后差，5 年总体生存率为 30%，Ⅰ期患者约 50%。出现异源性成分是Ⅰ期患者预后不良的指标。

2. 放疗　由于子宫肉瘤对放射线敏感性较低，文献报道，单独应用放疗很少有 5 年生存者。放疗对子宫内膜间质肉瘤及子宫混合性中胚层肉瘤的疗效比平滑肌肉瘤为佳。

3. 化疗　许多细胞毒性抗癌药对子宫肉瘤的转移与复发有一定疗效。化疗药物可单用或联合，推荐药物包括多柔比星，吉西他滨/多西紫杉醇，其他可选择的单药有达卡巴嗪、多西紫杉醇、表柔比星、吉西他滨、异环磷酰胺、脂质体阿霉素、紫杉醇、替莫唑胺等。激素治疗仅适用于子宫内膜间质肉瘤，包括醋酸甲羟孕酮，醋酸甲地孕酮，芳香酶抑制剂，GnRH 拮抗剂，他莫昔芬。

一线化疗方案为吉西他滨+多西紫杉醇，其次也可选择达卡巴嗪、丝裂霉素、多柔比星、顺铂联合用药，或者多柔比星、达卡巴嗪联合用药。

4. 预后　子宫平滑肌瘤恶性程度高，5 年生存率为 15%～25%，中位生存时间 10 个月。复发率为 53%～71%，40% 首次复发在肺部，13% 首次复发在盆腔。Ⅰ期患者 5 年生存率为 51%，Ⅱ期为 25%。影响预后因素尚缺乏一致性结论：患者年龄、临床分期、肿瘤大小（>5 cm）、包膜情况（压迫型或侵犯型）、有无坏死、有丝分裂率、细胞核异型性程度以及血管浸润等。包括 P53、P16、Ki67 和 Bcl-2 在内的辅助指标也可用于预测平滑肌肉瘤的预后。将肿瘤大小、有丝分裂指数、Ki67 和 Bcl-2 等指标结合起来，可将平滑肌肉瘤患者分为两组：预后较差的一组患者肿瘤直径≥10 cm、有丝分裂象≥20/10 HPF，≥10% 的肿瘤细胞核表达 Ki67，Bcl-2 阴性；预后相对较好的组肿瘤直径的较小、有丝分裂象<20/10 HPF，<10% 的肿瘤细胞核表达 Ki67，Bcl-2 表达阴性/阳性。

当子宫平滑肌肿瘤出现了一些可疑的组织学特征如坏死、核异型或者有丝分裂象，但并未达到平滑肌肉瘤的全部诊断标准时，可将其诊断为非典型性平滑肌瘤。绝大多数诊断为非典型性平滑肌瘤的患者预后良好，但需要密切随访。

5. 随防　随访时需要排除常见的肺部转移和局部复发。低级别肉瘤：每 4～6 个月随访 1 次，5 年后每年复诊 1 次。高级别肉瘤：1～3 年每 3～4 月随访 1 次，3～5 年每年 2 次，5 年后每年 1 次。

（七）预防

对于盆腔的良性病变，应避免不加选择地采用放射治疗，过多接触放射线，有可能导致肉瘤的发生，不应忽视。另外，由于肉瘤的早期发现与诊断较为困难，故对绝经期前后的妇女，最好每半年做一次盆腔检查及其他辅助检查。任何年龄的妇女，如有阴道异常分泌物或下腹不适，应及时就诊。

（钟　林　王　冬）

第五节　卵巢肿瘤

一、卵巢肿瘤概述

卵巢在胚胎发育方面有特殊性，因而它的组织结构与成分非常复杂，是发生肿瘤类型最多的器官。卵巢肿瘤是指原发于卵巢上的肿瘤，是女性生殖器常见肿瘤之一。不同病理类型卵巢肿瘤的组织学结构和生物学行为存在很大的差异，而卵巢恶性肿瘤仍然是妇科恶性肿瘤中死亡率最高的肿瘤，以上皮性癌最为多见。

（一）病因

卵巢肿瘤的发病原因极其复杂，肿瘤免疫抑制反应、细胞因子刺激、环境和内分泌影响诱导基因突变等均在卵巢肿瘤发生、发展过程中起重要作用。根据流行病学和病因学调查，其发病因素与高危人群如下。

1. 环境因素　卵巢癌是北美、欧洲北部和西部发达国家妇女全部妇科肿瘤最多见的死亡原因，2002 年报道，发达国家妇女一生中发生卵巢癌危险度接近 2%。在美国，发生率最高的是白人女性，最低是美籍非洲和亚洲女性，可能与饮食中高脂、高胆固醇有关。另外，电离辐射及石棉、滑石粉会影响卵母细胞而增加诱发卵巢肿瘤的机会，吸烟及维生素 A、维生素 C、维生素 E 的缺乏也可能与发病有关。

2. 体重和月经生育因素　青春期或成年早期，尤其近绝经前期妇女体重指数（body mass index，BMI）升高会增加危险性。不育妇女中，难治性未产妇女发生卵巢癌的危险性升高，而产次多、口服避孕药或输卵管结扎可降低其危险性。

3. 内分泌因素　卵巢肿瘤多发生在未产妇或未生育妇女，持续排卵引起的卵巢上皮连续损害，在修复复制过程中会发生错误，导致肿瘤发生。雌激素对卵巢肿瘤发生的影响结论不一致，口服避孕药可降低卵巢癌发生危险性，相反绝经后不恰当的外源性补充性激素会伴有卵巢癌发生率或死亡率的上升。

4. 遗传和家族因素　携带 *BRCA*1 或 *BRCA*2 突变是高危因素，到 70 岁时，平均卵巢癌累积危险度分别为 40% 和 10%。

（二）病理组织学分类

2014 年更新的《WHO 女性生殖器官肿瘤学分类》卵巢病理组织学分类如下。

1. 上皮性肿瘤　发生于胚胎时的体腔上皮，包括浆液性肿瘤、黏液性肿瘤、内膜样肿瘤、透明细胞肿瘤、Brenner 肿瘤、浆黏液性肿瘤和未分化癌，除未分化癌外其他类型又分为良性、交界性、恶性。

2. 间叶性肿瘤　包含低级别和高级别内膜样间质肉瘤。

3. 混合型上皮和间叶肿瘤　一些具有分泌性激素的功能，包括性索-间质肿瘤、纯性索肿瘤、混合型性索-间质肿瘤，以及卵巢腺肉瘤和癌肉瘤。

4. 生殖细胞肿瘤　包括无性细胞瘤、卵黄囊瘤、胚胎性癌、非妊娠性绒癌、畸胎瘤（未成熟性和成熟性）以及混合型生殖细胞肿瘤。

5. 其他　这类肿瘤较少见，种类繁多，如间皮肿瘤、瘤样病变、软组织肿瘤、淋巴样和髓样肿瘤等。

6. 继发转移瘤　由胃肠道、乳腺及盆腔脏器的肿瘤转移而来。

（三）临床表现

1. 卵巢良性肿瘤　肿瘤较小时多无症状，常在普查妇检或超声检查时偶然发现。肿瘤较大时，可感腹胀或腹部扪及肿块，体格检查见腹部膨隆，多无移动性浊音。妇科双合诊和三合诊检查可在子宫一侧或双侧触及圆形或类圆形肿块，多为囊性、囊实性，表面光滑，活动，与子宫无粘连。肿瘤继续长大占满盆、腹腔时，可出现尿频、便秘、气急、心悸等压迫症状。

2. 卵巢恶性肿瘤　早期常无症状，部分患者可在妇科检查或常规体检中被发现。晚期主要症状为尿频、尿急、腹胀或腹围增加、盆腔痛或腹痛、腹部肿块及腹水、食欲下降/早饱感等。症状的轻重决定于肿瘤的大小、位置、侵犯邻近器官的程度，向周围组织浸润或压迫，可引起腹痛、腰痛或下肢疼痛；压迫盆腔静脉可出现下肢水肿；功能性肿瘤可出现不规则阴道流血或绝经后阴道流血表现。可伴有消瘦、贫血等恶病质表现。三合诊检查常在直肠子宫陷凹处触及质硬结节或肿块，肿块多为双侧，实性或囊实性，表面凹凸不平，活动差，与子宫、直肠或膀胱分界不清，常伴有腹水。有时可在腹股沟、腋下或锁骨上触及肿大的淋巴结。

3. 并发症

（1）蒂扭转　约10%卵巢肿瘤可发生蒂扭转，尤其常见于瘤蒂较长，中等大、活动度好、重心偏于一侧的肿瘤，如成熟性畸胎瘤，是最常见的妇科急症之一。常在体位突然改变或妊娠期、产褥期子宫大小、位置改变时发生蒂扭转。卵巢肿瘤扭转的蒂由骨盆漏斗韧带、卵巢固有韧带和输卵管组成。发生急性扭转后，因静脉回流受阻，瘤内充血或血管破裂致瘤内出血，导致瘤体迅速增大。若动脉血流受阻，肿瘤可发生坏死，破裂和继发感染。蒂扭转的典型症状是体位改变后突然发生一侧下腹剧痛，常伴恶心、呕吐甚至休克。双合诊检查可扪及压痛的肿块，以蒂部最明显。有时不全扭转可自然复位，腹痛随之缓解。治疗原则是一经确诊，尽快行手术。术时应先在扭转蒂部靠子宫的一侧钳夹后，再切除肿瘤和扭转的瘤蒂，钳夹前不可先将扭转的蒂回复，以防蒂部血栓脱落栓塞至身体的重要器官或组织。

（2）破裂　约3%卵巢肿瘤会发生破裂，分为自发性破裂和外伤性破裂。自发性破裂常因肿瘤发生恶变，肿瘤快速、浸润性生长穿破囊壁所致。外伤性破裂则在腹部受重击、分娩、性交、妇科检查及穿刺后引起。症状轻重取决于破裂口大小、注入腹腔囊液数量和性质。小的囊肿或单纯浆液性囊腺瘤破裂时，患者仅有轻度腹痛；大的囊肿或畸胎瘤破裂后，患者常有剧烈腹痛伴有恶心、呕吐。破裂也可导致腹腔内出血、腹膜炎及休克。典型的腹部体征有腹部压痛、反跳痛、腹肌紧张，可伴有腹水征，盆腔原存在的肿块消失或缩小。考虑肿瘤破裂时应立即手术探查，术中尽量吸净囊液，并行细胞学检查，彻底清洗盆、腹腔，切除的标本送病理学检查。

（3）感染　较少见，多继发于肿瘤扭转或破裂，也可来自邻近器官感染灶（如阑尾脓肿）

的扩散。患者可有发热、腹痛、腹部压痛及反跳痛、腹肌紧张、腹部肿块及白细胞升高等。治疗原则是抗感染治疗后,手术切除肿瘤。感染严重者,在纠正休克等重症后尽快手术去除感染灶。

(4)恶变　盆腹腔包块迅速生长,且伴有盆腹腔积液者,应考虑有恶变可能,并应尽早手术。

4.卵巢恶性肿瘤的转移途径

(1)直接种植播散　卵巢恶性肿瘤脱落或游离的癌细胞常常出现在腹水或腹腔冲洗液中,即使早期亦然。卵巢恶性肿瘤在盆腹腔内的种植播散和转移相当广泛,所有腹膜、肠系膜、肠浆膜以及其他脏器包膜都可受累,肠道、肝、脾及大网膜均有很高的转移率,其特点是即使外观局限的肿瘤,也可在腹膜、大网膜、腹膜后淋巴结、膈肌等部位有广泛临床或亚临床转移。

(2)腹腔外转移　卵巢恶性肿瘤可经淋巴及血行转移至腹腔之外,主要是腹膜后淋巴结转移以及胸腔或其他远处转移。淋巴转移途径有3种方式:①沿卵巢血管经卵巢淋巴管向上至腹主动脉旁淋巴结;②沿卵巢门淋巴管达髂内、髂外淋巴结,经髂总动脉至腹主动脉旁淋巴结;③沿子宫圆韧带进入髂外及腹股沟淋巴结。锁骨上淋巴结、腹股沟淋巴结转移是从淋巴延伸的结果。膈肌为转移的好发部位,尤其右膈下淋巴丛密集最易受侵犯,因此胸水并非均是肺转移所致,大多为膈下淋巴延伸转移。随着卵巢癌患者生存期的延长,脑、肺、肝,甚至皮肤等部位的少见转移也相继有报道。

(四)诊断

卵巢肿瘤的诊断除了详尽的病史、仔细的体格检查以外,必须借助一些辅助检查以确定:①盆腔肿块鉴别是否来自卵巢;②卵巢肿块的性质是否为肿瘤;③卵巢肿瘤的良恶性;④何种组织学类型的卵巢肿瘤;⑤如为恶性肿瘤,转移范围和受侵器官有哪些等。常用的辅助检查有如下。

1.细胞学检查　大量腹水可直接从腹部穿刺,少量腹水可从后穹隆穿刺,所得腹水经离心浓缩、固定涂片,阳性率很高。有胸腔积液时可在超声引导下穿刺置管,所得胸水行细胞学检查。细针穿刺盆腹腔包块取病理标本,确诊率高,但可能引起囊液外溢,或肿瘤扩散,故慎用。

2.血清肿瘤标志物　是指由肿瘤细胞癌基因、原癌基因和其他肿瘤相关基因异常表达所产生的抗原或生物活性物质,存在于血液、细胞、组织或体液中,在肿瘤细胞异常表达,是反映肿瘤存在和生长的一类物质,它们在正常组织或良性病变中几乎不存在或者其含量甚微,而在肿瘤患者中随着肿瘤的发生、发展过程以及肿瘤相关基因的激活或失活,可以在肿瘤患者的血清、组织、体液和排泄物中检出,可以辅助诊断、监测肿瘤治疗疗效、判断预后,对肿瘤的诊断和治疗具有重要意义,一般多个标记物联合检测更有价值。

(1)糖链抗原125(CA125)　CA125是一种高分子量糖蛋白,其水平增高与肿瘤负荷增加有关,80%的卵巢上皮性癌患者CA125水平升高,但也有一些早期病例并不升高,90%以上患者CA125水平与病程进展相关,目前被广泛应用于卵巢癌早期诊断、疗效评估及肿瘤复发的监测,对卵巢浆液性腺癌更具有特异性。

(2)人附睾蛋白4　人附睾蛋白4(human epididymis protein 4,HE4)是继CA125后被高

度认可的卵巢上皮性癌肿瘤标志物。正常生理情况下，HE4 在人体中有非常低水平的表达，但在卵巢癌组织和患者血清中均高度表达，特别是组织学类型为浆液性及子宫内膜样卵巢癌。HE4 与 CA125 两者联合应用，诊断卵巢癌的敏感性可增加到 92%，将假阴性结果减少 30%，大大增加了卵巢上皮性癌诊断的准确性。

（3）卵巢恶性肿瘤风险模型　卵巢恶性肿瘤风险模型（risk ovarian malignancy algorithm，ROMA）利用 HE4 和 CA125 的检测值建立的卵巢癌风险预测模型，用于术前诊断卵巢上皮癌。

（4）糖链抗原 199　糖链抗原 199（carbohydrate antigen 199，CA199）由直肠癌细胞系相关抗原制备的单克隆抗体，除对消化道肿瘤有标记作用外，对卵巢上皮性肿瘤有约 50% 的阳性表达，卵巢黏液性癌的表达率可达 76%，诊断价值较高。

（5）癌胚抗原　癌胚抗原（CEA）对肿瘤类别无特异性标记功能，肿瘤的恶性程度不同，其 CEA 阳性率也不同，卵巢黏液性低分化癌升高最为明显，可动态监测跟踪卵巢上皮癌患者的病情变化和治疗效果。

（6）血清甲胎蛋白（AFP）　由胚胎肝细胞及卵黄囊产生的一种糖蛋白，在卵巢生殖细胞肿瘤中尤其是内胚窦瘤的诊断及监测有较高价值。内胚窦瘤（卵黄囊瘤）、卵巢胚胎性癌和未成熟畸胎瘤等患者经手术及化疗后，血浆 AFP 转阴或消失，若持续 1 年保持阴性，患者在长期临床观察中多无复发；若 AFP 升高，即使临床无症状，也可能有隐形复发或转移，应严密随访，及时治疗。

（7）性激素　颗粒细胞瘤、卵泡膜细胞瘤产生较高水平雌激素，浆液性、黏液性囊腺瘤或 Brenner 肿瘤有时也分泌一定量雌激素。

3. 影像学检查

（1）超声检查　目前应用最广而简便的方法，能描述肿物大小、部位、质地、形态等，辅助判断良性与恶性，也可显示腹水。临床诊断符合率>90%，但不易测出直径<1 cm 的实性肿瘤。彩色多普勒超声可测定卵巢及其新生物组织血流变化、血管阻力指数和脉冲指数，给卵巢癌的诊断提供了比较客观的证据。

（2）CT 及 MRI　确定盆腔肿瘤的原发部位、毗邻关系，对判断卵巢周围脏器的浸润、有无淋巴转移、有无肝脾转移和确定手术方式有重要参考价值，也有助于术后残余癌和复发癌的判断。

（3）胸部、腹部 X 射线摄片　对判断有无胸腔积液、肺转移、肠梗阻有诊断意义。

（4）内镜检查　排除胃肠道原发性癌瘤卵巢转移的证据。

（5）肾图、静脉肾盂造影或 CT 泌尿系统重建　可观察肾的分泌及排泄功能、了解泌尿系压迫或梗阻情况。

（6）PET-CT 检查　利用良恶性组织在代谢活性上的差异将其加以区别，有助于对卵巢肿瘤进行定性和定位诊断。

4. 腹腔镜检查　通过腹腔镜的观察，可以清楚地了解病变的性质、大小、部位以及有无腹腔播散，并可取腹腔液做细胞学检查，组织活检做病理检查。同时可以对于疾病的严重程度进行评估，决定彻底减瘤手术的可行性。

5. 病理组织学检查　以活体组织病理检查确诊卵巢肿瘤，并区分不同类型及其良、恶性与分期。

（五）鉴别诊断

1. 卵巢良性肿瘤的鉴别诊断

（1）卵巢非赘生性囊肿　滤泡囊肿和黄体囊肿是育龄妇女最常见的卵巢瘤样病变，也称为卵巢非赘生性囊肿。一般直径小于 8 cm，多为单侧，壁薄。可短期观察，2～3 个月内可自行消退，如果囊肿持续存在或逐渐长大而不消退，应考虑卵巢肿瘤。

（2）子宫肌瘤　子宫肌瘤患者主要症状为月经异常，经量多，经期长而周期短，查体肿物质地较硬。当卵巢肿瘤质硬且与子宫相连、较大浆膜下肌瘤发生变性而呈囊性时，较难鉴别。超声检查可协助鉴别。

（3）盆腔各种炎性包块　主要依据有无炎症的病史，两侧附件区有不规则条形囊性为主包块，炎性包块多活动受限，囊性壁薄，有压痛。结核性腹膜炎、卵巢肿瘤合并感染时较难明确诊断，需借助多项辅助检查。

（4）腹腔积液　巨大卵巢囊肿占据腹腔时须与腹腔积液相鉴别。腹腔积液常有心脏、肝、肾等内科病史，平卧时腹部两侧突出如蛙腹，叩诊中间鼓音（肠管漂浮），两侧浊音，移动性浊音阳性，超声检查见不规则液性暗区，液平面随体位改变，中间有肠曲光团浮动，无占位性病变。巨大卵巢囊肿平卧时腹部中间隆起，叩诊浊音，腹部两侧鼓音，移动性浊音阴性，边界清楚，超声检查见边界整齐光滑的圆球形液性暗区，液平面不随体位改变。

2. 卵巢恶性肿瘤的鉴别诊断

（1）子宫内膜异位症　异位症导致的盆腔粘连、异位囊肿及结节有时很难与卵巢肿瘤相鉴别，妇科检查直肠子宫陷凹可扪及结节，超声、腹腔镜可帮助鉴别，有时还需剖腹或腹腔镜探查才能明确。

（2）结核性腹膜炎　常合并肺结核病史，合并腹腔积液和盆腹腔内粘连性肿块。多发生于年轻、不孕妇女，伴月经稀少或闭经，合并消瘦、乏力、低热、盗汗、厌食等全身症状。妇科检查肿块位置偏高，形状不规则，界限不清，固定。腹部有“揉面感”，叩诊鼓音和浊音分界不清。胸片、超声检查可协助诊断，必要时需剖腹或腹腔镜探查确诊。

（3）后腹膜肿瘤　后腹膜肿瘤如畸胎瘤、脂肪瘤、神经纤维瘤等均少见，具有腰骶胀痛临床症状，肿瘤固定不动，位置低者可使直肠、子宫或输尿管移位，超声、CT、MRI 等有助于鉴别。

（4）其他盆腹腔肿块　乙状结肠肿瘤、小肠间质瘤、肾盂积水或肠系膜囊肿等均有与卵巢肿瘤混淆的可能，如肠道肿瘤多有消化道症状，肾盂积水多有腰疼及排尿障碍，肠系膜囊肿位置较高，仅限于前后移动，叩诊时有鼓音带。超声检查、钡剂灌肠、肠镜等有助于鉴别。

（六）治疗

发现卵巢肿瘤应首选手术治疗。术中应尽量完整切除肿瘤，剖检肿瘤后做冰冻切片组织学检查以明确诊断。手术入路可选择经腹、经腹腔镜或经阴道，但恶性肿瘤一般采用经腹手术。卵巢恶性肿瘤患者术后需根据病理组织学类型、细胞分化程度、手术病理分期和残留病灶大小决定后续辅助治疗，目前化疗是主要辅助治疗，靶向基因治疗具有应用前景。

（七）随访与监测

除卵巢恶性肿瘤易复发外，一些卵巢良性肿瘤如子宫内膜异位囊肿、畸胎瘤等也有复发可能,均应长期随访和监测。卵巢恶性肿瘤一般治疗后第 1 年,每 3 个月随访 1 次;第 2 年后每 4 ~6 个月 1 次;第 5 年后每年随访 1 次。随访内容包括症状、体征、全身及盆腔检查、影像学检查和肿瘤标志物检查。血清 CA125、AFP、HCG 等肿瘤标志物测定根据组织学类型选择,必要时需做 CT 或 MRI、PET-CT 检查。

(八)预防

1. 开展卫生宣传教育　提倡高蛋白、富含维生素饮食,避免高胆固醇、高脂肪及霉变、非季节饮食。流行病学调查显示口服避孕药是卵巢上皮性癌的保护因素,高危妇女可口服避孕药预防卵巢癌发生。

2. 开展普查普治　目前还缺乏有循证医学依据的卵巢癌筛查方案。一般建议 30 岁以上妇女定期妇科检查,高危人群每半年检查 1 次,行超声检查和检测血清肿瘤标志物如 CA125、HE4 等,必要时需进一步行盆腔 CT 或 MRI、肠镜等相关检查。

3. 早期诊断及处理　发现卵巢增大或卵巢包块有下列指征者,应及早行腹腔镜检查或剖腹探查:①卵巢实性为主的肿块;②卵巢肿块直径>6 cm;③青春期前和绝经后期;④生育年龄正在口服避孕药者;⑤包块持续存在超过 2 个月,切忌盲目观察随访。

4. 严密随访高危人群　积极采取措施对高危人群严密监测随访,早期诊治可改善预后。乳腺癌和胃肠癌患者治疗后应严密随访,定期做妇科检查,确定有无卵巢转移。如有乳腺癌、卵巢癌明确家族聚集史者,应进行基因遗传咨询,对诊断为遗传性卵巢癌综合征(hereditary ovarian cancer syndrome,HOCS)家族成员行 *BRCA* 基因突变测定,突变者结合年龄建议行预防性卵巢输卵管切除以预防卵巢癌的发生。

2019 年卵巢癌治疗指南解读

二、卵巢上皮性肿瘤

卵巢上皮性肿瘤(ovarian epithelial tumor)是卵巢肿瘤中最常见的一种,约占原发性卵巢肿瘤的 50%~70%。来自卵巢表面上皮及间质的恶性肿瘤占原发卵巢恶性肿瘤的 75%~90%。多见于中老年妇女,大多数发生于 40~60 岁,在 35 岁以下者约 8%。

肿瘤来源于卵巢表面的生发上皮,该上皮与腹腔间皮均来自体腔上皮,具有分化为各种米勒上皮的潜能,向输卵管上皮分化,形成浆液性肿瘤;向宫颈黏膜分化,形成黏液性肿瘤;向子宫内膜分化,形成子宫内膜样肿瘤。上皮性肿瘤很少是一致性的,不同病例常可发生 2~3 种细胞类型,但分类仍根据主要细胞的形态。

根据组织学特性,卵巢上皮性肿瘤又可分成良性、交界性和恶性。交界性肿瘤的组织学形态和生物学行为处于良性及恶性之间,相当于低度恶性,临床表现为生长缓慢、转移率低、复发时间迟,故又称低度潜在恶性,预后明显优于恶性肿瘤。

(一)病因

卵巢上皮性肿瘤病因尚不清楚,发病相关因素参见本节概述,目前确定未产、不孕、初潮早、绝经迟等是卵巢上皮癌的危险因素,多次妊娠、哺乳和口服避孕药是保护因素。

1. 卵巢持续排卵的假说　认为持续排卵使卵巢表面上皮不断损伤与修复,修复过程中卵巢表面上皮细胞发生过度增生或上皮异常,增生的上皮陷入间质形成包涵囊肿,发生基因突变从而诱发卵巢癌。

2. 卵巢上皮性癌的卵巢外起源学说　近年来通过源于病理形态学和分子生物学的研究结果,对卵巢癌起源提出了一些新的学说,如"卵巢上皮性癌的卵巢外起源学说",认为卵巢高级别浆液性癌为输卵管上皮内癌形成后脱落种植于卵巢表面或内陷至卵巢实质。

也有学者认为低级别癌也可能由正常输卵管上皮脱落至卵巢表面或形成包含囊肿后再发生癌变,进展为卵巢癌。

3. 遗传因素　有5%~10%的卵巢上皮癌有家族史或遗传史。流行病学调查显示卵巢癌有家族聚集现象,若有1名一级家属患病,患病危险率增加5%~7%。绝大多数遗传性卵巢癌和 *BRCA* 1 基因突变有关,少数和位于13号染色体的 *BRCA* 2 基因突变相关,另外与遗传性非息肉性结直肠癌综合征也有关。

4. 内分泌因素　如果体内分泌过多的促性腺激素或雌激素,或者长期服用含该类激素的药物可促使卵巢包涵囊肿的上皮增生和转化。

5. 其他　还有环境等外界因素,工业发达国家卵巢癌的发病率较高,可能与高胆固醇饮食有关。

(二)病理

卵巢上皮肿瘤病理组织学类型主要有以下类型。

1. 浆液性肿瘤　最常见的卵巢肿瘤,系卵巢表面上皮重演输卵管上皮的一类肿瘤,因此浆液性肿瘤细胞的特点具有输卵管上皮的形态结构特征。可分为良性、交界性、恶性3类,良性肿瘤的形态结构与正常输卵管十分相似,分化越低的肿瘤与正常越不相似。具体划分如下。

(1)浆液性囊腺瘤　多为单侧,球形,表面光滑,囊性,壁薄,充满淡黄色清亮液体,直径由数厘米至数十厘米不等。囊内壁光滑,内衬单层立方或矮柱状上皮,细胞排列整齐一致,染色均匀,无核分裂象。

(2)浆液性乳头状囊腺瘤　特征是有乳头状生长,可为单房或多房,囊腔内壁可见乳头生长,乳头状突起之间常可见小的钙化体,即所谓砂粒体。

(3)交界性浆液性囊腺瘤　病理检查与良性肿瘤相似,但乳头结构多见,中等大小,多为双侧。交界部分上皮具有以下特征:①上皮细胞增生形成簇状或乳头状突起;②上皮细胞复层化;③瘤细胞有轻-中度不典型增生,核轻度异形,核分裂象<1/1 HPF;④无间质浸润。

(4)浆液性囊腺癌　占卵巢恶性肿瘤的40%~50%,约半数为双侧,半实质性,多房,腔内充满乳头,质脆,囊液混浊。镜检见上皮复层化达4层以上,细胞排列失去极性,核异型深染,核分裂象活跃,乳头间质少或缺如。

2. 卵巢黏液性肿瘤　亦是常见的卵巢肿瘤之一,肿瘤的上皮细胞类似宫颈管黏膜上皮或肠黏膜上皮，两者可同时存在，囊内容物为富于酸性黏多糖及黏蛋白的黏稠液体。具体分为以下几种。

（1）黏液性囊腺瘤　多为单侧，体积较大，表面光滑，切面多房，囊内少有乳头生长，充满稀薄或黏厚不定的黏液，镜下见囊壁为纤维结缔组织，内衬单层柱状上皮，可见杯状细胞及嗜银细胞。偶可自行穿破，恶变率为5%～10%。由于囊壁薄，常破裂形成多个囊腔融合，肿瘤切面呈胶样外观。黏液浸润组织或流入腹腔，引起腹膜种植，形成腹膜假黏液瘤，有时需要反复手术。

（2）交界性黏液性囊腺瘤　一般较大，特点为细胞轻－中度不典型增生伴黏液分泌异常，上皮细胞不超过3层，但无卵巢间质及肿瘤包膜浸润。

（3）黏液性囊腺癌　占恶性肿瘤的10%，单侧多见，体积一般较大，囊壁可见乳头或实质区，囊液混浊或血性。细胞排列失去极性，有明显异形，上皮细胞超过3层，核分裂活跃，黏液分泌异常，间质内有恶性上皮无秩序的侵入。

3. 卵巢子宫内膜样肿瘤　因其组织学酷似子宫内膜上皮与间质而得名，可分为良性、交界性、恶性3种。

（1）单纯的宫内膜样腺瘤和囊腺瘤　比较少见，中等大小，表面光滑，往往为一个或多个息肉样物形成。切面可见大小不一囊腔，囊壁光滑，衬以单层柱状上皮，伴有内膜样间质，间质内可含有含铁血黄素的吞噬细胞，似正常子宫内膜。

（2）交界性宫内膜样肿瘤　罕见，属良性结构伴瘤细胞不典型增生，缺乏间质浸润。

（3）卵巢子宫内膜样癌　包括子宫内膜癌的全部亚型：腺癌、腺棘癌、子宫内膜样肉瘤、中胚叶混合瘤，占原发性卵巢恶性肿瘤的10%～24%。肿瘤单侧多，囊性或实性，有乳头生长，囊液为血性，囊壁内面有乳头或瘤结节突起。

4. 透明细胞肿瘤　来源于米勒管上皮，良性罕见，多数为恶性，占卵巢癌5%～11%。瘤体以实性结节为主，镜下为体积均匀的多边形或圆形透明细胞和大而圆的鞋钉样细胞，胞质富含糖原，空而透明，瘤细胞核异型明显，深染。

5. Brenner肿瘤　绝大多数为良性肿瘤，肿瘤没有包膜，但与卵巢组织分界清楚，多为实性，灰白、漩涡编织状，镜下为上皮巢及周围环绕致密的梭状间质细胞，两者之间界限清楚。交界性瘤及恶性纤维上皮瘤极罕见。

6. 未分化癌　分化极差，归类困难。镜检见未分化小细胞，核分裂象多见，细胞弥漫排列，间质成分丰富，胶原纤维成熟或欠成熟不等，预后极差。

上皮性癌组织学可分为G1、G2和G3级，组织学分级较组织学类型影响预后更为重要，分级越高，预后越差。

（三）临床表现与诊断

参见本节概述。由于卵巢深居盆腔，肿瘤早期体积不大，未发生转移或并发症时很难出现症状。恶性肿瘤合并有腹水或转移则主要表现如下。

1. 压迫症状　由于肿瘤生长较大或浸润邻近组织所致。

2. 播散及转移症状　由于腹膜种植引起的腹水，胃肠道转移引起的消化道症状等。

3. 急、慢性腹痛　由于肿瘤破裂、扭转等所致。

4. 不规则阴道出血　由于累及卵巢的上皮性肿瘤并不破坏所有正常卵巢组织，一般不引起月经紊乱，少数患者可出现月经改变、绝经后阴道出血等症状。

5. 恶病质　晚期患者出现显著消瘦、贫血及严重衰竭等恶病质表现。

对年龄40～60岁、有卵巢功能障碍、胃肠道症状者（即卵巢癌三联症），需提高卵巢癌的警戒。需行双合诊及三合诊检查，绝经后妇女因阴道穹隆变浅，双合诊不易查到肿物，行妇科三合诊检查时往往容易发现肿物，特别是后穹隆有转移结节更易触及。

（四）分期

目前采用国际妇产科联盟（FIGO）的2013年版手术-病理分期（表13-6）。

表13-6　卵巢恶性肿瘤的手术病理分期（FIGO，2013年）

Ⅰ	肿瘤局限于卵巢或输卵管
ⅠA（T1a-N0-M0）	肿瘤局限于一侧卵巢（包膜完整）或输卵管，卵巢和输卵管表面无肿瘤；腹水或腹腔冲洗液未找到癌细胞
ⅠB（T1b-N0-M0）	肿瘤局限于双侧卵巢（包膜完整）或输卵管，卵巢和输卵管表面无肿瘤；腹水或腹腔冲洗液未找到癌细胞
ⅠC	肿瘤局限于单或双侧卵巢或输卵管，并伴有如下任何一项：
ⅠC1（T1c1-N0-M0）	手术导致肿瘤破裂（预后好于后两者）
ⅠC2（T1c2-N0-M0）	手术前肿瘤包膜已破裂或卵巢、输卵管表面有肿瘤
ⅠC3（T1c3-N0-M0）	腹水或腹腔冲洗液发现癌细胞
Ⅱ（T2-N0-M0）	肿瘤累及一侧或双侧卵巢或输卵管并有盆腔扩散（在骨盆入口平面以下）或原发性腹膜癌
ⅡA（T2a-N0-M0）	肿瘤蔓延至或种植到子宫和（或）输卵管和（或）卵巢
ⅡB（T2b-N0-M0）	肿瘤蔓延至其他盆腔内组织（取消了ⅡB1、ⅡB2）
Ⅲ（T1//T2-N1-M0）	肿瘤累及单侧或双侧卵巢、输卵管或原发性腹膜癌，伴有细胞学或组织学证实的盆腔外腹膜转移或证实存在腹膜后淋巴结转移
ⅢA	
ⅢA1（T3a1-N1-M0）	仅有腹膜后淋巴结阳性（细胞学或组织学证实） ⅢA1（i）期：转移灶最大直径≤10 mm ⅢA1（ii）期：转移灶最大直径>10 mm
ⅢA2（T3a2-N0/N1-M0）	显微镜下盆腔外腹膜受累，伴或不伴腹膜后阳性淋巴结
ⅢB（T3b-N0/N1-M0）	肉眼盆腔外腹膜转移，病灶最大直径≤2 cm，伴或不伴腹膜后阳性淋巴结
ⅢC（T3c-N0/N1-M0）	肉眼盆腔外腹膜转移，病灶最大直线>2 cm，伴或不伴腹膜后阳性淋巴结（包括肿瘤蔓延至肝包膜和脾，但无转移到脏器实质）
Ⅳ（任何T，任何N，M1）	超出腹腔外的远处转移
ⅣA	胸腔积液中发现癌细胞
ⅣB	肠管肠壁全层浸润（穿过浆膜层且有黏膜层受累）、脐部种植结节、肝/脾/肺/骨实质转移和腹股沟淋巴结和腹腔外淋巴结转移

关于分期的一些补充说明如下：①恶性肿瘤的原发部位卵巢、输卵管还是腹膜应尽可能明确，但在某些情况下，可能无法确定肿瘤的原发位置，这种情况将列为“原发部位不明确”。②应当记录肿瘤的组织学类型。③腹膜后淋巴结转移应当使用细胞学或组织学进行证实。④肿瘤从大网膜扩散至脾或肝(ⅢC)应当与孤立性脾或肝实质转移相区别。

(五)治疗

1. 手术治疗

(1)卵巢良性肿瘤　根据患者年龄、生育要求及对侧卵巢情况决定手术范围。年轻、单侧患者可行肿瘤剥出术或患侧附件切除术，尽可能保留正常卵巢组织；双侧患者行肿瘤剥出术。围绝经期妇女可行患侧附件切除术或同时切除子宫。术中应注意尽量完整切除肿瘤，巨大囊肿可穿刺放液，待体积缩小后取出，穿刺前须保护穿刺周围组织，以防被囊液污染，放液速度应缓慢，以免腹压骤降发生休克。术中需做冷冻切片组织学检查，明确性质以确定手术范围。

(2)交界性肿瘤　如冰冻切片检查报告为交界性上皮肿瘤，原则上参照卵巢癌进行全面的手术分期或肿瘤细胞减灭术，复发病例也应采取手术治疗。年轻希望保留生育功能的患者，如果肿瘤只侵犯一侧卵巢并局限于卵巢组织，可只切除患侧卵巢，但需严密定期随访。如有卵巢外扩散，应行全子宫加双附件及大网膜切除术，原则上化疗只用于有残留病灶和复发患者。

(3)恶性肿瘤　手术是卵巢上皮性癌最有效的治疗手段，初次手术的彻底性与预后密切相关，只有将肿瘤切净或基本切净，患者的生存时间才能明显延长，也为辅助治疗创造条件。一般经腹手术，在经选择的患者，有经验的手术医生可以选择腹腔镜完成手术分期和减瘤术，如腹腔镜减瘤术不理想，必须转开腹；腹腔镜有助于评估初治和复发患者能否达到最大程度减瘤术；如果经评估不能达到满意的减瘤术，可以考虑新辅助化疗。

1)保留生育功能手术：适于年轻未生育Ⅰ期、肿瘤分化高，无肿瘤侵犯子宫、对侧卵巢和各期交界性肿瘤患者，术后有条件严密随访。手术范围包括患侧附件切除和对侧卵巢活检，大网膜、腹膜及腹膜后淋巴结活检，保留子宫和健侧卵巢，可不切除淋巴结。

2)早期(FIGO Ⅰ、Ⅱ期)卵巢癌：应行全面确定分期的手术，全子宫和双附件切除(卵巢动静脉高位结扎)、大网膜、阑尾、盆腔及腹主动脉旁淋巴结切除；尽可能切除所有明显的肿瘤病灶。抽吸腹水或腹腔冲洗液行细胞学检查。

3)晚期卵巢癌：Ⅱ期以上患者应行肿瘤细胞减灭术，全面探查盆、腹腔，对可疑病灶及易发生转移部位多处取材做组织学检查。手术的主要目的是切除所有原发灶，尽可能切除所有转移灶，为达到满意减瘤，可根据需要切除部分肠管、膀胱、脾、胆囊、部分肝、胰尾等，残余肿瘤直径越小越好，力求无残存肿瘤或使残余肿瘤病灶直径<1 cm。对于手术不能切除的患者，可先行1～4个疗程先期化疗后再进行手术，即中间(再次)肿瘤细胞减灭术。再次减灭术手术原则与首次手术相同，最佳手术时机尚无确切依据，可以根据患者个体化因素而定。

4)辅助性姑息手术：包括腹腔穿刺置管，胸腔穿刺置管或胸腔镜下留置胸腔导管，引流胸腹水，缓解症状外还可通过置管进行化疗、热灌注治疗；肿瘤压迫导致输尿管梗阻、肾盂扩张、积水者可放置输尿管支架或行肾造瘘术；肠梗阻患者可放置肠道支架或外科手术介入，行胃、肠造瘘手术。

2. 化疗　卵巢交界瘤患者无浸润性种植者手术后无须化疗，行随访复查；有浸润性种植者预后相对较差，可随访或按低级别上皮性癌化疗。卵巢上皮恶性肿瘤除经过全面准确的手术分期、G1 的ⅠA 期和ⅠB 期患者不需要化疗外，其他患者均需要化疗。

（1）初始治疗　卵巢上皮性癌对化疗较为敏感，细小癌灶和盆腹腔广泛种植病灶很难术中切净，尚有亚临床转移的可能，需依靠化疗杀灭残留癌灶、控制复发，以缓解症状、延长生存期。需确保患者一般状态和器官功能可耐受化疗，密切观察和随访化疗患者，及时处理化疗过程中出现的各种并发症，化疗期间必须监测血常规和生化指标，根据化疗过程中出现的毒性反应和治疗目标对化疗方案和剂量进行调整。目前尚不主张采用体外药敏试验方法来选择化疗药物。

常用化疗药物有顺铂、卡铂、紫杉醇、环磷酰胺、依托泊苷等，多采用铂类药物联合紫杉醇的化疗方案，其中铂类联合紫杉醇为一线化疗方案。老年患者可用卡铂或紫杉醇单药化疗。早期、初次手术满意减瘤患者常采用静脉化疗或静脉腹腔联合化疗 3～6 个疗程，疗程间隔 21～28 d。晚期患者多采用静脉化疗，6～8 个疗程，疗程间隔 21～28 d。

常用化疗方案见表 13-7。

表 13-7　紫杉醇常用静脉化疗方案

药物	静脉化疗方案
紫杉醇	175 mg/m^2，>3 h 静脉滴注；卡铂（AUC5～6），>1 h 静脉滴注，疗程间隔 3 周
紫杉醇	135 mg/m^2，>24 h 静脉滴注；顺铂 75 mg/m^2，>6 h 静脉滴注，疗程间隔 3 周
多西紫杉醇	75 mg/m^2，>1 h 静脉滴注；卡铂（AUC5～6），>1 h 静脉滴注，疗程间隔 3 周
紫杉醇	80 mg/m^2，>1 h 静脉滴注，间隔 1 周（第 1，8，15 日）；卡铂（AUC5～6），>1 h 静脉滴注，疗程间隔 3 周
紫杉醇	60 mg/m^2，>1 h 静脉滴注，卡铂（AUC2），>30 min 静脉滴注，每周 1 次共 18 周
脂质体多柔比星	30 mg/m^2，静脉滴注；卡铂（AUC5），>1 h 静脉滴注，疗程间隔 4 周
药物	**静脉腹腔联合化疗方案**
紫杉醇	135 mg/m^2，>24 h 或>3 h 静脉滴注，第 1 日
顺铂	75～100 mg/m^{2}腹腔化疗，第 2 日
紫杉醇	60 mg/m^{2}腹腔化疗，第 8 日，疗程间隔 3 周

（2）新辅助化疗　晚期卵巢癌（Ⅲ、Ⅳ期）伴有大量胸水、腹水者，或合并严重内科疾患、体质不良难以耐受手术者，也可选择进行新辅助化疗，待病情稳定、体力状况改善后再手术。新辅助化疗减低了手术难度，减少手术并发症，且不影响生存率。但化疗前仍需取得组织学或细胞学恶性肿瘤证据，常用的一线化疗方案均可用于新辅助化疗，但不推荐同时使用贝伐珠单抗等靶向药物，一般不超过 4 个疗程，手术后仍需继续化疗。有时肿瘤巨大固定，术前化疗可以增加手术机会和达到更加满意的减灭效果；对于不能耐受或无法手术者而言，化疗几乎是唯一手段。

（3）特殊病理类型卵巢癌　黏液性癌除与高级别浆液性癌相同的化疗方案外，还可考虑选择5-FU/四氢叶酸/奥沙利铂或卡倍他滨/奥沙利铂方案。透明细胞癌使用伊立替康联合顺铂化疗方案也有较好效果。癌肉瘤则可选择含异环磷酰胺的化疗方案。在一些特殊类型如黏液癌、腹膜假黏液瘤时可考虑热灌注化疗。

3. 放疗　外照射对于卵巢上皮性癌的治疗价值有限，主要用于锁骨上和腹股沟淋巴结转移灶和部分紧靠盆壁的局限性病灶的局部治疗，适合肿瘤直径<2 cm。

4. 内分泌治疗　多应用芳香化酶抑制（如阿那曲唑，来曲唑，醋酸亮丙瑞林，他莫昔芬等），有时也使用高效孕酮。

5. 其他治疗　肿瘤免疫治疗包括：细胞因子治疗，肿瘤坏死因子（tumor necrosis factor，TNF）、干扰素（interferon，IFN）、集落刺激因子（colony stimulating factor，CSF）、巨噬细胞激活因子（macrophage activating factor，MAF）等，这些治疗目前尚处于研制及试用阶段，有待进一步研究发展及临床运用。

分子靶向治疗作为卵巢癌的辅助治疗手段，已呈现出积极的临床疗效。血管内皮生长因子（vascular endothelial growth factor，VEGF）的抑制剂贝伐珠单抗（7.5～15 mg/kg）联合一线静脉化疗方案，有效延长了卵巢癌患者的生存期。最新研究建议铂敏感复发患者，二线化疗后部分或完全缓解者可使用尼拉帕尼维持治疗；*BRCA*基因突变、已接受大于二线化疗的铂耐药患者可以使用奥拉帕尼或雷卡帕尼维持治疗，可延长患者生存时间，提高生活质量。

6. 复发性卵巢癌的治疗　卵巢上皮癌易复发，预后很差，选择治疗时应优先考虑患者的生活质量。

（1）再次手术　治疗作用有限，需仔细、全面、充分评估后实施，主要目的是对二线化疗敏感的复发灶再次减灭或切除孤立的复发灶。一般要求患者初次化疗结束至复发的时间间隔大于6～12个月，且无腹水、病灶较局限孤立、患者体力状况能耐受手术。

（2）化疗　主要治疗手段，药物的选择应根据一线化疗时的方案、疗效及无瘤生存时间综合决定，了解患者的一般状况、重要器官的功能状态和既往化疗已导致的毒性反应。初始化疗后6个月或更长时间复发的患者属于“铂类敏感型复发”，首次复发的铂类敏感型患者，首选含铂类药物的联合方案进行化疗。对于铂类耐药或达部分缓解的Ⅱ～Ⅳ期患者，复发时不推荐使用含铂类或紫杉醇的化疗方案。复发和难治性卵巢癌可选择吉西他滨、脂质体阿霉素、拓扑替康、依托泊苷等二线化疗药物。卡培他滨对于紫杉类和铂类耐药患者有一定疗效。

（3）临床试验　曾接受连续两种以上不同化疗方案而无临床获益的患者，应建议患者参加临床试验，以确定哪些药物对其有效。分子靶向药物奥拉帕尼可以用于复发性卵巢癌，总体反应率是34%，对于有*BRCA*1和*BRCA*2基因突变的患者效果更好。此外，对于无法耐受细胞毒性药物或使用这些药物后效果不佳的患者，使用他莫昔芬或其他药物进行内分泌治疗也是一种选择。

（六）预后

交界性卵巢上皮性肿瘤尽管预后远远优于浸润性，但长期生存率尚不能达到>90%，仍有部分患者复发，且病程及死亡情况与浸润癌相似。卵巢恶性肿瘤的预后与病理类型、细胞分级、手术情况、手术病理分期、年龄、化疗敏感性等有关，已证实最重要的预后因素是肿瘤期别和初次手术后残留病灶的大小，一般期别早、无残留病灶者预后较好。

（七）随访与监测

卵巢癌易复发，应长期随访和监测，具体随访内容参见本节概述。

三、卵巢非上皮肿瘤

常见的卵巢非上皮性肿瘤有生殖细胞肿瘤、性索间质肿瘤及转移性肿瘤，其他组织类型较为少见，约占卵巢恶性肿瘤的10%。

（一）类型

1.卵巢生殖细胞肿瘤　卵巢生殖细胞肿瘤是来源于原始生殖细胞的一组卵巢肿瘤，其发病率仅次于上皮性肿瘤，好发于儿童及青少年，青春期前发病率占60%~90%，绝经期后仅占4%。包括无性细胞瘤、未成熟畸胎瘤、胚胎瘤和卵黄囊瘤（内胚窦瘤），诊断时多为Ⅰ期。

（1）畸胎瘤　由多胚层组织构成的肿瘤，偶见含一个胚层成分。质地多数为囊性，少数为实性，肿瘤的良、恶性及恶性程度取决于组织分化程度。

1）成熟畸胎瘤：属良性肿瘤，又称皮样囊肿，发生于任何年龄，以20~40岁居多。多为单侧，双侧仅占8%~24%，中等大小，呈圆形或卵圆形，表面光滑，壁薄质韧。切面多为单房，腔内充满油脂和毛发，有时见牙齿或骨质。囊壁常见小丘样隆起向腔内突出称“头节”。由于肿瘤为良性，如无扭转或感染等并发症发生，常无特殊症状。如肿瘤体积较大，可有腹胀、轻度腹痛及压迫症状如尿频等。肿瘤可含外、中、内胚层组织，偶见向单一胚层分化，称有高度特异性畸胎瘤如卵巢甲状腺肿，分泌甲状腺激素，甚至引起甲状腺功能亢进。成熟囊性畸胎瘤恶变率为1%~3%，任何一种组织成分均可恶变而形成各种恶性肿瘤，以鳞癌变最常见。恶性变化常发生在囊壁内“乳头”或“头节”附近，患者预后不佳，死亡率为75%~86%。影响预后的因素有：①囊壁是否受侵犯；②与邻近器官癌性粘连程度或分离时囊壁有无破裂；③肿瘤有无淋巴或静脉侵犯；④腹水中有无瘤细胞。

2）未成熟畸胎瘤：肿瘤由分化程度不同的未成熟胚胎组织构成，主要为原始神经组织。肿瘤的恶性程度根据未成熟组织所占比例、分化程度及神经上皮含量而定。好发于年轻患者，肿瘤多为实性，其中可有囊性区域。常见症状为腹部包块、腹痛等，因腹腔种植发生率高，60%有腹水。应常规做血清AFP及HCG测定，以鉴别可能混合存在的其他生殖细胞瘤成分。复发及转移率均高，转移方式多沿腹膜扩散，但复发后再次手术，可见肿瘤组织有自未成熟向成熟转化的特点，即恶性程度的逆转现象。

（2）卵黄囊瘤　肿瘤来源于胚外结构卵黄囊，其组织结构与大鼠胎盘的内胚窦十分相似得名，又名内胚窦瘤，恶性程度高，多见于儿童及年轻妇女。多为单侧，肿瘤较大，圆形或卵圆形，组织质脆，易破裂。瘤细胞可产生甲胎蛋白，其浓度与肿瘤消长相关，是诊断及治疗监测时的重要标志物。生长迅速，易早期转移，预后差。但该肿瘤对化疗十分敏感，经手术及联合化疗，生存期明显延长。

（3）无性细胞瘤　来源于尚未分化以前的原始生殖细胞，病理形态及组织来源与睾丸精原细胞瘤相似，较少见，好发于青春期及生育期妇女，幼女及老年妇女少见。常为双侧性，肿瘤为圆形或椭圆形，中等大，实性，触之如橡皮样。表面光滑或呈分叶状，瘤细胞呈片状或条索状排列，有少量纤维组织相隔。盆腔包块是最常见的症状，腹水较少见。在卵巢无性细胞瘤患者中，有少数表现有两性畸形，其核型及性腺多为男性型，为有 Y 染色体。

2. 卵巢性索-间质肿瘤　卵巢性索-间质肿瘤来源于原始性腺中的性索及间质组织，占卵巢肿瘤 4.3%～6.0%，它们仍保留了原来的分化特性。各种细胞均可构成一种肿瘤，如颗粒细胞瘤、支持细胞瘤、泡膜细胞瘤、间质细胞瘤；亦可由不同细胞不同组合形成，当含 2 种细胞成分时，可以形成颗粒-泡膜细胞瘤、支持-间质细胞瘤；而当肿瘤含有上述 4 种细胞成分时，称为两性母细胞瘤。许多类型的性索间质肿瘤能分泌类固醇激素，临床出现内分泌失调症状。

（1）颗粒细胞瘤　为低度恶性肿瘤，临床有晚期复发特点。根据病理组织形态，分为成人型及幼年型颗粒细胞瘤两种。发生于任何年龄，成人型颗粒细胞瘤大部分发生于绝经后妇女，幼年型大多数发生在 30 岁之前。因肿瘤能分泌雌激素，临床症状主要为内分泌紊乱及腹部包块。若肿瘤发生在青春期前儿童，多数表现为假性性早熟，临床可出现乳房增大、阴阜发育、阴毛腋毛生长等异常发育，甚至出现无排卵性月经。肿瘤发生于生育期妇女，肿瘤分泌雌激素引起子宫内膜增生性病理变化，子宫内膜出现不规则脱落，临床上出现不正常阴道流血症状。颗粒细胞瘤患者患子宫内膜癌机会是正常人的 10 倍，也易合并子宫肌瘤，还有约 6% 的患者有合并乳腺癌的可能。卵巢颗粒细胞瘤平均直径 12 cm 左右，多为单侧，有时伴有腹水，有腹胀、饱满感、排尿困难等其他症状。除常规影像学检查判断盆腔包块的位置、来源、性质等，还可以通过检测患者性激素水平协助临床分析及诊断。另外诊断性刮宫可以对肿瘤刺激下的子宫内膜增生性、癌前或癌变有准确了解。肿瘤直径>15 cm、包膜破裂、临床症状明显、患者年龄大等为影响预后的不良因素，但最根本、最重要的影响因素为临床期别和肿瘤细胞分化程度。

（2）卵泡膜细胞瘤　来自卵巢间质的特殊间胚叶组织，向卵泡膜分化形成肿瘤，有明显内分泌功能，常与颗粒细胞瘤合并存在。多为单侧，大小不一，圆形或卵圆形，也有分叶状。基本是良性肿瘤，仅有个案恶性卵泡膜细胞瘤的报道。临床常见阴道不规则出血、绝经后出血及腹部不适，但对有腹水、肠梗阻、内分泌紊乱症状的卵巢实性肿瘤患者，要警惕罕见的硬化性腹膜炎的存在。

（3）纤维瘤　多见于 40 岁以上中老年妇女，单侧居多，中等大小，表面光滑，活动，是质地最坚硬的卵巢肿瘤。肿瘤为良性，但常伴有腹水，偶伴有胸水，肿瘤切除后胸腹水消失，称为梅格斯综合征（Meige syndrome）。

（4）支持细胞-间质细胞瘤　又称睾丸母细胞瘤，罕见。肿瘤的平均发病年龄为 28 岁，5% 在青春期前发生，10% 在 45 岁以后发生。单侧居多，通常较小，可局限在卵巢门区或皮质区，实性，表面光滑而湿润。大约 3/4 的肿瘤产生雄激素，临床出现去女性化，男性化的系列症状。由于肿瘤分化不同，预后亦不相同。卵巢支持细胞瘤、间质细胞瘤基本属良性肿瘤，绝大多数预后良好。支持-间质细胞瘤则高分化者预后好，中、低分化均有肿瘤复发、转移、死亡的报告，网状亚型、含间叶异源成分患者预后差。

（5）其他少见肿瘤　包括硬化性间质瘤、环管状性索肿瘤和两性母细胞瘤，肿瘤都有内分泌功能，均需依靠病理形态学确诊，预后通常良好。

3. 卵巢转移性肿瘤　凡原发肿瘤的瘤细胞经淋巴管、血管或体腔侵入卵巢，形成与原发病类同的肿瘤，且两者没有解剖部位关系，则称卵巢转移性肿瘤。其中胃肠道转移最多见，占卵巢转移性肿瘤的67%，其次为生殖道转移、乳腺转移等。

（1）胃肠道癌转移卵巢　常被称为库肯勃瘤（Krukenberg tumor），原发部位为胃肠道肿瘤转移至卵巢，一般卵巢多保持原状或呈肾形、卵圆形，表面光滑，无粘连，切面实性。肿瘤大小不等，双侧性占绝大多数，活动度好。显微镜下主要可见印戒细胞结构、黏液细胞索条状结构以及黏液腺癌表现。患者年龄一般比原发卵巢癌为轻，出现腹水者甚多，病理检查中常可见间质水肿和淋巴管内瘤栓。因此妇科检查发现双下腹部双侧迅速长大的实性肿瘤，伴有胃肠道症状者应考虑本病，进一步做钡餐胃肠造影、胃镜或结肠镜检查以及早发现原发病灶。预后极差。

（2）乳腺癌转移卵巢　乳腺癌的癌细胞通过胸大肌深筋膜的淋巴管下行，经肋间、腹壁淋巴管到达胃旁区，再沿上消化道转移至卵巢。多为实性、结节状，罕见有表面种植，双侧受累多见。显微镜下常呈单行细胞索排列，具有乳腺浸润性小叶的特征。临床上病程较缓慢，间隔时间较长，腹部包块、卵巢增大不如胃肠道癌转移明显，患者多无感觉，详细询问有无乳腺癌的病史有助诊断。

（3）女性生殖道癌转移卵巢　以子宫内膜癌转移至卵巢多见，主要途径为直接经输卵管管腔到达卵巢。子宫颈癌卵巢转移的发生率仅次于子宫内膜癌，必须注意区别相互独立的宫颈内膜腺癌与卵巢黏液性囊腺癌。

（二）治疗

1. 良性肿瘤　以手术为主，需根据患者年龄、生育状况及肿瘤病理类型选择恰当的手术方案。一般单侧肿瘤行卵巢肿瘤剥出术或患侧附件切除；双侧肿瘤行卵巢肿瘤剥出术，保留部分卵巢组织；围绝经期妇女（年龄>50岁）可行双侧附件切除术。

2. 恶性生殖细胞肿瘤

（1）手术治疗　如果患者无生育要求，初治手术时应参照卵巢上皮癌行全面分期手术。有生育要求者，任何期别的恶性生殖细胞肿瘤都可以保留生育功能，即行单侧附件切除术，保留子宫和健侧卵巢，但需进行全面的手术分期以排除更晚期疾病。明确的儿童或青春期早期生殖细胞肿瘤可以不切除淋巴结。患者完成生育后可考虑接受根治性手术。晚期患者采用肿瘤细胞减灭术，对复发患者仍建议手术治疗。

（2）化疗　恶性生殖细胞及性索-间质肿瘤对化疗较敏感。Ⅰ期无性细胞瘤、Ⅰ期G1未成熟畸胎瘤患者术后可随访，无须化疗。

其他任何期别的胚胎性肿瘤、内胚窦瘤和Ⅱ～Ⅳ期无性细胞瘤、Ⅰ期G2～G3或Ⅱ～Ⅳ期未成熟畸胎瘤等，术后需接受3～6个疗程BEP（博来霉素+依托泊苷+铂类药物）或PVB（长春新碱+依托泊苷+铂类药物）方案化疗。如果使用博来霉素，患者应接受肺功能检测。

有大块残留病灶时，化疗后可考虑再行手术切除肿瘤。对一线化疗后AFP等肿瘤标志物持续升高的患者，推荐采用紫杉醇、异环磷酰胺、顺铂联合化疗方案或干细胞移植支持下的大剂量化疗。

Ⅱ～Ⅳ期患者出现临床复发，可选择参加临床试验或按照复发方案进行治疗，病灶孤立者也可考虑再次行肿瘤细胞减灭术。

(3)放疗　无性细胞瘤是一种对放射线高度敏感及放疗可治愈的肿瘤,即使是晚期病例,仍能取得较好疗效。但由于无性细胞瘤多数为年轻患者,盆腔部位放疗将影响生理及生育功能,因此其治疗上的作用受到一定局限性。下列情况下,放疗仍具有重要价值:①患者已生育、晚期肿瘤、转移或复发瘤较多;②远处转移、复发。颗粒细胞瘤对放射治疗中度敏感,尤其对肿瘤封闭、固定盆腔、难以实施彻底手术者,放疗更具意义。放疗一般由放射治疗专科医师根据病情选择照射范围及适宜的照射剂量。

3. 卵巢转移性肿瘤　治疗原则是缓解和控制症状。如原发瘤已经切除且无其他转移和复发迹象,转移瘤仅限于盆腔,患者能耐受手术,仍应积极手术,一般情况下可做全子宫及双附件切除、大网膜部分或横结肠以下切除,术后根据原发癌的部位、性质选用适当的药物化疗或放疗等综合治疗,但预后一般很差。

(三)随访与监测

治疗后取得临床完全缓解的患者,治疗结束应随访,参见本章概述。可使用超声进行随访监测,患者完成生育后可考虑接受根治性手术,并监测 AFP 和 β-HCG 等肿瘤标志物。颗粒细胞瘤患者可发生晚期复发,因此需延长这些患者的随访时间。

四、妊娠合并卵巢肿瘤

妊娠与卵巢肿瘤并存时,一般为先有卵巢肿瘤,继而受孕,肿瘤的存在可能影响受孕,本身对胎儿的生长发育一般无直接不良影响,除非肿瘤体积过大。妊娠合并良性肿瘤以成熟囊性畸胎瘤及浆液性囊腺瘤居多,占妊娠合并卵巢肿瘤 90%。妊娠合并恶性肿瘤以浆液性囊腺癌居多。

(一)诊断

妊娠合并卵巢肿瘤无并发症者,一般早期无明显症状,大部分通过以下途径或出现并发症时被确诊。

1. 妊娠早期常规检查　早孕时妇科检查可扪及盆腔肿块,中期妊娠以后不易检查,根据病史及 B 超诊断。

2. 超声检查　超声检查是诊断妊娠合并卵巢肿瘤最可靠的方法,不但可明确肿块位置、大小、形态以及与子宫间的相互关系,还可判断肿块内容物的性质及有无分隔,盆腔有无积液等。发现卵巢肿瘤后,妊娠期定期超声随访更有助于进一步确定包块的性质。

3. 卵巢肿瘤蒂扭转或破裂　孕妇在早孕或妊娠中期突感一侧下腹剧痛,伴恶心、呕吐时,要考虑卵巢囊肿蒂扭转或破裂可能,临床上以成熟畸胎瘤发生蒂扭转较多见。

4. 难产　分娩时,产程延长,胎儿先露部高浮不能下降,阴道检查发现盆腔内嵌顿包块时,多为卵巢肿瘤导致的梗阻性难产,应立即行剖宫产结束分娩,并按常规处理卵巢肿瘤。

5. 术时偶然发现　行人工流产或剖宫产术时偶然发现卵巢肿瘤。

(二)鉴别诊断

1. 卵泡黄体囊肿或卵巢单纯囊肿　盆腔检查时在子宫一侧可扪及,一般不超过 6 cm,在妊娠3个月后囊肿逐渐缩小或消失。

2. 多发性黄素囊肿　为过高绒毛膜促性腺激素过度刺激卵泡膜黄素化所致，常见于葡萄胎，偶发于正常妊娠，一般妊娠中期逐渐消退。

3. 浆膜下子宫肌瘤　有蒂的浆膜下肌瘤有时误诊为实性卵巢肿瘤。

4. 子宫畸形或后屈子宫　双角子宫或始基角子宫畸形时，可能将未孕侧子宫或始基角子宫误诊为卵巢肿瘤，或子宫后屈、将增大子宫体误认为卵巢肿瘤，超声检查可明确诊断。

（三）治疗

妊娠期发现卵巢包块，其处理取决于妊娠期早晚、包块大小和性质，以及患者有无症状。合并良性卵巢肿瘤的处理原则是：早孕发现肿瘤者可等待至妊娠12周后手术，以免引起流产。妊娠晚期发现肿瘤者可等待至妊娠足月行剖宫产同时切除肿瘤或产后再处理。如肿物直径>6 cm，特别是高度怀疑为恶性者，不应考虑妊娠月份，需立即剖腹探查。此外，如妊娠期出现急性下腹痛疑卵巢囊肿蒂扭转时，应立即手术。

良性卵巢肿瘤大多数情况下，均可行卵巢肿瘤剥除术以保留正常卵巢组织；如发现卵巢肿瘤为恶性，手术治疗原则与非妊娠期相同。妊娠期卵巢恶性肿瘤具有以下特征：①多发生于低产次或未育年轻妇女；②肿瘤多属早期；③细胞分化好，低度恶性；④预后较未孕者佳。因此下列情况可保守性手术：Ⅰa期颗粒细胞瘤、无性细胞瘤、上皮交界瘤、Ⅰa期未成熟畸胎瘤、Ⅰa期上皮细胞癌。妊娠晚期合并单侧恶性生殖细胞瘤，即使病变超出卵巢范围，但对侧卵巢正常，可仅做患侧附件切除及肿瘤减灭术，术后常规给予BEP或PVB方案化疗，继续妊娠至胎儿娩出后，再给予较彻底的手术治疗。

化疗药物可导致胎儿畸形，宫内生长发育迟缓和诱发后代子女致癌的危险，一般在妊娠5～8周胎儿器官成形期影响最大，在妊娠3个月后给药一般不致发生重大畸形。化疗药物可进入乳汁，产妇需在产后继续化疗者应禁止母乳喂养。

（黄　裕）

第六节　输卵管肿瘤

输卵管肿瘤甚为少见，而良性较恶性更为少见。由于缺少典型与特异的症状及体征，术前很难准确诊断。

一、输卵管癌

输卵管癌常发生在不孕或患有慢性附件炎、输卵管结核的妇女中，发病年龄以50岁前后多见。输卵管恶性肿瘤有原发和继发两种，发生在输卵管者，称原发性输卵管癌；但绝大多数是继发于子宫内膜癌或卵巢癌之后，又称继发性输卵管癌，占输卵管恶性肿瘤的80%～90%，主要通过淋巴转移，实际发病数可能更高，因有些晚期病例往往被判为卵巢癌的转移。

输卵管癌是女性生殖器官中最少见的一种恶性肿瘤，其发生率在子宫颈癌、子宫体癌、卵巢癌、外阴癌、阴道癌之后，居末位。

（一）病因

其病因迄今尚不清楚，多数学者认为输卵管癌发病可能与慢性炎症刺激有关。70%患者有慢性输卵管炎，50%有不孕史，单侧输卵管癌患者的对侧输卵管多有炎症改变，推断慢性炎症刺激可能是发病的诱因。慢性输卵管炎多见，输卵管癌却罕见，输卵管炎也可能仅是输卵管癌的伴随病变。根据对大量病例的观察证明，其发病率与以下因素有关。

1. 年龄　良性肿瘤多发生于生育阶段的妇女，恶性肿瘤多发生于老年妇女，少部分特殊类型的肿瘤好发于青春期及幼年女性。

2. 生育　部分妇科肿瘤的发生与生育有关，其发病与过早分娩、密产、多产等生育因素有关。

3. 性卫生　不洁的性生活可引起女性生殖器官感染，如阴道炎、宫颈炎、宫颈糜烂、输卵管炎症等。它们成为外阴癌、阴道癌、子宫颈癌及输卵管癌的重要发病因素。

4. 内分泌　女性生殖器官是女性激素的主要靶器官，其肿瘤的发生与内分泌密切相关。现在有些女性不经医生指导，私自服用一些含有雌激素的药物、补品及一些美容美肤用品，可能会提高体内雌激素水平。而长期高水平雌激素的刺激是输卵管癌的发病因素之一。

5. 不良生活方式　吸烟尤其是大量吸烟，可能是诱发子宫颈癌和输卵管癌的重要原因之一。据流行病学调查，吸烟妇女患本病的风险较不吸烟妇女增加2倍。

（二）病理

输卵管癌约2/3病例为单侧性，70%发生于壶腹部，30%位于峡部。近端癌易累及子宫，而远端癌则易向卵巢和主动脉旁淋巴结群扩散。病变起自内膜，浆膜面粗糙，常与周围组织粘连，输卵管膨大，呈香肠腊肠状，腔中可见菜花样组织充塞。病变输卵管明显增粗，往往只有在切开管腔后，才能排除输卵管积水或输卵管卵巢脓肿。但输卵管癌的浆膜面常光滑而无粘连。病变管腔内通常充满乳头状或实性的肿瘤组织，从而使管径增粗，半数病例伞端仍开放。双侧性输卵管癌相对来说是常见的，其原因不明。某种共同的致癌因素可能引起肿瘤在双侧输卵管内多中心性长，或者是由于一侧输卵管向另一侧输卵管逆行性的淋巴道扩散。双侧性输卵管癌在Ⅱ期以前患者仅占7%，而Ⅲ～Ⅳ期患者可达3%，说明转移可能是双侧性癌的主要原因。

镜检：原发性输卵管癌绝大多数是浆液性腺癌。偶尔也可出现子宫内膜样腺癌、透明细胞癌、黏液癌、鳞状上皮癌和移行上皮癌。腺棘癌和腺鳞癌是指在腺癌中分别出现良性或恶性鳞状上皮。输卵管绒毛膜上皮癌，可在输卵管妊娠或宫内妊娠的基础上发生。输卵管浆液性腺癌镜下为腺泡状、乳头状或髓样癌结构，多种结构成分的混合十分常见。上皮细胞拥挤堆积伴核明显的多形性，核染色质增加和核分裂象几乎见于所有病例。有时可见正常输卵管上皮向肿瘤性上皮的移行过渡。肿瘤细胞的黏液分泌通常不明显，但偶尔瘤细胞可有黏液分泌。肿瘤的组织学分级对预后影响不大，但临床分期与预后关系密切。由于输卵管邻近卵巢，且许多生物学行为也与卵巢类似，因此输卵管癌的分期参照卵巢上皮癌。

（三）临床表现

原发性输卵管癌早期多无明显症状，病变进展时可出现输卵管癌“三联症”即阴道排液、腹痛、盆腔肿块。有盆腔肿块伴大量阴道流液也可称为输卵管癌的“二联症”，有以上症状者都应引起注意。

1. 阴道排液　约50%以上患者有阴道排液，液体多为浆液性或浆液血性，一般无臭味，量多少不一，常呈间歇性，有时混有坏死脱落的组织碎片。这是本病最具特异性的症状。

2. 阴道流血　肿瘤坏死或侵蚀血管导致出血，多发生于围绝经期或绝经后期，为不规则少量出血，刮宫常呈阴性。

3. 腹痛　一般为患侧下腹钝痛，有时呈阵发性绞痛，发生剧烈腹痛者不多，有不同程度腹痛或不适者约占半数。

4. 下腹肿块　妇科检查时常可触及一侧或两侧输卵管增粗或肿块，可为实性、囊性或囊实性，有的深陷于直肠子宫陷凹内，呈腊肠样或形状不规则，有轻触痛，活动常受限。

5. 不育　由于伴随慢性输卵管炎者较多，所以原发或继发不育史也很常见，但并非特异症状。

（四）诊断

由于原发性输卵管癌早期多无明显症状，且缺少特异性症状和体征，因此较难早期诊断，术前正确诊断仅为2%~6%，十分容易“漏诊”。

输卵管癌典型症状是阴道阵发性流黄水或淡血水，是因为输卵管的收缩，将积聚在管内的液体向子宫及阴道排出，排液可伴有下腹痛或腰酸。所以，凡是出现不明原因的阴道流液，特别是绝经后的流液，一定要引起警惕，并及时就医。可将收集流出的液体做细胞学检查，再结合腹腔镜、B超或CT等检查，尽早确诊。原发性输卵管癌一旦形成包块，表明已发展到中、晚期，进一步还可出现排尿不畅、部分肠梗阻，以及阴道流出恶臭色浊的液体等，此时已失去了最佳的治疗时机。

（五）鉴别诊断

由于输卵管癌的发生率低，在临床上没有很特异与可靠的诊断方法，因此术前常被忽视或被误诊为卵巢肿瘤或其他疾病。需注意与以下疾病相鉴别。

1. 卵巢肿瘤　阴道流液现象较少，肿瘤多呈球形或分叶状，而输卵管癌常呈腊肠形或椭圆形，甚少巨大者。

2. 子宫内膜癌　可有阴道流液，但多见阴道流血。通过诊刮或子宫内膜活检可相鉴别。

3. 附件炎性肿块　输卵管积水、输卵管卵巢积水及输卵管脓肿等在外形上难与输卵管癌鉴别，但炎性肿块常伴有周围粘连，管腔内为黄色液体或脓液，无乳头或髓样组织。

（六）治疗

对输卵管癌的治疗原则是以手术为主，化疗为辅的综合治疗，手术方式及范围均参照卵巢上皮癌，强调首次治疗的彻底性。

1. 手术治疗　手术是最主要的治疗手段，原则上早期应行全面分期手术，晚期行肿瘤细胞减灭术。术后残余肿瘤的大小与预后有明显关系，故在术中应尽最大可能使残余肿瘤减少到最低限度，最好是完全没有残余肿瘤。

2. 化学治疗　与卵巢癌相似，对中、晚期患者术后多采用以铂类和紫杉醇为主的联合化疗方案。

3. 其他治疗　参见卵巢上皮性恶性肿瘤治疗。

4. 预后　影响预后的主要因素为临床分期、初次手术后残余肿瘤的量、输卵管浸润深度及病理分级，病理分级对预后的意义远不如临床分期及其他因素。因为原发性输卵管癌早期诊断困难，故预后极差，5 年生存率为 21%～44%。

（七）预防

积极彻底地治疗急性输卵管、卵巢炎、盆腔腹膜炎。平时应注意个人卫生及经期卫生，预防慢性感染。输卵管癌的复发较多发生在盆腹腔内，特别是在治疗后 2 年之内。定期对盆腹腔进行检查是很重要的，同时观察 CA125 和 HE4 值及其动态变化以早发现复发转移，随访的频度同卵巢癌。

二、输卵管良性肿瘤

输卵管良性肿瘤的组织类型繁多，其中腺样瘤相对多见。其他如乳头状瘤、血管瘤、平滑肌瘤、脂肪瘤等均极罕见。由于肿瘤体积小，无症状，术前难以诊断，最后诊断取决于病理组织检查，治疗方法为输卵管切除术，预后良好。

（一）分类

1. 输卵管腺样瘤　输卵管腺样瘤为相对多见的一种输卵管良性肿瘤，多见于生育年龄妇女，通常皆位于输卵管浆膜下。肿瘤轮廓清楚，与周围组织界限分明，切面呈灰白色或灰色，通过电镜研究，支持肿瘤由间皮来源。临床上多无症状，往往伴发其他疾病如子宫肌瘤、慢性输卵管炎时才发现。治疗为手术切除患侧输卵管，预后良好。

2. 输卵管乳头状瘤　输卵管乳头状瘤来源于输卵管上皮，一般生长在输卵管黏膜并向输卵管腔突出，呈疣状或菜花样，直径为 1～2 cm。常发生在生育年龄妇女，与输卵管炎及输卵管积水并存，偶尔亦与输卵管结核或淋病并存。早期无症状，因患者常常合并输卵管周围炎，故患者可主诉不孕、腹痛及月经过多等症状。随着肿瘤的发展，逐渐出现阴道排液，合并感染时，呈脓性。管内液也可流向腹腔形成腹水，盆腔检查可触及肿块，少数可发生恶变而成乳头状癌。治疗为手术切除患侧输卵管，如果有恶变，按输卵管癌处理。

3. 输卵管囊性及实性畸胎瘤　输卵管囊性及实性畸胎瘤极为少见，一般为单侧病变，大部分肿瘤生长在输卵管峡部或壶腹部，呈囊性病变，肿瘤直径为 0.7～20 cm。发病年龄一般在 20～60 岁，常见症状为下腹部疼痛、痛经、月经不规则及绝经后出血，由于无典型的临床症状或无症状，术前往往不能发现。治疗为手术切除患侧输卵管，若恶变为未成熟畸胎瘤可按照卵巢恶性肿瘤处理原则处理。

4. 输卵管平滑肌瘤　输卵管平滑肌瘤较少见，其发生和来源同子宫平滑肌瘤，亦可以发生退行性变，平滑肌瘤多发生在输卵管间质部，也有发生在输卵管肌层、黏膜下、浆膜下，甚至向子宫阔韧带内生长。较小、单个、实性、表面光滑。临床上常无症状，偶尔肌瘤较大时，可压迫输卵管腔而致不孕及输卵管妊娠，也可引起输卵管扭转而发生腹痛。治疗行肿瘤切除术或患侧输卵管切除。

5. 输卵管血管瘤　输卵管血管瘤罕见。输卵管血管瘤位于浆膜下肌层内，分界不清，可见很多不规则小血管间隙，血管被疏松结缔组织及平滑肌纤维分隔。临床无症状，血管破裂时，可出现腹痛。治疗为手术切除患侧输卵管。

（二）预防

输卵管肿瘤的预防措施为：①避免不洁性交；②治疗期间禁同房，必要时配偶同时检查及治疗；③注意保持局部损害清洁和干燥，防止继发感染；④反复治疗者，要注意预防感冒、受凉、劳累等诱发因素，提高机体免疫能力以减少复发。

（黄　裕）

第七节　妊娠滋养细胞疾病

妊娠滋养细胞疾病（gestational trophoblastic disease，GTD）是一组与妊娠相关的罕见疾病，包括良性的部分性葡萄胎和完全性葡萄胎，恶性的侵蚀性葡萄胎（invasive mole，IM）、绒毛膜癌（choriocarcinoma，CC）、胎盘部位滋养细胞肿瘤（placentalsite trophoblastic tumor，PSTT）和上皮样滋养细胞肿瘤（epithelial-like trophoblastic tumor，ETT）。恶性 GTD 也称为妊娠滋养细胞肿瘤（gestational trophoblastic neoplasia，GTN）。

葡萄胎在亚洲尤其东南亚和非洲一些地区较常见，欧洲和北美发病率通常小于 1/1 000 妊娠。近年来，亚洲国家葡萄胎的发生率有减少，可能与经济和饮食的改善以及出生率下降相关。绒癌的发病率很难估算，因其罕见，并且临床上由于缺乏组织病理学证据，很难将发生于葡萄胎的绒癌与侵蚀性葡萄胎区分开来，据报道绒癌发病率占妊娠的 1/40 000 ~ 9/40 000，发病率一直在下降。PSTT 和 ETT 比绒癌更罕见。

滋养细胞肿瘤一方面具有其他恶性肿瘤的共同特点，一方面具有自身独特的特点：组织来源于受精卵发育至囊胚期细胞分化所形成的滋养层，属胚外层细胞；除原发性绒癌外，滋养细胞肿瘤的滋养细胞均具有男方成分，具有同种异体移植性能；滋养细胞不受母体排斥，无特异性抗原；侵蚀血管能力强，细胞分裂快，参与生殖周期数目多，周期短；可产生大量的糖蛋白激素如 HCG 和性激素；对化疗敏感性高，可积极预防。

一、葡萄胎

葡萄胎（hydatidiform mole/vesicular mole）是一种良性绒毛病变，局限于子宫，主要是绒毛基质微血管消失，绒毛基质积液、形成大小不等的水泡，形似葡萄，故称为葡萄胎，也称为水泡状胎块。有完全性和部分性之分，完全性葡萄胎为全部胎盘绒毛变性，无正常绒毛，无胚胎及脐带、羊膜等胎儿附属物；部分葡萄胎为胎盘的部分绒毛变性，有部分正常绒毛可见，可伴有胚胎或胎儿、脐带等。

（一）病因

葡萄胎的真正发病原因不明，病例对照研究发现葡萄胎的发生与营养状况、病毒感染、种族、社会经济、内分泌及年龄有关。

1. 营养因素　葡萄胎多见于食米国家，因此认为与营养有关，研究发现妊娠滋养细胞肿瘤患者血清中的叶酸活力很低，而胚胎血管形成时期（受孕后 13～21 d）叶酸缺乏，就会影响胸腺嘧啶合成，从而导致胚胎死亡及胎盘绒毛中的血管缺乏。葡萄胎的绒毛基本病理改变也符合此点。饮食中胡萝卜素的消耗低，发生葡萄胎的危险性增加；维生素 A 缺乏地区的葡萄胎发病率增加；葡萄胎组织中微量元素 Zn、Se 含量下降。

2. 感染因素　有观点认为葡萄胎与病毒感染有关，但至今未找出真正证据。20 世纪 60 年代有研究者通过电子显微镜检查滋养细胞肿瘤标本，见到一些细胞质内的包涵体，类似实验性白血病中见到的病毒颗粒，因此提出滋养细胞肿瘤由滤过性病毒诱致的看法，但也有异议。

3. 内分泌失调　认为葡萄胎的发生与卵巢功能不健全或已衰退有关，故多见于 20 岁以下以及 40 岁以上妇女。年龄大于 35 岁和 40 岁者葡萄胎发生率分别是年轻妇女的 2 倍和 7.5 倍，50 岁以上妊娠后发生葡萄胎的危险性将是 20～35 岁者的 200 倍，相反，年龄小于 20 岁妇女的葡萄胎发生率也显著升高，与这两个年龄阶段卵巢功能尚不完全稳定或已逐渐衰退，妇女容易发生异常受精、孕卵缺损有关。动物实验证明，妊娠早期切除卵巢，可使胎盘产生水泡样变，因而认为雌激素不足可能是葡萄胎的原因。

4. 孕卵缺损　可能与卵子本身发育异常有关。如上所述，小于 20 岁或大于 40 岁妇女中葡萄胎发生率较高，该年龄组妇女妊娠后自然流产率及新生儿畸形率也高，可能与孕卵本身缺陷有关。

5. 种族因素　种族间葡萄胎的发病率具有明显差异。葡萄胎多见于亚洲各国，特别是东南亚一带更为多见，因此认为可能与种族有关。有报道，美国黑人妇女葡萄胎的发病率仅为其他妇女的一半；在新加坡，欧亚混血人种葡萄胎的发病率比中国人、印度人、马来西亚人高 2 倍。但种族因素与环境、气候、饮食习惯、水源、传染病、动物媒介等因素相关。

6. 原癌基因的过度表达及抑癌基因变异失活　原癌基因及抑癌基因是控制细胞生长分化的基因，原癌基因的激活和过度表达以及抑癌基因的变异失活等与肿瘤的发生有关。

7. 细胞遗传异常因素　细胞遗传学可以帮助将完全性葡萄胎与部分性葡萄胎和水肿性自然流产区分开来。对染色质和染色体研究发现，绝大多数葡萄胎的滋养细胞均为性染色质阳性。性染色质在人胚胎的第 11 天的滋养细胞中出现，可存在于人的一生，在人的女性间质细胞中显示出 2 个性染色体的一个，在分裂期间可以染色的，因此在低倍显微镜下可以看见。通常情况下，完全性葡萄胎是二倍体，具有 46，XX 染色体，其两个 X 来自父系；而部分性葡萄胎是三倍体，有母系和父系来源。水肿性自然流产通常有 46，XX 或 XY，来自父母双方。印迹基因 p57Kip2 的免疫组织化学染色可以帮助显示母系基因的存在，而排除完全性葡萄胎。

（一）病理

1. 完全性葡萄胎　胎盘绒毛全部受累，整个宫腔充满水泡，弥漫性滋养细胞增生，无胎儿及胚胎组织可见。

2. 部分性葡萄胎　部分胎盘绒毛肿胀变性，局部滋养细胞增生，胚胎及胎儿组织可见，但胎儿多死亡，有时可见较孕龄小的活胎或畸胎，极少有足月婴诞生。

（三）临床表现

1. 症状　良性葡萄胎的症状常和妊娠相似，有闭经和妊娠反应，但妊娠反应比正常妊娠早而明显，闭经6～8周即开始出现不规则阴道流血。多为断续性少量出血，连绵不断，逐渐增多，导致患者常出现不同程度的贫血。在葡萄胎自行排出时可发生大出血，导致患者休克甚至死亡。约10%患者除妊娠剧吐外，还可出现蛋白尿、水肿、高血压等妊娠期高血压疾病，甚至可出现子痫症状，发生抽搐和昏迷。在葡萄胎中腹痛并不常见，主要发生于子宫异常增大者，葡萄胎将要排出时，可因子宫收缩而有阵发性腹痛。

2. 体征　妇科检查时葡萄胎子宫常比停经月份子宫为大，子宫较软，不少患者因触及下腹包块（胀大子宫或黄素囊肿）而来就诊，但也有少数子宫和停经月份符合或小于停经月份者。可能有2种情况：绒毛水泡退变呈萎缩状，停止发展，形成稽留性葡萄胎；部分水泡状胎块已排出，使子宫体缩小，形成葡萄胎不全流产。同时子宫即使已有4～5个月妊娠大小，仍不能扪及胎儿，甚至仍感觉不到有胎动。

3. 实验室检查

（1）HCG测定　葡萄胎因滋养细胞增生，产生大量HCG，血清中HCG浓度大大高于正常妊娠时相应月份值，因此利用这种差别可作为葡萄胎的辅助诊断。由于正常妊娠时HCG分泌峰值在第60～70天，可能与葡萄胎发病时间同期，而造成诊断困难，若能连续测定HCG或B超检查同时进行，即可做出鉴别。

（2）流式细胞计数　完全性葡萄胎的染色体核型为二倍体，部分性葡萄胎为三倍体。

（3）超声检查　葡萄胎时宫腔内未发现有胎囊、胎心及胎儿影像，呈粗点状或落雪状图像。

4. 并发症　葡萄胎虽然是良性病变，处理不当极易发生各种并发症，危及患者生命。

（1）难以控制的大出血　葡萄胎如未及时诊断、处理，可发生反复出血，宫腔积血，造成贫血，也可在自然排出时发生大量流血，在已经贫血的基础上，可发生出血性休克，甚至死亡。

（2）严重感染引起腹膜炎或败血症　葡萄胎不全流产、自然流产或吸宫流产后，可能有残存水泡状胎块，排出时间长者，继发感染。

（3）急性肺栓塞　大量小葡萄珠侵入肺动脉，可致患者迅速死亡。

（4）其他　子宫穿孔合并出血和脏器损伤，急性肺源性右心衰竭。

（四）诊断

根据停经后不规则阴道流血，子宫异常增大变软，子宫增大如5个月妊娠大小时尚摸不到胎体，听不到胎心，无胎动，应疑诊为葡萄胎。妊娠剧吐、妊娠28周前的先兆子痫、双侧附件囊肿均支持诊断。若在阴道排出物中见到水泡状组织，葡萄胎的诊断基本可以确定。

（五）鉴别诊断

1. 流产　流产有停经后阴道流血症状，不少病例被误诊为先兆流产，但葡萄胎子宫多大于同期妊娠子宫，妊娠期超过12周时HCG水平仍高。B超检查可鉴别两者。

2. 双胎妊娠　子宫较同妊娠期单胎妊娠大，HCG水平亦稍高，易与葡萄胎混淆，但双胎妊娠无阴道流血，超声显像可确诊。

3. 羊水过多　可使子宫迅速增大，虽多发生于妊娠后期，但发生在中期妊娠者需与葡萄胎鉴别。羊水过多时无阴道流血，HCG 水平较低，B 超显像可确诊。

4. 子宫肌瘤合并妊娠　子宫亦大于停经期，仔细的盆腔检查可发现肌瘤突起或子宫不对称性增大，HCG 滴度不高，B 超检查除可见胎心、胎动外，有时尚可见实质性部分。

（六）治疗

葡萄胎的诊断一经确定后，应即刻予以清除。清除葡萄胎时应注意预防出血过多、子宫穿孔及感染，并应尽可能减少以后恶变的机会。

1. 清宫术　当超声提示可疑葡萄胎妊娠或超声提示胚胎停育，但伴有与胚胎停育不相符的较高水平 HCG 时，应考虑到葡萄胎的可能，应尽快在超声监测下由有经验的妇科医生进行清宫。术前应配血、开放静脉通路、必要时行超选择性子宫动脉栓塞。术中应在充分扩张宫颈的情况下用最大号吸管吸宫，由于葡萄胎子宫大而软，易发生子宫穿孔，故采用吸宫术而尽可能不用刮宫术，如无吸宫条件时，仍可行刮宫术。吸宫术的优点是操作快，出血少。在超声检测下，尽量一次清宫干净，不常规行第 2 次清宫术。阴道仍然出血不止，子宫复旧不良，HCG 不下降或下降不明显者，若疑尚有残留，可行第 2 次刮宫。疑为葡萄胎不全流产（吸刮不全或有新的水泡状物产生），可慎重进行全面刮宫，如仍出血者，应考虑病变侵入宫壁，详见恶性葡萄胎及绒癌。

清宫时是否静脉滴注子宫收缩剂，有不同的看法。有报道指出术前予以缩宫素刺激子宫收缩不会增加疾病持续进展的风险，在充分扩宫和清宫后，使用缩宫素是合理的，可以减少大出血的风险，同时也可以避免转移发生率的升高。反对者认为宫缩剂促使子宫强烈收缩，可迫使葡萄胎绒毛大量进入血液循环中，造成栓塞或转移。因此，在手术过程中，如子宫收缩良好，不必常规应用宫缩剂，只有在出血较多而子宫收缩不良时应用。

2. 子宫切除　单纯子宫切除不能预防葡萄胎发生子宫外转移，所以不作为常规处理手段。对于年龄接近绝经、无生育要求、有恶变倾向、HCG 效价异常增高者可行全子宫切除术，两侧卵巢可以保留。当子宫小于妊娠 14 周大小时可直接切除子宫。手术后仍需定期随访。

3. 控制感染，纠正电解质紊乱，改善贫血　贫血较重者应给予少量多次缓慢输血，并严密观察患者有无活动出血，待情况改善到一定程度后再施行清宫术。子宫长期出血，或经过反复不洁操作者，容易引起感染，表现为局部（子宫或附件）感染或败血症。应予足量抗炎药物，并积极纠正贫血和电解质紊乱。

4. 预防性化疗　预防性化疗不是常规的治疗方案，预防性化疗仅适用于有高危因素和随访困难的完全性葡萄胎患者。高危因素有：①年龄>40 岁；②葡萄胎排出前 HCG 水平>100 000 U/L，葡萄胎清除后，HCG 不呈进行性下降，而是降至一定水平后即持续不再下降或始终处于高值；③子宫明显大于停经月份；④卵巢黄素化囊肿直径>6 cm；⑤滋养细胞增生明显或不典型增生；⑥重复性葡萄胎，或出现可疑转移灶者。预防性化疗一般只用一种药物，但化疗药物用量应同治疗滋养细胞肿瘤的用药量，不可减量，化疗尽可能在清宫后 3 d 开始，用 1 ~ 2 个疗程。预防性化疗的患者仍然需要定期随访，而且治疗后复发的患者将需要更多疗程的化疗。

5. 黄素囊肿的处理　葡萄胎清除后，黄素囊肿可自行消退，一般无须处理，如发生扭转，则在B超或腹腔镜下穿刺吸液后可自然复位。若扭转时间长,发生血运障碍,卵巢坏死,则需手术治疗。

6.葡萄胎合并重度妊娠期高血压疾病的处理　若葡萄胎合并有重度妊娠期高血压疾病,血压达21.33/14.67 kPa(160/110 mmHg),特别是有心力衰竭或子痫时,应先对症处理,控制心力衰竭,镇静、降压、利尿,待病情稳定后再行清宫。但也不宜多等,因为不清除葡萄胎,妊娠期高血压疾病也难以控制。

7.预后　再发倾向:1次葡萄胎后,再次葡萄胎的发生风险不足1/50;2次葡萄胎后再次葡萄胎的风险为1/6;3次葡萄胎后再次葡萄胎的风险为1/2。

(七)随访和预防

1.随访　葡萄胎有10%~20%恶变可能,因此葡萄胎后的随访工作十分重要,皆应定期随诊,在2年内定期复查,尤其是随访血HCG的变化,目的在于早期发现恶变。葡萄胎清宫术后必须每周查血HCG 1次,直到血HCG降至正常,以后每月1次,半年以后每3个月1次,至少随访2年。注意观察自身症状,如出现不规则的阴道出血、咯血时应及时就诊。检查时应注意子宫是否复旧良好,阴道、外阴有无紫蓝色结节,X射线胸透或胸片无阴影存在。葡萄胎完全清除后,约60%以上患者30 d内血HCG转阴性。超过2个月仍为阳性者,应高度怀疑恶变或仍残存水泡状胎块。血HCG已转阴,复诊中又转阳者,如非妊娠,应高度怀疑恶变。葡萄胎恶变大多发生于1年之内,但也有长达10余年者,故随诊年限应坚持10~15年以上。

2.预防　目前认为严格避孕6个月后可再次妊娠。葡萄胎后鼓励正常性生活,同时要求认真做好避孕,坚持避孕至少半年,以免再次妊娠与恶变鉴别困难。根据文献报道,在HCG正常后6个月内意外妊娠者,也不需要终止妊娠。但是接受预防性化疗者,为了避免化疗药物对胎儿的影响,建议避孕12个月。葡萄胎清宫术后避孕方式可选择屏障法及口服避孕药。

避免重体力劳动,可适当体育锻炼。患者出院后可根据自己的体质进行一些锻炼活动,如散步、慢跑、打太极拳等,以不觉劳累为宜,并保证充足的睡眠。要保持良好的心境与情绪,提高抗病能力。

二、妊娠滋养细胞肿瘤

妊娠滋养细胞肿瘤60%继发于葡萄胎,30%继发于流产,10%继发于足月妊娠或异位妊娠。继发于葡萄胎排空后半年以内的妊娠滋养细胞肿瘤诊断为侵蚀性葡萄胎,而1年以上者为绒癌,半年至1年者,绒癌和侵蚀性葡萄胎均有可能,一般来说时间间隔越长,绒癌可能性越大。继发于流产、足月妊娠、异位妊娠者,诊断则应为绒癌。侵蚀性葡萄胎恶性程度一般不高,大多数仅造成局部侵犯,仅4%的患者并发远处转移,预后较好。绒癌恶性程度极高,在化疗药物问世以前,其死亡率高达90%以上。随着诊断技术及化学治疗的发展,绒癌患者的预后已得到极大的改善。

(一)病因

发病原因不明,研究发现妊娠滋养细胞肿瘤的发生与营养状况、病毒感染、种族、社会经济、内分泌及年龄有关。参见本节“一、葡萄胎”。

(二)病理

侵蚀性葡萄胎的大体检查可见子宫肌壁内有大小不等、深浅不一的水泡状组织,宫腔内可有原发病灶,也可以没有原发病灶。当侵蚀病灶接近子宫浆膜层时,子宫表面可见紫蓝色结节。侵蚀较深时可穿透子宫浆膜层或子宫阔韧带。镜下可见侵入肌层的水泡状组织的形态与葡萄胎相似,可见绒毛结构及滋养细胞增生和分化不良。但绒毛结构也可退化,仅见绒毛阴影。

绝大多数绒癌原发于子宫,但也有极少数可原发于输卵管、宫颈、子宫阔韧带等部位。肿瘤常位于子宫肌层内,也可突向宫腔或穿破浆膜,单个或多个,大小在0.5~5.0 cm,无固定形态,与周围组织分界清,质地软而脆,海绵样,暗红色,伴出血坏死。镜下特点为细胞滋养细胞和合体滋养细胞不形成绒毛或水泡状结构,成片高度增生,排列紊乱,并广泛侵入子宫肌层和破坏血管,造成出血坏死。肿瘤中不含间质和自身血管,瘤细胞靠侵蚀母体血管而获取营养物质。

(三)临床表现

1. 无转移滋养细胞肿瘤　大多数继发于葡萄胎后,仅少数继发于流产或足月产后。

(1)阴道流血　在葡萄胎排空、流产或足月产后,有持续的不规则阴道流血,量多少不定。也可表现为一段时间的正常月经后再停经,然后又出现阴道流血。长期阴道流血者可继发贫血。

(2)子宫复旧不全或不均匀性增大　常在葡萄胎排空后4~6周子宫未恢复到正常大小,质地偏软。也可因受肌层内病灶部位和大小的影响,表现出子宫不均匀性增大。

(3)卵巢黄素化囊肿　由于HCG的持续作用,在葡萄胎排空、流产或足月产后,两侧或一侧卵巢出现持续存在的囊性为主包块。

(4)腹痛　一般无腹痛,但当子宫病灶穿破浆膜层时可引起急性腹痛及其他腹腔内出血症状。若子宫病灶坏死继发感染也可引起腹痛及脓性白带。黄素化囊肿发生扭转或破裂时也可出现急性腹痛。

(5)假孕症状　由肿瘤分泌的HCG及雌、孕激素的作用,表现为乳房增大,乳头及乳晕着色,甚至有初乳样分泌,外阴、阴道、宫颈着色,生殖道质地变软。

2. 转移性滋养细胞肿瘤　大多为绒癌,尤其是继发于非葡萄胎妊娠后绒癌。肿瘤经血行播散,转移发生早而且广泛。最常见的转移部位是肺(80%),其次是阴道(30%),以及盆腔(20%)、肝(10%)和脑(10%)等。由于滋养细胞的生长特点之一是破坏血管,所以各转移部位症状的共同特点是局部出血。转移性滋养细胞肿瘤可以同时出现原发灶和继发灶症状,但也有不少患者原发灶消失而转移灶发展,仅表现为转移灶症状,若不注意常会误诊。

(1)肺转移　表现为胸痛、咳嗽、咯血及呼吸困难。这些症状常呈急性发作,但也可呈慢性持续状态达数月之久。在少数情况下,可因肺动脉滋养细胞瘤栓形成,造成急性肺梗死,出现肺动脉高压和急性肺功能衰竭。但当肺转移灶较小时也可无任何症状,仅靠X射线胸片或CT做出诊断。

(2)阴道转移　转移灶常位于阴道前壁,呈紫蓝色结节,破溃时引起不规则阴道流血,甚至大出血,一般认为系宫旁静脉逆行性转移所致。

(3)肝转移　为不良预后因素之一,多同时伴有肺转移,表现上腹部或肝区疼痛,若病灶穿破肝包膜可出现腹腔内出血,导致死亡。

(4)脑转移　预后凶险,为主要的致死原因。一般同时伴有肺转移和(或)阴道转移。脑转移的形成可分为3个时期,首先为瘤栓期,表现为一过性脑缺血症状如猝然跌倒、暂时性失语、失明等。继而发展为脑瘤期,即瘤组织增生侵入脑组织形成脑瘤,出现头痛、喷射样呕吐、偏瘫、抽搐直至昏迷。最后进入脑疝期,因脑瘤增大及周围组织出血、水肿,造成颅内压进一步升高,脑疝形成,压迫生命中枢、最终死亡。

(5)其他转移　包括脾、肾、膀胱、消化道、骨等,其症状视转移部位而异。

(四)诊断

1. 临床诊断　根据葡萄胎排空后或流产、足月分娩、异位妊娠后出现阴道流血和(或)转移灶及其相应症状和体征,应考虑滋养细胞肿瘤可能,结合HCG测定等检查,滋养细胞肿瘤的临床诊断可以确立。

(1)血HCG测定　对于葡萄胎后滋养细胞肿瘤,HCG水平是主要诊断依据,如有可能可以有影像学证据,但不是必要的。凡符合下列标准中的任何一项且排除妊娠物残留或妊娠即可诊断为滋养细胞肿瘤:①HCG连续测定4次呈平台状态(上下浮动在10%左右),持续3周或更长时间,即第1、7、14、21天;②HCG测定3次升高(>10%),并至少持续2周或更长时间,即第1、7、14天;③HCG水平持续异常达6个月或更长。但对非葡萄胎后滋养细胞肿瘤,目前尚无明确的HCG诊断标准。一般认为,足月产、流产和异位妊娠后HCG多在4周左右转为阴性,若超过4周血HCG仍持续高水平,或一度下降后又上升,在除外妊娠物残留或再次妊娠后,应考虑滋养细胞肿瘤。

(2)X射线胸片　是诊断肺转移的重要检查方法。肺转移的最初X射线征象为肺纹理增粗,以后发展为片状或小结节阴影,典型表现为棉球状或团块状阴影。转移灶以右侧肺及中下部较为多见。

(3)CT和磁共振成像检查　CT对发现肺部较小病灶和脑、肝等部位的转移灶有较高的诊断价值。磁共振成像主要用于脑和盆腔病灶诊断。

(4)超声检查　在声像图上,子宫可正常大小或不同程度增大,肌层内可见高回声团块,边界清但无包膜;或肌层内有回声不均区域或团块,边界不清且无包膜;也可表现为整个子宫呈弥漫性增高回声,内部伴不规则低回声或无回声。彩色多普勒超声主要显示丰富的血流信号和低阻力型血流频谱。

2. 组织学诊断　在子宫肌层内或子宫外转移灶组织中若见到绒毛或退化的绒毛阴影,则诊断为侵蚀性葡萄胎;若仅见成片滋养细胞浸润及坏死出血,未见绒毛结构者,则诊断为绒癌。若原发灶和转移灶诊断不一致,只要在任一组织切片中见有绒毛结构,均诊断为侵蚀性葡萄胎。组织学证据对于滋养细胞肿瘤的诊断并不是必需的。

3. 临床分期　为了更好地实现分层和个体化治疗,推荐联合应用临床分期和预后评分系统进行临床分期,FIGO妇科肿瘤委员会于2002年颁布了新的临床分期。新分期有机融合了解剖学分期和预后评分系统两部分,其中解剖学分期保留了北京协和医院分期法的基本框架,分为Ⅰ、Ⅱ、Ⅲ和Ⅳ期;而预后评分则在原WHO评分的基础上,对不明确或不完善部分进行了修改,总分≤6分者为低危,>7分者为高危(表13-8、表13-9)。

表 13-8　滋养细胞肿瘤解剖学分期(FIGO,2002 年)

分期	病变部分
Ⅰ期	病变局限于子宫
Ⅱ期	病变扩散,但仍局限于生殖器官(附件、阴道、子宫阔韧带)
Ⅲ期	病变转移至肺,有或无生殖系统病变
Ⅳ期	所有其他转移

表 13-9　2000 年 FIGO 妊娠滋养细胞肿瘤的预后评分标准

预后因素	计分			
	0	1	2	4
年龄(岁)	<40 岁	≥40 岁		
末次妊娠	葡萄胎	流产	足月产	
妊娠终止至化疗开始的间隔(月)	<4	4–<7	7–<13	≥13
HCG(U/L)	$<10^3$	10^3–$<10^4$	10^4–$<10^5$	$\geq 10^5$
肿瘤最大直径(cm)(包括子宫)	<3	3–<5	≥5	
转移部位	肺	脾、肾	胃肠道	脑、肝
转移瘤数目	–	1～4	5～8	>8
既往化疗失败史	–	–	单药	两药及以上

该评分标准以胸片所见肺内大于 3 cm 的肿瘤计数或肺内转移瘤计数。为了分期和指定预后评分,先用罗马数字Ⅰ、Ⅱ、Ⅲ和Ⅳ对患者的诊断进行分期,然后用阿拉伯数字表示所有实际危险因素的记分总数,用冒号将二者隔开,例如Ⅱ期:4 分,Ⅳ期:9 分。

(五)鉴别诊断

参见本节"一、葡萄胎"。

(六)治疗

原则以化疗为主、手术和放疗为辅的综合治疗。

1. 化疗　目前常用的一线化疗药物有氨甲蝶呤(methotrexate,MTX)、5-氟尿嘧啶(5-FU)、放线菌素 D(Act-D)或国产更生霉素(放线菌素 D)、环磷酰胺(CTX)、长春新碱(VCR)、依托泊苷(VP-16)等。低危患者首选单一药物化疗,高危患者首选联合药物化疗。

(1)单一药物化疗　常用的单一化疗药物及用法见表 13-10。

(2)联合化疗　适用于妊娠滋养细胞肿瘤联合化疗的方案很多,首选 EMA-CO 方案,见表 13-11。

(3)超高危妊娠滋养细胞肿瘤和挽救治疗　在 2015 年 FIGO 妇产科肿瘤报道中提出了超高危 GTN 的概念,指的是评分≥12 分,如合并肝、脑或广泛转移者,对于这些超高危患者可以直接选用较强的二线化疗方案,如 EP-EMA(依托泊苷+顺铂/依托泊苷、氨甲蝶呤、放线菌素-D)、FAEV(氟尿嘧啶+Act-D+依托泊苷+长春新碱)、TP/TE(紫杉醇+顺铂/紫杉醇+依托泊苷)等。对于这些极其严重的患者,直接采用上述标准方案化疗可能会导致严重的并发症如严重的骨髓抑制导致出血、败血症,甚至多器官功能衰竭。因此,在治疗的初期,可以选用低剂量和减少频率的方案来避免,待病情缓解后,再转为上述较强的标准化疗方案。

表 13-10　常用单药化疗药物及用法

药物	剂量、给药途径、疗程日数	疗程间隔
MTX	0.4 mg/(kg·d)肌内注射,连续 5 d	2 周
Weekly MTX	50 mg/m^2肌内注射	1 周
MTX+	1 mg/(kg·d) 肌内注射,第 1,3,5,7 天	2 周
四氢叶酸	0.1 mg/(kg·d) 肌内注射,第 2、4、6、8 天	(24 h 后)
MTX	250 mg 静脉滴注,维持 12 h	
Act-D	10~12 μg/(kg·d) 静脉滴注,连续 5 d	2 周
5-Fu	28~30 mg/(kg·d) 静脉滴注,连续 8~10 d	2 周

表 13-11　EMA-CO 方案(由 EMA 和 CO 两部分组成)

方案		药物剂量及方法
EMA 方案		
第 1 天	KSM	500 μg+5% 葡萄糖注射液 200 ml,静脉滴注,1 h
	VP-16	100 mg/m^2+生理盐水 250 ml,静脉滴注,1 h
	MTX	100 mg/m^2+生理盐水 30 ml,静脉推注
	MTX	200 mg/m^2+生理盐水 1 000 ml,静脉滴注,12 h
第 2 天	KSM	500 μg +5% 葡萄糖注射液 200 ml,静脉滴注,1 h
	VP-16	100 mg/m^2+生理盐水 250 ml,静脉滴注,1 h
	CVF	15 mg+生理盐水 4 ml,肌内注射,每 12 h 一次共 4 次(自静脉注射 MTX 开始 24 h 后应用)
CO 方案		
第 8 天	VCR/VDS	1.5~2 mg+生理盐水 30 ml 静脉注射,化疗前 3 h
	CTX	600 mg/m^2+生理盐水 500 ml 静脉滴注,2 h

(4)疗效评估　每一疗程后,应每周测血 β-HCG,结合妇科检查、B 超检查、胸部 X 射线检查、CT 检查等。化疗疗程结束到 18 d 内,血 β-HCG 下降至少 1 个对数为有效。

(5)不良反应防治　化疗主要的不良反应为骨髓抑制,其次为消化道反应、肝功能损害、肾功能损害及脱发等。化疗前应先检查血、尿常规、肝功能、肾功能,了解骨髓等肝肾功能,用药期间严密观察，及时治疗。

(6)停药指征　低危患者的停药指征为：血 β-HCG 每周测 1 次，连续 3 次阴性后至少给予 1 个疗程的巩固化疗，而对于化疗过程中 β-HCG 下降缓慢和病变广泛者通常给予 2 ~3 个疗程的化疗。高危患者的停药指征目前尚不统一，推荐的化疗方案应持续到 β-HCG 阴性、症状体征消失，再巩固 2 ~3 个疗程联合化疗方可停药。

2. 手术　对控制大出血等各种并发症、消除耐药病灶、减少肿瘤负荷和缩短化疗疗程等方面有一定的作用，在特殊情况下应用。

(1)子宫切除　对于大病灶、耐药病灶或病灶穿孔出血时应在化疗的基础上给予手术。手术范围一般为全子宫切除术，生育期年龄妇女应保留卵巢。对于有生育要求的年轻妇女，若血 HCG 水平不高，耐药病灶为单个及子宫外转移灶控制，可考虑做病灶剜出术。对于无生育要求的低危无转移患者在初次治疗时可首选全子宫切除术，并在术中开始给予单药辅助化疗，直至 HCG 水平正常。

(2)肺叶切除　多次化疗未能吸收的孤立的肺转移耐药病灶，可行肺叶切除。为防止术中扩散，需术前术后化疗，且血 β-HCG 处于低水平。

(3)介入栓塞　子宫出血不能控制时也可使用子宫动脉栓塞止血，肝动脉血管栓塞止血是行之有效治疗肝出血的方法。

(4)耐药及复发 GTN 的手术指征与时机　①一般情况好，可以耐受手术；②无手术切除部位以外的活跃性病灶；③无证据表明有耐药的播散性病灶；④术前血清 HCG 应尽可能控制在低水平；⑤切忌在 HCG 升高的情况下进行手术。

3. 放射治疗　目前应用较少，主要用于肝、脑转移和肺部耐药病灶的治疗。对肺部多次化疗未能吸收的孤立、耐药病灶，也可考虑放射治疗，剂量一般为 40 Gy，放疗对于直径<2 cm 的病灶效果好，>2 cm 的病灶效果差。

4. 耐药复发病例的治疗　自从 20 世纪 60 年代初各种化疗方法应用以来，滋养细胞肿瘤的预后已有极大改善，几乎全部无转移和低危转移病例均可得以治愈，但尚有 20% 左右的高危转移病例因治疗失败而最终死亡。究其原因主要是这些患者对化疗不敏感，出现耐药或一度缓解后又重新复发。对这类患者如何治疗是当今滋养细胞肿瘤治疗的一大难题。

(1)耐药标准　一般认为化疗过程中出现如下现象应考虑为耐药：经连续 2 ~3 个疗程化疗后，血 HCG 未呈对数下降或呈平台甚至上升，或影像学检查提示肿瘤病灶不缩小甚至增大或出现新的病灶。

(2)复发标准　治疗后血 HCG 连续 3 次阴性，影像学检查提示病灶消失(残存阴影除外)，3 个月后出现血 HCG 再次升高(除外妊娠)或影像学检查发现新病灶则提示复发，若 1 年后出现上述情况为晚期复发，若 3 个月内出现上述情况为持续性妊娠滋养细胞肿瘤。

(3)治疗策略　①治疗前准确临床分期，给予合适化疗方案，尽可能做到个体化治疗，以减少耐药和复发。②采用由有效二线化疗药物组成的联合化疗方案。对耐药和复发病例有效药物有异环磷酰胺，顺铂、卡铂、博莱霉素、紫杉醇等，已有应用超大剂量联合化疗及自体造血干细胞移植治疗耐药患者。③采用综合治疗和探索新的治疗手段，手术和放疗是有效的辅助治疗手段，合理适时应用可提高治愈率。随着放射介入技术的发展，超选择动脉插管局部灌注化疗和栓塞治疗对耐药和复发病灶均有显著疗效。免疫治疗、基因治疗等是当今肿瘤治疗的研究热点。

（七）随访

治疗结束后应严密随访。第1次随访在出院后3个月，以后每6个月1次直至3年，此后每年1次直至5年，以后每2年1次。随访期间应严格避孕，应于化疗停止≥12个月方可妊娠。

三、胎盘部位滋养细胞肿瘤

胎盘部位滋养细胞肿瘤（PSTT）是指起源于胎盘种植部位的妊娠滋养细胞肿瘤，临床罕见。是绒癌的少见变异体，肿瘤几乎全由中间型滋养细胞组成，无绒毛结构，仅分泌少量HCG。预后良好，仅少数发生转移。

症状多为停经后不规则阴道流血或月经过多，体征为子宫均匀性或不规则增大。仅少数病例发生子宫外转移，受累部位为肺、阴道、脑、肝、肾及骨盆和腹主动脉旁淋巴结。大体检查见肿瘤可为突向宫腔的息肉样组织；也可局限在子宫肌层内，与子宫肌层界限清楚；还可呈弥漫性浸润至深肌层、浆膜层或子宫外扩散，与子宫界限不清。肿瘤切面呈黄褐色或黄色，有时见局限性出血和坏死。免疫组化染色见部分肿瘤细胞HCG和人胎盘催乳素（HPL）阳性。目前认为与PSTT预后相关的高危因素有：①肿瘤细胞有丝分裂指数，> 5个/10高倍视野；②距先前妊娠时间>2年；③有子宫转移灶。

手术是首选的治疗方法，原则是切除一切病灶，行全子宫切除及双侧附件切除术，必要时行淋巴结清扫术。年轻妇女若病灶局限于子宫，卵巢外观正常，应保留卵巢。若病灶局限于子宫，有生育要求，可保留生育功能，行保守治疗，如刮宫、宫腹腔镜或开腹切除子宫病灶，保留生育功能不适用于弥漫性病变。有高危因素PSTT患者，术后应给予辅助化疗。因PSTT对化疗的敏感性不及妊娠滋养细胞肿瘤，首选的化疗方案为EP-EMA。对于无高危因素的患者一般不主张术后化疗。

治疗后应随访。随访内容同妊娠滋养细胞肿瘤。由于缺乏肿瘤标志物，随访时临床表现和影像学检查更有价值。

四、上皮样滋养细胞肿瘤

上皮样滋养细胞肿瘤（ETT）起源于绒毛膜型中间型滋养细胞。患者通常表现为异常阴道出血。偶尔，ETT可以先出现在子宫以外部位，如肺，伴随葡萄胎、侵蚀性葡萄胎甚至正常足月妊娠之后。血HCG水平轻度升高，偶尔合并绒癌或PSTT。

通常显示为分散的出血性实性和囊性病变，病变可能会在基底部、子宫下段、宫颈甚至子宫阔韧带中找到。组织学上，中间型滋养层细胞的岛屿被广泛坏死包围，合并有玻璃样变基质，形成特征样地图样结构。肿瘤对HPL、HCG、细胞角蛋白和抑制素-α呈局灶免疫反应，可以通过*P*63免疫染色阳性与PSTT区分。ETT可以与绒癌或PSTT共存。

上皮样滋养细胞肿瘤是非常罕见的妊娠性滋养细胞肿瘤，具有恶性的生物学行为，其侵袭能力低于绒癌，但接近于胎盘部位滋养细胞肿瘤，因此其治疗、随访方式同PSTT。

（黄　裕　舒　锦）

参考文献

1 吴焕文,陈杰,卢朝辉. 解读 WHO(2014)女性生殖器官肿瘤分类中的上皮性卵巢肿瘤[J]. 诊断病理学杂志,2016,23(1):1-4.

2 张远丽,陈明明,张师前,等. 2017 ACOG《遗传性乳腺癌卵巢癌综合征》指南解读(卵巢癌篇)[J]. 中国实用妇科与产科杂志,2017,33(11):1164-1166.

3 CHEN W, ZHENG R, BAADE P D, et al. Cancer statistics in China, 2015[J]. Ca Cancer J Clin, 2016, 66(2):115-132.

4 MEINHOLD-HEERLEIN I, FOTOPOULOU C, HARTER P, et al. The new WHO classification of ovarian, fallopian tube, and primary peritoneal cancer and its clinical implications[J]. Arch Gynecol Obstet, 2016, 293(4):695-700.

5 WRIGHT A A, BOHLKE K, ARMSTRONG D K, et al. Neoadjuvant chemotherapy for newly diagnosed, advanced ovarian cancer: society of gynecologic oncology and american society of clinical oncology clinical practice guideline[J]. J Clin Oncol, 2016, 34(28):3460-3473.

6 SIMONE C G, MARKHAM M J, DIZON D S. Chemotherapy in ovarian germ cell tumors: A systematic review[J]. Gynecol Oncol, 2016, 141(3):602-607.

7 HAUPTMANN S, FRIEDRICH K, REDLINE R, et al. Ovarian borderline tumors in the 2014 WHO classification: evolving concepts and diagnostic criteria[J]. Virchows Arch, 2017, 470(2):125-142.

8 SIEGEL R L, MILLER K D, JEMAL A, et al. Cancer statistics, 2017[J]. Ca Cancer J Clin, 2017, 67(1):7-30.

9 SHAABAN A M, REZVANI M, HAROUN R R, et al. Gestational Trophoblastic Disease: Clinical and Imaging Features[J]. Radiographics, 2017, 37(2):681-700.

10 BROWN J, NAUMANN R W, SECKL M J, et al. 15years of progress in gestational trophoblastic disease: Scoring, standardization and salvage[J]. Gynecol Oncol, 2017, 144(1):200-207.

11 DUSKA L R, KOHN E C. The new classifications of ovarian, fallopian tube, and primary peritoneal cancer and their clinical implications[J]. Ann Oncol, 2017, 28(suppl-8): viii8-viii12.

12 NGAN H Y S, SECKL M J, BERKOWITZ R S, et al. Update on the diagnosis and management of gestational trophoblastic disease[J]. Int J Gynaecol Obstet, 2018, 143(Suppl 2):79-85.

13 ORR B, EDWARDS R P. Diagnosis and treatment of ovarian cancer[J]. Hematol Oncol Clin North Am, 2018, 32(6):943-964.

14 NING F, HOU H, MORSE A N, et al. Understanding and management of gestational trophoblastic disease[J]. F1000Res, 2019, 8:F1000.

15 LHEUREUX S, GOURLEY C, VERGOTE I, et al. Epithelial ovarian cancer[J]. Lancet,

2019,393(10177):1240-1253.

16 KOLIN D L,NUCCI M R. Fallopian Tube Neoplasia and Mimics[J]. Surg Pathol Clin,2019,12(2):457-479.

第十四章

生殖内分泌疾病

第一节 异常子宫出血

异常子宫出血(abnormal uterine bleeding,AUB)是妇科常见的症状和体征,作为总的术语,是指与正常月经的周期频率、规律性、经期长度、经期出血量任何1项不符的、源自子宫腔的异常出血。本处所述AUB限定于育龄期非妊娠妇女,因此需排除妊娠和产褥期相关的出血,也不包含青春发育前和绝经后出血。世界各国描述AUB的医学术语和定义存在混淆,为此,国际妇产科联盟(International Federation of Gynecology and Obstetrics,FIGO)2007年发表了关于"正常和异常子宫出血相关术语"的共识,2011年又发表了"育龄期非妊娠妇女AUB病因新分类PALM-COEIN系统",统一用词,用以指导临床治疗及研究。我国妇科学界于此也存在一些混淆,如AUB、功能失调性子宫出血(功血)、月经过多这3个术语不加区别地混用。

一、FIGO正常和异常子宫出血相关术语、病因新分类系统

(一)正常子宫出血和推荐的AUB术语

正常子宫出血即月经,规范的月经指标至少包括周期频率和规律性、经期长度、经期出血量4个要素,我国暂定的术语标准见表14-1,其他还应有经期有无不适,如痛经、腰酸、下坠等。

表14-1 正常子宫出血(月经)与AUB术语范围

月经的临床评价指标	术语	范围
周期频率	月经频发	<21 d
	月经稀发	>35 d
周期规律性	规律月经	<7 d
(近1年的周期之间的变化)	不规律月经	≥7 d
	闭经	≥6个月无月经

续表 14-1

月经的临床评价指标	术语	范围
经期长度	经期延长	>7 d
	经期过短	<3 d
经期出血量	月经过多	>80 ml
	月经过少	<5 ml

（二）废用和保留的术语

废用“子宫功能性出血”一词，原因是不同地区的定义和所用诊断检查的资源不同，因此内涵不一致。废用 metrorrhagia（子宫出血）、menorrhagia（月经过多）等具有希腊或拉丁字根的术语，理由是定义模糊且理解不同。

（三）提出的新术语

1. 慢性 AUB　指近 6 个月内至少出现 3 次 AUB，医师认为不需要紧急临床处理但需进行规范诊疗的 AUB。

2. 急性 AUB　指发生了严重的大出血，医师认为需要紧急处理以防进一步失血的 AUB，可见于有或无慢性 AUB 病史的患者。

（四）FIGO 的 AUB 病因新分类系统—PALMCOEIN 系统

既往我国将 AUB 病因分为器质性疾病、功能失调和医源性病因 3 大类。FIGO 将 AUB 病因分为两大类 9 个类型，按英语首字母缩写为“PALM-COEIN”，“PALM”存在结构性改变、可采用影像学技术和（或）组织病理学方法明确诊断，而“COEIN”无子宫结构性改变。

具体为：子宫内膜息肉（polyp）所致 AUB（简称：AUB-P）、子宫腺肌病（adenomyosis）所致 AUB（简称：AUB-A）、子宫平滑肌瘤（leiomyoma）所致 AUB（简称：AUB-L）、子宫内膜恶变和不典型增生（malignancy and hyperplasia）所致 AUB（简称：AUB-M）；全身凝血相关疾病（coagulopathy）所致 AUB（简称：AUB-C）、排卵障碍（ovulatory dysfunction）相关的 AUB（简称：AUB-O）、子宫内膜局部异常（endometrial）所致 AUB（简称：AUB-E）、医源性（iatrogenic）AUB（简称：AUB-I）、未分类（not yet classified）的 AUB（简称：AUB-N）。AUB-L 的肌瘤包括黏膜下（SM）和其他部位（O）。

二、AUB 病因诊断流程

对 AUB 患者，首先要通过详细询问月经改变的历史，确认其特异的出血模式，也就是患者就诊的主要问题（主诉）。应注意询问性生活情况和避孕措施以除外妊娠或产褥期相关的出血，必要时测定血 HCG 水平，应注意区别酷似正常月经的出血和异常出血，并以近 1～3 次出血的具体日期进行核对，重点关注的应是自然月经而非药物诱发的人工月经。

初诊时全身检查及妇科检查不可或缺，可及时发现相关体征，如性征、身高、泌乳、体重、体毛、腹部包块等，有助于确定出血来源，排除宫颈、阴道病变，发现子宫结构的异常；结合必要的辅助检查,明确 AUB 病因。

(一)月经频发、月经过多、经期延长、不规律月经

经过规范查体及妇科盆腔检查,需首先排除阴道和宫颈的出血,其次,可通过血常规和盆腔超声的检查了解有无子宫结构的异常和子宫内膜癌高危因素,必要时通过宫腔镜、腹腔镜、活检及 CA125 的检查来鉴别是否因子宫内膜局部的异常或子宫内膜恶变和不典型增生所致的 AUB,以及子宫内膜息肉、子宫腺肌病和子宫平滑肌瘤所致 AUB。通过促甲状腺素、性激素 6 项及基础体温测定来判断有无排卵障碍相关的子宫异常出血或黄体功能不足。如有个人或家族出血倾向时,建议血液科会诊,考虑全身凝血相关疾病所致 AUB。如有使用宫内节育器和性激素病史,则考虑医源性 AUB。

(二)月经过少

月经过少是 AUB 的 1 种出血模式,在临床上常见。其病因是卵巢雌激素分泌不足、无排卵或手术创伤、炎症、粘连等因素导致子宫内膜对正常量的激素不反应。诊治流程如下:首先应询问有无使用口服避孕药,情绪变化,多次刮宫及结核病史。如有痛经并且既往有宫腔操作史,则考虑扩张宫颈,分离宫腔粘连,放置宫内节育器,并予大剂量雌激素治疗。B 超测量黄体中期内膜厚度,如正常可观察或中药活血治疗。如内膜薄可行宫腔镜检查内膜活检,了解有无结核。如行性激素检查异常考虑无排卵,则根据患者有无生育要求,做相应处理。

(三)月经稀发

月经稀发须测基础体温 1 个周期,并于经前 5 ~9 d 测定孕酮水平。判断有无排卵并根据有无生育要求做相应处理。

(四)经间期出血

经间期出血(intermenstrual bleeding,IMB)指有规律、在可预期的月经之间发生的出血,包括随机出现和每个周期固定时间出现的出血。按出血时间可分为卵泡期出血、围排卵期出血、黄体期出血。诊断流程同样需首先规范询问病史,排除妊娠及医源性 AUB,另可测基础体温对照出血日,可鉴别月经频发及排卵障碍相关的 AUB,黄体功能不足和排卵期出血。另可通过血常规、盆腔检查和盆腔超声检查及宫腔镜检查来鉴别阴道炎、宫颈炎、子宫内膜炎、子宫内膜异位症,剖宫产术后子宫瘢痕缺损,以及子宫内膜息肉、子宫腺肌病及子宫平滑肌瘤所致的 AUB。

三、AUB 九类病因的临床表现、诊断与处理

(一)子宫内膜息肉所致 AUB(AUB-P)

子宫内膜息肉可单发或多发,AUB 原因中 21% ~39% 为子宫内膜息肉。中年、肥胖、高血压、使用他莫昔芬(三苯氧胺)的妇女容易出现。

临床上 70% ~90% 的子宫内膜息肉有 AUB,表现为经间期出血、月经过多、不规则出血、不孕。少数(0~12.9%)会有腺体的不典型增生或恶变;息肉体积大、高血压是恶变的危险

因素。通常可经盆腔B超检查发现，最佳检查时间为周期第10天之前；确诊需在宫腔镜下摘除行病理检查。直径<1 cm的息肉若无症状，1年内自然消失率约27%，恶变率低，可观察随诊。对体积较大、有症状的息肉，推荐宫腔镜下息肉摘除及刮宫，盲目刮宫容易遗漏，术后复发率为3.7%~10.0%；对已完成生育或近期不愿生育者，可考虑使用短效口服避孕药或左炔诺孕酮宫内缓释系统（LNG-IUS）以减少复发风险；对于无生育要求、多次复发者，可建议行子宫内膜切除术。对恶变风险大者，可考虑子宫切除术。

（二）子宫腺肌病所致AUB（AUB-A）

子宫腺肌病可分为弥漫型及局限型（子宫腺肌瘤），主要表现为月经过多和经期延长，部分患者可有经间期出血、不孕，多数患者有痛经，确诊需病理检查，临床上可根据典型症状及体征、血CA125水平增高做出初步诊断。盆腔超声检查可辅助诊断，有条件者可行MRI检查。治疗视患者年龄、症状、有无生育要求决定，分药物治疗和手术治疗。对症状较轻、不愿手术者，可试用短效口服避孕药、促性腺激素释放激素激动剂（GnRHa）治疗3~6个月，停药后症状会复发，复发后还可再次用药。近期无生育要求、子宫大小小于妊娠8周大小者也可放置左炔诺孕酮宫内缓释系统（LNG-IUS）；对子宫大小大于妊娠8周大小者可考虑GnRHa与LNG-IUS联合应用。对年轻、有生育要求者，可用GnRHa治疗3~6个月之后酌情给予辅助生殖技术治疗。对无生育要求、症状重、年龄大或药物治疗无效者，可行子宫全切除术，卵巢是否保留取决于卵巢有无病变和患者意愿。对有生育要求、子宫腺肌瘤患者，可考虑局部病灶切除+GnRHa治疗后再给予辅助生殖技术治疗。

（三）子宫平滑肌瘤所致AUB（AUB-L）

根据生长部位，子宫平滑肌瘤可分为影响宫腔形态的黏膜下肌瘤与其他肌瘤，前者最可能引起AUB。子宫肌瘤可无症状，仅在查体时发现，但也常表现为经期延长或月经过多。黏膜下肌瘤引起的AUB较严重，通常可经盆腔B超、宫腔镜检查发现，确诊可通过术后病理检查。治疗方案决定于患者年龄、症状严重程度、肌瘤大小、数目、位置和有无生育要求等。AUB合并黏膜下肌瘤的妇女，宫腔镜或联合腹腔镜肌瘤剔除术有明确的优势。对以月经过多为主、已生育的妇女，短效口服避孕药和左炔诺孕酮宫内缓释系统（LNG-IUS）可缓解症状。有生育要求的妇女可采用GnRHa、米非司酮治疗3~6个月，待肌瘤缩小和出血症状改善后自然妊娠或辅助生殖技术治疗。对严重影响宫腔形态的子宫肌瘤，可采用宫腔镜、腹腔镜或开腹肌瘤剔除术等。但这些治疗后肌瘤都可能复发，完成生育后视症状、肿瘤大小、生长速度等因素酌情考虑其他治疗方式。

（四）子宫内膜恶变和不典型增生所致AUB（AUB-M）

子宫内膜恶变和不典型增生是AUB少见而重要的原因。子宫内膜不典型增生是癌前病变，随访13.4年癌变率为8%~29%。常见于多囊卵巢综合征（polycystic ovary syndrome，PCOS）、肥胖、使用他莫昔芬的患者，偶见于有排卵而黄体功能不足者，临床主要表现为不规则子宫出血，可与月经稀发交替发生。少数为经间期出血，患者常有不孕。确诊需行子宫内膜活检病理检查。对于年龄≥45岁、长期不规则子宫出血、有子宫内膜癌高危因素（如高血压、肥胖、糖尿病等）、B超提示子宫内膜过度增厚和回声不均匀、药物治疗效果不显著者应行诊刮并行病理检查，有条件者首选宫腔镜直视下活检。

子宫内膜不典型增生的处理需根据内膜病变轻重、患者年龄及有无生育要求选择不同的治疗方案。年龄>40岁、无生育要求的患者建议行子宫切除术。对年轻、有生育要求的患者,经全面评估和充分咨询后可采用全周期连续高效合成孕激素行子宫内膜萎缩治疗,如甲羟孕酮、甲地孕酮等,3～6个月后行诊刮加吸宫术(以达到全面取材的目的)。如内膜病变未逆转应继续增加剂量,3～6个月后再复查。如果子宫内膜不典型增生消失则停用孕激素后积极给予辅助生殖技术治疗。在使用孕激素的同时,应对子宫内膜增生的高危因素,如肥胖、胰岛素抵抗同时治疗。子宫内膜恶性肿瘤诊治参照相关的临床指南。

(五)全身凝血相关疾病所致AUB(AUB-C)

AUB-C包括再生障碍性贫血、各类型白血病、各种凝血因子异常、各种原因造成的血小板减少等全身性凝血机制异常。有报道,月经过多的妇女中约13%有全身性凝血异常。凝血功能异常除表现为月经过多外,也可有经间期出血和经期延长等表现。有些育龄妇女由于血栓性疾病、肾透析或放置心脏支架后必须终身抗凝治疗,因而可能导致月经过多。尽管这种AUB可归为医源性范畴,但将其归入AUB-C更合适。月经过多患者须筛查潜在的凝血异常的线索,询问病史,以下3项中任何1项阳性的患者提示可能存在凝血异常,应咨询血液病专家,包括:①初潮起月经过多;②具备下述病史中的1条,既往有产后、外科手术后或牙科操作相关的出血;③下述症状中具备2条或以上,每月1～2次瘀伤、每月1～2次鼻出血、经常牙龈出血、有出血倾向家族史。

治疗应与血液科和其他相关科室共同协商,原则上应以血液科治疗措施为主,妇科协助控制月经出血。妇科首选药物治疗,主要措施为大剂量高效合成孕激素子宫内膜萎缩治疗,有时加用丙酸睾酮减轻盆腔器官充血。氨甲环酸、短效口服避孕药也可能有帮助。药物治疗失败或原发病无治愈可能时,可考虑在血液科控制病情、改善全身状况后行手术治疗。手术治疗包括子宫内膜切除术和子宫全切除术。

(六)排卵障碍相关的AUB(AUB-O)

排卵障碍包括稀发排卵、无排卵及黄体功能不足,主要由下丘脑-垂体-卵巢轴功能异常引起,常见于青春期、绝经过渡期,生育期也可由多囊卵巢综合征、肥胖、高催乳素血症、甲状腺疾病等引起。常表现为不规律的月经,经量、经期长度、周期频率、规律性均可异常,有时会引起大出血和重度贫血。诊断无排卵最常用的手段是基础体温(basal body temperature,BBT)测定、估计下次月经前5～9 d(相当于黄体中期)血孕酮水平测定。同时应在早卵泡期测定血促卵泡激素(FSH)、黄体生成素(LH)、垂体催乳素(PRL)、雌二醇(E_2)、睾酮(T)、促甲状腺素(TSH)水平,以了解无排卵的病因。治疗原则是出血期止血并纠正贫血,血止后调整周期预防子宫内膜增生和AUB复发,有生育要求者促排卵治疗。止血的方法包括孕激素子宫内膜脱落法、大剂量雌激素内膜修复法、短效口服避孕药或高效合成孕激素内膜萎缩法和诊刮。辅助止血的药物还有氨甲环酸等。调整周期的方法主要是后半期孕激素治疗,青春期及生育年龄患者宜选用天然或接近天然的孕激素(如地屈孕酮),有利于卵巢轴功能的建立或恢复。短效口服避孕药主要适合于有避孕要求的妇女。对已生育或近1年无生育计划者,可放置左炔诺孕酮宫内缓释系统(LNG-IUS),可减少无排卵患者的出血量,预防子宫内膜增生。对已生育、药物治疗无效或有禁忌证的患者,可考虑子宫内膜切除术或切除子宫。促排卵治疗适用于无排卵有生育要求的患者，可同时纠正 AUB，具体方法取决于无排卵的病因。

（七）子宫内膜局部异常所致 AUB（AUB-E）

当 AUB 发生在有规律且有排卵的周期，特别是经排查未发现其他原因可解释时，可能是原发于子宫内膜局部异常。症状如仅是月经过多，可能为调节子宫内膜局部凝血纤溶功能的机制异常；此外，还可仅表现为经间期出血或经期延长，可能是子宫内膜修复的分子机制异常，包括子宫内膜炎症、感染、炎性反应异常和子宫内膜血管生成异常。目前尚无特异方法诊断子宫内膜局部异常，主要在有排卵月经的基础上排除其他明确异常后而确定。

对此类非器质性疾病引起的月经过多，建议先行药物治疗，推荐的药物治疗顺序：①左炔诺孕酮宫内缓释系统（LNG-IUS），适合于近 1 年以上无生育要求者；②氨甲环酸抗纤溶治疗或非甾体抗炎药（NSAID），可用于不愿或不能使用性激素治疗或想尽快妊娠者；③短效口服避孕药；④孕激素子宫内膜萎缩治疗，如炔诺酮 5 mg 每日 3 次，从周期第 5 天开始，连续服用 21 d。刮宫术仅用于紧急止血及病理检查。对于无生育要求者，可以考虑保守性手术，如子宫内膜切除术。

（八）医源性 AUB（AUB-I）

AUB-I 指使用性激素、放置宫内节育器或可能含雌激素的中药保健品等因素而引起的 AUB。突破性出血（break through bleeding，BTB）指激素治疗过程中非预期的子宫出血，是 AUB-I 的主要原因。引起 BTB 的原因可能是所用的雌、孕激素比例不当。避孕药的漏服则引起撤退性出血。放置宫内节育器引起经期延长可能与局部前列腺素生成过多或纤溶亢进有关；首次应用左炔诺孕酮宫内缓释系统（LNG-IUS）或皮下埋置剂的妇女 6 个月内也常会发生 BTB。使用利福平、抗惊厥药及抗生素等也易导致 AUB-I 的发生。临床诊断需要通过仔细询问用药历史、分析服药与出血时间的关系后确定。必要时应用宫腔镜检查，排除其他病因。

有关口服避孕药引起的出血，首先应排除漏服，强调规律服用；若无漏服，可通过增加炔雌醇剂量改善出血。因放置宫内节育器所致，治疗首选抗纤溶药物。应用左炔诺孕酮宫内缓释系统（LNG-IUS）或皮下埋置剂引起的出血，可对症处理或期待治疗，做好放置前咨询。

（九）未分类的 AUB（AUB-N）

个别 AUB 患者可能与其他罕见的因素有关，如动静脉畸形、剖宫产术后子宫瘢痕缺损、子宫肌层肥大等，但目前尚缺乏完善的检查手段作为诊断依据；也可能存在某些尚未阐明的因素。目前暂将这些因素归于 AUB-N。

动静脉畸形所致 AUB 的病因有先天性或获得性（子宫创伤、剖宫产术后等），多表现为突然出现的大量子宫出血。诊断首选经阴道多普勒超声检查，子宫血管造影检查可确诊，其他辅助诊断方法有盆腔 CT 及 MRI 检查。治疗上，有生育要求的患者，出血量不多时可采用口服避孕药或期待疗法；出血严重的患者，首先维持生命体征平稳，尽早采用选择性子宫动脉血管栓塞术，但有报道，术后妊娠率较低。无生育要求者，可采用子宫切除术。

剖宫产术后子宫瘢痕缺损所致 AUB 的高危因素包括剖宫产切口位置不当、子宫下段形成前行剖宫产手术及手术操作不当等，常表现为经期延长。推荐的诊断方法为经阴道超声检查或宫腔镜检查。治疗上,无生育要求者使用短效口服避孕药治疗,可缩短出血时间;药物治疗效果不佳时,可考虑手术治疗。有生育要求者,孕前应充分告知有妊娠期子宫破裂风险。手术治疗包括宫腔镜下、腹腔镜下、开腹或经阴道行剖宫产子宫切口憩室及周围瘢痕切除和修补术。

第二节　闭　经

闭经指从未有过月经或月经周期已建立后又停止的现象。年龄超过16岁,第二性征已经发育尚未来月经者或者年龄超过14岁第二性征没有发育者称为原发性闭经;月经已来潮又停止6个月或按自身原有月经周期计算停止3个周期以上者称为继发性闭经。闭经的原因有功能性及器质性2种,下丘脑-垂体-卵巢轴的功能失调所致的闭经为功能性闭经;器质性因素有生殖器官发育不全、肿瘤、创伤、慢性消耗性疾病(如结核)等。按解剖部位不同分为子宫性闭经、卵巢性闭经、垂体性闭经及下丘脑性闭经等。

一、分　类

按生殖轴病变和功能失调的部位分为下丘脑性闭经、垂体性闭经、卵巢性闭经、子宫性闭经及下生殖道发育异常性闭经。WHO将闭经归纳为3种类型,Ⅰ型:无内源性雌激素产生,促卵泡激素(FSH)水平正常或低下,垂体催乳素(PRL)水平正常,无下丘脑-垂体器质性病变的证据;Ⅱ型:有内源性雌激素产生、FSH及PRL水平正常;Ⅲ型为FSH水平升高,提示卵巢功能衰竭。

(一)原发性闭经

年龄>14岁,第二性征未发育;或者年龄>16岁,第二性征已发育,月经还未来潮。不论第二性征是否正常者,均为原发性闭经。一般第二性征发育后2年来月经。①真性闭经是指某种原因所造成的无月经状态,如精神因素、营养不良、贫血、结核、刮宫过度、内分泌功能紊乱等;②假性(或隐性)闭经是指先天发育不良或后天损伤引起的无月经状态。

(二)继发性闭经

正常月经周期建立后,月经停止6个月以上,或按自身原有月经周期停止3个周期以上。常见原因有子宫内膜损伤或粘连(常见于多次刮宫以及刮宫过度损伤子宫内膜、造成宫腔粘连)及结核性内膜炎、卵巢功能早衰及多囊卵巢、卵巢功能性肿瘤、内环境改变,精神创伤及营养不良等外界因素变化、注射长效避孕针或口服避孕药、闭经泌乳综合征、希恩(sheehan)综合征(产后大出血、休克引起垂体前叶组织缺血、坏死、垂体功能减退出现闭经)。

二、病　因

（一）下丘脑性闭经

下丘脑性闭经是由中枢神经系统包括下丘脑各种功能和器质性疾病引起的闭经。此类闭经的特点是下丘脑合成和分泌促性腺激素释放激素（GnRH）缺陷或下降导致垂体－促性腺激素（Gn），即促卵泡激素（FSH）和黄体生成素（LH）特别是 LH 的分泌功能低下，故属低 Gn 性闭经。临床上按病因可分为功能性、基因缺陷或器质性、药物性三大类。

功能性闭经是指各种应激因素抑制下丘脑 GnRH 分泌引起的闭经，治疗及时可逆转。包括应激性闭经、运动性闭经、神经性厌食所致闭经、营养相关性闭经。

（二）基因缺陷或器质性闭经

基因缺陷引起的先天性 GnRH 分泌缺陷，或下丘脑肿瘤等原因。

（三）药物性闭经

长期使用抑制中枢或下丘脑的药物，如抗精神病药、抗抑郁药、避孕药、甲氧氯普胺、鸦片等可抑制 GnRH 的分泌而致闭经；但一般停药后均可恢复月经。

（四）垂体性闭经

垂体性闭经是垂体病变致使 Gn 分泌降低而引起的闭经。常见的病因包括垂体肿瘤、空蝶鞍综合征、先天性垂体病变、希恩综合征（Sheehan syndrome）。

（五）卵巢性闭经

卵巢性闭经是卵巢本身原因引起的闭经。卵巢性闭经时 Gn 水平升高，分为先天性性腺发育不全、酶缺陷、卵巢抵抗综合征及后天各种原因引起的卵巢功能减退。

（六）子宫性及下生殖道发育异常性闭经

1. 子宫性闭经　分为先天性和获得性两种。先天性子宫性闭经的病因包括苗勒管发育异常的阴道未发育综合征（Mayer-Rokitansky-Küster-Hauser syndrome，MRKHS）和雄激素不敏感综合征；获得性子宫性闭经的病因包括感染、创伤导致宫腔粘连引起的闭经。

2. 下生殖道发育异常性闭经　包括宫颈闭锁、阴道横隔、阴道闭锁及处女膜闭锁等。

（七）其他

1. 雄激素水平升高的疾病　包括多囊卵巢综合征（PCOS）、先天性肾上腺皮质增生症（congenital adrenal hyperplasia，CAH）、分泌雄激素的肿瘤及卵泡膜细胞增殖症等。

2. 甲状腺疾病　常见的甲状腺疾病为桥本甲状腺炎及毒性弥漫性甲状腺肿[格雷夫斯（Graves）病]。常因自身免疫抗体引起甲状腺功能减退或亢进，并抑制 GnRH 的分泌从而引起闭经；也可因抗体的交叉免疫破坏卵巢组织而引起闭经。

三、临床表现

闭经可伴有以下表现。

1. 促性腺激素分泌不足表现　伴有性欲减退、乳房萎缩、腋毛及阴毛脱落、不孕等表现。

2. 促肾上腺皮质激素分泌不足表现　伴有乏力、厌食、消瘦、晕厥等表现。

3. 促甲状腺激素分泌不足表现　伴有畏寒、皮肤苍白干燥、心动过缓、血压低、反应迟钝、嗜睡、痴呆、淡漠等表现。

4. 垂体肿瘤表现　伴有肥胖、多毛或巨大畸形、肢端肥大、高血压、皮肤粗糙、红细胞过多等表现。

5. 卵巢功能失调表现　伴有不育、多毛、肥胖等症的多为卵巢功能失调。

四、诊断与鉴别诊断

（一）诊断

1. 病史　包括月经史、婚育史、服药史、子宫手术史、家族史及发病的可能起因和伴随症状，如环境变化、精神心理创伤、情感应激、运动性职业或过强运动、营养状况及有无头痛、溢乳等；对原发性闭经者应了解青春期生长和发育进程。

2. 体格检查　包括智力、身高、体重、第二性征发育情况，有无发育畸形，有无甲状腺肿大，有无乳房溢乳，皮肤色泽及毛发分布。对原发性闭经、性征幼稚者，还应检查嗅觉有无缺失。

3. 妇科检查　内、外生殖器发育情况及有无畸形；已婚妇女可通过检查阴道及宫颈黏液了解体内雌激素的水平。

4. 实验室辅助性检查　有性生活史的妇女出现闭经，必须首先排除妊娠。

（1）评估雌激素水平以确定闭经程度　①孕激素试验：孕激素撤退后有出血者，说明体内有一定水平的内源性雌激素影响。②雌、孕激素试验：停药后如有撤退性出血者可排除子宫性闭经；停药后无撤退性出血者可确定子宫性闭经。但如病史及妇科检查已明确为子宫性闭经及下生殖道发育异常性闭经，此步骤可省略。

（2）激素水平测定　建议停用雌、孕激素类药物至少2周后行黄体生成素（LH）、促卵泡激素（FSH）、催乳素（PRL）、促甲状腺激素（TSH）等激素水平测定，以协助诊断。

（3）染色体检查　高促性腺激素（Gn）性闭经及性分化异常者应进行染色体检查。

5. 其他辅助检查

（1）超声检查　盆腔内有无占位性病变、子宫大小、子宫内膜厚度、卵巢大小、卵泡数目及有无卵巢肿瘤。

（2）基础体温测定　了解卵巢排卵功能。

（3）宫腔镜检查　排除宫腔粘连等。

（4）影像学检查　头痛、溢乳或高催乳素血症患者应进行头颅和（或）蝶鞍的MRI或CT检查，以确定是否存在颅内肿瘤及空蝶鞍综合征等；有明显男性化体征者，还应进行卵巢和肾上腺超声或MRI检查，以排除肿瘤。

（二）诊断流程及鉴别诊断

原发性闭经的诊断流程：首先观察有无第二性征，有则行妇科检查及彩超检查了解子宫及子宫内膜情况，如子宫缺如或合并其他畸形则行染色体核型分析，核型为46XY正常可考虑为雌激素不敏感综合征或睾丸发育不全等;46XX考虑苗勒管发育不全。如有生殖道梗阻考虑处女膜闭锁和阴道横隔等;如无梗阻且子宫正常则考虑其他内分泌病因。如无第二性征，则行性激素及染色体核型分析进一步加以鉴别。

继发性闭经首先需除外妊娠。通过测促甲状腺素和催乳素及孕激素试验鉴别病因，如甲状腺功能减退、特发性高催乳素血症、子宫性闭经、卵巢性闭经等。

五、治　疗

（一）病因治疗

部分患者去除病因后可恢复月经。如神经、精神应激起因的患者应进行有效的心理疏导;低体重或过度节食、消瘦所致闭经者应调整饮食、加强营养;运动性闭经者应适当减少运动量及训练强度;下丘脑（颅咽管肿瘤）、垂体肿瘤（不包括分泌PRL的肿瘤）及卵巢肿瘤引起的闭经，应手术去除肿瘤;含Y染色体的高促性腺激素（Gn）性闭经，其性腺具有恶性潜能，应尽快行性腺切除;生殖道畸形经血引流障碍而引起的闭经，应手术矫正使经血流出畅通。

（二）雌激素和（或）孕激素治疗

对青春期性幼稚及成人低雌激素血症所致的闭经，应采用雌激素治疗。用药原则如下:对青春期性幼稚患者，在身高尚未达到预期高度时，治疗起始应从小剂量开始;在身高达到预期高度后，可增加剂量，促进性征进一步发育，待子宫发育后，可根据子宫内膜增殖程度定期加用孕激素或采用雌、孕激素序贯周期疗法。成人低雌激素血症闭经者则先采用雌激素促进和维持全身健康和性征发育，待子宫发育后，根据子宫内膜增殖程度定期加用孕激素或采用雌、孕激素序贯周期疗法。

（三）针对疾病病理、生理紊乱的内分泌治疗

根据闭经的病因及其病理、生理机制，采用有针对性的内分泌药物治疗以纠正体内紊乱的激素水平，从而达到治疗目的。如对先天性肾上腺皮质增生症患者，应采用糖皮质激素长期治疗;对有明显高雄激素血症体征的多囊卵巢综合征（PCOS）患者，可采用雌、孕激素联合的口服避孕药治疗;对合并胰岛素抵抗的多囊卵巢综合征患者，可选用胰岛素增敏剂治疗;上述治疗可使患者恢复月经，部分患者可恢复排卵。

（四）诱发排卵

对于低促性腺激素（Gn）性闭经者，在采用雌激素治疗促进生殖器官发育，子宫内膜已获得对雌、孕激素的反应后，可采用尿促性腺激素（HMG）联合HCG治疗，促进卵泡发育及诱发排卵，由于可能导致卵巢过度刺激综合征（ovarian hyperstimulation syndrome，OHSS），故使用Gn诱发排卵时必须由有经验的医师在有B超和激素水平监测的条件下用药;对于FSH和PRL水平正常的闭经患者，由于患者体内有一定水平的内源性雌激素，可首选枸橼酸氯米芬作为促排卵药物;对于FSH水平升高的闭经患者，由于其卵巢功能衰竭，不建议采用促排卵药物治疗。

（五）辅助生育治疗

对于有生育要求，诱发排卵后未成功妊娠或合并输卵管问题的闭经患者，或因男方因素不孕者可采用辅助生殖技术治疗。

六、预　防

预防措施如下：①注意经期卫生，由于月经期间身体抵抗力较弱。经期要注意保暖，不涉冷水，并禁食生冷瓜果。经期身体抵抗力弱，避免重体力劳动，注意劳逸适度。②应注意加强营养，合理安排生活、工作；要避免精神刺激，稳定情绪，可以多吃禽蛋类、肉类、牛奶及新鲜蔬菜，不要吃辛辣刺激食品。③平时加强体育锻炼，增强体质，提高健康水平，并且在经期要避免受寒。④查找病因，去除慢性病灶，治疗原发病。⑤哺乳不宜过久，肥胖患者应适当限制饮食及水盐摄入。⑥做好计划生育，谨慎行人工流产术，正确掌握口服避孕药。尽量减少宫腔手术，能有效预防闭经。正确处理产程，防止产时、产后大出血。一旦发生大出血，应及时输血抢救，防止出现希恩综合征发生闭经。

第三节　经前期综合征

经前期综合征（premenstrual syndrome，PMS）是指妇女在月经周期的后期（黄体期，d14 ~ d28）表现出的一系列生理和情感方面的不适症状，症状与精神和内科疾病无关，并在卵泡期缓解，在月经来潮后自行恢复到没有任何症状的状态。其主要表现有烦躁易怒、失眠、紧张、压抑及头痛、乳房胀痛、颜面水肿等一系列的症状，严重者可影响妇女的正常生活。从经前期综合征的临床症状看，该病是育龄妇女发病率较高的疾病之一。同时，经前期综合征是一种生理和心理社会等综合因素导致的一种妇女疾病。95%的育龄妇女都出现过经前期综合征，其中症状严重到被称为经前期综合征者占5%。

一、病　因

本病发病原因虽然还不很明确，可能由激素和其他如神经内分泌因素促发或对孕激素的高敏感性，也可能由5-羟色胺分泌不足造成。心理社会因素对经前期综合征发生有一定的影响，但相关研究不足。

二、临床表现

有关PMS症状多达150余种，但每一患者并不都具备所有症状，各人有各自的突出症状，严重程度亦因人因时而异，并非固定不变，但症状的出现与消退同月经的关系则基本固定，为本病特点。生育力和妊娠产次与PMS无关联。病期持续长短不一，症状严重需治疗者病期较长,约有40%患者病期持续1~5年,10%患者可持续10年以上。

典型症状常在经前1周开始,逐渐加重,至月经前最后2~3 d最为严重,经后突然消失。有些患者症状消退时间较长,渐渐减轻,一直延续到月经开始后的3~4 d才完全消失。另有一种不常见的类型,即双相型,有2个不相连接的严重症状阶段,在排卵期前后,然后经一段无症状期,于月经前1周再出现典型症状,以往称之为经间期紧张,由于其临床症状及发病机制与本病一致,实际为PMS的特殊类型。

(一)精神症状

精神症状包括情绪、认识及行为方面的改变。最初感到全身乏力、易疲劳、困倦、嗜睡。情绪变化有两种截然不同类型:一种是精神紧张、身心不安、烦躁、遇事挑剔、易怒,微细琐事就可引起感情冲动,乃至争吵、哭闹,不能自制;另一种则变得无精打采,抑郁不乐,焦虑、忧伤或情绪淡漠,爱孤居独处,不愿与人交往和参加社交活动,不能集中注意力,判断力减弱,甚至偏执妄想,产生自杀意识。

(二)液体潴留症状

手足和眼睑水肿、经前头痛、乳房胀痛及其他症状,如食欲改变、自主神经系统功能症状和油性皮肤、痤疮、性欲改变。

三、诊　断

本病诊断主要依靠患者病史和家族、家庭史。由于许多患者有情绪障碍及精神病症状,故要特别注意这方面的情况。现在临床主要根据下述3个关键要素进行诊断:①在前3个月经周期中周期性出现至少一种精神神经症状,如疲劳乏力、急躁、抑郁、焦虑、忧伤、过度敏感、猜疑、情绪不稳等,以及一种体质性症状,如乳房胀痛、四肢肿胀、腹胀不适、头痛等;②症状在月经周期的黄体期反复出现,在晚卵泡期必须存在一段无症状的间歇期,即症状最晚在月经开始后4 d内消失,至少在下次周期第12天前不再复发;③症状的严重程度足以影响患者的正常生活及工作。

四、鉴别诊断

PMS的症状均非PMS所特有,因而常需与其他疾病鉴别。如精神病,鉴别要点为周期性出现。凡具有与PMS同时出现的精神障碍患者,均应首先由精神病学专家诊断,排除精神病后再按照PMS进行治疗。其次通过卵泡期有无症状这一特点与周期性加剧的可引起水肿的慢性病相鉴别。

五、治　疗

由于病因及发病机制还不清楚,还缺乏特异的、规范的治疗方法,主要是对症治疗。因而,首先明确症状的主要方面,因人而异,对症施治,包括两个方面:一是针对患者的心理病理因素，通过卫生宣教，使患者了解出现症状的生理知识，以协助患者改善对症状的反应，再通过调整日常生活节奏，加强体育锻炼，改善营养，减少对环境的应激反应等方法以减轻症状；二是药物治疗，应用调整中枢神经系统神经介质活性药物，以消退心理、情绪障碍，或应用激素抑制排卵以消除乳房胀痛等严重 PMS 症状。

六、预　防

生活作息规律，注意膳食平衡及经期卫生，多参加户外活动，多与人交流，情绪障碍时及时疏导。

第四节　高催乳素血症

高催乳素血症（hyperprolactinemia，HPRL）系指由内外环境因素引起的，以催乳素（PRL）升高（>25 μg/L）、闭经、溢乳、无排卵和不孕为特征的综合征。从病理改变看，可分为肿瘤性高催乳素血症、产后型高催乳素血症、特发性高催乳素血症、医源性高催乳素血症。临床特点以闭经、不孕、溢乳为主要特点。垂体催乳素瘤为高催乳素血症最常见的原因。

一、病　因

正常 PRL 脉冲性释放及其昼夜节律对乳腺发育、泌乳和卵巢功能起重要调节作用。PRL 分泌受下丘脑 PRL-RH 和 PRL-IH 双重调节，而在正常排卵月经周期中 PRL 始终处于中枢神经系统下丘脑多巴胺能神经介质和 PRL-IH 张力性抑制性调节下，一旦这种调节失衡即引起的 HPRL。HPRL 可为生理性和病理性因素所引起。

（一）生理性高催乳素血症

生理性高催乳素血症：①夜间和睡眠（2:00 ~6:00）；②晚卵期和黄体期；③妊娠期，较非妊娠期升高≥10 倍；④哺乳期，受按摩、乳头吸吮引起急性、短期或持续性分泌增多；⑤产褥期，3 ~4 周；⑥低血糖；⑦运动和应激刺激；⑧性交，在性高潮时明显升高；⑨胎儿和新生儿（≥妊娠 28 周至产后 2 ~3 周）。

（二）病理性高催乳素血症

1. 下丘脑-垂体病变　①肿瘤：非功能性，如颅咽管瘤、肉瘤样病神经胶质细胞瘤；功能性，如 PRL 腺瘤；GH 腺瘤；PRL-GH 腺瘤；ACTH 腺瘤和纳尔逊综合征（Nelson's syndrome）；多功能腺瘤；未分化瘤。②炎症：颅底脑膜炎、结核病、梅毒、放线菌病。③破坏：损伤、手术、动静脉畸形、肉芽肿病。④空泡蝶鞍综合征。⑤垂体柄病变、损伤或肿瘤压迫。⑥精神创伤和应激。⑦帕金森病。

2. 原发性和（或）继发性甲状腺功能减退症　假性甲状旁腺功能减退、桥本甲状腺炎。

3. 异位 PRL 分泌综合征　未分化支气管肺癌、肾上腺癌、胚胎癌。

4. 肾上腺及肾病　库欣综合征、慢性肾功能衰竭。

5. 其他疾病　多囊卵巢综合征、肝硬化等。

6. 妇产科手术　人工流产、引产、死胎、子宫切除术、输卵管结扎术、卵巢切除术。

7. 局部刺激　乳头炎、皲裂、胸壁外伤、带状疱疹、结核、手术。

8. 医源-药物性因素　①胰岛素低血糖；②性激素（雌-孕激素避孕药）；③合成 TSH-RH；④麻醉药：吗啡、美沙酮、蛋氨酸脑啡肽；⑤多巴胺受体阻断剂，多巴胺重吸收阻断剂，中枢神经系统多巴胺降解剂，多巴胺转化抑制剂：阿肽；⑥单胺氧化酶抑制剂；⑦二苯氮类衍生物：二苯恶唑氮类、氨甲酰氮、因忽顿、丙咪嗪、阿密替林、苯妥因、地西泮和氯硝西泮；⑧组胺和组胺 H_1、H_2受体拮抗剂：5-羟色胺、H_1受体拮抗剂（氯苯甲嗪、吡苄明）、H_2受体拮抗剂（西咪替丁）。

二、临床表现

高 PRL 血症最突出的表现为性腺功能减退，乃 PRL 水平升高所致，称为高催乳素性性腺功能减退。女性患者可有性欲降低、性感缺失，治疗后随着 PRL 水平的降低而缓解。在育龄妇女，高催乳素性性腺功能减退主要表现为月经减少甚至闭经，但也可表现为月经过多或月经正常伴不育。

溢乳是另一常见症状，见于 30%～80% 的女性患者。患者乳房多发育良好，这与自然绝经者的乳房萎陷形成鲜明对比。自发性溢乳不多见，一般需挤压乳房，乳头可见乳汁流出。血 PRL 水平过高者反而不出现溢乳，原因可能是过高的 PRL 强烈抑制了性腺的功能，使雌激素水平显著降低。本症患者为真性溢乳，两侧乳头均有液体流出，为乳状或混浊的白色液体，内含丰富的酪蛋白、乳清蛋白和乳糖。

部分女性患者还有轻度的雄激素过多症状，如多毛、脂溢性皮炎等，但出现明显男性化的少见。一般认为，雄激素过多症状系 PRL 作用于卵巢使其产生过多的脱氢表雄酮和雄烯二酮所致。还有一些妇女出现情绪不稳定、抑郁、乳房不适、手足多汗。

三、诊　断

1. 血清 PRL 检测　正常男性血 PRL 一般不超过 0.68 nmol/L（15 μg/L），女性一般在 0.23～0.91 nmol/L（5～20 μg/L）。由于 PRL 呈脉冲性分泌且受很多因素影响，故最好重复测定。值得注意的是，有少数人清晨血 PRL 正常但夜间血 PRL 升高，这些患者需测定夜间血 PRL 水平，并做激发试验。常用的激发试验有 TRH 试验和甲氧氯普胺（胃复安）试验。TRH 兴奋试验的做法：空腹静脉注射 TRH 400～500 μg，分别于 0、15、30、45、60、90、120 min 采血测 PRL。正常人注射 TRH 后 PRL 升高，峰值出现于注射后 15～30 min，峰值为基值的 5 倍左右（男性 3～5 倍，女性 5～8 倍）。甲氧氯普胺试验的剂量为 10 mg，可以口服，也可静脉注射或肌内注射。口服法 PRL 峰值出现于服药后 60～120 min，静脉或肌内注射法峰值出现于给药后 20～60 min，正常人峰值为基值的 3 倍以上。PRL 瘤患者对 TRH 和甲氧氯普胺反应迟钝，给药后 PRL 升高的倍数不及正常人，但其升高的绝对值较正常人为高。

2. 临床特征　包括月经失调、溢乳、不孕及相关并发症，如低雌激素反应、视力和视野变化、高雄激素反应、肢端肥大症、黏液性水肿、糖尿病和糖耐量试验异常。

3. 辅助检查　蝶鞍断层CT、CT、MRI、造影检查及眼科检查。

四、鉴别诊断

假性溢乳多由乳腺本身疾病所致，常为单侧性，自乳头流出的液体可为脓性、血性或清亮如水。

五、治疗

非PRL瘤引起的高PRL血症的治疗关键在于消除病因，如病因难以根除，多巴胺激动剂可改善或消除高PRL血症。这里主要介绍垂体PRL瘤的治疗。

（一）药物治疗

PRL瘤的内科治疗在所有垂体腺瘤中是最成功的。近30年的临床实践表明，多巴胺受体激动药不仅可有效地控制高PRL血症，而且能使瘤体缩小，并消除神经眼科症状。因此，以多巴胺受体激动药为代表的内科治疗现已成为PRL瘤的首选治疗方法。

目前，最常用的多巴胺受体激动药是溴隐亭。起始剂量一般为2.5 mg，顿服（个别敏感者可从0.625 mg/d开始）；以后逐渐加大到2.5 mg/次，3次/d；最大剂量至30 mg/d。在达到最大疗效后，溴隐亭的剂量可逐渐减小，至最小有效剂量后可长期维持。不良反应主要有恶心和体位性低血压。

（二）手术治疗

PRL微腺瘤的患者在经蝶显微手术后有60%～90%的患者血PRL水平可降至正常，但大腺瘤的疗效则差得多，只有不到40%的患者血PRL水平可降至正常。一般来说，肿瘤越大，术前PRL水平越高，则手术效果越差。手术效果除与肿瘤大小及浸润情况有关外，与术者的经验有很大关系。因此，除非是一些治疗中心，手术不应作为首选。事实上，目前，PRL瘤的手术对象主要是那些多巴胺激动药治疗失败的患者。

（三）放射治疗

对于多巴胺激动药抵抗且有手术禁忌证者，可采用放射治疗。此外，放射治疗还可与多巴胺激动药及经蝶手术联合应用。近年γ射线刀和X射线刀的发展使放射治疗获得新的活力，这两种方法不仅疗效优于常规放射治疗，且垂体功能减退等放射损伤的发生率也明显下降，它们代表了未来放射治疗的方向。

六、预防

治疗原发性疾病（垂体肿瘤、甲状腺功能减退症和库欣综合征）；尽量避免不良精神刺激；减少或避免应用升高催乳素药物。去除慢性病灶，哺乳不宜过久，谨慎行人工流产术，正确掌握口服避孕药的用法。肥胖患者应适当限制饮食及水盐摄入。

增强体质,提高健康水平,平时加强体育锻炼,常做保健体操或打太极拳等。

避免精神刺激,稳定情绪,保持气血通畅。最重要的是要乐观面对人生,这要求女性要心情舒畅,忘掉烦恼。经期要注意保暖,尤以腰部以下为要,两足不受寒,不涉冷水,并禁食生冷瓜果。

(王　晶)

参考文献

1 谢幸,孔北华,段涛. 妇产科学[M]. 9版. 人民卫生出版社,2018:333-361.

2 丰有吉,沈铿. 妇产科学[M]. 2版. 人民卫生出版社,2010:241-263.

3 中华医学会妇产科学分会,异常子宫出血诊断与治疗指南[J]. 中华妇产科杂志,2014,49(11):801-806.

4 中华医学会妇产科学分会,女性高催乳素血症诊治共识[J]. 中华妇产科杂志,2016,51(3):161-168.

第十五章

女性生殖器官发育异常

女性生殖器器官在胚胎发育形成过程中，若受到某些内在或外来因素干扰，均可导致发育异常，且常合并泌尿系统畸形。常见的生殖器发育异常：①正常管道形成受阻所致异常，包括处女膜闭锁、阴道横隔、阴道纵隔、阴道闭锁和宫颈闭锁；②副中肾管衍化物发育不全所致异常，包括无子宫、无阴道、痕迹子宫、子宫发育不良、单角子宫、始基子宫、输卵管发育异常；③副中肾管衍化物融合障碍所致异常，包括双子宫、双角子宫、鞍状子宫和纵隔子宫等。

配子在受精时染色体决定性别，胚胎期 8 周左右女性生殖系统开始分化。女性生殖系统发生过程，包括生殖腺的发生、生殖管道的发生和外生殖器的发生。

1. 生殖腺的发生　在胚胎第 3 ~4 周，在卵黄囊内胚层内，出现多个大于体细胞的生殖细胞，称为原始生殖细胞(primordial germ cell)。胚胎第 5 ~6 周时，体腔背面肠系膜基底部两侧各出现 2 个由体腔上皮增生形成的隆起，称为泌尿生殖嵴(urogenital ridge)。外侧隆起为中肾，内侧隆起为生殖嵴。在胚胎第 5 周开始，原始生殖细胞沿自第 10 胸椎水平的肠系膜迁移至生殖嵴，在周围性索细胞的支持和调控下，分化为原始生殖腺。原始生殖腺向睾丸或向卵巢分化，取决于 Y 染色体短臂性决定区睾丸决定因子(testis-determining factor，TDF)。若无睾丸决定因子存在，在胚胎第 8 周时，原始生殖腺即分化为卵巢，故女性卵巢及其生殖细胞发育和形成，是一种基本分化途径，也可以理解为缺乏睾丸决定因子所致。在性染色体为 XY 而表现为女性的患者中，发现睾丸决定因子基因的突变或缺失；在性染色体为 XX 的案例中，发现有睾丸决定因子的基因存在于 X 染色体上，表现为男性。均证实 Y 染色体短臂性决定区的睾丸决定因子在生殖腺分化中起关键作用，可能是决定性腺发育的调节基因之一。

2. 生殖管道的发生　泌尿生殖嵴外侧的中肾有 2 对纵形管道，一对为中肾管，为男性生殖管道始基；另一对为副中肾管，为女性生殖管道始基。若生殖腺发育为睾丸，在滋养细胞分泌 HCG 刺激下，间质细胞产生睾酮，促使同侧胚胎中肾管发育为附睾、输精管和精囊；睾丸中支持细胞分泌副中肾管抑制因子抑制同侧副中肾管发育，促使生殖管道向男性分化。若生殖腺发育为卵巢，中肾管退化，两侧副中肾管头形成两侧输卵管，两侧中段和尾段开始并合，构成子宫及阴道上段。初并合时保持有纵隔分为 2 个腔，在胎儿 3 ~5 个月融合，称为单一内腔。副中肾管最尾段与泌尿生殖窦(urogenital sinus)相连，并同时分裂增殖，形成一实质性圆柱状体，称为阴道板。随后阴道板由上向下穿通，形成阴道腔。末端有一层薄膜为处女膜。

3. 外生殖器的发生　胚胎初期的泄殖腔,分化为躯体背侧的直肠与腹侧的泌尿生殖窦。泌尿生殖窦两侧隆起为泌尿生殖褶(urogenital fold)。褶的腹侧左右相会合呈结节形隆起,称为生殖结节,以后长大称为初阴;褶外侧隆起为左右阴唇囊隆起。若生殖腺为卵巢,约在第12周末生殖结节发育成阴蒂,两侧泌尿生殖褶不合并,形成小阴唇,左右阴唇阴囊隆起发育成大阴唇。尿生殖沟扩展,并与泌尿生殖窦下段共同形成阴道前庭。若生殖腺为睾丸,在雄激素作用下,初阴伸长形成阴茎,两侧的泌尿生殖褶沿阴茎腹侧面,从背侧向腹侧合并,形成尿道海绵体部,左右阴唇阴囊隆起移向尾侧并相互靠拢,在中线处连接形成阴囊。

外生殖器分化虽受性染色体支配,若在分化前切除胚胎生殖腺,则胚胎不受睾丸激素的影响,其外生殖器必然向雌性分化;若给予雄激素则向雄性分化,说明外生殖器向雌性分化是胚胎发育自然规律,无须雄激素作用,而向雄性分化必须有雄激素即睾酮的作用。睾酮还需通过外阴局部靶器官组织中5-α-还原酶的作用,衍化为二氢睾酮,再与外阴细胞中相应的二氢睾酮受体相结合后,才能使外阴向雄性分化。因此,即使睾丸分泌睾酮,若外阴局部组织中缺乏5-α-还原酶或无二氢睾酮受体存在,外生殖器仍向女性转化,表现为两性畸形。

第一节　宫颈及子宫发育异常

宫颈及子宫发育异常为副中肾管发育不全、发育停滞、融合及退化异常所致。

宫颈及子宫发育异常的预防:①加强宣传教育,提倡优生优育,做好妊娠期保健和检查,防止遗传病。②注意锻炼身体及劳逸结合,不要节食减肥。因为脂肪是生成多种激素,尤其是性激素的必备物质。③注意生活规律,营养充分,饮食有节,避免过寒、过凉,在发育期切莫盲目节食减肥,特别是发育期瘦弱的女子更是如此。青春期少女和育龄妇女应加强营养,多吃大豆、乌贼等食品。

一、先天性宫颈闭锁

先天性宫颈闭锁(congenital abnormal of the cervix),临床上罕见。

1. 病因　宫颈形成约在胚胎发育14周左右,副中肾管尾端发育不全或发育停滞所致的宫颈发育异常,主要包括宫颈缺如、宫颈闭锁、先天性宫颈狭窄、宫颈角度异常、先天性宫颈延长症伴宫颈管狭窄、双宫颈等。

2. 临床表现及诊断　若患者子宫内膜有功能,则青春期后可因宫腔积血而出现周期性腹痛,经血还可以经输卵管逆流入腹腔,引起盆腔子宫内膜异位症。磁共振成像和超声检查(尤其是三维超声检查)有助于诊断。

3. 治疗　可手术穿通宫颈,建立人工子宫阴道通道,但成功率低,故有人建议直接行子宫切除术,如人工宫颈阴道通道手术失败则行子宫切除术。

二、子宫发育异常

先天性子宫发育异常是女性生殖器官畸形中最常见的一种，有些子宫畸形患者可无任何自觉症状，月经、性生活、妊娠、分娩等亦均无异常表现，以至于终身不被发现，或于体检时偶被发现。但亦有一部分患者的生殖系统功能受到不同程度影响，到性成熟时，婚后或妊娠期、产时，因出现症状才被发现。

先天性宫颈闭锁罕见，若患者子宫内膜有功能，青春期后可因宫腔积血而出现周期性腹痛，经血还能经输卵管逆流入腹腔，引起盆腔子宫内膜异位症和子宫腺肌病，治疗时手术穿通宫颈，使子宫与阴道相通，若宫颈未发育，行子宫切除术。

子宫发育异常的原因是多方面的，目前对该领域的基础研究尚不够深入，研究发现两侧副中肾管在演化过程中，受到某种因素的影响和干扰，可在演化的不同阶段停止发育而形成各种发育异常的子宫。

（一）先天性无子宫及子宫发育不全

1. 病因与分类　先天性无子宫系两侧副中肾管中段及尾段未发育和会合所致，常合并无阴道，但卵巢发育正常，第二性征不受影响。直肠-腹部诊扪不到子宫。后者指子宫发育停留在胎儿期至青春期前之不同幼稚阶段。

（1）先天性无子宫（congenital absence of uterus）　两侧副中肾管向中线横行伸延而会合，如未到中线前即停止发育，则无子宫形成。先天性无子宫常合并先天性无阴道，但可有正常的输卵管与卵巢。肛诊时在相当于宫颈、子宫体部位，触不到子宫而只扪到腹膜褶。

（2）始基子宫（primordial uterus）　又称为痕迹子宫，系两侧副中肾管向中线横行延伸会合后不久即停止发育，则这种子宫很小，仅长 1～3 cm，多无宫腔或虽有宫腔而无内膜生长，因此亦无月经来潮。

（3）幼稚子宫（infantile uterus）　妊娠晚期或胎儿出生后到青春期以前的任何时期，子宫停止发育，可出现各种不同程度的子宫发育不全。这类子宫的宫颈相对较长，多呈锥形，外口小；子宫体比正常小，常呈极度前屈或后屈。前屈者往往子宫前壁发育不全，后屈者则往往子宫后壁发育不全。幼稚子宫可造成痛经、月经过少、闭经或不孕。B 超检查可以确诊。

2. 临床表现及诊断　先天性无子宫或实体性的始基子宫无症状，常因青春期后无月经就诊，经检查才发现；具有宫腔和内膜的始基子宫若宫腔闭锁或无阴道者可因月经血潴留或经血倒流出现周期性腹痛；幼稚子宫月经稀少或初潮延迟，常伴痛经。

3. 治疗　先天性无子宫、实体性始基子宫可不予处理；始基子宫有周期性腹痛或宫腔积血者需手术切除；幼稚子宫主张雌激素加孕激素序贯周期治疗。

（二）单角子宫、残角子宫与盲角子宫

1. 病因与分类　两侧副中肾管会合受阻。这种类型最为常见，亦具有重要的临床意义。由于其会合受阻的时期及程度不同，可有如下表现。

（1）单角子宫（unicornuate uterus）　一侧副中肾管发育完好，形成一发育较好的单角子

宫伴有一发育正常输卵管。对侧副中肾管发育完全停止。单角子宫的功能可能正常。如妊娠,则妊娠及分娩经过可正常,但亦可能引起流产或难产。

(2)残角子宫(rudimentary horn of uterus)　一侧副中肾管发育正常,另一侧在发育过程中发生停滞等异常情况,而形成不同程度的残角子宫,多数仅通过纤维条束与对侧的单角子宫连接。由于子宫内膜多半无功能,常无症状出现。检查时易将残角子宫误诊为卵巢肿瘤。如有功能,则在青春期后出现周期性下腹疼痛等经血潴留症状。有些与对侧子宫有一狭窄腔道相通,这种情况下可发生残角子宫妊娠,其症状如输卵管间质部妊娠,常在妊娠3～4个月破裂,发生严重内出血。

(3)盲角子宫(unicornis uterus)　两侧副中肾管发育均较好,但一侧子宫角未与阴道沟通,形成盲角子宫。青春期后月经来潮,有周期性下腹痛,且日渐严重,长期不被发现。经血潴留,可造成子宫积血、输卵管积血,甚至经血可经输卵管伞端开口流入腹腔。可在下腹部触及日益增大的肿块。有的盲角子宫本身具有发育不完全的阴道,但不与正常阴道相通,形成阴道积血后可误诊为阴道囊肿。

2. 临床表现及诊断　单角子宫无症状。残角子宫若子宫内膜有功能,但其宫腔与单角宫腔不相通者,往往因月经血倒流或宫腔积血出现痛经,也可以发生子宫内膜异位症。检查可见单角子宫偏小、梭形、偏离中线。伴有残角子宫可在子宫一侧扪及较小的硬块,易误诊为卵巢肿瘤。残角子宫腔积血时可扪及肿块,有触痛。子宫输卵管碘油造影、B超检查和MRI检查有助于正确诊断。

3. 治疗　单角子宫不予处理。妊娠期加强监护,及时发现并发症并予以处理。非妊娠期残角子宫确诊后应切除。妊娠早、中期诊断明确,及时切除妊娠的残角子宫,避免子宫破裂。妊娠晚期行剖宫产后,警惕胎盘粘连或胎盘植入,造成产后大出血。切除残角子宫时将同侧输卵管切除,避免输卵管妊娠的发生,子宫圆韧带应固定于发育同侧宫角部位。盲角子宫确诊后,通过矫形手术将盲角子宫与对侧子宫腔或阴道腔沟通。

(三)双子宫

1. 病因　双子宫(didelphys uterus)及重复子宫(对称型),这两种畸形极相似。前者系副中肾管发育后完全没有会合,各具一套输卵管、子宫、宫颈及阴道,这种情况比较少见。后者亦称双角双颈型双子宫,系副中肾管完全会合,但纵隔完全未吸收。两者区别仅在于,前者两子宫间之间隙较后者宽大。双子宫可有或可无阴道纵隔。

2. 临床表现及诊断　患者无自觉症状,伴有阴道纵隔者可有性生活不适。通常在人工流产术、产前检查甚至分娩时偶然发现。如为斜隔综合征,可出现痛经、月经来潮后有阴道少量流血,呈陈旧性且淋漓不尽,或少量脓性分泌物,检查可扪及子宫呈分叉状。宫腔探查或子宫输卵管碘油造影可见两个宫腔。

3. 治疗　一般不予处理,当反复流产时,应除外染色体、黄体功能及免疫因素后行矫形手术。

(四)双角子宫

1. 病因　当两侧副中肾管尾端已大部会合,末端纵隔已吸收,故有一个宫颈及一个阴道。但相当于子宫底部会合不全,导致子宫两侧各有一角突出,称为双角子宫(bicornuate

uterus)。如此类畸形程度更轻,表现为子宫底向内凹陷,根据不同程度,形成所谓马鞍形子宫、心形子宫、弓形子宫,如妊娠可引起流产或胎位异常。有时双角子宫可有月经量较多伴痛经,妊娠时易发生胎位异常,以臀先露居多。双角子宫分为两类:①完全双角子宫(从宫颈内口处分开);②不完全双角子宫(宫颈内口以上处分开)。

2. 临床表现及诊断　一般无症状。有时双角子宫月经量较多并伴有程度不等的痛经。检查可扪及子宫底部有凹陷。B 超检查、磁共振成像和子宫输卵管碘油造影有助于诊断。

3. 治疗　一般不予处理。若双角子宫出现反复流产时,应行子宫整形术,使宫腔扩大,预防流产或早产的发生。

(五)纵隔子宫

1. 病因　纵隔子宫(septate uterus)系两侧副中肾管会合后,纵隔未被吸收,将子宫体分为两半,但子宫外形完全正常。有时纵隔不完全,导致 2 个分开的子宫-宫颈间有小通道,故称相通子宫。常伴有阴道纵隔,通道常位于子宫峡部。有时一侧阴道部分闭锁,潴留的经血可通过峡部通道向对侧通畅阴道缓慢流出,因而患者可因经常有陈旧性血性分泌物自阴道流出而就诊。纵隔子宫易发生不孕、流产、早产和胎位异常;若胎盘附着在隔上,可出现产后胎盘滞留。纵隔子宫外形正常,经超声、子宫输卵管造影或宫腔镜检查确诊。

2. 临床表现及诊断　一般无症状。纵隔子宫在临床上主要表现为影响育龄妇女的妊娠结局,包括反复流产、早产、胎膜早破等表现。纵隔子宫可致不孕,检查可见完全纵隔者宫颈外口有一隔膜。

3. 治疗　纵隔子宫影响生育时,可子宫纵隔切除是传统方法。目前最主要的手术治疗方法为腹腔镜监视下通过宫腔镜切除纵隔。手术简单、安全、微创,通常于手术后 3 个月即可妊娠,妊娠结局良好。

(六)弓形子宫

1. 病因　弓形子宫(arcuate uterus)系子宫底部发育不良,中间凹陷,程度可不同。

2. 临床表现及诊断　一般无症状。检查可扪及子宫底部有凹陷,凹陷浅者可能为弓形子宫。

3. 治疗　一般不予处理。若反复流产时,应行子宫整形术。

(七)医源性先天性子宫异常

1. 病因　先天性子宫异常可发生于某些副中肾管发育异常,伴己烯雌酚综合征患者。在宫内发育阶段受过己烯雌酚影响,导致发生己烯雌酚综合征或有阴道上皮改变的患者中,82% 子宫输卵管造影有异常发现。这些异常包括子宫发育不全或子宫增大,“T”形或弓形子宫,宫腔内出现纤维肌性缩窄带或子宫角,子宫任何部位发生缩窄或子宫下段相对宽阔,宫腔边缘不整齐或息肉状病变,宫腔粘连等。

2. 临床表现及诊断　一般无症状,常在子宫输卵管碘油造影检查时发现。由于己烯雌酚(diethylstilbestrol, DES)可致宫颈功能不全,故早产率增加。妇科检查无异常,B 超检查、磁共振成像和子宫输卵管碘油造影有助于诊断。

3. 治疗　一般不予处理。

子宫发育异常,如不引起临床症状,可不必加以处理。如因子宫发育不良引起闭经、痛经、不孕或习惯性流产,可试用内分泌治疗。治疗上应尽早给予适量雌激素,以促进子宫生长发育。常用己烯雌酚加安宫黄体酮序贯用药。一般从月经第 5 天开始口服己烯雌酚 0.5 ~ 1.0 mg,连服 20 d,第 16 天加安宫黄体酮(甲羟孕酮)5 mg,每日 2 次,服 7 d,共服 4 ~ 6 个周期。凡经药物治疗后仍不能解除患者痛苦者,可考虑手术。

如为痛经,亦可考虑手术切除畸形子宫。如因子宫畸形引起流产、早产,可按不同畸形情况分别采取相应手术。子宫畸形修复手术的最常见和效果最好的适应证,是对称型双角子宫。凡反复流产的这类患者均宜及早施行手术。把 2 个分开的子宫角,从一侧宫角至对侧宫角做一横切口,对半切开肌壁,将左右两侧切口面对缝一起。术后分娩活婴者为 60% ~ 85%。残角子宫内有积血引起临床症状时,可切除残角。子宫畸形经手术治疗后妊娠者,应注意避免流产,并应严密观察,以防止子宫自发破裂。分娩时根据胎位及产程进展等情况,选择分娩方式。由于子宫体切口瘢痕大小数倍于原剖宫产切口,因而要大大放宽剖宫产指征。应注意防止产后流血和产褥感染。阴道分娩时要警惕胎盘滞留。

自宫腔镜问世以后,子宫纵隔即在腹腔镜监护下,通过宫腔镜予以切除。术时将腹腔镜光源调暗,使助手能观察到从子宫底透出的宫腔镜光源,以指导手术进行。术者先通过宫腔镜观察宫腔及纵隔外形,然后从纵隔的最低点中线开始锐性分离,直至见到子宫输卵管锥形部。切缘一定要维持中线水平,不能靠后以免穿孔。当纵隔分离完毕时,于宫颈内口即可见到匀称的宫腔全貌。为了解纵隔切开宽度是否足够,可在术中关闭腹腔镜光源,注意宫腔镜的光从一侧宫角到另一侧宫角中间是否有中断现象。术后用 2 个周期的雌、孕激素治疗。停药后行子宫造影,评估手术结果和宫腔形态。此种方法较腹式子宫整形手术简单,术后病率低,无宫腔粘连,无须置入宫内节育器。激素治疗 2 个周期后即可妊娠,妊娠结局好,且剖宫产率低,是目前治疗子宫纵隔的首选方法。后又有人提出用 CO_2 作为膨宫介质,视野比液体介质大,清晰度比液体好,并在术中于宫颈旁(侧穹隆进针)注射垂体后叶素(20 U 垂体后叶素加入 50 ml 盐水中,每侧注射 6 ~ 8 ml)减少出血,扩大了宫腔镜手术范围。但纵隔厚、子宫小者不适宜应用。

第二节　处女膜闭锁

处女膜是遮盖在女子阴道外口的一圈薄膜,1 ~ 2 mm 厚,膜的正反两面都呈淡粉红色,表面湿润,处女膜中央有一直径为 1.0 ~ 1.5 cm 的圆形小孔,称为处女膜孔。处女膜孔的形状、大小和膜的厚薄,因人而异。一般处女膜孔位于中央,呈半月形,偶有出现纵隔,将处女膜孔分割为左右两半,称为纵隔处女膜或双孔处女膜。也有膜呈筛状,覆盖于阴道口,称为筛状处女膜。处女膜和处女膜孔常与阴道前壁紧贴,可以防止外界不洁物进入阴道,对内生殖器可起到一定的保护作用。

一、病　因

处女膜闭锁(imperforate hymen)指处女膜褶发育过度,泌尿生殖窦上皮未能贯穿前庭部，呈无孔处女膜。处女膜闭锁多于月经初潮后发现，如子宫及阴道发育正常，初潮后经血积存于阴道内，继之扩展到子宫，形成阴道子宫积血，积血过多可流入输卵管，通过伞部进入盆腹腔，伞部附近的腹膜受经血刺激发生水肿、粘连，致使输卵管伞部闭锁，形成阴道、子宫、输卵管积血。处女膜闭锁在女性生殖器官发育异常中较常见。系胚胎发育期间因处女膜褶发育旺盛，泌尿生殖窦上皮未能贯穿前庭部所致。

二、临床表现及诊断

处女膜闭锁的临床表现：①青春期后无月经初潮；②逐渐加重的周期性下腹痛；③下腹部可摸到包块，并且逐月增大；④严重时伴有便秘、尿频或尿潴留，便秘、肛门坠胀等症状；⑤肛查扪到压向直肠、紧张度大、有压痛的包块；⑥检查时可看到处女膜突出而膨胀，膜后呈紫蓝色（月经血潴留），下腹部可摸到紧张度大，又有压痛的包块；⑦盆腔 B 超检查可见子宫腔内和阴道内均有积液。

三、治　疗

处女膜闭锁确诊后应及早手术切开处女膜。这是一种极简单的小手术，只要在患者处女膜周围注射一些麻醉药，选择处女膜隆起处，做“X”形剪开，一直要剪到处女膜基底部，让黏稠的积血自行流出，然后剪去处女膜瓣，对出血点进行缝扎止血。如果输卵管黏膜未被经血扩张破坏，手术后又没有发生子宫和输卵管的感染发炎，也不会影响今后的妊娠和生育。术后应口服抗生素预防感染，并用 1∶5 000 高锰酸钾溶液坐浴，共 7 d，每日 2 次，术后 1 周内应尽量减少活动，1 个月内避免剧烈运动。只要能及时发现，及时治疗，是不会影响生育的。如果不及时治疗，积血将输卵管撑大变形，血块堵塞输卵管，就会影响生育。

四、预　防

由于本病属先天性疾病，目前尚无有效的预防措施。主要是加强宣传教育，提倡优生优育，做好妊娠期保健和检查，防止遗传性或先天性疾病。

第三节　阴道发育异常

阴道由副中肾管和泌尿生殖窦发育而来。在胚胎第 6 周，在午非管（又称中肾管）外侧，体腔上皮向外壁中胚叶凹陷成沟，形成副中肾管。双侧副中肾管融合形成子宫和部分阴道。胚胎 6 ~ 7 周，原始泄殖腔被尿直肠隔分隔为泌尿生殖窦。在胚胎第 9 周，双侧副中肾管下段融合，其间的纵行间隔消失，形成子宫阴道管。泌尿生殖窦上端细胞增生，形成实质性的窦-阴道球，并进一步增殖形成阴道板。自胚胎 11 周起，阴道板开始腔化，形成阴道。因此副中肾管的形成和融合过程异常及其他致畸因素均可引起阴道发育异常。

1988 年美国生殖学会提出较为认可的阴道发育异常分类法：①副中肾管发育不良，包括子宫、阴道未发育综合征（Mayer-Rokitansky-Küster-Hauser syndrome，MRKHS），是一种以没有生殖潜力为特征的生殖系统功能缺陷，即临床上常见的先天性无阴道。②泌尿生殖窦发育不良，泌尿生殖窦未参与形成阴道下端，典型的患者表现为部分阴道闭锁，多位于阴道下段。③副中肾管融合异常，又分为垂直融合异常和侧面融合异常，垂直融合异常表现为阴道横隔；侧面融合异常表现为阴道纵隔和阴道斜隔综合征。

先天性无阴道系双侧副中肾管发育不全或双侧副中肾管尾端发育不良所致。发生率为 1/5 000～1/4 000，先天性无阴道几乎均合并无子宫或仅有始基子宫，卵巢功能多为正常。

一、病　因

先天性无阴道（congenital absence of vagina）系胚胎在发育期间受到内在或外界因素影响，亦可能由基因突变（可能有家庭史）引起副中肾管发育异常所致，几乎均合并先天性无子宫或仅有始基子宫，极个别患者有发育正常的子宫，卵巢一般正常。以正常女性染色体核型，全身生长及女性第二性征发育正常，外阴正常，阴道缺失，子宫发育（仅有双角残余），输卵管细小，卵巢发育及功能正常为特征的 MRKHS 患者为最多见。睾丸女性化（雄激素不敏感综合征）患者较为少见。很少数为真性两性畸形或性腺发育不全者。

二、临床表现及诊断

绝大多数先天性无阴道的患者在正常阴道口部位仅有完全闭锁的阴道前庭黏膜，无阴道痕迹。亦有部分患者在阴道前庭部有浅浅的凹陷，个别具有短于 3 cm 的盲端阴道。常同时伴其他畸形，在正常子宫位置仅见到轻度增厚的条索状组织，位于子宫阔韧带中间。约 1/10的患者有部分子宫体发育，且有功能性子宫内膜，青春期后由于经血潴留，出现周期性腹痛，无月经或直至婚后因性交困难就诊检查而发现。有患者伴泌尿系发育异常，个别伴有脊柱异常。此病须与处女膜闭锁和雄激素不敏感综合征相鉴别。雄激素不敏感综合征为 X 连锁隐性遗传病，染色核型为 46XY，而先天型为 46XX，血内分泌检查为女性水平。

三、治　疗

先天性无阴道的处理原则，就是重建阴道。人工阴道成形方法多种多样，有非手术疗法，即应用顶压的手段，逐渐把正常阴道位置上的闭锁的前庭黏膜沿阴道轴方向向头侧端推进，形成一人工腔穴。这一方法需要治疗时间长，形成的人工阴道短。组织弹性差，难以成功，现已基本废弃，很少采用。

手术疗法主要是在尿道膀胱与直肠之间分离，形成一个人工腔道，应用不同的方法寻找一个适当的腔穴创面覆盖物，重建阴道。既往应用患者自身中厚游离皮片移植法最多，但术后需要长时间应用硬质阴道模具扩张人工阴道，防止移植皮片覆盖的人工腔穴挛缩，增加患者痛苦，给工作、生活带来极大不便。而且，皮肤与黏膜组织特性差异太大，不符合生理要求为其最大缺点。利用阴唇皮瓣阴道成形，破坏正常外阴形态，常为患者所拒绝。利用乙状结肠或回肠肠段再造，增加手术复杂性。利用羊膜或盆腔腹膜覆盖亦有其自身的缺点。因此，方法虽多，但至今还无非常理想的成形手术，主要应根据患者外阴局部解剖及其他临床具体情况进行抉择。近年随着显微外科手术的进展，已有应用带血管的肌皮瓣覆盖腔穴，为此项手术开辟了新途径，其利弊还需要推广后方能得出结论。

四、预　防

由于本病属先天性疾病，目前尚无有效的预防措施。主要是加强宣传教育，提倡优生优育，做好妊娠期保健和检查，防止遗传性或先天性疾病。

第四节　阴道闭锁

一、病　因

1. 阴道完全闭锁　多因先天性发育畸形所致，患者的子宫亦常发育不全，故即使采用手术矫正阴道，受孕的机会极少。闭锁位于阴道下段，长 2 ~ 3 cm，其上多为正常阴道。根据阴道闭锁的解剖学特点将其分为以下两种类型：Ⅰ型阴道闭锁，即阴道下段闭锁，阴道上端及宫颈、子宫体均正常；Ⅱ型阴道闭锁，即阴道完全闭锁，多合并宫颈发育不良，子宫体发育不良或子宫畸形。

2. 阴道不完全闭锁　往往是由产伤、腐蚀药、手术或感染而形成的瘢痕挛缩狭窄，其中央仅留小孔，闭锁位置低者可影响性生活。在妊娠期，瘢痕可随妊娠的进展而充血软化，如仅有轻度环形或半环形狭窄，临产后先露部对环状瘢痕有持续扩张作用，常能克服此种障碍，完成分娩。若闭锁位置低，可根据情况做单侧或双侧预防性会阴侧切，以防严重的会阴裂伤。瘢痕广、部位高者不宜经阴道分娩，以剖宫产为妥。

二、临床表现及诊断

临床表现与处女膜闭锁相似，检查时亦无阴道开口，但闭锁处黏膜表面色泽正常，亦不向外膨隆，肛查扪及向直肠凸出的阴道积血包块，其位置较处女膜闭锁高。

Ⅰ型阴道闭锁：子宫内膜功能多正常，因此症状出现较早。主要表现为阴道上段扩张，严重时可以合并宫颈、宫腔积血，盆腔检查发现包块位置较低，位于直肠前方，就诊往往较及时，症状与处女膜闭锁相似，但无阴道外口，但闭锁处黏膜表面色泽正常，亦不向外隆起。肛诊可扪及凸向直肠包块，位置较处女膜闭锁高，较少由于盆腔经血反流引发子宫内膜异位症。

Ⅱ型阴道闭锁：即阴道完全闭锁，多合并宫颈发育不良，子宫体发育不良或子宫畸形，子宫内膜分泌功能不正常，症状出现较晚。经血容易逆流至盆腔，常常发生子宫内膜异位症。磁共振成像和超声检查可帮助诊断。

三、治　疗

一旦明确诊断，应尽早手术切除。手术以解除阴道阻塞，使经血引流通畅为原则。术时应先切开闭锁段阴道并游离阴道及积血下段的阴道黏膜，再切开积血包块，排净积血后，利用已游离的阴道黏膜覆盖创面。术后定期扩张阴道以防挛缩。

四、预　防

如属先天性阴道闭锁，目前尚无有效的预防措施。主要是加强宣传教育，提倡优生优育，做好妊娠期保健和检查，防止遗传性或先天性疾病。对于因产伤、腐蚀药、手术或感染而形成的阴道瘢痕挛缩狭窄所致不完全闭锁，则应重点预防产伤、腐蚀药、手术或感染的发生。

第五节　阴道横隔

阴道横隔（transverse vaginal septum）系胚胎期由泌尿生殖窦系两侧副中肾管融合后的尾端与尿生殖窦相接处未贯通或部分贯通。常发生于阴道上、中 1/3 交界处，但亦发生于阴道任何部位，直到阴道顶端，接近宫颈。发病率为 1/7 200 ~ 1/2 100。阴道横隔很少伴有泌尿系统和其他器官的异常，横隔可位于阴道在内任何部位，但以上、中段交界处为多见，其厚度约为 1 cm。阴道横隔无孔称为完全性横隔；隔上有小孔称为不全性横隔。位于阴道上段的横隔多为不全性横隔；阴道下部的横隔多为完全性横隔。

一、病　因

可能因两侧副中肾管尾端与尿生殖窦相接处未被贯通所致。阴道横隔多位于阴道上、中段 1/3 交界处，也有发生在其他部位者。完全性横隔少见，可致阴道闭锁；通常在隔中央或侧方有小孔，其大小不一，影响阴道液与经血排放。

二、临床表现及诊断

阴道横隔厚度亦有很大差别，有的很薄，似纸，有的则较厚（1.0 ~ 1.5 cm）。两层黏膜组织中间的间质内可含丰富的胶原纤维及平滑肌，偶可混有中肾样组织成分。有无临床症状出现，完全按隔膜有无小孔而定。完全性阴道横隔少见，多数在横隔中央有一小孔，有时只能通过细探针，经血可以外流则无症状发生，直到婚后因性交困难或分娩时胎头梗阻而发现。如无孔，则初潮后因经血潴留而出现症状。在检查发现阴道横隔时，首先要注意阴道隔上（常在中央部位）有无小孔，有孔隙者可用探针插孔内，探查小孔上方阴道的宽度及深度以明确诊断。

三、治　疗

治疗原则：切除横隔，缝合止血。环状不完全阴道隔，原则上做放射状切开整形术，先从侧壁切开，在切开前壁时应以导管插入尿道做引导；切开后壁时应肛诊做引导，以防损伤邻近脏器。余同处女膜闭锁的处理。

孔状或完全性横隔，应先探查清楚横隔与宫颈间的位置关系与距离，在引导下小心切开横隔，并酌情整形，修整至隔膜近基底部，用吸收线间断缝合止血。若横隔位置高、膜厚缝合困难，则应在止血基础上放置阴道塞扩张局部，以含抗生素油纱覆盖填塞。围术期防治感染。若无其他不孕因素，治疗后可正常妊娠。

四、预　防

由于本病属先天性疾病，目前尚无有效的预防措施。主要是加强宣传教育，提倡优生优育，做好妊娠期保健和检查，防止遗传性或先天性疾病。

第六节　阴道纵隔

一、病　因

阴道纵隔（longitudinal vaginal septum）为双侧中肾旁管融合后，其纵隔未消失或未完全消失所致。纵隔一般附着在阴道前、后壁的正中线上，纵向行走，可分为部分性和完全性，后者至宫颈部起始，一直伸展至阴道外口，将阴道均分为二，形成双阴道，常合并双宫颈、双子宫。偶有纵隔偏离中线，与阴道侧壁融合，形成阴道斜隔。阴道纵隔一般无症状，直至婚后因性交困难就诊发现。有的迟至分娩，因滞产检查时或明确诊断，且可发生足先露骑跨在纵隔上的难产。合并宫颈及子宫畸形者，可能为不孕因素。

二、临床表现及诊断

一般无症状。部分患者因性交困难或因其他妇科疾病行妇科检查时发现，有的迟至分娩时,胎先露下降受阻方才发现。体检时注意纵隔是完全性的还是部分性的,后者注意其长度。还应注意是否合并宫颈及子宫畸形。

三、治　疗

无症状者可暂不手术治疗。阴道纵隔影响性生活或阴道分娩时,应将纵隔切除,创面缝合以防粘连。

手术治疗:①有症状者行纵隔切除;②若已临产阻碍胎先露下降者,可沿隔的中线切断,分娩后稍加修整。

四、预　防

由于本病属先天性疾病,目前尚无有效的预防措施。主要是加强宣传教育,提倡优生优育,做好妊娠期保健和检查,防止遗传性或先天性疾病。

第七节　阴道斜隔综合征

一、病　因

阴道斜隔综合征(Herlyn-Werner-Wunderlich syndrome,HWWS),病因尚不明确,可能是副中肾管向下延伸未到泌尿生殖窦形成一盲端所致。阴道斜隔常伴有同侧泌尿系统发育异常,多为双宫体、双宫颈及斜隔侧的肾缺如。

Ⅰ型无孔斜隔,隔后的子宫与外界及另侧子宫完全隔离,宫腔积血聚积在隔后腔。

Ⅱ型无孔斜隔,隔上有一数毫米的小孔,隔后子宫与另侧子宫隔绝,经血通过小孔滴出,引流不畅。

Ⅲ型无孔斜隔合并宫颈瘘管,在两侧宫颈间或隔后腔与对侧宫颈之间有小瘘管,有隔一侧子宫经血可通过另一侧宫颈排出,引流亦不通畅。

二、临床表现

发病年龄较轻,月经周期正常,三型均有痛经,Ⅰ型较重,平时一侧下腹痛;Ⅱ型月经间期阴道少量褐色分泌物或陈旧血淋漓不净,脓性分泌物有臭味;Ⅲ型经期延长有少量血,也可有脓性分泌物。妇科检查一侧穹隆或阴道壁可触及囊性肿物,Ⅰ型肿物较硬,宫腔积血时触及增大子宫;Ⅱ型、Ⅲ型囊性肿物张力较小,压迫时有陈旧血流出。

三、诊　断

月经周期正常，有痛经及一侧下腹痛；月经周期中有流血、流脓或经期延长。妇科检查一侧穹隆或阴道壁有囊肿，增大子宫及附件肿物。局部消毒后在囊肿下穿刺，抽出陈旧血，即可诊断。B 超检查可见一侧宫腔积血，阴道旁囊肿，同侧肾缺如。子宫碘油造影检查可显示Ⅲ型者宫颈间的瘘管，有孔斜隔注入碘油，可了解隔后腔情况。必要时应做泌尿系统造影检查。

四、治　疗

由囊壁小孔或穿刺定位，上下剪开斜隔，暴露宫颈，沿斜隔附着处做菱形切除，做最大范围的隔切除，边缘电凝止血或油纱卷压迫 24 ~ 48 h，一般不放置阴道模具。

五、预　防

由于本病属先天性疾病，目前尚无有效的预防措施。主要是加强宣传教育，提倡优生优育，做好妊娠期保健和检查，防止遗传性或先天性疾病。

第八节　输卵管及卵巢发育异常

输卵管及卵巢发育异常属先天性疾病，目前尚无有效的预防措施。主要是加强宣传教育，提倡优生优育，做好妊娠期保健和检查，防止遗传性或先天性疾病。

一、输卵管发育异常

（一）病因

输卵管发育异常罕见，是副中肾管头端发育受阻所致，常与子宫发育异常同时存在。几乎均在因其他病因手术时偶然发现。

（二）临床表现及诊断

1. 双侧输卵管缺如　常与子宫缺如，残遗子宫等类型的子宫畸形并发。

2. 单侧输卵管缺如　常伴有同侧子宫缺如。

3. 副输卵管　单侧或双侧，是输卵管发育异常中较常见的一种。即在正常输卵管附近有一小型输卵管，可具有伞部，近侧端有管腔与主输卵管管腔相通，但也可能阻塞。副输卵管口或罕见的双腔的输卵管，可能就是畸形的变异。这些畸形可能成为不孕因素或诱发异位妊娠。因此应予以切除,进行修复、重建。

4. 输卵管畸形　输卵管发育不全、闭锁畸形、先天性闭合或伞部完全与一纤维性条索连接,并向子宫延伸。这类畸形常导致不孕或异位妊娠,且不易通过手术修复重建。

5. 输卵管中部节段状缺失　类似输卵管绝育手术的状态,缺失段组织镜下呈纤维肌性。如并存子宫畸形,则妊娠率更要锐减,并且这些输卵管成形手术,术后易发生异位妊娠。

6. 输卵管缩短、卷曲或呈囊袋状　这类畸形常见于其母亲在妊娠期有服用己烯雌酚病史者。对由于输卵管异常引起不孕者,在腹腔镜下或剖腹行输卵管整形术。发生输卵管妊娠破裂或流产者,术中认真检查,对可修复的输卵管畸形不要轻易切除,应采取显微手术技巧进行整复输卵管,以保留功能。

(三)治疗

若不影响妊娠,无须处理。

二、卵巢发育异常

(一)病因

卵巢发育异常因原始生殖细胞迁移受阻或性腺形成移位异常所致。

(二)临床表现及诊断

1. 卵巢发育不全　原发性卵巢发育不全多发生于性染色体畸变女性,以45个染色体最常见,均为双侧性。卵巢细长形,淡白色、质硬、呈条索状,伴有其他畸形。可有单侧卵巢发育不全,常伴有同侧输卵管,甚至肾缺如,也可能在患侧出现单角子宫。

2. 卵巢异位　卵巢在发育中受阻,仍停留在胚胎期的位置而未下降至盆腔,位置即高于正常卵巢部位,如位于肾下极附近,或位于后腹膜组织间隙内,常伴有卵巢发育不良。如下降过度,可位于腹股沟管内。所有异位的卵巢都有发生肿瘤的倾向,应予以切除。

3. 多余卵巢　第三卵巢,除双侧卵巢外发生第三卵巢者极为罕见,它可能远离正常卵巢,与附近的骨盆漏斗韧带、子宫卵巢韧带或子宫阔韧带均不相连,可位于腹膜后。可能在胚胎期中肾嵴某区发生异常,第三卵巢即来自这一与正常分隔的原基。常伴发囊性畸胎瘤或黏液性囊腺瘤,偶然发现第三卵巢或副卵巢,均应同异位的卵巢组织一样,予以切除。

4. 副卵巢　在正常卵巢附近出现多余的卵巢组织,称为副卵巢。

5. 卵巢缺失　①单侧卵巢缺失,见于单角子宫;②双侧卵巢缺失,极少,一般为卵巢发育不全,卵巢外观细长而薄,色白质硬,甚至仅为条状痕迹,见于45XO特纳综合征患者。

(三)治疗

若条索状卵巢患者染色体核型为XY,卵巢发生恶变的概率较高,确诊后应予切除。

第九节　两性畸形

男女生物学性别可根据性染色体、生殖腺结构、外生殖器形态及第二性征加以区别。但有些患者生殖器官同时具有某些男女两性特征，称为两性畸形（hermaphroditism）。两性畸形为先天性生殖器发育畸形的一种特殊类型，可能给患儿的抚育、心理及未来的生活、工作和婚姻等带来诸多困扰，必须及早诊断和处理。

根据发病原因不同，将两性畸形分为以下3类。

1. 性腺发育异常　①真两性畸形：性腺在分化的第一阶段出现异常，即同时出现睾丸和卵巢，则在随后发生的外生殖器分化阶段，即非完全没有雌激素，使外生殖器向女性分化，也非有足量雄激素，使外生殖器向男性分化，而是介于男女两性之间，形成的畸形称为真两性畸形。②46XY单纯性性腺发育不全：性染色体为XY，但性腺发育不全，外生殖器出现两性畸形。③混合性性腺发育不全（XO/XY性腺发育不全）。

2. 女性假两性畸形　性染色体为XX，性腺为卵巢，但体内雄激素过多，导致外生殖器两性畸形。

3. 男性假两性畸形　性染色体为XY，性腺为睾丸，而雄激素不足时，导致外生殖器两性畸形。

目前，两性畸形尚无有效的预防措施。主要是加强宣传教育，提倡优生优育，做好妊娠期保健和检查，防止遗传性或先天性疾病。

一、真两性畸形

（一）病因

在同一个人身体上，既有男性睾丸，又有女性卵巢两种生殖腺的畸形现象，是两性畸形中最罕见的一种。体内所具卵巢和睾丸皆可有内分泌功能，即体内同时有雌激素和雄激素，但常以其中一种激素占优势。外生殖器多为性别不明，也可能表现为女性，也可能表现为男性，而第二性征的发育往往随占优势的激素而定。染色体核型多数为46XX，其次为46XX/46，XY嵌合型，46XY较少见。

1. 如雌激素占优势　第二性征就倾向于女性。阴道浅而小，子宫很小，因此没有生育能力。但也曾报道发现有生育功能者。

2. 如雄激素占优势　第二性征就倾向于男性。外阴的尿道上方有一较小的阴茎，下方又有两片分开的大阴唇，在两片大阴唇之间有一小的开口似乎是阴道口，而实际上是排尿的地方。这种真两性人会同时出现男女2种特征，乳房丰满，阴茎可以勃起，有时会遗精，不长胡须。

（二）临床表现及诊断

外生殖器多为混合型，或以男性为主或以女性为主，但往往具有能勃起的阴茎，而乳房则几乎均为女性型。体内同时具有雌激素和雄激素。核型为46XX者,其体内雌激素水平可达正常男性两倍。真两性畸形的诊断不能只靠外阴畸形和性染色体测定,必须通过剖腹探查或腹腔镜对生殖腺加以辨认,并进行活检,明确有两种生殖腺存在方可确认。

(三)治疗

性别的确定主要取决于外生殖器的功能状态和社会性别,应将不需要的性腺切除,保留与其相适应的性腺。由于多数患婴出生时阴茎较大,往往按男婴抚育。但一般除阴茎粗大,能勃起,且同时具有推纳入阴囊内的睾丸可按男性抚育外,仍以按女性养育为宜。个别有子宫的患者在切除睾丸组织后,不但月经来潮,还具有正常生育能力。

二、XY单纯性性腺发育不全

(一)病因

患者染色体核型为46XY,但在胚胎早期性腺未能分化为睾丸而呈条索状,故无睾酮和副中肾管抑制因子(Mullerian inhibiting factor,MIF,也称缪勒抑制因子)分泌,因此中肾管缺乏睾酮刺激未能向男性发育,副中肾管未被MIF抑制而发育为输卵管、子宫和阴道上段。外生殖器未受雄激素影响而发育成女性外阴。

(二)临床表现及诊断

患者表型为女性,身材较高大,有发育不良的输卵管、子宫和阴道上段,发育幼稚的女性外阴。至青春期无女性第二性征发育、无月经、无阴毛、无腋毛或极其稀少,乳房不发育。

(三)治疗

用人工周期可来月经。患者血FSH、LH水平升高,雌激素水平低下,睾酮水平较正常女性为高,因而个别患者成年后可有阴蒂肥大。XY单纯性生殖腺发育不全的睾丸最易发生肿瘤,且发生时间早。在诊断后应及时将睾丸切除,到达青春期后给予周期雌、孕激素替代治疗以促进女性第二性征发育,并预防骨质疏松的发生。

三、XO/XY生殖腺发育不全

染色体为45XO/46XY嵌合型,故又称为混合型生殖腺发育不全。性腺大多一侧为异常睾丸,另一侧为未分化呈条索状的生殖腺。发育主要取决于睾丸所分泌的睾酮水平,睾酮不足时则外阴有不同程度融合和出现尿道下裂等畸形。

凡有Y染色体而性腺发育不全者,性腺发生肿瘤的可能性较大,且以生殖细胞肿瘤最为多见。为预防发生肿瘤,凡按女性抚育者,应在青春期前切除发育不全的睾丸。

四、假两性畸形

假两性畸形者体内实际只有一种性腺,或者是男性性腺,或者是女性性腺。具有男性性腺者,其外生殖器的外观是女性特征;具有女性性腺者,其外生殖器的外观却是男性特征。

因而出现貌似女性,实为男性,或貌似男性,实为女性的假两性畸形人。

(一)女性假两性畸形

患者染色体核型为46XX,性腺为卵巢,内生殖器包括子宫、宫颈和阴道均存在,但外生殖器粗线部分男性化。外生殖器男性化程度取决于胚胎和胎儿暴露于高雄激素的时期和雄激素剂量,可出现阴蒂粗大直至阴唇后部融合和出现阴茎。

雄激素过高的原因可能是先天性肾上腺皮质增生,也可能是其他来源的雄激素所致。

先天性肾上腺皮质增生症(congenital adrenal hyperplasia,CAH)是临床上最常见的两性畸形,又称为肾上腺生殖综合征,为常染色体隐性遗传病。

1. 病因　肾上腺组织所产生的类固醇包括糖皮质激素、盐皮质激素、醛固酮和雄激素等都是以胆固醇为原料,在ACTH调控下合成的。在合成过程中,每一转化都需要一定特殊酶的催化。当糖皮质激素增多时,通过负反馈作用,抑制脑垂体产生的ACTH,从而避免了大量胆固醇转化为孕烯醇酮。当无糖皮质激素合成时,ACTH的抑制被解除,从而使脑垂体持续产生大量的ACTH,刺激肾上腺分泌的孕烯醇酮急剧增加,促使其合成的皮质醇量趋于正常,同时也通过17-羟化酶的催化作用,合成的雄激素大量增加,导致女性胎儿外生殖器部分男性化。先天性肾上腺皮质增生症以21-羟化酶缺乏最为常见。

2. 临床表现及诊断　21-羟化酶缺乏导致的女性男性化可因雄激素增高的时间不同而有所差异。若胎儿在第20周以后发病者,仅表现为阴蒂较大。但胎儿在20周前发病者,阴蒂显著增大,阴道与尿道开口于共同的尿生殖窦,严重者阴蒂显著增大似阴茎。阴茎基底部为尿生殖窦,类似尿道下裂,两侧生殖窦隆起部分或完全融合似阴囊,但其中无睾丸。阴蒂特别肥大像男孩儿的阴茎,大阴唇左右连合,有的卵巢过度下降以至降入大阴唇而类似阴囊,但其中没有睾丸。外表有喉结,长胡须。此种畸形患者,生下来后因其外生殖器呈男性特征,容易被父母当成男孩来抚养教育,被周围人误以为男性。少数非典型患者是晚至青春期月经来潮后发生的,称迟发型肾上腺皮质增生症。患者子宫、输卵管和卵巢均存在,但阴道下段狭窄,难以发现阴道口。随着婴儿出生后长大,男性化日益明显,阴毛、腋毛、喉结、痤疮在儿童期即出现,肌肉发达,体力较同龄女孩强,至青春期乳房仍不发育,内生殖器发育受抑制,无月经来潮。虽然幼女在4岁左右开始迅速生长,4~5岁可达8~9岁时的身高,但因骨骺愈合早,至成年时反较正常妇女矮小。

少数非典型的患者是晚至青春期月经来潮后发生的,称为迟发型肾上腺皮质增生症,表现为月经初潮后不久或数年后月经稀发,出现多毛及痤疮,阴蒂增大,但无其他外生殖器畸形,临床上应将其与多囊卵巢综合征鉴别。

严重的21-羟化酶缺乏者还可以因醛固酮过低,胎儿于出生后即出现呕吐、脱水、血钾高,以及钠与血氯降低等失盐现象。此情况仅见于严重的外阴畸形新生儿,且多因酸中毒或高血钾而死亡。

孕妇于妊娠早期服用具有雄激素作用的药物,若用于妊娠早期保胎或服用过程中受孕,均可导致女胎外生殖器男性化,类似先天性肾上腺皮质增生所致畸形,但程度轻,且在出生后男性化不再加剧,至青春期月经来潮,还可有正常生育。血雄激素和尿17-酮值均在正常范围内。

患者阴蒂明显增大或有其他男性表现的外阴畸形,而染色体核型为46XX时,应首先考虑为先天性肾上腺皮质增生症的可能性。实验室检查血17-α-羟孕酮和睾酮显著增高。尿17-酮类固醇呈高值。迟发型21-羟化酶缺乏需行ACTH兴奋试验,在静脉注射ACTH 250 μg后,30 min测定17-α-羟孕酮>10.0 ng(30.3 nmol/L)考虑为迟发型肾上腺皮质增生症。

3. 治疗　确诊后应立即开始治疗。

(1)药物治疗　药物治疗原理是补充肾上腺糖皮质激素,应终身服用氢化可的松。当血17-羟孕酮达正常水平后即应开始减量,最后改为维持剂量。治疗后月经可来潮,乳房开始发育,甚至婚后有妊娠可能。一般最初剂量4岁以下为醋酸氢化可的松每日10~20 mg,5~10岁为20~40 mg,10岁以上为40 mg,每日分2次口服。最好40%的剂量在早上口服。

(2)手术治疗　有外生殖器畸形者应予整形。手术时适当加大氢化可的松用量。

(二)男性假两性畸形

1. 病因　患者染色体核型为46XY,是X连锁隐性遗传病或常染色体遗传病。有睾丸,无子宫。由于生精功能异常和阴茎极小,一般无生育功能。男性假两性畸形系男性胚胎或胎儿在母体缺少雄激素刺激发育而成。

此病的发病机制:①生物合成睾酮的17-羟化酶缺失;②外周组织中5-α-还原酶缺乏;③外周组织或靶器官雄激素受体缺少或功能异常。

(1)17-羟化酶缺乏　17-羟化酶存在于肾上腺和性腺组织中,能将孕烯醇酮转化为睾酮、雌二醇和皮质醇。当此酶缺乏时,外生殖器表现为女性幼稚型。睾丸发育不全,位于盆腔内、腹股沟或大阴唇内,无子宫及输卵管,阴道呈盲端。临床上凡外生殖器发育异常的闭经患者,第二性征不发育,伴有高血压、低血钾,染色体为46XY时,应考虑17-羟化酶缺乏的可能。46XY的17-羟化酶缺乏患者需切除发育不全的睾丸以防发生肿瘤。染色体46XX者则无须手术。治疗需长期口服地塞米松、泼尼松以降低血压,升高血钾。青春期后需给予雌激素替代治疗以促进女性第二性征发育和防止骨质疏松症的发生。

(2)5-α-还原酶缺乏　正常男性外生殖器靶组织存在5-α-还原酶,能将血液循环中生物活性软弱的睾酮转化为活性强的双氢睾酮。在胚胎发育过程中,如男性胚胎组织中缺乏5-α-还原酶时,胎儿外生殖器发育异常,虽表现为女性,但阴蒂粗大或为短小阴茎,阴囊呈分叉状,阴道为盲端,无子宫、输卵管,前列腺不发育,睾丸位于腹股沟或分叉阴囊内,中肾管包括附睾、输精管、精囊发育良好。此病为家族性常染色体隐性遗传病,我国极其罕见。

(3)雄激素不敏感综合征(androgen insensitivity syndrome)　为男性假两性畸形中最常见者。此病系X连锁性遗传,在同一家族中发生。已知雄激素受体基因定位于X染色体长臂着丝粒与q13之间(Xp11-Xq13区)。其发病原因在于生殖器靶器官雄激素受体功能障碍以致对雄激素无反应或反应不足,因而称其为雄激素不敏感综合征。

根据外阴组织对雄激素不敏感程度不同,可分为完全性和不完全性两种。

1)完全性雄激素不敏感综合征:外生殖器分化为女性外阴,阴道呈盲端,但无输卵管、子宫和阴道上段。患者出生时外阴完全为女性,无男性化表现,故自幼即以女婴抚育,青春期后体内大量睾酮通过芳香化酶转化为雌激素后,由于无孕激素或睾酮对抗,患者呈女性体征,乳房发育丰满,但乳头小,无或有极少阴毛、腋毛。大小阴唇虽略欠丰满但外观正常,阴道虽短浅盲端,无宫颈或子宫。性腺为睾丸,大小正常,位于盆腔内,腹股沟或大阴唇内。患者FSH、睾酮为正常男性水平,血LH、雌激素水平亦略高于正常男性。完全性雄激素不敏感综合征患者可结婚,但无生育能力。除睾丸位于腹股沟或大阴唇内导致行动不便外,一般应等待至青春期后,再行手术切除,以保证患者充分女性化。如在青春期前已切除睾丸,应补充雌激素以促使其正常生长和促进乳房发育。在切除睾丸后出现绝经期症状,亦应适量补充雌激素。

2)不完全性雄激素不敏感综合征:临床上少见,与完全性不同的主要区别在于外阴有不同程度的男性化,包括阴蒂增大或为短小阴茎,阴唇部分融合,阴道极短或仅有浅凹陷。至青春期可出现阴毛,腋毛增多和阴蒂继续增大等男性改变。此征的临床表现变异极大。实验室检查血 LH、睾酮水平增高,但亦可为正常水平。凡染色体为 46XY,外生殖器为两性畸形患者时,HCG 刺激试验有助于鉴别诊断。当给予 HCG 后如:①睾酮和双氢睾酮明显升高,提示睾丸合成雄激素的能力正常,故极有可能为不完全性雄激素不敏感综合征;②睾酮/双氢睾酮值明显升高,提示为 5-α-还原酶缺乏;③睾酮水平无变化,而雄烯二酮和雌酮明显上升为 17-羟类固醇还原酶缺乏;④睾酮及其前体均不上升时为睾丸间质细胞发育不良。

2. 临床表现　患者体内生殖腺是睾丸,但外生殖器却像女性的外阴。患有此种畸形的男性,其阴茎萎缩,犹如女性的阴蒂,尿道下裂,好似女性的阴道口,阴囊分开,形若女性的大阴唇。睾丸多为隐睾,隐匿于腹腔、腹股沟或者酷似女性大阴唇的阴囊内。身具此种畸形的人,由于外生殖器呈女性特征,因而生下来以后,容易被父母当作女性来进行抚养教育。有的患者睾丸发育不良,到了青春期以后,男性特征仍不明显;有的患者成年后,阴茎能够勃起,并可以性交和射精,甚至具有生育能力。

3. 诊断

(1)病史和体检　应首先询问患者母亲在妊娠早期有无服用雌激素类药物史,家族中有无类似畸形史,并详细体检。注意阴茎大小,尿道口位置,是否有阴道和子宫。若直肠-腹部诊扪及子宫,说明多系女性假两性畸形,但应除外真两性畸形。若在腹股沟部、大阴唇或阴囊内扪及生殖腺,则为睾丸组织,但仍不能排除真两性畸形。

(2)实验室检查　染色体核型及全面的生殖激素检测。①血雄激素、17-α-羟孕酮均高值,特别是 ACTH 刺激试验后显著增高者,应考虑为先天性肾上腺皮质增生症。②染色体核型为 46XY,血 FSH 值正常,LH 值升高,血睾酮在正常男性范围,雌激素值高于正常但低于正常女性者,为雄激素不敏感综合征。③染色体核型 45XX 染色体易位或嵌和型,或正常核型,血清雌激素水平低下,FSH 和 LH 值偏高,根据其他临床特征者,诊断为特纳(Turner)综合征或先天性性腺发育不良。

(3)生殖腺活检　真两性畸形常需通过腹腔镜检查或剖腹探查取生殖腺活检,方能确诊。

4. 治疗　确诊后应根据患者原社会性别、本人性别自认及畸形程度制订矫正治疗方案。一般等待至青春期后再行手术切除,以保证患者充分女性化。如在青春期已切除睾丸,应补充雌激素以促使其正常生长和促进乳房发育。在切除睾丸后出现绝经期症状,亦应适量补充雌激素。

(袁　犁)

参考文献

1 刘义彬,闫璐,周莹,等.女性生殖系统发育异常 924 例临床分析[J].中华妇产科杂志,2019,54(3):166-172.

2 胡玉芳,刘光俊,杨新官.MRI 在女性生殖系统畸形中的诊断价值[J].中国临床医学影像杂志,2018,29 (8):580-583.

3 刘义彬,高文英,杨甫,等.生殖道发育异常对女性生育的影响及其结局[J].实用妇产科杂志,2018,34(9):650-652.

4 李清,华克勤.与女性生殖道发育异常相关子宫内膜异位症的诊治策略[J].实用妇产科杂志,2018,34(9):646-647.

5 JACQUINET A,MILLAR D,LEHMAN A. Etiologies of uterine malformations[J]. Am J Med Genet A,2016,170(8):2141-2172.

第十六章

女性盆底功能障碍性疾病

第一节　盆腔器官脱垂

一、阴道前壁脱垂

阴道前壁脱垂多因膀胱和尿道膨出所致，以膀胱膨出常见，常伴有不同程度的子宫脱垂。阴道前壁脱垂可单独存在，也常合并阴道后壁脱垂。

（一）病因

1. 分娩　宫颈两侧的膀胱宫颈韧带对维持膀胱的位置起着重要作用。若分娩时上述筋膜、韧带过度伸展或撕裂，产褥期又过早参加体力劳动，致使阴道支持组织不能恢复正常。Handa 等(2003 年)发现每增加一次分娩，脱垂的风险率增加 31%。

2. 肥胖　多数有关脱垂的研究表明超重和肥胖的妇女具有较高的盆腔脏器脱垂患病风险率。在 WHI 的研究中，“苹果”体型的女性约 17% 有阴道前后壁脱垂的高危性，这支持腹内压增高在脱垂发生中具有重要作用的观点。

（二）临床表现

轻者无明显症状。重者自觉下坠、腰酸，并有块状物从阴道脱出，实为膨出的阴道前壁。长久站立，激烈活动后或增加腹压时块状物增大，下坠感更明显。若仅有阴道前壁合并膀胱膨出时，尿道膀胱后角变锐，常导致排尿困难而有尿潴留，甚至继发尿路感染。若阴道前壁完全膨出时，尿道膀胱后角消失，在咳嗽、用力屏气等增加腹压时有尿液溢出，称为张力性尿失禁。膀胱及与其相连的阴道前壁上 2/3 段即可向下膨出，形成膀胱膨出。

（三）诊断与鉴别诊断

1. 诊断　妇科检查发现膨出的阴道前壁不难诊断。膨出的膀胱随同阴道前壁仍位于阴道内，称为Ⅰ度膨出；部分阴道前壁暴露于阴道口外称为Ⅱ度膨出；阴道前壁完全膨出于阴道口外，称为Ⅲ度膨出。

2. 鉴别诊断　需注意区分其为膀胱膨出还是尿道膨出，或者两者均有，同时还要了解有无压力性尿失禁存在。

(四)治疗

无症状的轻度患者无须治疗。

1. 药物治疗　有自觉症状但因其他慢性病不宜手术者,且合并生殖道萎缩者,可用雌激素治疗(常用药物:雌二醇凝胶 0.5 g 阴道用药每晚 1 次,共 4 ~ 6 周,以后维持剂量为 0.5 g,每周 2 ~ 3 次。

2. 手术治疗　自觉症状明显者应行手术治疗,目前常用的手术方式有阴道前壁修补术、经阴道的阴道旁修补术、经腹或腹腔镜下阴道旁修补术、网片覆盖法阴道前壁修补术。

(五)预防

妇女一生中要经历许多特殊的生理时期,也是她们易于患病的时期,做好这些时期的保健,可以避免或减轻阴道脱垂的病理学基础,是预防围绝经期和老年期妇女发生阴道脱垂的关键。

1. 加强妇女的劳动保护　过度的负重作用及体姿用力是阴道脱垂的重要原因之一,加强妇女的劳动保护,是预防和减少阴道脱垂的可靠保证。

2. 做好青春期保健　由于青春期卵巢及女性生殖器官尚未完全发育成熟,容易受外界和内在环境的影响而发生各种疾病,从而影响女子的正常发育。生殖功能发育不良的女子,其肌肉虚弱,韧带张力较差,如果由于某些原因而使腹内压力增加,就容易发生阴道脱垂。

3. 注意月经期保健　妇女在月经期间大脑皮质兴奋性降低,受到冷的刺激(主要是冷水)容易引起卵巢功能减退,雌激素分泌少致使盆腔支持组织张力减退,容易发生阴道脱垂。

4. 切实做好妊娠期保健　及时发现并纠正胎位异常,防止发生胎位性难产,也是预防阴道脱垂的重要措施之一。

5. 正确处理分娩各产程　分娩损伤是阴道脱垂的重要病因。产程愈长,阴道脱垂的发病率愈高,这是与支持子宫的悬吊装置和盆底软组织遭受损伤的机会较大有关。第 1 次分娩时所造成的损伤更是关键。因此正确处理分娩各产程,防止产伤,是预防阴道脱垂的最重要环节。

6. 认真做好产褥期保健　产褥期子宫及其支托结构因妊娠分娩而造成的生理及病理的改变,尚未得到充分恢复之前过早参加劳动(包括繁重的家务劳动)容易引起阴道脱垂。

7. 切实做好哺乳期保健　哺乳期间卵巢功能下降,子宫的支持结构和悬吊装置松弛无力,盆底肌肉的张力和弹性减退,在这种情况下,增加腹压或体姿用力等外因条件均可诱发阴道脱垂。

8. 做好围绝经期保健　在此期间,一方面卵巢功能逐渐衰退直至最后消失,雌激素水平低下,另一方面,随着年龄的增长,妇女的体质也逐渐衰弱,全身的组织张力亦日趋减退,易发生阴道脱垂,所以做好围绝经期保健极为重要。

二、阴道后壁脱垂

阴道后壁脱垂主要是耻骨尾骨肌纤维断裂所致,包括直肠膨出及肠膨出。阴道后壁脱垂可以单独存在,也常合并阴道前壁脱垂。

（一）病因

阴道分娩时损伤是其主要原因。阴道后壁依靠直肠与阴道两侧的耻骨尾骨肌和其在直肠与阴道筋膜间交叉的肌纤维及泌尿生殖膈等盆底支持组织支持，分娩使耻骨尾骨肌纤维及泌尿生殖膈等盆底组织过度伸展、变薄变弱或撕裂未得到恢复，从而失去支托作用，使阴道后壁及直肠中段向前脱出，形成盲袋，并与肛门形成一角度，即为直肠膨出。若损伤发生在较高处的耻骨尾骨肌纤维，可引起直肠子宫陷凹疝。疝囊内往往有肠管，故又名肠膨出。长期便秘、排便时用力向下屏气及年迈体弱可加剧其膨出程度。

（二）临床表现

轻者无症状，重者有下坠、腰酸及排便困难，有时需用手指推压膨出的阴道后壁方能排出粪便。

（三）诊断与鉴别诊断

1. 诊断　分度以屏气下膨出最大限度来判定：阴道后壁达处女膜缘，但仍位于阴道内，称为Ⅰ度膨出；阴道后壁部分脱出阴道口，称为Ⅱ度膨出；阴道后壁完全脱出阴道口外，称为Ⅲ度膨出。妇科检查发现膨出的阴道后壁，不难诊断，肛门指诊时注意肛门括约肌功能，还应注意盆底肌肉组织的检查，主要了解肛提肌的肌力和生殖裂隙宽度。

2. 鉴别诊断　诊断时应注意与直肠膨出相鉴别。阴道上段的肠膨出可分为先天性和后天性两类，后天性多由于子宫切除术中对子宫骶韧带处理不当，或分娩后耻骨尾骨肌纤维的松弛而伴随子宫脱垂发生。肠膨出轻者一般无症状，严重时患者有下坠感，用力或站立时感到有物自阴道内向下突出，卧床时消失。行三合诊检查时可感到在阴道较高部位自上而下有物膨出，在阴道与直肠的两指间有滑动的肠管可诊断为肠膨出。

（四）治疗

仅有阴道后壁膨出而无症状者，无须治疗，有症状的阴道后壁膨出者应行手术治疗，常用的手术方式有经阴道后壁修补术、加用网片或生物补片的经阴道后壁修补术、经腹或腹腔镜下骶骨阴道固定术。

（五）预防

预防和治疗腹压增加的疾病，避免重体力劳动。正确处理产程。凡头盆不称者应及早行剖宫产术；宫口未开全时产妇不得用力向下屏气；当宫口已开全应及时行会阴后-斜切开，必要时手术助产避免出现第二产程延长。其他预防措施见阴道前壁脱垂的预防。

三、子宫脱垂

子宫从正常位置沿阴道下降，宫颈外口达坐骨棘水平以下，甚至子宫全部脱出于阴道口以外，称为子宫脱垂。子宫脱垂常合并阴道前壁和后壁脱垂。

（一）病因

1. 妊娠与分娩　特别是产钳或胎吸困难的阴道分娩，导致维持子宫正常位置的盆腔深浅筋膜及肛提肌损伤，该损伤若未缝合或缝合不佳，或产妇产后过早参加体力劳动，特别是重体力劳动,会影响盆底组织张力的恢复,削弱子宫支持力,使未复旧的大子宫不同程度地下移。

2. 腹压增加　如慢性咳嗽、腹腔积液、频繁地举重物或便秘而造成腹压增加,可导致子宫脱垂。肥胖尤其是腹型肥胖,也可因腹压增加导致子宫脱垂。随着年龄的增长,特别是绝经后出现的支持结构萎缩,在盆底松弛的发生或发展中也具有重要作用。

3. 医源性萎缩　包括没有充分纠正手术造成的盆腔支持结构的缺损。

(二)临床表现

1. 症状

(1)腰骶部酸痛　尤以骶部为甚,劳动后更加明显,卧床休息后可缓解。此外,患者感下腹、阴道、会阴部下坠,也以劳累后加重。

(2)阴道脱出肿物　患者自述有球形物自阴道内脱出,于行走、体力劳动时更加明显,卧床休息后自行还纳。脱垂严重者,终日掉在外面,不能自行还纳,由于行走活动,与衣裤摩擦而感不适,久经摩擦而发生溃疡、感染、分泌物增多,甚至出血,日久局部组织增厚角化。

(3)泌尿道症状　多数子宫脱垂患者,当其大笑、剧烈咳嗽、用力屏气时,腹压突然增加,引起尿失禁而尿液外溢。子宫脱垂往往伴有不同程度的膀胱膨出,但是否出现压力性尿失禁,取决于膀胱与尿道的解剖关系是否改变。少数子宫脱垂患者,排尿困难,导致尿潴留,需用手指将膨出的膀胱向前推举后,方能排尿。其原因为膀胱膨出严重,胀大的膀胱位置低于尿道。

(4)月经改变　由于盆腔脏器脱垂,导致血液循环障碍,局部瘀血,影响正常月经,可使月经过多。此外,由于血液循环障碍,脱出脏器并发溃疡、感染,致使白带增多,并伴有血性分泌物。

2. 体征　子宫下移从宫颈位于阴道内距处女膜<4 cm 到子宫体完全脱出于阴道口外。不能还纳的子宫脱垂常伴有直肠膀胱膨出,阴道黏膜增厚角化,宫颈肥大并延长,膀胱子宫窝距阴道前穹隆的距离>2 cm,可长达 4～5 cm。重度子宫脱垂伴膀胱脱垂时,阴道膀胱横沟皱襞消失,膀胱下界可长于宫颈外口,重度子宫脱垂有膀胱、输尿管下移。

3. 子宫脱垂分度　现采用盆腔器官脱垂定量分度分期法(pelvic organ prolapse quantitation,POP-Q),以处女膜为参照(0 点),对阴道的 6 个点进行测量。处女膜以上的测量点记为负数,处女膜以下的测量点记为正数(表 16-1、表 16-2)。

表 16-1　盆腔器官脱垂定量分度分期法(POP-Q)

指示点	内容描述	范围
Aa	阴道前壁中线距处女膜 3 cm 处,相当于尿道膀胱沟处	-3 至+3 cm 之间
Ba	阴道顶端或前穹隆到 Aa 点之间阴道前壁上段中的最远点	在无阴道脱垂时,此点位于-3 cm,在子宫切除术后阴道完全外翻时,此点将为+TVL
C	宫颈或子宫切除后阴道顶端所处的最远端	-TVL 至+TVL 之间
D	有宫颈时的后穹隆的位置,它提示了子宫骶韧带附着到近端宫颈后壁的水平	-TVL 至+TVL 之间或空缺(子宫切除后)

续表 16-1

指示点	内容描述	范围
Ap	阴道后壁中线距处女膜 3 cm 处,Ap 与 Aa 点相对应	-3 至+3 之间
Bp	阴道顶端或后穹隆到 Ap 点之间阴道后壁上段中的最远点,Bp 与 Ap 点相对应	在无阴道脱垂时,此点位于-3 cm,在子宫切除术后阴道完全外翻时,此点将为+TVL

阴裂的长度(gh)为尿道外口中线到处女膜后缘的中线距离
会阴体长度(pb)为阴裂的后端边缘到肛门中点距离
阴道总长度(TVL)为总阴道长度

表 16-2　盆腔器官脱垂定量分度分期法(POP-Q)

分期	内容描述及范围
0	无脱垂　Aa、Ap、Ba、Bp 均在-3 cm 处,C、D 两点在阴道总长度和阴道总长度-2 cm 之间,即 C 或 D 点量化值<(TVL-2) cm
Ⅰ	脱垂最远端在处女膜平面上 1 cm,即量化值<-1 cm
Ⅱ	脱垂最远端在处女膜平面下 1 cm,即量化值>-1 cm 但<+1 cm,
Ⅲ	脱垂最远端超过处女膜平面上> 1 cm,但<(TVL-2) cm,即量化值>+1 cm,但 <(TVL-2) cm
Ⅳ	下生殖道呈全长外翻,脱垂最远端即宫颈或阴道残端脱垂超过阴道总长-2 cm,即量化值>(TVL-2) cm

注:分期应在向下用力屏气时,以脱垂完全呈现出来时的最远端部位计算,应针对每个个体先用 3×3 表格量化描述,再进行分期。为了补偿阴道的伸展性及内在测量上的误差,在 0 和Ⅳ度中 TVL 值允许有 2 cm 的误差

(三)诊断与鉴别诊断

1. 诊断　根据病史及检查所见容易确诊。妇科检查前,应嘱咐患者向下屏气或加腹压(咳嗽),判断子宫脱垂的最重程度,并予以分度。同时注意有无溃疡及其部位、大小、深浅、有无感染等。

2. 鉴别诊断

(1)阴道壁肿物　阴道壁肿物在阴道壁内,固定,边界清楚。

(2)子宫黏膜下肌瘤　患者有月经过多病史,宫颈口见红色、质硬的肿块,表面找不到宫颈口,在其周围可及宫颈。

(四)治疗

1. 手术治疗　手术治疗的目的是消除症状,修复缺陷的盆底支持组织,须根据患者年龄、生育要求、子宫脱垂的发病机制及解剖方面的变化,加以选择。手术方式虽很多,主要可归纳为下列几种。

(1)缩短松弛的子宫主韧带　以改进子宫的支持力量。适用于年龄较轻、希望保留子宫的Ⅱ、Ⅲ度子宫脱垂患者。

(2)子宫悬吊术　通过缩短子宫圆韧带或利用一些生物材料制成的各种吊带,通过腹腔

镜把吊带一端缝于子宫骶韧带上,另一端固定于骶前组织,达到悬吊子宫和阴道的目的。

(3)纠正子宫形态异常 如宫颈已延长肥大者,必须切除部分宫颈,以恢复宫颈正常长度。

(4)缩短耻骨膀胱宫颈筋膜,加强阴道前壁的支持力 缝合耻骨尾骨肌裂隙,重新建立功能良好的会阴体。常用术式为阴道前后壁修补、会阴修补及部分宫颈切除术,操作较简单,效果较好,适用于大多数子宫脱垂者。

(5)经阴道子宫全切术及阴道前后壁修补术 适用于Ⅱ、Ⅲ度子宫脱垂伴阴道前后壁脱垂、年龄较大、无须保留子宫的患者。

2. 非手术治疗

(1)子宫托 很早就被用来治疗子宫脱垂。子宫托治疗在于利用肛提肌的耻骨尾骨肌束将子宫托盘支撑于阴道穹隆部,阻止宫颈下降,维持宫颈在坐骨棘水平。该法简便易行,能使患者自行掌握,可用于各度子宫脱垂。子宫托种类繁多,常用的子宫托为塑料制蘑菇式。按托盘大小分为大、中、小3号(直径或横径分别为6 cm、5 cm、4 cm)。托盘又分为圆形与椭圆形两种。使用最多的为中号。托柄长约5 cm,向前弯曲以适合阴道弯曲度。一般晨起劳动前放托,晚间取出,洗净。月经期最好不用。塑料托表面光滑,遇酸碱不易变质,对组织刺激性小。上托后,症状即消失,可参加各项劳动而无痛苦。如能配合针灸、中药治疗,效果更好。会阴重度裂伤、生殖道炎症、重度子宫脱垂无法还纳于阴道者、宫颈过度延长或怀疑癌变者、尿瘘或粪瘘术后、产褥期、盆腔肿瘤或合并腹腔积液者均不宜使用子宫托。

(2)盆底肌肉锻炼和物理疗法 可增加盆底肌肉群的张力。适用于分期Ⅰ度和Ⅱ度的子宫脱垂者,嘱患者行收缩肛门运动,用力使盆底肌肉收缩后放松,每次10~15 min,每日2~3次。

(五)预防

预防同阴道前壁脱垂。

第二节 压力性尿失禁

压力性尿失禁又称张力性尿失禁,是指腹压突然增高,如咳嗽、打喷嚏、大笑或提起重物、站立或行走时,由于尿道括约肌弛缓和无力、骨盆底肌肉变弱而脱离正常的位置(脱垂),用来保持膀胱流出口关闭的功能便会变弱,形成的尿液不自主地流出的疾病。其特点是正常状态下无遗尿,而腹压突然增高时尿液自动流出。

一、病 因

压力性尿失禁的病理生理机制并没有完全搞清楚,根据目前的研究,与下列因素有关:膀胱颈及近端尿道下移、尿道黏膜的封闭功能减退、尿道固有括约肌功能下降、盆底肌肉及结缔组织功能下降、支配控尿组织结构的神经系统功能障碍。

发生在青少年时，多是先天性括约肌缺如或功能不佳；而中年患者多由于损伤、生产造成肌张力减退，老年患者由肌肉萎缩所致。此外，久病后体弱、营养不良、糖尿病等也可导致本病的发生。

压力性尿失禁的相关因素如下。

1. 年龄　随着年龄增长，女性尿失禁患病率逐渐增高，高发年龄为 45 ~ 55 岁。年龄与尿失禁的相关性可能与随着年龄的增长而出现的盆底松弛、雌激素减少和尿道括约肌退行性变等有关。一些老年常见疾病，如慢性阻塞性肺部疾病、糖尿病等，也可促进尿失禁进展。

2. 生育　生育的胎次与尿失禁的发生呈正相关。年龄过大生育者，发生尿失禁的可能性较大，经阴道分娩的女性比剖宫产的女性更易发生尿失禁，行剖宫产的女性比未生育的女性发生尿失禁的危险性要大，使用助产钳、吸胎器、缩宫素等加速产程的助产技术同样有增加尿失禁的可能性，大体重胎儿的母亲发生尿失禁的危险性也大。

3. 盆腔脏器脱垂　压力性尿失禁和盆腔脏器脱垂紧密相关，二者常伴随存在。盆腔脏器脱垂患者盆底支持组织平滑肌纤维变细、排列紊乱、结缔组织纤维化和肌纤维萎缩可能与压力性尿失禁的发生有关。

4. 肥胖　肥胖女性发生压力性尿失禁的概率显著增高，减肥可降低尿失禁的发生率。

5. 种族和遗传因素　遗传因素与压力性尿失禁有较明确的相关性，压力性尿失禁患者患病率与其直系亲属患病率显著相关。

二、临床表现

（一）症状

咳嗽、大笑、打喷嚏、搬重物时尿液不自主地从尿道口漏出，而尿频、尿急、急迫性尿失禁和排尿后膀胱区胀满感也是常见的症状。

（二）分度

Ⅰ度，只发生在剧烈压力下，如咳嗽、打喷嚏、搬重物等腹压增高时出现尿失禁。

Ⅱ度，发生在中度压力下，如站立、行走时出现尿失禁。

Ⅲ度，发生在轻度压力下，如直立或卧位时均有尿失禁。

（三）检查

1. 压力试验　患者膀胱充盈时，取截石位检查，嘱患者咳嗽的同时，医师观察尿道口。如果每次咳嗽时均伴随着尿液的不自主溢出，则可提示压力性尿失禁。延迟溢尿，或有大量的尿液溢出提示非抑制性的膀胱收缩。如果截石位状态下没有尿液溢出，应让患者站立位时重复压力试验。

2. 膀胱颈抬举试验　患者取截石位，在膀胱充盈时，增加腹压，有尿液流出；此时将示指和中指插入阴道内，于膀胱颈两侧将尿道向上抬举，如尿流中止即为阳性。

3. 棉签试验　患者取截石位，常规消毒后于尿道插入一棉签。正常人在有应力和无应力状态下棉签活动的角度不应>30°，若>30°则表明膀胱、尿道支持组织薄弱。

4. 膀胱测压　除外神经源性膀胱，并了解尿失禁程度。

三、诊断与鉴别诊断

（一）诊断

1. 压力性尿失禁的诊断标准　①尿液分析正常，尿培养阴性；②神经检查正常；③解剖学支持薄弱（棉签试验，X 射线或尿道镜检查）；④证实在压力情况下有溢尿（压力试验或棉垫试验）；⑤膀胱内压测量图或尿道膀胱内压正常（残余尿量正常，膀胱容量及感觉正常；没有非自主性逼尿肌收缩）。

2. 其他辅助检查

（1）尿流动力学检查　逼尿肌反射正常，压力性尿失禁时最大尿流率明显增加，排尿期膀胱内压明显降低，轻度者膀胱内压为 5.9 ~ 7.8 kPa（44.25 ~ 58.5 mmHg），中度者为 2.5 ~ 5.9 kPa（18.75 ~ 44.25 mmHg），重度者低于 1.96 kPa（14.7 mmHg）。尿道压降低，最大尿道压明显下降，由卧位转为立位后，其尿道关闭压下降。

（2）漏尿点压测定　将测压管放入膀胱并充盈膀胱，记录发生尿道漏尿时的膀胱内压力，此压力即为漏尿点压。轻度大多高于 11.8 kPa（88.5 mmHg），重度大多低于 5.88 kPa（44.1 mmHg）。

（3）最大功能性膀胱容量和剩余尿测定　均正常。

（4）尿道膀胱造影　正常膀胱后角应为 90° ~ 100°，上尿道轴与立位的垂直线，形成 1 个约 30°的尿道倾斜角，膀胱颈高于耻骨联合下缘。压力性尿失禁时，膀胱尿道后角消失，膀胱颈低于耻骨联合下缘，尿道倾斜角增大，膀胱颈部呈漏斗状并下垂，尿道轴发生不同程度的向下、向后旋转。Green 将它分为两型：Ⅰ型，尿道轴线正常，但后尿道膀胱角增大；Ⅱ型，膀胱后尿道角消失，腹压增加时尿道下降、扭曲使尿道倾斜角增加，尿道倾斜角 > 45°，有时 > 90°，膀胱颈有关支撑组织薄弱，症状严重，治疗困难。此后 McGurie 提出将与尿道固有括约肌功能下降相关的压力性尿失禁命名为Ⅲ型。

（二）鉴别诊断

急迫性尿失禁在症状和体征上最易与压力性尿失禁混淆。可通过尿动力学检查来进行鉴别诊断。

四、治　疗

（一）非手术治疗

1. 盆底肌肉锻炼　方法：缩肛动作，每次不少于 3 s，连做 15 ~ 30 min，每日 2 ~ 3 次，6 ~ 8 周为 1 个疗程。40% 的患者症状可改善。

2. 盆底电磁刺激　每次 20 min，1 周 2 次，6 周 1 个疗程。治愈率 30% 左右，改善率约 60%。保守治疗方法中这种方法最为有效。

3. 药物治疗　交感神经 α 受体激动剂、雌激素替代等。

4. 尿道周围填充物注射　填充物有胶原、自体脂肪和特福隆等，注射操作简便，但价格较高。治愈率为48%~76%,随时间推移而下降。

5. 局部注射 Tefkon 膏,老年患者可给予雌激素制剂。

(二)手术治疗

目前以膀胱颈悬吊术的效果最好,膀胱颈悬吊术的方法有经耻骨后膀胱颈及尿道悬吊术及经阴道膀胱颈部悬吊术,以增加膀胱颈部与尿道的角度。

1. 阴道前壁修补术 目的是增加膀胱尿道后壁的作用,有的可能使膀胱颈位置提高,从而达到治疗目的。

2. 耻骨后膀胱尿道悬吊术 目的是提高膀胱颈及尿道的位置,增加膀胱颈阻力,使腹压增加时,尿道仍有足够的长度,膀胱颈部不能开放,从而提高控制尿液的作用。有效率为术后1年为85%,5年为80%,10年为70%。

3. 阴道无张力尿道中段悬吊术 在膀胱颈下做隧道插入悬带,形成很小的张力,在尿道中段压迫尿道悬吊带,有效率达90%左右。悬吊带可用自身筋膜组织(腹直肌、阔筋膜和圆韧带)或合成材料。

五、预 防

1. 良好的心态 要有乐观、豁达的心情,以积极平和的心态,笑对生活和工作中的成功、失败、压力和烦恼,学会自己调节心境和情绪。

2. 防止尿路感染 养成大小便后由前往后擦手纸的习惯,避免尿道口感染。性生活前,夫妻先用温开水洗净外阴,性交后女方立即排空尿液,清洗外阴。若性交后发生尿痛、尿频,可服抗尿路感染药物3~5 d,在炎症初期快速治愈。

3. 有规律的性生活 研究证明,更年期绝经后的妇女继续保持有规律的性生活,能明显延缓卵巢合成雌激素功能的生理性退变,降低压力性尿失禁发生率,同时可防止其他老年性疾病,提高健康水平。

4. 加强体育锻炼 加强体育锻炼,积极治疗各种慢性病。肺气肿、哮喘、支气管炎、肥胖、腹腔内巨大肿瘤等,都可引起腹压增高而导致尿失禁,应积极治疗该类慢性病,改善全身营养状况。同时要进行适当的体育锻炼和盆底肌群锻炼。最简便的方法是每天晨醒下床前和晚上就寝平卧后,各做45~100次紧缩肛门和上提肛门活动,可以明显改善尿失禁症状。

5. 合理饮食 饮食要清淡,多食含纤维素丰富的食物,防止便秘引起的腹压增高。

第三节 生殖道瘘

一、尿 瘘

尿瘘是指生殖器官与泌尿系统之间形成的异常通道,表现为漏尿。常见的有膀胱阴道瘘、尿道阴道瘘、输尿管阴道瘘(统称尿瘘)。生殖器官瘘是一种极为痛苦的损伤性疾病。由于尿液不能自行控制,外阴部长期浸泡在尿液中,不仅给妇女带来肉体上的痛苦,而且患者因害怕与他人接近,不能参加生产劳动,精神上的负担也很大。加强孕妇保健,正确处理分娩,提高手术质量,生殖器官的损伤是可以避免的,生殖器官瘘的发生必然会大大降低。绝大多数尿瘘为损伤所致。

(一)病因

在我国,主要是难产损伤,其次为手术损伤,较少为其他损伤或感染所致。

1. 产伤

(1)坏死性尿瘘　由于头盆不称、胎位异常、胎儿异常、先天性阴道畸形或阴道瘢痕等导致滞产,尤其第二产程延长者,膀胱、阴道前壁、尿道等软组织受压于耻骨和胎儿先露之间,逐渐出现水肿、缺血、坏死、溃烂,形成瘘孔。如梗阻发生于骨盆入口处,持续地压迫仅部分扩张的宫颈、阴道、穹隆部及膀胱,可使膀胱、宫颈受损成瘘。骨盆中段或出口梗阻,尿道、膀胱颈及膀胱三角区受压,可致膀胱、尿道受损成瘘。骨盆出口梗阻有时可使阴道前壁及全部尿道坏死、脱落,形成阴道瘢痕狭窄,以及尿道、阴道瘘与尿道缺损。

(2)创伤性尿瘘　在产科手术中操作粗暴,所用器械(产钳、穿颅器、胎头吸引器)直接损伤阴道壁、膀胱及尿道。子宫破裂并发膀胱或输尿管损伤或剖宫产手术切口撕裂延长损伤膀胱组织,以及(或)缝扎输尿管或缝透膀胱壁,术中疏忽,未予处理而形成尿瘘。

2. 妇科手术损伤　无论是经腹或腹腔镜还是经阴道进行盆腔的妇科手术均有可能导致尿瘘。操作不细致,对解剖不熟悉,加以技术不熟练,或手术中盲目止血,尤遇盆腔炎症粘连,或生殖器官肿瘤(子宫、卵巢或子宫阔韧带肿瘤)、子宫脱垂等使盆腔邻近器官的解剖关系变异,有可能损伤膀胱或输尿管,形成膀胱阴道瘘或输尿管阴道瘘等。主要原因是术后膀胱或输尿管血供减少引发迟发性缺血性坏死所致。

3. 其他　药物腐蚀、外伤、放射治疗后、晚期生殖泌尿道肿瘤、阴道或膀胱结核、子宫托放置不当、局部药物注射治疗等均能引起尿瘘。

(二)临床表现

尿瘘的主要症状是漏尿及漏尿后的并发症。

1. 漏尿　尿液不时地由阴道内流出。

(1)尿道阴道瘘或尿道部分缺损　位于尿道内口以下者,尿道内括约肌未受损伤,排尿功能尚可得到一定的控制,漏尿现象尚不严重。

(2)膀胱阴道瘘、膀胱尿道阴道瘘　瘘孔位于尿道内口及(或)以上者,如瘘孔较大,尿液全部由阴道内漏出,而患者完全不能排尿。若瘘孔较小,而瘘孔周围有肉芽形成瓣状,患者往往能控制一部分尿液,而当膀胱过度充盈时,始有溢尿现象。高位膀胱阴道瘘或膀胱宫颈(或子宫)瘘,平卧时漏尿,而站立时可暂无漏尿。

(3)输尿管阴道瘘　漏尿的特点是患者有漏尿,但同时能自行排尿,系因一侧输尿管被损伤,尿液流入阴道,另一侧正常输尿管将尿液输入膀胱而经尿道排出。但如系双侧性输尿管损伤的输尿管阴道瘘,则完全失去膀胱定期排尿的功能,而只表现为阴道漏尿。

(4)一侧输尿管腹腔瘘　在未与阴道相通前,表现为发热、腹胀、腹水等,患者可自行排尿。当瘘与阴道相通,则阴道漏尿,发热、腹水随之消失。

(5)膀胱结核或阴道结核所形成的尿瘘　无难产史或手术损伤史。膀胱结核多有长期膀胱感染症状,如尿频、尿痛、脓血尿等。阴道结核所致的瘘管可无明显前驱症状。两种情况都可能有其他部位的结核病灶或结核病史。

(6)膀胱结石所形成尿瘘　常有尿痛、排尿困难及血尿病史。检查时甚至可看到露于瘘孔的结石或触及膀胱内结石(经瘘孔或用金属导尿管经尿道插入膀胱触及)。

(7)肿瘤所致尿瘘　多属晚期肿瘤,从病史和体征不难辨认。

2. 感染　外阴、臀部、大腿内侧皮肤,由于长期受尿液的浸渍,发生不同程度的皮炎、皮疹和湿疹,造成局部刺痒与灼痛。如被抓破,则可继发感染,形成疖肿。尿瘘患者有时可有不同程度的泌尿系统感染症状。如系输尿管瘘伴有局部输尿管狭窄以致肾盂扩张积水者,更易引起感染。有的先形成腹膜后尿外渗,并发感染,然后发生阴道漏尿,偶见于子宫颈癌根治术后。

3. 闭经　可能由于精神创伤,10%～15%的尿瘘患者可有继发性闭经或月经稀少。

4. 精神痛苦　由于尿液不分昼夜、季节,不断地自阴道内排出,沾湿衣裤、被褥,晚上不能安睡,白天又不便或不愿外出参加社会活动、学习和生产劳动;加以漏尿者有的并发阴道瘢痕狭窄或部分闭锁,丧失性生活及生育能力,影响夫妇感情和家庭关系,凡此种种,均给患者带来极大的精神痛苦,以致精神抑郁,继发性闭经。

(三)诊断

应仔细询问病史、手术史、漏尿发生时间和漏尿表现。首先需要明确漏出的液体为尿液,可通过生化检查来比较漏出液和尿液、血液中的电解质和肌酐来明确。下列辅助检查可协助明确诊断与鉴别诊断。

1. 亚甲蓝试验　目的在于检查肉眼难以辨认的膀胱阴道小瘘孔、多发性小瘘孔或瘢痕中瘘孔等;或鉴别膀胱阴道瘘与输尿管阴道瘘。方法:患者取膝胸卧位,通过尿道插入导尿管,将亚甲蓝稀释液[2 ml 亚甲蓝加入 100～200 ml 生理盐水中。如无亚甲蓝可用稀释甲紫(龙胆紫)溶液或灭菌牛奶]注入膀胱内,夹住导尿管。注入过程中,提拉阴道后壁,观察阴道前壁、前穹隆及宫颈口有无蓝色液体流出。自阴道壁有蓝色液体流出者为膀胱阴道瘘。同时可知瘘孔数目及部位。自宫颈口或其裂伤中流出者,可为膀胱宫颈瘘或膀胱子宫瘘。如无蓝色液体流出,则应怀疑为输尿管瘘。此时可拔除导尿管,如蓝色液体迅速从尿道口溢出,进一步检测,排除输尿管阴道瘘,也应想到为压力性尿失禁的可能性。

2. 靛胭脂试验　目的在于诊断输尿管瘘。凡经亚甲蓝试验阴道无蓝色液体流出者,可静脉注入靛胭脂 5 ml,5 min 后观察阴道有无蓝色液体流出,有则可诊断输尿管阴道瘘。此法也可诊断先天性输尿管口异位于阴道者。

3. 膀胱镜检查　高位尿瘘者可借助于膀胱镜检查定位,并明确瘘孔与输尿管口的关系,作为修补时的参考。在有条件的单位,即使阴道内找到瘘孔,亦宜采用膀胱镜检查膀胱内瘘孔的情况。可在膀胱镜检查下逆行插入输尿管导管检查,或行输尿管镜检查,明确输尿管受阻部位。

4. 静脉肾盂造影　有助于明确输尿管损伤侧别、部位及肾功能情况,以及损伤侧输尿管有无狭窄、扩张或梗阻等状况。方法是静脉内注入泛影酸钠,行肾、输尿管、膀胱 X 射线摄片，据显影情况做出诊断。在静脉肾盂造影前，患者宜先行一次B超检查，了解其双肾、肾盂及输尿管、膀胱等的大体情况。个别病例，有时也用膀胱逆行造影。

5. 肾图　目的在于了解肾功能及上尿路通畅情况，如输尿管瘘所致处狭窄或梗阻，可致患侧肾功减退或肾萎缩、肾功能丧失。

（四）鉴别诊断

尿液不由自主地随时溢出，不外乎有两种可能，其一有异常通道，如瘘或畸形；其二虽然尿液从正常的尿道口流出但不能自动控制，症状同瘘一样，故尿瘘应与各种原因引起的尿失禁鉴别。主要依据是，前者尿液自瘘孔经阴道而漏出，后者尿液无控制地由尿道口流出。

1. 压力性尿失禁　压力性尿失禁的主要病变可能是在于尿道内口、尿道括约肌或盆底肌肉松弛、尿道过短或膀胱尿道后角消失，因而当腹压增加时，膀胱内压力高于尿道内压力所致（在正常妇女，当腹压增加时，压力可同时传递至膀胱和尿道近2/3端）。压力性尿失禁，往往发生于分娩后、手术后、老年期（性激素缺乏，组织松弛所致），于劳累后加重。临床上表现为当患者咳嗽、喷嚏、大笑或站立时，尿液立即外流，严重者甚至平卧亦有尿溢出，一般仅见于有阴道分娩史的妇女，但巨大膀胱尿道阴道瘘修补痊愈后亦常后遗此病。检查无瘘孔发现，但嘱患者咳嗽时即见尿从尿道口溢出，此时如用示、中两指伸入阴道内，分别置于尿道两旁（注意不能压迫尿道），用力将尿道旁组织向耻骨方向托起，以恢复膀胱和尿道间的正常角度和尿道内阻力，然后嘱患者咳嗽，如尿液不再溢出，不但可确诊为压力性尿失禁，亦提示有手术治愈的可能。检查时必须仔细寻觅瘘孔，必要时做亚甲蓝试验以资鉴别。避免将小的尿瘘误认为压力性尿失禁。

2. 膀胱挛缩　由于结核病灶使膀胱纤维化变硬无弹性，容量甚小，排尿次数多，膀胱颈部也因挛缩而失去收缩功能，以致尿液无法控制而不断外溢，症状与尿失禁相似。也有些是由于膀胱颈部结核病变侵犯括约肌造成排尿功能丧失，此类患者多有结核病典型的膀胱刺激症状、血尿及结核中毒症状。膀胱镜检查、尿路造影和尿培养可进一步确诊。有时结核性挛缩膀胱也可合并尿瘘。

3. 神经性膀胱功能障碍　由于调节膀胱功能的中枢神经或周围神经受到损害所引起的排尿功能紊乱。多见于脊髓疾病，如炎症、肿瘤及隐性脊柱裂；偶见于子宫颈癌广泛根治术后的膀胱神经损伤；也见于分娩时胎头滞压过久后膀胱麻痹，临床表现为逼尿肌收缩乏力引起尿潴留，当膀胱过度充盈后部分尿液经由尿道口不自主溢出。

尿功能障碍主要表现为尿潴留和充溢性尿失禁，检查时无瘘孔存在，尿液从尿道口溢出，膀胱内可以导出大量尿液。根据病史，其他原发病临床表现和有关神经系统检查不难鉴别。

4. 逼尿肌不协调性尿失禁　由于逼尿肌出现不自主的阵发性收缩所致。此类不自主收缩亦可因腹内压突然增高而激发，其表现与压力性尿失禁相似。但患者并无器质性病变，其尿液外流不是在压力增高时立即出现，而是在数秒钟后才开始且当压力解除后仍可继续排尿10～20 s。除尿失禁外，此类患者仍有正常排尿功能。

5. 假性尿失禁　由炎症引起严重的尿频、尿急，甚至不能控制排尿，通常感染症状明显，有反复发作病史，抗感染治疗有效。

（五）治疗

尿瘘以手术为主，即使癌肿或结核所致者，也应先行病因治疗，待病情好转后于适当时间行手术修补。

1. 非手术治疗　分娩或手术后不久出现的膀胱阴道瘘，且瘘孔较小，可置导尿管，持续开放；形成不久的输尿管阴道瘘，可试行膀胱镜插入输尿管导管。如为输尿管腹腔瘘，则宜经阴道开放引流尿液。在这些情况下，还应给予有效抗生素控制感染，则瘘孔有自然愈合的可能。结核性瘘孔或局部癌肿所致尿瘘，应针对病因治疗，小瘘孔也可能挛缩自愈；不能自然愈合者，可在 3 ~6 个月或更长时间后行修补术。

2. 手术治疗　绝大多数瘘管需手术治疗。手术治疗时应注意以下几个问题。

（1）手术时间选择　依形成瘘的原因而定。新鲜的创伤性瘘（如外伤、产科手术损伤、妇科手术损伤）均应争取立即进行。至于滞产或化学性损伤致瘘，应自瘘发生之日起，等待 3 ~6 个月进行。部分患者瘘发生后即给予抗生素及泼尼松（5 mg，每日 3 次）10 ~20 d，然后行瘘修补术后也可获得满意效果。第 1 次瘘修补失败，第 2 次进行时，时间选择至少应 3 个月后。放疗所致尿瘘推荐 12 个月后再行修补术。

（2）充分术前准备　除对患者全身和瘘的局部详细检查及思想准备外，还需做到以下几点：①术前 1 ∶ 5 000 高锰酸钾溶液坐浴 3 d。②合并膀胱炎、膀胱黏膜外翻或膀胱结石者，术前应注射抗生素控制感染，待炎症消退后 1 ~2 周进行手术。③老年或闭经患者，宜给己烯雌酚 0.5 mg/d 或二酚己烷 3 mg/d，共 1 ~2 周，使阴道上皮增厚以利分离缝合。④可的松的应用，糖皮质激素可以减轻局部炎症反应、缩小瘘孔并软化瘢痕，同时应用抗生素控制感染，可提早修补瘘孔。⑤术前准备，术前 2 d 进少渣饮食，术前晚及当日清晨，给予清洁灌肠。

（3）手术途径选择要得当　绝大多数膀胱瘘以经阴道途径为宜，输尿管瘘宜经腹途径。

1）经阴道手术：暴露手术野容易、清楚，且有利于术者操作；尤其是尿道阴道瘘、膀胱尿道阴道瘘等低位瘘，非经阴道修补不可；有些困难尿瘘，如局部瘢痕严重或巨大瘘孔，需经阴道行辅助手术者，如利用健康阴道壁、小或大阴唇皮瓣等移植填充者以提高成功率。经阴道手术失败，仍可反复多次进行。

2）经腹手术：对高位瘘孔，如膀胱宫颈（子宫）瘘、输尿管瘘，宜选用经腹手术。其有经腹腔内膀胱外、腹腔内膀胱内、腹腔外膀胱外与腹腔外膀胱内之分，这需根据瘘孔情况而定。如瘘孔周围瘢痕多，瘘孔周缘有输尿管开口，或膀胱有广泛粘连不易分离，以及较困难复杂尿瘘，或子宫需要切除者及子宫已切除者，宜经腹腔内膀胱内；有膀胱结石者应经膀胱内；需要利用大网膜、腹膜、子宫浆膜肌瓣等填充修补者，应经腹腔内膀胱外。

3）经阴道经腹联合途径手术：适合巨大膀胱阴道瘘伴严重瘢痕需切除者、先天性无阴道手术失败所致尿瘘等。

（4）术中注意事项

1）麻醉选择：要使会阴阴道充分松弛、维持时间够长。

2）适当体位：可充分暴露手术野，便于操作，故极重要，应在术前检查时，决定术时的体位。经阴道修补时，常用者有两种，一种为俯卧蛙泳式位，对瘘孔暴露好，但患者较为不适，需用耻骨上膀胱造瘘者，则需在术中改变一次体位；另一种为膀胱截石术位抬高臀部，术中患者较舒适，手术野暴露也清楚，需做耻骨上造瘘时，也不必更换体位，瘘孔不大，瘢痕不严重者适用。但也可根据术者的操作习惯选用。如有的阴道较宽松，瘘孔较小，无须耻骨上造瘘者，亦可采取屈腿侧卧位（多取右侧卧位）。经腹者取平卧位，经腹与经阴道联合进行者，则可取膀胱截石卧位。

3）手术器械：柄要细长，钳、镊子要精细，刀剪要锐利，以便对薄而脆弱的瘘孔进行分离。缝合选无损伤缝针。还应备有吸引器，以便助手及时吸净手术野的尿和血。

4）缝合材料：丝线、肠线均可，但必须是细号线，如铬制肠线 3-0、4-0。一般膀胱黏膜用肠线，膀胱肌层及阴道黏膜用肠线或丝线。丝线的优点是刺激性少、张力好，缺点是在阴道内缝合尚需拆除。

5）瘘孔周围组织的游离与缝合：充分游离瘘孔周围组织，缝合时无张力，是保证修补手术成功极为重要的一环。经阴道修补时有两种分离阴道黏膜的方法。以往从瘘孔边缘 2～3 mm 向外分离阴道黏膜 2 cm 左右，称为离心分离法；近 10 余年来，从瘘孔缘外 2 cm 左右做切口，向瘘孔分离至剩余 2～3 mm，称为向心性分离法。这种分离法，阴道黏膜需采取翻转缝合。向心性分离可大大提高修补成功率，尤其是复杂困难尿瘘。成功原因在于阴道黏膜分离处组织健康无瘢痕，血运好，有利于切口愈合；翻转缝合替代部分膀胱壁，使缝合组织牵拉不紧，利于巨大瘘孔闭合；可完全避免瘘孔边缘输尿管开口损伤；这种翻转缝合法之外侧缺损创面，还需另有周围组织填充覆盖，如填充侧、后壁健康阴道壁，或大、小阴唇皮瓣等，以利加固修补成功。在游离缝合中值得注意的是，向心分离法之瘘孔距宫颈很近，甚至不足 1 cm 者，宜自宫颈上做部分分离，而后正确分离膀胱与宫颈间隙。瘘孔紧贴耻骨与骨盆者，宜将膀胱从骨膜上分离。膀胱尿道阴道瘘或尿道全裂者，据实践证明，取向心性与离心分离法相结合，缝合缘离开新尿道正中部分，而位于新尿道侧旁有利于成功。这种游离缝合法成功在于，第一层利用前庭黏膜的一侧做翻转缝合（向心分离侧）而变成尿道的内壁，缝线位于新尿道对侧缘；第二层利用对侧缘的离心分离法的黏膜组织拉向对侧遮盖于第一层之上。这样，盖住第一层缝合口，以不使与第二层缝合口重叠，包括与膀胱缝合处。膀胱瘘修补缝合通常为三层，第一层用小圆针（或无损伤缝针）3-0 或 4-0 肠线连续缝合或间断缝合膀胱黏膜及肌层（如为向心性分离法则为阴道黏膜），尽力避免穿透膀胱黏膜。缝合应从深处或难以暴露的一侧开始。第一层缝毕，用灭菌牛奶注入膀胱内检试有无漏出，无漏出者可用细丝线褥式间断缝合第二层（膀胱肌层或翻转缝合的阴道筋膜层），以加固第一层缝合。第三层用 0 号肠线缝合阴道黏膜。第三层阴道黏膜切口缝合宜与第一、二层缝合做垂直或斜交叉状，避免三层缝线重叠使各层组织相贴不紧，而垂直交叉有利于修补处加强张力，故有利于修补成功。

6）辅助手术的选用：选择辅助手术有利于提高复杂困难尿瘘的成功率。辅助手术可分为两类，一是扩大手术野有助于暴露瘘孔，如会阴侧斜切开、耻骨联合切除术、耻骨支开窗术等。一类是自体组织或异体组织替代、填充加固缺损的瘘孔组织。自体带蒂组织有：阴道壁、宫颈；大或小阴唇皮肤、股部皮肤；球海绵体肌脂肪垫；股薄肌；腹直肌前鞘；腹直肌瓣；腹膜；大网膜；子宫浆膜肌瓣；膀胱自体移植；乙状结肠等。异体组织有：胎儿膀胱、羊膜及牛心包等。如何选用，决定于瘘孔部位与性质。如低位瘘，多选阴道壁、大或小阴唇皮瓣；高位瘘，多选宫颈组织、腹膜、大网膜等。对膀胱尿道阴道瘘，还应加选球海绵体肌脂肪垫或腹直肌瓣等加固膀胱颈；阴道全缺损或瘢痕严重（瘢痕切除后），可选子宫浆膜肌瓣或乙状结肠。

7）耻骨上膀胱造瘘：困难尿瘘及重建尿道者，以造瘘为主，有利于瘘孔愈合。

8）膀胱结石：部分露于瘘孔者，不可经阴道取出，而宜切开膀胱取出后修补。

（5）加强术后护理　是保证手术成功的重要组成部分。

1）膀胱引流：要持续通畅，使伤口易于愈合。放置导尿管时间可根据瘘孔大小而定。如瘘孔很小可在术后3～5 d拔除，大瘘孔则延长至12～14 d。有极少数人认为，根本不用放置导尿管，而采取术后自行排尿。理由是易引起上行感染，导尿管在膀胱直接刺激修补之伤口，且时间长有尿盐固着形成结石，影响手术成功。目前仍多采用引流法，但不论采用何种膀胱引流，必须保持引流管通畅。在留置导尿管期间一般无须冲洗膀胱，如为血尿或沉淀物多，导尿管不通，可用小量（每次10～20 ml）生理盐水或1∶5 000呋喃西林液低压冲洗至通畅。有的常规给中药车前子、金银花煎剂内服以清热利尿。鼓励患者多饮水。术后近期内补液应足，2 500～3 000 ml/d，以后鼓励患者多饮水。

2）保持外阴清洁：外阴、尿道外口每天必须用碘附溶液擦拭2次，以防止上行感染。

3）术后卧位：尽量取俯卧位或侧卧位，减少瘘孔处受尿液浸泡感染。不过患者难以保持一种姿势时，平卧也无妨。关键在于导尿管通畅。

4）抗感染：常规应用抗生素2～3周，老年者可加用雌激素。

5）饮食与通便：术后给予流质及无渣半流质饮食5 d，第4天时可给液状石蜡或润肠丸等，使每日大便通畅。

6）出院时医嘱：3个月内禁止性生活和阴道检查，否则有可能使修补之尿瘘破裂。如日后妊娠，一定强调提早入院，应施行剖宫产。已有小孩者，尤其瘘孔修补困难、局部组织薄弱、骨盆狭小者，应采取避孕措施或在修补的同时行绝育术。

（六）预防

1. 加强围生期保健　不断提高产科质量与妇科手术技术，绝大多数尿瘘是可以避免的。

2. 预防产伤　产伤是发展中国家尿瘘发生的主要原因。认真执行妊娠期检查，及早发现骨盆狭小、畸形、胎位异常，并得到及时纠正，有异常提前入院待产。遇到疑难妊娠和分娩应及早请有经验的医师处理或送有条件的医院处理。加强产程观察，滞产者必须及早查明原因、处理。第二产程不应过分延长，一般不应超过2 h；有明显手术指征者应尽早采取适当的手术。胎头压迫阴道过久者，产后常规留置导尿管，对预防尿瘘有良好作用。产科手术要谨慎、细致；应用锐性器械或断头、断肢的骨片经过阴道，必须保护好阴道壁。术后常规检查生殖道与泌尿道间有无损伤，有则立即修补。子宫下段横切口剖宫产，先拨正右旋子宫，避免切口撕裂。有裂伤出血者，宜先用卵圆钳钳夹止血，而后推开子宫切口周围组织，清楚暴露切口两侧缘，而后进行缝扎止血，可避免缝扎输尿管而致瘘。遇子宫破裂者，缝合前，应注意有无膀胱损伤（辨认困难时，膀胱内注入亚甲蓝液），或膀胱损伤累及输尿管开口（必要时切开膀胱行输尿管逆行插管）。治愈后尿瘘患者，再次分娩宜行剖宫产。

二、粪　瘘

粪瘘是指生殖器官与肠道之间形成的异常通道。在妇产科临床中最常见的是直肠阴道瘘。滞产形成的粪瘘有时并发尿瘘。此外也可有小肠或结肠阴道瘘。

（一）病因

粪瘘发生的原因基本与尿瘘相同，此外，不少是由于会阴三度裂伤缝合手术失败，或者行会阴切开术缝合时缝线透过肠黏膜所致。小肠、结肠阴道瘘虽较少见，但多由手术损伤或术后粘连所致。

（二）临床表现

若瘘孔较大而接近阴道口者，成形或半成形大便皆可经阴道排出，并有不能控制的排气症状，大便稀时上述症状更为严重。若瘘孔小，粪便也较干燥，则可无粪便自阴道排出，只是在便稀时方经阴道溢粪，但排气则不能控制。若粪瘘与尿瘘同时并存，则漏尿中常夹杂粪便或同时排气。阴道及外阴因常受粪便及带有粪便的分泌物刺激而发生慢性外阴皮炎。

（三）诊断与鉴别诊断

根据病史、症状及妇科检查不难诊断与鉴别诊断。阴道检查时，大的粪瘘显而易见，小的粪瘘在阴道后壁可见瘘孔处有鲜红的肉芽组织，用示指行直肠指诊，可触及瘘孔，如瘘孔极小，用一探针从阴道肉芽处向直肠方向探查，直肠内手指可以触及探针。阴道穹隆处小的瘘孔、小肠和结肠阴道瘘需行钡剂灌肠检查方能确诊，必要时可借助下消化道内镜检查。如诊断成立，则要针对其原发病因采取相应的内科或外科处理措施。一旦通过内科手段使疾病得到控制，瘘孔可能会自行愈合。

（四）治疗

粪瘘的治疗为手术修补，修补效果比尿瘘佳。其损伤后自愈的机会也比尿瘘多。

1. 新鲜创伤　如手术或外伤引起，应立即进行修补。

2. 陈旧性粪瘘

（1）部位较高的直肠阴道瘘　则按尿瘘修补的原则方法及手术要求，分离瘘孔的周边组织，使阴道壁与直肠黏膜分离，先缝直肠壁（不透黏膜），后缝合阴道壁。

（2）部位较低的直肠阴道瘘　直肠阴道壁近于肛门，则首先从正中剪开肛门与瘘孔之间的阴道直肠隔，使成会阴三度裂伤，再行修补。

（3）粪瘘与尿瘘两者并存　宜同时修补。如粪瘘较大，或瘢痕组织较多，估计手术困难者可先做腹壁结肠造瘘及尿瘘修补，待尿瘘愈合后，间隔 4 周，再进行粪瘘修补，成功后再使造瘘之结肠复位。此种情况虽较少，在方法、步骤上须结合具体情况慎重考虑。

（4）直肠阴道瘘的瘘孔巨大　瘢痕组织过多（多为阴道内腐蚀性坐药所引起），瘘孔经多次修补失败，经商讨修补确无成功希望者，可考虑做永久性人工肛门手术。

（5）小肠或结肠阴道瘘　宜经腹修补或行肠切除吻合术。

3. 粪瘘的术前准备及术后处理　对粪瘘修补的愈合关系较大。

（1）术前　术前 3 ~ 5 d 开始进少渣或无渣半流质饮食，并给予甲硝唑 0.2 g，每日 3 ~ 4 次；共服 3 ~ 4 d，庆大霉素 8 万 U，肌内注射，每日 2 次，用 3 ~ 4 d，以减少肠道感染机会。术前用 1∶5 000 高锰酸钾溶液坐浴，每日 1 ~ 2 次。术前晚及当日晨清洁灌肠，并冲洗阴道。

（2）术后　继续给予无渣半流质饮食并控制排便 3 ~ 5 d，可给予 5% 鸦片酊 5 ml，每日 3 次；继给甲硝唑等预防感染，促进伤口愈合。自术后第 4 天起每晚服液状石蜡 30 ~ 40 ml，或每日服番泻叶 15 g，使粪便变稀或软化易于排出（排便次数过多时可停服）。此外，术后还应保持外阴清洁。

（五）预防

粪瘘的预防基本同于尿瘘。此外，应正确助产，避免发生重度会阴裂伤；会阴切开缝合时应注意缝线勿穿透直肠黏膜。注意会阴缝合后常规肛诊，发现直肠黏膜有缝线及时拆除。对于经腹手术，盆底剥离面大，不得不借乙状结肠掩覆者，与盆腹膜缝合时亦应注意勿穿透肠壁。在缝合盆底腹膜时，注意勿暴露粗糙面，以免肠粘连、感染、坏死，形成阴道瘘。

（王雪燕　张　华）

参考文献

1 孙玉洁，李怀芳. 女性盆底功能障碍性疾病对患者体像影响的研究进展[J]. 上海医学，2013，36(1)：76-78.

2 胡金露，佐满珍. 女性盆底功能障碍性疾病的研究进展[J]. 实用医学杂志，2014，30(6)：997-999.

第十七章

不孕症与辅助性生殖技术

第一节 不孕症

女性未采取任何避孕措施有正常性生活至少 1 年而不能妊娠的，称为不孕症(infertility)，男性则称为不育症。其发病率呈明显上升趋势，可能与生活节奏加快、工作压力增加、环境污染恶化、饮食结构改变及人们生育观念转变等有关，由此引起的生育能力下降问题也显现出来。不孕症分为原发性和继发性两大类。既往从未有过妊娠史，无避孕而从未妊娠者称为原发不孕；既往有过妊娠史，而后无避孕连续 1 年未孕者，称为继发不孕。

女方受孕必须具备 3 个条件：①内分泌调节轴，就是下丘脑-垂体-卵巢轴调节正常；②生殖系统发育正常，卵巢正常排卵，输卵管结构及功能良好；③有正常的月经周期，子宫内膜适合受精卵的着床发育。生育是一个复杂而又协调的生理过程，其中任何一个环节出现故障，都可能导致不孕或不育。

一、病 因

造成不孕的原因，有女方因素、男方因素或不明原因。

(一)女性不孕因素

女性不孕的原因归纳起来有器质性病变、内分泌因素、免疫因素与精神因素等。以排卵障碍和输卵管因素居多。

1. 器质性病变

(1)外阴与阴道　外阴、阴道疾病引起的不孕占不孕症的 1%～5%。如阴道畸形、因手术或创伤引起的外阴或阴道的狭窄、阴道痉挛等，都可以妨碍精液射入阴道内。

(2)宫颈　宫颈疾病引起的不孕占不孕症的 5%～10%。如宫颈肌瘤或息肉、宫颈畸形、宫颈炎等，可因宫颈的狭窄变形或炎症影响精子的通过而致不孕。

(3)子宫　子宫畸形、发育不良、子宫内膜炎、子宫肌瘤、子宫腔内粘连、子宫位置异常及内膜功能不全，都可影响精子的运行、受精卵着床和胎儿的发育、生长，甚至造成不孕或流产。

(4)输卵管　输卵管最常见的病变是输卵管炎,是引起女性不孕的主要原因之一。常见的为结核性、化脓性、淋菌性、衣原体性输卵管炎。输卵管发育异常较少见,不易发现,常与生殖道发育异常并存,导致不孕或异位妊娠。

(5)卵巢　卵巢的主要功能是产生和排出卵细胞,以及分泌性激素。若卵巢发育不全、功能障碍或是发生肿瘤等均影响排卵功能导致不孕等。

2. 内分泌因素

(1)多囊卵巢综合征　在女性不孕内分泌因素中占13.7%,在闭经患者中占33.3%,在排卵功能障碍不孕患者中占90%。其发病机制可能与下列因素有关:①高雄激素血症,阻止优势卵泡的出现,并加速卵泡闭锁。②促性腺激素水平分泌异常。③胰岛素抵抗与高胰岛素血症。④与胰岛素样生长因子水平升高有关。⑤瘦素在卵巢有直接表达,对颗粒细胞的芳香化作用和卵泡膜细胞分泌雄烯二酮有直接作用。也有人认为瘦素水平与卵泡发育、排卵无关。⑥遗传因素。多囊卵巢综合征(PCOS)的遗传特点表现在它的家族群聚现象。有人认为PCOS的卵巢形态学变化是一种基因缺陷,属常染色体显性遗传。但有关其遗传因素的问题尚有待进一步研究。

(2)高催乳素血症　升高的催乳素(PRL)可使垂体促性腺激素低下,影响卵泡发育和雌激素分泌,引起无排卵或闭经。PRL的升高除生理性因素外,可由以下因素引起:服用某些消耗多巴胺或阻滞多巴胺的药物,原发性甲状腺功能减退,慢性肾功能衰竭或肝硬化,胸部手术,空蝶鞍综合征,肾上腺功能减退,异位PRL分泌,垂体催乳素肿瘤等。

(3)子宫内膜异位症　国内外报道子宫内膜异位症患者的不孕率达40%左右。多由盆腔和子宫腔免疫机制紊乱导致排卵、输卵管功能、受精、黄体生成和子宫内膜容受性多个环节异常而对妊娠产生影响。

(4)其他原因引起的持续性无排卵　①下丘脑性闭经,如精神因素及营养因素引起的,或因服用某些抑制下丘脑的药物(利血平、氯丙嗪、避孕药等);②垂体性闭经,如希恩综合征、西蒙病、垂体瘤、空蝶鞍综合征等;③卵巢性闭经,如染色体异常(特纳综合征)、XX单纯性卵巢发育不良、17-α羟化酶缺乏、XY单纯性腺发育不良、睾丸女性化综合征或先天性雄激素不敏感综合征、假两性畸形、卵巢功能早衰等。

(5)黄体功能不全　可能有两种原因:一是卵泡本身发育不良,排卵后黄体发育欠佳致血清孕激素低落,子宫内膜发育迟缓;另一原因是子宫内膜孕激素受体低,即使孕激素水平正常也不能使子宫内膜对其起反应,即假性黄体功能不全。

3. 免疫因素

(1)抗精子抗体　抗精子抗体可以干扰精子的发生,阻碍精子穿过宫颈黏液,还可干扰精子的顶体反应,影响精子与卵子的识别与受精。

(2)抗心磷脂抗体　多发生于组织炎症、损害及粘连后。主要引起血管内血栓形成倾向而引起蜕膜或胎盘供血不足,致着床率下降或反复流产。采用小剂量阿司匹林、肝素治疗可将抗体阳性者的临床妊娠率提高。

(3)其他　子宫内膜自身的局部免疫问题。

4. 精神因素　不孕不育的夫妇常精神紧张,这可致肾上腺素分泌增多从而影响下丘脑促性腺激素的分泌,从而影响卵巢卵泡的大小、激素的分泌与排卵,同时可影响输卵管的收缩与卵子的运输，从而影响受孕。

5. 其他因素　年龄超过35岁以上的妇女、慢性消耗性疾病、吸烟与饮酒、过度减肥及辐射、高热、放射性物质等对生殖功能也会产生不利影响。

（二）男性不育的因素

主要是生精障碍和输精障碍。

1. 精液异常　性功能正常，先天或后天因素导致精液异常，如无精子或精子数过少、活力减弱、形态异常。影响精子产生的因素主要有3个：①先天发育异常，如先天性睾丸发育不全、双侧隐睾等妨碍精子产生；②全身因素，如长期营养不良、结核、慢性中毒（吸烟、酗酒）、精神过度紧张，可能影响精子产生；③局部原因，如腮腺炎并发睾丸炎导致睾丸萎缩，睾丸结核破坏睾丸组织，精索静脉曲张有时影响精子质量。

2. 精子运送障碍　附睾及输精管结核可使输精管阻塞，阻碍精子通过。

3. 免疫因素　精子、精浆在体内产生对抗自身精子的抗体，即抗精子抗体，使射出的精液产生自身凝集，而不能穿过宫颈黏液，可造成男性不育。

4. 性功能异常　外生殖器发育不良或勃起功能障碍、性交过频或过稀、不射精、早泄及逆行射精等使精子不能正常射入阴道内，均可造成男性不育。

（三）不明原因

占不孕病因的10%~20%。可能的病因包括免疫性因素、潜在的卵子质量异常、遗传缺陷、隐匿性输卵管因素等。

二、诊　断

男女双方全面检查找出原因，这是诊断不孕症的关键。

（一）男方诊断

男性不育症的检查与诊断方法一般包括详细的病史询问、体格检查、精液检查、内分泌检查、免疫学检查、染色体检查、X射线检查、睾丸活组织检查、精液的生化检查及其他检查。

1. 询问病史

（1）家族史　可为诊断影响生育力的先天性遗传病提供线索。

（2）生育史　应当确定男方是否从未使一个女子受孕（原发不育），还是曾经使一个女子受孕（继发不育）。病史中应说明不育夫妇的不育期限（不包括婚后避孕期）。如果不育期限超过3年，患者有可能存在严重的不育症方面的问题。

（3）既往史

1）生长发育史：克兰费尔特（klinefelter）综合征，核型为47XXY，表现为青春发育延迟、睾丸小，约80%有男性女性化表现，这些患者通常因无精子而不育。

2）过去史：神经系统疾病可造成勃起功能障碍或射精功能障碍；结核可致梗阻性无精子症；慢性呼吸道疾病患者输精管异常的发病率高；消耗性疾病、腮腺炎、内分泌疾病或某些医疗措施后可致生精障碍等。

（4）个人史　性交频率和时间，有无性交困难，有无勃起和（或）射精障碍、是否采用避孕措施、是否进行过不育检查及其诊治经过。有无吸烟、吸毒及酗酒史，有无精神病及遗传病病史。

（5）其他对生育可造成影响的因素　某些环境和职业因素可能会影响正常的生精功能。

2. 男方检查

（1）全身检查　内容略。

（2）生殖器官的检查　一般处于站立位进行，检查包括有无生殖器官畸形，睾丸的位置、坚度、大小，附睾、输精管有无结节或缺如，阴囊内有无精索静脉曲张、睾丸鞘膜积液等。阴囊探查术和睾丸活检为有创伤性检查，必要时进行。

（3）精液检查　正常精液量为 2～6 ml，平均为 3 ml。异常为<1.5 ml；pH 值为 7.0～7.8；在室温中放置，5～30 min 内完全液化；精子密度为（20～200）$\times 10^9$/L；精子活率>50%为正常；正常精子形态为 66%～88%。

（4）内分泌、免疫学检查　测定男性的生殖激素。

（5）染色体检查　染色体异常可引起不育或生育能力减弱。

（6）X 射线检查　输精管精囊造影、尿道造影或头颅摄片等明确患者有无器质性病变。

（7）阴囊探查术和睾丸活检　有创伤性，必要时进行。

（二）女方诊断

1. 询问病史及妇科检查　包括月经史、婚育史、性生活情况，其他疾病史，服用药物史。查体需注意第二性征、内外生殖器发育情况及乳房有无泌乳等，体重指数、排除全身病变，还应注意有无畸形、炎症及包块等。

2. 女性不孕特殊检查

（1）基础体温测定　可以大致反映排卵和黄体功能，但不能作为独立的诊断依据。

（2）B 超检查　监测卵泡发育。

（3）子宫内膜活检　月经来潮日 12～24 h 内取子宫内膜做组织水平检查，应看出晚期分泌期变化，表示曾有排卵，且可排除内膜结核。

（4）宫颈黏液检查　排卵前，宫颈黏液镜下呈典型羊齿状结晶；排卵后，镜下呈椭圆体。

（5）性交后试验　多选于近排卵期进行。在试验前 3 d 内禁止性交，避免阴道用药或冲洗。性交后卧床，1 h 后来院查宫颈黏液及后穹隆处精子是否存活。正常情况下，宫颈黏液中活精子为 10～15 个/HP，可反映有无精子免疫性不孕及精液质量。

（6）黄体酮试验　有撤退性出血，为Ⅰ度闭经。如无出血，需做人工周期试验。

（7）人工周期试验　如无撤退性出血，提示子宫内膜的问题。有撤退性出血，则表明子宫内膜无问题，而是下丘脑-垂体-卵巢内分泌轴功能障碍。

（8）垂体兴奋试验　GnRHa（阿拉瑞林）25 μg，静脉注射，15 min 后 LH 升高 2.5 倍，60 min 后升高 3 倍，如无上升，表明垂体功能受损。

（9）激素测定　一般采用放射免疫法，包括 FSH、LH、E_2、P、T、PRL、AMH。于月经周期第 2、3 天采血，测定女性激素，了解卵巢的储备功能，通过血清 AMH 测定能够初步判断卵巢内是否存留卵泡，是早期准确反映卵巢储备功能的理想指标。黄体期（M21）测定 P 值，有利于判断有无排卵及是否存在黄体功能不足。

（10）染色体分析　常规进行核型及 G 带分析。

（11）抗体测定 如抗精子抗体、抗子宫内膜抗体、抗卵巢抗体、抗心磷脂抗体。

（12）精液检查 主要测定精子数量、活动度、形态等。

（13）输卵管通畅试验

1）子宫输卵管通液术：注入药物多选用庆大霉素 8 万 U，地塞米松 5 mg，2% 利多卡因 2 ml 及注射用水 20～30 ml，也可加入透明质酸酶 1 500 U。也可使用宫腔镜插导管入输卵管开口处将药物直接注入双侧输卵管，有诊断价值，兼有治疗作用。

2）子宫输卵管碘油造影术：月经干净后 2～7 d 进行，可用40% 碘油或水溶性造影剂。X 射线片上，可以观察输卵管的形态、弯曲度及通畅性，注意有无伞端粘连、油水珠形成、子宫腔占位性病变。第二片主要观察是否有造影剂弥散，如局部堆积，表示有盆腔粘连。

3）子宫输卵管超声造影：在超声监测下行子宫输卵管通液，观察子宫腔内有无异常及输卵管通畅情况。

（14）腔镜检查术

1）腹腔镜检查：在直视下直接观察子宫、输卵管、卵巢及盆腔情况，术中可结合输卵管通亚甲蓝液，直视下确定输卵管是否通畅，必要时在病变处取活检。

2）宫腔镜检查：主要是了解宫腔内情况，能发现宫腔粘连、黏膜下肌瘤、子宫内膜息肉、子宫畸形等。

3）宫腔镜和腹腔镜联合检查：不推荐作为常规检查方法，通常只是在不孕、不育患者经各种常规检查方法均不能明确病因的情况下进行。

4）输卵管镜检查：为了排除输卵管管腔内部结构和功能的异常所引起的不孕而安排的一种内镜检查，通常这种检查方法只是不孕症的病因检查方法的最后筛查。

三、治 疗

应改善不良生活方式，戒烟、戒酒、戒毒；掌握性知识，了解自己的排卵规律，掌握性交频率，以增加受孕机会，控制体重在适宜的范围。

（一）生殖器器质性病变的治疗

1. 一般治疗 对于男方精液正常，女方卵巢功能良好、无明显生殖器器质性病变、不孕年限<3 年的年轻夫妇，可予以期待治疗，同时可行中药调理。

2. 手术治疗 对于输卵管不同部位堵塞或粘连，可行输卵管成形术；切除具有内分泌功能的卵巢肿瘤；对于子宫病变，可行手术切除、分离或矫形手术；若为生殖器炎症，可行局部治疗或物理治疗；若为宫颈口狭窄，可行宫颈管扩张术；若为子宫内膜异位症，应尽量保守治疗，必要时可行腹腔镜检查，同时将异位病灶切除并松解粘连；若为生殖系统结核，可行抗结核治疗，用药期间注意严格避孕。

3. 诱发排卵 用于无排卵患者。

（1）氯米芬（克罗米芬） 为首选促排卵药，适用于体内有一定雌激素水平者。月经周期第 5 天起，每日口服 50 mg（最大剂量可达 150 mg），连用 5 d，3 个周期为 1 个疗程。排卵率高达 80%，但每周期的受孕率仅为 20%～30%。用药期间应监测卵泡发育，若优势卵泡直径达 18 mm，加用 HCG 5 000～10 000 U 诱发排卵。HCG 注射后 24～36 h 性交，隔日再

1 次，增加受孕率。排卵后可加用黄体酮 20～40 mg/d 肌内注射，或地屈孕酮片 20 mg/d 口服，或 HCG 2 000 U 1 次/3 d，连续 12～14 d 进行黄体功能支持。

（2）绒毛膜促性腺激素　具有类似 LH 作用，常与氯米芬合用。于氯米芬停药 7 d 加用 2 000～5 000 U 一次肌内注射。

（3）人类绝经期促性腺激素（HMG）　含有 FSH 和 LH 各 75 U，促使卵泡生长发育成熟。于月经第 2～3 天起，每日或隔日肌内注射 HMG 50～150 U，直至 B 超监测卵泡成熟。用药期间需监测血雌激素水平。HMG 停药后 24～36 h，加用 HCG 5 000～10 000 U 一次肌内注射，以促进排卵及黄体形成。

（4）促卵泡激素（FSH）　于月经来潮第 5 天起，每日肌内注射 FSH 1 支（75 U），共 7 d；监测卵泡发育，一旦卵泡发育成熟，给予 HCG 促排卵。

（5）溴隐亭　属多巴胺受体激动剂，能抑制垂体分泌催乳素，适用于无排卵伴有高催乳素血症患者。一般从小剂量（1.25 mg/d）开始，如无反应，1 周后改为日量 2.5 mg，分 2 次口服。连续用药 3～4 周，直至血催乳素降至正常范围，多可排卵（排卵率为 75%～80%，妊娠率为 60%）。

4. 补充黄体功能　适用于黄体功能不全者。于月经周期第 20 天起，每日肌内注射黄体酮 10～20 mg，或地屈孕酮片 20 mg/d 口服，连用 5 d。

5. 改善宫颈黏液　于月经周期第 5 天起，口服戊酸雌二醇片（补佳乐）1～2 mg，连服 10 d，使宫颈黏液稀薄，有利于精子通过。

6. 输卵管慢性炎症及阻塞的治疗

（1）一般疗法　口服活血化瘀的中药，同时配合超短波、离子透入等促进局部血液循环，有利于炎症消除。

（2）输卵管内注药　用地塞米松磷酸钠注射液 5 mg，庆大霉素 4 万 U，加于 20 ml 生理盐水中，在 20 kPa（150 mmHg）压力下，以每分钟 1 ml 的速度缓慢注入，有减轻输卵管局部充血、水肿，抑制纤维组织形成，达到溶解或软化粘连的目的。应于月经干净后 2～3 d 进行，每周 2 次，直到排卵期前。可用 2～3 个周期。

（3）输卵管成形术　对不同部位输卵管阻塞，可行造口术、吻合术及输卵管子宫移植术等，应用纤维外科技术达到输卵管再通的目的。

7. 免疫性不孕治疗　对抗精子抗体（anti-sperm antibody，AsAb）阳性妇女可用以下方法：①采用避孕套 6～12 个月，可使 AsAb 滴度下降。②免疫抑制剂，女性用氢化可的松置入阴道内，男性口服泼尼松 5 mg，每日 3 次，连续 3～12 个月。③宫腔内人工授精，效果不理想。④胞质内单精子注射，第三代试管婴儿技术可以避免透明带 AsAb 的屏障作用。

8. 不明原因不孕的治疗　目前缺乏有效的治疗方法，一般对年龄不到 30 岁、卵巢功能好的孕妇，可行期待治疗，一般不超过 3 年。对卵巢功能不良、年龄超过 30 岁的夫妇，慎重选择期待治疗。

9. 辅助生殖治疗　宫腔内人工授精、体外受精-胚胎移植及其衍生技术等（详见下节内容）。

四、预　防

1. 增强体质和增进健康　纠正营养不良和贫血；戒烟、不酗酒；积极治疗内科疾病；掌握性知识,学会预测排卵日期性交(排卵前2~3 d或排卵后24 h内),性交次数适度,以便增加受孕机会。

2. 月经初潮莫忧虑　在精神上要保持乐观舒畅;在身体上要注意适当休息,避免劳累。

3. 注意经期卫生　月经期要勤洗内裤及卫生巾要勤换,全身淋浴不宜过频,以免着凉感冒。饮食上宜温热,忌寒凉;起居上宜规律、舒适,忌坐卧湿地或冒雨涉水。

4. 月经不调应早治　月经不调是指经期、经色、经量发生变化,或发生闭经、痛经、崩漏等,不孕妇女大都不同程度地存在着这些现象。少女的月经不调一般比较单纯,因此要及时治疗,以免发展成严重的妇科疾病。

5. 重视衣原体感染　如果女性的生殖道内存在衣原体,就会引起炎症,尤其是宫颈,炎症会逐渐向上蔓延导致子宫内膜炎、输卵管炎。为了避免这类情况的发生,做好个人卫生是必不可少的,在有炎症的情况下不要行房。

6. 避免反复人工流产　有些女性反复人工流产不仅影响了子宫的环境,感染的概率也非常大,会引发生殖道的炎症,而刮宫严重还会影响女性生育能力。所以,不打算妊娠的女性,应选择较好的避孕措施,减少人工流产的次数。

7. 避免精神紧张　如果情绪紧张、焦虑、失落,就会造成神经功能紊乱,影响激素分泌,进而影响生育能力。所以,女性要学会适当为自己减压,注重劳逸结合,放松神经,促进激素分泌,从而增加妊娠的机会。

8. 避免性事不和谐　在性生活中如果女性得不到满足,就会厌烦而引起阴道和宫颈的分泌物减少,从而导致精子的存活率降低。有些女性因为紧张怕痛而害怕性生活,导致宫颈口紧闭,难以让精子进入,即使受孕也会影响胎儿的发育。因此,对性生活应该保持愉快的心态,这样对胎儿的发育比较有利,最好在排卵期间行房,这样会增加受孕的概率。

9. 避免过度减肥、贪吃　过度减肥、贪吃不仅会影响女性的身材,还会导致生理周期紊乱,打乱排卵规律。减肥过度会造成女性营养不良、脂肪太少,导致月经失调甚至闭经。身材太过肥胖会出现排卵障碍。因此,女性要营养均衡的饮食,多食含钙、镁的食物和一些酸性食物。

10. 避免经期行房　月经期间行房是最危险的,这个时候很容易造成生殖道感染,引发一系列的妇科炎症性疾病。而在有子宫出血、子宫内膜炎的状况下,如果进行同房的话,就会让精子与免疫细胞发生接触,就会比较容易产生一种抗精子的抗体,导致精子在女性体内凝聚而失去活力,导致无法妊娠。因此,经期夫妻最好不要同房。

第二节　辅助性生殖技术

辅助生殖技术(assisted reproductive technology,ART)指在体外对配子和胚胎采用显微操作技术,帮助不孕夫妇受孕的一组方法。人类ART主要有常规体外受精-胚胎移植(in vitro fertilization-embryo transfer,IVF-ET),人工授精(artificial insemination,AI),卵子体外成熟(in vitro maturation,IVM),卵细胞质内单精子注射(intracytoplasmic sperm injection,ICSI),卵子、

精子和胚胎冻融技术，胚胎植入前遗传学诊断（preimplantation genetic diagnosis，PGD）等。

一、人工授精

（一）定义

人工授精（AI）是指将精子通过非性交的方式放入女性生殖道内，以协助受孕的一种技术。主要用于男性不育症。

精液来源分为两类：①丈夫精液人工授精（artificial insemination with husband semen，AIH），适用于男方性功能障碍（阳痿、尿道下裂、性交后试验异常经治疗仍无效者）和女方宫颈管狭窄、宫颈黏液异常、抗精子抗体阳性等。②供精者精液人工授精（artificial insemination with donor semen，AID），适用于男方无精症、携带不良遗传基因（白化病、黑蒙性家族痴愚等）。女性 Rh 阴性，男方 Rh 阳性，多次妊娠均可因新生儿溶血病死亡。可选用 Rh 阴性男性精液行人工授精。但 AID 易造成后代近亲结婚和遗传病的传播，故不能滥用。按国家法规，目前 AID 精子来源一律由卫健委认定的人类精子库提供和管理。

（二）适应证

1. 男性　人工授精主要用于男性原因造成的不孕，如严重的尿道下裂、逆行射精、勃起障碍、无精症、少精症、弱精症、精液不液化症。

2. 女性　有些女性方面造成的不孕也能采用人工授精，如阴道痉挛、宫颈细小、宫颈黏液异常、性交后试验欠佳等。

3. 其他　有一些特殊情况，如免疫学原因的不孕，夫妇双方均是同一种常染色体隐性遗传病的杂合体或男性患常染色体显性遗传病，也可用人工授精的方法妊娠和避免不健康后代出生。

（三）授精方法

目前临床上较常用的方法为宫腔内人工授精（intrauterine insemination，IUI）。

1. 对接受人工授精的不孕女性做详细的妇科检查　检查内外生殖器是否正常、子宫内膜活检腺体分泌是否良好、双侧输卵管是否通畅等，若这些都正常，才具备接受人工授精的基本条件。

2. 估计排卵日　以选择最佳的人工授精时间。常用的估计排卵日的方法包括测定基础体温、宫颈黏液（一般在排卵前 4 ~5 d 出现），或接近排卵日连续测定尿黄体生成素的峰值，或连续阴道超声波检查监测到卵泡成熟后，用注射器或导管将洗涤后的精液经宫颈管注入宫腔内授精。女方卧床休息 2 ~3 h 使精液不致排出。每位女性在 1 个月经周期中可进行 3 次人工授精，即在排卵日前 72 h、24 h 和排卵后 24 h 各进行 1 次。连续 2 周期 IUI 不成功应暂停，并检查原因。

3. 注意事项　①对供精者必须做全面检查，包括乙型肝炎表面抗原、血型，并除外其他传染病，还应对其外貌及智力有所了解。同一供精者的精液致妊娠 5 例以后即不能再用，以避免其后代互相通婚的可能性。②如果女方有全身性疾病或传染病，严重生殖器官发育不全或畸形，有严重宫颈炎不能接受人工授精。③供精者精液人工授精因不是夫妻双方的精卵结合,可能引起伦理学和法律上的一些问题。一方面,供精者精液人工授精解决了男性因素引起的不孕,也可以避免将男方的遗传病带给后代,起到了优生的作用;但另一方面因人工授精使用了"第三者"的精子,有可能破坏婚姻家庭的统一性或夫妻之间的爱情及对儿女的照料。因此,在接受之前请做好足够的思想准备。

二、体外受精和胚胎移植

(一)定义

体外受精(in vitro fertilization,IVF)是指哺乳动物的精子和卵子在体外人工控制的环境中完成受精过程的技术。由于它与胚胎移植(embryo transfer,ET)技术密不可分,又称为体外受精-胚胎移植(IVF-ET),即所谓的第一代试管婴儿技术。全过程包括从妇女体内取出卵子,在体外培养后与精子受精并培养 3 ~5 d,再将发育到卵裂期或囊胚期阶段的胚胎移植到妇女宫腔内使其着床发育成胎儿。

(二)适应证

IVF-ET 每周期成功率为 20% 左右,主要适用于:①输卵管性不孕症,双侧输卵管梗阻、切除、伞端粘连,或输卵管炎症引起输卵管蠕动障碍,或盆腔粘连影响输卵管和卵巢间的联系;②宫颈因素,宫颈粘连阻碍精子的进入,IUI 多次失败者;③免疫因素,免疫性不孕;④不明原因的不孕;⑤子宫内膜异位症;⑥排卵异常;⑦男性因素不孕等。

(三)方法

常规试管婴儿的实施过程大致有以下基本步骤。

1. 药物诱导多卵泡发育　一般先用促性腺激素释放激素激动剂(GnRHa)抑制内源性促性腺激素,使待发育的卵泡处于同一"起跑线"上,再用 FSH 刺激多卵泡同步发育,当卵泡发育成熟时,注射 HCG 促发排卵。

2. 超声定位经阴道取卵　于卵泡发育成熟尚未破裂时,经腹或经阴道穹隆处以细针(B 超指引下)穿刺成熟卵泡,抽取卵泡液找出卵母细胞,用培养液精洗后置于培养箱内做适应性培养。

3. 体外受精和胚胎培养　取卵后 4 h,将一定数量经过预处理的精子与卵子共同培养,18 ~24 h 后受精卵显现雌雄原核,表示卵子已受精,再培养 24 h 或更长时间,受精卵发育为 2 细胞、4 细胞乃至 8 细胞的早期胚胎。

4. 胚胎移植　一般在取卵后的第 2 ~3 天,将 2 ~3 个发育到 4 细胞期的胚胎吸入专用的移植导管中,导管经过宫颈将胚胎送入宫腔底部。

5. 移植后黄体支持　移植后,卧床休息 24 h,限制活动 3 ~4 d。移植当日注射 HCG 和黄体酮,以后常规每日注射黄体酮,移植后第 14 天测定血 β-HCG,明显升高提示妊娠成功,移植 4 ~5 周后 B 超可见卵黄囊确定宫内妊娠。需按高危妊娠加强管理。

(四)并发症

1. 卵巢过度刺激综合征(OHSS)　OHSS 是现代辅助生殖技术中使用促排卵药物引起卵巢过度刺激的并发症。以双侧卵巢多个卵泡发育、卵巢增大、毛细血管通透性增加、体液和蛋白渗入人体第三间隙为特征。OHSS 可引起患者身心伤害甚至导致死亡，但是，大多数 OHSS 是一种自限性疾病，仅仅需要接受支持治疗和严密监测即可，少数严重的 OHSS 需要住院治疗以缓解症状和控制疾病进一步发展。OHSS 诊断和治疗的主要原则是早期识别、及时评估和对中重度患者的合理治疗。

（1）OHSS 主要临床表现　胃肠道不适、腹胀、呼吸困难、少尿等，患者双侧卵巢增大，严重者心肺功能降低，肝肾功能受损，胸水、腹水甚至心包积液，成人呼吸窘迫综合征，血管栓塞，甚至多脏器衰竭、死亡。

（2）治疗原则　以增加胶体渗透压扩容为主，防止血栓形成，改善症状为辅。

1）轻度 OHSS：患者一般无过多不适，多数可在 7 d 内恢复。嘱患者多饮水，高蛋白饮食，注意避免剧烈运动。

2）中度 OHSS：治疗以休息和补液为主。嘱患者多饮水，高蛋白饮食。每日监测体重与 24 h 尿量，尿量不少于 1 000 ml/d。如果血细胞比容超过 45%，需住院治疗。

3）重度 OHSS：

ⅰ. 监测：每天记录体重、腹围及 24 h 出入量，每天或隔日检测血常规、血细胞比容、凝血功能、尿渗透压；每 3 ~ 7 d 检测一次电解质、肝肾功能。B 超监测卵巢及胸腹水变化情况，以判断疗效。

ⅱ. 支持治疗：多饮水、高蛋白饮食，卧床休息，禁止剧烈运动。增加胶体渗透压扩容是关键。根据病情，可每日静脉输入白蛋白（50%）50 ~ 100 ml，低分子右旋糖酐 500 ~ 1 000 ml 以增加胶渗压，改善微循环。少尿时，可加用小剂量的多巴胺 40 mg/d 静脉滴注，扩张肾静脉、增加肾血流量，而不影响心率和血压。

ⅲ. 穿刺引流胸腹水：超声下腹水大于 5 cm 时，可在超导下行腹腔穿刺或胸腔穿刺引流，以改善胸闷、呼吸、腹胀等症状，增加尿量。一次引流量一般为 1 000 ~ 2 000 ml。

ⅳ. OHSS 患者长期卧床，需预防血栓形成，必要时予以低分子肝素（5 000 U 皮下注射 2 次/d）预防治疗。

ⅴ. 对严重少尿、无尿、高氮质血症、急性肾功能衰竭、严重胸腹水及电解质紊乱者可行血液透析。慎用利尿剂。

ⅵ. 如果是妊娠合并 OHSS，需避免使用 HCG；多胎妊娠必要时应及时减胎；经积极处理后不能缓解症状和恢复重要脏器功能时，需及时人工流产终止妊娠。

2. 多胎妊娠　多胎妊娠增加母婴并发症、流产和早产的发生率、围生儿死亡率等，需在妊娠早期进行选择性胚胎减灭术。

三、卵细胞质内单精子注射

卵细胞质内单精子注射（ICSI），即所谓的第二代试管婴儿技术，即将精子直接注射到卵细胞质内，获得正常卵子受精和卵裂过程。主要用于治疗重度少精、弱精、畸形精子症的男性不育患者，ICSI 技术还可用于障碍性精子缺乏（包括先天性输精管缺失和结扎手术）及非障碍性精子缺乏（如精子成熟受阻等）引起不育症的治疗及 IVF-ET 周期受精失败者。

ICSI 的主要步骤：药物刺激卵泡和监测排卵同 IVF 过程；在超声引导下取卵，去除卵丘颗粒细胞，在显微镜下行卵母细胞质内单精子显微注射授精，然后胚胎体外培养、胚胎移植及移植后处理同 IVF 技术。

四、胚胎植入前遗传学诊断

胚胎植入前遗传学诊断(PGD)即所谓的第三代试管婴儿技术，指在胚胎植入前的阶段对配子或胚胎进行遗传学检测，将诊断为无遗传病表型的胚胎移植入子宫后建立妊娠，从而防止遗传病患儿的妊娠和出生。主要解决有严重遗传病风险和染色体异常夫妇的生育问题，使得产前诊断提早到胚胎期，避免了常规妊娠中期产前诊断可能导致引产对孕妇的伤害。

PGD 步骤：ICSI 受精后，利用辅助孵化技术薄化透明带，用显微操作仪自第 3 天的胚胎或第 5 天的囊胚中提取 1 ~2 个分裂球或部分滋养细胞，进行细胞和分子遗传学检测，将正常基因和核型的胚胎移植，得到健康后代。

（雷　玲　张　华）

参考文献

1　谢幸，孔北华，段涛. 妇产科学[M]. 9 版. 北京：人民卫生出版社，2018：361-365.

2　PATIL M. Ectopic pregnancy after infertility treatment[J]. J Hum Reprod Sci，2012，5(2)：51-54.

第三篇

产 科 疾 病

第十八章

异位妊娠

第一节　输卵管妊娠

输卵管妊娠是指受精卵由于某些原因在输卵管被阻，在输卵管的某一部分内着床发育，占异位妊娠的 90%～95%。以壶腹部妊娠为最多，占 50%～70%；其次为峡部，占 30%～40%；伞部、间质部最少见，占 1%～2%。

一、病　因

1. 慢性输卵管炎症　慢性输卵管炎症可使输卵管黏膜皱襞粘连，导致管腔狭窄；另外黏膜破坏，上皮纤毛缺失，影响输卵管蠕动，以上情况影响孕卵在输卵管的正常运行和通过，是造成输卵管妊娠的主要原因。

2. 输卵管发育不良或功能异常　输卵管发育异常如输卵管过长、肌层发育不良、黏膜纤毛缺如、双管输卵管、额外伞部等，均可成为输卵管妊娠的原因。输卵管的生理功能复杂，输卵管壁的蠕动、纤毛活动及上皮细胞的分泌均受雌、孕激素的调节。如果两种激素之间平衡失调，将会影响孕卵的运送而发生输卵管妊娠。

3. 子宫内膜异位症　子宫内膜组织可侵入输卵管间质部导致输卵管子宫内膜异位症，使间质部增厚，管腔狭窄或阻塞为输卵管妊娠原因之一。盆腔子宫内膜异位症引起的输卵管妊娠主要由机械因素所致。此外，异位于盆腔的子宫内膜，对孕卵可能有趋化作用，促使其在宫腔外着床。

4. 盆腔内肿瘤压迫或牵引　由于盆腔肿瘤压迫或牵引，使输卵管移位或变形，阻碍受精卵通过。

5. 节育措施　宫内节育器（IUD）是否会引起异位妊娠，是一个人们关注和争议的问题。1965 年李普首先报道了 IUD 使用者，有较高的异位妊娠发生率。多数学者认为惰性或活性 IUD 能有效地防止宫内妊娠，部分防止输卵管妊娠，而不能防止卵巢妊娠。近年来国内外带节育器异位妊娠发生率明显增加。绝育术后输卵管瘘管或再通等均可形成输卵管妊娠。

6. 衣原体感染　衣原体感染是异位妊娠的一个独立影响因素。当衣原体抗体滴度为 1∶16，相对危险性为 2.91，滴度为 1∶64，相对危险性则为 3.0。

二、病　理

(一)输卵管妊娠的变化

输卵管妊娠时,由于输卵管缺乏完整蜕膜,孕卵植入后,其绒毛借蛋白水解酶的破坏作用,直接侵入管壁肌层,破坏肌层微血管,引起出血。血液浸及孕卵滋养层及周围组织之间,孕卵则被一层肌纤维与结缔组织组成的包膜所包围。随着孕卵着床部位不同,可发生不同的结局。

1. 输卵管妊娠流产　多发生在输卵管壶腹部。其生长发育多向管腔膨出,因包膜组织脆弱,常在妊娠 6 ~ 12 周破裂,出血使孕卵落入管腔。由于接近伞端易被挤入腹腔。如胚胎全部完整地剥离流入腹腔,流血量往往较少,形成输卵管完全流产。有时胚胎分离后仍滞留于输卵管内,血液充满管腔,形成输卵管血肿。胚胎死亡后,多数被吸收,但亦可形成输卵管血性胎块。如输卵管血肿机化,血红蛋白消退后,亦可形成肉样胎块。当壶腹部妊娠不全流产时,滋养叶细胞可在相当长的时间内仍保存有活力,且能继续侵蚀输卵管组织引起出血。由于反复出血,血液凝聚于伞端及输卵管周围,形成输卵管周围血肿,最后由于出血较多,腹腔内血液多聚集在直肠子宫陷凹而形成血肿。

2. 输卵管妊娠破裂　多发生在输卵管峡部。由于峡部管腔狭窄,孕卵绒毛向管壁侵蚀肌层及浆膜,最后穿透管壁,形成输卵管破裂。输卵管妊娠流产,由于包膜内破裂,并无大血管损伤,仅仅从绒毛剥离处出血,故病程缓慢,可反复发作,但很少发生危及生命的大出血。但输卵管妊娠破裂,可引起输卵管壁内较大血管的裂伤,血液直接流入腹腔,出血常较严重,可危及生命。但亦有仅损伤较小静脉分支或虽损伤较大动脉分支,由于内出血造成低血压,使出血渐渐减少,血栓形成而暂时止血。峡部破裂发生时间较早,在受孕第 1 周即可发生(孕卵在受精后 3 ~6 d 即具有植入能力),故可无闭经史,而临床已出现异位妊娠症状。在间质部着床的胚胎,可发育到 3 ~4 个月才开始破裂,此时症状似子宫破裂,出血极为严重。

在迁延性病例,常无法分清是流产型或是破裂型,因两种类型常交错出现。在临床上常可遇到输卵管不全流产后,由于残留绒毛的继续生长发育而又发生输卵管破裂。

3. 继发腹腔妊娠　输卵管妊娠破裂或流产时,胎儿已从穿孔处或伞端排出,而胎盘仍然附着于管壁或从破裂处向外生长,附着在子宫、输卵管、子宫阔韧带、盆壁等处而形成继发性腹腔妊娠。如破裂口在子宫阔韧带两层腹膜之间,则胚胎继续生长可发展成子宫阔韧带妊娠或腹膜外妊娠,为腹腔妊娠的另一种类型。

4. 晚期输卵管妊娠　个别输卵管妊娠也可生长到妊娠晚期。

5. 盆腔血肿　积聚在直肠子宫陷凹的血肿可通过腹膜的结缔组织反应渐渐为一层结缔组织包绕并与周围邻近器官粘连。

6. 胚胎或胎儿退化　有些输卵管妊娠可能由于自发性退化而愈,多发生在孕卵种植于输卵管壶腹部的黏膜皱襞,未侵入管壁。有的虽侵入管壁肌层,但因营养障碍,胚胎早期死亡,未至发生明显临床症状而自行退变,日后由于其他原因进行剖腹手术时始发现。

7. 其他　极少数情况可见输卵管妊娠为双胎。对侧输卵管也可能因宫腔积血反流而积血。个别输卵管妊娠与宫内妊娠并存。

（二）子宫内膜的变化

输卵管妊娠时，子宫肌肉受内分泌的影响，亦增生肥大，使子宫大于正常，且较软，但小于闭经月份。较显著的变化是在受精后不久，子宫内膜呈蜕膜改变。蜕膜的存在是与孕卵的存亡关联的。输卵管妊娠的胎儿常常仅生存一个较短的时期，胎儿死亡后，子宫蜕膜常整块（三角形）脱落，称为子宫管型，或呈细小的碎片脱落。在不少的病例中，子宫内的退行性变化，使蜕膜在排出以前即已分解。有人认为50%病例有真正的管型排出。

孕卵死亡后子宫内膜呈退行性变化，故子宫内膜的表现，常随妊娠中断的时间而定。

1. 退行性分泌象　输卵管妊娠中断后，部分绒毛尚能生存一段时期，且其中部分绒毛深入输卵管肌壁层，与母体紧密相连，故黄体的退化过程也较正常妊娠中断后迟缓，因而新的卵泡成熟也推迟。在黄体退化的过程中，蜕膜随性激素的逐渐下降，表现出各种退化过程甚至萎缩，但蜕膜系子宫内膜分泌期极度发展的表现，故在退化过程中，始终保持分泌活动的现象。

2. 再生象　退行性分泌象的内膜经一定时间后，逐渐再生，间质密度渐疏松，腺管呈圆形或椭圆形，腺上皮细胞呈圆柱状，胞核排列整齐，位于细胞底部或中央，大部分为增生期内膜。但如仔细检查，其中仍有极小部分为退化性分泌象。因而异位妊娠的内膜图像多种多样，与性激素浓度、孕激素与雌激素比例、孕卵发育时间长短及距孕卵中止发育时间等因素有关。

三、临床表现

（一）症状

1. 停经　80%的患者主诉有停经史，除间质部妊娠停经时间较长外，大都停经6～8周，有少数患者有不规则阴道流血，被误认为月经来潮而自诉无停经史。

2. 腹痛　95%以上输卵管妊娠患者以腹痛为主诉就诊，腹痛由输卵管膨大、破裂及血液刺激腹膜等多种因素引起，破裂时患者突感一侧下腹撕裂样疼痛，常伴恶心、呕吐，若血液局限于病变区，表现为下腹局部疼痛；血液积聚在直肠子宫陷凹时，肛门有坠胀感；出血量过多，血液由盆腔流至腹腔，疼痛即由下腹向全腹扩散；血液刺激膈肌时，可引起肩胛放射性疼痛。

3. 阴道流血　常表现为短暂停经后不规则阴道流血，量少，点滴状，一般不超过月经量，色暗红或深褐色，并可有宫腔管形物排出。

4. 晕厥与休克　部分患者由于腹腔内急性出血及剧烈腹痛，表现为面色苍白、四肢厥冷，其严重程度与腹腔内出血速度和出血量呈正比，即出血越多越急，症状出现越迅速越严重，但与阴道出血量不呈正比。

（二）体征

1. 全身检查　体温一般正常，休克时可能略低，当内出血吸收时，体温可稍高，而一般不超过38 ℃。内出血严重时脉搏细速，血压下降。

2. 腹部检查　腹部有压痛及明显的反跳痛，以患侧最为显著。腹肌强直较一般腹膜炎为轻，显示内出血所产生的血性腹膜刺激与一般感染性腹膜炎不同。腹腔内出血量多时可出现移动性浊音体征。出血缓慢者或就诊较晚者形成血肿，可在腹部摸到半实质感、有压痛的包块。

3. 妇科检查　阴道内常有少量出血，来自子宫腔；阴道后穹隆饱满，触痛；宫颈有明显举痛，即将宫颈轻轻上抬或向左右摇动时，即可引起剧烈疼痛；子宫稍大而软，内出血多时，子宫有漂浮感；子宫一侧或后方可触及肿块，质似湿面粉团，边界不清楚，触痛明显，就诊时间较迟者，可在直肠子宫陷凹处触到半实质包块，时间愈长，则可能机化变硬。

（三）辅助检查

1. 尿妊娠试验　如阳性可辅助诊断，但阴性不能排除输卵管妊娠。

2. 血 β-HCG 测定　测定绒毛膜促性腺激素的技术近 10 多年来有了较大的改进。应用 β-HCG 亚单位放射免疫法能准确地测定早期妊娠，β-HCG 在停经 3 周时即可显示阳性，胚胎存活或者滋养细胞尚有活力时 β-HCG 呈阳性。由于输卵管黏膜、肌层极薄，不能供给绒毛细胞所需的营养，异位妊娠在血浆中的 β-HCG 浓度较低。在正常妊娠早期，每 1.2 ~ 2.2 d 时 β-HCG 量增加 1 倍，而 86.6% 的异位妊娠，其倍增时间缓慢，且其 β-HCG 的绝对值亦低于正常妊娠。血 β-HCG 倍增时间大于 7 d 异位妊娠可能性极大，小于 1.2 d 异位妊娠可能性极小。

3. 血红蛋白　患者的血红蛋白、红细胞值的高低与内出血量及检查的时间有关。当急性内出血开始时，血红蛋白测定往往正常，因当时血液浓缩。1 ~ 2 d 后血液稀释，血红蛋白即下降；或继续出血，血红蛋白继续下降。所以在严密观察患者时，可重复测定血红蛋白，以作比较。白细胞数常常高达 10×10^9/L。

4. B 型超声检查　已经成为诊断输卵管妊娠的主要方法之一。超声检查作为一种影像诊断技术，具有操作简便、直观性强、对人体无损伤、可反复检查等优点，但超声图像复杂，检查人员的技术与经验有较大悬殊，误诊率可达 9.1%。

（1）宫内图像　宫内无妊娠囊，无胎芽及胎心原始搏动，内膜增厚。但假妊娠囊声像图发生率约 20%，系妊娠所致子宫内膜蜕膜化和宫腔内少量的潴留血液，一般轮廓不清楚，层次不完全，边缘不规整，不随妊周增大，有时反而缩小，仔细观察是可以鉴别的。

（2）宫旁包块或（及）直肠子宫陷凹积液特征　宫外包块一般是妊娠囊、血肿及周围粘连的肠袢所组成。有时宫旁可见妊娠囊、胚芽及胎心原始搏动，是输卵管妊娠的直接证据。

（3）输卵管间质部妊娠　在孕卵穿破入肌层之前，可见妊娠囊被包绕在增厚肌层内，其声像与子宫残角妊娠相似，两者较难鉴别。

5. 后穹隆穿刺　为目前诊断异位妊娠应用比较广的方法。疑有腹腔内出血者，用 18 号长针自阴道后穹隆刺入直肠子宫陷凹，抽出暗红色不凝血为阳性结果。但若未抽出液体，亦不能排除输卵管妊娠。如肿块硬，不容易抽出内容物时，穿刺前可先注入少许生理盐水，再抽吸，如回抽之盐水呈红褐色，混有细小的血块，即可证实为陈旧性血肿。如抽出之血液系误穿入静脉中者，则放置短时间后血凝固，输卵管妊娠所致者则不凝。腹腔有移动性浊音者可做腹腔穿刺。

6. 诊断性刮宫　适用于阴道出血较多患者，目的是排除宫内妊娠，借助诊断性刮宫，以观察子宫内膜变化，病理切片中仅见蜕膜而未见绒毛，或呈 A-S 反应；但如内膜为分泌反应或增生期并不能除外输卵管妊娠。

7. 腹腔镜检查　腹腔镜有创伤小,可在直视下检查,又可同时手术,术后恢复快的特点。适用于早期病例及诊断不明的病例。

四、诊　断

诊断依据:①症状,停经,伴腹痛、阴道流血等;②体征,可有宫颈举痛、附件区压痛、包块;③辅助检查,尿 HCG 阳性或血 HCG 值升高,超声提示,必要时血孕酮检测。

五、鉴别诊断

1. 早期妊娠流产　流产腹痛多较缓和,部位多在下腹中央,阵发性,一般阴道流血量多。阴道流血多少与全身失血症状相符合,有时可见绒毛排出。腹部无压痛或稍有压痛,一般无反跳痛,无移动性浊音。阴道检查有宫颈无举痛,后穹隆不饱满,子宫大小与闭经月数相符,子宫旁无包块。血尿 HCG 阴性,B 超检查宫腔内见妊娠囊,或排出组织见到绒毛。

2. 急性输卵管炎　无闭经史及早孕现象,无休克征。体温升高,腹肌紧张,下腹两侧均有压痛。阴道检查后穹隆不饱满,子宫正常大,两侧附件处常有增厚、包块及压痛,有时一侧显著。后穹隆穿刺有时可抽出脓液。白细胞及中性粒细胞分类高,妊娠试验阴性。特别是出血性输卵管炎,不仅有下腹部压痛反跳痛,且有时可出现移动性浊音,后穹隆穿刺可抽出新鲜血液,术前难以鉴别,往往剖腹术后才明确诊断。

3. 急性阑尾炎　无闭经及早孕现象,无阴道流血。腹痛多由上腹部开始,然后局限于右下腹部,常伴有恶心、呕吐,无内出血症状。检查右下腹肌紧张,阑尾点压痛反跳痛,无移动性浊音。阴道检查有宫颈无举痛,子宫正常大。妊娠试验阴性,可有发热,白细胞计数增多。

4. 卵巢囊肿蒂扭转　有腹部包块史,如扭转自行缓解,腹痛为一过性;扭转后形成囊内出血,则腹痛呈持续性,但压痛、反跳痛仅局限于包块及其周围,无移动性浊音。阴道检查子宫旁有压痛性囊肿。无闭经史及早孕现象,无阴道流血史,但应注意早孕往往促使已存在的卵巢囊肿蒂扭转。

5. 黄体破裂　多发生在月经前期,且往往发生在性交之后,而无闭经及早孕现象,无阴道流血,腹痛性质及体征同输卵管妊娠破裂,妊娠试验阴性,B 超检查见附件区包块。

6. 巧克囊肿破裂　该疾病多发生在年轻妇女,易发生自发破裂,引起急性腹痛,但无闭经及早孕现象,无阴道流血。过去史可能有渐进性痛经,有盆腔包块史。检查见下腹部有压痛及反跳痛,宫骶韧带可触及触痛结节,患侧附件区压痛,既往发现的包块消失。B 超检查见后穹隆积液,可穿刺抽出巧克力样液体。

六、治　疗

输卵管妊娠的治疗包括药物治疗、手术治疗和期待治疗。既往主要方法是手术,近 10 余年来由于高敏感度放射免疫测定 β-HCG 及高分辨 B 超和腹腔镜的开展,异位妊娠早期诊断显著提高,因此保守手术及药物治疗更多地应用于临床。

(一)手术治疗

1. 输卵管切除术　无论是流产型或破裂型输卵管妊娠,输卵管切除可及时止血,挽救生命,在已有子女不再准备生育的妇女,可同时行对侧输卵管结扎。在需要保留生育能力的妇女,如果输卵管病灶太大,破口太长,损及输卵管系膜及血管和(或)生命指征处于严重状态时亦应做输卵管切除。在行保守性手术中输卵管出血,无法控制应当立即切除输卵管。

2. 保守性手术　所谓保守性手术,原则上是祛除宫外妊娠物,尽可能保留输卵管的解剖与功能,为日后宫内妊娠创造条件。根据受精卵着床部位及输卵管病变情况选择术式,若为伞部妊娠可行挤压将妊娠产物挤出;壶腹部妊娠行输卵管切开术,取出胚胎再缝合;峡部妊娠则病变节段切除断端吻合。手术若采用显微外科技术可提高以后的妊娠率。

3. 两种手术的比较　研究表明,对于一侧输卵管正常的输卵管妊娠患者,行输卵管切开取胚术并不能比输卵管切除术提高妊娠率。对既往有异位妊娠史,一侧输卵管损伤、腹部手术史、盆腔炎性疾病史的患者行输卵管切开取胚术,其术后妊娠率高于行输卵管切除术者。如果施行输卵管切开取胚术,则需告知患者有持续性异位妊娠的风险,术后需随访血清β-HCG 水平。少部分患者需要加用氨甲蝶呤(MTX)治疗,甚至行输卵管切除术。

(二)药物治疗

1. 适应证　①无药物治疗禁忌证;②输卵管妊娠未发生破裂;③妊娠囊直径≤4 cm;④血 HCG<2 000 U/L;⑤无明显内出血。

2. 主要禁忌　①生命体征不平稳;②异位妊娠破裂;③妊娠囊直径≥4 cm 或伴胎心搏动。

3. 氨甲蝶呤(MTX)　MTX 是治疗输卵管妊娠最常用的药物。随机对照研究显示在某些情况下 MTX 与腹腔镜手术对输卵管妊娠有相同的治疗成功率。

(1)MTX 口服　0.4 mg/(kg · d),5 d 为 1 个疗程。一般用量为 25 mg/d,连用 5 d,目前临床很少应用。

(2)MTX 肌内注射　单剂量肌内注射(50 mg/m^2)是最常用的方案。测定注射 MTX 第 4、7 天的血清 β-HCG 水平,如果第 7 天的 β-HCG 值与第 4 天相比下降大于 15%,则继续每周 1 次随访 β-HCG 水平直至低于 15 U/L。如果下降幅度不超过 15%,需重复超声检查排除胎心搏动和明显的腹腔内出血,然后可以考虑给予第 2 个剂量的 MTX。文献报道,单剂量 MTX 给药方案治疗输卵管妊娠的成功率在 65%~95%,其中 3%~27% 的患者需要第 2 个剂量。

(3)MTX CF 方案　甲酰四氢叶酸(CF)可逆转 MTX 毒性作用。当 MTX 用量为 1 mg/kg 时,血浆浓度达 10^8mol/L 时,必须用 CF 解救,方能使疗效高而毒性小。MTX 静脉滴注时间<4 h,CF 为 MTX 的 1/10,两者间隔时间为 24 h。

(4)MTX 局部注射　在超声波引导下用 MTX 注入孕囊;或腹腔镜直接注视下输卵管内注射;或者宫腔镜下输卵管插管给药。药物疗法过程中必须严密观察腹痛、生命体征及药物毒性反应,并用 β-HCG 及 B 超监测输卵管局部情况。

(三)期待治疗

适用于病情稳定、血清 HCG 水平较低(<1 500 U/L)且呈下降趋势。期待治疗,必须征

得患方同意。

七、预　防

1. 妊娠及正确避孕　选择双方身心状况俱佳的时机妊娠。如暂不考虑做母亲，就要做好有效安全的避孕措施。良好的避孕可以预防异位妊娠的发生。

2. 及时治疗生殖系统疾病　育龄妇女注意经期、产期和产褥期的卫生，防止生殖器感染，炎症是造成输卵管狭窄的罪魁祸首，人工流产等宫腔操作更是增加了炎症和子宫内膜进入输卵管的概率，进而导致输卵管粘连狭窄，增加了异位妊娠的可能性。子宫平滑肌瘤、子宫内膜异位症等生殖系统疾病也都可能改变输卵管的形态和功能。及时治疗这些疾病都可以减少异位妊娠的发生。另外，注意会阴部清洁卫生，避免逆行感染。停经后尽早明确妊娠位置，及时发现异位妊娠。

3. 尝试体外受孕　有过异位妊娠者，再次发生异位妊娠的概率相对较高。异位妊娠治疗时保留输卵管者，再发生异位妊娠的比例较高，但重复异位妊娠也常发生在对侧输卵管，提示可能两侧输卵管都存在同一种潜在的功能障碍。科学技术发展也为育龄妇女提供了更多帮助，比如可以选择体外受精。精子和卵子在体外顺利结合之后，受精卵可以被送回母体的子宫安全孕育。

4. 早发现、早治疗　育龄妇女一旦出现：①停经，多数患者在发病前有短暂的停经史，大都在6周左右。但有的患者因绒毛组织所产生的绒毛膜促性腺激素，不足以维持子宫内膜，或因发病较早，可能将病理性出血误认为月经来潮，认为无停经史。②腹痛，为输卵管妊娠破坏时的主要症状，常为突发性下腹一侧有撕裂样或阵发性疼痛，并伴有恶心、呕吐，刺激膈肌时可引起肩胛部放射性疼痛，当盆腔内积液时，肛门有坠胀和排便感，它对诊断异位妊娠很有帮助。③阴道不规则出血，多为点滴状，深褐色，量少，不超过月经量。阴道出血是因子宫内膜剥离或输卵管出血经宫腔向外排放所致。腹痛伴有阴道出血者，常为胚胎受损的征象。只有腹痛而无阴道出血者多为胚胎继续存活或腹腔妊娠，应提高警惕。④晕厥与休克，是腹腔内急性出血和剧烈疼痛所致。出血愈多愈快，其症状出现愈迅速愈严重。可引起头晕、面色苍白、脉搏细速、血压下降、大汗淋漓，因而发生晕厥与休克等危象。如发现上述症状，避免活动，平躺，家人应及时将患者护送医院救治，以免耽误抢救时机。

部分异位妊娠患者并没有明确的危险因素，以下情况容易发生异位妊娠，应高度警惕：①有附件炎、盆腔炎病史的妇女；②有盆腔手术史，特别是有输卵管手术史的妇女；③不孕症；④有异位妊娠史的妇女；⑤有宫内节育器的妇女。

此外，吸烟增加盆腔炎的危险性，导致输卵管的解剖结构异常，从而增加了吸烟者发生异位妊娠的危险性，因此育龄妇女应戒烟。

第二节　其他部位妊娠

一、卵巢妊娠

卵巢妊娠是指受精卵在卵巢着床和发育，发病率为1：(7 000～50 000)。

1. 临床表现　与输卵管妊娠极相似，主要症状为停经、腹痛及阴道流血。破裂后可引起腹腔内大量出血，甚至休克。

2. 诊断标准　①双侧输卵管正常；②胚泡位于卵巢组织内；③卵巢及胚泡以卵巢固有韧带与子宫相连；④胚泡壁上有卵巢组织。

术前往往诊断为输卵管妊娠或误诊为卵巢黄体破裂。术中经仔细探查方能明确诊断，因此对于切除组织必须常规进行病理检查。

3. 治疗方法　手术治疗，手术应根据病灶范围做卵巢部分切除、卵巢楔形切除、卵巢切除术或患侧附件切除术，手术亦可在腹腔镜下进行。

二、腹腔妊娠

腹腔妊娠是指胚胎或胎儿位于输卵管、卵巢及子宫阔韧带以外的腹腔内妊娠，其发生率为1：15 000，母体死亡率为5%。腹腔妊娠由于胎盘附着异常，血液供应不足，胎儿不易存活至足月，胎儿存活率仅为0.1%。

（一）分类

腹腔妊娠分原发性和继发性两种。

1. 原发性腹腔妊娠　指受精卵直接种植于腹膜、肠系膜、大网膜等处，极少见。促使受精卵原发种植于腹膜的因素可能为腹膜上存在子宫内膜异位灶。

2. 继发性腹腔妊娠　往往发生于输卵管妊娠流产或破裂后，偶可继发于卵巢妊娠或子宫内妊娠而子宫存在缺陷（如瘢痕子宫裂开或子宫腹膜瘘）破裂后，胚胎落入腹腔，部分绒毛组织仍附着于原着床部位，并继续向外生长，附着于盆腔腹膜及邻近脏器表面。

（二）临床表现及诊断

1. 有停经及早孕反应　病史中多有输卵管妊娠流产或破裂症状，即停经后腹痛及阴道流血。随后阴道流血停止，腹部逐渐增大。胎动时，孕妇常感腹部疼痛，随着胎儿长大，症状逐渐加重。

2. 腹部检查　发现子宫轮廓不清，但胎儿肢体极易触及，胎位异常，肩先露或臀先露，胎先露部高浮，胎心异常清晰，胎盘杂音响亮。盆腔检查发现宫颈位置上移，子宫比妊娠月份小并偏于一侧，但有时不易触及，胎儿位于子宫另一侧。近预产期时可有阵缩样假分娩发动，但宫口不扩张，经宫颈管不能触及胎先露部。若胎儿死亡，妊娠征象消失，月经恢复来潮，粘连的脏器和大网膜包裹死胎。胎儿逐渐缩小，日久者干尸化或成为石胎。若继发感染，形成脓肿，可向母体的肠管、阴道、膀胱或腹壁穿通，排出胎儿骨骼。

3. 辅助检查 B超检查可发现宫内空虚，胎儿与子宫分离；在胎儿与膀胱间未见子宫壁层；胎儿与子宫关系异常或者胎位异常；子宫外可见胎盘组织。MRI、CT对诊断也有一定帮助。

4. 原发性腹腔妊娠诊断标准 ①两侧输卵管和卵巢必须正常，无近期妊娠的证据；②无子宫腹膜瘘形成；③妊娠只存在于腹腔内，无输卵管妊娠等的可能性。B超检查若宫腔空虚，胎儿位于子宫以外，有助于诊断与鉴别诊断。

（三）治疗

腹腔妊娠确诊后，应剖腹取出胎儿，胎盘的处理应特别慎重，因胎盘种植于肠管或肠系膜等处，任意剥离将引起大出血。因此，对胎盘的处理要根据其附着部位、胎儿存活及死亡时间久暂来决定。胎盘附着于子宫、输卵管或子宫阔韧带者，可将胎盘连同附着的器官一并切除。胎盘附着于腹膜或肠系膜等处，胎儿存活或死亡不久（不足4周），则不能触动胎盘，在紧靠胎盘处结扎切断脐带取出胎儿，将胎盘留在腹腔内，约需半年逐渐自行吸收，若未吸收而发生感染者，应再度剖腹酌情切除或引流；若胎儿死亡已久，则可试行剥离胎盘，有困难时仍宜将胎盘留于腹腔内，一般不做胎盘部分切除。术前须做好输血准备，术后应用抗生素预防感染。

三、宫颈妊娠

受精卵着床和发育在宫颈管内者称宫颈妊娠，极罕见。发病率约1∶18 000，近年辅助生殖技术的大量应用，宫颈妊娠的发病率有所提高，多见于经产妇。

1. 临床表现 有停经及早孕反应，主要症状为阴道流血或血性分泌物，流血量一般是由少到多，也可为间歇性阴道大流血。主要体征为宫颈显著膨大，变软变蓝，宫颈外口扩张边缘很薄，内口紧闭，而子宫体大小及硬度正常。

2. 诊断标准 ①妇科检查发现在膨大的宫颈上方为正常大小的子宫；②妊娠产物完全在宫颈管内；③分段刮宫，宫腔内未发现任何妊娠产物，B超检查对诊断有帮助，显示宫腔空虚，妊娠产物位于膨大的宫颈管内。

本病易被误诊为难免流产，B超检查对诊断有帮助，显示宫腔空虚，妊娠产物位于膨大的宫颈管内。彩色多普勒超声可明确胎盘种植范围。

3. 治疗 确诊后可行刮宫术，术前应做好输血准备或者术前行子宫动脉栓塞术以减少术中出血，术后用纱布条填塞宫颈管创面或者应用小水囊压迫止血，若出血不止，可行双侧髂内动脉结扎。若效果不佳，则应及时行全子宫切除术，以挽救患者生命。为了减少刮宫时出血并避免切除子宫，近年常采用术前给予MTX治疗。MTX每日肌内注射20 mg，共5 d，或采用MTX单次肌内注射50 mg/m^2，或将MTX 50 mg直接注入妊娠囊内，如已有胎心搏动，也可先注入10%氯化钾2 ml到孕囊内。经MTX治疗后，胚胎死亡，其周围绒毛组织坏死，刮宫时出血量明显减少。

（吴　科）

参考文献

1 朱颖,王霄英. 异位妊娠的 MRI 诊断及鉴别诊断[J]. 实用放射学杂志,2016,32(3):388-391.

2 梁彩姬. 影响异位妊娠药物保守治疗效果的因素分析[J]. 实用妇科内分泌杂志:电子版,2017,4(4):36-37.

3 马财,陈文静,徐蕊,等. 磁共振与超声诊断女性盆腔囊性病变与价值与优势[J]. 中国 CT 和 MRI 杂志,2018,9(3):15-17.

4 SAKURAGI M,KIDO A,HIMOTO Y,et al. MRI findings of isolated tubal torsions:case series of 12 patients:MRI findings suggesting isolated tubal torsions, correlating with surgical findings[J]. Clinical Imaging,2017,8(41):28-32.

5 XIN H,LIU W,LI P. Diagnostic value of detection of serum β-HCG and CT-IgG combined with transvaginal ultrasonography in early tubal pregnancy[J]. Experimental & Therapeutic Medicine,2018,16(1):277.

第十九章

妊娠时限异常

第一节　流　产

妊娠不足 28 周、胎儿体重不足 1 000 g 而终止者称为流产。流产发生于妊娠 12 周前者称为早期流产，发生在妊娠 12 周至不足 28 周者称为晚期流产。流产又分为自然流产和人工流产，本节内容仅限于自然流产。在早期流产中，约 2/3 为隐性流产，即发生在月经期前的流产，也称生化妊娠。

一、病　因

导致流产的原因较多，主要有以下几方面。

（一）胚胎因素

胚胎或胎儿染色体异常占早期流产 50%～60%。染色体异常包括染色体数目异常和结构异常。数目异常有三体(13、16、18、21 和 22-三体)，其次为 X 单体，三倍体及四倍体少见。结构异常引起的流产并不常见，主要有平衡易位、倒置、缺失等。若发生流产，多为空孕囊或已退化的胚胎。少数至妊娠足月娩出畸形儿，或有代谢功能缺陷。

（二）母体因素

1. 全身性疾病　妊娠期患全身性疾病，如严重感染、高热疾病、严重贫血或心力衰竭、血栓性疾病、慢性消耗性疾病、慢性肝肾疾病或高血压等，有可能导致流产。TORCH[指可导致先天性宫内感染及围生期感染而引起围生儿畸形的病原体，它是一组病原微生物的英文名称缩写，其中 T(toxoplasma)是弓形虫；O(others)是其他病原微生物，如梅毒螺旋体、带状疱疹病毒、细小病毒 B19、柯萨奇病毒等；R(rubella virus)是风疹病毒；C(cytomegalo virus)是巨细胞病毒；H(herpes simplex virus)是单纯疱疹Ⅰ/Ⅱ型]感染虽对孕妇影响不大，但可感染胎儿导致流产。

2. 生殖器官疾病　孕妇因子宫畸形(如双子宫、纵隔子宫及子宫发育不良等)、盆腔肿瘤(如子宫肌瘤等)，均可影响胎儿的生长发育而导致流产。宫颈内口松弛或宫颈重度裂伤、宫颈部分或全部切除术后等所致的宫颈功能不全，可发生晚期自然流产。

3. 内分泌失调　女性内分泌功能异常(如黄体功能不全、高催乳素血症、多囊卵巢综合征等)，甲状腺功能减退、糖尿病血糖控制不良等，均可导致流产。

4. 强烈应激与不良习惯　妊娠期严重的躯体或心理的不良刺激均可导致流产。孕妇过量吸烟、酗酒，过量饮咖啡，吸食海洛因等毒品，均有导致流产的报道。

5. 免疫功能异常　妊娠犹如同种异体移植，胚胎与母体间存在复杂而特殊的免疫学关系，这种关系使胚胎不被排斥。若母儿双方免疫不适应，则可引起母体对胚胎的排斥而致流产。有关免疫因素主要有父方的组织相容性抗原、胎儿特异抗原、血型抗原、母体细胞免疫调节失调、妊娠期母体封闭抗体不足及母体抗父方淋巴细胞的细胞毒抗体不足等。

(三)父亲因素

有研究证实精子的染色体异常可以导致自然流产。但临床上精子畸形率异常增高是否与自然流产有关，尚无明确的依据。

(四)环境因素

影响生殖功能的外界不良因素很多，可以直接或间接对胚胎或胎儿造成损害。过多接触某些有害的化学物质(如砷、铅、苯、甲醛、氯丁二烯、氧化乙烯等)和物理因素(如放射线、噪声及高温等)，均可引起流产。

二、病　理

早期流产时胚胎多数先死亡，随后发生底蜕膜出血，造成胚胎的绒毛与蜕膜层分离，已分离的胚胎组织如同异物，引起子宫收缩而被排出。8 周以内妊娠时，胎盘绒毛发育尚不成熟，与子宫蜕膜联系还不牢固，此时流产妊娠产物多数可以完整地从子宫壁分离而排出，出血不多。妊娠 8 ~ 12 周时，胎盘绒毛发育茂盛，与蜕膜联系较牢固，此时若发生流产，妊娠产物往往不易完整分离排出，常有部分组织残留宫腔内影响子宫收缩，致使出血较多。妊娠 12 周后，胎盘已完全形成，流产时往往先有腹痛，然后排出胎儿、胎盘。有时由于底蜕膜反复出血，凝固的血块包绕胎块，形成血样胎块稽留于宫腔内。胎儿不能自行排出形成肉样胎块，或纤维化与子宫壁粘连。偶有胎儿被挤压，形成纸样胎儿，或钙化后形成石胎。

三、临床表现

流产的主要症状是阴道流血和腹痛。阴道流血发生在妊娠 12 周以内流产者，开始时绒毛与蜕膜分离，血窦开放，即开始出血。当胚胎完全分离排出后，由于子宫收缩，出血停止。早期流产的全过程均伴有阴道流血；晚期流产时，胎盘已形成，流产过程与早产相似，胎盘继胎儿娩出后排出，一般出血不多，特点是往往先有腹痛，然后出现阴道流血。流产时腹痛系阵发性宫缩样疼痛，早期流产出现阴道流血后，胚胎分离及宫腔内存有的血块刺激子宫收缩，出现阵发性下腹疼痛，特点是阴道流血往往出现在腹痛之前。晚期流产则先有阵发性子宫收缩，然后胎盘剥离，故阴道流血出现在腹痛之后。流产时检查子宫大小、宫颈口是否扩张及是否破膜，根据妊娠周数及流产过程不同而异。流产的临床类型，实际上是流产发展的不同阶段。

(一)先兆流产

先兆流产指妊娠28周前,先出现少量阴道流血,继之常出现阵发性下腹痛或腰背痛。妇科检查宫颈口未开,胎膜未破,妊娠产物未排出,子宫大小与停经周数相符。妊娠有希望继续者,经休息及治疗后,若流血停止及下腹痛消失,妊娠可以继续;若阴道流血量增多或下腹痛加剧,可发展为难免流产。

(二)难免流产

难免流产指流产已不可避免。由先兆流产发展而来,此时阴道流血量增多,阵发性下腹痛加重或出现阴道流液(胎膜破裂)。妇科检查宫颈口已扩张,有时可见胚胎组织或胎囊堵塞于宫颈口内,子宫大小与停经周数相符或略小。

(三)不全流产

不全流产指妊娠产物已部分排出体外,尚有部分残留于宫腔内,由难免流产发展而来。由于宫腔内残留部分妊娠产物,影响子宫收缩,致使子宫出血持续不止,甚至因流血过多而发生失血性休克。妇科检查宫颈口已扩张,不断有血液自宫颈口内流出,有时尚可见胎盘组织堵塞于宫颈口或部分妊娠产物已排出于阴道内,而部分仍留在宫腔内。一般子宫小于停经周数。

(四)完全流产

完全流产指妊娠产物已全部排出,阴道流血逐渐停止,腹痛逐渐消失。妇科检查宫颈口已关闭,子宫接近正常大小。上述流产的临床类型,即流产的发展过程。

(五)特殊情况

此外,流产有3种特殊情况。

1.稽留流产　又称过期流产。指胚胎或胎儿已死亡滞留在宫腔内尚未自然排出者。胚胎或胎儿死亡后子宫不再增大反而缩小,早孕反应消失。若已至中期妊娠,孕妇腹部不见增大,胎动消失。妇科检查宫颈口未开,子宫较停经周数小,质地不软,未闻及胎心。

2.复发性流产　指同一性伴侣连续发生3次或以上者的自然流产。早期流产的原因常为黄体功能不足、甲状腺功能减退、染色体异常等。晚期流产最常见的原因为宫颈内口松弛、子宫畸形、子宫肌瘤等。宫颈内口松弛者于妊娠后,常于妊娠中期出现无痛性宫颈扩张,胎囊向宫颈内口突出,宫颈管逐渐短缩、扩张。

3.流产合并感染　流产过程中,若阴道流血时间过长、有组织残留于宫腔内或非法堕胎等,有可能引起宫腔内感染,严重时感染可扩展到盆腔、腹腔乃至全身,并发盆腔炎、腹膜炎、败血症及感染性休克。

四、诊　断

(一)病史

应询问患者有无停经史和反复流产史,有无早孕反应、阴道流血,流血量及持续时间,有无阴道排液及妊娠物排出。询问有无腹痛,腹痛部位、性质、程度。了解有无发热、阴道分泌物性状及有无臭味等。

（二）体格检查

测量生命体征，检查有无贫血及感染征象。消毒外阴后行妇科检查，注意宫颈口是否扩张，羊膜囊是否膨出，有无妊娠物阻塞于宫颈内口；子宫大小与停经周数是否相符，有无压痛；双附件有无压痛、增厚、包块。

（三）辅助检查

1. B 超检查　根据妊娠囊形态，有无胎心搏动，确定胚胎或胎儿是否存活。

2. 妊娠试验　测尿 HCG 试验，对诊断妊娠有价值。为进一步了解流产预后，多选用连续测定血 HCG 的水平，正常妊娠 6～8 周时，其值每日应以 66% 的速度增长，若 48 h 增长速度<66%，提示预后不良。

3. 孕激素测定　因体内孕酮呈脉冲式分泌，血孕酮值波动程度很大，故对临床的指导意义不大。

4. 宫颈功能不全的诊断

（1）病史　有不明原因晚期流产、早产，或未足月胎膜早破史，且分娩前或破膜前无明显宫缩，胎儿存活，应怀疑宫颈功能不全。

（2）非妊娠期　妇科检查发现宫颈外口松弛明显，宫颈扩张器探查宫颈管时，宫颈内口可顺利通过 8 号扩张器。

（3）妊娠期　无明显腹痛而宫颈内口开大 2 cm 以上，宫颈管缩短并软化，此外 B 超测量宫颈内口宽度>15 mm 均有助于诊断。

五、鉴别诊断

1. 异位妊娠　患者有下腹突然剧痛，甚至发生休克，但阴道出血量少，与休克程度不符。腹部检查有时有移动性浊音，阴道检查子宫附件有包块及触痛，后穹隆穿刺可抽出不凝血液，有助于诊断。

2. 功能失调性子宫出血　患者常有月经紊乱史，子宫可较正常小或略大。

3. 子宫肌瘤　无停经史，有月经紊乱现象，子宫增大或表现凹凸不平，较正常子宫硬。

4. 绒毛膜癌　常继发于水泡状胚胎块，流产或足月分娩之后，有阴道不规则流血，子宫增大变软，并有早期肺部转移，患者可有咳嗽、咯血及贫血、恶病质。

六、治　疗

一旦发生流产症状，应根据流产的不同类型，及时进行恰当的处理。

（一）先兆流产

应卧床休息，禁忌性生活，阴道检查操作应轻柔，必要时给予对胎儿危害小的镇静剂。每日肌内注射 20 mg 黄体酮，对黄体功能不足的患者具有保胎效果。其次，也可应用维生素 E及小剂量甲状腺片（适用于甲状腺功能减退患者）。此外，对先兆流产患者的心理治疗也很重要，要使其情绪安定，增强信心。经治疗症状不见缓解或反而加重者，提示可能胚胎发育异常，进行 B 超检查及 β-HCG 测定，决定胚胎状况，给予相应处理，包括终止妊娠。

（二）难免流产

一旦确诊，应尽早使胚胎及胎盘组织完全排出。早期流产应及时行负压吸宫术，对妊娠产物进行认真检查，并送病理检查。晚期流产，因子宫较大，吸宫或刮宫有困难者，可用缩宫素 10 U 加于 5% 葡萄糖注射液 500 ml 内静脉滴注，促使子宫收缩。当胎儿及胎盘排出后需检查是否完全，必要时刮宫以清除宫腔内残留的妊娠产物。

（三）不全流产

一经确诊，应及时行刮宫术或钳刮术，以清除宫腔内残留组织。流血多有休克者应同时输血输液，并给予抗生素预防感染。

（四）完全流产

如无感染征象，一般无须特殊处理。

（五）稽留流产

处理较困难。因胎盘组织有时机化，与子宫壁紧密粘连，造成刮宫困难。稽留时间过长，可能发生凝血功能障碍，导致弥散性血管内凝血（disseminated intravascular coagulation，DIC），造成严重出血。处理前应检查血常规、凝血功能、血小板计数，并做好输血准备。若凝血功能正常，可口服炔雌醇 1 mg 每日 2 次，连用 5 d，或苯甲酸雌二醇 2 mg 肌内注射，每日 2 次，连用 3 d，以提高子宫肌肉组织对缩宫素的敏感性。子宫小于妊娠 12 孕周者，可行刮宫术，术时注射宫缩剂以减少出血，若胎盘机化并与宫壁粘连较紧，手术应特别小心，防止穿孔，一次不能刮净，可于 5 ~ 7 d 后再次刮宫。子宫大于妊娠 12 孕周者，应静脉滴注缩宫素（1 ~ 10 U 加于 5% 葡萄糖注射液内），也可用米非司酮加米索前列腺素进行引产，促使胎儿、胎盘排出。若凝血功能障碍，应尽早使用纤维蛋白原及输新鲜血等，待凝血功能好转后，再行引产或刮宫。

（六）复发性流产

有复发性流产史的妇女，应在妊娠前进行必要检查，包括卵巢功能检查、夫妇双方染色体检查与血型鉴定及其丈夫的精液检查，女方尚需进行生殖道的详细检查，包括有无子宫肌瘤、宫腔粘连，并做子宫输卵管造影及宫腔镜检查，以确定子宫有无畸形与病变及检查有无宫颈口松弛等。查出原因，若能纠正，应于妊娠前治疗。黄体功能不全者，应肌内注射黄体酮 20 ~ 40 mg/d，也可考虑口服黄体酮，或使用黄体酮阴道制剂，用药至妊娠 12 周时即可停用。宫颈功能不全者，应在妊娠 12 ~ 14 周行宫颈环扎术，术后定期随诊，提前住院，待分娩发动前拆除缝线，若环扎术后有流产征象，治疗失败，应及时拆除缝线，以免造成宫颈撕裂。

（七）流产感染

治疗原则为控制感染的同时尽快清除宫内残留物。若阴道流血不多，应用广谱抗生素 2 ~ 3 d，待控制感染后再行刮宫，清除宫腔残留组织以止血。若阴道流血量多，静脉滴注广谱抗生素和输血的同时，用卵圆钳将宫腔内残留组织夹出，使出血减少，切不可用刮匙全面搔刮宫腔，以免造成感染扩散。术后继续应用抗生素，待感染控制后再行彻底刮宫。若已合并感染性休克者，应积极纠正休克。若感染严重或腹、盆腔有脓肿形成时，应行手术引流，必要时切除子宫。

七、预　防

1. 适龄妊娠　妇女最佳生育年龄为 25 ~ 29 岁，年龄过小会因身体发育不成熟容易流产，年龄过大会由于生殖功能减退、染色体易发生突变而容易造成自然流产。

2. 做好妊娠前及妊娠期体检　尤其是以往有流产史的女性更应做全面检查，若发现有某方面的疾病，应先进行治疗，等到疾病治愈后再妊娠。做血型鉴定包括 Rh 血型系统。男方要做生殖系统的检查，有菌精症的要治疗彻底后再使妻子受孕。夫妇双方同时接受遗传学（染色体）检查。妊娠后定期到医院做产检。

3. 充分的休息，保持心情愉快　情绪稳定，避免不良情绪刺激，家属应给予孕妇充分的理解和关爱。切勿过度劳累，不要做过重的体力劳动，尤其是增加腹压的负重劳动，如提水、搬重物等。

4. 摄取均衡的营养，远离烟酒　清淡饮食，不吃辛辣等刺激性食品，尽量少食多餐，保持大便通畅，避免肠胃不适。维生素 E 有保胎作用，因此妊娠期应多摄入富含维生素 E 的食物，如坚果类（松子、核桃、花生等）、豆制品等。

5. 防止外伤　出门最好穿平底鞋，妊娠期尽量减少旅游，避免振动的工作环境，做家务时避免危险性动作，如登高等。

6. 节制性生活　性生活时腹部受到的挤压和宫颈受到的刺激均会诱发宫缩，在妊娠早期，胎盘的附着尚不牢靠，宫缩非常容易导致流产，所以妊娠早期应禁止性生活。妊娠中期虽然可以有适当的性生活，但次数和幅度都应少于妊娠前。避免粗暴的性生活及不洁性生活。

7. 保持身体特别是会阴部清洁　生殖道炎症也是诱发流产的原因之一。妊娠期间，阴道分泌物增多，因此外阴清洁工作显得非常重要，孕妇每晚都应坚持清洗外阴，必要时每天清洗 2 次。一旦发生阴道炎症，应立即治疗。

8. 其他　妊娠后避免接触有毒有害物质。未经医生许可，严禁乱服药物。妊娠前后应避免接触宠物。有子宫内口松弛的可做内口缝扎术。针对黄体功能不全治疗的药物使用时间要超过上次流产的妊娠期限。有甲状腺功能减退者，要待甲状腺功能正常后再妊娠，妊娠期也要服用抗甲状腺功能减退的药物。

第二节　早　产

早产是指在妊娠满 28 孕周至 37 孕周（196 ~ 258 d）之间的分娩。国内早产占分娩总数的 5% ~ 15%。在此期间出生的新生儿称为早产儿，体重 1 000 ~ 2 499 g。早产儿身体各器官发育尚不够健全，出生孕周越小，体重越轻，其预后越差。近年来由于早产儿治疗学及监护手段的进步,其生存率明显提高,伤残率下降。国外学者建议将早产定义时间上限提前到妊娠 20 周。因此,防止早产是降低围生儿死亡率和提高新生儿素质的主要措施之一。

一、病　因

约 30% 的早产无明显原因。常见诱因如下。

(一)孕妇方面

1. 合并子宫畸形　如双角子宫、纵隔子宫、宫颈松弛、子宫肌瘤。

2. 合并急性或慢性疾病　如病毒性肝炎、急性肾炎或肾盂肾炎、急性阑尾炎、病毒性肺炎、风疹等急性病;心脏病、糖尿病、严重贫血、甲状腺功能亢进症、高血压、无症状菌尿等慢性病。

3. 其他　吸烟、吸毒、乙醇中毒、重度营养不良;长途旅行、气候变换、居住高原地带、家庭迁移、情绪剧烈波动等精神体力负担;腹部直接撞击、创伤、性交或手术操作刺激等。

(二)胎儿胎盘方面

前置胎盘和胎盘早期剥离;羊水过多或过少、多胎妊娠;胎儿畸形、胎儿窘迫、胎死宫内、胎位异常;胎膜早破、绒毛膜羊膜炎。

二、临床表现及诊断

早产过程与足月临产相似,临床可分为先兆早产和早产临产 2 个阶段。

1. 先兆早产　指有规则或不规则宫缩,伴有宫颈管进行性缩短。

2. 早产临产　需符合以下条件:①出现子宫收缩(20 min≥4 次,或 60 min≥8 次),伴有宫颈的进行性改变;②宫颈扩张 1 cm 以上;③宫颈容受≥80%。

诊断早产应与妊娠晚期出现的生理性子宫收缩相区别,生理性子宫收缩一般不规则、无痛感,且不伴有宫颈管缩短和宫口扩张等改变。

三、治　疗

治疗原则:若胎膜完整,在母胎情况允许时尽量保胎至 34 周。

(一)适当休息

宫缩较频繁,但宫颈无改变,不必卧床和住院,只需适当减少活动的强度和避免长时间站立即可;宫颈已有改变的先兆早产者,可住院并注意休息;已早产临产,需住院治疗,应卧床休息。

(二)促胎肺成熟治疗

妊娠<35 周,1 周内有可能分娩的孕妇,应使用糖皮质激素促胎肺成熟。方法:地塞米松注射液 6 mg,肌内注射,每 12 h 一次,共 4 次。妊娠 32 周后选用单疗程治疗。

（三）抑制宫缩治疗

先兆早产患者，适当控制宫缩能明显延长孕周；早产临产患者，宫缩抑制剂虽不能阻止早产分娩，但可能延长孕龄 3 ~ 7 d，为促胎肺成熟治疗和宫内转运赢得时机。

1. β 肾上腺素能受体激动剂　常用药物有利托君，方法：利托君注射液 100 mg+5% 葡萄糖注射液 500 ml 静脉滴注，初始剂量为 5 滴/min，根据宫缩情况进行调节，每 10 min 增加 5 滴，最大量 35 滴/min，待宫缩抑制后持续滴注 12 h，停止静脉滴注前 30 min 改为口服利托君片 10 mg，每 4 ~ 6 h 一次。用药期间需密切观察孕妇主诉及心率、血压、宫缩变化，并限制静脉输液量（每日不超过 2 000 ml）。如患者心率 > 120 次/min，应减滴数；如心率 > 140 次/ min，应停药；如出现胸痛，应立即停药并行心电监护。

2. 阿托西班　其抗早产的效果与利托君相似，但不良反应少，由于价格昂贵，国内使用不广泛，在欧洲国家广泛使用。

3. 硫酸镁　有学者对硫酸镁的抗早产作用提出质疑，但发现早产临产前治疗至少 12 h 对胎儿脑神经有保护作用，可减少早产儿脑瘫的发生率。常用方法：25% 硫酸镁 16 ml 加于 5% 葡萄糖注射液 100 ml 中，在 30 min 内静脉滴注完，后以 1 ~ 2 g/h 的剂量维持，每日总量不超过 30 g。用药过程中密切注意孕妇呼吸、膝反射及尿量。如呼吸 < 16 次/ min、尿量 < 17 ml/h、膝反射消失，应立即停药，并给予钙剂拮抗。

4. 钙通道阻滞剂　常用药物为硝苯地平，其抗早产的作用比利托君更安全、更有效。用法：起始剂量为 20 mg，以后每次 10 ~ 20 mg，每 6 ~ 8 h 一次，应密切注意孕妇心率及血压变化。已用硫酸镁者慎用，以防血压急剧下降。

（四）控制感染

感染是早产的重要原因之一，应对未足月胎膜早破、先兆早产和早产临产的孕妇做阴道分泌物细菌学检查，尤其是 B 族链球菌的培养。有条件时，可做羊水感染指标相关检查。阳性者应根据药敏试验选用对胎儿安全的抗生素，对未足月胎膜早破者，预防性使用抗生素。

（五）终止早产的治疗指征

终止早产的治疗指征：①宫缩进行性增强，经过治疗无法抑制者；②有宫内感染者；③衡量母胎利弊，继续妊娠对母胎的危害大于胎肺成熟对胎儿的好处；④孕周已达 34 周，如无母胎并发症，应停用宫缩抑制剂，顺其自然，不必干预，只需密切监测胎儿情况即可。

（六）分娩期处理

大部分早产儿可经阴道分娩，临产后慎用吗啡、派替啶等抑制新生儿呼吸中枢的药物；产程中应给孕妇吸氧，密切观察胎心变化，可持续胎心监护；不提倡常规会阴切开。对于早产胎位异常者，在权衡新生儿存活利弊基础上，可考虑剖宫产。

四、预　防

1. 定期产前检查　指导妊娠期卫生，积极治疗泌尿道、生殖道感染，妊娠晚期节制性生活避免胎膜早破。

2. 加强对高危妊娠的管理　积极治疗妊娠合并症及预防并发症的发生，减少治疗性早产率,提高治疗性早产的新生儿存活率。

3. 宫颈环扎术　已明确宫颈功能不全者,应于 12~14 周行宫颈环扎术。

4. 宫颈功能不全　对怀疑宫颈功能不全,尤其是妊娠中、晚期宫颈缩短着,可选用:①黄体酮阴道制剂,100~200 mg 每晚置阴道内,从妊娠 20 周用至 34 周,可明显减少 34 周前的早产率。②宫颈环扎术,曾有 2 次或 2 次以上晚期流产或早产史患者,可在妊娠 12~14 周行预防性宫颈环扎术。③子宫托,近年有报道,子宫托可代替环扎术处理妊娠中期以后宫颈缩短的宫颈功能不全患者。

各种预防措施主要针对单胎妊娠,对多胎妊娠尚缺乏充足的循证医学依据。

第三节　过期妊娠

平素月经周期规则,妊娠达到或超过 42 周尚未分娩者,称为过期妊娠。其发生率占妊娠总数的 3%~15%。过期妊娠的胎儿围生期患病率和死亡率增高,并随妊娠延长而加剧。

一、病　因

过期妊娠的病因尚不完全清楚,可能与下列因素有关。

1. 雌、孕激素比例失调　正常妊娠足月分娩时,雌激素增高,孕激素降低。内源性前列腺素和雌二醇分泌不足而孕酮水平增高,会导致孕激素优势,抑制前列腺素和缩宫素作用,延迟分娩发动,导致过期妊娠。高龄初产妇易出现过期妊娠,可能与妊娠晚期其体内孕激素下降缓慢有关。

2. 头盆不称　部分过期妊娠胎儿较大,可导致头盆不称或胎位异常,胎儿先露部不能与子宫下段及宫颈密切接触,反射性子宫收缩减少,导致过期妊娠。复合先露时胎先露入盆困难,与头盆不称有相同效果。

3. 胎儿畸形　如无脑儿,促肾上腺皮质激素分泌不足,胎儿肾上腺皮质萎缩,从而雌激素前身物质 16α-羟基硫酸脱氢表雄酮分泌不足,使雌激素形成减少,导致过期妊娠。

4. 其他　遗传因素、肥胖、高龄初产妇、过期妊娠史、心理社会因素等。

二、病　理

(一)胎盘

过期妊娠的胎盘有两种类型:一种是胎盘功能正常,胎盘外观和镜检均与妊娠足月胎盘相似,仅重量略有增加;另一种是胎盘功能减退。

(二)羊水

正常妊娠 38 周以后,羊水量开始逐渐减少,妊娠 42 周后羊水迅速减少,约 30% 减少至

300 ml 以下;羊水粪染率明显增加,是足月妊娠的 2 ~ 3 倍,若同时伴有羊水过少,羊水粪染率达 71% 。

(三)胎儿

过期妊娠胎儿生长模式与胎盘功能有关,可分以下 3 种。

1. 正常生长及巨大胎儿　过期妊娠的胎盘功能正常,能维持胎儿继续生长,约 25% 成为巨大胎儿,其中 5.4% 胎儿出生体重>4 500 g。

2. 胎儿过熟综合征　过熟儿表现出过熟综合征的特征性外貌,与胎盘功能减退、胎盘血流灌注不足、胎儿缺氧及营养缺乏等有关。典型表现为皮肤干燥、松弛、起皱、脱皮,脱皮尤以手心和脚心明显;身体瘦长、胎脂消失、皮下脂肪减少,表现为消耗状;头发浓密、指(趾)甲长、身体瘦长,容貌似"小老人"。因为羊水减少和胎粪排出,胎儿皮肤黄染,羊膜和脐带呈黄绿色。

3. 胎儿生长受限　小样儿可与过期妊娠并存,后者更增加胎儿的危险性,约 1/3 过期妊娠死产儿为生长受限小样儿。

三、对母儿影响

1. 对围生儿影响　除上述胎儿过熟综合征外,胎儿窘迫、胎粪吸入综合征、新生儿窒息及巨大胎儿等围生儿发病率及死亡率均明显增高。

2. 对母体影响　产程延长和难产率增高,使手术产率及母体产伤明显增加。

四、临床表现及诊断

核实孕周,确定胎盘功能是否正常是关键。

(一)核实孕周

1. 病史　①以末次月经第 1 天计算:平时月经规则、周期为 28 ~ 30 d 的孕妇停经≥42 周尚未分娩,可诊断为过期妊娠。若月经周期超过 30 d,应酌情顺延。②根据排卵日推算:月经不规则、哺乳期受孕或末次月经记不清的孕妇,可根据基础体温提示的排卵期推算预产期,若排卵后≥280 d 仍未分娩者可诊断为过期妊娠。③根据性交日期推算预产期。④根据辅助生殖技术(如人工授精、体外受精-胚胎移植术)的日期推算预产期。

2. 临床表现　早孕反应开始出现时间、胎动开始出现时间,以及妊娠早期做妇科检查发现的子宫大小,均有助于推算孕周。

3. 辅助检查　①根据 B 超检查确定孕周,妊娠 20 周内,B 超检查对确定孕周有重要意义。早期妊娠以胎儿顶臀径推算孕周较准确,中期妊娠以胎儿双顶径、股骨长度推算预产期较好。②根据妊娠初期血、尿 HCG 增高的时间推算孕周。

(二)判断胎儿安危

1. 胎动计数　由于每个胎儿的活动量各异,不同孕妇自我感觉的胎动数差异很大。一般认为 12 h 内胎动累计数不得少于 10 次,故 12 h 内少于 10 次或逐日下降超过 50% ,而又不能恢复,应视为胎盘功能不良,胎儿存在缺氧。

2. 电子胎儿监护　无应激试验（non-stress test，NST）为无反应型需进一步做缩宫素激惹试验（oxytocin challenge test，OCT），OCT 多次反复出现胎心晚期减速者，提示胎盘功能减退，胎儿有明显缺氧。

3. 超声检查　观察胎动、胎儿肌张力、胎儿呼吸样运动及羊水量。另外，脐血流仪检查胎儿脐动脉血流 S/D 比值，有助于判断胎儿安危状况。

4. 羊膜镜检查　观察羊水颜色，了解胎儿是否因缺氧而有胎粪排出。若已破膜，可直接观察到羊水流出及其性状。

五、治　疗

妊娠 40 周以后胎盘功能逐渐下降，42 周以后明显下降，因此，在妊娠 41 周以后，即应考虑终止妊娠，尽量避免过期妊娠。

1. 促宫颈成熟　一般妊娠 Bishop 评分≥7 分者，可直接引产；Bishop 评分<7 分，引产前先促宫颈成熟。目前，常用的促宫颈成熟的方法主要有前列腺素 E_2 阴道制剂和宫颈扩张球囊。

2. 引产术　宫颈已成熟即可行引产术，常用静脉滴注缩宫素，诱发宫缩直至临产。胎头已衔接者，通常先人工破膜，1 ~2 h 后开始静脉滴注缩宫素引产。人工破膜既可诱发内源性前列腺素的释放，增加引产效果，又可观察羊水性状，排除胎儿窘迫。

3. 产程处理　进入产程后，应鼓励产妇左侧卧位、吸氧。产程中最好连续监测胎心，注意羊水性状，必要时取胎儿头皮血测 pH 值，及早发现胎儿窘迫，并及时处理。过期妊娠时，常伴有胎儿窘迫、羊水粪染，分娩时应做相应准备。胎儿娩出后立即在直接喉镜指引下行气管插管吸出气管内容物，以减少胎粪吸入综合征的发生。

4. 剖宫产术　过期妊娠时，胎盘功能减退，胎儿储备功能下降，需适当放宽剖宫产指征。

六、预　防

由于过期产儿病情严重，预后不良，因而预防非常重要。对妊娠期延长的孕妇应密切观察，适时终止妊娠，过期产儿出生后应送新生儿科监护，及时治疗可改善预后。

1. 推算预产期　在未妊娠的前 6 个月，便应及时记录每次的月经周期，以便能推算出较准确的预产期。在停经后 2 个月，应去医院检查，以后定期产前检查，尤其在妊娠 36 周以后每周至少做 1 次产前检查。

2. 实行孕产期系统保健的三级管理　推广使用孕产妇保健手册，选择对母儿有利的分娩方式，进行有计划的适时终止妊娠可减少过期妊娠的发生率。

3. 准确诊断过期妊娠　产科医生应在仔细核对预产期，结合 B 超羊水监测、胎心监测等基础上，对所有达 41 周妊娠均应尽早采取引产措施，及时终止妊娠，以降低过期产和胎儿过熟所致的围生儿发病率和死亡率。

4. 自测胎动　孕妇也可以自测胎动，如果 12 h 内胎动数少于 20 次，说明胎儿异常；少于 10 次，说明胎儿已很危险，应立即就医。如果确诊为过期妊娠，应由医生及时引产。

（蒲才秀　张　华）

参考文献

1　谢幸,孔北华,段涛. 妇产科学[M]. 9 版. 北京:人民卫生出版社,2018:70-99.

2　ACOG. Practice Bulletin No. 171:management of preterm labor[J]. Obstet Gynecol,2016,128(4):e155-164.

3　VAN VLIET E O G,NIJMAN T A J,SCHUIT E,et al. Nifedipine versus atosiban for threatened preterm birth(APOSTEL Ⅲ):a multicentre,randomised controlled trial[J]. Lancet,2016,387(10033):2117-2124.

4　DELANEY M,ROGGENSACK A. No. 214-Guidelines for the management of pregnancy at 41+0 to 42+0 Weeks[J]. J Obstet Gynaecol Can,2017,39(8):164-174.

第二十章

妊娠特有疾病

第一节　妊娠期高血压疾病

妊娠期高血压疾病(hypertensive disorders during pregnancy,HDDP;原称妊娠高血压综合征)是妊娠和血压升高并存的一组疾病,包括妊娠高血压、子痫前期、子痫、慢性高血压并发子痫前期和慢性高血压合并妊娠。发病率5%~12%,严重影响母婴健康及妊娠结局。近些年在我国孕产妇死亡病因中,妊娠期高血压疾病排3~4位,是主要疾病之一。提高产前检查率及处理水平,则可使该组疾病引起的孕产妇死亡率显著降低。妊娠期高血压疾病主要病理改变是全身小动脉血管痉挛,而其结果会造成有效循环血容量减少,导致包括胎盘、心脏、肾、肝、脑等在内的全身靶器官损害,引起相应的临床表现。临床常见症状为全身水肿、蛋白尿、恶心、呕吐、头痛、视物模糊、上腹部疼痛、血小板减少、凝血功能障碍,以及胎盘早剥、胎儿生长受限、死胎等围生儿损害。由于该病的根本病因仍然不明,针对高危患者采取必要的预防手段;对所有孕妇进行规范产检,一旦患病,做到早发现、早治疗,可以有效地改善母儿结局。

一、病　因

1. 高危因素　①超过35岁的高龄初产妇;②既往有子痫前期病史者;③抗磷脂抗体阳性等自身免疫病患者;④营养不良,特别是伴有严重贫血者;⑤患有原发性高血压、慢性肾炎、糖尿病合并妊娠者,其发病率较高,病情可能更为复杂;⑥首次妊娠、多胎、羊水过多及葡萄胎的孕妇,发病率亦较高;⑦冬季与初春寒冷季节和气压升高的条件下,易于发病;⑧有家族史,如孕妇的母亲有本病病史者,孕妇发病的可能性较高。

2. 子宫螺旋小动脉重铸不足　正常妊娠时,子宫螺旋小动脉平滑肌细胞、内皮细胞凋亡,被绒毛外滋养细胞取代,深达子宫浅肌层。这样的重铸可以使动脉管径增大、阻力降低,有利于子宫胎盘循环,供胎儿生长需要。但妊娠期高血压疾病的患者,血管重铸不足,只达到蜕膜层,也称作“胎盘浅着床”,从而导致胎盘血流减少,引发子痫前期的一系列表现。

3. 血管内皮受损　血管内皮细胞损伤是子痫前期的基本病理改变,使得扩血管物质如一氧化氮等合成减少,而缩血管物质内皮素、血栓素 A_2 等合成增加。近年来又发现2种新的前列腺素类似物，即前列环素 I_2(prostacyclin I_2，PGI_2)及血栓素 A_2(thromboxane A_2，TXA_2)对本病的发病可能更具有重要意义。PGI_2 具有抑制血小板凝集及增强血管扩张作用；TXA_2 则具有诱发血小板凝聚及增强血管收缩作用。正常妊娠时，二者含量随妊娠进展而增加，但保持平衡。在患本病时，PGI_2 量明显下降，而 TXA_2 量增高，从而使血管收缩、血压升高并可能引起凝血功能障碍。有资料表明，PGI_2 的减少先于本病临床症状的发生，提示 PGI_2 的减少可能参与本病的发生。

4. 免疫学说　妊娠被认为是成功的自然同种异体移植。正常妊娠的维持，有赖于胎母间免疫平衡的建立与稳定。从免疫学观点出发，认为本病病因是胎盘某些抗原物质免疫反应的变态反应，与移植免疫的观点很相似。从对本病的免疫学研究发现，患者的母胎界面和全身血液循环中都存在炎症反应过度的现象。母胎界面处于主导地位的天然免疫系统在发病中起着重要作用，Toll 样受体家族、蜕膜自然杀伤细胞(natural killer cell，NK)、巨噬细胞等数量、表型、功能状态均可影响小动脉重铸，导致胎盘浅着床。和正常妊娠状态下，母体 T 淋巴细胞 Th1/Th2 向 Th2 漂移不同，子痫前期患者底蜕膜部位明显向 Th1 漂移，从而导致免疫反应增强、全身炎症反应、血管内皮受损等。

5. 遗传因素　妊娠期高血压疾病具有家族倾向的表现，可能与遗传有关，但具体遗传方式不明。虽然目前研究已经发现了十余个子痫前期的易感基因区域，但是想明确具体的易感基因还很困难，而且相同基因型也存在不同表型。多数学者更倾向于子痫前期发病中遗传应该是多基因型，并且与环境因素相互作用关系密切。

6. 营养缺乏　已发现钙、镁、锌、硒、维生素 E 等多种营养素和微量元素缺乏与妊娠期高血压疾病发病有关。有研究发现，饮食中钙摄入不足，血钙水平下降，可导致血管平滑肌痉挛，而妊娠期补钙可使本病的发生率下降。硒可以使机体免受脂质过氧化物的损害，提高机体的免疫功能，避免血管内皮损伤。维生素 E、维生素 C 都是抗氧化剂，能够减少自由基对胎盘血管及内皮细胞的损伤。

7. 胰岛素抵抗　近年来研究发现妊娠期高血压疾病患者部分存在胰岛素抵抗，继发的高胰岛素血症导致一氧化氮合成下降及脂质代谢紊乱，影响前列腺素 E_2(prostacyclin E_2，PGE_2)合成，导致血管平滑肌收缩、血管阻力增大。而且临床研究数据也证实妊娠期高血压疾病和妊娠糖尿病互为高危因素。

二、病　理

妊娠期高血压疾病的基本病理生理变化是全身小动脉痉挛和内皮损伤，导致全身脏器血流灌注障碍，微循环供血不足，组织和器官因缺血、缺氧而受损，严重时导致各脏器坏死，功能障碍，对母儿造成危害，甚至引起母儿死亡。正常妊娠妇女体内对于血管加压药能产生一定的拮抗作用，而妊娠期高血压疾病患者则对加压药敏感性增高。

1. 胎盘　子宫肌层和蜕膜部位的螺旋小动脉痉挛，使胎盘灌流下降，加之伴有血管内皮损伤及胎盘血管发生的急性动脉粥样硬化，影响胎盘功能，导致胎儿宫内生长受限、胎儿窘迫等。若出现螺旋动脉栓塞，蜕膜坏死和胎盘床血管破裂出血，可导致胎盘早剥和早产，胎盘多处因缺血出现梗死则可造成死胎。

2. 脑　脑小动脉痉挛，通透性增加，脑组织缺血、缺氧、水肿等，可致脑水肿，严重时形成脑疝。在平均动脉压≥18.67 kPa（140 mmHg）时脑血管自身调节功能丧失，脑微血管内血栓形成，可致局限性或弥漫性脑梗死，当血管破裂时可有脑出血，因子痫死亡者尸检中半数有脑水肿及脑疝。

3. 心血管　因小血管痉挛，血管管腔狭窄，导致外周阻力增加，心脏后负荷增加，血压上升，心率加快，有效循环血量减少，血浓缩和血黏稠度增加，亦增加心肌负担。冠状动脉痉挛，内皮细胞活化，血管通透性增加导致血液进入细胞间质引起心肌缺血、间质水肿及心肌点状出血与坏死，严重时发生心力衰竭，甚至心搏骤停。

4. 肾　肾小动脉痉挛使肾血流量减少，肾缺血、缺氧产生大量肾素致血管紧张素Ⅱ增多，血压进一步升高。重者肾小球扩张，血管壁内皮细胞肿胀、体积增大，使管腔狭窄、血流阻滞，肾血流量及肾小球滤过率下降，体内代谢废物如尿素氮和尿酸排出减少而在体内蓄积，缺氧还使肾小球通透性增加，而肾小管回吸收功能降低致血中蛋白漏出形成蛋白尿，尿中蛋白量和病情成正比，临床上蛋白尿的多少一定程度标志着妊娠期高血压疾病肾损害的严重程度。重者可出现急性肾皮质坏死，表现为急性肾功能衰竭。

5. 肝　肝小动脉痉挛，组织缺血、缺氧导致肝细胞损害，可出现肝功能异常，血清谷氨酸氨基转移酶升高，甚至发生黄疸。若小动脉痉挛时间持续过久，肝细胞可因缺血、缺氧而发生不同程度的坏死。重症者门静脉周围发生局限性出血，乃至大片坏死，可发生肝被膜下出血和血肿形成，甚至破裂导致腹腔内出血而死亡。肝损害与凝血障碍同时发生即出现HELLP综合征[以溶血（hemolysis，H）、肝酶升高（elevated liver enzymes，EL）和血小板减少（low platelets，LP）为特点]，将严重危及母儿生命。

6. 血液系统　全身小血管痉挛，血管壁通透性增加，血液浓缩，血细胞比容上升。正常妊娠末期血液处于高凝状态。妊娠期高血压疾病患者常伴有一定量的凝血因子缺乏或变异，导致血液呈高凝状态，影响微循环灌注，导致弥散性血管内凝血（DIC）。重症患者可发生微血管病性溶血。由于严重血管痉挛致使各脏器缺血、缺氧，血管内皮细胞和血管内红细胞破坏，不仅PGI_2合成下降，大量凝血物质进入血液循环，消耗母体的凝血因子和血小板，胎盘缺血释放大量凝血物质及血液浓缩、高脂血症等均加重了DIC。

三、临床表现

妊娠20周后出现高血压、水肿、蛋白尿，多数患者在妊娠晚期发病。视病变程度不同，轻者可无症状或有轻度头晕，血压轻度升高，伴水肿或轻微蛋白尿；重者出现头痛、视力模糊、恶心、呕吐、持续性右上腹疼痛等，血压明显升高，蛋白尿增多，水肿明显，甚至昏迷、抽搐。高血压、水肿、蛋白尿是妊娠期高血压疾病最多见的“三联征”。

（一）典型的临床表现

1. 高血压　血压≥18.67/12.00 kPa（140/90 mmHg）是妊娠期高血压疾病的临床表现特点。血压缓慢升高时患者多无自觉症状，于体检时发现血压增高，或在精神紧张、情绪激动、劳累后，感头晕、头痛等；血压急骤升高时，患者可出现剧烈头痛、视力模糊、心悸气促，可引起心脑血管意外。重度子痫前期患者血压继续升高，出现严重高血压。

2. 蛋白尿　尿蛋白可随着血管痉挛的变化在每一天中有所变化。重度子痫前期患者尿蛋白继续增加,出现大量蛋白尿,尿蛋白定性≥(++),或24 h尿蛋白定量≥2 g。

3. 水肿　可表现为显性水肿和隐性水肿。显性水肿多发生于踝部及下肢,也可表现为全身水肿。特点为休息后不消失,或突然出现,迅速波及全身甚至出现包括腹腔、胸腔、心包腔的浆膜腔积液。隐性水肿是指液体潴留于组织间隙,主要表现是短期内体重的异常增加。

(二)临床分类

1. 妊娠高血压　妊娠20周后出现血压≥18.67/12.00 kPa(140/90 mmHg),并于产后12周内恢复正常;蛋白尿(-),产后方可确诊。收缩压≥21.33 kPa(160 mmHg)和(或)舒张压≥14.67 kPa(110 mmHg)为重度妊娠高血压。

2. 子痫前期　在妊娠高血压的基础上出现靶器官损害的证据。妊娠20周后出现收缩压≥18.67 kPa (140 mmHg)和(或)舒张压≥12.00 kPa(90 mmHg),且伴有下列任一项:尿蛋白≥0.3 g/24 h,或尿蛋白/肌酐值≥0.3,或随机尿蛋白≥(+);无蛋白尿但伴有以下任何一种器官或系统受累:心、肺、肝、肾等重要器官,或血液系统、消化系统、神经系统的异常改变,胎盘-胎儿受到累及等。

血压和(或)尿蛋白水平持续升高,发生母体器官功能受损或胎盘-胎儿并发症是子痫前期病情向重度发展的表现。子痫前期孕妇出现下述任一表现可诊断为重度子痫前期:①血压持续升高,收缩压≥21.33 kPa(160 mmHg)和(或)舒张压≥14.67 kPa(110 mmHg);②持续性头痛、视觉障碍或其他中枢神经系统异常表现;③持续性上腹部疼痛及肝包膜下血肿或肝破裂表现;④肝酶异常,血丙氨酸氨基转移酶(ALT)或天冬氨酸氨基转移酶(AST)水平升高;⑤肾功能受损,尿蛋白>2.0 g/24 h;少尿(24 h尿量<400 ml或每小时尿量<17 ml),或血肌酐>106 μmol/L;⑥低蛋白血症伴腹水、胸水或心包积液;⑦血液系统异常,血小板计数呈持续性下降并低于100×10^9/L;微血管内溶血[表现有贫血、黄疸或血乳酸脱氢酶(LDH)水平升高];⑧心功能衰竭;⑨肺水肿;⑩胎儿生长受限或羊水过少、胎死宫内、胎盘早剥等。

3. 子痫　子痫前期孕产妇出现抽搐,且不能用其他原因解释。

4. 慢性高血压病并发子痫前期　高血压妇女于妊娠20周以前无蛋白尿,若妊娠20周后出现尿蛋白≥0.3 g/24 h;或妊娠20周前突然出现尿蛋白增加、血压进一步升高,或血小板减少($<100\times10^9$/L)。

5. 妊娠合并慢性高血压　妊娠前或妊娠20周前检查发现血压升高,但妊娠期无明显加重;或妊娠20周后首次诊断高血压并持续到产后12周以后。

四、诊　断

根据病史、临床表现、体征和辅助检查即可做出诊断,同时注意有无并发症和凝血机制障碍。

1. 病史　注意询问患者妊娠前有无高血压、肾病、糖尿病及自身免疫病等病史或表现,有无妊娠期高血压疾病史;了解患者此次妊娠后高血压、蛋白尿等症状出现的时间和严重程度;有无妊娠期高血压疾病家族史。

2. 妊娠高血压的诊断　妊娠高血压定义为同一手臂至少 2 次测量的收缩压≥18.67 kPa(140 mmHg)和(或)舒张压≥12.00 kPa(90 mmHg)。对首次发现血压升高者,应间隔 4 h 或 4 h 以上复测血压。对严重高血压孕妇收缩压≥21.33 kPa(160 mmHg)和(或)舒张压≥14.67 kPa(110 mmHg)时,间隔数分钟重复测定后即可以诊断。

3. 蛋白尿的检测　所有孕妇每次产前检查均应检测尿蛋白或尿常规。可疑子痫前期孕妇应检测 24 h 尿蛋白定量。尿蛋白≥0.3 g/2 h 或尿蛋白/肌酐值≥0.3,或随机尿蛋白≥(+)定义为蛋白尿。

4. 辅助检查　肝功能、肾功能、眼底检查、心电图、产科超声等检查。

五、鉴别诊断

1. 妊娠合并原发性高血压　妊娠前多有高血压病史;多无蛋白尿、水肿;血压明显增高,可达 26.67/16.00 kPa(200/120 mmHg),但是自觉症状不明显;眼底检查可见动脉硬化屈曲、动静脉压迹等动脉硬化表现,视网膜有棉絮状渗出物或出血。此类患者可并发先兆子痫。

2. 慢性肾炎合并妊娠　已知妊娠前患慢性肾炎的容易鉴别诊断,若妊娠前症状不明显则鉴别存在一定困难。一般妊娠早期即出现症状;早期血压不一定升高,晚期者可出现血压升高,尿蛋白较多,可有各种管型,并混有多量红、白细胞;血化验可见血浆蛋白低、尿素氮高;严重时眼底也出现明显变化(动脉硬化屈曲、交叉压迫征,视网膜有棉絮状渗出物或出血);查体可见水肿及贫血较明显,产后不能完全恢复,产后血压仍继续不变。

3. 可能伴有抽搐的疾病　此类患者多无高血压、尿蛋白、水肿表现,如妊娠合并癔症抽搐、妊娠合并癫痫大发作、妊娠合并脑出血、妊娠合并蛛网膜下腔出血、妊娠合并手足搐搦症。必要时需行头颅 CT 或 MRI 检查。

4. 其他　重度子痫前期需要和肾病综合征等尿蛋白阳性疾病进行鉴别。

六、治　疗

(一)治疗原则

基本治疗原则是休息、降压、解痉、镇静、利尿、适时终止妊娠,监测及促进胎儿生长发育。应根据病情轻重分类,进行个体化治疗。目的是预防重度子痫前期和子痫的发生,降低孕产妇及围生儿发病率、死亡率及严重后遗症,改善母儿预后。①妊娠高血压孕妇可居家或住院治疗,休息、镇静、监测母胎情况,酌情降压治疗。②非重度子痫前期孕妇应评估后决定是否住院治疗,镇静、解痉,有指征地降压、利尿,密切监测母胎情况,适时终止妊娠。③重度妊娠高血压、重度子痫前期及子痫孕妇均应住院监测和治疗,子痫控制抽搐,病情稳定后终止妊娠。④妊娠合并慢性高血压以降压治疗为主,注意子痫前期的发生。⑤慢性高血压并发子痫前期同时兼顾慢性高血压和子痫前期的治疗。

(二)妊娠高血压和子痫前期

早期处理主要是做好围生期保健,调节孕妇的机体平衡。紧张和疲劳可引起神经内分泌失调，长久站立也可使有效循环血量减少，肾素、血管素、醛固酮水平升高，引起血管痉挛，尿量减少。因此，休息有利于循环平衡；但仰卧位时子宫压迫下腔静脉及右肾血管，也可影响循环血量，当侧卧位时，股静脉及下腔静脉压力下降，使回心血量增加，最好取左侧卧位。另外，注意补充营养，纠正贫血，补充钙剂，适当摄入钠盐。必要时给镇静剂如地西泮（安定）2.5 mg，每日 3 次口服。间断吸氧。

（三）重度子痫前期和子痫

子痫为妊娠期高血压疾病最严重阶段，一旦发生抽搐，母儿死亡率均明显增高。重度子痫前期应住院治疗，积极处理，防止子痫及并发症的发生。治疗原则为解痉、降压、镇静、合理扩容及利尿、适时终止妊娠。

1. 降血压　抗高血压药适用于血压过高，特别是舒张压高的患者。适用于重度子痫前期血压>21.3/(13.3～14.7) kPa[160/(100～110) mmHg]，血压宜控制在(18.7～20.0)/(12～13.3) kPa[(130～155)/(80～105) mmHg]。

（1）拉贝洛尔　用法：50～150 mg 口服，3～4 次/d。静脉注射：初始剂量 20 mg，10 min 后如未有效降压则剂量加倍，最大单次剂量 80 mg，直至血压被控制，每日最大总剂量 220 mg。静脉滴注：50～100 mg 加入 5% 葡萄糖注射液 250～500 ml，根据血压调整滴速，血压稳定后改口服。

（2）硝苯地平　为二氢吡啶类钙通道阻滞剂。用法：10 mg 口服，3～4 次/d，24 h 总量不超过 120 mg。缓释片 20～30 mg 口服，1～2 次/d。

（3）尼卡地平　钙通道阻滞剂。用法：口服初始剂量 20～40 mg，3 次/d。静脉滴注：每小时 1 mg 为起始剂量，根据血压变化每 10 min 调整用量。

（4）硝酸甘油　作用于氧化亚氮合酶，可同时扩张静脉和动脉，降低心脏前、后负荷，主要用于合并急性心功能衰竭和急性冠脉综合征时的高血压急症的降压治疗。起始剂量 5～10 μg/min 静脉滴注，每 5～10 min 增加滴速至维持剂量 20～50 μg/min。

（5）硝普钠　为强效血管扩张剂。用法：50 mg 加入 5% 葡萄糖注射液 500 ml 按 0.5～0.8 μg/(kg · min) 缓慢静脉滴注。妊娠期仅适用于其他抗高血压药无效的高血压危象孕妇。产前应用时间不宜超过 4 h。

2. 解痉药物　硫酸镁有预防和控制子痫发作的作用，硫酸镁控制子痫再次发作的效果优于地西泮、苯巴比妥和冬眠合剂等镇静药物，适用于子痫前期和子痫患者。推荐用法如下。

（1）控制子痫抽搐　一旦抽搐发作，应尽快控制。药物首选硫酸镁，必要时加用强力镇静药物。静脉用药负荷剂量为 4～6 g，溶于 10% 葡萄糖注射液 20 ml 静脉注射（15～20 min），或 5% 葡萄糖注射液 100 ml 快速静脉滴注，继而 1～2 g/h 静脉滴注维持。或者夜间睡眠前停用静脉给药，改用肌内注射，用法为 25% 硫酸镁 20 ml+2% 利多卡因 2 ml 臀部肌内注射。24 h 硫酸镁总量 25～30 g。如血压过高则加用抗高血压药静脉滴注。降低颅压时，采用 20% 甘露醇 250 ml 快速静脉滴注，出现肺水肿则用呋塞米（速尿）20～40 mg 静脉注射。使用抗生素预防感染。

（2）预防子痫发作　适用于重度子痫前期和子痫发作后，负荷剂量 2.5～5.0 g，维持剂量与控制子痫抽搐相同。用药时间长短根据病情需要调整，一般每天静脉滴注 6～12 h，

24 h 总量不超过 25 g;用药期间每天评估病情变化,决定是否继续用药;引产和产时可以持续使用硫酸镁,若剖宫产术中应用要注意产妇心脏功能;产后继续使用 24 ~ 48 h。

若为产后新发现高血压合并头痛或视力模糊,建议启用硫酸镁治疗。硫酸镁用于重度子痫前期预防子痫发作及重度子痫前期的期待治疗时,为避免长期应用对胎儿钙水平和骨质的影响,建议及时评估病情,病情稳定者在使用 5 ~ 7 d 后停用硫酸镁; 在重度子痫前期期待治疗中,必要时间歇性应用。

用药前及用药过程中应监测血镁浓度。使用硫酸镁的注意事项:①注意膝反射是否存在、呼吸>16 次/min、尿量>25 ml/h 或>600 ml/24 h。因硫酸镁过量会使呼吸及心肌收缩功能受到抑制,危及生命。中毒现象首先为膝反射消失,随着血镁浓度增加可出现全身肌张力减退及呼吸抑制,严重者心搏可突然停止。故治疗时须备钙剂作为解毒剂。当出现镁中毒时,立即静脉注射 10% 葡萄糖酸钙 10 ml。钙离子能与镁离子争夺神经元上的同一受体,阻止镁离子继续结合,从而防止中毒反应进一步加深。②慎用呼吸抑制药物。③伴有心肌病时,慎用硫酸镁。④静脉滴注优于注射。⑤注意体重与剂量的关系及流量速度。

3. 镇静　镇静剂兼有镇静及抗惊厥作用。地西泮(安定):10 mg 肌内注射或静脉注射(必须在 2 min 以上),必要时可重复数次;抽搐过程中不可使用。冬眠合剂 Ⅰ 号(氯丙嗪、异丙嗪各 50 mg,哌替啶 100 mg)1/3 ~ 1/2 量肌内注射或静脉注射,也可静脉滴注。冬眠药物对神经系统有广泛的抑制作用,有利于控制子痫抽搐。此外,有解痉、降压的作用。由于使用中可能使血压急速下降,使肾与子宫胎盘血流量不足,对胎儿不利及药物对肝有一定损害。因此,现已较少使用,但对硫酸镁治疗效果不佳者,仍可应用。

4. 扩容　一般不主张应用扩容剂,仅用于严重的低蛋白血症、贫血。可选用人血白蛋白、血浆和全血。扩容可改善重要器官的血液灌注,纠正组织缺氧,改善病情。

(1)适应证　①血细胞比容>0.35;②尿少且尿相对密度>1.020。

(2)禁忌证　①心率>100 次/min;②肺水肿,心力衰竭;③肾功能不全。

(3)注意事项　①扩容应在解痉基础上进行;②扩容治疗时应严密观察脉搏、呼吸、血压及尿量,防止肺水肿和心力衰竭的发生。

(4)常用扩容剂　①低分子右旋糖酐 500 ml 加 5% 葡萄糖注射液 500 ml,为 1 个扩容单位。②静脉应用胶体溶液:人血清蛋白、血浆、全血。

5. 利尿　过去认为本病的主要病理生理变化是水钠潴留,所以常规应用利尿剂。现认为主要病理变化为血容量减低,再给利尿剂使血液更浓缩,脏器灌流量更加减少,加重母儿病情。

(1)适应证　①全身性水肿、肺水肿、脑水肿及血容量过多且常伴有潜在肺水肿者;②血容量过高、心脏负担过重或心力衰竭;③合并慢性肾炎、慢性高血压、重度贫血、羊水过多等。

(2)常用药物　①呋塞米,20 ~ 40 mg 肌内注射或溶于 5% 葡萄糖注射液 20 ~ 40 ml 中缓慢静脉注射(5 min 以上),必要时可用 200 mg 加入 5% 葡萄糖注射液 500 ml 静脉滴注。适用于肺水肿、心力衰竭。②甘露醇,20% 甘露醇 250 ml,静脉滴注,20 min 内滴完,每 4 ~ 6 h 可以重复。仅适用于脑水肿。

6. 适时终止妊娠　本病患者经治疗后,适时终止妊娠是极为重要措施之一。

(1)终止妊娠的指征　①妊娠高血压、轻度子痫前期 37 周后可终止妊娠;②重度子痫前期孕妇经积极治疗 24 ~ 48 h 无明显好转者；③重度子痫前期达 34 周者；④子痫控制后。

（2）终止妊娠的方式　根据病情及产科指征决定阴道分娩或剖宫产。妊娠期高血压疾病孕妇，如无产科剖宫产指征，原则上考虑阴道试产。但如果不能短时间内阴道分娩，病情有可能加重，可考虑放宽剖宫产的指征。

（3）剖宫产　适用于有产科指征者；宫颈条件不成熟；不能在短期经阴道分娩者；引产失败者；胎盘功能明显减退，或已有胎儿窘迫表现者。引产：适用于宫颈条件较成熟、宫颈柔软且宫颈管已消失时，行人工破膜后加用缩宫素静脉滴注，或单用缩宫素静脉滴注。静脉滴注缩宫素时或临产后，应对产妇及胎儿进行严密监护。分娩时，第一产程时应严密观察产程进展，保持产妇安静；第二产程适当缩短［会阴侧切和（或）胎头吸引、低位产钳助娩］；第三产程注意胎盘和胎膜及时完整娩出，防止产后出血。产后 24 h 直至 5 d 以内仍有发生子痫的可能。尽管随时间推移，发生子痫的可能性减少，但仍不可放松观察及防治。

7. 护理　子痫患者的护理与治疗同样重要。患者应安置于单人暗室，保持室内空气流通，避免一切外来的声、光刺激，绝对安静。一切治疗与护理操作尽量轻柔，相对集中，避免干扰。严密监测血压、脉搏、呼吸、体温及尿量（留置导尿管），记录出入量。防止受伤十分重要，必须专人护理，加用床档，以防患者从床上跌落。若有义齿应取出，并于上下磨牙之间放置一缠以纱布的压舌板，防咬伤唇舌。

8. 严密观察病情　及时进行必要的血、尿化验等特殊检查。及早发现与处理脑出血、肺水肿、急性肾功能衰竭等并发症。

9. 并发症的处理

（1）心力衰竭　发病的主要原因是小动脉痉挛所致的低排高阻，因此必须在解痉、扩张血管的基础上给予强心。扩容与利尿同时进行。改善心肺功能，面罩吸氧提高氧分压，也可经 20% ~ 30% 乙醇过滤的氧气吸入。舒张压高，心率快，说明心脏前负荷大，应用血管扩张剂如酚妥拉明 10 ~ 20 mg，加入 10% 葡萄糖注射液 100 ml 中静脉滴注，再用毛花苷 C（西地兰）0.4 mg，或毒毛花苷（毒毛旋花子苷 K）0.25 mg 缓慢静脉注射，同时可给呋塞米 20 ~ 40 mg 静脉注射或肌内注射，地塞米松 10 ~ 20 mg 静脉注射，以减少血管通透性，保护细胞溶酶体，减轻肺水肿。一般患者在心力衰竭控制 24 ~ 48 h 根据具体情况决定行引产或剖宫产终止妊娠，而无须等待其自然分娩。

（2）凝血功能障碍　重症患者的慢性 DIC 状态使微循环灌注不良，可用低分子右旋糖酐 500 ml 加肝素 12.5 ~ 25 mg 及 25% 硫酸镁 20 ml，缓慢经静脉滴注，每日 1 次，可改善微循环，并可使脂蛋白酯酶增高，游离中性脂肪酸分解，改善患者的高脂血症。但产科 DIC 时使用肝素要慎重，血压过高用抗凝治疗易发生脑出血，临产后应用可引起产时、产后大出血。因此，应根据病情及胎儿情况决定，必要时中断妊娠。

（3）肾功能不全或衰竭　尿量减少时除用利尿剂外，应控制入量，因体内组织分解可产生内生水约 300 ml，而从呼吸道排出约 350 ml，皮肤蒸发平均 500 ml。补充液体量即根据前 1 d 的出量加 500 ml 计算。注意防止高钾血症和酸中毒。氮质血症可行血液透析，病情严重应早期中断妊娠。

（4）胎盘早期剥离　本病患者，由于子宫-胎盘血液灌注不良，特别是重症患者，其胎盘绒毛发生出血、坏死而形成胎盘后血肿，以致胎盘早期剥离，病情严重者可发生出血性休克。

对于子痫前期合并胎盘早剥，一旦诊断确定，应迅速终止妊娠，即剖宫术。

七、预　防

由于本病的病因不明，尚不能做到完全预防其发病，但若能做好以下预防措施，对预防本病有重要作用。

1. 做好妊娠期保健及产前检查工作　建立健全三级妇幼保健网，开展妊娠期和围生期保健工作。各级妇幼保健组织应积极推行妊娠期健康教育，切实开展产前检查，做好妊娠期保健工作。通过妊娠期宣传教育，使广大育龄妇女了解妊娠期高血压疾病的知识和对母儿的危害，促使孕妇自觉从妊娠早期开始做产前检查。定期检查，及时发现异常，给予治疗及纠正，从而减少本病的发生和阻止其发展。有高危因素者，要特别加强监测，包括：年龄 35 岁、体重指数（BMI）≥28 kg/m^2、子痫前期家族史（母亲或姐妹）、既往子痫前期病史，以及存在的内科病史或隐匿存在（潜在）的疾病（包括高血压、肾病、糖尿病和自身免疫病如系统性红斑狼疮、抗磷脂综合征等）。初次妊娠、妊娠间隔时间≥10 年、此次妊娠收缩压≥17.33 kPa（130 mmHg）或舒张压≥10.67 kPa（80 mmHg）（妊娠早期或首次产前检查时）、妊娠早期 24 h 尿蛋白定量≥0.3 g 或尿蛋白持续存在[随机尿蛋白≥（++）1 次及以上]、多胎妊娠等也是子痫前期发生的风险因素。

2. 注意孕妇的营养与休息　指导孕妇减少脂肪和过多盐的摄入，增加富含蛋白质、维生素、铁、钙和其他微量元素的食品，对预防妊娠期高血压疾病有一定作用。近来认为，从妊娠 20 周开始，每日补充钙剂 1 g，可降低妊娠期高血压疾病的发生，可选用含钙量较高、吸收率高的钙剂。此外，妊娠期指导孕妇坚持足够的休息和保持情绪愉快，也有助于抑制妊娠期高血压疾病的发展。

3. 小剂量阿司匹林　推荐对存在子痫前期复发风险，如存在子痫前期史（尤其是较早发生子痫前期史或重度子痫前期史）、有胎盘疾病史（如胎儿生长受限、胎盘早剥病史）、存在肾病及高凝状况等子痫前期高危因素者，可以在妊娠早中期（妊娠 12～16 周）开始服用小剂量阿司匹林（每日 75～100 mg），可维持到妊娠 28 周。

第二节　妊娠期肝内胆汁淤积症

妊娠期肝内胆汁淤积症（intrahepatic cholestasis of pregnancy，ICP），以妊娠期出现瘙痒及胆酸升高为特点，主要危及胎儿，早产率及围生儿死亡率高。ICP 在各个国家的发病率有很大差异，北欧的瑞典、芬兰，南美的智利、玻利维亚是高发地区，提示了此病的发生与种族因素及遗传学有关。我国重庆、上海等长江流域地区的发病较多。

一、病　因

本病是一种表现比较特殊的疾病，目前其确切的发病原因尚未十分明确，但从大量的流行病学资料、临床观察及实验室研究,可以认为本病的发病原因与雌激素升高、发生率的地区差异、遗传等因素密切相关。现已广泛地引起临床的重视。尚有学者提出 ICP 可能与抗心磷脂抗体亦有关系。

二、病　理

1. 光镜检查　肝结构完整,肝细胞无明显炎症或变性表现,仅在肝小叶中央区有些胆小管内可见胆栓,胆小管直径正常或有轻度扩张。小叶中央区的肝细胞含有色素,并可见嗜碱性的颗粒聚集,由于病变不明显有时可被忽略。

2. 电镜检查　细胞一般结构完整,线粒体大小、电子密度及其分布均正常,粗面内质网、核糖体及糖原的外形和分布亦属正常;光滑内质两轻度扩张,其主要病理表现在肝细胞的胆管极,溶酶体数量轻度增加,围绕毛细管的外胞质区增宽,毛细胆管有不同程度的扩张,微绒毛扭曲、水肿或消失。管腔内充满颗粒状的致密电子物质(可能为胆汁)。

ICP 的诊断依赖临床表现和血生化指标,病理不作为诊断依据,仅在其他种类肝病需要活检时鉴别。

三、临床表现

(一)症状体征

1. 瘙痒　瘙痒往往是首先出现的症状,常起于 28 ~ 32 周,但亦有早至妊娠 12 周者出现无皮肤损伤的瘙痒。瘙痒程度亦各有不同,可以从轻度偶然的直到严重的全身瘙痒,个别甚至发展到无法入眠而需终止妊娠。手掌和脚掌是瘙痒的常见部位,瘙痒都持续至分娩,大多数在分娩后 2 d 消失,少数人 1 周左右消失,持续至 2 周以上者罕见。

2. 黄疸　瘙痒发生后的数日至数周内(平均为 2 ~ 4 周),部分患者出现黄疸。黄疸程度一般轻度,有时仅角膜轻度黄染。黄疸持续至分娩后 1 ~ 2 周内消退,个别可持续到产后 1 个月以上。

3. 皮肤抓痕　本病不存在原发皮损,但因瘙痒抓挠皮肤可出现条状抓痕,皮肤组织活检无异常发现。

4. 其他症状　少有患者发生呕吐、乏力、食欲不佳等症状。极少数孕妇出现体重下降及维生素 K 相关凝血因子缺乏,而后者可能增加产后出血的风险。

(二)实验室检查

1. 胆汁酸测定　血清胆汁酸水平的测定主要包括总胆汁酸和甘胆酸。考虑甘胆酸在本病诊断与程度分类中的稳定性差,故在本病诊断及监测中以总胆汁酸水平作为检测指标更合理。本病孕妇胆汁酸水平较健康孕妇显著上升;总胆汁酸水平升高,伴或不伴肝酶水平升高就足以支持 ICP 的诊断和严重程度的判别。

2. 胆红素　部分 ICP 患者的血清胆红素水平明显轻至中度升高。

3. 肝酶检测　大多数本病患者的 ALT 和 AST 均有轻度升高,ALT 较 AST 更为敏感。本病患者碱性磷酸酶(alkaline phosphatase,AKP)常升高,但由于正常孕妇中AKP升高者较多,其中部分为胎盘分泌的同工酶,因此该项测定在诊断本病时并无明显价值。

4. 肝炎病毒指标及肝胆超声检查　主要用于排除原发性肝病引起的总胆酸、肝酶、胆红素异常。

四、诊　断

(一)妊娠期筛查

由于本病在部分地区发病率较高,临床无特征性表现,因此有筛查的必要。具体推荐:产前检查应常规询问有无皮肤瘙痒,有瘙痒者即测定并动态监测胆汁酸水平变化;有本病高危因素者,妊娠28~30周时测定总胆汁酸水平和肝酶水平,测定结果正常者于3~4周后复查。总胆汁酸水平正常,但存在无法解释的肝功能异常也应密切随访,每1~2周复查1次;无瘙痒症状者及非本病高危孕妇,妊娠32~34周常规测定总胆汁酸水平和肝酶水平。

(二)诊断要点

1. 出现其他原因无法解释的皮肤瘙痒　瘙痒涉及手掌和脚掌对本病具有提示性。尤其需鉴别本病皮肤瘙痒严重导致的皮肤抓痕与其他妊娠期皮肤病。

2. 空腹血总胆汁酸水平　≥10 μmol/L可诊断为本病。

3. 胆汁酸水平正常者　但有其他原因无法解释的ALT和AST水平轻、中度升高可诊为本病。

4. 皮肤瘙痒和肝功能异常在产后恢复正常　皮肤瘙痒多在产后24~48 h消退,肝功能在分娩后4~6周恢复正常。

(三)分度

1. 轻度　①血清总胆汁酸≥10~40 μmol/L;②临床症状以皮肤瘙痒为主,无其他明显症状。

2. 重度　①血清总胆汁酸≥40 μmol/L;②临床症状:瘙痒严重;③伴有其他情况,如多胎妊娠、妊娠期高血压疾病、复发性ICP、曾因ICP致围生儿死亡者;④早发型ICP。

五、鉴别诊断

诊断ICP需排除其他能引起瘙痒、黄疸和肝功能异常的疾病,如原发性肝胆疾病(病毒性肝炎、胆石症等)。若患者出现剧烈呕吐、精神症状或高血压,应考虑妊娠急性脂肪肝和子痫前期;氨基转移酶水平轻、中度升高应考虑妊娠合并肝炎,尤其是妊娠合并慢性肝炎。

六、治　疗

应将本病患者列为高危妊娠进行管理和系统监护,加强产前宣教,中、重度患者应该提前入院,积极治疗直到分娩,并及时终止妊娠。

（一）监护

ICP 孕妇的胎儿常在产前突然死亡，故对 ICP 胎儿的监护就显得十分重要。一般认为胎心监护比较可靠。

妊娠 35 周以后，每周进行胎盘功能测定，如检测 24 h 尿 E_3，血 HCG、E_3 等了解胎盘功能；胎儿生物物理相评分；B 超监测胎儿双顶径、胎盘成熟情况及羊水情况；多普勒超声波检查胎儿血流动力学的改变。妊娠 32 周后每周可以用无负荷试验随时监测胎儿宫内状况。临产后密切注意胎心率及羊水的变化。

吸入氧气，左侧卧位，每天按时计数胎动。每周测宫高、腹围、体重，以检测胎儿在宫内生长发育情况。

（二）药物

1. 熊去氧胆酸　推荐作为 ICP 治疗的一线药物。在缓解皮肤瘙痒、降低血清学指标、延长孕周、改善母儿预后方面具有优势，但停药后可出现反跳情况。建议按照 15 mg/（kg · d）的剂量分 3 ~4 次口服，常规剂量疗效不佳，而又未出现明显不良反应时，可加大剂量为每日 1.5 ~2.0 g。治疗期间每 1 ~2 周复查肝功能 1 次，了解肝酶及胆酸等指标变化。

2. S-腺苷蛋氨酸　建议作为 ICP 临床二线用药或联合治疗。静脉滴注每日 1 g，疗程 12 ~14 d；口服 500 mg 每日 2 次。比较集中的联合方案是：熊去氧胆酸 250 mg 每日 3 次口服，联合 S-腺苷蛋氨酸 500 mg 每日 2 次静脉滴注或口服。建议对于重度、进展性、难治性 ICP 患者可考虑两者联合治疗。

（三）终止妊娠

对 ICP 孕妇适时终止妊娠是降低围生儿发病率的重要措施。

1. 适应证　①轻度 ICP：妊娠 38 ~39 周终止妊娠；②重度 ICP：妊娠 34 ~37 周终止妊娠，根据治疗反应、有无胎儿窘迫、双胎或合并其他母体并发症等因素综合考虑。

2. 阴道分娩指征　①轻度 ICP；②无其他产科剖宫产指征者；③孕周<40 周。在引产过程中应注意避免宫缩过强加重胎儿缺氧。产程初期常规行缩宫素激惹试验或宫缩应激试验检查，产程中密切监测孕妇宫缩、胎心节律变化，避免产程过长，若存在胎儿窘迫状态，放宽剖宫产指征。

3. 剖宫产指征　①重度 ICP；②既往有 ICP 病史并存在与之相关的死胎、死产、新生儿窒息或死亡史；③胎盘功能严重下降或高度怀疑胎儿窘迫；④合并双胎或多胎、重度子痫前期等。

预防产后出血，补充维生素 K，产后加强子宫收缩，以减少产后出血。

七、预　防

由于 ICP 的主要后果是围生儿发病率和死亡率升高，因而，产科处理的目的应是使胎儿顺利足月分娩。若有胎儿窘迫且胎儿已成熟则应当机立断终止妊娠且以剖宫产为宜，因为经阴道分娩会增加胎儿缺氧程度。有报道 ICP 经积极主动的处理，可以明显降低围生儿死亡率。

有研究表明,补充一定量的钙、维生素C、维生素E、硒,都有利于ICP的预防。一般来说,营养良好的准妈妈发病率明显低于营养欠佳的准妈妈。

经常按摩双脚的十二指肠(位于双足底第1跖骨近端)与右脚的胆管反射区(位于右脚脚底第4跖骨与第5跖骨间)。因为胆汁是通过十二指肠进入肠道,如果这个区域功能状态不佳,就会导致肝胆排泄不畅而使胆汁淤积。

孕妇要保持情绪平稳,饮食要清淡,不乱用药。

第三节　妊娠剧吐

孕妇在妊娠早期出现头晕、倦怠、择食、食欲减退及轻度恶心、呕吐等症状,称为早孕反应或妊娠呕吐。早孕反应一般对生活与工作影响不大,无须特殊治疗,一般在妊娠6周出现,多在妊娠12周前后自然消失,这是一种正常的生理反应。在妊娠早期,少数孕妇出现严重持续的恶心、呕吐,引起脱水、酮症甚至酸中毒,还会危及孕妇的生命,常需要住院治疗,这种现象在医学上称为妊娠剧吐。妊娠剧吐多见于怀第一胎的孕妇。有恶心、呕吐的孕妇中通常只有0.3%~1.0%发展为妊娠剧吐,是否需要住院治疗常作为临床上判断妊娠剧吐的重要依据。

一、病　因

妊娠剧吐的病因迄今未明,可能主要与体内激素作用机制和精神状态的平衡失调有关。临床所见提示本病与血中HCG水平增高关系密切。但症状的轻重不一定和HCG呈正比。肾上腺皮质功能减退、维生素B_6缺乏也被认为可能是发病的原因。此外,精神过度紧张、焦急、忧虑及生活环境和经济状况较差的孕妇易发生妊娠剧吐,提示此病可能与精神、社会因素有关,精神紧张可加重病情。近年研究发现,妊娠剧吐还可能与感染幽门螺杆菌(helicobacter pylori,H. pylori/HP)有关。

二、临床表现

(一)病史

停经史,可有早期妊娠反应,多发生在妊娠3个月内。

(二)症状和体征

妊娠6周左右出现剧烈恶心、呕吐,以及头晕、厌食,甚则食入即吐,或恶闻食气,不食也吐甚则滴水不进,呕吐物为胆汁、清水或夹血丝。日久则出现脱水及代谢性酸中毒,表现为消瘦,体重下降,口唇燥裂,眼窝凹陷,皮肤失去弹性,尿量减少,呼吸深快,有醋酮味。严重者脉搏增快、体温升高、血压下降、精神萎靡、消瘦。当肝肾功能受到影响时,可出现黄疸和蛋白尿。甚则眼底出血,意识模糊或呈嗜睡和昏睡状态。

妇科检查可见阴道壁及宫颈变软,着色,子宫增大与停经月份相符,质软,有饱胀感。

(二)实验室检查

1. 尿液检查　①尿妊娠试验:以明确是否妊娠,阳性提示妊娠。②尿分析:尿酮体阳性;尿相对密度增加;尿中可出现蛋白和管型。③24 h 尿量减少。

2. 血液检查　①血常规:可见红细胞总数和血红蛋白升高,血细胞比容增高,提示血液浓缩。②血生化检查:钾、氯浓度降低;严重者可见肝肾受损表现,如氨基转移酶、血胆红素、尿素氮、肌酐等升高。③B 超检查:子宫增大如孕月,确定胎儿是否正常。④其他检查:必要时要进行心电图检查以了解有无低钾血症或高钾血症及心肌情况;眼底检查以了解有无视网膜出血。

三、诊断和鉴别诊断

1. 诊断　根据病史、临床表现和相应的实验室检查诊断并不困难。其诊断至少应该包括每日呕吐≥3 次、尿酮体阳性、体重较妊娠前减少≥5%。

2. 鉴别诊断　妊娠呕吐主要应与葡萄胎、甲状腺功能亢进及可能引起呕吐的疾病(如肝炎、胃肠炎、胰腺炎、胆道疾病等消化系统疾病)相鉴别。有神经系统症状者应与脑膜炎和脑肿瘤等相鉴别。

四、治　疗

治疗原则为住院休息,适当禁食,记出入量,补液止吐,纠正脱水、酸中毒及电解质紊乱,补充营养,防治并发症。

1. 一般治疗　要注意平时精神状态调整,精神安慰,解除思想顾虑,家人多给予鼓励,保持心情轻松愉快。卧床休息,保证充足睡眠。调整饮食,给予患者喜欢、富于营养、易于消化的食物,尽量避免异味的刺激,重者禁食。远离较为呛鼻的气味,例如臭味、油漆味、鱼腥味等。保持室内空气流通。

2. 补液治疗　每日补液量至少维持 3 000 ml,给予 5%~10% 葡萄糖注射液 1 000 ml,5% 葡萄糖盐水、林格液 1 000 ml,或根据孕妇体质状况和液体丢失情况酌情加减。液体内可加 10% 氯化钾 20 ml、维生素 C 3 g、维生素 B_6 200 mg。有酸中毒者,根据血二氧化碳结合力,予以静脉补充 5% 碳酸氢钠溶液。

3. 止吐镇静治疗　维生素 B_6 或维生素 B_6-多西抗敏复合制剂。也可应用甲氧氯普胺等药物。开始时宜静脉或直肠给药,症状缓解后应改为口服给药。生姜也可减轻或消除症状且无不良反应。

4. 适时终止妊娠　多数妊娠剧吐的孕妇经治疗后病情好转,可以继续妊娠。如果经过上述处理,病情无改善,出现下列情况危及孕妇生命时,建议终止妊娠:①持续黄疸;②持续蛋白尿;③体温持续在 38 ℃ 以上;④心动过速,心率超过 120 次/min;⑤并发韦尼克(Wernicke)脑病者。

五、预　防

预防及治疗妊娠剧吐是妊娠保健的一个重要内容，对促进母儿健康、优生优育具有重要意义。一方面，当确诊早孕后应及时指导孕妇注意事项，告知其可能发生的妊娠反应，让其有足够的心理准备来渡过这一阶段；另一方面，已经发生严重呕吐，甚至出现并发症，此时应积极采取综合治疗措施，包括重视心理治疗的作用，避免引起严重并发症。

正确认识妊娠反应，妊娠是一个正常的生理过程，在妊娠早期出现的恶心、呕吐等不适属于正常反应，不久即可消失，不要有过重的思想负担，要保持情志的安定与舒畅，居室尽量布置得清洁、安静、舒适，避免异味的刺激。呕吐后应立即清除呕吐物，以避免恶性刺激，并用温开水漱口，保持口腔清洁。注意饮食卫生，饮食宜营养价值稍高且易消化。可采取少吃多餐的方法。减少烟、酒、厨房油烟的刺激，避免油漆、涂料、杀虫剂等化学品的异味。妊娠后胃肠蠕动减慢，容易出现便秘，应多饮水，多吃新鲜的蔬菜和水果，保持大便通畅。

（周　玮　张　华）

参考文献

1 谢幸，孔北华，段涛. 妇产科学[M]. 9版. 北京：人民卫生出版社，2018：83-91.

2 FLOREANI A, GERVASI M T. New insights on intrahepatic cholestasis of pregnancy[J]. Clinics in Liver Disease, 2016, 20(1): 177-189.

3 ACOG. Practice Bulletin No. 202: Gestational hypertension and preeclampsia[J]. Obstet Gynecol, 2019, 133(2): e1-e25.

第二十一章

妊娠晚期出血

第一节 胎盘早剥

正常位置的胎盘在胎儿娩出前，部分或全部从子宫壁剥离，称为胎盘早剥。胎盘早剥是妊娠晚期出血原因之一，其病情危急时可危及母儿生命。国内报道的发生率为0.46%～2.1%，国外的发生率为1%～2%。

一、病　因

胎盘早剥的发病机制尚未完全阐明，其发病可能与以下因素有关。

1. 血管病变　妊娠期高血压疾病，尤其是患重度子痫前期、慢性高血压、慢性肾脏疾病或全身血管病变的孕妇，当底蜕膜螺旋小动脉痉挛或硬化，引起远端毛细血管缺血坏死甚至破裂出血，血液在底蜕膜层及胎盘间形成胎盘后血肿，导致胎盘自子宫壁剥离。

2. 机械性因素　外伤（特别是腹部受撞击或挤压），脐带过短或脐带绕颈以致分娩过程中胎先露部下降牵拉脐带，羊膜腔穿刺。此外，双胎妊娠的第一胎儿娩出过快或羊水过多于破膜时羊水流出过快，使子宫内压骤然降低，子宫突然收缩，也可导致胎盘剥离。

3. 子宫静脉压突然升高　妊娠晚期或临产后，孕产妇长时间取仰卧位时，可发生仰卧位低血压综合征。此时由于巨大的妊娠子宫压迫下腔静脉，回心血量减少，血压下降，而子宫静脉瘀血，静脉压升高，导致蜕膜静脉床瘀血或破裂，形成胎盘后血肿导致部分或全部胎盘自子宫壁剥离。

4. 其他高危因素　高龄孕妇、经产妇、吸烟、孕妇有血栓形成倾向等。有胎盘早剥史的孕妇再发胎盘早剥的风险比无胎盘早剥史高10倍。

二、病　理

1. 显性出血型　出血使胎膜自宫壁剥离，如继续出血，形成较大胎盘后血肿，血液可冲开胎盘边缘及胎膜且从宫颈口逸出，大部分胎盘早期剥离属于此型。

2. 隐性出血型　出血未能自宫颈口逸出而聚积在胎盘与子宫壁之间，并可渗入羊膜腔。

当隐性剥离内出血增多时，胎盘后血液积聚于胎盘与子宫壁之间，血液浸入浆膜层时，子宫表面呈紫蓝色瘀斑，称为子宫胎盘卒中，又称为库弗莱尔子宫。

三、临床表现

（一）临床分级、症状及体征

典型临床表现是阴道流血、腹痛，可伴有子宫张力增高和子宫压痛，尤其以胎盘剥离处最明显。阴道流血特征为陈旧性不凝血，但出血量往往与疼痛程度、胎盘剥离程度不一定符合，尤其是后壁胎盘的隐形剥离。早期表现通常以胎心率异常为首发表现，宫缩间歇期子宫呈高张状态，胎体触诊不清。严重时子宫呈板状，压痛明显，胎心率变化或消失，甚至出现恶心、呕吐、出汗、面色苍白、脉搏细弱、血压下降等休克征象。

胎盘早剥分级、症状及体征见表 21-1、表 21-2。

表 21-1　胎盘早剥的 Page 分级标准

分级	临床特征
0	分娩后回顾性产后诊断
Ⅰ	外出血，子宫软，无胎儿窘迫
Ⅱ	胎儿宫内窘迫或胎死宫内
Ⅲ	产妇出现休克症状，伴或者不伴弥散性血管内凝血（DIC）

表 21-2　胎盘早剥的症状及体征

症状及体征	发生率（%）	症状及体征	发生率（%）
阴道出血	70～80	持续性腹痛或背痛	66
血性羊水	50	胎心异常	69
早产	22	死胎	15
子宫收缩频繁及子宫高张性收缩	17		

（二）辅助检查

1. B 超检查　超声不是检查胎盘早剥的敏感手段，准确率在 25% 左右。无异常也不能排除胎盘早剥（特别是后壁早剥）。典型超声声像图显示胎盘与子宫壁之间出现液性暗区，界限不太清楚。同时排除前置胎盘。重型患者的 B 超声像图则更加明显，除胎盘与宫壁间的液性暗区外，还可见到暗区内有时出现光点反射（积血机化）、胎盘绒毛板向羊膜腔凸出及胎儿有无胎动及胎心搏动。

2. 胎心监护　胎心监护用于判断胎儿宫内情况，胎盘早剥时可出现胎心监护基线变异消失、变异减速、晚期减速、正弦波形及胎心缓慢等。

3. 其他实验室检查　主要了解患者贫血程度及凝血功能、肝肾功能、电解质，Ⅱ和Ⅲ度胎盘早剥可能并发 DIC,应进行包括 DIC 的筛选试验(如血小板计数、凝血酶原时间、D-二聚体、纤维蛋白原测定和 3P 试验),必要时纤溶确诊试验(凝血酶时间及优球蛋白溶解时间、血浆鱼精蛋白副凝试验等)。急症患者可行血小板计数、全血凝块观察与溶解试验,作为简便的凝血功能监测,以便及早诊断是否并发凝血功能障碍。

(三)并发症

1. 胎儿宫内死亡　胎盘早剥引起胎儿急性缺氧,围生儿窒息率、死亡率、早产率均升高。

2. 弥散性血管内凝血(DIC)　临床表现为皮下、黏膜或注射部位出血,阴道出血不凝或仅有较软的凝血块,有时尚可发生尿血、咯血及呕血等现象。对胎盘早剥患者需预防 DIC 的发生及凝血功能障碍的出现。

3. 产后出血　胎盘早剥发生子宫胎盘卒中对子宫肌层收缩力的影响,以及发生 DIC 而致凝血功能障碍,导致产后出血的可能性增大,进而引起休克,甚至导致希恩综合征。

4. 急性肾功能衰竭　失血过多、休克时间长及 DIC 等因素,均严重影响肾的血流量,造成双侧肾皮质或肾小管缺血坏死,出现急性肾功能衰竭。

5. 羊水栓塞　胎盘早剥时羊水经剥离面开放的子宫血管,进入母体血液循环,羊水中有形成分栓塞肺血管,引起肺动脉高压。

四、诊　断

胎盘早剥的诊断主要根据病史、临床症状及体征。轻型胎盘早剥由于症状与体征不够典型,诊断往往有一定困难,应仔细观察与分析,并借 B 超检查来确定。重型胎盘早剥的症状与体征比较典型,诊断多无困难。确诊重型胎盘早剥的同时,尚应判断其严重程度,必要时进行上述的实验室检查,确定有无凝血功能障碍及肾功能衰竭等并发症,以便制订合理的处理方案。

五、鉴别诊断

1. 前置胎盘　轻型胎盘早剥也可为无痛性阴道出血,体征不明显,行 B 超检查确定胎盘下缘,即可确诊。子宫后壁的胎盘早剥,腹部体征不明显,不易与前置胎盘区别,B 超检查亦可鉴别。重型胎盘早剥的临床表现极典型,不难与前置胎盘相鉴别。

2. 先兆子宫破裂　常发生于分娩过程中,出现强烈宫缩、下腹疼痛拒按、烦躁不安、少量阴道流血、有胎儿窘迫征象等。以上临床表现与重型胎盘早剥较难区别,但先兆子宫破裂多有头盆不称、分娩梗阻或剖宫产史,检查可发现子宫病理缩复环,导尿有肉眼血尿等。而胎盘早剥患者检查子宫呈板样硬。

六、治　疗

根据孕周、早剥的严重程度、有无并发症、宫口开大情况、胎儿宫内状况等决定。治疗原则为早期识别,积极纠正休克,及时终止妊娠,控制 DIC,减少并发症。

（一）纠正休克

监测生命体征，积极输血、补液维持血液循环系统的稳定，有 DIC 表现者要尽早纠正凝血功能障碍。维持血红蛋白 100 g/L，血细胞比容>30%，尿量>30 ml/h。

（二）监测胎儿宫内情况

持续监测胎心，对于有外伤史，可疑胎盘早剥，至少 4 h 行 1 次胎心监护。

（三）终止妊娠

1. 经阴道分娩　①如胎心消失，在充分评估产妇生命体征前提下首选阴道分娩。先行破膜，使羊水缓慢流出，减压及促进产程进展，减少出血。缩宫素使用要慎重，以防子宫破裂。胎位异常者必要时行剖宫产。②若胎儿存活，经产妇一般情况较好，出血以显性为主，宫口已开大，估计短时间内能迅速分娩者，可经阴道分娩，分娩过程中，密切观察患者的血压、脉搏、子宫底高度、宫缩情况及胎心等的变化。建议全程胎儿电子监测仪进行监护，了解胎儿宫内状况，并备足血液制品。

2. 剖宫产　妊娠 32 周以上，胎盘早剥Ⅱ级以上，胎儿存活，需尽快剖宫产；阴道分娩过程中出现胎儿窘迫征象，破膜后无进展的，应尽快剖宫。胎儿已死，产妇病情恶化，不能立即分娩者也需立即行剖宫产术。近足月的轻度胎盘早剥者，病情可能随时加重，考虑终止妊娠并建议以剖宫产分娩为宜。

（四）保守治疗

对于妊娠 32～34 周 0～Ⅰ级胎盘早剥者，可予以保守治疗。妊娠 34 周以前者需给予皮质类固醇激素促胎肺成熟。妊娠 28～32 周，以及<28 孕周的极早产产妇，如为显性阴道出血、子宫松弛，产妇及胎儿状态稳定时，行促胎肺成熟的同时考虑保守治疗。分娩时机应权衡产妇及胎儿的风险后再决定。保守治疗过程中，应密切行超声检查，监测胎盘早剥情况。一旦出现明显阴道出血、子宫张力高、凝血功能障碍及胎儿窘迫时，应立即终止妊娠。

（五）产后出血的处理

胎盘早剥患者容易发生产后出血，故在分娩后应及时应用促子宫收缩药物，应压迫止血、动脉结扎、动脉栓塞等。若经各种措施仍不能控制出血，子宫收缩不佳时，须及时做子宫切除术；若大量出血且无凝血块，考虑为凝血功能障碍，并按凝血功能障碍处理。

（六）严重并发症的处理

1. 凝血功能障碍　必须在迅速终止妊娠基础上，及时、足量输入新鲜血及血小板是补充血容量和凝血因子的有效措施（表 18-3）。

治疗关键在于移除胎盘，阻止促凝血物质继续进入母体血液循环，同时，一旦确诊 DIC 应迅速补充凝血因子作替代治疗，为去除病因争取到宝贵时间，即终止妊娠，恢复循环容量。

2. 预防肾功能衰竭　若尿量<30 ml/h，提示血容量不足，应及时补充血容量；若血容量已补足而尿量<17 ml/h，可给予 20% 的甘露醇 500 ml 快速静脉滴注，或呋塞米 20～40 mg 静脉注射，必要时可重复用药，通常 1～2 d 尿量可以恢复。若短期内尿量不增且血清尿素氮、肌酐、血钾进行性升高，并且二氧化碳结合力下降，提示肾功能衰竭。出现尿毒症时，应及时行透析治疗以挽救孕妇生命。

表 18-3 凝血因子替代治疗

项目	适应证	用量
新鲜冷冻血浆（FFP）	①PT 大于正常值 1.5 倍或 INR>2.0 或 APTT>正常值 2 倍；②输入超过人体一个血容量的血液（大约 70 ml/kg）时，为纠正患者继发的凝血因子缺乏；③用于拮抗华法林治疗；④纠正已知的凝血因子缺乏；⑤必须使用肝素时患者发生肝素抵抗（抗凝血酶Ⅲ缺乏）	应用时剂量要足，达到 10～15 ml/kg 才能有效
血小板	用于大量输血后稀释性血小板减少者，血小板低于 $(20\sim50)\times10^9$/L 或血小板降低出现不可控制渗血时	每次应输注血小板 1 U
冷沉淀	主要为纠正纤维蛋白原的缺乏，如纤维蛋白原浓度>150 mg/dl不必输注冷沉淀；200 ml FFP 制备冷沉淀 1 U（约 25 ml，含纤维蛋白原>150 mg）	常用剂量为 1.0～1.5 U/10 kg
纤维蛋白原	输入 1 g 可提升血液中纤维蛋白原 25 mg/d	可输入 2～4 g

七、预　防

加强妊娠期管理，积极预防，治疗妊娠期高血压疾病及慢性肾炎孕妇；防止外伤；避免不良生活习惯，预防宫内感染。对高危患者不主张行胎儿外倒转术。妊娠晚期及分娩期，应避免长时间仰卧，人工破膜应在宫缩间隙期进行等。

第二节　前置胎盘

正常的胎盘附着处在子宫体部的前壁、后壁或侧壁，远离宫颈内口。妊娠 28 周后，如胎盘附着于子宫下段，下缘达到或覆盖宫颈内口，位置低于胎先露部，称为前置胎盘。前置胎盘是妊娠晚期出血的主要原因之一，为妊娠期的严重并发症。其发病率国内报道为 0.24%～1.57%，国外报道为 0.3%～0.5%。

一、病　因

目前病因尚未明确。可能与以下因素有关。

1. 子宫内膜损伤或病变　子宫蜕膜血管形成不良，胎盘血供不足，为摄取足够营养，胎盘代偿性扩大面积，伸展到子宫下段。高龄、产褥感染、多产、多次刮宫、瘢痕子宫等是常见因素。

2. 受精卵滋养层发育迟缓　受精卵到达宫腔时滋养层尚未发育到能着床阶段，继续下移植入子宫下段。

3. 胎盘异常　胎盘面积过大，伸展到子宫下段，如多胎妊娠、副胎盘膜状胎盘等。

二、病　理

根据胎盘下缘与宫颈内口的关系，将前置胎盘分为4类。

1. 完全性前置胎盘　胎盘组织完全覆盖宫颈内口。

2. 部分性前置胎盘　胎盘组织部分覆盖宫颈内口。

3. 边缘性前置胎盘　胎盘附着于子宫下段，胎盘边缘到达宫颈内口，但未超越。

4. 低置胎盘　胎盘位于子宫下段，胎盘边缘距宫颈内口<2 cm。

也有文献认为，当胎盘边缘距宫颈内口20～35 mm时称为低置胎盘；将胎盘边缘距宫颈内口的距离<20 mm而未达到宫颈内口时定义为边缘性前置胎盘。胎盘下缘与宫颈内口的关系可因宫颈管消失、宫口扩张而改变。如临产前为完全性前置胎盘，临产后因宫口扩张而成为部分性前置胎盘。目前临床上均依据处理前最后一次检查结果来决定其分类。

根据疾病的凶险程度，前置胎盘又可以分为凶险型和非凶险型。凶险型前置胎盘指胎盘附着于前次剖宫产子宫切口瘢痕处的前置胎盘，常伴发胎盘植入、产后严重出血，子宫切除率明显增高。

三、临床表现

（一）高危因素

高龄、产褥感染、多产、多次刮宫、瘢痕子宫、吸烟、双胎妊娠、IVF-ET受孕等。

（二）临床表现

1. 病史　妊娠晚期或临产时，发生无诱因、无痛性阴道出血是主要症状。完全性前置胎盘往往初次出血的时间早，在妊娠26～28周，称为警戒性出血。边缘性前置胎盘，初次出血发生在妊娠晚期或临产后，量也较少。

2. 体征　患者一般情况与出血量有关，大量出血呈现面色苍白、脉搏增快微弱、血压下降等休克表现。

3. 腹部检查　子宫软，无压痛，大小与妊娠周数符合。先露往往高浮，常并发胎位异常。临产时宫缩为阵发性，间隙期子宫完全松弛。

4. 阴道检查　若前置胎盘诊断明确，无须阴道检查；若必须通过阴道检查明确诊断或选择分娩方式，可在输液、备血及可立即行剖宫产手术的条件下进行，禁止肛查。

（三）辅助检查

1. B超检查　腹部超声检查需注意过度充盈的膀胱可能会造成前置胎盘的假象。而后壁胎盘由于先露部的遮盖可能会出现假阴性的结果，此时可让孕妇略侧卧位行超声检查。目前有证据表明，阴道超声能显示所有的宫颈内口，而经腹部超声仅能显示70%，因此阴道超声准确性更高，推荐阴道超声检查。

2. MRI检查　在胎盘诊断中，MRI因对软组织分辨率高有优越性，可全面立体观察，全方位显示解剖结构，综合评价有利于对病变定位，但不可能取代超声成为常规检查。

（五）对孕妇及胎儿的影响

1. 产时产后出血　附着于子宫前壁的前置胎盘剖宫产时，如子宫切口无法避开胎盘，则出血明显增多。胎儿分娩后，子宫下段收缩力较差，附着的胎盘不易剥离，且剥离后开放的血窦不易关闭而常发生产后出血。

2. 植入性胎盘　偶尔合并胎盘植入，容易发生大出血，甚至需切除子宫。

3. 围生儿预后不良　因大出血原因造成提前终止妊娠，早产是造成围生儿死亡的重要原因，并可能出现胎儿生长受限，出血量多，可导致胎儿缺氧或宫内窘迫。

4. 其他　贫血及感染等。

四、诊　断

前置胎盘的诊断应该在28周以后确定，28周前胎盘位置低可先诊断为胎盘前置状态。

通过询问病史、妊娠晚期无痛性阴道出血的临床表现，本次妊娠中期超声诊断胎盘覆盖宫颈内口，以及相应检查，基本可以初步诊断。诊断前置胎盘禁止行阴道检查或肛查，尤其不应行宫颈管内指诊，以免使附着该处的胎盘剥离引起大出血。如果必须进行阴道或肛门指诊检查需要在输液、备血或输血条件下小心进行。

超声检查可以清楚显示子宫壁、胎先露、胎盘和宫颈关系，以明确诊断。

产后检查胎盘及胎膜以便核实诊断。

五、鉴别诊断

前置胎盘应与Ⅰ型胎盘早剥，脐带帆状附着、前置血管破裂、胎盘边缘血窦破裂、宫颈病变、痔疮出血等产前出血鉴别。

1. 胎盘早剥　轻型胎盘早剥主要症状为阴道流血，出血量一般较多，色暗红，可伴有轻度腹痛或腹痛不明显。重型胎盘早剥可出现突然发生的持续性腹痛和腰痛，其程度因剥离面大小及胎盘后积血多少而不同，积血越多疼痛越剧烈，严重时可出现恶心、呕吐，以至面色苍白、出汗、脉弱及血压下降等休克征象。可无阴道流血或仅有少量阴道流血，贫血程度与外出血量不相符，B超检查可发现胎盘增厚、胎盘后血肿，胎盘位置正常。

2. 帆状胎盘前置血管破裂　主要为胎儿出血，由于血管的位置异常，在胎膜发生破裂时血管也破裂，突然出血，胎儿迅速死亡，但对母亲的危害不大。

3. 宫颈病变　如息肉、糜烂、子宫颈癌等，结合病史通过阴道检查、B超检查及分娩后胎盘检查可以确诊。

六、治　疗

治疗原则是抑制宫缩、止血、纠正贫血、预防感染，适时终止妊娠。原则上在母儿安全的前提下，延长孕周，提高胎儿生存率。

（一）期待治疗

妊娠不足 36 周，阴道出血量不多，孕妇全身情况好，胎儿存活者，可采取期待疗法。严密观察病情，妊娠 36 周以后择期终止妊娠时，围生儿结局明显好于继续期待过程中阴道出血而终止妊娠者。

1. 一般处理　流血期间绝对卧床休息，血止后可适当活动。

2. 纠正贫血　维持血红蛋白≥110 g/L，血细胞比容≥30%，可予以口服铁剂。

3. 止血　酌情使用宫缩抑制剂，常用药物硫酸镁、β 受体阻滞剂（利托君）、钙通道阻滞剂（硝苯地平）、缩宫素受体拮抗剂（阿托西班）等。

4. 预防感染　期待治疗过程中筛查感染与否，预防性使用抗生素。终止妊娠时在胎盘剥离后预防性使用抗生素。

5. 糖皮质激素的应用　妊娠<34 周，应促胎肺成熟。地塞米松 6 mg，肌内注射，每 12 h 一次，连续 2 d，促进胎肺成熟。

（二）终止妊娠

1. 紧急剖宫产　适于入院时大出血甚至休克，为挽救孕妇生命，应果断终止妊娠。或期待过程中出现胎儿窘迫，或临产后诊断的部分性或边缘性前置胎盘，出血量较多，估计短时间内不能经阴道分娩，都需要采取急诊剖宫产终止妊娠。

2. 择期终止妊娠　无症状的前置胎盘合并胎盘植入者，可于妊娠 36 周后终止妊娠。无症状的完全性前置胎盘，妊娠达 37 周后，可考虑终止妊娠。边缘性前置胎盘满 38 周可考虑终止妊娠。部分性前置胎盘应根据胎盘遮盖宫颈内口情况适时终止妊娠。

子宫切口的选择应尽量避开胎盘，以免增加孕妇和胎儿失血，可参照术前 B 超胎盘定位。胎儿娩出后立即子宫壁肌内注射宫缩剂，也可用止血带将子宫下段血管扎紧数分钟，以利于胎盘剥离时的止血，需警惕结扎部位以下的出血。可用吸收线局部“8”字形缝合开放血窦，B-Lynch 缝合子宫，填塞宫腔纱条等等。上述方式无效，可结扎双侧子宫动脉上行支、髂内动脉或行子宫动脉栓塞术。经上述处理仍出血不止，应考虑子宫切除术。

3. 阴道分娩　适用于边缘性前置胎盘、枕先露、阴道流血不多，无头盆不称和胎位异常，估计短时间内能结束分娩者。可在备血输液条件下人工破膜，破膜后胎头下降压迫胎盘前置部位止血。若破膜后先露下降不理想，仍有出血或分娩进展不顺利，应立即改剖宫产术。

（三）前置胎盘的特殊类型

1. 胎盘植入的判断及处理　前置胎盘合并胎盘植入的发生率为 1%～5%，并随着剖宫产次数增多而明显增高。

（1）诊断

1）临床表现：前置胎盘合并胎盘植入的诊断主要根据临床表现及术中所见。对于无产前出血的前置胎盘，更要考虑胎盘植入的可能性，不能放松对前置胎盘凶险性的警惕。术中发现胎盘与宫壁无间隙，或胎盘附着处持续大量出血，应及时做出判断。

2）超声诊断：胎盘内多个不规则的无回声区伴丰富血流信号和（或）膀胱壁连续性的中

断,强烈提示胎盘植入可能。其他具有提示意义和诊断参考价值的超声征象包括子宫肌层变薄(厚度<1 mm),胎盘和子宫分界不清。

3)MRI诊断:MRI对诊断胎盘植入有很大的帮助,能更清楚地显示胎盘侵入肌层的深度、局部吻合血管分布及宫旁侵犯情况,可提供准确的局部解剖层次,指导手术路径。

此外,病理检查有助于明确诊断。

(2)治疗

1)剖宫产手术前评估:①根据胎盘位置及植入情况制订合理的手术方案。②术前充分告知手术风险,并签好子宫切除知情同意书。③充分备血。④联合麻醉科、ICU及新生儿科共同救治。⑤确保手术期间的止血药物和用品。

2)手术时机:无症状的前置胎盘合并胎盘植入者推荐妊娠36周后行手术。伴有反复出血症状的前置胎盘合并胎盘植入者促胎肺成熟后提前终止妊娠。

3)手术方式:建议择期剖宫产终止妊娠。后壁胎盘或前侧壁胎盘植入者,可行子宫下段剖宫产术;前壁胎盘植入者,行子宫体部剖宫产术。胎儿娩出后,依据出血量、植入的程度、患者是否有生育要求及病情决定处理方式,主要包括子宫切除术及保守治疗。

子宫切除术:①适应证,胎盘植入面积大、子宫壁薄、胎盘穿透、子宫收缩差、短时间内大量出血(数分钟内出血量>2 000 ml)及保守治疗失败者。立即切除子宫的患者死亡率低于试图保留子宫的患者死亡率。无生育要求可作为子宫切除术的参考指征。②子宫切除术类型,推荐子宫全切除术。胎儿娩出后不剥离胎盘直接缝合切口后行子宫全切除术。

4)保守治疗:对生命体征平稳、出血量不多、植入范围小者行保守治疗。包括保守性手术、药物治疗、栓塞治疗。①保守性手术,局部缝扎止血,可采用局部"8"字形、间断环状缝合或B-Lynch法缝合、压迫止血。为减少因强行剥离胎盘而产生的出血,剖宫产时可将胎盘部分或全部留在宫腔内,术后可配合氨甲蝶呤等药物治疗或栓塞治疗。产后应密切随访,抗生素预防感染,加强子宫收缩,观察阴道流血情况、有无感染征象等。②药物治疗,治疗胎盘植入的药物有氨甲蝶呤、米非司酮等。给药途径和用药剂量根据胎盘植入的部位、深浅和面积大小而异。③栓塞治疗,预防性结扎或阻塞盆腔血管对胎盘植入患者有效。

2. 前置血管的判定及处理　前置血管是指胎儿血管穿越胎膜位于宫颈内口,前置血管应归为前置胎盘范畴。

(1)诊断　前置血管的典型临床症状是妊娠晚期无痛性阴道流血,色鲜红,多发生在胎膜破裂时。前置血管发生破裂,胎儿失血,可致胎儿窘迫,胎儿死亡率极高。先露部压迫前置的血管影响胎儿血供也可危及胎儿生命,由于出血主要来自胎儿,孕妇一般没有生命危险,产前诊断前置血管十分困难。超声检查是诊断前置血管的主要手段,应用经阴道超声多普勒检查发现脐带插入的位置较低,有助于诊断。产时识别前置血管的要点:阴道检查扪及索状、搏动的血管;胎膜破裂时伴阴道流血,同时出现胎心率变化。

(2)治疗　产前已明确诊断的前置血管,应在具备母儿抢救条件的医疗机构进行待产,妊娠34~35周时,及时剖宫产终止妊娠。若发生前置血管破裂,胎儿存活,应立刻剖宫产终止妊娠;胎儿若已死亡,则选择阴道分娩。

七、预　防

前置胎盘发生原因至今不明，可能与产时感染、刮宫、多产、剖宫产等因素引起的子宫内膜炎或子宫内膜损伤有关。所以，做好避孕，防止多产，避免不必要的刮宫，是预防前置胎盘的主要原则。

（陈　真　张　华）

参考文献

1 刘希婧，白一，周容．前置血管的诊治进展［J］．中华围产医学杂志，2014，17(3)：212-215.
2 JING L，WEI G. Effect of site of placentation on pregnancy outcomes in patients with placenta previa［J］. PLoS One，2018，13(7)：32-37.

第二十二章

多胎妊娠与巨大胎儿

第一节 多胎妊娠

一次妊娠宫腔内同时有2个或2个以上的胎儿，称为多胎妊娠。近年来随着促排卵药物和辅助生殖技术广泛应用，多胎妊娠的发生率明显上升，多胎妊娠易引起妊娠期高血压疾病、妊娠期肝内胆汁淤积症、贫血、胎膜早破及早产、胎儿发育异常等并发症，故属高危妊娠范畴，临床上应引起重视。为改善妊娠结局，除早期确诊外，应加强妊娠期保健并重视分娩期处理。

一、双胎类型及特点

（一）双卵双胎

2个卵子分别受精形成的双胎妊娠称为双卵双胎，约占双胎妊娠的70%，与应用促排卵药物、多胚胎宫腔内移植及遗传因素有关。2个受精卵的遗传基因不完全相同。胎盘多为2个，也可融合成1个，但血液循环各自独立。2个胎儿之间的胎膜有两层羊膜和两层绒毛膜（图22-1），

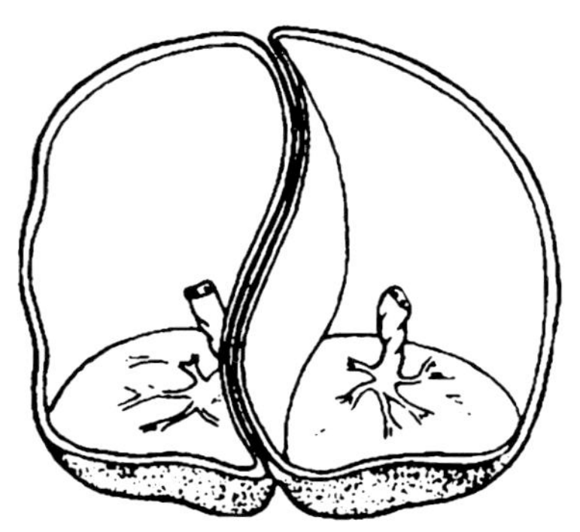
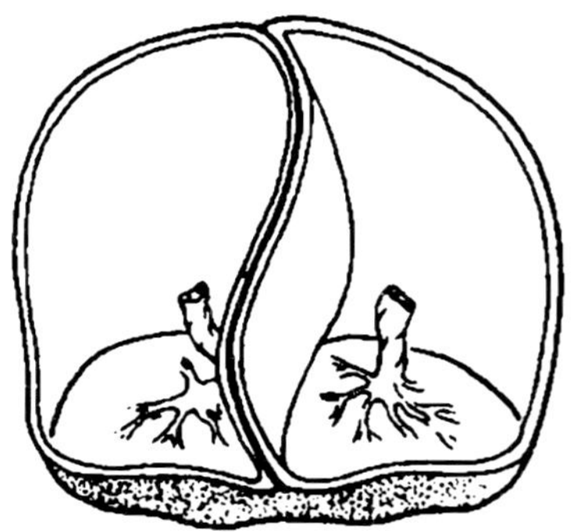

图22-1 双卵双胎的胎盘及胎膜

（二）单卵双胎

一个受精卵分裂形成的双胎妊娠称为单卵双胎，约占双胎妊娠的30%。一个受精卵分裂形成两个胎儿，具有相同的遗传基因。受精卵发生分裂的时间不同，形成4种类型。

1. 双绒毛膜双羊膜囊单卵双胎　分裂发生在桑葚期（早期胚泡），相当于受精后3 d内，形成2个独立的受精卵、2个羊膜囊，胎盘为2个或1个。约占单卵双胎的30%。

2. 单绒毛膜双羊膜囊单卵双胎　分裂发生在胚泡期，相当于受精后第4～8天，胎盘为一个，2个羊膜囊之间仅隔有两层羊膜。约占单卵双胎的68%。

3. 单绒毛膜单羊膜囊单卵双胎　分裂发生在受精卵受精后第9～13天，2个胎儿共存于1个羊膜腔内，共有1个胎盘。约占单卵双胎的1%～2%。

4. 联体双胎　受精卵在受精第13天后分裂，机体不能完全分裂成2个，形成不同形式联体儿，极罕见。

二、临床表现与诊断

（一）临床表现

1. 症状体征　多胎妊娠时，早孕反应较重，持续时间较长。中期妊娠后腹部明显增大，一般会出现双下肢水肿及静脉曲张等压迫症状，妊娠晚期可能出现呼吸困难，活动不便。

2. 产科检查　子宫大于停经孕周。妊娠中、晚期腹部可触及多个小肢体。胎头较小，与子宫大小不呈正比。在不同部位听到2个频率不同的胎心，同时计数1 min，胎心率相差10次以上，或两胎心音之间隔有无音区。

3. 超声检查　双胎妊娠5周后，通过超声检查可见宫腔内2个妊娠囊，在妊娠6周时即可见2个原始心血管搏动。建议在妊娠11～13周+6周用超声检测胎儿颈项透明层厚度和其他超声软标志物来评估胎儿发生唐氏综合征的风险，这种方法对于唐氏综合征的检出率可以达到80%。建议在妊娠18～24周，最晚不要超过妊娠26周对双胎妊娠进行大结构筛查。

双胎妊娠在妊娠早期通过超声检查要确认绒毛膜性。因为围生儿的预后主要取决于双胎的绒毛膜性，在妊娠6～14周进行绒毛膜性的诊断。在妊娠6～9周，可通过孕囊数目判断绒毛膜性。妊娠10～14周，可以通过双胎间的羊膜与胎盘交界的形态判断绒毛膜性。单绒毛膜双胎羊膜分隔与胎盘呈“T”征，而双绒毛膜双胎胎膜融合处夹有胎盘组织，所以胎盘融合处表现为“双胎峰”（或“λ”征）。如绒毛膜性诊断不清，建议按单绒毛膜双胎处理。

（二）并发症

妊娠10周以后，子宫体积明显大于单胎妊娠，至妊娠24周后更增长迅速。妊娠晚期，由于过度增大的子宫推挤膈肌向上，使肺部受压及膈肌活动幅度减小，常有呼吸困难；由于过度增大的子宫压迫下腔静脉及盆腔，阻碍静脉回流，常致下肢及腹壁水肿，下肢及外阴阴道静脉曲张。此外，多胎妊娠期间并发症多，包括母亲并发症与胎儿并发症。

1. 母亲并发症

（1）妊娠期高血压疾病　是多胎妊娠主要并发症之一，其发生率较单胎妊娠高3～4倍，初产妇更为多见。

(2)妊娠期肝内胆汁淤积症　是我国孕妇妊娠期常见的并发症之一,其发病原因与雌激素有关,多胎妊娠雌激素水平升高更为明显。发生率是单胎的2倍,易导致早产、胎儿窘迫、死胎等。

(3)羊水过多　急性羊水过多在单卵双胎中较多见,对胎儿是极大的威胁。

(4)贫血　主要原因为铁和叶酸的储备不足以应付多个胎儿的生长需求。是单胎的2.4倍。

(5)流产　双胎流产率高于单胎,可能与胚胎畸形、胎盘发育异常、胎盘血液循环障碍、宫腔容积相对狭窄有关。

(6)胎膜早破　与宫腔内压力增高有关,发生率约达14%。

(7)胎盘早剥　第1胎胎儿娩出后,宫腔容积骤然缩小,是胎盘早剥的一个重要原因。

(8)产后出血　与子宫过度膨胀导致产后宫缩乏力及胎盘附着面积增大有关。

2.胎儿并发症

(1)早产　由于多胎的子宫过度膨胀,约50%双胎妊娠并发早产。早产是多胎新生儿死亡率及新生儿患病率增高的主要原因。

(2)胎儿生长受限　单卵双胎较双卵双胎更为明显,伴发妊娠期高血压疾病更易发生胎儿生长受限。

(3)脐带异常　脐带脱垂是双胎常见并发症。

(4)胎儿畸形　双胎畸形为单胎畸形的2倍。

3.双绒毛膜特有并发症

(1)双绒毛膜双胎生长不一致　建议对双胎生长不一致的孕妇转运至有经验的产前诊断中心进行详细的胎儿结构筛查,并咨询决定是否需要胎儿遗传学检查,在妊娠晚期应加强监护,综合考虑胎儿估测体重、孕周、母体情况等决定分娩时机。

(2)双绒毛膜双胎妊娠一胎胎死宫内　双绒毛膜双胎由于胎盘之间无吻合血管,一胎死亡一般不会对另一胎造成影响。存活胎儿同时死亡的风险为4%,发生神经系统后遗症的风险为1%。最主要的风险为早产。如果存活胎儿不存在高危因素或孕周远离足月,通常选择期待妊娠,多数结局良好。

(3)双绒毛膜双胎之一异常　对于双绒毛膜双胎之一合并胎儿异常(包括结构异常和染色体异常),应综合考虑胎儿异常的严重程度、对母体和健康胎儿的影响、减胎手术的风险,结合患者意愿、伦理及社会因素,制订个体化的治疗方案。对于严重的胎儿异常,可行减胎术,目前较常采用的技术为经腹超声引导下氯化钾心腔内注射术。

(三)单绒毛膜的复杂性双胎问题

1.双胎输血综合征　双胎输血综合征(twin to twin transfusion syndrome,TTTS)是双羊膜囊单绒毛膜单卵双胎的特有严重并发症。确切的病因目前尚不十分清楚,其发病机制十分复杂,但是,胎盘间的血管交通支是双胎输血综合征发病的解剖学基础。两胎儿间血液循环的不平衡是TTTS的重要特征,也是一系列病理生理改变的关键。既往对于双胎输血综合征的诊断通常是通过产后检查新生儿确诊。目前国际上对TTTS的诊断主要依据以下指标:单绒毛膜性双胎、双胎出现羊水量的改变,一胎羊水最大深度大于8 cm,同时另一小于2 cm。对于妊娠16~26周,Ⅱ期及以上的TTTS,应首选胎儿镜激光治疗。TTTS的治疗应该在有能力进行宫内干预的胎儿医学中心进行。

2. 选择性胎儿生长受限　选择性胎儿生长受限(selective intrauterine growth restriction, sIUGR)是双羊膜囊单绒毛膜单卵双胎的特有严重并发症。目前诊断主要依据:单绒毛膜性双胎中,一胎儿超声估测体重小于相应孕周第 10 百分位,同时两胎儿体重相差 25% 以上。

3. 动脉反向灌注序列　动脉反向灌注序列(twin reversed arterial perfusion sequence TRAPS),亦称一胎无心畸形。为少见畸形。双胎之一心脏缺如、残留或无功能。心脏结构正常胎儿是泵血胎,不仅要完成自身的血液循环,还要承担无心畸胎的血液供应,如果不治疗,正常胎儿可发生心力衰竭而亡。

4. 单绒毛膜性双胎一胎胎死宫内　引起单绒毛膜性双胎一胎宫内死亡最主要的原因是胎儿染色体异常、结构发育异常、TTTS、TAPS、严重的 sIUGR 以及单羊膜囊双胎脐带缠绕等。发现单绒毛膜性双胎发生一胎宫内死亡后,建议转诊至区域性产前诊断中心或胎儿医学中心进行详细的评估。

三、防　治

(一)妊娠期处理及监护

1. 妊娠期保健　早孕确诊为多胎妊娠后,应根据孕妇营养状况,建议调整食谱,以增加热量、蛋白质、矿物质、维生素及必需脂肪酸的摄入为原则,并适当补充铁剂及叶酸。妊娠中期后,多卧床休息,可增进子宫血流量而增加胎儿体重;可减低宫颈承受的宫内压力而降低早产发生率。

2. 妊娠期监护　双胎妊娠应按照高危妊娠进行管理。早孕需确定绒毛膜性。建议在妊娠中期每月至少进行 1 次产前检查。由于双胎妊娠的妊娠期并发症发生率高于单胎妊娠,建议在妊娠晚期适当增加产前检查次数。至少每月进行 1 次胎儿生长发育的超声评估和脐血流多普勒检测。建议妊娠晚期酌情增加对胎儿的超声评估次数,便于进一步发现双胎生长发育可能存在的差异,并准确评估胎儿宫内健康状况。

3. 防治早产　经阴道和宫颈长度测量及经阴道检测胎儿纤连蛋白可用于预测双胎妊娠早产的发生,但目前没有证据表明哪种方法更具优势,多数学者认为,妊娠 18 ~ 24 周双胎妊娠宫颈长度<25 mm 是预测早产的最理想指标。对妊娠<32 周早产的孕妇应用硫酸镁具有胎儿神经保护作用,可降低新生儿脑性瘫痪的发生率。对于妊娠 34 周以前的有早产征兆的双胎妊娠,宫缩抑制剂的应用可以在较短时期内延长孕周,以争取促胎肺成熟及宫内转运的时机。

4. 及时防治并发症　加强产前检查,及早发现与及时治疗并发症,如妊娠期高血压疾病、妊娠期肝内胆汁淤积症及贫血等。

5. 单绒毛膜双羊膜囊双胎妊娠期处理　由于存在较高的围生儿发病率和死亡率,建议自妊娠 16 周开始,至少每 2 周进行 1 次超声检查。由有经验的超声医师进行检查,评估内容包括双胎的生长发育、羊水分布和胎儿脐动脉血流等,并酌情检测胎儿大脑中动脉血流和静脉导管血流。由于单绒毛膜双胎的特殊性,部分严重的单绒毛膜双胎并发症,如双胎输血综合征、选择性胎儿生长受限和双胎之一畸形等均可能产生不良妊娠结局。建议在有经验的胎儿医学中心综合评估母体及胎儿的风险，结合患者的意愿、文化背景及经济条件制订个体化诊疗方案。

（二）分娩期

1. 双胎妊娠的分娩方式和分娩孕周　双胎妊娠的分娩方式应根据绒毛膜性、胎方位、孕产史、妊娠期合并症及并发症、宫颈成熟度及胎儿宫内情况等综合判断，制订个体化的指导方案，目前没有足够证据支持剖宫产优于阴道分娩。剖宫产指征：①单绒毛膜单羊膜双胎；②第一胎儿为非头位；③宫缩乏力致产程延长，经积极处理效果不佳；④胎儿窘迫者，短时间内不能经阴道分娩；⑤联体双胎孕周>26 周；⑥严重妊娠并发症需尽快终止妊娠，如重度子痫前期、重度妊娠期肝内胆汁淤积症、胎盘早剥等。

建议对于无并发症及合并症的双绒毛膜双胎可期待至妊娠 38 周时再考虑分娩。无并发症及合并症的单绒毛膜双羊膜囊双胎可以在严密监测下至妊娠 37 周分娩；建议单绒毛膜单羊膜囊双胎的分娩孕周为 32 ~ 34 周，也可根据母胎情况适当延迟分娩孕周；复杂性双胎（如 TTTS、sIUGR 及双胎贫血-多血序列征等）需要结合每个孕妇及胎儿的具体情况制订个体化的分娩方案。

2. 分娩期产程处理

（1）第一产程　注意保护产力，保证孕妇足够的摄入量及睡眠。严密监测胎儿情况，应有能够同时监测双胎胎心的电子监护仪，严密观察胎心率的变化。另外，产房应具备床旁超声设备，临产后随时用超声检查对每个胎儿的胎产式和先露做进一步评估。注意宫缩及产程进展，对第一个胎儿胎头已衔接者，可在产程中早期行人工破膜，加速产程进展，必要时可用低浓度缩宫素静脉滴注。

（2）第二产程　必要时行会阴侧切，减轻胎头受压。第一胎儿娩出后，立即断脐，胎盘侧脐带断端必须夹紧，以防造成第二胎儿失血；立即做腹部检查，尽可能扶正第二胎儿使呈纵产式，并密切观察胎心、宫缩及阴道流血情况，及时阴道检查了解胎位及排除脐带脱垂，及早发现胎盘早剥。若无异常，等待自然分娩，通常在 20 min 左右娩出第二个胎儿，若等待 15 min 仍无宫缩，可行人工破膜并静脉滴注低浓度缩宫素，促进子宫收缩。如发现脐带脱垂或疑有胎盘早期剥离，应及时用产钳助产或行臀位牵引术娩出第二胎儿；如胎头高浮，可行内倒转及臀牵引术。如第二胎儿为横位，可在宫缩间歇期试行外倒转使转成头位或臀位；如不成功，应立即破膜联合内倒转及臀牵引术娩出胎儿。必要时中转剖宫产分娩第 2 个胎儿。

（3）第三产程　预防产后出血：①临产时备血；②胎儿娩出前建立静脉通路；③胎儿全部娩出后应用缩宫素。

第二节　巨大胎儿

新生儿出生体重达到或超过 4 000 g 者称为巨大胎儿，近年因营养过剩而致巨大胎儿的孕妇有逐渐增多趋势。20 世纪 90 年代巨大胎儿的发生率比 20 世纪 70 年代增加 1 倍。国内发生率约 7%，国外发生率为 15.1%，男胎多于女胎。常因胎儿过大导致分娩困难，如肩难产。巨大胎儿是多种因素综合作用的结果。常见的高危因素有糖尿病、父母肥胖、经产妇、过期妊娠、高龄孕妇、胎儿性别、前一胎巨大胎儿、种族和环境等。

一、病　因

（一）生理性因素

父母体格高大；孕妇妊娠期食量较大，摄入大量蛋白质、糖等营养物质。

（二）病理性因素

1. 孕妇血糖异常　如患有未控制的糖尿病、妊娠糖尿病、胰岛细胞增生症。少数孕妇有妊娠糖尿病，尽管这些孕妇平时的血糖是正常的，但妊娠后由于体内的胰腺功能不正常，导致血糖偏高，这些糖通过胎盘进入胎儿体内，胎儿正常胰腺组织分泌的胰岛素将这些糖转化为多余的脂肪和蛋白质，导致胎儿体重增长比正常体重孕妇所生的胎儿快，到足月分娩时就长成了巨大胎儿。

2. 其他　如 Rh 血型不合溶血症，先天性心脏病（大血管错位），Beckwith 综合征等。

二、临床表现

（一）孕妇表现

孕妇常有腹部沉重、腹痛、呼吸困难等，伴体重增长迅速。

（二）新生儿的表现

因发病原因不同而异。

1. 母亲有糖尿病的巨大胎儿　可有以下表现及并发症：①窒息、颅内出血，因胎儿过大，易发生难产和产伤，是导致窒息和颅内出血的主要原因；②低血糖，发生率为 58%～75%，因胰岛素量增加所致。多为暂时性；③呼吸困难，主要为新生儿呼吸窘迫综合征，死亡率较高；④低血钙，发生率约为 60%，可能与甲状旁腺功能减退有关；⑤红细胞增高，血黏稠度高，易发生血管内凝血，形成静脉血栓。常见肾静脉血栓，临床可出现血尿及蛋白尿；⑥高胆红素血症，生后 48～72 h 内可出现，尤以胎龄<36 周更为常见；⑦约有 10% 伴有先天性畸形。

2. Rh 溶血病巨大胎儿　除溶血表现外，易发生低血糖。

3. Beckwith 综合征巨大胎儿　其外表呈突眼、舌大、体型大伴脐疝，有时伴其他先天性畸形。在新生儿早期约 50% 可发生暂时性低血糖。本病病死率高。

4. 大血管错位巨大胎儿　主要表现为青紫、气促、心脏扩大，生后早期易发生心力衰竭。

三、诊　断

迄今为止尚无在宫内准确估计胎儿体重的方法，大多数巨大胎儿在出生后诊断。常用的预测胎儿体重的方法为临床测量和超声测量胎儿体重的临床预测。

1. 病史　多有巨大胎儿分娩史、糖尿病史及过期妊娠而胎儿继续长大者。孕妇多肥胖或身材高大，妊娠期体重增加迅速。另外，孕妇营养及遗传因素与胎儿体重也有一定关系。

2. 症状　常在妊娠晚期出现呼吸困难、腹部沉重及两肋部胀痛等症状，伴体重增长迅速。

3. 体征　根据宫高、腹围及先露高低计算出胎儿体重≥4 000 g 者，可能为巨大胎儿。腹部明显膨隆，宫高>35 cm。触诊胎体大，先露部高浮，若为头先露胎头跨耻征阳性。听诊胎心清晰但位置较高。若宫高加腹围≥140 cm，巨大胎儿的可能性较大。

4. B 超检查　超声胎儿体重估计值较临床评估的优势尚未建立。超声检查测定胎儿双顶径、腹径、股骨长度等预测胎儿体重。若发现胎头双顶径>10 cm，股骨长≥8.0 cm，腹围>36 cm，应高度警惕巨大胎儿的发生。对于血糖不高的孕妇而言，使用超声估计巨大胎儿的敏感性为 22%～44%，特异性为 99%，阳性预测值为 30%～44%，阴性预测值为97%～99%。

四、治　疗

预防难产和窒息，治疗各种原发疾病及其并发症。

1. 妊娠期　妊娠期疑有巨大胎儿应做糖筛查试验，以便及早发现糖尿病。应积极控制血糖。

2. 分娩期　骨盆及胎位正常者，可在严密观察下试产。如产程进展不顺利或胎位不正及合并糖尿病孕妇的巨大胎儿应行剖宫产。巨大胎儿阴道分娩，应避免或警惕肩难产发生。

肩难产应采取下列措施分娩：①助前肩娩出法，接产者手伸入阴道置于胎儿前肩后，于宫缩时，将前肩推向骨盆斜径使之较易入盆，然后下引胎头，助手并在耻骨联合上加压；②助后肩娩出法，接产者手伸入阴道置于胎儿后肩后，并使胎臂滑向胎儿腹部，同时下引胎头，助后肩娩出；③剖宫产，胎位不正及合并糖尿病孕妇的巨大胎儿应行剖宫产；④巨大胎儿阴道分娩前，应及时行会阴侧切，娩出后，应仔细检查软产道，如有损伤，应予修补。并注意预防及处理产后出血。

3. 新生儿处理　巨大胎儿不一定成熟，尤以母亲有糖尿病的患儿，需加强护理，注意并发症的发生。密切观察生命体征变化，监测血糖、黄疸和其他有关生化检查等，必要时转入新生儿监护病房。

预防新生儿低血糖的发生，在出生后 30 min 监测血糖。出生后 1～2 h 开始喂糖水，及早开奶。

五、预　防

孕妇应适度参加活动，不要整天待在家里坐着或躺着。同时适当补充营养，减少高热量、高脂肪、高糖分食品的摄入，保持自身体重和胎儿体重的匀速增长。密切关注胎儿的生长发育进程，当发现胎儿增长过快时，应该及早去医院做一次糖耐量的检测和营养咨询，合理调整饮食，避免隐性糖尿病的发生。同时，为胎儿做一次心脏超声检查，以明确有无先天性心脏畸形存在，做到早期干预。

（王雪燕　但　阳）

参考文献

1　中华医学会围产医学分会胎儿医学学组,中华医学会妇产科学分会产科学组.双胎妊娠临床处理指南[J].中华妇产科杂志,2015,50(8):561-567.

2　谢幸,孔北华,段涛.妇产科学[M].9版.北京:人民卫生出版社,2018:141-146.

3　ACOG. Practice Bulletin No. 173: Fetal macrosomia[J]. Obstet Gynecol, 2016, 128(5): 195-205.

第二十三章

羊水量异常

羊水指的是羊膜腔中的液体，羊水的成分中98%是水，另有少量无机盐、有机物和脱落的胎儿细胞，羊水是保护胎儿的重要成分。而羊水量则是衡量胎儿健康安全的重要指数。正常妊娠时羊水的产生与吸收处于动态平衡中，任何引起羊水产生与吸收失衡的因素均可造成羊水过多或过少的病理状态。

羊水的主要来源：妊娠早期来自母体血浆经胎膜进入羊膜腔的透析液；妊娠中期以后，胎儿的尿液成为羊水的主要来源；妊娠晚期胎儿肺参与羊水的生成。

羊水的量：一般来说羊水的量会随着妊娠周数的增加而增多，妊娠38周约1 000 ml，此后羊水量逐渐减少。临床上妊娠晚期以300～2 000 ml为正常范围。

羊水的颜色：妊娠早期羊水为无色澄清液体。妊娠足月羊水略混浊，不透明，可见羊水内悬有小片状物（胎脂、胎儿脱落上皮细胞、毳毛、毛发等）。

羊水指数（amniotic fluid index，AFI）和羊水最大暗区垂直深度（amniotic fluid volume，AFV）：羊水指数，是指以孕妇的肚脐为界将子宫分成4个象限，每个象限里面的最大羊水池的最大垂直深度的总和。临床上通过超声测量羊水指数或者羊水最大暗区垂直深度判断羊水的多少。羊水指数（AFI）的正常范围5～25 cm，羊水最大暗区垂直深度（AFV）的正常范围2～8 cm。

第一节　羊水过多

妊娠期间羊水量超过2 000 ml，称为羊水过多，超声检查AFV≥8 cm或AFI≥25 cm可做出诊断。发生率0.5%～1.0%。

一、病　因

有1/3是属于特发性的羊水过多，找不到明确原因。常见原因如下。

1. 胎儿疾病　包括胎儿结构畸形、胎儿肿瘤、神经肌肉发育不良、代谢性疾病、染色体或遗传基因异常等。明显的羊水过多常伴有胎儿畸形，常见的胎儿结构畸形以神经系统和消化道畸形最常见。神经系统畸形主要是无脑儿、脊柱裂等神经管缺陷。消化道畸形主要是食管及十二指肠闭锁，使胎儿不能吞咽羊水，导致羊水积聚而发生羊水过多。

2. 多胎妊娠　一般双胎会比单胎出现羊水过多的可能性大，以单绒毛膜双羊膜的双胎居多，因为两胎在胎盘上会有血管的交通支，可能造成两胎之间出现无心胎、双胎输血综合征等，受血胎就易出现羊水过多的情况。

3. 胎盘脐带病变　胎盘绒毛血管瘤、脐带帆状附着有时也可引起羊水过多。

4. 妊娠合并症　如糖尿病、Rh 血型不合、妊娠期高血压疾病、急性肝炎、孕妇严重贫血。

二、临床表现

（一）临床分类

1. 急性羊水过多　较少见，多发生在妊娠 20～24 周，羊水迅速增多，子宫于数日内明显增大，产生一系列压迫症状。孕妇自觉腹部胀痛、行动不便，表情痛苦；因膈肌上升、心脏移位，影响心肺功能，出现呼吸急促、心悸、脉速，不能平卧；因腹腔压力高、静脉回流受阻，出现外阴及下肢水肿、静脉曲张；胎膜破裂时，大量羊水迅速流出，子宫骤然缩小，易引起胎盘早剥，脐带可能随羊水冲出而致脐带脱垂；产后因宫缩乏力而致产后大出血。

2. 慢性羊水过多　较多见，常发生在妊娠晚期。数周内羊水缓慢增多，症状较缓和，孕妇多能适应，临床上无明显不适或仅出现轻微压迫症状。

（二）对母儿的影响

1. 对母体的影响　羊水过多子宫张力增高，胎膜早破、早产发生增加，突然破膜宫腔压力骤然降低，易发生胎盘早剥。子宫过度膨胀，可能会造成产时或产后的子宫收缩乏力、产后出血等。

2. 对胎儿的影响　胎位异常、胎儿窘迫、早产增多。

三、诊断与鉴别诊断

根据临床症状及体征诊断并不困难。但常需采用下列辅助检查，估计羊水量及羊水过多的原因。

1. 腹部检查　腹壁紧张，皮肤发亮，腹部膨大显著大于妊娠月份，子宫底高度及腹围大于正常妊娠。触诊有液体震动感，胎位异常，多扪不清，胎心遥远或听不清，胎头浮沉感明显。

2. B 超检查　B 超是诊断羊水过多的重要方法。临床广泛应用的有两种标准：一种是羊水指数（AFI），国内资料羊水指数≥25 cm 可诊断为羊水过多；另一种是以羊水最大暗区垂直深度（AFV）≥8 cm 为诊断标准，8～11 cm 为轻度羊水过多，12～15 cm 为中度羊水过多，≥16 cm 为重度羊水过多。

通过 B 超还可进一步了解胎儿情况，如胎儿畸形、双胎、巨大胎儿、胎儿水肿等，以鉴别其他疾病，如腹水、卵巢囊肿、葡萄胎等。

3. 羊水甲胎蛋白测定（AFP）　羊膜腔穿刺收集羊水标本做 AFP 测定，开放性神经管缺陷时，羊水中 AFP 明显增高，超过同期正常妊娠平均值加 3 个标准差以上。

4. 孕妇血糖检查　尤其慢性羊水过多者，应排除糖尿病。

5. 孕妇血型检查　如胎儿水肿者应检查孕妇 Rh、ABO 血型，排除母儿血型不合溶血引起的胎儿水肿。

6. 胎儿染色体检查　羊水细胞培养或采集脐血中胎儿细胞进行细胞或分子遗传学的检查，了解胎儿染色体数目、结构有无异常等。

四、治　疗

对羊水过多的处理，主要取决于胎儿有无畸形和孕妇症状的严重程度。

（一）羊水过多合并胎儿畸形

处理原则为及时终止妊娠。方法：①人工破膜引产，宫颈评分>7 分者，破膜后多能自然分娩。②经腹羊膜腔穿刺，放出适量羊水后注入依沙吖啶（利凡诺）100 mg 引产。

（二）羊水过多合并正常胎儿

应寻找病因，积极治疗糖尿病、妊娠期高血压疾病等母体疾病。母儿血型不合者，必要时行宫内输血治疗。根据羊水过多的程度与胎龄而决定处理方法。

1. 胎肺不成熟者，尽量延长孕周　症状轻者，注意休息，取左侧卧位改善子宫胎盘循环，必要时给予镇静剂。每周复查 B 超了解羊水指数及胎儿生长情况。症状严重孕妇无法忍受时，应穿刺放羊水，在 B 超监测下避开胎盘用 15 ~ 18 号腰椎穿刺针行羊膜腔穿刺，以每小时 500 ml 的速度放出羊水，一次放羊水量不超过 1 500 ml，以孕妇症状缓解为度。放出羊水过多可引起早产。严格消毒防止感染，酌情用镇静保胎药以防早产。3 ~ 4 周后可重复以减低宫腔内压力。

2. 羊水反复增长，自觉症状严重者　妊娠≥34 周，胎肺已成熟，可终止妊娠；如胎肺未成熟，可在羊膜腔内注入地塞米松 10 mg 促胎肺成熟，24 ~ 48 h 后再考虑引产。

2. 前列腺素抑制剂　吲哚美辛（消炎痛）有抑制利尿的作用，用本药期望抑制胎儿排尿治疗羊水过多。用药期间，每周做一次 B 超进行监测。鉴于本药有使动脉导管闭合的不良反应，故不宜广泛应用。

分娩期应警惕脐带脱垂和胎盘早剥的发生，并预防产后出血。

第二节　羊水过少

妊娠晚期羊水量少于 300 ml，称为羊水过少（超声检查 AFV≤2 cm 或 AFI≤5 cm 可做出诊断）。发生率 0.4%～4.0%。羊水过少严重影响围生儿预后，羊水量少于 50 ml，围生儿死亡率高达 88%，应高度重视。

一、病　因

部分羊水过少原因不明。常见的原因如下。

1. 胎儿畸形　特别是泌尿系统的异常，如双肾缺如、一侧肾缺如（指先天性的只有1个肾或者2个肾都没有）、多囊肾（肾发挥不了功能）、尿道梗阻，这些都会影响胎儿的排尿，以致羊水过少。

2. 胎盘功能减退　即通过胎盘的血流交换不正常；胎儿肾血流量减少，排尿减少，这种羊水过少还可能合并有胎儿生长受限。

3. 羊膜病变或炎症　影响羊膜通透性，也可能出现羊水过少。胎膜破裂，羊水外漏速度超过羊水生成速度，可导致羊水过少。

4. 母体因素　有妊娠合并症、并发症等的高危孕妇（如妊娠期高血压疾病，孕妇脱水、血容量不足、孕妇服用某些药物等）。

二、临床表现

（一）症状体征

羊水过少临床症状多不典型。孕妇于胎动时常感腹痛，胎盘功能减退时常有胎动减少。检查发现腹围、宫高均较同期妊娠者小，子宫敏感性高，轻微刺激即可引起宫缩，临产后阵痛剧烈，宫缩多不协调，阴道检查时，发现前羊膜囊不明显，胎儿紧贴胎儿先露部，人工破膜时羊水流出极少。

（二）对母儿的影响

1. 对母体的影响　母胎间的缓冲感会较差，胎动或宫缩时母体的反应明显，增加手术分娩率和引产率。

2. 对胎儿的影响　围生儿病死率明显增高，死亡原因主要是胎儿缺氧或畸形。如果羊水过少发生在妊娠早期，胎膜与胎儿肢体粘连造成胎儿畸形，甚至肢体短缺；如果发生在妊娠中、晚期，增高外压力直接作用于胎儿，引起胎儿肌肉骨骼畸形，如斜颈、曲背、手足畸形等。

三、诊断与鉴别诊断

（一）诊断

主要根据临床表现、B超检查及直接测量羊水确诊。

1. B超诊断法　妊娠晚期，羊水最大暗区垂直深度≤2 cm为羊水过少；≤1 cm为严重羊水过少。羊水指数（AFI）≤5 cm诊断羊水过少。

2. 羊水直接测量　破膜时以羊水少于300 ml为诊断羊水过少的标准，直接测量法最大缺点是不能早诊断。

（二）鉴别诊断

羊水过少时，子宫底高度及腹围均小于同期妊娠月份，应与下列疾病相鉴别。

1. 胎儿生长受限　指胎儿应有的生长潜力受损，估测的胎儿体重小于同孕龄第10百分位的小于孕龄儿。但胎儿生长受限常合并羊水过少。

2. 早产　子宫底高度虽小，符合孕周。子宫内羊水振波感明显，子宫不紧裹胎体。B超检查羊水量在正常范围内,胎头双顶径值符合孕周,破膜时水量>300 ml。新生儿出生体重及特征均符合早产儿。

四、治　疗

根据胎儿有无畸形和孕周大小选择治疗方案。

(一)羊水过少合并胎儿畸形

尽早终止妊娠。用 B 超引导下经腹羊膜腔穿刺注入利凡诺(依沙吖啶)100 mg 引产。

(二)羊水过少合并正常胎儿

寻找与去除病因。增加补液量,改善胎盘功能。严密监测胎儿宫内情况。

1. 终止妊娠　对妊娠已足月、胎儿可宫外存活者,应及时终止妊娠。合并胎盘功能不良、胎儿窘迫,或破膜时羊水少且胎粪严重污染者,估计短时间不能结束分娩的,应采用剖宫产术终止妊娠。对胎儿储备功能尚好,无明显宫内缺氧,人工破膜羊水清亮者,可阴道试产。

2. 严密观察　对妊娠未足月,胎肺不成熟者,可针对病因对症治疗,尽量延长孕周。根据孕龄及胎儿宫内情况,必要时终止妊娠。

五、预　防

要预防羊水过少,对育龄妇女应加强优生优育宣传指导,做好产前筛查工作。

1. 定期系统保健检查　建卡定期系统保健检查,从妊娠 36 周开始要进行每周 1 次的产检,能及时发现羊水过少的现象,能计划分娩,有利于避免羊水过少对母儿造成更严重的影响。如发现羊水过少可适当提早入院。除了要重视产检外,还要重视日常的检测。

2. 教会孕妇自我监测　注意胎动变化,并多行左侧卧位。胎动异常可每隔 1 ~ 3 d 重复胎心监护,也可重复 B 超检查,以利及时掌握胎儿宫内情况。

3. 严格掌握吲哚美辛的使用　羊水过多的孕妇要注意,目前能够影响羊水量的药物主要是吲哚美辛,其可以减少羊水量用来治疗羊水过多,用时要注意检测羊水量,及时减量或停药,避免引起羊水过少。该药不宜用在妊娠 32 周后使用,因可引起胎儿动脉导管早闭。

4. 日常保健　日常休息时可多采取左侧卧位,并且适当增加饮水量,提高血液的循环,相对增加羊水。

5. 分娩监护　分娩过程中要勤听胎心,有条件可用胎心监护仪连续监护,有情况随时报告医生,破膜伴羊水混浊者,应尽早分娩,短时间内估计不能分娩者,应及时行剖宫产。

分娩时应做好一切抢救物品的准备,有羊水粪染时,及时清理口、鼻、咽分泌物,吸出含胎粪的黏液、羊水。

(蒲才秀　但　阳)

参考文献

1 谢幸,孔北华,段涛. 妇产科学[M]. 9 版. 北京:人民卫生出版社,2018:156-159.

2 DAD N,ABUSHAMA M,KONJE J C,et al. What is the role of amnioinfusion in modern day obstetrics? [J]. J Matern Fetal Neonatal Med,2016,29(17):2823-2827.

3 LIU L L,PANG L H,DENG B Y. Prenatal diagnosis and pregnancy outcome analysis of polyhydramnios[J]. Fetal Pediatr Pathol,2016,35(1):21-28.

4 PANDA S,JAYALAKSHMI M,SHASHI KUMARI G,et al. Oligoamnios and perinatal outcome[J]. J Obstet Gynaecol India,2017,67(2):104-108.

5 RZEZINSKI-SINAI N A,STAVSKY M,RAFAELI-YEHUDAI T,et al. Induction of labor in cases of late preterm isolated oligohydramnios: is it justified? [J]. J Matern Fetal Neonatal Med,2019,32(14):2271-2279.

第二十四章

胎儿发育异常与死胎

第一节 胎儿生长受限

小于胎龄儿(smaller than gestational age,SGA)是以体重作为指标,指出生体重低于同胎龄应有体重第10百分位数以下或低于其平均体重2个标准差的新生儿。SGA可分为以下3种情况。

1. 正常的SGA 即胎儿结构及多普勒血流评估均未发现异常。

2. 异常的SGA 在妊娠早期即可发现的少部分可能是由于先天性畸形(如染色体疾病)或感染引起的小胎儿。

3. 胎儿生长受限 胎儿生长受限(fetal growth restriction,FGR)是指胎儿受各种因素的影响,未能达到其应有的生长潜能的SGA。西方FGR发病率达10%,中国平均为6.39%。FGR是导致胎儿宫内死亡的主要原因,是导致新生儿死亡的第二大原因。

正确区分FGR与正常的SGA可避免孕妇及家属不必要的恐慌及医疗资源浪费。

一、病 因

FGR的高危因素很多,总结起来不外乎3个方面,即母体(包括子宫)、胎儿胎盘因素以及遗传因素。

1. 母体因素 妊娠前体重过低、妊娠时年龄过小或过大者,发生FGR的机会均增多。妊娠合并呼吸系统疾病、肾病、严重贫血(如疟疾)、严重心脏病、营养不良特别是蛋白质和能量供应不足、长期低氧血症或氧转运能力低下,子痫前期、慢性高血压等各种慢性血管疾病,影响胎盘血流及功能,导致胎儿营养不良;免疫性疾病、内分泌疾病(糖尿病)、宫内感染均可影响胎儿生长发育。此外,子宫异常如子宫畸形、子宫肌瘤,孕妇吸烟、酗酒、滥用药物、服用己烯雌酚,抗肿瘤药物,麻醉剂等,以及社会状况、经济条件较差时,FGR的发生机会也增多。

2. 胎儿胎盘因素 胎儿宫内感染时,如胎儿感染风疹病毒、巨细胞病毒、单纯疱疹病毒、弓形虫、梅毒螺旋体等可致FGR。多胎妊娠也可导致FGR。胎盘梗死、胎盘蜕膜炎症、胎盘肿瘤(绒毛膜血管瘤)、胎盘功能不全、胎盘血栓、纤维素沉着,脐带过细、过长、打结、扭曲等不利于胎儿获得营养,均可导致FGR。

3. 遗传因素 遗传学因素是FGR的重要病因,FGR出现的时间较早,如染色体数目及结构异常,以 21,18 或 13 三体综合征,特纳综合征,三倍体畸形等较常见,占 FGR 总数的 38%。FGR 有明显遗传倾向,男性 FGR 患者后代发生 FGR 的概率是健康人的 3.5 倍,女性患者为 4.7 倍,而父母皆为 FGR 则高达 16.3 倍,胎儿出生体重与遗传的相关性高达 45%。

二、临床表现

胎儿发育分 3 期。第 1 期(妊娠 17 周之前):主要是细胞增殖、细胞数量增多;第 2 期(妊娠 17 ~32 周):细胞增殖速率下降,但细胞体积开始增大;第 3 期(妊娠 32 周后):细胞体积增大。有害因素作用的时期不同对胎儿的生长影响亦不同,临床表现各异。

根据胎儿的生长特征分型,一般将胎儿生长受限分为 3 型。

1. 内因性均称型 FGR　少见,属原发性胎儿生长受限。不利因素主要作用于受孕时或妊娠早期。常因基因或染色体异常,感染性疾病及环境有害物质所致。由于发病早,胎儿各器官细胞数均减少。其特点:①脑重量轻,常有脑神经发育障碍;②胎儿体重、身长及头径均相称,但均小于该孕龄正常值;③新生儿发育不全或身材矮小,外观无营养不良;④胎儿出生缺陷发生率高,围生儿死亡率高,新生儿常出现脑神经发育障碍。

2. 外因性不匀称型 FGR　常见,属继发性胎儿生长受限。不利因素主要作用在妊娠晚期。如妊娠期高血压疾病、慢性高血压、糖尿病等所致的慢性胎盘功能不全。其特点:①胎儿各器官细胞数量正常,但体积小,以肝为著;②身长和头径与孕龄相符,而体重偏低;③新生儿的特点为大头、外观呈营养不良,发育不匀称。

3. 外因性均称型 FGR　为上述两型的混合型,致病因素在整个妊娠期发生作用,常由于缺乏叶酸、氨基酸、微量元素等重要的营养物质或有害药物影响所致。致病因素虽为外因,但其后果与内因性均称型 FGR 相似。特点:①体重、身长、头径均减少,但相称;②外表有营养不良表现;②各器官体积均小,尤以肝、脾为著;④胎儿无缺氧表现。

三、诊　断

(一)FGR 的诊断方法

FGR 的诊断是在准确核实孕周的基础上,认真询问产前病史,采用计算胎儿发育指数、妊娠图绘制等方法初步筛选胎儿生长发育异常的孕妇。

1. 计算胎儿发育指数　胎儿发育指数 = 子宫高度(cm) -3×(月份+1),指数在-3 和+3 之间为正常,小于-3 提示可能为 FGR。它的准确性取决于孕妇肥胖、是否合并子宫肌瘤、膀胱容积及产次等问题的影响。

2. 妊娠图　妊娠图是通过动态监测孕妇的宫高、腹围及体重的变化,及时发现胎儿生长发育异常的方法。使用妊娠图评价生长异常的标准为连续 2 次测量的宫高、腹围、体重数值或间断 3 次测量值低于同孕龄正常平均值第 10 百分位数。

妊娠晚期孕妇每周体重增加 0.5 kg。若体重增长停滞或增长缓慢时,可能为 FGR。

3. B 超检查　对于筛查出疑似 FGR 的孕妇,可进一步行 B 超检查。

(1)检查时间及项目

第 1 次超声的时间是妊娠 11 ~ 14 周，可精确估计孕龄大小，通过胚胎形态学分析和颈项透明层厚度排除胎儿畸形和染色体疾病，同时可观察胎儿数目。

第 2 次超声是妊娠 20 ~ 24 周，可客观评价胎儿生长形态、胎盘位置、羊水量，通过检查子宫动脉血流、脐动静脉血流、脐动脉收缩期/舒张末期血流速度比值（S/D）等指标来预测 FGR。

第 3 次超声是妊娠 30 ~ 32 周，再次检查胎儿的生长曲线，通过检查羊水量、胎动、肌张力、呼吸运动、胎心宫缩反应等进行生物物理评分的评估。

（2）估测胎儿体重大小　超声检查是诊断 FGR 最可靠的方法，通过头围（head circumference，HC）、腹围（abdominal circumference，AC）、股骨长度（femur length，FL）、双顶径（biparietal diameter，BPD）4 个参数的测量来估测胎儿体重大小。

1）测量 AC：是最敏感的监测 FGR 的指标，但预测价值较低。

2）计算 HC/AC：比值监测 FGR。正常生长发育的胎儿中，妊娠 32 周的 HC/AC 比值超过 1，或 32 ~ 34 周时接近 1，34 周以后比值下降小于 1。比值小于同孕周平均值的第 10 百分位数，即应考虑可能为 FGR，有助于预测不均称型 FGR。

3）测量 BPD：正常孕妇妊娠早期每周平均增长 3.6 ~ 4.0 mm，妊娠中期 2.4 ~ 2.8 mm，妊娠晚期 2.0 mm。若能每周连续测量胎儿 BPD，观察其动态变化，发现每周增长<2.0 mm，或每 3 周增长<4.0 mm，或每 4 周增长<6.0 mm，于妊娠晚期双顶径每周增长<1.7 mm，均应考虑 FGR 可能。

4）羊水量与胎盘成熟度：FGR 大多有羊水过少/胎盘老化的 B 超影像。

4. 染色体检查　FGR 胎儿较正常胎儿发生结构和基因异常的风险增加，对于错过产前筛查和诊断的部分患者，胎儿出生后一定要行超声及染色体检查。

5. 抗心磷脂抗体测定　研究表明抗心磷脂抗体（anticardiolipin antibody，ACA）与 FGR 有关。

（二）FGR 的产前监测方法

对于临床上怀疑或有高危因素的 FGR，具体管理方案：估计胎儿体重（estimated fetal weight，EFW）小于第 10 百分位数时，注意监测孕妇有无其他妊娠期并发症，依据孕妇的病情程度适当增加监测频率，如脐动脉多普勒血流正常，建议每 2 周做 1 次 B 超检查，需评估生物物理评分（biophysical score，BPS）、脐动脉血流（umbilical arterial blood flow，UA）、羊水指数（amniotic fluid index，AFI）。

若脐动脉血流搏动指数（umbilical artery blood flow index，UAPI）>p95 或出现舒张末期血流减少，建议每周 1 次或更多次 B 超检查，需评估 UA、AFI、大脑中动脉（middle cerebral artery，MCA）及每周 2 次的生物物理评分。

若出现胎儿脐动脉舒张末期血流缺失（absent end-diastolic velocity，AEDV）或舒张末期逆流（reversed end-diastolic velocity，REDV，统称 AREDV），建议每周 2 次或多次超声检查，需评估 UA、AFI、MCA、BPS、静脉导管血流（ductus venosus blood flow，DV），必要时终止妊娠。

四、鉴别诊断

FGR 应与早产儿及其他原因引起的孕妇体重增加缓慢或停滞、羊水过少鉴别。

1. 早产儿　两者的共同表现为出生体重<2 500 g，可根据胎龄、体重、神态、皮肤、耳郭、乳腺、指纹等方面加以鉴别。

2. 死胎　两者的共同表现为孕妇体重增加缓慢或停滞。区别点在于死胎者还存在胎动停止，胎心消失的表现，同时 B 超检查可见胎心和胎动消失。

3. 过期妊娠　两者的共同表现为妊娠期间出现的羊水过少，区别点在于检查时过期妊娠者胎儿发育无异常，故胎儿发育指数，子宫长度、腹围值均在正常范围。

4. 胎儿畸形　胎儿泌尿系统畸形时可出现妊娠期间的羊水过少，区别点在于 B 超检查可发现胎儿异常。

五、治　疗

现阶段关于 FGR 没有良好的治疗方法。针对母体情况的产前治疗，包括卧床休息、吸氧、口服阿司匹林、静脉输入营养物质、扩充血容量、低分子肝素等，均未显示对生长受限胎儿的生长具有明显改善作用。因此，适时分娩是最佳的处理方案。重点是对胎儿进行严密监测，预防发生死胎、宫内缺氧等不良结局。此外，可进行妊娠前教育及营养指导来预防 FGR，如吸烟者强化戒烟；对于低血流量胎盘灌注的 FGR，可服用小剂量阿司匹林。而增加饮食、补充孕激素无法治疗或预防 FGR。

（一）寻找病因

对疑似 FGR 孕妇应尽可能找出致病原因，如及早发现妊娠期高血压疾病，行 TORCH 检查、抗心磷脂抗体测定。B 超排除胎儿畸形，必要时采用侵入性产前诊断技术进行胎儿染色体核型分析。

（二）妊娠期治疗

治疗原则为积极寻找病因、补充营养、改善胎盘循环、加强胎儿监测、适时终止妊娠。

1. 一般治疗　纠正不良生活习惯，加强营养，均衡膳食。

2. 卧床休息　取左侧卧位，可纠正右旋子宫，增加胎盘血流量，有效地增加不匀称型 FGR 的体重，但对均称型 FGR 的效果不佳。

3. 防治并发症　积极防治孕妇的各种并发症。

4. 增加血氧浓度　给予孕妇面罩吸氧每日 2～3 次，每次 20～30 min，可改善围生儿结局，但胎儿生长模式不能纠正。

5. 改善胎盘绒毛间隙的供血　可用低分子右旋糖酐和丹参注射液静脉滴注。将丹参注射液 10 ml 加于 500 ml 低分子右旋糖酐溶液，每日 1 次，7～10 d 为一疗程，可促进细胞代谢、改善微循环，降低毛细血管通透性，有利于维持胎盘功能。有眼底出血、溃疡病出血或其他出血倾向者禁用。

6. 补充微量元素　静脉滴注复方氨基酸,改善胎儿营养供应。但通常在妊娠 36 周以后胎盘绒毛间隙的血管逐渐关闭,已无法通过改善胎盘传递营养物质的途径来纠正 FGR,妊娠 32 周前开始疗效佳,宜及早治疗。

7. 抗凝剂的使用　低分子肝素或阿司匹林,可用于抗磷脂抗体综合征,对 FGR 治疗有效。但不能提高出生体重,且有发生胎盘早剥的风险。妊娠期长期服用可能增加产后出血的发病率,因此妊娠期服药不宜超过 6 周。

（三）产科处理

产科处理关键在于决定分娩时机和选择方式。

1. 分娩时机　目前,FGR 的最佳分娩时机尚无明确指南。

若为 SGA,排除感染和遗传因素后,围生期结果多为良好,建议每 2 周 1 次超声监测胎儿生长,并推荐 40 周引产。

若为 FGR,其预示有不良围生期结果及预后,在妊娠早期需依靠脐动脉多普勒超声监测胎盘功能不全。在 32 周前出现异常脐动脉血流,包括 UAPI>p95 或脐动脉舒张末期血流缺失(AEDV)或舒张末期逆流(REDV),即可诊断为 FGR;而在晚发型 FGR 中,脐动脉多普勒超声不能很好地反应胎盘功能。有文献提出,将来可通过监测母体血液生物标志物(如胎盘生长因子)等来诊断晚发型 FGR。

根据 FGR 的严重程度、胎盘功能情况,可进行分期管理。

Ⅰ期 FGR(轻度胎盘功能不全),表现为以下情况之一:子宫动脉搏动指数(uterine artery Doppler pulsatility index,UtAPI)>p95、脐动脉搏动指数(UAPI)>p95、大脑中动脉搏动指数(middle cerebral artery pulse index,MCAPI)<p5、大脑胎盘血流比率(cerebral placental flow ratio,CPR)<p5,估计胎儿体重(EFW)<p3,在没有其他异常情况下,证明胎儿在分娩前处于恶化的低风险之中,建议每周监测 1 次,推荐 37 周后分娩,但产时胎儿窘迫的风险增加。

Ⅱ期 FGR(严重胎盘功能不全),这一阶段被定义为胎儿脐动脉舒张末期脐动脉血流缺失(AEDV)或舒张末期逆流(REDV),推荐 34 周分娩,建议每周 2 次超声监测。此期紧急剖宫产的风险在引产过程中超过 50%,必要时可择期剖宫产终止妊娠。对于妊娠 34 周前出现脐动脉舒张期血流缺失而其他监测结果正常的情况,则需在糖皮质激素促胎肺成熟治疗的基础上,期待治疗至 34 周再终止妊娠。

Ⅲ期 FGR(轻度怀疑胎儿酸中毒),这一阶段被定义为脐动脉舒张末期血流反向或静脉导管搏动指数>p95。此阶段会增加死产和不良神经系统发育发生,推荐 30 周分娩,每隔 24～48 h 进行监测。

Ⅳ期 FGR(高度怀疑胎儿酸中毒),被定义为有自发性胎心率(fetal heart rate,FHR)减慢或在静脉多普勒上出现逆转心房血流、胎心宫缩监护上短期变异小于 3 cm。FHR 减慢通常在其他两个指标恶化之前表现为正常,因此很难被发现。FHR 减慢出现时,如继续妊娠则增加急诊剖宫产的风险,而胎心宫缩监护和 DV 异常预示未来 3～7 d 内的死产和不利结局的发生。此期推荐 26 周分娩,每隔 12 h 监测 1 次。

单胎≥37 周的 SGA 与正常出生体重儿相比,发生脑瘫的风险增加了 5～7 倍,因此一旦足月可终止妊娠,不建议延长孕周。

2. 分娩方式

(1)剖宫产　FGR 不是剖宫产的绝对指征,但 FGR 胎儿对缺氧耐受力差,胎儿胎盘储备不足,难以耐受分娩过程中子宫收缩时的缺氧状态,故应放宽剖宫产指征。当胎儿出现 AEDV 或 REDV、MCAPI<p5、静脉导管反向、低 BPS 评分、胎心变异消失或减速、严重羊水过少等表现时,应尽快剖宫产终止妊娠。

(2)阴道分娩　FGR 自然临产后,若宫内状况及监测结果良好,可在持续监护下自然分娩或引产,但若出现监护异常,无法继续耐受阴道分娩,应改为剖宫产终止妊娠。若胎儿难以存活,无剖宫产指征时予以引产。

此外,FGR 胎儿属于高危新生儿,出生时应有新生儿复苏抢救小组在场,给予必要的复苏及处理,有效地改善 FGR 新生儿预后。

六、预　防

1. 婚前体检　婚前体检在预防出生缺陷中起到积极的作用,作用大小取决于检查项目和内容,主要包括普通体检(如血压、心电图)以及询问疾病家族史、个人既往病史、血清学检查(如乙型肝炎病毒、梅毒螺旋体、人类免疫缺陷病毒)、生殖系统检查(如筛查宫颈上皮内瘤变)等。

2. 妊娠期保健　做好遗传学咨询工作,做好妊娠期的各项保健工作。一旦出现异常结果,需要明确是否要终止妊娠;胎儿在宫内的安危;出生后是否存在后遗症,是否可治疗,预后如何等。采取切实可行的诊治措施。在妊娠期产前保健的过程中需要进行系统的出生缺陷筛查,包括定期的超声检查、血清学筛查等,必要时还要进行染色体检查。

3. 孕妇尽可能避免危害因素　包括远离烟雾、乙醇、药物、辐射、农药、噪声、挥发性有害气体、有毒有害重金属等。

4. 加强营养　孕妇应加强营养,不可偏食,应多食富于蛋白质、维生素的食物,以防止对胎儿生长发育影响。

第二节　胎儿先天畸形

胎儿先天畸形是出生缺陷的一种,指胎儿在宫内发生的结构异常。发生的原因有很多,主要与遗传、环境、食物、药物、病毒感染等有关。临床诊断率差,发现时间迟,随超声技术的发展,许多胎儿先天畸形得以在宫内早期诊断及处理,从而降低围生儿死亡率。发生胎儿畸形的孕妇多无不适。据我国出生缺陷检测机构进行的调查资料,全国出生缺陷总发生率13.07%,男性13.1%,女性12.5%,其缺陷发生顺序为无脑儿、脑积水、开放性脊柱裂、脑脊膜膨出、腭裂、先天性心脏病、唐氏综合征、腹裂、脑膨出。在围生期死亡中胎儿先天畸形占第1位,因此临床医师对此类疾病给予关注。临床上最常见的严重胎儿畸形有无脑儿、脊柱裂和脑积水。

建立、健全围生保健网，向社会广泛宣传优生知识，避免近亲婚配或严重的遗传病患者婚配，同时提倡适龄生育，加强遗传咨询和产前诊断，注意环境保护，减少各种环境致畸因素的危害，可有效地降低各种先天畸形儿的出生率。对于无存活可能的先天畸形，如无脑儿、脑积水等，一经确诊应行引产术终止妊娠，以母亲免受损害为原则，分娩若有困难，必要时可行毁胎术；对于有存活机会且能通过手术矫正的先天畸形，尽可能经阴道分娩。

一、无脑儿

无脑儿是先天畸形胎儿中最常见的一种，是神经管缺陷中最严重的一种类型。女胎比男胎多4倍，由于缺少头盖骨，眼球突出呈“蛙样面容”，颈短，无大脑，不能存活。若伴羊水过多常为早产，不伴羊水过多常为过期产。由于B超诊断准确率提高，现基本能早期诊断。无脑儿有2种类型，一种是脑组织变性坏死突出颅外，另一种是脑组织未发育。

（一）诊断

B超检查准确率高，基本能早期诊断。在超声检查中，见不到圆形颅骨光环，头端有不规则“瘤结”。无脑儿应与面先露、小头畸形及脑脊膜膨出相区别。

无脑儿胎儿的孕妇尿E_3常呈低值；孕妇羊水中甲胎蛋白（AFP）呈高值。

（二）防治

无脑儿一经确诊应引产，因头小不能扩张软产道而致胎肩娩出困难，有时需耐心等待。也有因伴有脑脊膜膨出造成分娩困难，可行毁胎术或穿颅术放出其内容物后再娩出。

二、脊柱裂

胎儿脊柱裂是胎儿神经系统最常见的畸形之一，由后神经管闭合失败所致。其特征为脊椎中线缺损，导致椎管敞开。多发生在胸腰段。分3种类型：①脑椎管缺损，多位于腰骶部，外面有皮肤覆盖，称为隐性脊柱裂，脊髓和脊神经多正常，无神经症状。②2个脊椎骨缺损，脊膜可从椎间孔突出，表面可见皮肤抱着的囊，囊大时可含脊膜、脊髓及神经，称为脊髓脊膜膨出，多有神经症状。③形成脊髓部分的神经管缺失，停留在神经褶和神经沟阶段，称为脊髓裂，同时合并脊柱裂。

（一）诊断

超声检查是诊断脊柱裂的首选方法。隐性脊柱裂在产前B超中常难发现。较大的脊柱裂可通过B超检查诊断，妊娠18～20周是发现的最佳时机，B超探及某段脊柱两行强回声的间距变宽，或形成角度呈“V”或“W”形，脊柱短小、不完整、不规则弯曲，或伴有不规则的囊性膨出物。

开放性脊柱裂的母血及羊水甲胎蛋白都高于正常，羊水中乙酰胆碱酯升高。

（二）防治

按期产检，及时超声检查发现脊柱裂。脊柱裂胎儿应建议引产。

三、脑积水

脑积水是由于脑脊液的产生和吸收失去平衡引起脑室系统和(或)蛛网膜下腔扩大而积聚大量脑脊液,可导致颅内压增高。胎儿脑积水是指在产前即发生并获得诊断的脑积水,其包括原发性和继发性脑积水。原发性(先天性)脑积水是由神经系统畸形导致,如脑脊膜膨出,同时可能存在染色体或基因异常,常伴有脊柱裂、足内翻等畸形;继发性(获得性)脑积水,大多继发于胎儿期发生的颅内出血、感染、大脑肿瘤等。早期诊断和治疗是关键,若不及时干预,患儿多数死于围生期和婴儿期,存活者常发展为脑性瘫痪和智力低下。

脑积水可致梗阻性难产、子宫破裂、生殖道瘘等,对母亲有严重危害。

(一)诊断

在耻骨联合上方触到宽大、骨质薄软、有弹性的胎头。且大于胎体并高浮,跨耻征阳性。阴道检查盆腔空虚,胎先露部过高,颅缝宽,颅骨软而薄,囟门软而薄,囟门大且紧张,胎头有如乒乓球样弹性感觉。

胎儿超声及胎儿 MRI 检查可以帮助早期发现脑积水,染色体核型分析、基因检测、TORCH 检查可协助明确病因。

(二)防治

处理时应以产妇免受伤害为原则。有生机儿前诊断严重脑积水者,应建议引产。头先露,宫口扩张 3 cm 时行穿颅术,或临产前 B 超监视下经腹行脑室穿刺放液,缩小胎头娩出胎儿。

四、联体儿

联体儿极少见,系单卵双胎在妊娠早期发育过程中未能分离,或分离不完全所致,多数性别相同。分为:①相等联体儿,头部、胸部、腹部等联体;②不等联体儿,常为寄生胎。腹部检查不易与双胎妊娠相鉴别。

(一)诊断

B 超检查为首选方法。

(二)防治

一旦发现联体儿,应尽早终止妊娠。足月妊娠应行剖宫产术。

第三节　死　胎

妊娠 20 周后胎儿在子宫内死亡称为死胎,胎儿在分娩过程中死亡称为死产,也是死胎的一种。妊娠 28 周后的死胎是围生儿死亡的主要原因,胎儿死亡对孕妇及家庭有较大的负面影响。

一、病　因

死胎常见的原因大致分为两类，一是外界不利因素使胎儿在宫内缺氧，二是染色体结构异常和遗传基因畸变。

1. 遗传因素　遗传病是引起死胎的常见原因之一。其中单基因遗传病、多基因遗传病、染色体畸变及胎盘局限性嵌台体等均可引起死胎、畸胎或其他先天性缺陷。

2. 病理性母体因素　重度子痫前期在诸因素中占首位，糖尿病、妊娠期肝内胆汁淤积症、过期妊娠、慢性肾炎、心血管疾病、全身和腹腔感染、各种原因引起的休克等。

3. 胎盘及脐带因素　如胎盘前置、早剥、脐带帆状附着血管前置、急性绒毛膜羊膜炎、脐带缠绕、脐带血肿、脐带打结、脐带血管栓塞、脐带脱垂或扭转，脐带绕颈、脐带受压及脐带过短等因素。

4. 胎儿因素　胎儿畸形常见，胎儿宫内发育迟缓、胎儿宫内感染、营养缺乏、内科合并症、母儿血型不合等。

5. 孕妇子宫局部因素　子宫张力过大或收缩力过强、子宫肌瘤、子宫畸形、子宫破裂等致局部缺血而影响胎盘、胎儿。

二、临床表现

（一）症状体征

胎动停止，胎心消失，子宫不继续增大。子宫底及腹围缩小，乳房胀感消失、缩小。胎死时间长者可全身疲乏、食欲缺乏、腹部下坠，产后大出血或致弥漫性血管内凝血。

（二）辅助检查

1. X 射线检查　在胎儿死亡早期，X 射线检查可无任何异常发现，直至胎儿变形后，腹部可见 4 个主要的 X 射线征象，其中胎血分解形成气体是唯一可靠的。

（1）气体形成　该现象发生于胎儿死亡之后 6 h 至 10 d，气体积聚在胎儿大血管或软组织，多数病例有此现象。气体形成仅出现在晚期胎儿死亡中，有时会被误认为由母亲过多的气体蓄积造成的，诊断可能较困难。

（2）胎头周围晕征　是胎儿死亡 48 h 内首先出现的征象。由于胎儿帽状腱膜下液体积聚，头皮下脂肪掀起形成光晕，多数病例可出现该现象，但有时须与胎儿水肿相鉴别。

（3）胎儿颅板塌陷　多在死亡 7 d 以后出现，10 d 之后几乎均可见颅骨板塌陷。它主要是由于胎儿死亡后颅内压减低，引起颅骨变形所致。

（4）脊柱成角现象　胎儿死亡后，脊柱张力的减弱或消失，出现向后成角现象。

2. 超声检查　胎儿死亡时间不同，其超声检查显像亦不同。

三、诊　断

孕妇自觉胎动消失，检查时不能闻及胎心，B 超检查可确诊。

诊断要点：①胎动停止，胎心消失，子宫大小与相应妊娠月份不符。②超声检查示无胎心、胎动，颅骨重叠。③X 射线检查示胎儿脊柱成角弯曲。④羊水甲胎蛋白显著增高。⑤尿雌三醇含量<3 mg/24 h。

四、治　疗

死胎一经确认，应尽早引产。大部分的胎死腹中，都可以经由阴道自然生产，并不需要手术。如果死胎留在子宫内太久没有处理，会对母体产生不利的影响。一般胎死腹中的时间超过 4 个星期以上，孕妇就会出现血液凝固、功能受损的并发症。因此胎死腹中 4 周后尚未排出者，应做有关凝血功能的检查。凝血功能不正常要给予用药治疗，待凝血功能正常后再引产，并备新鲜血液，注意预防产后出血和感染。

胎死腹中的引产过程和自然生产差不多，但是因为胎儿较小，所以出血的情形会比足月生产小，恢复也会较快。如果没有其他问题，避孕 3～6 个月，就可以考虑再度妊娠。但是如果有异常的情形，例如高血压或是糖尿病，可能需要经过治疗以后，再考虑妊娠。

建议孕妇行胎儿尸检及胎盘、胎膜、脐带病检及胎儿染色体检查及基因检查，尽量寻找胎儿死亡的病因，做好产后咨询。根据孕妇实际情况选择合适的时机，选择对母体影响小，个体化的方式终止妊娠。引产方法有多种，原则是尽量经阴道分娩，特殊情况下使用剖宫产。对于孕周小于 28 周，无子宫手术史者，可予以米索前列醇 200～400 μg 经阴道放置，每 6 h 根据宫缩情况再决定是否再次放置。对于有子宫手术史者，应制订个体化引产方案。对于孕周大于 28 周后的引产应根据产科引产指南而定。

五、预　防

1. 妊娠期慎重用药　许多药物可以通过胎盘进入胎体，进入胎体的药物是否会对胎儿产生影响以及影响程度多大，这和用药的剂量、持续时间、药物种类、给药途径、胎儿易感性等因素有关。以用药时间为例，如果在妊娠初期 4～6 周的胎儿器官形成期，往往最易致畸。一般说来，用药时间越早、持续用药时间越长、用量越大，则危害亦越大。

2. 避免病毒感染　妊娠初期 2～3 个月，胎儿对病毒十分敏感，因为一些病毒如单纯疱疹病毒、麻疹病毒、乙型肝炎病毒、风疹病毒、巨细胞病毒、流感病毒等均可引起胎儿畸形。如果患活动性结核病、肝炎，宜终止妊娠。因此妊娠早期应尽量少去公共场所，预防病毒感染，增强体质，增强对疾病的抵抗力，孕妇要避免感冒。

3. 避免有毒化学物质　过多接触洗涤剂容易造成流产，也应引起注意。放射线、放射性核素、化学工业毒物（如苯、氯丁二烯、亚硝胺、铅以及剧毒农药）均有致畸作用。从事化工生产或接触有毒化学品的孕妇，应尽量调换工作。农村孕妇不要喷洒农药。

4. 忌烟、酒，控制浓茶和咖啡的摄入量　烟草中含 400 多种有害化合物，其中尼古丁是罪魁祸首。孕妇吸入或在烟雾缭绕的环境中生活、工作，可招致流产、早产、胎儿发育不良，甚至畸形，如先天性心脏病、兔唇、腭裂、无脑畸形等。吸烟孕妇妊娠期高血压疾病的发生率也较非吸烟孕妇高。妊娠后吸烟或被动吸烟，可使胎儿发育延缓，还可造成流产、早产、死胎。乙醇通过胎盘进入胎儿，可使出生后的婴儿身材矮小、智力低下。受孕前酗酒，可使发育中的精子和卵子发生畸变。这种畸变的生殖细胞结合，就会把有病的遗传基因传给后代，引起胎儿"乙醇中毒综合征"。浓茶、咖啡具有兴奋作用，可以刺激胎儿增加胎动次数，甚至危害胎儿的生长发育。在药物对胎儿致畸的动物实验中，发现咖啡因能引起小动物畸形。

5. 坚持规律产检　产前检查能及早发现并预防疾病，保护孕妇健康。妊娠后，为适应胎儿生长发育，母体各个器官发生一系列变化，这些变化可以是生理的，也可以是病理的。如果母亲在妊娠的同时合并心、肾、肝、肺等重要器官疾病，就可能危及母子健康以至生命。产前检查可以及早发现畸形，适时终止妊娠，也可以了解胎儿生长发育是否正常，适时给孕妇以生活、卫生、保健指导。妊娠早查可预防遗传病，特别是高龄孕妇，更应及早进行检查。妊娠 3 个月起应每月检查 1 次。

6. 及时发现　可利用胎儿心跳监视器以及超声检测胎儿的心跳，在胎儿出生之前发现胎死腹中状况。妊娠中期以后的胎死腹中，通常孕妇自己也会感觉到某种异常，最明显的感觉是胎动消失，完全感觉不到胎动。另外的征兆包括子宫不再随着妊娠周数变大，体重没有增加或减轻。

（雷　玲　但　阳）

参考文献

1　MARY E N, LESLIE M S, VICKIE A, et al. 妇产科超声学[M]. 6 版. 北京：人民卫生出版社，2019：229-232，125-136.

2　BAHLMANN F, REINHARD I, SCHRAMM T, et al. Cranial and cerebral signs in the diagnosis of spina bifida between 18 and 22 weeks of gestation: a german mulicenter study[J]. Prenat Diagn, 2015, 35 (3): 228-235.

第二十五章

胎儿窘迫与胎膜早破

第一节 胎儿窘迫

胎儿窘迫(fetal distress)是指胎儿在子宫内因急性或慢性缺氧危及其健康和生命的综合症状。发病率为2.7%~38.5%。急性胎儿窘迫多发生在分娩期,应根据病因采取果断措施,迅速改善缺氧,停用缩宫素,纠正脱水及低血压;慢性胎儿窘迫常发生在妊娠晚期,但临产后往往表现为急性胎儿窘迫,应针对病因,根据孕周、胎儿成熟度及缺氧程度决定处理。母体血液含量不足、母胎间血氧运输及交换障碍、胎儿自身因素异常,均可导致胎儿窘迫。

一、病 因

1. 胎儿急性缺氧 系因母胎间血氧运输及交换障碍或脐带血液循环障碍所致。常见的因素有:①前置胎盘、胎盘早剥;②脐带异常,如脐带绕颈、脐带真结、脐带扭转、脐带脱垂、脐带血肿、脐带过长或过短、脐带附着于胎膜等;③母体严重血液循环障碍所致胎盘灌注急剧减少,如各种原因导致休克等;④缩宫素使用不当,造成过强或不协调宫缩,宫内压长时间超过母血进入绒毛间隙的平均动脉压;⑤孕妇应用麻醉药及镇静剂过量,抑制呼吸。

2. 胎儿慢性缺氧 ①母体血液含量不足,如合并先天性心脏病或伴心功能不全、肺部感染、慢性肺功能不全、哮喘反复发作及重度贫血等;②子宫胎盘血管硬化、狭窄、梗死,使绒毛间隙血液灌注不足,如妊娠期高血压疾病、妊娠合并慢性高血压、慢性肾炎、糖尿病、过期妊娠等;③胎儿严重的心血管疾病、呼吸系统疾病,胎儿畸形,母儿血型不合,胎儿宫内感染、颅内出血及颅脑损伤,致胎儿运输及利用氧能力下降等。

二、病 理

子宫胎盘单位提供胎儿氧气及营养,同时排出二氧化碳和胎儿代谢产物。胎儿对宫内缺氧有一定的代偿能力。胎儿缺氧会引起全身血流重新分配,分流血液到心、脑及肾上腺等重要器官。轻度缺氧时,二氧化碳蓄积及呼吸性酸中毒使交感神经兴奋,肾上腺儿茶酚胺及肾上腺素分泌增多,致血压升高、胎心率加快。重度缺氧时,转为迷走神经兴奋,心功能失代偿,心率由快变慢。在胎心监护时出现短暂的、重复出现的晚期减速。如果缺氧持续,则无氧糖酵解增加,发展为代谢性酸中毒。乳酸堆积并出现胎儿重要器官尤其是脑和心肌的进行性损害,如不及时干预,则可能造成严重及永久性损害,如缺血缺氧性脑病甚至胎死宫内。重度缺氧可导致胎儿呼吸运动加深,羊水吸入,出生后可出现新生儿吸入性肺炎。

妊娠期慢性缺氧使子宫胎盘灌注下降,导致胎儿生长受限,肾血流量减少,羊水过少。脐带因素的胎儿缺氧常表现为胎心突然下降或出现反复重度变异减速,可出现呼吸性酸中毒,如不解除诱因,则可发展为混合性酸中毒,造成胎儿损害。

三、临床表现及诊断

(一)急性胎儿窘迫

急性胎儿窘迫主要发生在分娩期。多因脐带异常、前置胎盘、胎盘早剥、宫缩过强、产程延长及休克等引起。

1. 胎心率异常　胎心率异常是急性胎儿窘迫的重要征象。正常胎心率为 110 ~ 160 次/min,规律。缺氧早期,胎心率于无宫缩时加快,>160 次/min;随产程进展,胎心率可下降到<110 次/min,胎儿电子监护可出现多发晚期减速、重度变异减速;当胎心率<100 次/min,基线变异<5 次/min 伴频繁晚期减速、提示胎儿缺氧严重,可随时胎死宫内。

2. 羊水胎粪污染　根据程度不同,羊水污染分 3 度:Ⅰ度浅绿色;Ⅱ度深绿色或黄绿色;Ⅲ度呈棕黄色,稠厚。10% ~ 20% 的分娩中会出现羊水胎粪污染,羊水中胎粪污染不是胎儿窘迫的征象。出现羊水胎粪污染时,如果胎心监护正常,无须进行特殊处理;如果胎心监护异常,存在宫内缺氧情况,会引起胎粪吸入综合征,造成不良胎儿结局。

3. 胎动异常　缺氧初期为胎动频繁,继而减弱及次数减少,进而消失。

4. 酸中毒　采集胎儿头皮血进行血气分析,若 pH 值<7.20(正常值 7.25 ~ 7.35),PaO_2<1.33 kPa[10 mmHg;正常值 2 ~ 4 kPa(15 ~ 30 mmHg)],PCO_2>8 kPa[60 mmHg;正常值 4.67 ~ 7.33 kPa (35 ~ 55 mmHg)],可诊断为胎儿酸中毒。

(二)慢性胎儿窘迫

慢性胎儿窘迫主要发生在妊娠晚期,常延续至临产并加重。多因妊娠期高血压疾病、慢性肾炎、糖尿病等所致。

1. 胎动减少或消失　胎动减少为胎儿缺氧的重要表现,应予警惕,临床常见胎动消失 24 h 后,胎心消失。胎动计数≥10 次/2 h 为正常,<10 次/2 h 或减少 50% 者提示胎儿缺氧可能。

2. 胎儿电子监护异常　胎儿缺氧时,胎心率可出现下述异常情况。

(1)无应激试验(non-stress test,NST)无反应型　基线不确定,胎心过缓<100 次/min 或胎心过速>160 次/min>30 min;变异≤5 次/min 或≥25 次/min>10 min;正弦型;变异减速持续时间超过 60 s 或晚期减速;20 min<1 次加速超过 15 次/min,持续 15 s。应全面评估胎儿状况,及时终止妊娠。

(2)NST 可疑型　基线 100 ~ 110 次/min 或>160 次/min<30 min;变异≤5 次/min(无变

异及最小变异),持续 40 ~80 min 内;变异减速持续 30 ~60 s;40 ~80 min 内<2 次加速超过 15 次/min,持续 15 s。需进一步评估,复查 NST。

(3)宫缩激惹试验(contraction stress test,CST)/缩宫素激惹试验(oxytocin challenge test,OCT)Ⅲ类监护 ①胎心率基线无变异且存在下面情况之一,复发性晚期减速、复发性变异减速、胎心过缓(胎心率基线<110 次/min);②正弦波型。应该立即采取相应措施纠正胎儿缺氧,包括改变孕妇体位、吸氧、停止缩宫素使用、抑制宫缩、纠正孕妇低血压等措施,如果这些措施均不奏效,应该紧急终止妊娠。

对于Ⅱ类胎心监护,尚不能说明存在胎儿酸碱平衡紊乱,但应该综合考虑临床情况、持续胎心监护、采取其他评估方法来判定胎儿有无缺氧,可能需要宫内复苏来改善胎儿状况。

3. 胎儿生物物理评分低 根据 B 超监测胎动、胎儿呼吸运动、胎儿肌张力、羊水量及胎儿电子监护 NST 结果进行综合评分(每项 2 分):8 ~6 分可能有急或慢性缺氧,6 ~4 分有急或慢性缺氧,4 ~2 分有急性缺氧伴慢性缺氧,0 分有急、慢性缺氧。

4. 脐动脉多普勒超声血流异常 宫内发育迟缓的胎儿出现进行性舒张期血流降低、脐血流指数升高提示有胎盘灌注不足。严重病例可出现舒张末期血流缺失或倒置,提示随时有胎死宫内的危险。

四、治 疗

(一)急性胎儿窘迫

应采取果断措施,改善胎儿缺氧状态。

1. 一般处理 左侧卧位,吸氧,停用缩宫素,阴道检查除外脐带脱垂并评估产程进展。应用面罩或鼻导管给氧 10 L/min,吸氧每次 30 min,间隔 5 min。纠正脱水、酸中毒及电解质紊乱。对可疑胎儿窘迫者进行连续胎心监护或胎儿头皮血 pH 值测定。

2. 病因治疗 若不协调性子宫收缩过强,因缩宫素使用不当,应停用缩宫素,并给予单次静脉或皮下注射特布他林,或哌替啶 100 mg,肌内注射,也可给予硫酸镁或其他 β 受体兴奋剂抑制宫缩。若为羊水过少,有脐带受压征象,可经腹羊膜腔输液。

3. 尽快终止妊娠

(1)宫口未开全或预计短期内无法经阴道分娩 应立即行剖宫产,指征有:①胎心基线变异消失伴胎心基线<110 次/min,或伴频繁晚期减速,或伴频繁重度变异减速;②正弦波;③胎儿头皮血 pH 值<7.20。

(2)宫口开全 胎头双顶径已达坐骨棘平面以下,应尽快经阴道助娩。无论阴道分娩或剖宫产均需做好新生儿窒息抢救准备。

(二)慢性胎儿窘迫

应针对病因,根据孕周、胎儿成熟度及胎儿缺氧程度决定处理。

1. 一般处理 左侧卧位,定时吸氧,每日 2 ~3 次,每次 30 min。积极治疗妊娠合并症及并发症。加强胎儿监护,注意胎动变化。

2. 期待疗法 孕周小,估计胎儿娩出后存活可能性小,尽量保守治疗以期延长胎龄,同时促胎肺成熟,争取胎儿成熟后终止妊娠。

3. 终止妊娠　妊娠近足月或胎儿已成熟,胎动减少,胎盘功能进行性减退,胎心监护出现胎心基线率异常伴基线变异异常、OCT 出现频繁晚期减速或重度变异减速、胎儿生物物理评分≤4 分者,均应剖宫产术终止妊娠。

五、预　防

(一)做好妊娠期保健

积极防治妊娠期并发症,如心脏病、贫血、妊娠期高血压疾病、妊娠糖尿病、肺结核等;其次要及时处理过期妊娠。妊娠晚期,如果经医师检查后确定为胎臀位、横位等,准妈妈不要自行采用膝胸卧位的方法来纠正胎位,避免发生脐带缠绕、脐带打结的危险。此时,孕妇遵照医嘱注意休息,防止胎膜早破、脐带脱垂。分娩时,应避免紧张、恐惧,防止因机体过度疲劳,引起产程延长、胎头受压过度而出现胎儿缺氧。

(二)做好监护

特别注意做好自我监护,胎动计数是一种简便的自我监护方法。

1. 胎动监测　胎动是表明胎儿存活的良好标志,也是对宫内缺氧最为敏感的指标。胎动计数是妊娠期监测胎儿宫内状况的一种简便方法,可长期使用。一般妊娠 20 周左右能感到胎动,28 周后应学会自数胎动,如胎儿连续运动完后算 1 次胎动,间隔一段时间再动又算 1 次,以此类推,孕妇每天早、中、晚各取左侧静卧 1 h,由孕妇凭主观感觉分别记录这 3 h 的胎动次数,将早、中、晚 3 次胎动数相加乘 4,则作为 12 h 胎动数,胎动计数 12 h≥30 次为正常,若 12 h<10 次为异常,逐日记录胎动计数,若发现胎动与往日比较过频或过少都可能提示胎儿有宫内缺氧,应及时到医院检查。

2. 胎心监测　丈夫可在医师指导下学会用听诊器直接听取胎心率,正常胎心率应是 110 ~ 160 次/min,胎动时胎心率应增快>10 次/min 或胎心率不规则若胎心率减慢少于或多于这个数则提示胎儿缺氧应及时到医院就诊。

3. 定期产检　及时发现可能引起胎儿宫内缺氧的各种母源性因素并得到及时的诊治医师还可通过胎儿心电图检查胎心率电子监护 B 超生物物理评分多普勒超声脐血流检查等及时发现胎心率异常变化及时采取应变措施。

第二节　胎膜早破

临产前胎膜自然破裂,称为胎膜早破。国外报道发生率为 5% ~ 15% ,国内为 2.7% ~ 7% 。未足月胎膜早破指在妊娠 20 周以后、未满 37 周胎膜在临产前发生的胎膜破裂,发生率 2.0% ~ 3.5% ;妊娠满 37 周后的胎膜早破发生率 10% 。孕周越小,围生儿预后越差,胎膜早破可引起早产、胎盘早剥、羊水过少、脐带脱垂、胎儿窘迫、新生儿呼吸窘迫综合征,孕妇及胎儿感染率和围生儿病死率显著升高。

一、病　因

导致胎膜早破的因素很多，常是多因素所致。

1. 生殖道感染　病原微生物上行感染，引起胎膜炎，使胎膜局部抗张能力下降而破裂。

2. 羊膜腔压力增高　常见于双胎妊娠、羊水过多、巨大胎儿宫内压力增加，覆盖于宫颈内口处的胎膜自然成为薄弱环节而容易发生破裂。

3. 胎膜受力不均　头盆不称、胎位异常使胎先露部不能衔接，前羊膜囊所受压力不均，导致胎膜破裂。因手术创伤或先天性宫颈组织结构薄弱，宫颈内口松弛，前羊膜囊楔入，受压不均；宫颈过短（<25 mm）或宫颈功能不全，宫颈锥形切除，胎膜接近阴道，缺乏宫颈黏液保护，易受病原微生物感染，导致胎膜早破。

4. 营养因素　缺乏维生素 C、锌及铜，可使胎膜抗张能力下降，易引起胎膜早破。

5. 其他　细胞因子 IL-6、IL-8、TNFα 升高，可激活溶酶体酶，破坏羊膜组织导致胎膜早破；羊膜穿刺不当、人工破膜、妊娠晚期性生活频繁等均有可能导致胎膜早破。

二、临床表现

（一）症状体征

90% 孕妇突感有较多液体从阴道流出，有时可混有胎脂或胎粪，无腹痛等其他产兆。肛诊将胎先露部上推，见阴道流液量增加。阴道窥器检查见阴道后穹隆有羊水积聚或有羊水自宫口流出，即可诊断胎膜早破。伴羊膜腔感染时，阴道流液有臭味，并有发热、母儿心率增快、子宫压痛、白细胞计数增多、C 反应蛋白及降钙素原升高。隐匿性羊膜腔感染时，无明显发热，但常出现母儿心率增快。

（二）对母儿的影响

1. 对母体影响　破膜后，阴道内的病原微生物易上行感染，感染程度与破膜时间有关，若破膜超过 24 h，感染率增加 5 ~ 10 倍。若突然破膜，有时可引起胎盘早剥。羊膜腔感染易发生产后出血。

2. 对胎儿的影响　胎膜早破时常诱发早产，早产儿易发生呼吸窘迫综合征。并发绒毛膜羊膜炎时，易引起新生儿吸入性肺炎，严重者发生败血症、颅内感染等危及新生儿生命。脐带受压、脐带脱垂可致胎儿窘迫。破膜时孕周越小，胎肺发育不良发生率越高。若破膜潜伏期长于 4 周，羊水过少程度重，可出现明显胎儿宫内受压，表现为铲形手、弓形腿、扁平鼻等。

三、诊　断

根据临床表现及必要的辅助检查即可做出诊断。同时必须判断是否有羊膜腔感染，是否有羊膜腔感染直接影响其后的处理方法。

（一）临床表现

孕妇感觉阴道内有尿样液体流出，有时仅感外阴较平时湿润。

孕妇取平卧位，两腿屈膝分开，可见液体自阴道流出。诊断胎膜早破的直接证据为阴道窥器检查见阴道后穹隆有羊水积聚或有羊水自宫口流出，并见到胎脂样物质。

（二）辅助检查

1. 阴道 pH 值测定　正常阴道液 pH 值为 4.5～6.0，羊水 pH 值为 7.0～7.5。若 pH 值 ≥6.5 提示胎膜早破，准确率 90%。血液、尿液、宫颈黏液、精液及细菌污染可出现假阳性。

2. 阴道液涂片检查　阴道液置于载玻片上，干燥后镜检可见羊齿植物叶状结晶，用 0.5% 硫酸尼罗蓝染色，于镜下见橘黄色胎儿上皮细胞，用苏丹Ⅲ染色见黄色脂肪小粒，均可确定为羊水，准确率 95%。。

3. 胎儿纤维结合蛋白测定　胎儿纤维结合蛋白（fetal fibronectin，fFN）是胎膜分泌的细胞外基质蛋白。当宫颈及阴道分泌物内 fFN 含量>0.05 时，胎膜抗张力能力下降，易发生胎膜早破。

4. 胰岛素样生长因子结合蛋白-1 检测　检测人羊水中胰岛素样生长因子结合蛋白-1（insulin-like growth factor binding protein-1，IGFBP-1）检测试纸，特异性强，不受血液、精液、尿液及宫颈黏液的影响。

5. 羊膜腔感染检测　①羊水细菌培养；②羊水涂片革兰氏染色检查细菌；③羊水白细胞 IL-6 测定：IL 6≥7.9 ng/L，提示羊膜腔感染；④C 反应蛋白>8 mg/L，提示羊膜腔感染；降钙素原>0.25 ng/ml 表示感染存在。

6. 羊膜镜检查　可直视胎先露部，看见头发或胎儿的其他部分，看不到前羊膜囊，即可诊断为胎膜早破。

7. 超声检查　羊水量减少可协助诊断。

（三）绒毛膜羊膜炎的诊断

绒毛膜羊膜炎是未足月胎膜早破的主要并发症，其诊断依据包括：母体心动过速≥100 次/min、胎儿心动过速≥160 次/min、母体发热≥38 ℃、子宫压痛、阴道分泌物异味、母体白细胞计数升高（≥15×10^9 或核左移，中性粒细胞≥90%），孕妇体温升高的同时伴有上述 1 个或以上症状或体征可以诊断为临床绒毛膜羊膜炎。

四、治　疗

（一）处理原则

妊娠<24 周的孕妇应终止妊娠；妊娠 24～27^{+6} 周，保胎风险大，胎儿存活率低，依据孕妇本人及家属的意愿选择保胎或终止妊娠；妊娠 28～33^{+6} 周无继续妊娠禁忌，应保胎、延长孕周至 34 周，但必须排除绒毛膜羊膜炎，保胎过程中出现危及母胎安全的情况时，应终止妊娠；妊娠 34～36^{+6} 周，不宜保胎。

（二）足月胎膜早破的处理

应评估母胎状况，排除胎儿窘迫、绒毛膜羊膜炎、胎盘早剥、胎位异常、母体合并症或并发症等。如无明确剖宫产指征，则宜在破膜后2～12 h内积极引产。良好的规律宫缩引产至少12～18 h后如仍在潜伏期阶段才可考虑诊断引产失败行剖宫产。对于拒绝引产者应充分告知期待治疗可能会增加母儿感染风险。

对于宫颈条件成熟的足月胎膜早破孕妇，行缩宫素静脉滴注是首选的引产方法。对宫颈条件不成熟同时无促宫颈成熟及阴道分娩禁忌证者，可应用前列腺素制剂以促宫颈成熟，同时注意预防感染。

（三）未足月胎膜早破的处理

1. 处理总则　应针对胎膜早破的常见并发症（早产、感染及脐带脱垂）采取防治措施。一般破膜后常于24 h内临产，不论孕龄大小，均不宜阻止产程进展。

2. 对孕妇和胎儿状况进行全面评估　①准确核对孕周，依据月经周期、受孕时间及妊娠早、中期超声测量数据等；②评估有无感染；③评估胎儿状况，胎儿大小、胎方位、羊水指数、有无胎儿窘迫，有无胎儿畸形；④评估母体有无其他合并症或并发症，如胎盘早剥等。

3. 确定处理方案　依据孕周、母胎状况、当地的医疗水平及孕妇和家属意愿4个方面进行决策：①放弃胎儿；②终止妊娠；③期待保胎治疗；④如果终止妊娠的益处大于期待延长孕周，则积极引产或有指征时剖宫产术分娩。

（1）立即终止妊娠放弃胎儿　①妊娠<24周：为无生机儿阶段，由于需期待数周才能获得生存可能，早产儿不良结局发生率较高，且母儿感染风险大，多不主张继续妊娠，以引产为宜。②妊娠24～27^{+6}周者要求引产放弃胎儿者，我国仍然采用≥28孕周才算进入围生期，妊娠24～27^{+6}周尚未进入围生期者，可以依据孕妇本人及家属的意愿终止妊娠。

（2）期待保胎　①妊娠24～27^{+6}周符合保胎条件同时孕妇及家人要求保胎者；但保胎过程长，风险大，要充分告知期待保胎中的风险。但如果已经羊水过少，羊水最大深度<20 mm宜考虑终止妊娠。②妊娠28～33^{+6}周无继续妊娠禁忌，应保胎、延长孕周至34周，保胎过程中给予糖皮质激素和抗生素治疗，密切监测母胎状况。

（3）不宜继续保胎采用引产或剖宫产终止妊娠　①无论任何孕周，明确诊断的宫内感染、明确诊断的胎儿窘迫、胎盘早剥等不宜继续妊娠者。②妊娠34～36^{+6}周，已接近足月者，90%以上胎儿肺已经成熟，新生儿发生呼吸窘迫综合征的概率显著下降，早产儿的存活率接近足月儿，不宜保胎，积极引产可以减少绒毛膜羊膜炎、羊水过少、胎儿窘迫等导致的新生儿不良结局。

（四）期待保胎过程中的处理

1. 促胎肺成熟

（1）应用指征　<34孕周无期待保胎治疗禁忌证者，均应给予糖皮质激素治疗。但妊娠26周前给予糖皮质激素的效果不肯定，建议达妊娠26周后再给予糖皮质激素。≥34孕周分娩的新生儿中，仍有5%以上的新生儿呼吸窘迫综合征（neonatal respiratory distress syndrome，NRDS）发生率，建议对于34～34^{+6}周的早产胎膜早破（preterm premature rupture of membrane，PPROM）孕妇，依据个体情况和当地的医疗水平来决定是否给予促胎肺成熟的处

理,但如果孕妇合并妊娠糖尿病,建议进行促胎肺成熟处理。

(2)具体用法　地塞米松 6 mg,肌内注射(国内常用剂量为 5 mg),每 12 h 一次,共 4 次,或倍他米松 12 mg,肌内注射,每天 1 次,共 2 次。给予首剂后,24 ~ 48 h 内起效并能持续发挥作用至少 7 d。即使估计不能完成 1 个疗程的孕妇也建议使用,能起到一定作用,但不宜缩短使用间隔时间。妊娠 32 周前使用了单疗程糖皮质激素治疗,孕妇尚未分娩,在应用 1 个疗程 2 周后,孕周仍不足 32^{+6} 周,估计短时期内终止妊娠者可再次应用 1 个疗程,但总疗程不能超过 2 次。对糖尿病合并妊娠或妊娠糖尿病孕妇处理上无特殊,但要注意监测血糖水平,防治血糖过高而引起酮症。

2. 抗生素的应用　导致 PPROM 的主要原因是感染,多数为亚临床感染,对于 PPROM 预防性应用抗生素的价值是肯定的。具体应用方法:ACOG 推荐的有循证医学证据的有效抗生素,主要为氨苄西林联合红霉素静脉滴注连续 48 h,其后改为口服阿莫西林联合肠溶红霉素连续 5 d。具体用量为,氨苄西林 2 g+红霉素 250 mg 每 6 h 一次静脉滴注 48 h,阿莫西林 250 mg 联合红霉素 333 mg 每 8 h 一次口服连续 5 d。青霉素过敏的孕妇,可单独口服红霉素 10 d。

3. 宫缩抑制剂的使用　如果有规律宫缩,建议应用宫缩抑制剂 48 h,完成糖皮质激素促胎肺成熟的处理,或及时转诊至有新生儿 ICU 的医院。

(1)钙通道阻断剂　硝苯地平(心痛定),RCOG 推荐起始剂量 20 mg 口服,然后每次 10 ~ 20 mg,每天 3 ~ 4 次,根据宫缩情况调整,可持续 48 h。

(2)前列腺素抑制剂　常见药物有吲哚美辛(消炎痛),用法:妊娠 32 周前的早产,起始量 50 ~ 100 mg 口服,后每 6 h 给 25 mg,可持续 48 h。不良反应:引起母体恶心、胃酸反流、胃炎等;引起胎儿动脉导管提前关闭、减少肾血流量等。

(3)β_2肾上腺素能受体兴奋剂　常见药物:利托君。用法:利托君注射液 100 mg,加入液体 500 ml 静脉滴注,起始剂量 5 滴/min(0.05 mg/mim)(15 ml/h),每 10 min 增加 5 滴直至宫缩被抑制,最大滴速 35 滴/min,维持静脉滴注到宫缩完全停止后继续维持 48 ~ 72 h,在宫缩抑制前提下,逐渐减速。结束静脉输注前 0.5 h,改口服利托君,最初 24 h 内每 2 h 口服 1 次,此后 10 ~ 20 mg,1 片/4 h,维持 2 d;1 片/6 h,维持 2 d;1 片/8 h,维持 2 d;1 片/12 h,维持 2 d,停药。不良反应:引起母体恶心、头痛、鼻塞、低血钾、心动过速、胸痛、气短、高血糖、肺水肿,偶有心肌缺血等;引起胎儿及新生儿心动过速、低血钾、低血糖、低血压、高胆红素、偶有脑室周围出血等。禁忌证:心脏病、心律不齐、糖尿病控制不满意、甲状腺功能亢进者。

(4)缩宫素受体拮抗剂　常见药物:阿托西班。用法:起始剂量 6.75 mg 静脉滴注 1 min,继之 18 mg/h 维持 3 h,接着 6 mg/h 持续 45 h。不良反应轻微,无明确禁忌,但价格昂贵。

4. 硫酸镁的应用　推荐妊娠 32 周前早产者常规应用硫酸镁作为胎儿中枢神经系统保护剂治疗。建议应用时间不超过 48 h。使用过程中应监测呼吸、膝反射、尿量,24 h 总量不超过 30 g。禁忌证:孕妇患肌无力、肾功能衰竭。

5. 期待过程中的监测　动态检查羊水量、胎儿情况、有无胎盘早剥及定期监测绒毛膜羊膜炎和临产的征象,避免不必要的肛查和阴道检查。保胎时间长者可以考虑宫颈分泌物培养和中段尿培养及时发现绒毛膜羊膜炎。

（五）分娩方式

需综合考虑孕周、早产儿存活率、是否存在羊水过少或绒毛膜羊膜炎、胎儿能否耐受宫缩、胎方位等因素。PPROM 不是剖宫产指征，分娩方式应遵循标准的产科常规，在无明确的剖宫产指征时应选择阴道试产，产程中注意胎心变化，有异常情况时放宽剖宫产指征。阴道分娩时不必要常规会阴侧切，亦不主张预防性产钳助产。臀位特别是足先露者应根据当地早产儿治疗护理条件权衡剖宫产利弊，因地制宜选择分娩方式。早产儿出生后适当延长 30～120 s 后断脐，可减少新生儿输血的需要，大约可减少 50% 的新生儿脑室内出血。

（六）其他问题

1. 羊水过少的处理　羊水指数<5 cm 或羊水最大平面垂直深度<2 cm 为羊水过少，是 PPROM 的常见并发症。建议采用羊水平面的最大垂直深度来监测 PPROM 的羊水量。不推荐在羊水过少时行羊膜腔灌注。如果羊水过少，密切监测有无绒毛膜羊膜炎和胎儿窘迫，依据情况适时终止妊娠。

2. 能否在家期待保胎　明确的 PROM 由于难以预测随时发生的病情变化，不宜在家保胎。

3. 宫颈环扎术后 PPROM 的处理　宫颈环扎术是 PPROM 的高危因素，约 38% 发生 PPROM，破膜后如果保留环扎线可以显著延长孕周 48 h 以上，但可显著增加孕妇绒毛膜羊膜炎、新生儿感染和新生儿败血症的发生率，因此应个体化处理。对于<24 周的 PPROM 孕妇可拆线放弃胎儿；妊娠 24～27^{+6} 周的 PPROM，依据患者的知情同意和个体化情况决定是否期待治疗并给予促胎肺成熟；妊娠 28～31^{+6} 周的 PPROM，在无禁忌证的前提下促胎肺成熟完成后，依据个体情况可考虑拆线或保留；≥32 孕周，一旦确诊 PROM 后应考虑拆线。

五、预　防

1. 尽早治疗下生殖道感染　妊娠期应及时治疗滴虫阴道炎、细菌性阴道病、宫颈沙眼衣原体感染、淋病奈瑟菌感染等。

2. 加强围生期宣传教育与指导　在妊娠中期过性生活时要注意体位，并避免用力过度；妊娠后期应避免过性生活，避免突然腹压增加，以免发生意外。

3. 注意营养平衡　补充足量的维生素、钙、锌及铜等营养素。

4. 治疗宫颈内口松弛　宫颈内口松弛者，于妊娠 12～14 周行宫颈环扎术并卧床休息。

瘢痕子宫再生育相关问题处理

（杨亚君　但　阳）

参考文献

1 OCKENGA J. Risk of early-onset sepsis following preterm, prolonged rupture of membranes with or without chorioamnionitis[J]. American Journal of Perinatology, 2016, 33(4): 339-342.

2 SKUPSKI D. Preterm premature rupture of membranes (PPROM)[J]. Journal of Perinatal Medicine, 2019, 47(5): 491-492.

第二十六章

妊娠合并内科疾病

妊娠(pregnancy)是育龄妇女的一种正常生理过程,但是常合并一些内科疾病,除育龄妇女自身体质外,还有妊娠后期机体发生一系列生理变化。因此,妊娠和内科疾病间存在相互影响,妊娠期应严密监测病情变化并给予适时和正确的指导和处理,以便最大限度地降低妊娠合并内科疾病时对母儿的影响,以期胎儿顺利安全降生。

第一节　妊娠合并心血管系统疾病

妊娠合并心血管疾病是严重的妊娠合并症,其发生率为1%~4%,是孕产妇死亡的重要原因之一,病死率约为0.73%。随着产科出血、感染和高血压引起产妇死亡病例的减少,妊娠合并心脏病对孕妇的危害日益突出。

一、妊娠和分娩对心脏的影响

1. 妊娠期　妊娠期由于血容量的增加,心排出量必然增加,致使心率加快,心肌耗氧量加大,加重了心脏的负担。血容量增加始于妊娠第4~6周,妊娠至32~34周达高峰,较妊娠前增加至30%~45%,从而引起心率加快及心排出量增多。心排出量受孕妇体位的影响,约5%孕妇可因体位改变使心排出量减少而发生不适,临床上称为仰卧位低血压综合征(supine hypotensive syndrome)至分娩前1~2个月,心率平均每分钟约增加10次,使心脏负担加重。如果孕妇妊娠前无器质心脏病,绝大多数育龄妇女完全可以完成妊娠至分娩,当孕妇妊娠前如有心脏某些疾病,妊娠后可能合并心脏疾病加重。

2. 分娩期　分娩期是心脏负担最重的时期。第一产程,子宫收缩能增加周围循环阻力,血压仅轻度升高。每次宫缩有250~500 ml血液从子宫中被挤出,进入血液循环,中心静脉压升高。第二产程时,除子宫收缩外,产妇出现用力屏气,腹臂肌及骨骼肌同时参与,机体周围循环阻力及肺循环均同时增加,以及腹内压增加,使内脏血液涌入心脏。如产妇是先天性心脏病患者,则发生原有血液自右向左分流,出现发绀。第三产程,胎儿胎盘娩出后,子宫突然缩小,胎盘血液循环停止,子宫血窦内大量血液突然进入全身循环。由于腹内压力骤减,血液向内脏倾流,回心血容量急剧减少,使功能不良的心脏易在此时发生心力衰竭。

3. 产褥期　产后 3 d 内仍然是心脏负担比较重的时期。除了子宫缩复使部分血液进入体循环以外，妊娠期组织间潴留的液体也逐步回流到体循环，血流动学发生一系列急剧变化，此时的血容量暂时性增加，仍要警惕心力衰竭的发生。因此，孕妇妊娠 32 ~ 34 周及以后，分娩期及产后 3 d 内均是心脏病孕产妇发生心力衰竭的最危险时期，临床上应高度重视并应给予密切监护。

二、妊娠合并心脏病的类型

主要是先天性心脏病，约占 85%，其次是风湿性心脏病，以及妊娠期高血压性心脏病、围生期心肌病、心肌炎、各种心律失常、贫血性心脏病等。

（一）先天性心脏病

1. 左向右分流型

（1）房间隔缺损　房间隔缺损（atrial septal defect，ASD）是最常见的先天性心脏病，约占 20%。对妊娠的影响取决于缺损的大小。缺损<1.0 cm^2者无多动症状，仅在体检时被发现，多能耐受妊娠及分娩；缺损较大者，左向右分流合并肺动脉高压，右心房压力增加，可引起右至左分流出现发绀，常发生心力衰竭。房间隔缺损>2 cm^2者，在受孕前最好手术矫治后再妊娠。

（2）室间隔缺损　对于小型室间隔缺损（ventricular septal defect，VSD），若既往无心力衰竭史，也无其他并发症者，妊娠期很少发生心力衰竭，一般能顺利渡过妊娠与分娩。室间隔缺损较大者，常伴有肺动脉高压，妊娠期发展为右向左分流或艾森曼格综合征（Eisenmenger syndrome），应于妊娠早期行人工流产终止妊娠。

（3）动脉导管未闭　动脉导管未闭（patent ductus arteriosus，PDA）比较常见，在先天性心脏病中占 20% ~ 50%，由于儿童期可手术治愈。较大分流的动脉导管未闭，妊娠前未行手术矫治者，由于大量动脉血流向肺动脉，肺动脉高压使血流逆转出现发绀诱发心力衰竭。若妊娠早期已有肺动脉高压或有右向左分流者，宜人工终止妊娠。未闭动脉导管口径较小，肺动脉压正常者，妊娠期一般无症状，可继续妊娠至足月。

2. 右向左分流型　比较常见，如法洛四联症（tetralogy of Fallot）和艾森曼格综合征等。这类患者对妊娠期血容量增加和血流动力学改变的耐受力极差，妊娠时母体和胎儿病死率为 30% ~ 50%。此类心脏病育龄妇女不宜妊娠，如已妊娠也应尽早终止。当经手术矫正后心功能为Ⅰ ~ Ⅱ级者，可考虑继续妊娠，但要严密观察及监测心功能。

3. 无分流型　此类型主要有肺动脉口狭窄、主动脉狭窄、马方综合征（Marfan syndrome）等。这类先天性心脏病对妊娠的影响取决于病变程度和心脏功能，中、重度病变程度病死率较高，应避孕或对已妊娠应早期终止妊娠。

（二）风湿性心脏病

以单纯性二尖瓣狭窄最为多见，占 2/3 ~ 3/4。部分为二尖瓣狭窄合并关闭不全。主动脉瓣病变较少见。心功能比较好者，如心功能Ⅰ ~ Ⅱ级，从未发生过心力衰竭及并发症的二尖瓣狭窄孕妇，并无明显血流动力学改变，妊娠期严密监护，可耐受正常妊娠。严重二尖瓣狭窄者，血流动力学改变明显，妊娠的危险性较大，则不应妊娠。

1. 二尖瓣狭窄　二尖瓣狭窄（mitral stenosis，MS）给妊娠期孕妇带来危害较大。这主要是由于妊娠期血容量增加，心排出量增多，而心率加快，导致左室充盈时间缩短，左房压力不断增高，使急性肺水肿及充血性心力衰竭发生率升高。由于分娩时子宫收缩，屏气用力，胸腔压力增高，则极易诱发心力衰竭。

2. 二尖瓣关闭不全　单纯二尖瓣关闭不全（mitral insufficiency，MI）且不严重者，多能耐受妊娠及胎儿分娩，较少发生肺水肿和心力衰竭。

3. 主动脉瓣狭窄　主动脉瓣狭窄（aortic stenosis，AS）常伴有主动脉瓣关闭不全及二尖瓣病变。轻型者孕妇多可安全度过妊娠、分娩及产褥期。重型者可发生充血性心力衰竭的危险，甚至可突然发生死亡。

4. 主动脉瓣关闭不全　主动脉瓣关闭不全（aortic insufficiency，AI）由于妊娠期心率加快而缩短了心室舒张期的时间，虽然血容量增加，但从主动脉回流至左心室的血容量相应减少。除了部分重症者，主动脉瓣关闭不全孕妇常能耐受妊娠及分娩所带来的血流动力学变化。

（三）病毒性心肌炎

病毒性心肌炎（viral myocarditis）是一种常见的病变，一般在病毒感染后 1 ~3 周内出现乏力、心悸、呼吸困难和心前区不适。临床表现为发热与不相称的持续性心动过速、室性期前收缩、房室传导阻滞和异常心电图表现，如 ST 段及 T 波异常改变，X 射线显示心脏扩大等。病原学检查和心肌酶谱改变可协助诊断。病程呈慢性发展者，表现为扩张型心肌病。病毒性心肌炎及扩张型心肌病一旦妊娠，发生心力衰竭的危险性较大，一般不宜妊娠。急性病毒性心肌炎病情控制较好者，在严格监护下进行妊娠和分娩。

（四）妊娠期高血压性心脏病

妊娠期高血压疾病孕妇，既往无心脏病史及体征，常突然发生以左心衰竭为主的全心衰竭者称为妊娠期高血压性心脏病（pregnancy high heart disease）。这是由于妊娠期高血压疾病时冠状动脉痉挛，心肌缺血，周围小动脉阻力增加，水、钠潴留及血黏度增加等，从而加重了心脏的负担而诱发急性心力衰竭。如能经过积极治疗，多能度过妊娠及分娩期，由于产后病因消除，病情多能逐渐缓解，而不遗留器质性心脏病。

（五）围生期心肌病

围生期心肌病（peripartum cardiomyopathy，PPCM）是指既往无心脏疾病史，妊娠最后 3 个月至产后 6 个月内发生的累及心肌为主的一组临床综合征。发病较年轻，再次妊娠可复发，50% 的病例于产后 6 个月内完全或接近完全恢复。临床表现主要为劳累性气急、乏力，进而出现夜间阵发性呼吸困难（nocturnal breathing difficulties）、端坐呼吸等充血性心力衰竭的表现。易继发肺部感染，严重者继发右心衰竭，水肿、腹胀、食欲缺乏。心电图示左室肥大、ST 段及 T 波异常，常伴有各种心律失常。胸部 X 射线平片见心脏普遍增大、心脏搏动减弱，肺瘀血。超声提示心腔扩大、搏动普遍减弱、左室射血分数减低，局部心室壁增厚，有时可见附壁血栓。

三、妊娠合并心脏病对胎儿的影响

心脏病孕妇心功能良好者,胎儿相对安全,剖宫产机会多。不宜妊娠的心脏病患者一旦妊娠后则加重心功能恶化,可导致流产、早产、死胎、胎儿宫内发育迟缓、胎儿窘迫及新生儿窒息的发生率明显增高。某些治疗心脏病的药物对胎儿也有潜在的药物毒性反应,如地高辛可以自由通过胎盘到达胎儿体内。先天性心脏病与遗传因素相关,双亲中任何一方患有先天性心脏病,其后代是先天性心脏病及其他畸形的发生机会较正常人高 5 倍。如 VSD、肥厚型心肌病、马方综合征等均有较高的遗传性。

四、诊　断

(一)诊断依据

由于妊娠期正常的生理性变化,出现一系列酷似心脏病的症状和体征,如心悸、气短、踝部水肿、乏力、心动过速等。心脏检查有轻度心界扩大、心脏杂音。妊娠可使原有心脏病的某些体征发生变化,增加了心脏病诊断的难度。以下为有意义的诊断依据:①妊娠前有心悸、气急或心力衰竭史,或体检曾被诊断有器质性心脏病,或曾有风湿热病史。②劳力性呼吸困难、经常性夜间端坐呼吸、咯血、经常性胸闷胸痛等。③发绀、杵状指、持续性颈静脉怒张,心脏听诊有舒张期杂音或粗糙的Ⅲ级以上全收缩期杂音。有心包摩擦音、舒张期奔马律、交替脉。④心电图有严重的心律失常,如心房颤动、心房扑动、Ⅲ度房室传导阻滞、ST 段及 T 波异常改变等。⑤X 射线检查心脏显著扩大,尤其个别心腔扩大者。⑥心脏超声检查显示心腔扩大、心肌肥厚、瓣膜运动异常、心内结构异常。

(二)心脏病心功能分级

依据患者对一般体力活动的耐受程度,将心脏病患者心功能分为Ⅰ~Ⅳ级。

Ⅰ级:进行一般体力活动不受限制。

Ⅱ级:进行一般体力活动稍受限制,活动后心悸、轻度气短,休息时无症状。

Ⅲ级:一般体力活动显著受限制,休息时无不适,轻微日常工作即感不适、心悸、呼吸困难,或既往有心力衰竭史。

Ⅳ:不能进行任何体力活动,休息时仍有心悸、呼吸困难等心力衰竭表现。

心功能分级应动态进行,每月 1 次。心功能好的可决定能否妊娠、分娩时机、分娩方式及判断预后有关。

(三)妊娠早期心力衰竭的判断

妊娠合并心脏病孕妇,若出现下述症状与体征,应考虑为早期心力衰竭:①轻微活动后即出现胸闷、心悸、气短。②休息时心率>110 次/min,呼吸>20 次/min。③夜间常因胸闷而被迫坐起呼吸,或到窗口呼吸新鲜空气。④肺底部出现少量持续性湿啰音,咳嗽后不消失。

(四)心脏病患者对妊娠耐受能力的判断

能否安全度过妊娠期、分娩期及产褥期,取决于心脏病的种类、病变程度、是否手术矫治，心功能级别以及具体医疗条件等因素。

1. 可以妊娠　心脏病变较轻，心功能Ⅰ～Ⅱ级，既往无心力衰竭发作史，亦无其他并发症者，妊娠后经密切监护，适当治疗多能耐受妊娠和分娩。

2. 不宜妊娠　心脏病变较重、心功能Ⅲ～Ⅳ级；既往有心脏并发症病史，如有心力衰竭史；有症状的心律失常和心肌梗死，短暂性脑缺血发作，肺水肿；中、重度肺动脉高压；左室收缩功能减退（射血分数<40%）、二尖瓣面积<2 cm^2，主动脉瓣面积<1.5 cm^2，左室输出峰压斜率>4 kPa（30 mmHg）；右向左分流型心脏病、活动风湿热、联合瓣膜病、心脏病并发细菌性心内膜炎、急性心肌炎的患者；年龄在35岁以上、心脏病病程较长者，妊娠期发生心力衰竭的可能性较大。不宜妊娠的妇女必须严格避孕，若已妊娠，应在妊娠早期行人工流产术。

五、治　疗

心脏病孕产妇的主要死亡原因是心力衰竭和严重感染。有心脏病育龄妇女应行妊娠前咨询，明确心脏病类型、病变程度、心功能状态，并确定能否妊娠。要求并允许妊娠者一定要从妊娠早期开始，定期进行产前检查。在心力衰竭易发的妊娠32～34周、分娩期及产后3 d内应重点监护，以降低心脏病产孕妇的病死率。

（一）妊娠期

1. 终止妊娠　不宜妊娠的心脏病孕妇，应在妊娠12周前行人工流产，但随孕妇年龄增大，风险也越高。若妊娠已超过12周，终止妊娠需要手术的危险性不亚于继续妊娠和分娩。对顽固性心力衰竭，应与心内科医师配合，严格监护下行剖宫取胎术。

2. 定期产前检查　能及早发现心力衰竭的早期征象。在妊娠20周前，应每2周至少由产科和心内科医师检查1次。妊娠20周后，尤其是妊娠32周以后，发生心力衰竭的机会增加，产前检查应每周1次。发现早期心力衰竭征象，应立即住院治疗。妊娠期经过顺利者，亦应在妊娠36～38周提前住院待产。

3. 注意心力衰竭征象　①轻微活动后即出现胸闷、心悸、气短；②休息时心率>110次/min，呼吸>20次/min；③夜间常因胸闷而被迫坐起呼吸，或到窗口呼吸新鲜空气；④肺底部出现少量持续性湿啰音，咳嗽后不消失。

4. 心力衰竭的预防和治疗

（1）充分休息　避免过劳及情绪激动，保证孕妇充分休息，每天睡眠至少10 h。

（2）控制体重　妊娠期应适当控制体重以免加重心脏负担。应给予高蛋白、高维生素、低盐、低脂肪饮食。妊娠16周后，每日食盐量不超过5 g。

（3）避免各种引起心力衰竭的诱因　预防感染，尤其是上呼吸道感染；纠正贫血；治疗心律失常；防治妊娠期高血压疾病和其他合并症与并发症。

（4）心力衰竭的治疗　与未孕者基本相同。但孕妇对洋地黄类药物的耐受性较差，需注意毒性反应。为防止产褥期组织内水分与强心药同时流入体循环引起毒性反应，常选用作用和排泄较快的制剂，如地高辛片，每次0.125 mg，每日1～2次。

（5）急性左心衰竭的紧急救治　主要是减少肺循环血量和静脉回心血量、改善肺气体交换、增加心肌收缩力和减轻心脏前后负荷。让患者取半卧位或坐位，高流量（6～8 L/min）面罩或加压供氧。给呋塞米 40 mg 静脉注射,快速减少血容量。血管扩张剂,如硝酸甘油 0.3 mg 或硝酸异山梨酯 5 ~ 10 mg 舌下含服,可降低肺毛细血管楔压或左房压,缓解症状。喘定 0.25 g,生理盐水 10 ml,静脉注射。氨茶碱 0.125 g,生理盐水 50 ml,稀释后缓慢静脉注射,以解除支气管痉挛减轻呼吸困难,增强心肌收缩力。速效洋地黄制剂毛花苷 C 0.2 ~ 0.4 mg 稀释后缓慢静脉注射,以增强心肌收缩力和减慢心率。急性肺水肿时,用吗啡 3 ~ 5 mg 静脉注射或 5 ~ 10 mg 皮下注射,可减少烦躁不安和呼吸困难,并能减少回心血量。地塞米松 10 ~ 20 mg 静脉注射可降低外周血管阻力,减少回心血量和解除支气管痉挛。

妊娠晚期心力衰竭的患者,原则是待心力衰竭控制后再行产科处理,应放宽剖宫产指征。如严重心力衰竭,经各种抢救措施均未能奏效,若继续发展必将导致母儿死亡时,也可边控制心力衰竭紧急剖宫产,取出胎儿,减轻心脏负担,以挽救孕产妇生命。

(二)分娩期

1. 分娩方式的选择　妊娠晚期应提前选择好适宜的分娩方式。

(1)阴道分娩　心功能Ⅰ ~ Ⅱ级,胎儿不大,胎位正常,宫颈条件良好者,可考虑在严密监护下经阴道分娩。

(2)剖宫产　胎儿偏大,产道条件不佳及心功能在Ⅲ级及Ⅲ级以上者,均应择期剖宫产。剖宫产可减少产妇因长时间宫缩所引起的血流动力学改变,减轻心脏负担。由于手术及麻醉技术的提高,术中监护措施的完善及高效广谱抗生素的应用,剖宫产已比较安全,故应放宽剖宫产指征。以选择连续硬膜外阻滞麻醉为好,麻醉剂中不应加肾上腺素,麻醉平面不宜过高。为防止仰卧位低血压综合征,可采取左侧卧位 15°,上半身抬高 30°,术中、术后应严格限制输液量。不宜再妊娠者,应同时行输卵管结扎术。

2. 分娩期处理

(1)第一产程　安慰及鼓励产妇,消除紧张情绪。适当应用安定、哌替啶等镇静及镇痛药。密切注意血压、脉搏、呼吸、心率,一旦发现心力衰竭征象,应取半卧位、高浓度面罩吸氧,并给毛花苷 C 0.2 ~ 0.4 mg 加 25% 葡萄糖注射液 20 ml,缓慢静脉注射,必要时 4 ~ 6 h 重复给药 1 次,每次 0.2 mg。产程开始后即应给予抗生素预防感染。

(2)第二产程　要避免屏气增加腹压,应行会阴后-斜切开、胎头吸引或产钳助产术,尽可能缩短第二产程。

(3)第三产程　胎儿娩出后,产妇腹部放置沙袋,以防腹压骤减而诱发心力衰竭。要防止产后出血过多而加重心肌缺血,诱发先天性心脏病发生发绀,加重心力衰竭。可静脉注射或肌内注射缩宫素 10 ~ 20 U,禁用麦角新碱,以防静脉压增高。产后出血过多者,应适当输血、输液,但需注意输液的速度。

(三)产褥期

产后 3 d 内,尤其 24 h 内仍是发生心力衰竭的危险时期,产妇须充分休息并密切监护。应用广谱抗生素预防感染,直至产后 1 周左右,无感染征象时停药。心功能Ⅲ级及以上者不宜哺乳。

(四)心脏手术的指征

妊娠期血流动力学改变使心脏储备能力下降,影响心脏手术后的恢复,加之术中用药及体外循环对胎儿的影响，一般不主张在妊娠期手术，尽可能在幼年、妊娠前或延至分娩后进行心脏手术。若妊娠早期出现循环障碍，孕妇又不愿做人工流产，心内科治疗效果不佳且心脏手术操作不复杂，可考虑手术治疗。妊娠期心脏手术的孕妇病死率与非妊娠期相似，但流产率增加。手术复杂程度和体外循环时间直接影响胎儿病死率，建议孕妇采用常温体外循环。

(五)心脏手术后的妊娠

心脏手术后心功能为Ⅲ～Ⅳ级者不宜妊娠。单纯房间隔或室间隔缺损修补术、动脉导管结扎术、根治性法洛四联症术后的孕妇通常能较好地耐受妊娠和分娩期的血流动力学变化。而风湿性心脏病患者人工瓣膜置换术后的孕妇应注意，机械瓣膜经久耐用、手术效果好、患者心功能得到很好的改善，但容易引起血栓，需终身抗凝，许多抗凝剂对孕妇和胎儿都有明确的不良反应，如华法林可引起胎儿出血、畸形、发育障碍等。生物瓣膜置换者无须长期口服抗凝剂，可以避免妊娠期间抗凝剂对孕妇、胎儿的各种不良反应。

六、预　防

1. 定期产前检查　能及早发现心力衰竭。在妊娠20周以前，应每2周行产前检查1次。20周以后，尤其是32周以后，发生心力衰竭的机会增加，产前检查应每周1次。发现早期心力衰竭征象应住院治疗。先天性心脏病发绀型孕妇应于预产期前3周住院待产。二尖瓣狭窄孕妇，即使未出现症状，亦应于预产期前2周住院待产。

2. 充分休息　避免过劳及情绪激动，保证有充分的休息，每日至少保证足够的睡眠。

3. 适当控制体重　加强患者高蛋白、高维生素、低盐、低脂肪饮食。妊娠期应适当控制体重，整个妊娠期体重增加不宜超过10 kg，以免加重心脏负担。妊娠16周以后，每日食盐量不超过4～5 g。

4. 预防并发症　积极预防和及早纠正各种妨碍心功能的因素，如贫血、B族维生素缺乏、心律失常、妊娠期高血压疾病等。预防各种感染，尤其是上呼吸道感染。

5. 强心剂　多不主张预防性应用洋地黄。对有早期心力衰竭表现的孕妇，常选用作用和排泄较快的地高辛0.125 mg，每日2次口服，2～3 d后可根据临床效果改为每日1次，不要求达到饱和量，以备发生病情变化时能有加大剂量的余地。不主张长期应用维持剂量，病情好转后停药。

（李素芳　陈　竺）

第二节　妊娠合并消化系统疾病

妊娠后，母体内大量增加的雌、孕激素可影响消化系统平滑肌的生理变化，引起一些与消化系统疾病相似的症状，从而影响疾病的诊断。同时，病毒性肝炎不但累及胎儿，而且病变发展迅猛，可转变成重型肝炎，危机母体。产科临床常见的合并疾病有急性病毒性肝炎（acute viral hepatitis，AVH）、妊娠期肝内胆汁淤积症（intrahepatic cholestasis of pregnancy，ICP）及妊娠急性脂肪肝（acute fatty liver of pregnancy，AFLP）。妊娠不但合并消化系统消化性溃疡、胃食管反流病、急性胰腺炎等常见，而且妊娠合并消化肿瘤，如胰腺癌、胃癌等也并非罕见，应引起重视。

一、妊娠合并病毒性肝炎

病毒性肝炎（viral hepatitis）是由多种病毒引起的以肝病变为主的传染性疾病，致病病毒包括甲型肝炎病毒（hepatitis A virus，HAV）、乙型肝炎病毒（hepatitis B virus，HBV）、丙型肝炎病毒（hepatitis C virus，HCV）、丁型肝炎病毒（hepatitis D virus，HDV）、戊型肝炎病毒（hepatitis E virus，HEV）及庚型肝炎病毒（hepatitis G virus，HGV）6 种肝炎病毒。近年又发现庚型肝炎病毒和输血传播病毒，但这两种病毒的致病性尚未明确。妊娠合并病毒性肝炎的发生率为 0.8%～17.8%，我国乙型病毒性肝炎的发生率较高，妊娠合并重型病毒性肝炎仍是孕产妇死亡的主要原因之一。2010 年至 2012 年国家免费孕前优生项目中 31 个省市 220 个县的 489 965 名育龄女性孕前健康体检以及妊娠结局随访数据，采用队列研究的方法，分析了妇女孕前乙型肝炎病毒感染与后代及子代早产风险之间的关系。结果显示，乙型肝炎表面抗原（hepatitis B surface antigen，HBsAg）和乙型肝炎 e 抗原（hepatitis B e antigen，HBeAg）同时阳性的早产和早期早产风险分别增加了 20% 和 34%。

（一）妊娠时肝的生理变化

妊娠期肝大小形态不变，组织学正常，肝糖原稍增加。部分正常孕妇的肝功能相关指标，于妊娠晚期轻度超过正常值，于分娩后多能迅速恢复正常。

1. 血清蛋白　血清总蛋白值因血液稀释，约半数低于 60 g/L，主要是白蛋白降低。

2. 血清酶活性　丙氨酸氨基转移酶（alanine aminotransferase，ALT）和门冬氨酸氨基转移酶（aspartate aminotransferase，AST）多在正常范围内，少数妊娠晚期稍升高。碱性磷酸酶（alkaline phosphatase，ALP）妊娠前半期轻度升高，妊娠 7 个月后可达非孕时 2 倍，其升高主要来自胎盘。

3. 凝血功能检查　妊娠晚期时，血浆纤维蛋白原较非孕时增加 50%，凝血因子Ⅱ、Ⅴ、Ⅶ、Ⅷ、Ⅸ、Ⅹ均增加 0.2～0.8 倍，凝血酶原时间正常。

（二）妊娠对病毒性肝炎的影响

妊娠时加重了肝的负担，易感染病毒性肝炎，也易使原有的肝炎病情加重，重型肝炎的发生率较非孕时明显增加，与以下因素有关：①妊娠期新陈代谢明显增加，营养消耗增多，肝内糖原储备降低，不利于疾病恢复；②妊娠期产生大量雌激素需在肝内灭活并妨碍肝对脂肪的转运和胆汁的排泄；③胎儿代谢产物需在母体肝内解毒；④并发妊娠高征时常使肝受损，易发生急性重型肝炎；⑤分娩时体力消耗、缺氧、酸性代谢物质产生增加等，从而加重肝的损伤。

（三）病毒性肝炎对母儿的影响

1. 对围生儿的影响　乙型病毒性肝炎除引起早产的概率增高外，对围生儿无其他影响。

肝功能异常的围生儿病死率高达46%。妊娠早期患病毒性肝炎,胎儿畸形发生率约升高2倍。妊娠期患病毒性肝炎,胎儿可通过胎盘屏障垂直传播而感染,尤以乙型病毒性肝炎母婴传播率较高。婴儿T细胞功能尚未完全发育,对HBsAg有免疫耐受,容易成为慢性携带状态。围生期感染的婴儿,部分将转为慢性病毒携带状态,以后可能发展为肝硬化或原发性肝癌。

2. 对母体的影响　妊娠早期合并急性病毒性肝炎,可使早孕反应加重;妊娠晚期合并急性病毒性肝炎,因醛固酮的灭活能力下降,使妊娠期高血压疾病的发生率增加;分娩时因凝血因子合成功能减退,容易发生产后出血。妊娠晚期发生重型肝炎率及病死率较非妊娠期妇女高;妊娠合并肝炎易发展为重型肝炎,一旦孕妇并发重型肝炎病死率可高达80%。

(四)肝炎病毒的垂直传播

1. 甲型病毒性肝炎　甲型肝炎病毒(HAV)是一种RNA病毒,经粪-口途径传播,潜伏期为15～50 d。这种传染性很高的疾病是自限性的,恢复期在2～3周。急性HAV感染可由抗HAV IgM抗体阳性确定。甲型肝炎无慢性后遗症,且HAV不能通过胎盘,因此在接触感染源后立即注射一次肝炎免疫球蛋白。如果有接触史的孕妇发病,其密切接触者包括新生儿应接受被动免疫治疗。

2. 乙型病毒性肝炎　乙型肝炎病毒(HBV)是一种世界范围内传播的双链DNA病毒,传播途径有母婴传播和性传播,有25%的HBV感染者是通过性接触被传染的,如多个性伴侣。HBV感染潜伏期为40～100 d,HBV可在所有的体液中发现,最重要的是血液、乳汁和羊水。HBV表面抗原(HBV surface antigen,HbsAg)和核心抗体(anti-Hb core,抗-HBc)IgM出现在感染的早期阶段,即黄疸和肝酶升高之前就可出现,提示疾病的传染性。Hbe抗原(HbeAg)的出现预示着病毒复制的活动期。虽然HbeAg通常提示急性感染,但它的持续存在与成为慢性携带者和发展成肝细胞性肝癌相关。因此,HBV的传播和胎儿健康都是女性关注的一个重要问题。若妊娠晚期发生急性感染或HbsAg和HbeAg双阳性,母婴传播的危险性高达90%,这是由于分娩期胎儿暴露于血液和生殖道分泌物所致。如果孕妇在分娩前很长时间感染HBV、并已有了抗HB抗体,则胎儿或新生儿感染的风险很低。分娩时给予乙型肝炎免疫球蛋白和乙型肝炎疫苗可使新生儿患急慢性肝炎的风险明显降低。这些婴儿即使给予母乳喂养,其被感染的风险也无明显升高。HbeAg阴性可除外急慢性感染,没有传播给新生儿的风险。HbeAg和抗体阴性的易感人群应注射疫苗,妊娠期注射疫苗并非禁忌证。尽管妊娠期合并多种疾病,但很少关注HBV的感染,非活动性慢性乙型肝炎感染则不会影响妊娠或妊娠的结局。

3. 丙型病毒性肝炎　丙型肝炎病毒(HCV)是指引起非甲非乙型(输血后发生的)肝炎的病原体。HVC是单链RNA病毒。HCV传播的主要途径是输血和静脉注射毒品。急性HCV感染的潜伏期是3～60 d,仅有25%感染者会出现症状。HCV抗体的出现仅代表着慢性感染,而并不是指获得了免疫,50%的感染者会发展为慢性肝病。感染HCV和HIV会加速肝损伤的进程。

妊娠妇女中血清阳性率的研究显示HCV的发生率为2%～4%。垂直传播的风险性与母亲HCV的RNA滴度相关,约8%的患者会传给子代。合并HIV感染使围生期HCV的感染率提高到23%～44%。HCV阳性并不是母乳喂养的禁忌,因为与非母乳喂养相比,母乳喂养传播的风险仅高4%。

4. 丁型病毒性肝炎　丁型肝炎病毒(HDV)是一种RNA病毒,仅在HBV复制时与其合并感染。HDV须与HBV合并感染,或在慢性HBV携带者中呈双重感染。合并感染几乎不会导致慢性肝病,而双重感染约80%与慢性肝炎有关。HBV的预防免疫可阻止HDV的围生期传播。

5. 戊型病毒性肝炎　戊型病毒性肝炎流行特点似甲型病毒性肝炎,主要经粪-口途径传播。以水型流行最常见,少数为食物型暴发或日常生活接触传播。主要见一些发展中国家。孕妇易感染性较高。潜伏期10～60 d,平均40 d,起病急,黄疸多见。多数有发热、恶心、呕吐、肝区痛。肝大多见,脾大较少见。孕妇感染HEV病情重,易发生肝功能衰竭,尤其妊娠晚期病死率高,可见流产与死胎。HBsAg阳性者重叠感染HEV,病情加重,易发展为急性重型肝炎。

6. 庚型病毒性肝炎　庚型病毒性肝炎传播途径与乙型病毒性肝炎和丙型病毒性肝炎相似,主要是经输血等非肠道途径传播,也可存在母婴传播和医源性传播等。HGV单独感染时,临床症状常不明显,一般不损害肝。HGV常同时和HBV或HBC发生联合感染。HGV可发生母婴传播,但婴儿感染HGV后也不导致肝功能损害。

(五)临床表现

孕妇出现不能用早孕反应或其他原因解释的消化系统症状,如食欲减退、恶心、呕吐、腹胀、肝区痛、乏力、畏寒、发热等。部分患者有皮肤巩膜黄染、尿色深黄,妊娠早、中期可触及肝大,并有肝区叩击痛。妊娠晚期受增大子宫影响,肝极少被触及,如能触及应考虑异常。

(六)诊断

妊娠期病毒性肝炎的诊断与非妊娠期基本相同,但比非妊娠期困难。发生在妊娠早期,可因早孕反应而忽视肝炎的早期检查与诊断;在妊娠晚期,可因伴有其他因素引起的肝功能异常影响诊断,不能仅凭肝酶学升高做出肝炎诊断,可根据流行病学及详细询问病史,结合临床症状、体征及实验室检查进行综合判断。

1. 病史　有与病毒性肝炎患者密切接触史,半年内曾接受输血、注射血制品史。

2. 潜伏期　甲型病毒性肝炎为2～7周(平均30 d);乙型病毒性肝炎为1.5～5.0个月(平均60 d);丙型病毒性肝炎为2～26周(平均7.4周);丁型病毒性肝炎为4～20周;戊型病毒性肝炎为2～8周(平均6周)。

3. 实验室检查　血清ALT增高,如能除外其他原因引起的升高,特别是数值很高(>正常10倍以上)、持续时间较长时,对肝炎有诊断价值。血清总胆红素17 μmol/L以上,尿胆红素阳性、凝血酶原时间延长等,均有助于肝炎的诊断。血清学及病原学检测对各型肝炎的诊断具有重要参考意义。

4. 血清学及病原学检测及其临床意义

(1)甲型病毒性肝炎检测　血清中抗HAV抗体,抗HAV-IgM急性期患者发病第1周即可阳性,1～2个月抗体滴度和阳性率下降,于3～6个月后消失,对早期诊断十分重要,特异性高。抗HAV-IgM在急性期后期和恢复早期出现持续数年甚至终身,属保护性抗体,有助于了解既往感染情况及人群免疫水平。

(2)乙型病毒性肝炎检测　人体感染 HBV 后血液中可出现一系列有关的血清学标志物。

1)HBsAg:阳性是 HBV 感染的特异性标志,其滴定度随病情恢复而下降。血清中抗-HBs 抗体阳性提示有过 HBV 感染,表明机体已有免疫力,不易再次患乙型肝炎。

2)HBeAg:是核心抗原的亚成分,其阳性和滴度反映 HBV 的复制及传染性的强弱。在慢性 HBV 感染时 HBeAg 阳性常表示肝细胞内有 HBV 活动性复制,当 HBeAg 转阴伴有抗-HBe 抗体转阳,常表示 HBV 复制停止。抗-HBe 抗体出现于急性乙型肝炎恢复期,可持续较长时期。抗-HBe 抗体的出现,意味着血清中病毒颗粒减少或消失,传染性减低。

3)HBcAg:为乙型肝炎病毒的核心抗原,当完整的病毒颗粒被缓和的去垢剂脱去蛋白外壳后,暴露出 HBcAg,其相应的抗体为抗-HBc 抗体。一般血清中无游离的 HBcAg,但可在病毒颗粒中检测到。HBcAg 阳性表示 HBV 在体内复制,反映血清中病毒颗粒数量与 DNA 多聚酶关系密切。抗-HBc 抗体出现于急性乙型肝炎的急性期,恢复后可持续数年或更长。慢性 HBV 感染者抗-HBc 抗体持续阳性。急性乙型肝炎患者抗 HBc-IgM 呈高滴度阳性,特别对 HBsAg 已转阴性的患者,抗 HBc-IgM 阳性可确诊为急性乙型肝炎。抗 HBc-IgG 主要见于恢复期和慢性感染。乙型肝炎病毒血清学标记及其临床意义,见表 26-1。

表 26-1　乙型肝炎病毒血清学标记及其临床意义

HbsAg	抗 HBs	HBeAg	抗 HBe	抗 HBc	HBV DNA	临床意义
+	−	+	−	−	+	HBV 复制活跃
+	−	+	−	+	+	HBV 复制活跃
+	−	−	−	+	+	HBeAg 或抗 HBe 空白期
+	−	−	+	+	+	HBeAg 阴性 CHB
+	−	−	+	+	−	HBV 极低复制或已停止
−	−	−	−	+	−	HBV 极低复制或 HBV 既往感染
−	−	−	+	+	−	HBV 低复制,抗 HBs 出现前期
−	+	−	+	+	−	HBV 感染恢复期
−	+	−	−	+	−	HBV 感染恢复期
+	+	+	−	+	+	HBV 不同亚型感染
+	−	−	−	−	−	HBV DNA 整合
+	−	−	+	−	+	前 C 区基因变异
−	+	−	−	−	−	已获免疫力

(七)鉴别诊断

1. 妊娠剧吐引起的肝损害　妊娠早期食欲减退、恶心、呕吐,严重者可有肝功能轻度异常。纠正酸碱失衡与水、电解质紊乱后,病情好转,肝功能可以完全恢复,无黄疸出现。肝炎病毒血清标志物阴性，有助于鉴别诊断。

2. 妊娠高血压疾病引起的肝损害　ALT、AKP 轻度或中度升高，胃肠道症状不明显，伴高血压、蛋白尿和水肿，结束妊娠后迅速恢复。但应注意妊娠期肝炎常合并妊娠期高血压疾病。

3. 妊娠期肝内胆汁淤积症（ICP）　常有家族史或口服避孕药后发生上述症状的病史。为妊娠 28 周前后出现、表现皮肤瘙痒和轻度黄疸的综合征。其发生率仅次于病毒性肝炎，占妊娠期黄疸的 1/5 以上。因肝小叶中央区毛细胆管内胆汁淤积而发病。临床表现为全身瘙痒，随后发生黄疸，产后迅速消退，再次妊娠常复发。因胎盘组织也有胆汁淤积，引起滋养层细胞肿胀和绒毛间质水肿，胎盘血流灌注不足，易导致胎儿窘迫、早产、流产、死胎，围生儿病死率增高。患者一般状态好，无消化道症状。呈梗阻性黄疸表现，血清直接胆红素升高，多不超过 102.6 μmol/L，ALT 正常或轻度升高。早期诊断依赖于血清胆酸测定，正常时≤5 μmol/L，患本病时明显升高。血清病毒学检查抗原和抗体均阴性；肝活检主要为胆汁淤积有助于鉴别诊断。

4. 妊娠急性脂肪肝（AFLP）　以初产妇居多，常见于妊娠 35 周左右，起病急，病情重，病死率高。起病时常有上腹部疼痛、恶心、呕吐等消化道症状，进一步发展为急性肝功能衰竭。以下 6 条有助于鉴别：①AFLP 的肝炎标志物为阴性；②AFLP 常出现上腹痛，而重型肝炎相对少见；③AFLP 患者的尿酸水平明显升高，尿胆红素阴性，而重型肝炎尿胆红素阳性；④肝超声检查有助于鉴别；⑤有条件时可行肝穿刺组织学检查，严重脂肪变性为确诊依据；⑥AFLP 患者经积极支持治疗，于产后 1 周左右病情常趋于稳定并好转，而重型肝炎恢复较慢。

5. HELLP 综合征　HELLP 综合征，以溶血（hemolysis，H）、肝酶升高（elevated liver enzymes，EL）和血小板减少（low platelets，LP）为特点，在妊娠期高血压疾病的基础上发生，以肝酶学升高、溶血性贫血和血小板减少为特征的综合征，约占重度子痫前期的 10%。任何诊断为 HELLP 综合征的患者都应考虑为重度子痫前期。患者的主诉往往模糊不清，给诊断带来了困难。多数患者发病前数日常表现全身不适，其他症状如上腹部或右上腹痛占 67%、恶心及呕吐占 30%，以及非特异性的类似病毒感冒症状。终止妊娠后病情可迅速好转。

6. 妊娠期药物性肝损害　有服用损害肝细胞的药物史，如氯丙嗪、异丙嗪、苯巴比妥、红霉素、甲巯咪挫、异烟肼、利福平等，无肝炎接触史，无肝炎典型症状，主要表现为黄疸及 ALT 升高，有时有皮疹、皮肤瘙痒，嗜酸性粒细胞增高。停药后多可恢复。

（八）治疗

1. 治疗要点　妊娠期处理原则与非妊娠期相同。注意休息，加强营养，补充高维生素、高蛋白、足量糖类、低脂肪饮食。应用中西药物，积极进行保肝治疗。有黄疸者应立即住院，按重型肝炎处理。避免应用可能损害肝的药物，如镇静药、麻醉药、雌激素。注意预防感染，产时严格消毒，并用广谱抗生素，以防感染诱发肝性脑病（hepatic encephalopathy，HE）。

2. 产科处理

（1）妊娠早期　妊娠早期患急性肝炎，若为轻症应积极治疗，可继续妊娠。慢性活动性肝炎于妊娠后对母儿威胁较大，应适当治疗后终止妊娠。

（2）妊娠中、晚期　尽量避免终止妊娠，避免手术、药物对肝的影响。加强胎儿监护，防治妊娠期高血压疾病。避免妊娠延期或过期。

(3)分娩期　分娩前 3 d 肌内注射维生素 K_1,每日 20～40 mg。准备好新鲜血液。防止滞产,宫口开全后可行胎头吸引术或产钳术助产,缩短第二产程。防止产道损伤和胎盘残留。

(4)产褥期　产褥期注意休息及营养和保肝治疗。应用对肝损害较小的广谱抗生素预防及控制感染,是防止肝炎病情恶化的关键。不宜哺乳者应及早回奶。回奶不能用雌激素等对肝有损害的药物,可口服生麦芽或乳房外敷芒硝。肝炎妇女至少应于肝炎痊愈后半年,最好 2 年后再妊娠。

3. 重型肝炎的救治要点

(1)保护肝　高血糖素-胰岛素-葡萄糖联合应用能改善氨基酸及氨的异常代谢,预防肝细胞坏死和促进肝细胞新生的作用。高血糖素 1～2 mg、胰岛素 6～12 U 溶于 10% 葡萄糖注射液 500 ml 内静脉滴注,1 次/d,2～3 周为 1 个疗程。维生素 C 1～2 g,1 次/d。人血清蛋白 10～20 g,每周 1～2 次,静脉滴注能促进肝细胞再生。新鲜血浆 200～400 ml,每周 2～4 次输入能促进肝细胞再生和补充凝血因子。门冬氨酸钾镁注射液可促进肝细胞再生,降低胆红素,使黄疸消退,用法为 40 ml/d,溶于 10% 葡萄糖注射液 500 ml 缓慢静脉滴注,因内含钾离子,高钾血症患者慎用。

(2)预防及治疗 HE　控制血氨,蛋白质摄入量每日应<0.5 g/kg。增加糖类,热量每日维持在 7 434.8 kJ(1 800 kcal)以上。保持大便通畅,减少氨及毒素的吸收。口服新霉素或甲硝唑抑制大肠埃希菌、减少游离氨及其他毒素的形成。醋谷胺 600 mg 溶于 5% 葡萄糖注射液中静脉滴注或精氨酸 15～20 g 每日 1 次静脉滴注,以降低血氨,改善脑功能。六合氨基酸注射液 250 ml,加等量 10% 葡萄糖注射液稀释后静脉滴注,每日 1～2 次,能补充支链氨基酸,调整血清氨基酸比值,纳洛酮 0.4～0.8 mg,每日 3～4 次,肌内注射或静脉注射,使 HE 患者清醒。

(3)凝血功能障碍的防治　补充凝血因子,输新鲜血、凝血酶原复合物、纤维蛋白原、抗凝血酶Ⅲ和维生素 K_1 等。有弥散性血管内凝血(DIC)者可在凝血功能监测下,酌情应用肝素治疗,根据病情和凝血功能调整剂量,用量宜小不宜大。产前 4 h 至产后 12 h 内不宜应用肝素,以免发生产后出血。

(4)重型肝炎并发肾功能衰竭的救治　按急性肾功能衰竭处理,严格限制入液量,一般每日入液量为 500 ml 加前 1 d 尿量。呋塞米 60～80 mg 静脉注射,必要时 2～4 h 重复 1 次,2～3 次无效后停用。多巴胺 20～80 mg 或消旋山莨菪碱 40～60 mg 静脉滴注,扩张肾血管,改善肾血流。检测血钾浓度,防止高血钾。避免应用损害肾的药物。

4. 终止妊娠的指征　积极控制 24 h 后迅速终止妊娠。因母儿耐受能力较差,过度的体力消耗可加重肝负担,分娩方式以剖宫产为宜。有食管静脉曲张的肝硬化孕妇,或有产科指征的应剖宫产终止妊娠。手术尽可能减少出血及缩短手术时间。

5. 关于已经妊娠抗病毒治疗

(1)妊娠期间乙型肝炎发作患者　ALT 轻度升高可密切观察,肝病变较重者,在与患者充分沟通并权衡利弊后,可使用替诺福韦或替比夫定抗病毒治疗。

(2)对于抗病毒治疗期间意外妊娠的患者　如应用干扰素治疗,并建议终止妊娠。若应用的是妊娠 B 级药物(替比夫定或替诺福韦)或拉米夫定,治疗可继续;若应用的是恩替卡韦和阿德福韦酯，需使用替诺福韦或替比夫定继续治疗，不建议终止妊娠。

为进一步减少 HBV 母婴传播，妊娠中后期 HBV DNA 载量大于 2×10^6 IU/ml，在充分沟通、权衡利弊的情况下，可于妊娠第 24～28 周开始给予替诺福韦、替比夫定或拉米夫定，建议于产后 1～3 个月停药，停药后可以母乳喂养。

(3)关于推荐妊娠早期筛选 HBsAg(循证级别Ⅰ，推荐级别 1)

1)无进展肝纤维化、计划近期妊娠的育龄期女性或可谨慎推迟治疗，直至婴儿出生后(循证级别Ⅱ-2，推荐级别 2)。

2)对于 CHB 进展期肝纤维化或肝硬化妊娠女性，推荐应用 TDF 治疗(循证级别Ⅱ-2，推荐级别 1)。

3)对于已经应用核酸类似物(nucleic acid analog，NAa)治疗的妊娠女性，应该继续应用 TDF 治疗，而 ETV 或其他 NAa 应该转换至 TDF(循证级别Ⅱ-2，推荐级别 1)。

4)对于 HBV DNA 水平较高(>200 000 IU/ml)或 HBsAg 水平>4 log 10 IU/ml 的所有妊娠女性，应该于妊娠 24～28 周时，开始应用 TDF 抗病毒治疗预防，持续至分娩后 12 周。

5)对于未治疗或应用基于 TDF 治疗或预防的 HBsAg 阳性女性，并不禁止母乳喂养(循证级别国，推荐级别 2)。

(4)我国新生儿出生后常规行免疫接种及随访

1)随访及预防方案：见表 26-2。

表 26-2　新生儿乙型肝炎免疫预防方案

HBV 类别	接种方案	随访时间
足月新生儿		
孕妇 HBsAg(－)	疫苗 3 针方案：即 0、1、6 个月个注射 1 次	无须随访
孕妇 HBsAg(＋)	注射 HBIG 100～200 U；并行 3 针方案：即 0、1、6 个月个注射 1 次	7～12 月龄随访
早产儿且出生	体重<2 000 g	
孕妇 HBsAg(－)	疫苗 4 针方案：出生体重>2 000 g 时、1～2、2～3、6～7 个月各注射 1 次	可不随访或最后 1 针后 1～6 个月
孕妇 HBsAg(＋)	出生 12 h 内注射 HBIG 100～200 U，3～4 周后重复 1 次；疫苗 4 针方案：即出生 24 h 内、3～4 周、2～3 个月、6～7 个月各注射 1 次	最后一针后 1～6 个月

2)关于随访有关问题：①HBsAg 阴性，抗-HBs 阳性，且>100 mU/ml，说明预防成功，对疫苗应答反应良好，无须特别处理；②HBsAg 阴性，抗-HBs 阳性，但<100 mU/ml，表明预防成功，但对疫苗应答反应较弱，可在 2～3 岁加强接种 1 针，以延长保护年限；③HBsAg 和抗-HBs 均阴性(或<10 mU/ml)，说明没有感染 HBV，但对疫苗无应答，需再次全程接种(3 针方案)，然后再复查；④HBsAg 阳性，抗-HBs 阴性，高度提示免疫预防失败；6 个月后复查 HBsAg 仍阳性，可确定预防失败，已为慢性 HBV 感染。孕妇 HBsAg 阳性，新生儿经规范产后

预防后，不管孕妇 HBeAg 阳性还是阴性，其都可以母乳喂养新生儿，无须检测乳汁中有无 HBV DNA。

（九）预防

1. 加强围生期保健　重视妊娠期监护，加强营养，摄取高蛋白、高糖类和高维生素食物。常规检测肝功能及肝炎病毒血清学抗原抗体，并定期复查。

2. 甲型肝炎的预防　有甲型肝炎密切接触史的孕妇，接触后 7 d 内肌内注射丙种球蛋白 2～3 ml。

3. 乙型肝炎的免疫预防　父亲 HBsAg 阳性，精液并不传染 HBV；HBsAg 阳性的孕妇妊娠晚期使用乙型肝炎免疫球蛋白（hepatitis B hyperimmune globulin，HBIG）不能减少母婴传播。HBsAg 和 HBeAg 阳性孕妇分娩时，应严格施行消毒隔离制度，防止产伤及新生儿损伤、羊水吸入等，以减少垂直传播。剖宫产分娩不能降低 HBV 的母婴传播率。

对 HBsAg 阳性母亲的新生儿，应在出生后 24 h 内尽早（最好在出生后 12 h）注射 HBIG 剂量应≥100 U，同时在不同部位接种 10 μg 重组酵母乙型肝炎疫苗，在 1 个月和 6 个月时分别接种第 2 和第 3 针乙型肝炎疫苗，可显著提高阻断母婴传播的效果。新生儿在出生 12 h 内注射 HBIG 和乙型肝炎疫苗后，可接受 HBsAg 阳性母亲的哺乳。HBV DNA 水平是影响 HBV 母婴传播的最关键因素。HBV DNA 水平较高（106 U/ml）母亲的新生儿更易发生母婴传播。对这部分母亲在妊娠后期应用抗病毒药物，可使孕妇产前血清中 HBV DNA 水平降低，提高新生儿的母婴阻断成功率。充分告知风险、权衡利弊和患者签署知情同意书的情况下，对 HBV DNA 高水平孕妇给予抗病毒药物，以提高新生儿的 HBV 母婴传播的阻断率。

4. 丙型肝炎的防治　过去一直以为丙型肝炎无特异的治疗方法。但近年来随着盐酸达拉他韦（daclatasvir，DCV；百立泽）片和阿舒瑞韦（asunaprevir，ASV；速维普）软胶囊上市，用于治疗丙型肝炎，并能在短期内（24 周）内治愈，两种药物联合治疗基因 16 型 HCV 感染者持续病毒学应答（sustained virological response，SVR）为 91%～99%，且安全性及耐受性良好。并于 2017 年 5 月 17 日获中国批准上市，具体治疗方法如下。

（1）百立泽（盐酸达拉他韦片）联合速维普（阿舒瑞韦软胶囊）　百立泽为 HCV NS5A 复制复合物抑制剂，速维普为 HCV NS3/4A 丝氨酸蛋白酶复合物抑制剂。

（2）规格　百立泽每片 60 mg；速维普每粒 100 mg。

（3）适应证　百立泽联合速维普，用于治疗成人基因 1b 型慢性丙型肝炎，且为非肝硬化或代偿期肝硬化。

（4）疗程　24 周。

（5）用法用量　口服用药，餐前或餐后均可。百立泽 60 mg 每日 1 次，速维普 100 mg 每日 2 次。

（6）孕妇及哺乳期妇女用药　妊娠期间或未进行避孕的育龄女性不宜服用百立泽，在完成百立泽治疗后的 5 周之内应该继续使用有效的避孕措施。正在服用百立泽的母亲不建议哺乳。

丙型肝炎的预防同时，减少医源性感染是预防丙型肝炎的非常重要。保护易感人群可用丙种球蛋白对机体进行被动免疫。对抗 HCV 抗体阳性母亲的婴儿，在 1 岁前注射免疫球蛋白可对婴儿起保护作用。

二、妊娠合并胃食管反流病

胃食管反流病(gastroesophageal reflux disease,GERD)是指胃、十二指肠内容物反流入食管引起食管黏膜和口腔、咽喉、气管等食管外组织损害,妊娠期通常表现为新发的胃灼热、反酸等症状,亦可反映为原有胃食管反流症状加重。GERD会严重影响孕妇的生活,干扰睡眠质量,造成孕妇和胎儿营养缺乏,甚至引起分娩麻醉时的误吸。

多数妊娠妇女在孕程中会出现一过性或频发的反酸、胃灼热等胃食管反流症状。GERD发生率为30%~80%,其中胃灼热可见于40%~50%的孕妇。GERD的总体发生率在西方国家中较高。但近年随着饮食习惯和生活方式的改变,亚洲各国的发生率均呈明显上升趋势。GERD的首发症状多出现于妊娠前期,随着孕程的发展有加重的趋势。容易引发GEDR的危险因素包括肥胖、高脂饮食、吸烟、频繁呕吐以及长时间服用引起下食管括约肌(lower esophageal sphincter,LES)松弛的药物等,这些危险因素在妊娠期间同样存在。高龄孕妇、妊娠期伴有睡眠呼吸障碍也可作为独立的危险因素。初次妊娠者的GERD发生率高于经产妇,但如在既往妊娠中有过相关症状,则再次妊娠时的发生率明显增高。

(一)病因与发病机制

GERD是消化道异常蠕动,属于动力障碍性疾病,是抗反流防御机制降低和反流物对食管黏膜攻击作用的结果。GERD的病理生理机制包括胃食管交界处抗反流屏障减弱、一过性LES松弛、食管酸清除能力降低、胃排空能力延缓、自主性神经功能异常等。妊娠期发生率明显增高的原因主要考虑为体内激素水平的改变,以及孕妇腹腔器官解剖位置的变化,其中主导因素为妊娠期血清中高浓度雌二醇和孕酮引起的LES张力减低。

1. 抗反流防御功能降低

(1)屏障结构功能下降　抗反流屏障是指在食管和胃交界处的解剖结构,包括食管下括约肌、膈肌角、膈食管韧带、食管与胃底间的锐角(His角)等,上述结构和功能上的缺陷均可造成胃食管反流,其中最重要的是LES的功能状态。LES是功能性括约肌,在胃和食管下端的连接处,该处静息状态时压比胃内压高,维持张力性收缩,起到防止胃内容物反流进入食管的高压屏障作用。食管下段平滑肌接受迷走神经的支配,是生理负反馈现象,兴奋时可使食管下端收缩。当LES压力降低时产生一过性食管下括约肌松弛诱发胃内食物反流入食管造成反流性食管炎。另外,消化道激素也影响LES抗反流功能。食管环肌内含有大量一氧化氮,一氧化氮被抑制导致食管下括约蠕动减慢,从而诱发GERD发生。胃泌素、胃动素等可使LES收缩,相反缩胆囊素、胰升糖素、血管活性肠肽等使LES松弛产生反流。还有部分食物也可诱发胃食管反流,如乙醇、咖啡因和吸烟等。除此之外,食管下括约肌静止压降低及食管下括约肌长度收缩均可导致反流增加概率。也有研究认为LES附近的酸袋产生的酸层与GERD发生有关。

(2)食管清除功能下降　食管清除基本依靠食管的蠕动和唾液中和来完成。通过食管蠕动可以清除大约90%的反流物;站立时食管体部蠕动将唾液稀释的食物依靠重力作用推进胃内消化,但睡眠状态下,食管体部蠕动减慢,吞咽功能减弱,重力作用下降,导致部分反流物残留在食管内导致食管炎。反复发作的食管炎致使鳞状上皮被化生的柱状上皮所代替形成 Barrett 食管,该食管蠕动功能较差,易导致过度酸暴露。

(3)食管黏膜屏障功能降低　反流物进入食管后,食管还可以凭借食管上皮表面黏液、不移动水层和表面 HCO_3^-、复层鳞状上皮等构成的上皮屏障,以及黏膜下丰富的血液供应构成的后上皮功能,发挥其抗反流物对食管黏膜损伤的作用。当上述防御屏障受损伤时,可致食管炎发生。

2. 反流物对食管黏膜攻击作用

(1)反流物对食管黏膜损害　GERD 患者食管黏膜的损伤包括直接损伤和免疫介导损伤。一方面,当胃酸和胃蛋白酶、胆汁酸侵蚀食管黏膜上皮时,可以降解黏膜连接蛋白,破坏黏膜屏障,损伤食管黏膜细胞表面蛋白。另一方面,当反流内容物刺激食管黏膜时,导致炎细胞浸润,炎性因子释放,引起炎性因子介导的黏膜损伤。

(2)胃十二指肠功能失常　胃潴留扩张、食物排空延时、高胃酸状态及十二指肠胃碱反流等因素也可引起反流性食管炎。研究表明,约半数 GERD 患者有胃排空障碍,导致胃潴留引起胃内高压,减退食管平滑肌收缩功能,进而诱发 TLESR,最终出现反流现象。

3. 其他因素　妊娠、婴儿、肥胖、硬皮病、糖尿病、腹腔积液、幽门螺杆菌感染等因素也可引起胃食管反流,以及社会精神因素,各种不良生活习性和环境压力均可引起食管敏感性增高,使正常酸反流水平的 GERD 患者产生胃灼热等症状。

(二)病理

有反流性食管炎的胃食管反流病患者,其病理组织学基本改变可有:①复层鳞状上皮细胞层增生;②黏膜固有层乳头向上皮腔面延长;③固有层内炎症细胞主要是中性粒细胞浸润;④糜烂及溃疡;⑤食管下段鳞状上皮被化生的柱状上皮所替代称之 Barrett 食管。

(三)临床表现

妊娠期 GERD 的临床表现与常规患者基本相同,主要表现为反流和胃灼热,其次为恶心、呕吐、厌食、嗳气、胸痛、上腹痛以及刺激性干咳、哮喘、咽痛等消化道外症状。既往曾将哮喘视为妊娠期常见症状,近年发现多数妊娠期哮喘是继发于 GERD 的并发症表现。由于妊娠期的特殊状态,诊断时主要依靠主诉症状和既往病史,食管测压和食管 pH 值检测等侵袭性操作尽管可以保证安全性。胃镜检查仅在症状持续恶化且药物干预后无缓解或伴有消化道出血等严重并发症时考虑。如需使用镇静剂,应谨慎选择药物种类,并及时告知患者可能的风险,尤其是对妊娠前 3 个月的孕妇。

(四)诊断

1. 根据 GERD 症状群做出诊断　①有典型的胃灼热和反流症状,且无幽门梗阻或消化道梗阻的证据,临床上可考虑为 GERD。②有食管外症状,又有反流症状,可考虑是反流相关或可能相关的食管外症状,如反流相关的咳嗽、哮喘。③如仅有食管外症状,但无典型的胃灼热和反流症状,尚不能诊断为 GERD。宜进一步了解食管外症状发生的时间、与进餐和体位的关系以及其他诱因。需注意有无重叠症状(如同时有 GERD 和肠易激综合征或功能性消化不良)、焦虑、抑郁状态、睡眠障碍等。

2. 质子泵抑制剂试验　质子泵抑制剂(proton pump inhibitor,PPI)试验简便、无创和敏感性高,可作为 GERD 的初步诊断方法。对拟诊患者或疑有反流相关食管外症状的患者,尤其是上消化道内镜检查阴性时，可采用诊断性治疗，建议服用标准剂量 PPI，每日 2 次，疗程 1～2 周。服药后如症状明显改善，则支持酸相关 GERD 的诊断；如症状改善不明显，则可能有酸以外的因素参与或不支持诊断。PPI 试验缺点是特异性较低。

3. 食管反流监测　食管反流监测是 GERD 的有效检查方法，未使用 PPI 者可选择单纯 pH 值监测，若正在使用 PPI 者则需加阻抗监测以检测非酸反流。

（五）鉴别诊断

1. 贲门失弛缓症　临床表现为间歇性吞咽困难、食物反流和下胸骨后不适或疼痛，病程长。食管吞钡可见“鸟嘴征”。食管镜可见食管扩张，贲门部闭合，但食管镜可通过。

2. 食管癌　多表现为进行性吞咽困难、胸痛、反流、呕吐，一般病程较短，X 射线钡餐检查，食管镜+活检可明确。

3. 食管瘢痕狭窄　有吞食腐蚀剂病史，多以吞咽困难为主要表现，钡餐显示食管不规则线状狭窄，管壁僵硬，黏膜消失。内镜检查可明确。

4. 其他疾病　如食管裂孔疝、食管静脉曲张、冠心病、纵隔肿瘤等，结合病史、临床表现、辅助检查不难鉴别。

（六）治疗

药物有导致胎儿发育畸形的潜在风险，妊娠期的治疗往往成为棘手的难题，通常需要消化内科和妇产科医师共同权衡抉择。临床上对症状轻微的妊娠期者多倾向于保守治疗。对于持续不予纠正的症状会严重影响孕妇的饮食和睡眠质量，甚至引起胎儿营养不良，且 GERD 长期存在会进一步发展为食管炎、Barrett 食管和各种并发症，妊娠期频发的胃灼热与产后 GERD 呈一定相关性。

1. 保守治疗　妊娠妇女出现轻微反酸、胃灼热等症状时，应首先进行生活方式和饮食习惯的调整，主要包括睡前 3 h 避免进食、抬高床头 10～15 cm、左侧卧位、忌烟酒，避免高脂饮食、巧克力、碳酸饮料等食物。部分患者经保守治疗后症状可得到缓解。

2. 抗酸药物　抗酸药物通过中和胃酸减少酸性胃内容物反流，口服后作用于局部，多数不被吸收，抗酸制剂应作为妊娠期 GERD 药物治疗的一线选择，提倡按需服药。其中钙剂抗酸剂被认为是最安全的，钙剂同时可预防妊娠高血压和先兆子痫，而铝镁制剂中 15%～30% 的铝、镁会被吸收，对胎儿是否有致畸性尚无证实。三硅酸镁长期使用可能会引起胎儿肾结石、呼吸窘迫、心血管损伤等疾病。

3. H_2受体拮抗剂　经抗酸药物治疗无效后，H_2受体拮抗剂应作为首选，雷尼替丁、法莫替丁以及尼扎替丁均为 B 级妊娠用药。雷尼替丁已被广泛用于妊娠期消化道症状的治疗，无明显致畸报道。雷尼替丁 150 mg 每日 3 次可有效缓解症状，且无不良反应。目前有关法莫替丁和尼扎替丁妊娠期应用和临床对照的研究很少，未发现明显致畸性。

4. 质子泵抑制剂　质子泵抑制剂（PPI）可高效快速地抑制胃酸分泌，纠正 GERD 的常见症状，雷贝拉唑（10 mg，每日 3 次）及艾司奥美拉唑均为 B 级妊娠用药。奥美拉唑呈剂量依赖性地增加胚胎和胎儿死亡风险，为 C 级妊娠用药。第一代 PPI，奥美拉唑曾广泛用于治疗妊娠期妇女，对既往病例的分析证实 20～80 mg/d 的剂量与新生儿致畸无明显相关性。

5. 促胃动力药　促胃肠动力药可通过加速胃肠排空、增加 LES 压力、促进食管酸消除而缓解反流症状。甲氧氯普胺安全、无致畸作用。大剂量莫沙必利可引起低出生体重儿和超出常规水平的新生儿死亡，为C级妊娠用药，同时因其有诱发心律失常的风险，已基本停用。多潘立酮划分为C级妊娠用药。

6. 中药和其他　中草药在我国妊娠期用药中一直占有相当大的比重，中草药单品种对妊娠期GERD有一定的疗效，且无不良反应，如生姜、薄荷、豆蔻、茴香、肉桂、丁香等。此外，黏膜保护剂如硫糖铝等可通过抑制胃蛋白酶活性而缓解症状，且基本不被吸收，可作为治疗时的辅助用药，但应注意过量铝摄入可能引起的风险。

7. 哺乳期用药　多数妊娠期GERD患者在分娩后症状即可缓解，但仍有少数产妇在哺乳期仍需药物治疗。哺乳期药物选择的关键在于其乳汁中的分布浓度以及婴儿对该药物的口服生物利用度，婴儿的年龄和健康状况也是用药时需考虑的方面。

（七）预防

1. 饮食

（1）多补充纤维素　多吃蔬菜、水果及含丰富纤维素的食品，如韭菜、芹菜、萝卜、苹果、香蕉等含纤维素多。少吃易产气的食物，如豆类、蛋类、油炸食物、太甜或太酸的食物、辛辣刺激的食物等。

（2）少量多餐　每次吃饭时不要吃太饱，从每日3餐的习惯改至一天吃6～8餐，以减少每餐的分量，除了控制蛋白质和脂肪摄入量，烹调时添加一些大蒜和姜片。注意吃低脂饮食，可减少进食后反流症状发生的频率。相反，高脂肪饮食可促进小肠黏膜释放胆囊收缩素，易导致胃肠内容物反流。

（3）细嚼慢咽　吃东西时要细嚼慢咽，进食时不要说话，避免用吸管吸吮饮料，不要常常含着酸梅或咀嚼口香糖等。

（4）多喝温开水　每天至少要喝1 500 ml水，每天早上起床后先喝一大杯温开水，可以促进排便。在喝水的时候可以添加一点蜂蜜，能促进肠胃蠕动，防止粪便干结。

（5）饮食禁忌　避免喝冰水、汽水、咖啡、茶等。

2. 适当运动　适当增加每天的活动量，饭后散步是最佳的活动方式。随着妊娠时间增加，每天散步的次数也可慢慢增加，或延长每次散步时间，每天散步时间不得低于1 h，不能做过度剧烈的运动。

3. 体重　超重者宜减肥。因为过度肥胖者腹腔压力增高，可促进胃液反流，特别是平卧位尤甚，故应积极减轻体重以改善反流症状。

4. 卧位与睡姿　①床头垫高15～20 cm，对减轻夜间胃液反流是一个行之有效的好办法。②有人睡眠时喜欢将两上臂上举或枕于头下，这样可引起膈肌抬高，胃内压力随之增加，使胃液逆流而上。

5. 生活习惯　①尽量减少增加腹内压的活动，如过度弯腰、穿紧身衣裤、扎紧腰带等。②忌酒戒烟，由于烟草中含尼古丁，可降低食管下段括约肌压力，使其处于松弛状态，加重反流，吸烟还能减少食管黏膜血流量，抑制前列腺素的合成，降低机体抵抗力，使炎症难以恢复。酒的主要成分为乙醇，不仅能刺激胃酸分泌，还能使食管下段括约肌松弛，是引起胃食管反流的原因之一。

三、妊娠合并消化性溃疡

妊娠期间消化性溃疡病（peptic ulcer during pregnancy）主要指胃和十二指肠的慢性溃疡，即胃溃疡和十二指肠球部溃疡。临床上年轻女性以十二指肠球部溃疡多见，妊娠期消化道溃疡的发生率较低，但准确的发生率尚不清楚。

（一）病因与发病机制

消化性溃疡是由多种病因导致的疾病，一般认为可能是胃溃疡患者在长期致病因素的作用下对胃、十二指肠黏膜有损害作用的侵袭因素与黏膜自身防御——修复因素之间失去平衡导致慢性胃炎，使胃排空延缓累及并损害胃黏膜防御屏障的完整性。近年来发现幽门螺杆菌感染是消化性溃疡的主要病因，幽门螺杆菌感染改变了黏膜侵袭因素与防御因素之间的平衡，诱发了局部炎症和免疫反应，增加了促胃蛋白酶和胃酸的分泌，增强了侵袭因素，两者之间的协同作用造成了黏膜损害和溃疡形成。胃酸分泌增加、胃蛋白酶活性增强、药物作用、急性应激和长期精神紧张焦虑、情绪波动和饮食不当等均与溃疡病的发病有关，为溃疡病的侵袭因素。

（二）临床表现

1. 症状

（1）上腹痛　多数消化性溃疡患者有慢性上腹痛、妊娠早、中期由于胃酸分泌减少、胃蠕动减弱、胃黏膜充血减轻等因素的作用，消化性溃疡症状可缓解。妊娠晚期、分娩期及产褥期，由于肾上腺皮质功能增强、乳汁的形成和分泌，胃液的分泌随之增加或减弱，胃液内盐酸和蛋白酶含量升高，少数胃溃疡患者症状加重，甚至发生溃疡出血或穿孔。疼痛具有明显的节律性，呈周期性发作，与非妊娠期相同，疼痛多为烧灼痛或钝痛。

（2）其他症状　嗳气、反酸、恶心、呕吐，妊娠早期上述症状可与妊娠反应相混淆。

2. 体征　多数患者有上腹部局限性压痛，发生并发症时可有相应的体征，但并发胃穿孔时腹膜刺激征可不明显，仅表现轻度腹胀，上腹部相当于溃疡所在部位有腹部轻压痛和肠鸣音亢进。

3. 实验室检查　合并消化道出血者，可有贫血，大便隐血试验阳性；^{13}C 或^{14}C 尿素呼气试验以及 H · pyloril 血清学试验可协助诊断。

X 射线钡餐透视或胃镜对妊娠合并消化道溃疡有确诊价值。但前者对孕妇和胎儿有不利影响，不宜常规使用。症状不典型或合并上消化道出血时，可先使用镇静剂或咽部黏膜麻醉后，做胃镜检查明确诊断，可使孕妇痛苦减轻。合并胃穿孔者，B 超可显示腹腔内气体和液体回声，是诊断胃肠道穿孔的间接征象。对于症状不典型或特别严重，抗酸药物无效或并发上消化道出血时应用小儿型可弯曲式胃镜进行检查较安全并可确诊。

4. 并发症　上消化道出血、溃疡穿孔、幽门梗阻等。

（三）诊断与鉴别诊断

1. 诊断　根据患者有慢性胃病史、周期性发作、发作期和缓解期相交替的节律性上腹痛、夜间痛以及可用食物或制酸药物缓解等典型症状不难诊断。部分患者亦可仅表现为无规律的上腹隐痛不适。必要时胃镜等可协助诊断。

2. 鉴别诊断 须与急性阑尾炎、胆囊炎、胆石症、胰腺炎、肠系膜血栓形成等鉴别。疼痛开始的部位或最显著的部位往往与病变的部位一致,如急腹痛由一点开始然后波及全腹者多为实质性脏器破裂或空腔脏器穿孔,胆道疾病或胰腺炎常有放射痛或牵涉痛,患者在溃疡出血、胃穿孔前既往的溃疡症状常复发或加重,并有情绪激动、过度疲劳、暴饮暴食等诱发因素。

(四)治疗

1. 一般治疗 充分休息,保持精神愉快,少食多餐,给予易消化的饮食。

2. 药物治疗

(1)抗酸药 可中和胃酸,促进溃疡愈合,为妊娠期消化性溃疡的一线药物。常用者为氢氧化铝和氢氧化镁合剂。目前尚无抗酸药致畸的可靠证据,妊娠中、晚期使用抗酸药是安全的。

(2)H_2受体拮抗剂 雷尼替丁150 mg,每日2次,或法莫替丁20 mg,每日2次等,可于三餐后或睡前服用。两种药物对胎儿的影响目前尚不清楚,最好只用于妊娠中、晚期伴有严重的反流性食管炎或对抗酸药物无效的患者。因本类药物从母乳中排出,所以用药期间不宜哺乳。

(3)质子泵抑制剂 PPI高效快速抑制胃酸分泌及抗反流,常用药物为艾普拉唑5 mg,早餐前0.5 h服用;艾司奥美拉唑40 mg,早餐前0.5 h服用。

(4)硫糖铝 可与溃疡面渗出物相结合形成保护膜,使溃疡不受胃酸和胃蛋白酶侵蚀,硫糖铝咀嚼吃1.0 g,每日3次;妊娠期和哺乳期可用,未发现对胎儿有不良影响。

3. 手术治疗 仅用于合并出血或穿孔的患者,手术方式有胃大部切除等彻底性溃疡手术和单纯穿孔缝合术或贯穿缝扎溃疡止血术。

(五)预防

消化性溃疡属于典型的身心疾病范畴,心理社会因素对发病起着重要作用,因此保持乐观的情绪、规律的生活、避免过度紧张和过劳是预防本病的主要措施。

四、妊娠合并急性胰腺炎

急性胰腺炎(acute pancretitis)是由于胰腺炎消化酶被激活对胰腺组织自身消化所致的急性化学性炎症。它不仅是胰腺的局部炎症病变,并且是涉及多个脏器的全身性疾病。随着人们饮食结构的改变,近年急性胰腺炎发病有上升趋势,常与胆结石伴发。急性胰腺炎可发生于整个妊娠期,以妊娠晚期及产褥期较多。重型急性坏死性胰腺炎发病急、病情重,威胁母婴生命。妊娠期急性胰腺炎产妇病死率为33.3%,非妊娠期病死率为22.2%。

(一)病因与发生机制

急性胰腺炎的病因很多,胆道疾病最为多见,约占50%,其中胆石症占67%~100%。急性胰腺炎还可能与妊娠剧吐、增大的子宫机械性压迫致胰管内压增高、妊娠期高血压疾病、胰腺血管长期痉挛、感染、甲状旁腺功能亢进诱发高钙血症、噻嗪类利尿药及四环素等药物的应用、乙醇中毒等有关。不同程度的水肿、出血和坏死是急性胰腺炎的基本病理改变。根据病变程度的轻重，胰腺炎分为急性水肿性胰腺炎和急性出血坏死性胰腺炎两类。

（二）临床表现

由于病变程度的不同，症状、体征等临床表现有很大差异。

1. 症状体征

（1）腹痛　腹痛为急性胰腺炎主要临床症状，腹痛剧烈，起于中上腹，也可偏重于右上腹或左上腹，并放射至背部。累及全胰则呈腰带状向腰背部放射痛，常在饱餐后 12 ~ 48 h 发病，疼痛可轻重不一，呈持续性，进食可加剧。水肿性腹痛数天后即可缓解。出血坏死性病情发展较快，腹部剧痛持续时间长，并可引起全腹痛。

（2）呕吐　呕吐剧烈而频繁，呕吐后腹痛不见减轻。

（3）腹胀　以上腹胀为主，早期为反射性肠麻痹，严重时为炎症刺激所致。腹腔积液时腹胀更明显，肠鸣音减弱或消失，排便、排气停止，并可出现血性或脓性腹水。

（4）腹膜炎体征　水肿型胰腺炎时，压痛只限于上腹部，常无明显肌紧张。妊娠期子宫底升高，胰腺位置相对较深，使腹膜炎体征出现迟，且常不明显。出血坏死型胰腺炎压痛明显，并有肌紧张和反跳痛，范围较广，且延及全腹。

（5）发热　38 ℃左右，合并胆管炎时可有寒战、高热。胰腺坏死伴感染时，高热为其主要症状之一。胆源性胰腺炎可见黄疸，重型胰腺炎患者可出现脉搏细速，血压下降，低血容量乃至休克。伴急性呼吸衰竭者有呼吸急促、困难和发绀，也可有精神症状、胃肠道出血（呕血和便血）。重型胰腺炎多有水、电解质及酸碱平衡紊乱和多脏器功能障碍综合征。少数重型患者左腰部及脐周皮肤有青紫色斑（Grey-Turner 征和 Cullen 征）。

3. 并发症　炎性渗液的腹膜刺激可引起宫缩致流产、早产。胰腺炎症坏死组织及消化酶通过血液循环及淋巴管进入体内各脏器，可致子宫胎盘血液循环障碍，导致胎儿严重缺氧或死胎。

3. 实验室检查　血、尿淀粉酶明显升高。超声检查或 CT 提示胰腺水肿增大。

（三）诊断及鉴别诊断

1. 诊断　诊断和非妊娠期相同。对于妊娠期任何上腹部疼痛的患者均应考虑到急性胰腺炎的可能。根据临床症状和体征，结合血、尿淀粉酶升高以及影像学检查，有助于急性胰腺炎的诊断。

2. 鉴别诊断　妊娠期急性胰腺炎的诊断较非妊娠期困难，常将其误诊为妊娠剧吐、急性胃肠炎、上消化道溃疡穿孔、急性胆囊炎、胆绞痛、急性肠梗阻、肝炎、重症妊娠期高血压疾病、肠系膜血管栓塞等及妊娠合并症等，须认真加以鉴别。

妊娠合并胰腺炎时由于胰腺位置深，且炎症渗出物刺激常诱发宫缩，使腹痛与宫缩痛不易鉴别产科医师须注意与早产及临产症状相区别；在胰液累及腹膜、肠系膜导致局限性或弥漫性腹膜炎时可出现肌紧张压痛休克症状，此时须与胎盘早期剥离相鉴别。

（四）治疗

妊娠期急性胰腺炎来势凶猛，病情进展迅速，预后差，是妊娠期母儿病死率较高的疾病之一。早期确诊重型胰腺炎是减低母儿病死率的关键。

1. 保守治疗　适用于急性胰腺炎初期、轻型水肿型胰腺炎及尚无感染者。①禁食、胃肠减压，保持胃内空虚、减轻腹胀、减少胃酸分泌，给全胃肠动力药可减轻腹胀。②补液抗休克，全部经静脉补充液体、电解质和热量（依靠完全肠外营养），以维持循环稳定和电解质平衡，改善微循环保证胰腺血流灌注。③解痉止痛，诊断明确者，发病早期可对症给予哌替啶、阿托品、山莨菪碱，禁用吗啡以免引起 Oddi 括约肌痉挛。④抑制胰腺外分泌及胰酶抑制剂，如抑肽酶、H_2受体阻滞剂西咪替丁，药物虽能通过胎盘，但病情危重时仍须权衡利弊使用。⑥应用抗生素，通过细菌培养、药敏选用敏感抗生素。

2. 手术治疗　适用于诊断不确定、继发性胰腺感染合并胆道疾病、虽经合理支持治疗而临床症状继续恶化者。重症胆源性胰腺炎伴壶腹部嵌顿结石，合并胆道梗阻感染者应急诊手术或早期手术解除梗阻。

3. 产科处理　①预防早产，早产率可达 60%，故在治疗同时须用宫缩抑制剂进行保胎治疗。②密切监护胎儿宫内情况，急性胰腺炎继发细菌感染时细菌毒素、大量抗生素孕妇低氧血症等均可致胎儿宫内缺氧甚至死亡，故诊治期间应密切监护胎儿宫内情况。③对终止妊娠及手术时机、指征的选择，多数妊娠晚期重型胰腺炎可以用非手术方法治愈，待病情基本控制(3～8.5 d)后再终止妊娠。病情危重时亦可考虑立即剖宫产，终止妊娠，以抢救母儿生命。在治疗期间应严密观察宫缩情况，如孕妇已临产可自然分娩，如死胎可引产，胎儿窘迫但有生存能力应及时剖宫产。

（五）预防

预防胆石症，戒酒及忌暴饮暴食。

第三节　妊娠合并呼吸系统疾病

妊娠期由于增大的子宫及需氧量的增加可影响母体的呼吸功能，若母体呼吸功能已降低，妊娠期和分娩期将会发生母体和胎儿的气体交换和氧利用的障碍，影响母儿的安危。妊娠合并呼吸系统常见的疾病有肺炎、肺结核及支气管哮喘。

一、妊娠合并肺炎

妊娠合并肺炎（pneumonia）的发生率与同龄妇女相同，但因妊娠期免疫系统的反应减弱，发生肺炎时，病情较重，危险期增加，易发生呼吸衰竭（respiratory failure），临床上应当特别重视。

（一）病因

病毒、真菌、原虫均可引起肺炎。急性肺炎 50% 以上是由于肺炎链球菌感染，其次是病毒感染。此外鹦鹉热支原体、肺炎支原体、肺炎衣原体、军团菌等也可引起肺炎。妊娠合并肺炎的最常见类型是肺炎球菌性肺炎和水痘病毒性肺炎。

（二）肺炎与妊娠的相互影响

妊娠期妇女由于呼吸系统生理变化使其对于肺炎导致的通气能力下降的耐受能力显著降低，容易发生缺氧，又由于胎儿对低氧血症（hypoxemia）和酸中毒（acidosis）的耐受能力较差，常会导致流产、早产等风险。妊娠合并肺炎时子宫兴奋性增高，常出现先兆早产。

（三）临床表现

1. 大叶性肺炎　潜伏期 1～2 d，起病急，半数患者有上呼吸道感染的先兆或有受凉、劳累等诱因，继之出现发热、寒战、咳嗽、胸痛、咳黏液脓性或铁锈色痰。病变广泛时出现呼吸困难和发绀。重者可出现神志模糊、谵妄、昏迷、休克，有时可并发胸膜炎及心包炎。典型体征是触觉性语音震颤，叩诊浊音，听诊呼吸音降低，可闻及支气管呼吸音。

2. 小叶性肺炎　病变部位在细支气管、肺间质及肺泡，临床表现为发热、头痛、肌痛、咳嗽、咳泡沫黏液痰或黏液脓性痰。体征有肺中下部叩诊稍浊，听诊呼吸音低，闻及支气管肺泡音，并有湿啰音。

3. 间质性肺炎　病变部位在支气管壁、支气管周围组织和肺泡壁，炎症沿间质淋巴管蔓延，引起局限性淋巴管炎和淋巴结炎。临床表现为低热、咳嗽、肌痛和黏液性痰，体征不明显。

4. 妊娠期肺炎　易发展为菌血症或败血症，可因内毒素而致毒血症，出现休克、弥散性血管内凝血、成人呼吸窘迫综合征、心功能衰竭、肾功能衰竭等多器官功能衰竭，可导致死亡。对围生儿影响可致胎儿死亡、早产、低体重及宫内感染。

（四）诊断

肺炎的诊断主要根据病史，典型的临床表现、体征和 X 射线检查。因为肺炎的某些症状，如呼吸困难、胸闷或胸痛等，在正常妊娠也会出现，通常妊娠合并肺炎会被漏诊。妊娠期的呼吸困难通常发生在妊娠早期，而接近足月时会逐渐好转，且不影响正常活动，休息时很少发生。由于增大的子宫对膈肌的机械作用，孕妇一般会在妊娠晚期感到胸闷或胸痛，一般很难与肺炎或其他肺部疾病所致的胸部不适症状区别，应该仔细检查患者的体征。

病原学诊断主要根据呼吸道分泌物、痰、血或胸腔积液的检查和培养；特异性抗体的检测，PCR 检测出特异的病原体 DNA 等方法，双份血清抗体滴度有 4 倍增加，或单次效价 1∶64 以上有诊断价值。目前采用直接免疫荧光法的敏感性和特异性较高。

胸部 X 射线或 CT 检查可了解肺炎涉及部位及程度，对估计病情及病原体有帮助。妊娠期一般不宜做 X 射线检查，必须做检查时腹部应加以防护。

（五）鉴别诊断

1. 肺结核　肺结核多有全身中毒症状，午后低热、盗汗、疲乏、无力、体重减轻、失眠、心悸等症状。X 射线胸片可见病变多在肺尖或锁骨上下，密度不匀，消散缓慢，且可形成空洞或肺内播散。痰中可找到结核分枝杆菌。常规抗菌药物治疗无效。

2. 肺癌　肺癌常有吸烟史。有咳嗽、咳痰、痰中带血症状。血白细胞计数不高，痰中若发现癌细胞可以确诊。可伴发阻塞性肺炎，经抗生素治疗后炎症不易消散，或可见肺门淋巴结肿大，有时出现肺不张。必要时做 X 射线胸片、CT、MRI、纤维支气管镜和痰脱落细胞等检查。

3. 急性肺脓肿　早期临床表现相似。随着病程进展，咳出大量脓臭痰为肺脓肿的典型特征。X 射线片显示脓腔及液平面。

4. 肺血栓栓塞症　肺血栓栓塞症多有静脉血栓的危险因素，可发生咯血、晕厥，呼吸困难较明显，颈静脉充盈。X 射线胸片示局部肺纹理减少，可见尖端指向肺门的楔形阴影，常见低氧血症及低碳酸血症。D-二聚体、CT 肺动脉造影、放射性核素肺通气/灌注扫描和 MRI 等检查可帮助进行鉴别。

5. 非感染性肺部浸润　需排除非感染性肺部疾病，如肺间质纤维化、肺水肿、肺不张、肺嗜酸性粒细胞浸润症和肺血管炎等。

（六）治疗

同非妊娠期肺炎治疗原则相同，主要是支持治疗和病因治疗。

1. 支持疗法　重症肺炎需要积极支持治疗，如卧床休息、保证营养、纠正低蛋白血症、纠正低氧血症、维持水电解质和酸碱平衡、循环和心肺功能支持，以及保持呼吸道通畅及时排出痰液等。监测胎儿有无缺氧及有无宫内感染。

2. 病因治疗　则因肺炎类型的不同而异，对于细菌性肺炎抗菌治疗是决定细菌性肺炎预后的关键。在完成主要检查和常规病原学检测标本后，即应该早期开始经验性抗感染治疗，后期按病原学及药敏试验结果使用抗生素。肺炎链球菌肺炎首选青霉素、头孢菌素；革兰氏阴性杆菌肺炎可选用氨苄西林、舒他西林；厌氧菌肺炎选用青霉素、红霉素、羧苄西林；支原体、衣原体肺炎首选红霉素；对于病毒性肺炎现在尚无特异性药物，病毒性肺炎选用抗病毒药物，如甲型流感病毒可用金刚烷胺，疱疹病毒可用阿昔洛韦。

3. 产科处理

（1）妊娠早期　可在肺炎痊愈后酌情行人工流产，如胎儿一切正常亦可继续妊娠。

（2）轻型肺炎　可积极治疗，等待胎儿成熟后分娩。

（3）重型肺炎　应纠正呼吸衰竭、低氧血症、酸中毒、电解质失衡，根据胎龄、胎儿宫内情况及有无产科并发症决定终止妊娠的时机及方式。无产科手术指征者，以阴道分娩为宜。临产后应严密监护，给氧，防止胎儿宫内缺氧，缩短第 2 产程，行产钳助产，预防产后出血及感染。

（七）预防

1. 一般预防措施　①食用高蛋白、高热量及富含维生素 C 的食物，增加机体抵抗力。②注意保暖。③避免和减少与感染人群、鸟类或家禽接触。④加强卫生管理。

2. 特异性预防措施　目前关于妊娠期免疫球蛋白和各种肺炎特异性疫苗的开发和应用已有很大进展，但是多数预防效果较差。①肺炎球菌疫苗可用于预防肺炎球菌肺炎，并可降低耐药性肺炎球菌的出现，对于妊娠合并镰状细胞贫血病的孕妇推荐用此疫苗。②流感疫苗为蛋白来源的，建议所有妊娠中、晚期的孕妇接种流感疫苗，预防流感。③若孕妇接触水痘病毒感染的患者，应在接触后 96 h 内应用水痘带状疱疹病毒的免疫球蛋白预防，减轻水痘病毒感染的症状。

二、妊娠合并肺结核

妊娠合并肺结核(pulmonary tuberculosis)属高危妊娠范畴。肺结核是由结核分枝杆菌引起的呼吸系统慢性传染病,其病例特点是结核结节、干酪坏死和空洞形成,临床表现有低热、盗汗、乏力、消瘦、咳嗽、咯血等症状。近年来全世界结核病发生率有所回升。结核病发生率增加主要与人免疫缺陷病毒(HIV)感染及严重耐药结核分枝杆菌的迅速增加有关。因此,妊娠合并结核病的诊断、治疗不容忽视。

(一)病因

感染结核分枝杆菌引起。孕产期由于自主神经失调,体内内分泌及代谢功能紊乱,机体免疫力降低;加之卵巢激素增加,肺呈充血状态;甲状腺功能亢进,代谢率增加;血液中胆固醇增高;肾上腺皮质激素分泌显著增多等,从而易引起结核分枝杆菌感染、播散,导致妊娠期和产褥期合并肺结核同时伴有肺外结核。

(二)结核病与妊娠的相互影响

1. 肺结核对妊娠的影响　肺结核患者除非同时有生殖器结核,一般不影响受孕。通常认为非活动性肺结核或病变范围不大、健康肺组织尚能代偿,肺功能无改变者,对妊娠经过和胎儿发育无大影响。而活动性肺结核妇女妊娠,可致流产、胎儿感染、胎死宫内,尤其是已有肺功能不全者,妊娠分娩会加重其病情,甚至引起孕产妇死亡。围生儿病死率为 30%~40%。患结核病的孕产妇在产前及产时均可将结核分枝杆菌传染给胎儿。

2. 妊娠对结核病的影响　妊娠对结核病的影响,认为早孕出现恶心、呕吐和食欲缺乏影响孕妇营养。妊娠时能量消耗增加,分娩时体力消耗,产后腹压骤然降低,膈肌下降,可使活动性肺结核发生的危险性增加。或妊娠期新陈代谢增加,胎盘产生大量激素,可增加母体抗病能力,并加快营养物质的吸收,随着子宫体增大,膈肌升高,皆有利于结核病灶的稳定和恢复。对于病灶广泛、病情严重、全身情况差的肺结核患者,妊娠和分娩可使病情恶化,产生不良后果。

(三)临床表现

在妊娠期,遇有低热、盗汗、咳嗽、消瘦及肺尖部听到湿啰音等临床表现时,应想到肺结核的可能。

活动性肺结核患者,尤其是中、重度患者,妊娠与分娩均能促使结核病情恶化,特别是重度而又未经抗结核治疗,且又无产前检查的孕妇,妊娠和分娩将使病情加剧甚(或)死亡。活动性肺结核患者一旦妊娠,则有使病情进一步恶化的可能。

从肺结核对妊娠的影响来看,特别是重症患者由于疾病可致慢性缺氧,使死胎或早产的发生率增加。

(四)诊断及鉴别诊断

1. 诊断　了解有无结核病史及其治疗情况,家族史及与结核患者密切接触史。对高危人群及孕妇有低热、盗汗、乏力、体重下降等症状时,应重视查找原因,以排除肺结核的可能。可做痰检抗酸杆菌、结核菌素试验,以明确诊断。妊娠期间使用结核菌素的纯蛋白衍生物

(purified protein derivative,PPD)进行结核菌素试验是安全的。结核感染T细胞干扰素试验阳性有诊断意义。对结核菌素试验由阴转阳的孕妇应行胸部X射线平片或CT检查,此时应以铅围裙遮挡腹部。痰涂片及痰培养也有助于诊断。

对疑诊者先以1/10万稀释液皮试,如阴性,再用1/万稀释液皮试,如仍为阴性,则结核病的可能性不大。若呈强阳性反应,则有辅助诊断价值。

对可疑或确诊的肺结核患者,应做痰液涂片抗酸染色找结核分枝杆菌,或收集24 h痰浓缩检菌。必要时进行痰结核分枝杆菌培养及药敏试验。

正常妊娠红细胞沉降率可高达60 mm/h,因此,红细胞沉降率对妊娠期结核病的诊断意义不大。

2. 鉴别诊断　应与支气管炎、妊娠反应、上呼吸道感染、产褥期正常生理变化、产褥感染、支气管扩张、肺炎等鉴别。

(五)治疗

在肺结核活动期应避免妊娠。若已妊娠,应在妊娠8周内行人工流产,在正规抗结核治疗,且经复查病情稳定,肺部结核病灶完全吸收,临床症状好转。1~2年后再考虑妊娠。

1. 活动性肺结核　妊娠期活动性肺结核的治疗和处理原则与非妊娠妇女相同。原则是早期治疗、联合、适量用药,完善、规律及全程用药是治疗的关键。首选药物为口服异烟肼300 mg/d、利福平450 mg/d、乙胺丁醇450 mg/d、吡嗪酰胺每周3次,每次2 g。维生素B_6 60 mg/d,应用维生素B_6以防发生末梢神经炎。谷胱甘肽0.9 g/d,应用谷胱甘肽以防治肝损害。

2. 产科处理　病变广泛的活动性肺结核或曾行肺叶切除的孕妇,有效呼吸面积减少及血氧分压降低,易使胎儿缺氧,应在预产期前1~2周住院待产。如无产科指征,一般以阴道分娩为宜。但分娩时尽量避免屏气用力,以防止肺泡破裂、病灶扩散和胎儿缺氧,可适当选用手术助产,缩短第二产程。及时检测PPD、结核抗体、结核分枝杆菌直接检测、结核感染T细胞干扰素试验等,肺结核可在产后加重,产后6周和3个月应复查进行胸部X射线平片或CT。

3. 新生儿处理　若肺结核孕妇分娩时痰检结核分枝杆菌为阴性,则新生儿应接种卡介苗,但不治疗;若母亲分娩时痰检为阳性,且婴儿情况良好,应给婴儿3个月预防性抗结核治疗,异烟肼5 mg/kg,每日1次,而不接种卡介苗。3个月后,如PPD阴性,可停用抗结核治疗,接种卡介苗;如为阳性,再抗结核治疗3个月;若有结核中毒症状,应给予全程抗结核治疗,以预防结核性脑膜炎的发生。

4. 母乳喂养的问题　产后抗结核治疗期间并非母乳喂养的禁忌。哺乳妇女应继续抗结核治疗,每次喂奶前要戴口罩。活动性肺结核产后应禁止哺乳,新生儿应隔离。

(六)预防

1. 加强卫生宣教　做好卡介苗的接种工作。在肺结核活动期应避免妊娠。若已妊娠,应在妊娠8周内行人工流产,1~2年后再考虑妊娠。既往有肺结核史,或与结核患者有密切接触史者,均应在妊娠前行胸部X射线检查,以便早期发现及处理。

2. 加强产前检查　增加产前检查次数,以便在治疗期间及时了解病情变化和及时发现妊娠期并发症。

三、妊娠合并支气管哮喘

妊娠合并支气管哮喘（bronchial asthma，简称哮喘）是一种比较常见的肺部疾病，以肥大细胞、嗜酸性粒细胞和T淋巴细胞等多种炎症细胞参与的气道慢性炎症。多数患者发作时间短暂，持续几分钟到几小时，严重者可持续几天或几周，称为哮喘持续状态（asthma persistent state），因急性发作致死者罕见。妊娠合并哮喘发生率为0.4%~1.3%，哮喘持续状态约为0.2%。

（一）病因

哮喘的病因复杂一般以遗传和环境因素为主。

1. 遗传因素　目前认为哮喘是一种多基因遗传病，其遗传度在70%~80%，目前对哮喘的相关基因尚未完全明确，有研究表明可能存在哮喘特异基因、IgE调节基因和特异性免疫反应基因。

2. 环境因素　包括特异性变应原或食物、感染直接损害呼吸道上皮致呼吸道反应性增高。某些药物如阿司匹林类药物等、大气污染、烟尘运动、冷空气刺激、精神刺激及社会、家庭心理等因素均可诱发哮喘。

（二）哮喘与妊娠的相互影响

1. 妊娠对哮喘的影响　主要是妊娠期呼吸系统的变化及内分泌的改变对哮喘的影响。病情轻微者妊娠期可无变化，有1/3的患者妊娠期病情可能恶化。严重哮喘者，妊娠期会发生恶化，部分患者分娩过程中会加重。

2. 哮喘对妊娠的影响

（1）对母体的影响　对孕妇的影响是出现并发症。母亲病死率与哮喘持续状态有关，当哮喘需要呼吸机辅助呼吸时，病死率可高达40%。

（2）对胎儿的影响　对胎儿的危害是低氧血症和呼吸性碱中毒，严重哮喘时因缺氧导致早产、低出生体重儿、先兆子痫，围生儿病死率增加。

（三）临床表现

主要症状是发作性呼吸困难或胸闷，可从轻微的喘息到严重的支气管收缩，缺氧发绀，甚至引起呼吸衰竭、严重低氧血症和死亡。肺部检查可发现弥漫性的哮鸣音，呼气期较重。哮喘症状常于夜间或清晨加重。

（四）诊断及鉴别诊断

1. 诊断　根据病史、临床症状及体征。如有反复发作的呼吸困难、喘息、胸闷或咳嗽，夜间或早晨加重，其发作多与接触或吸入某些刺激物、变态反应原或运动有关，排除其他引起上述症状的原因，应考虑哮喘的诊断。

2. 鉴别诊断

（1）左心衰竭　喘息常在夜间加重，与哮喘相似，但心力衰竭者往往有高血压、心悸等病史，咳粉红色泡沫样痰，双肺可闻及细小啰音。心电图、胸部X射线或CT检查有助于诊断。

(2)上呼吸道梗阻　也可造成呼吸困难,应与哮喘鉴别。

(3)慢性支气管炎　根据哮喘的临床表现与慢性支气管炎鉴别。

(五)治疗

由于哮喘的病因复杂、病情轻重不一以及个体对药物的反应差异,治疗方案和效果也不尽相同。治疗原则为控制发作,纠正缺氧,改善肺功能,尽可能避免药物对胎儿的不利影响。治疗的重点是强调妊娠期用药控制哮喘的重要性。

1. 轻度哮喘发作　口服或吸入平喘药,舒张气道平滑肌。如 β_2受体兴奋剂:沙丁胺醇气雾剂喷吸,每日 2 ~ 3 次;沙丁胺醇片剂,2.4 mg 每日 3 次,口服;氨茶碱片,0.1 g 每日 3 次,口服;丙酸倍氯米松气雾剂或普米克气雾剂等吸入,每日 1 ~ 2 次;或沙美特罗替卡松粉吸入剂 250 mg,每日 2 次吸入,30 min 起效,维持 12 h 以上。

2. 重度哮喘发作　低流量吸氧和血气监测的同时,氢化可的松 200 mg 加入 10% 葡萄糖注射液 40 ml 静脉注射,6 h 一次,或泼尼松 40 mg 加入 10% 葡萄糖注射液 40 ml 缓慢静脉注射,4 h 一次,5 ~ 7 d 逐渐减量。二羟丙茶碱(喘定)0.25 g 加入 5% 葡萄糖注射液 10 ml 静脉注射,每日 2 次;氨茶碱 0.125 g 加入 10% 葡萄糖注射液 40 ml,缓慢(15 min)静脉注射,以后氨茶碱 0.375 g 加入 5% 葡萄糖注射液 500 ml 静脉滴注维持,每日总量不应超过 1.0 g,或用多索茶碱。必要时加入糖皮质激素,如氢化可的松 4 mg/kg,一般 200 mg 加入 5% 葡萄糖注射液 500 ml 静脉滴注,3 ~ 4 h 滴完。也可用泼尼松每日 20 ~ 30 mg,口服,症状缓解后 5 ~ 7 d 逐渐减量。

3. 哮喘持续状态　哮喘发作后经积极治疗 30 ~ 60 min 仍无改善,称为哮喘持续状态。应及早气管插管机械换气,以维持血氧分压在 8 kPa(60 mmHg)以上,血氧饱和度在 95% 以上。并同时积极用药。

4. 产科处理　10% 哮喘孕妇在产时发作。处理原则与妊娠期相同,但应注意以下环节:β_2受体兴奋剂能抑制宫缩或引起产后出血;慎用全身麻醉剂、镇静剂和镇痛剂;禁用前列腺素类制剂。无产科指征者可经阴道分娩,重度哮喘发作者可放宽剖宫产指征。

(六)预防

严密观察病情变化,及时发现,一旦出现咳嗽、上呼吸道感染、胸痛或肺部充血都要给予预防性治疗,防止哮喘发作。

避免接触已知变应原和可能促进哮喘发作的因素如粉尘香料、烟丝、冷空气等。阿司匹林、食物防腐剂、亚硫酸氢盐可诱发哮喘,应避免接触。反流性食管炎可诱发支气管痉挛,因此睡眠前给予适当的抗酸药物,减轻胃酸反流,同时可提高床头。减少咖啡因的摄入。避免劳累和精神紧张,预防呼吸道感染。

妊娠 3 个月后可进行免疫治疗,用流感疫苗治疗慢性哮喘有较好疗效。

(苏晓萍　邹冬玲　任成山)

第四节　妊娠合并血液系统疾病

随着围生医学的发展和相关学科诊疗技术的提高，妊娠合并血液系统疾病患者逐渐增多，病种也发生了变化。从既往较常见的各种原因的贫血，如缺铁性贫血、巨幼细胞贫血、地中海贫血。妊娠期血小板减少，妊娠相关性血小板减少、免疫性血小板减少症，到较少见的再生障碍性贫血、骨髓异常增生综合征、血小板增多症，以及经治疗后病情稳定的血液系统恶性疾病：急性或慢性白血病、淋巴癌等。除了孕前即明确的疾病外，部分血液系统疾病可在妊娠期首次被诊断。由于这些疾病在妊娠期均可对母儿造成伤害，因此，是围生期需要积极防治的重要疾病。

一、贫　血

贫血是妊娠期最常见的并发症，由于妊娠期血容量增加，且血浆增加多于红细胞增加，致使血液稀释。关于妊娠期贫血的诊断，WHO 推荐，妊娠期血红蛋白（hemoglobin，Hb）浓度 <110 g/L 及血细胞比容<0.33 时，可诊断为妊娠合并贫血。根据 Hb 水平分为轻度贫血（100～109 g/L）、中度贫血（70～99 g/L）、重度贫血（40～69 g/L）和极重度贫血（<40 g/L）。最近 WHO 资料表明，50% 以上孕妇合并贫血，发展中国家更为严重，其中以缺铁性贫血最为常见，占 95%，巨幼细胞贫血较少见，再生障碍性贫血及地中海贫血更少见。

1. 贫血对孕妇的影响　轻度贫血影响不大，重度贫血时，心肌缺氧导致贫血性心脏病；胎盘缺氧易发生妊娠期高血压疾病或其所致心脏病；严重贫血时对失血耐受性降低，易发生失血性休克。由于贫血降低产妇抵抗力，易并发产褥感染危及生命。WHO 的资料表明，贫血使全球每年约 50 万名产妇死亡。

2. 贫血对胎儿的影响　孕妇骨髓和胎儿是铁的主要受体组织，在竞争摄取孕妇血清铁的过程中，胎儿组织占优势，而铁通过胎盘又是单向运输，不能由胎儿向孕妇方向逆转运。胎儿缺铁程度不会太严重。但当孕妇患重症贫血时，胎盘的氧分和营养物质不足以补充胎儿生长所需，造成胎儿宫内生长受限、胎儿窘迫、早产或死胎。叶酸缺乏可导致胎儿神经管缺陷、智力低下及机体免疫力下降等多种畸形。

（一）缺铁性贫血

缺铁性贫血（iron deficiency anemia，IDA）是由于妊娠期胎儿生长发育及妊娠期血容量增加对铁的需要量增加，尤其在妊娠后半期，孕妇对铁摄取不足或吸收不良所致的贫血。严重缺铁性贫血易造成围生儿及孕产妇死亡，应高度重视。

1. 病因　①妊娠期铁的需要量增加；②妇女体内储备铁不足；③食物中铁的摄入不够；④妊娠前及妊娠后的疾病，如慢性感染、寄生虫病、肝肾疾病、妊娠期高血压疾病、产前产后出血等，均可使铁的储存、利用和代谢发生障碍，铁的需求或丢失过多，还可影响红细胞的生成过程或贫血的治疗效果。

2.妊娠期缺铁的发生机制　以每毫升血液含铁0.5 mg计算，妊娠期血容量增加需铁650～750 mg。胎儿生长发育需铁250～350 mg。故妊娠期需铁约1 000 mg。孕妇每日需铁至少4 mg。每日饮食中含铁10～15 mg，吸收率仅为10%，即1.0～1.5 mg，妊娠中、晚期铁的最大吸收率虽达40%，仍不能满足需求。若不补充铁剂，容易耗尽体内储存的铁造成铁缺乏，从而发生缺铁性贫血。

3.诊断

(1)病史和临床表现　既往有月经过多等慢性失血性疾病史；或长期偏食、妊娠早期呕吐、胃肠功能紊乱导致的营养不良等病史。轻者无明显症状，重者可有乏力、头晕、心悸、气短、食欲缺乏、腹胀、腹泻。皮肤黏膜苍白、皮肤毛发干燥、指甲脆薄以及口腔炎、舌炎等。

(2)实验室检查

1)外周血象：妊娠期或产褥期，Hb<110 g/L即为贫血；其他相应指标也低，例如红细胞<3.5×10^{12}/L、血细胞比容<0.33、红细胞平均体积(mean corpuscular volume，MCV)<80 fl、红细胞平均Hb浓度(mean corpuscular hemoglobin concentration，MCHC)<0.32。而白细胞计数及血小板计数均在正常范围。但应与地中海贫血相鉴别。

2)铁代谢检查：血清铁蛋白是评估铁缺乏最有效和最容易获得的指标。IDA根据储存铁水平分为3期。①铁减少期：体内储存铁下降，血清铁蛋白<20 μg/L，转铁蛋白饱和度及Hb正常。②缺铁性红细胞生成期：红细胞摄入铁降低，血清铁蛋白<20 μg/L，转铁蛋白饱和度<15%，Hb正常。③IDA期：红细胞内Hb明显减少，血清铁蛋白<20 μg/L，转铁蛋白饱和度<15%，Hb<110 g/L。

3)骨髓检查：诊断困难时可做骨髓检查，骨髓象为红细胞系统增生活跃，中、晚幼红细胞增多。

4.鉴别诊断　临床上主要应与巨幼细胞贫血、再生障碍性贫血和地中海性贫血进行鉴别，根据病史及临床表现以及血象、骨髓象的特点，一般鉴别诊断并不困难。

5.治疗

(1)补充铁剂　Hb在60 g/L以上者，铁剂首选为口服，每日剂量以元素铁150～200 mg为宜，如硫酸亚铁300 mg或右旋糖酐铁150 mg，分2～3次口服，同时补充维生素C 0.3 g保护铁不被氧化，胃酸缺乏的孕妇同时服用10%稀盐酸0.5～2 ml，促进铁的吸收。为预防复发，必须补足储备铁，服用铁剂治疗3～6个月。口服铁剂后有效者，3～4 d网织红细胞开始上升，2周左右Hb开始上升，如果无网织红细胞反应，Hb不提高，与用量不足、吸收不良、继续有铁的丢失且多于补充量、药物含铁量不足或诊断不正确等。

(2)输血　重度贫血者口服铁剂或注射铁剂治疗，接近预产期或短期内需行剖宫产术者，可以少量多次输浓缩红细胞，应警惕发生急性左心衰竭。极重度贫血者首选输浓缩红细胞，待Hb达到70 g/L，症状改善后，改为口服铁剂或注射铁剂治疗。

(3)预防产时并发症　①临产后备血，酌情给维生素K_1、维生素C等。②严密监护产程，防止产程过长，阴道助产以缩短第二产程。③当胎儿前肩娩出后，给予宫缩剂，以防产后出血。出血多时应及时输血。④产程中严格无菌操作，产后给广谱抗生素预防感染。

6.预防　①妊娠前积极治疗失血性疾病如月经过多等，以增加铁的储备。②妊娠期加强营养，鼓励进食含铁丰富的食物，如猪肝、鸡血、豆类等。③当血清铁蛋白<30 μg/L的孕

妇口服补铁。④所有孕妇在首次产前检查时，最好在妊娠 12 周以内检查血常规，每 8 ~ 12 周重复检查血常规。

（二）巨幼细胞贫血

巨幼细胞贫血（megaloblastic anemia，MA）是由于血细胞脱氧核糖核酸（DNA）合成障碍所致的一种大细胞贫血，其特征是骨髓中红细胞和髓细胞系出现“巨幼变”（megaloblastic changes）。叶酸和（或）维生素 B_{12}参与细胞核 DNA 的合成，一种或两种的缺乏是最常见的病因。

1. 病因　妊娠期本病 95% 由于叶酸缺乏所致。少数患者因缺乏维生素 B_{12}而发病，人体需要维生素 B_{12}量很少，储存量较多，单纯因维生素 B_{12}缺乏而发病者很少。引起叶酸与维生素 B_{12}缺乏的原因如下。

（1）摄入不足或吸收不良　叶酸和维生素 B_{12}存在于植物性或动物性食物中，如果长期偏食、营养不良，则可引起本病。另外，不当的烹调方法也可损失大量叶酸。孕妇有慢性消化道疾病，可影响吸收，加重叶酸和维生素 B_{12}缺乏。

（2）妊娠期需要量增加　正常成年妇女每日需叶酸 50 ~ 100 μg，而孕妇每日需 300 ~ 400 μg，多胎孕妇需要量更多。

（3）排泄增加　孕妇肾血流量增加，叶酸在肾内廓清加速，肾小管再吸收减少，叶酸从尿中排泄增多。

2. 对孕妇及胎儿的影响　①严重贫血时，贫血性心脏病、妊娠期高血压疾病、胎盘早剥、早产、产褥感染等的发生率明显增多。②叶酸缺乏可导致胎儿神经管缺陷等多种畸形。胎儿生长受限、死胎等的发生率也明显增加。

3. 临床表现及诊断　发生于妊娠任何阶段，多发生于妊娠中、晚期，以产前 4 周及产褥早期最多。发生于妊娠 30 周之前者，多与双胎妊娠、感染、摄入不足或应用影响叶酸吸收的药物造成叶酸缺乏有关。叶酸和（或）维生素 B_{12}缺乏的临床症状、骨髓象及血象的改变均相似，但维生素 B_{12}缺乏常有神经系统症状，而叶酸缺乏无神经系统症状。

（1）血液系统表现　贫血起病较急，多为中、重度。表现为乏力、头晕、心悸、气短、皮肤黏膜苍白等。少数患者因同时有白细胞及血小板的减少，因而出现感染或明显的出血倾向等。

（2）消化系统症状　食欲缺乏、恶心、呕吐、腹泻、腹胀、舌炎、舌乳头萎缩等。

（3）神经系统症状　末梢神经炎常见，出现手足麻木、针刺、冰冷等感觉异常，少数患者可出现锥体束征、共济失调以及行走困难等。

（4）其他　低热、水肿、脾大等，严重者可出现腹腔积液或多浆膜腔积液。

（5）实验室检查

1）外周血象：为大细胞性贫血，血细胞比容降低，MCV>100 fl，红细胞平均 Hb 含量（mean corpuscular hemoglobin，MCH）>32 pg，大卵圆形红细胞增多、中性粒细胞核分叶过多，网织红细胞大多减少。约 20% 的患者同时伴有白细胞和血小板的减少。

2）骨髓象：红细胞系统呈巨幼细胞增多，巨幼细胞系列占骨髓细胞总数的 30% ~ 50%，核染色质疏松，可见核分裂。

3）叶酸和维生素 B_{12}的测定：血清叶酸值<6.8 mmol/L、红细胞叶酸值<227 nmol/L 提示

叶酸缺乏。若叶酸值正常,应测孕妇血清维生素 B_{12},若<74 pmol/L 提示维生素 B_{12} 缺乏。

根据叶酸和维生素 B_{12} 缺乏的临床症状、骨髓象及血象的改变有助本病诊断。

4. 鉴别诊断

(1)造血系统肿瘤性疾病　如急性非淋巴细胞白血病 M6 型、红血病、骨髓增生异常综合征,骨髓均可见幼红细胞巨幼样改变等病态造血现象,但叶酸、维生素 B_{12} 水平不低,且补充无效。

(2)有红细胞自身抗体的疾病　如温抗体型自身免疫性溶血性贫血、Evans 综合征等因不同阶段的红细胞有抗体附着,MCV 变大,又有间接胆红素增高,少数患者尚合并内因子抗体,故极易与单纯叶酸、维生素 B_{12} 缺乏引起的 MA 混淆。其鉴别点是此类患者有自身免疫病的特征,用免疫抑制剂方能显著纠正贫血。

(3)合并高黏滞血症的贫血　如多发性骨髓瘤,因 M 蛋白成分黏附红细胞而使之呈"缗钱状",血细胞自动计数仪测出的 MCV 偏大,但骨髓瘤的特异表现是 MA 所没有的。

5. 治疗

(1)叶酸　10~20 mg 口服,每日 3 次,直至症状消失、血象恢复正常,改用预防性治疗量维持。若治疗效果不显著,应检查有无缺铁,应同时补给铁剂。有神经系统症状者,单独用叶酸有可能使神经系统症状加重,应及时补充维生素 B_{12}。

(2)维生素 B_{12}　100 μg,每日 1 次肌内注射,连续 14 d,以后每周 2 次。

(3)输新鲜血或浓缩红细胞　Hb<60 g/L 时,可少量间断输新鲜血或浓缩红细胞。

(4)产科处理　分娩时避免产程延长,预防产后出血,预防感染。

6. 预防　①加强妊娠期营养指导,改变不良饮食习惯,多食新鲜蔬菜、水果、瓜豆类、肉类、动物肝及肾等食物。②对有高危因素的孕妇,应从妊娠 3 个月开始每日口服叶酸 0.5~1 mg,连续 8~12 周。

(三)再生障碍性贫血

再生障碍性贫血(aplastic anemia,AA;简称再障),再障包括原发性(病因不明)与继发性(病因明确)。再障两种情况,是由多种病因引起骨髓造血干细胞增殖与分化障碍,导致全血细胞(红细胞、白细胞、血小板)减少为主要表现的一组综合征。再障好发于青壮年,占全部病例的 70% 以上,妊娠合并再障的发生率为 0.03%~0.08%。

1. 病因

(1)原发性　半数患者系原因不明的原发性再生障碍性贫血。少数女性患者在妊娠期发病,分娩后缓解,再次妊娠时再发。

(2)继发性　常与以下因素有关:①物理、化学因素;②药物因素;③感染因素;④其他因素,部分再生障碍性贫血患者与免疫机制存在一定关系。有的与遗传因素有关,如遗传性再生不良性贫血是一种罕见的常染色体隐性遗传病,除骨髓增生不良外,可伴有多种先天性畸形和染色体异常。

再障的主要发病环节在于异常免疫反应,造血干细胞数量减少和(或)功能异常,支持造血的微环境缺陷亦介入了再障的发生发展过程。①异常免疫反应损伤造血干/祖细胞。②造血干细胞减少或缺陷。③造血微环境的缺陷。

2. 对母儿的影响　再生障碍性贫血不影响患者的受孕,但增加妊娠期各种并发症,特别是妊娠期高血压疾病，发生率高且发病早、病情重，容易发生心力衰竭和胎盘早剥。妊娠期长期严重贫血者，可影响胎盘的血氧运输，发生胎儿生长受限、胎儿窘迫甚至胎死宫内。

3. 临床表现　妊娠合并再生障碍性贫血以慢性型居多。急性型者病情重，贫血呈进行性加重，常伴严重感染、内脏出血，而慢性者起病缓慢，主要表现为进行性贫血、感染、出血等症状均相对较轻。

临床表现从轻型到重型不等，与外周全血细胞减少相关。以贫血为主要表现者，中重度贫血多见，导致孕妇内脏器官缺血，特别是影响心脏，加上妊娠负荷而发生贫血性心脏病，可导致胎儿宫内慢性缺氧，常合并胎儿生长受限。严重血小板减少者可发生内脏出血，如消化道出血、颅内出血等。中性粒细胞显著降低可致妊娠期和产褥期严重的全身感染，是孕产妇死亡的主要原因。

4. 诊断与鉴别诊断

（1）诊断　主要结合临床表现及实验室检查，诊断标准：①全血细胞减少，白细胞 $<2\times10^9$ L，血小板 $<20\times10^9$ L，网织红细胞绝对值减少；②一般无脾大；③骨髓检查至少一个部位增生减低或重度减低；④除外引起全血细胞减少的其他疾病，如巨幼细胞贫血、阵发性睡眠性血红蛋白尿症（paroxysmal nocturnal hemoglobinuria，PNH）、骨髓增生异常综合征（myelodysplastic syndrome，MDS）、骨髓纤维化（myelofibrosis）、急性白血病（acute leukemia）等；⑤一般抗贫血药物治疗无效。

妊娠相关再生障碍性贫血的诊断标准：①妊娠期首次发现；②没有证据显示再生障碍性贫血的发生是由药物、病毒感染等造成；③全血细胞减少，包括白细胞 $<5\times10^9$/L，Hb $<$ 105 g/L，血小板 $<100\times10^9$/L；④骨髓活检显示增生低下。

（2）鉴别诊断　需与其他血象异常的疾病鉴别，主要通过骨髓活检结果进行鉴别，包括：阵发性睡眠性血红蛋白尿症（PNH）、骨髓增生异常综合征、低增生性急性白血病、急性造血停滞。

5. 治疗　妊娠合并再生障碍性贫血主要以支持治疗为主，抗胸腺免疫球蛋白和环孢霉素 A 在妊娠期应用的安全性及对胎儿的远期影响尚不确定，不作为常规治疗选择。骨髓移植因为需要大剂量的免疫抑制治疗，妊娠期仍属禁忌。

（1）慢性再生障碍性贫血或非重型再生障碍性贫血　如患者病情稳定，可以妊娠。妊娠期需要产科及血液科医师的密切协作，共同参与围生保健和管理。动态监测血常规，给予积极的支持治疗。

（2）急性再生障碍性贫血或重型再生障碍性贫血合并妊娠　妊娠早期建议在充分准备下行治疗性终止。如已到妊娠中、晚期，原则上积极支持治疗，缓解病情，并防治妊娠并发症发生，尽可能维持妊娠至胎儿存活。若发生严重的妊娠并发症危机母儿生命，或全血细胞减少支持治疗难以维持对母体安全的水平时，仍需及时终止妊娠。

（3）输入成分血制品　主要用于纠正严重贫血和防治出血。一般应维持 Hb>70 g/L，分娩前提高至 80 g/L 以上，以增加对产后出血的耐受力。血小板极低或有出血倾向时，可输注血小板。由于血小板输入可增加体内血小板抗体产生，加速血小板的破坏，因此不主张预防性输注。只在血小板极低 $<10\times10^9$/L，有可能发生重要脏器出血或有出血倾向时输注。

（4）分娩期处理　妊娠足月后实行计划分娩，积极改善血象，当 Hb>80 g/L，血小板>

$(20\sim30)\times10^9/L$ 时为减少分娩并发症，分娩方式应结合产科情况、病情程度综合评估选择。分娩（手术）过程中应准备足够成分血，严格无菌操作，产后预防性应用强宫缩剂，减少产后出血。认真检查和缝合伤口，避免发生产道或腹腔、腹壁血肿；积极预防产后感染。

6. 预防 虽然再生障碍性贫血不是妊娠的禁忌证，但在妊娠时的危险性比非妊娠时大得多，对于再生障碍性贫血患者的妊娠和分娩问题，必须给予足够的重视和认真考虑。一般认为，再生障碍性贫血患者病情未缓解应严格避孕，不宜妊娠。

（四）地中海贫血

地中海贫血（thalassemia，简称地贫，又称珠蛋白生成障碍性贫血，或称海洋性贫血）是一组最常见的遗传性溶血性疾病。它是由于常染色体出现缺陷，导致血红蛋白的珠蛋白链数量减少或缺乏而引起的贫血病。

本病广泛分布于世界许多地区，东南亚即为高发区之一。我国广东、广西、四川多见，长江以南各省区有散发病例，北方则少见。全球人口中约有7%都是携带者，每年有300 000～500 000名儿童出生时患有严重的血红蛋白紊乱。其是由于调控珠蛋白合成的基因缺陷引起相应珠蛋白的合成减少或丧失，导致构成血红蛋白 α 链和 β 链珠蛋白合成比例失调、红细胞寿命缩短，进而发生慢性溶血性、小细胞性的贫血。患有地中海贫血的女性，在妊娠前后都应加强检查，以免孩子出现严重的地中海贫血。

1. 病因 珠蛋白链的分子结构及合成是由基因决定的。γ、δ、ε 和 β 珠蛋白基因组成“β 基因族”，ζ 和 α 珠蛋白组成“α 基因族”。正常人自父母双方各继承2个 α 珠蛋白基因（$\alpha\alpha/\alpha\alpha$）合成足够的 α 珠蛋白链；自父母双方各继承1个 β 珠蛋白基因合成足够的 β 珠蛋白链。由于珠蛋白基因的缺失或点突变，肽链合成障碍导致发病。

2. 分类 根据基因缺陷分类，地中海贫血分为 α 型、β 型、$\delta\beta$ 型和 δ 型4种，其中以 α 和 β 地中海贫血较为常见。

（1）α 地中海贫血（简称 α 地贫） 大多数 α 珠蛋白生成障碍性贫血（地中海贫血）（简称 α 地贫）是由于 α 珠蛋白基因的缺失所致，少数由基因点突变造成。α 地贫基因位于16号染色体短臂13区13带（16P13.3）。

α 地贫根据基因缺失的数量，可分为静止型、标准型、HbH病及HbBart′s胎儿水肿，少数为非缺失型 α 地贫。静止型 α 地贫通常没有临床表现，新生儿发生HbBart′s胎儿水肿的可能性为2%；标准型表现为轻度贫血，新生儿发生Hb Bart′s胎儿水肿的可能性为3%～5%；HbH病往往表现为中至重度溶血性贫血，常伴有肝脾大、鼻梁塌陷、眼距增大等特殊贫血外貌。

（2）β 地中海贫血（简称 β 地贫） 其发生的分子病理相当复杂，已知有100种以上的 β 基因突变，主要是由于基因的点突变，少数为基因缺失。β 地贫基因位于11号染色体短臂1区2带（11P1.2）。

β 地贫主要由于 β 珠蛋白基因突变导致 β 珠蛋白肽链如或合成不足引起。轻型 β 地贫即单杂合子地贫，常无贫血症状或轻度贫血，血液学检查表现为典型的小细胞低色素性改变，Hb电泳分析 HbA_2 含量增高（$HbA_2>3.5\%$）。重型 β 地贫即双重杂合子或纯合子地贫，常表现为严重贫血、髓外造血所致特殊面容、性发育延迟和生长发育不良。

3. 地中海贫血与遗传的关系 地中海贫血是一种遗传病，如夫妻两人都没有患病，那么他们的下一代就不会有这种问题。如果夫妻中只有一个人患病，那么他们的子女有50%的机会可因遗传而成为患有地中海贫血。而如果夫妻两人都患有这种疾病，那么每次妊娠其后代会有25%的机会正常，50%的机会成为极轻型或轻型患者，而有25%的机会可患上重型贫血。如果夫妻俩都患有同一类型的地中海贫血，那么便有机会生下重型贫血的孩子，最常见的便是夫妻都为极轻型和轻型α或β地中海贫血，结果生下重型α或β型贫血的孩子。

4.地贫对生育的影响　研究发现，活性氧簇可能通过各种信号转导途径在生殖系统正常功能和女性不孕中起重要的调节作用，从卵母细胞成熟到受精，胚胎的发育与妊娠，影响多个生理过程。最近的研究显示铁过载患者的激素环境和精子参数有显著的急性变化。低促性腺素性功能减退症的易感性似乎与基因型有关。严重的潜在分子缺陷的患者有更大的铁负荷率和自由基损伤。在1%~2%诱导排卵病例中出现严重的卵巢过度刺激综合征引起腹胀的体液潴留，呼吸衰竭和恶心，导致腹痛，呕吐、呼吸困难、体重迅速增加，而最严重的情况是因为低血容量性休克住院，肾和(或)呼吸功能不全及动脉血栓形成。对于有地贫的女性应该遵照指南的要求。子宫或输卵管损伤患者应该更需要接受体外受精(in vitro fertilization，IVF)计划。

5.临床表现　根据病情轻重的不同，临床分为以下3型。

(1)重型　出生数日即出现贫血、肝脾大进行性加重、黄疸，并有发育不良，其特殊表现有头大、眼距增宽、马鞍鼻、前额突出、两颊突出，其典型的表现是臀状头，长骨可骨折。骨骼改变是骨髓造血功能亢进、骨髓腔变宽、皮质变薄所致。少数患者在肋骨及脊椎之间发生胸腔肿块，亦可见胆石症、下肢溃疡。

(2)中间型　轻度至中度贫血，患者大多可存活至成年。

(3)轻型　轻度贫血或无症状，一般在调查家族史时发现。

6.检查

(1)α地中海贫血

1)静止型：红细胞形态正常，出生时脐带血中Hb Bart′s含量为0.01~0.02，但3个月后即消失。

2)轻型：红细胞形态有轻度改变，如大小不等、中央浅染、异形等；红细胞渗透脆性降低；变性珠蛋白小体阳性；HbA2和HbF含量正常或稍低。患儿脐血Hb Bart′s含量为0.034~0.140，于生后6个月时完全消失。

3)中间型：外周血象和骨髓象的改变类似重型β地贫；红细胞渗透脆性减低；变性珠蛋白小体阳性；HbA2及HbF含量正常。出生时血液中含有约0.25Hb Bart′s及少量HbH；随年龄增长，HbH逐渐取代HbBart′s，其含量为0.024~0.44；包涵体生成试验阳性。

4)重型：外周血成熟红细胞形态改变如重型β地贫，有核红细胞计数和网织红细胞计数明显增高。血红蛋白中几乎全是Hb Bart′s，或同时有少量HbH，无HbA、HbA2和HbF。

(2)β地中海贫血

1)重型：外周血象呈小细胞低色素性贫血，红细胞大小不等，中央浅染区扩大，出现异形、靶形、碎片红细胞和有核红细胞、点彩红细胞、嗜多染性红细胞、豪-周小体等。网织红细胞正常或增高。骨髓象呈红细胞系统增生明显活跃，以中、晚幼红细胞占多数，成熟红细胞改变与外周血相同。红细胞渗透脆性明显减低。HbF 含量明显增高,大多>0.40,这是诊断重型 β 地贫的重要依据。颅骨 X 射线片可见颅骨内外板变薄,板障增宽,在骨皮质间出现垂直短发样骨刺。

2)轻型:成熟红细胞有轻度形态改变,红细胞渗透脆胜正常或减低,血红蛋白电泳显示 HbA2 含量增高(0.035~0.060),这是本型的特点。HbF 含量正常。

3)中间型:外周血象和骨髓象的改变如重型,红细胞渗透脆性减低,HbF 含量为 0.40~0.80,HbA2 含量正常或增高。

7. 诊断与鉴别诊断

(1)诊断　根据临床特点和实验室检查,结合阳性家族史,一般可做出诊断。有条件时可做基因诊断。对于少见类型和各种类型重叠所致的复合体则非常复杂,临床表现各异,仅根据临床特点和常规实验室血液学检查是无法诊断的。而且由于基因调控水平的差异,相同基因突变类型的患者不一定有相同的临床表现。血红蛋白电泳检查是诊断本病的必备条件,但输血治疗后的血液学检查会与实际结果有所不同,所以进行遗传学和分子生物学检查才能最后确诊。遗传学检查可确定为纯合子、杂合子以及双重杂合子等。

(2)鉴别诊断　应与缺铁性贫血、传染性肝炎或肝硬化等疾病鉴别。

8. 地贫的筛查

(1)全血细胞分析　主要指标为 MCV 和 MCH。若 MCV<82 fl,MCH<27 pg,则筛查阳性,需进一步检查。但在静止型 α 地贫和 αβ 复合型地贫的检测中,这两项指标可能完全正常。

(2)红细胞脆性一管定量法　正常值为溶血>60%,如果<60%可判定为地贫(轻型,携带者),适合基层医院采用。

(3)血红蛋白电泳　正常成人 HbA_2为 2.5%~3.5%,HbF 为 0~2.5%。静止型和轻型 α 地贫 HbA_2及 HbF 含量往往正常或稍低,轻型 β 地贫 HbA_2>3.5%,HbF 含量正常或增高。

(4)基因诊断　由于血液学表型筛查对静止型和复合型地贫患者有漏诊率,需要基因诊断进行确诊。如夫妇双方同时携带地贫基因,应在医师指导下妊娠 24 周前进行产前诊断,可采集绒毛或羊水提取 DNA 后进行基于完整家系分析的基因诊断,可避免重型地贫患儿的出生。

9. 治疗　轻型地贫无须特殊治疗,中间型和重型地贫应采取下列一种或数种方法给予治疗。输血和去铁治疗,在目前仍是重要治疗方法之一。

(1)一般治疗　注意休息和营养,积极预防感染。适当补充叶酸和维生素 B_{12}。

(2)红细胞输注　输血是治疗本病的主要措施,最好输入洗涤红细胞,以避免输血反应。少量输注法仅适用于中间型 α 和 β 地贫,不主张用于重型 β 地贫。对于重型 β 地贫应从早期开始给予中、高量输血,以使患儿生长发育接近正常和防止骨骼病变。其方法是:先反复输注浓缩红细胞,使患儿血红蛋白含量维持在 120~150 g/L;然后每隔 2~4 周输注浓缩红细胞 10~15 ml/kg,使血红蛋白含量维持在 90~105 g/L 以上。但本法容易导致含铁血黄素沉着症,故应同时给予铁螯合剂治疗。

(3)铁螯合剂　常用去铁胺(deferoxamine,DFO),可以增加铁从尿液和粪便排出,但不能阻止胃肠道对铁的吸收。通常在规则输注红细胞 1 年或 10~20 单位后进行铁负荷评估,如有铁超负荷则开始应用铁螯合剂。去铁胺，每晚 1 次连续皮下注射 12 h，或加入等渗葡萄糖注射液中静脉滴注 8 ~ 12 h；每周 5 ~ 7 d，长期应用。或加入红细胞悬液中缓慢输注。去铁胺不良反应不大，偶见过敏反应，长期使角偶可致白内障和长骨发育障碍，剂量过大可引起视力和听觉减退。维生素 C 与螯合剂联合应用可加强去铁胺从尿中排铁的作用。

地贫妊娠前的螯合作用：螯合疗法能减轻铁超载，有助于清除自由基，减少炎症过程。但是去铁胺是否能够去除胎儿毒性的作用还未得到肯定的结论。尽管在动物实验中确定了药物致畸作用和骨骼异常，以及 DFO 导致胎盘异常。各种病例报告描述了它在早孕中的应用，以及一个大型病例系列中 32 例重型地中海贫血女性在妊娠期的第二和第三阶段螯合 DFO，胎儿状况良好。据研究发现，应避免在妊娠的头 3 个月使用去铁胺，如果是皮下注射可以应用在妊娠的第二和第三阶段。作为口服螯合剂，根据动物模型，地拉罗司（deferasirox，DFX）作用对大鼠胎盘转移的作用是最小的，但是在使用在人类胎儿的试验数据则仅限于自然妊娠病例报道。基于这样的试验结果，DFX 对于妊娠期女性是禁止使用的。

（4）脾切除　脾切除对血红蛋白 H 病和中间型 β 地贫的疗效较好，对重型 β 地贫效果差。脾切除可致免疫功能减弱，应在 5 ~ 6 岁以后施行并严格掌握适应证。

（5）造血干细胞移植异基因　造血干细胞移植是目前能根治重型 β 地贫的方法。如有 HLA 相配的造血干细胞供者，应作为治疗重型 β 地贫的首选方法。

（6）基因活化治疗　应用化学药物可增加 γ 基因表达或减少 α 基因表达，以改善 β 地贫的症状，已用于临床的药物有羟（经）基脲、5-氮杂胞苷、阿糖胞苷、白消安（马利兰）、异烟肼等，目前正在研究中。

（7）地贫妊娠前计划　妊娠前计划在自然受孕和辅助生殖都是必要的。女性应该在妊娠前接受心脏和肝功能检查，感染控制，内分泌异常的筛查和用药审查，且配偶双方都应该检查血红蛋白病。

（8）地贫妊娠期处理　妊娠期间地贫的处理主要是检测 Hb 水平及心脏功能，Hb 维持在 80 g/L。只有在出现输血指征时（Hb<70 g/L），可输血治疗。临床实验室检查证实有缺铁性贫血时，可考虑补铁治疗。治疗中避免铁负荷过重，必要时行去铁治疗。超声及胎心监护等手段，检测胎儿的生长发育及宫内状况。对于重型 β 地贫患者，若通过输血，Hb 维持在 100 g/L 且心脏功能正常，并接受去铁治疗者，可考虑妊娠。

（9）地贫产后管理　产后阶段，地贫的女性患者静脉血栓栓塞的发生率很高，医院应实施低分子肝素预防，遵照自然分娩 7 d 治疗和剖宫产 6 周的治疗方案。女性在产后应接受心脏评估，以确认产后心脏并发症。最后，应鼓励女性母乳喂养，因为比较安全，除 HIV、HCV RNA 阳性和（或）乙型肝炎表面抗原阳性患者以外，因为可能会通过母乳传染给婴儿。与普通人群相比，这类女性的母乳喂养率显著较低，这可能考虑需要口服螯合剂治疗，但是在哺乳期是禁用的，DFO 螯合剂比较安全，因为 DFO 不能口服吸收。在母乳喂养期间，钙和维生素 D 应该继续补充，但在停止哺乳后，应该恢复使用双膦酸盐类药物。

10. 预防　鉴于本病缺少根治的方法，临床中、重型预后不良，故在婚配方面医生应向有阳性家族史或患者提出医学建议，进行婚前检查和胎儿产前基因诊断，避免下一代患儿的发生。

夫妻双方要想知道自己是否有极轻型或轻型地中海贫血，需抽血进行肽链检测和基因分析。如果红细胞平均血红蛋白<27 pg，或平均红细胞容积<80 fl 则应该进行肽链检测和基因分析。如果夫妻双方都患有极轻型或轻型 β 型地中海贫血，必须在妊娠 8～12 周时通过取绒毛或脐血做产前诊断。如果只有一方患有极轻型或轻型 β 型地中海贫血，就无须做产前检查。

而 α 型地中海贫血的遗传基因较为复杂，都是 α 型轻型贫血的夫妻需要做详细的遗传基因分析才能预测下一代患病的机会。如果双方都有是 α 型患者，则同样胎儿必须在妊娠 8～12 周时接受产前检查，以证实胎儿是否重型贫血患者。

二、特发性血小板减少性紫癜

特发性血小板减少性紫癜（idiopathic thrombocytopenia purpura，ITP）又称原发免疫性血小板减少症，是由于患者对自身血小板抗原的免疫失耐受，产生免疫介导的血小板过度破坏和血小板生成不足，导致血小板减少。ITP 是妊娠期较常见的血小板重度减少的病因，ITP 在妊娠期易加重。

（一）病因

本病的病因和发病机制尚未完全清楚。妊娠合并 ITP 一般多属于原发性，与免疫异常相关，体液免疫是中心环节。

1. 细胞免疫　在发病机制中具体作用尚不清楚。TS 的功能缺陷可能在本病中起一定作用。

2. 脾因素　通过体内闪烁扫描技术，以放射性核素素标记之抗体作用于血小板，发现约 59% 的结合抗体和血小板在脾内破坏；约 14% 在肝内破坏，以破坏结合抗体量多的血小板为主，故后者多见于重症病例。此外，脾也是自身抗体合成的主要部位。

3. 雌激素的作用　雌激素对血小板生成有抑制作用，并能促进单核巨噬细胞对结合抗体血小板的吞噬作用。

本病发病机制主要是由于脾产生抗血小板膜糖蛋白（glycoprotein，GP）特异性自身抗体有关，导致血小板被吞噬、破坏增加。这些自身抗体类型以 IgG 为主（PAIgG），部分为 IgM、IgA；其抗原主要位于血小板膜糖蛋白 $GPII_b/III_a$ 分子上，少数位于 Ib/Ⅸ、Ia/Ⅱ、Ⅳ和Ⅴ分子上。此外，患者体内巨核细胞相关 IgG（MAIgG）明显升高，可能抑制骨髓巨核细胞造血，使得血小板生成减少。

（二）临床表现

妊娠期多数患者为妊娠合并 ITP，但约 1/3 的患者妊娠前无 ITP 病史，为妊娠期常规检查反复出现血小板计数<100×10^9/L，且在妊娠早期即可出现，血小板减少程度随妊娠进展而加重，妊娠晚期常<50×10^9/L。部分患者因临床出血表现而首次诊断，以黏膜、皮下出血为主，四肢远端瘀点、瘀斑多见，以及牙龈出血、鼻出血、便血等。出血症状常呈持续性或反复发作，并与血小板减少程度相关，常发生在血小板计数<$(10\sim20)\times10^9$/L 者。

1. 临床分型

（1）急性型　多在冬、春季节发病，病前多有病毒感染史，以上呼吸道感染、风疹、麻疹、水痘居多,也可在疫苗接种后。感染与紫癜间的潜伏期多在 1 ~ 3 周内。成人急性型少见,常与药物有关,病情比小儿严重,起病急骤,可有发热。主要为皮肤、黏膜出血,往往较严重,皮肤出血呈大小不等的瘀点,分布不均,以四肢为多。黏膜出血有鼻出血、牙龈出血、口腔舌黏膜血疱。常有消化道、泌尿道出血,眼结合膜下出血,少数视网膜出血。脊髓或颅内出血常见,可引起下肢麻痹或颅内高压表现,可危及生命。如果患者头痛,呕吐,要警惕颅内出血的可能。病程多为自限性,80% 以上可自行缓解,平均病程 4 ~ 6 周,少数可迁延或数年以上转为慢性。急性型占成人 ITP 不到 10% 。

(2)慢性型　占 ITP 的 80% ,多为 20 ~ 50 岁,女性为男性的 3 ~ 4 倍。起病隐袭。患者可有持续性出血或反复发作,有的表现为局部的出血倾向,如反复鼻出血或月经过多。瘀点及瘀斑可发生在任何部位的皮肤与黏膜,但以四肢远端较多。可有消化道及泌尿道出血。外伤后也可出现深部血肿。颅内出血较少见,但在急性发作时仍可发生。脾在深吸气时偶可触及。血小板在 $(10 \sim 50) \times 10^9/L$ 之间可有不同程度自发性出血,血小板小于 $10 \times 10^9/L$ 常有严重出血,患者除出血症状外全身情况良好。

2. 实验室检查　全血细胞检查、外周血涂片、自身免疫系统疾患抗体筛查及抗血小板抗体检测(PA-IgG),必要时需行骨髓检查。

(1)血象　急性型血小板明显减少,多在 $20 \times 10^9/L$ 以下。出血严重时可伴贫血,白细胞可增高。偶有嗜酸性粒细胞增多。慢性者,血小板多在 $(30 \sim 80) \times 10^9/L$,常见巨大畸形的血小板。

(2)骨髓象　典型表现为巨核细胞增多或正常,有成熟障碍,①急性型:巨核细胞数正常或增多,多为幼稚型,细胞边缘光滑,无突起、胞质少、颗粒大。②慢性型:巨核细胞一般明显增多,颗粒型巨核细胞增多,但胞质中颗粒较少,嗜碱性较强。

(3)免疫学检查　目前国内外多采用直接结合试验,如核素标记、荧光标记或酶联抗血清的 PAIg 检测法。国内应用酶联免疫吸附试验测定 ITP 患者 PAIgG、PAIgM 和 PA-C3 阳性率分别为 94% 、35% 、39% 。其增高程度与血小板计数负相关。急性型时 PAIgM 多见。巨核表面细胞亦可查出抗血小板自身抗体。血小板膜糖蛋白 GPⅡb/Ⅲa 及Ⅰb/Ⅸ特异性自身抗体检测(monoclonal antibody immobilization of platelet antigen assay, MAIPA)的特异性高约 90% ,可以鉴别免疫性与非免疫性血小板减少。

(4)其他　出血时间延长、束臂试验阳性、血块收缩不佳、血小板黏附、聚集功能减弱、^{51}Cr 或 ^{111}In 标记血小板测定,其寿命缩短。

20% ~ 25% 的患者伴甲状腺功能异常,因此应同时行甲状腺功能筛查。血小板生成素(thrombopoietin, TPO)仅在诊断困难时帮助鉴别血小板生成减少和破坏增加,以鉴别 ITP 与不典型再生障碍性贫血或低增生性骨髓增生异常综合征。PAIgG 在妊娠期可主动通过胎盘,可引起胎儿或新生儿血小板减少,甚至新生儿颅内出血的危险。

(三)诊断及鉴别诊断

1. 诊断要点　①急性型起病急骤,出血症状严重,多见于儿童。慢性型起病缓慢,亦有明显出血倾向。②血小板减少、出血时间延长、血块收缩不良、毛细血管脆性试验阳性,凝血时间正常。③骨髓象,巨核细胞增多或正常,伴成熟障碍。④血小板表面 IgG、IgM 或补体增高。

2. 国内诊断标准　①多次化验检查血小板减少；②脾不增大或仅轻度增大；③骨髓检查巨核细胞正常增多，有成熟障碍；④具备以下5点中任何一点：泼尼松治疗有效、脾切除有效、PAIg增高、PAC3增高、血小板寿命缩短、排除继发性血小板减少症。

3. 鉴别诊断　急性型须与某些严重的细菌感染，尤其是脑膜炎球菌感染；急性白血病，药物过敏及弥散性血管内凝血相鉴别。免疫性血小板减少症尚可见于红斑狼疮、结核病、结节病、甲状腺功能亢进症、慢性甲状腺炎及自身免疫性贫血（Evans综合征）。

（四）治疗

1. 一般治疗　急性型及重症者应住院治疗，限制活动，加强护理，避免外伤。禁用阿司匹林等一切影响血小板聚集的药物，以免加重出血。止血药物对症处理也很重要：①酚磺乙胺（止血敏），每次250～500 mg，肌内注射，或静脉滴注，每次250～750 mg加5%葡萄糖注射液或生理盐水，2～3次/d。②卡巴克洛（安络血），10～20 mg，每日3次口服，或60～100 mg，加入5%葡萄糖注射液500 ml静脉滴注。③抗纤溶药物，6-氨基己酸4～6 g，加入5%～10%葡萄糖水250 ml静脉滴注，后每次用1 g维持，一日量最多不超过20 g。或氨甲苯酸（止血芳酸），每次0.1～0.3 g加5%葡萄糖注射液，静脉滴注，每日最大量0.6 g。或氨甲环酸（止血环酸）0.25 g，每日3～4次口服，或0.25 g静脉滴注，每日1～2次。可酌情选用。

2. 妊娠期治疗　妊娠期治疗目标是预防严重血小板减少引起的出血并发症。ITP指南共识在治疗指征方面均建议血小板计数$<30\times10^9/L$才考虑治疗；对于血小板计数$>30\times10^9/L$且无出血倾向的孕妇只需密切监测病情变化；当血小板计数$<10\times10^9/L$，或在$(10～30)\times10^9/L$伴出血倾向时，应予药物或输注血小板等治疗。

（1）肾上腺皮质激素　ITP的首选药物，对妊娠患者的有效率为70%～80%。为抑制血小板抗体的合成、抑制抗原抗体反应、减少血小板的破坏；阻断单核巨噬细胞系统破坏已被抗体结合的血小板，延长血小板的寿命；降低血管壁通透性而减少出血。常用泼尼松，剂量为1～2 mg/(kg·d)，治疗反应在3～7 d，2～3周达高峰，待血小板计数达到可接受水平时，每周减药量10%～20%，直至维持最小有效治疗量。治疗4周后仍无反应者应尽快减量并停药。激素应用可增加妊娠糖尿病、骨质疏松、妊娠期高血压疾病的发生风险，并与胎膜早破、胎盘早剥和精神疾病的增加有关。

（2）丙种球蛋白　主要用于：①ITP的急症处理；②不能耐受肾上腺糖皮质激素或者脾切除前准备；③合并妊娠或分娩前。

（3）输注血小板　血小板消耗快速、作用短暂，且血小板输入能刺激体内产生抗血小板抗体，加快血小板的破坏。在血小板计数$<10\times10^9/L$，并有出血倾向，为防止重要器官出血或分娩时，宫口开大或剖宫产术中应用。

难治性患者，既往曾把脾切除作为难治性ITP治疗的最后手段。在血小板计数$<10\times10^9/L$并有严重出血倾向时可考虑，但目前临床已较少应用。应用大剂量甲泼尼龙联合丙种球蛋白或硫唑嘌呤治疗，小剂量应用硫唑嘌呤对孕妇及胎儿影响较少。共识认为环孢素A在妊娠期也是安全的。

3. 分娩期处理　分娩前将血小板计数尽可能提高至$50\times10^9/L$以上，如伴有贫血需同时纠正。分娩方式主要取决于产科指征，血小板计数$<30\times10^9/L$并有出血倾向，或有脾切除史者建议剖宫产。分娩前应制订好分娩计划，需备新鲜血及血小板。避免产程延长及复杂的

阴道助产,避免胎头负压吸引。妊娠期应用激素治疗者,产后需继续应用,据疗效反应逐渐减量。ITP 不是母乳喂养的禁忌证,但母乳中含有血小板抗体,应视母体病情及新生儿血小板计数酌情选择。

(五)预防

积极参加体育活动,增强体质,提高抗病能力。做好妊娠期保健,要注意预防呼吸道感染、麻疹、水痘、风疹及肝炎等疾病,否则易于诱发或加重病情。

急性期或出血量多时,要卧床休息,限制患儿活动,消除其恐惧紧张心理。避免外伤跌倒碰撞,以免引起出血。

血小板计数低于 20×10^9/L 时,要密切观察病情变化,防止各种创伤与颅内出血。

饮食宜清淡,富于营养,易于消化。呕血、便血者应进半流饮食,忌硬食及粗纤维食物。忌辛辣刺激食物。患儿平素可多吃带衣花生仁、红枣等食物。

三、妊娠合并白血病

白血病(leukemia)是起源于造血干细胞的恶性克隆性疾病。受累细胞出现增殖失控、分化障碍、凋亡受阻、大量蓄积于骨髓和其他造血组织,从而抑制骨髓正常造血功能并浸润淋巴结、肝、脾等组织器官。根据白血病细胞的成熟程度和自然病程分为急性白血病和慢性白血病两类。妊娠合并白血病发生率为 1/(75 000 ~ 100 000)次妊娠。关于妊娠对白血病的影响,目前认为妊娠不是白血病发病的原因,妊娠也不会影响白血病的自然病程、患者对治疗的反应及其预后,甚至有暂时改善的可能,与妊娠期 ACTH 及肾上腺皮质激素分泌增多有关。偶有恶化病例,可能是疾病本身发展趋势。但白血病引起的白细胞异常、贫血和血小板减少或显著增高,以及抗白血病治疗的药物及其不良反应,使妇女在妊娠期和围生期面临弥漫性血管内凝血(DIC)、感染、出血的风险增加,同时合并妊娠期高血压疾病、胎盘早剥、胎儿流产、死胎、生长受限和早产的比例增加,因此,使母儿在妊娠期均面临较大的风险及不良结局。

妊娠期急性白血病与非孕妇相似,常在几个月内死亡。因此终止妊娠作为治疗措施并无意义。急性淋巴性白血病死亡率为 50% ~ 60%。妊娠合并白血病的患者,胎儿宫内生长受限的发病率为 40% ~ 50%,有 3% ~ 5% 的白血病可传给胎儿。

(一)病因

迄今为止绝大多数白血病的病因未明。白血病的病因比较复杂,多数学者认为是多种致病因素相互作用的结果。

1. 放射因素　电离辐射有致白血病的作用,其发病率与暴露于放射线下的时间、放射的部位、次数及剂量有一定的相关性。电离辐射引起白血病的方式有 3 种类型:①医源性接触(如放射性核素检查或治疗以及放射线检查或治疗);②职业性接触(如放射科医务人员、心导管室工作人员等);③事故性放射损伤等。

2. 病毒因素　C 型 RNA 反转录病毒引起鸡鼠、猫等动物白血病已得到证实,然而迄今为止发现的明确致人类白血病的病毒仅有人 T 细胞白血病病毒Ⅰ型(human T-cell leukemia

virusⅠ,HTLV-Ⅰ)。HTLV-Ⅰ属C型RNA病毒具有传染性,可引起成人T细胞白血病(a-dult T-cell leukemia,ATL),在ATL患者血清中可找到抗HTLV-Ⅰ抗体。

3. 遗传因素　流行病学研究发现,不同种族白血病发病情况有所差异,同时也存在着家族性白血病聚集现象。这些均提示白血病与遗传可能有关。有些常染色体隐性遗传病如先天性血管扩张性红斑病(Bloom综合征)、Fanconi贫血以及毛细血管扩张共济失调症常伴有染色体不稳定性并易发生白血病。

4. 化学因素　某些化学物质也可引起白血病,其中有某些治疗药物,特别是化疗药物引起的白血病又被称为继发性白血病、药物治疗相关性白血病(medical treatment related leukemia,MTRL)。①化疗药物,烷化剂;②乙亚胺及乙亚胺衍生物;③苯等化学制剂;④其他,氯霉素、保泰松(布他酮)、磺胺类等能抑制骨髓的药物均可诱发继发性白血病。

(二)临床表现

妊娠期间白血病的最初诊断常常很困难,因为妊娠妇女常有各种各样的症状和白血病患者的不典型症状相似。最常见的最初的表现为易疲劳、出血贫血和反复高热。皮肤黏膜苍白,皮肤出血点或瘀斑,肝大、淋巴结肿大,以及感染的各种症状。急性白血病时胸骨、胫骨压痛。

白血病的并发症主要见于感染、出血、贫血、弥散性血管内凝血中枢神经系统白血病、肿瘤溶解综合征及白血病,髓外并发症、成人呼吸窘迫综合征、结节病胸腔积液、肺纤维化、心包积液、心律失常、心功能衰竭、高血压、急腹症、门脉高压消化道出血、肾浸润功能不全、血栓形成或自身免疫性溶血性贫血、骨髓坏死、糖尿病、尿崩症电解质紊乱以及白血病相关性副瘤综合征。Sweets综合征、坏疽性脓皮病、关节炎血管炎综合征。

(三)诊断与鉴别诊断

1. 诊断　根据临床表现,血象和骨髓象特点诊断白血病一般不难。妊娠期首次出现的白血病,由于临床症状常不典型,易受妊娠期生理性改变的干扰,诊断常很困难。定期进行血常规检查及提高对其异常结果的识别,对于及时诊断有重要意义。对于无明显诱因发现外周血白细胞计数>$(20\sim30)\times10^9/L$,或同时合并红细胞和血小板计数异常的孕妇,及时检查。外周血涂片、骨髓穿刺及活检对于白血病的诊断及排除具有重要意义,妊娠不是骨髓穿刺的禁忌。

(1)外周血　贫血常是正常细胞正常色素贫血,并有轻度的血小板减少,偶然白细胞比正常稍低。急性白血病外周血中各种血细胞(原始)增生。

(2)骨髓象　原始细胞增生>30%,可以诊断急性白血病。慢性白血病可以分为慢性期、加速期和急变期慢性期白细胞可增生达>$50\times10^9/L$,甚至达$700\times10^9/L$,红细胞形态正常,血红蛋白正常血片易见到有核红细胞血小板正常或升高。加速期和急变期血红蛋白和血小板可明显下降。骨髓象示骨髓极度活跃粒：红可高达50：1,原始+早幼慢性期<10%,急变期可高达50%,或更高。嗜酸性和嗜碱性粒细胞常明显增多,巨核细胞早期增多,急变期显著减少。

(3)血免疫球蛋白　减少或为单株免疫球蛋白增高,多为IgM型。κ轻链或λ轻链检测阳性。

2. 鉴别诊断　少数白细胞不高的病例须与再生障碍性贫血、特发性血小板减少性紫癜、粒细胞缺乏症、骨髓增生异常综合征、阵发性睡眠性血红蛋白尿等疾病鉴别。如低增生性白血病因外周血3系减少，骨髓增生低下，易与再生障碍性贫血相混淆，但骨髓中原始细胞占有核细胞的30%以上即可明确白血病的诊断。真正易与白血病相混淆的是类白血病反应、传染性单核细胞增多症及嗜血细胞综合征鉴别要点如下。

（1）类白血病反应　本病是人体在某些病因刺激下出现的外周血白细胞升高，伴有外周血或骨髓中原始、幼稚细胞增多临床上酷似白血病其常见病因有感染、肿瘤、中毒、大出血、急性溶血、休克和外伤等，尤以重症感染和恶性肿瘤较多见。因类白和白血病的治疗和预后截然不同，诊断应十分慎重。类白血病均存在诱发病因在去除病因后，类白血病反应可以消失，血象、骨髓象亦很快恢复正常大多数类白血病患者与白血病不同，不伴血小板减少和贫血；但偶有少数严重病例可出现红细胞和血小板降低。类白血病患者白细胞数多在正常范围以上，但一般很少超过 $50\times10^9/L$。其血象中幼稚粒细胞比率不高，原粒细胞少见。细胞形态方面，粒细胞胞质中可见明显的毒性颗粒和空泡缺乏白血病中所见的细胞畸形核质发育失衡及AUER小体等特征。NAP和PAS染色在类白时显著升高而在粒细胞白血病时则大多正常或降低。

（2）传染性单核细胞增多症　本病是Epstein-Barr（EB）病毒感染引起的机体淋巴细胞反应性增生性疾病，多发于儿童和青少年，发热、颈部淋巴结肿大和咽痛为本病特有的三联征，还可伴发肝脾大、皮疹等表现因其外周血白细胞中淋巴细胞和单核细胞比例增高且出现大量异常淋巴细胞，易误诊为急性淋巴细胞白血病。但传染性单核细胞增多症无进行性贫血亦无血小板减少和出血，外周血中异常淋巴细胞虽可达白细胞总数的10%以上，但骨髓中仅有少量异型淋巴细胞且无原始及幼稚粒细胞增多。传染性单核细胞增多症患者的血清嗜异性凝集试验阳性效价达1：2 000以上，牛红细胞溶解素试验效价可达1：400以上，此外传单为自限性疾病，其异常血象多在1～2个月内消失。

（3）嗜血细胞综合征　本病为单核巨噬细胞系的噬血细胞系统性增生性疾病，属组织细胞病分为遗传性原发性嗜血细胞综合征和反应性/继发性嗜血细胞综合征。前者主要见于婴幼儿，是一种常染色体遗传病。后者见于任何年龄，可由于感染或某些血液病或非血液系统恶性肿瘤及某些药物所诱发。

本病临床上常表现为高热、伴肝脾淋巴结肿大起病急骤病情重，症状类似急性白血病。但本病外周血多表现为全血细胞减少，而急性白血病通常表现为白细胞升高，伴贫血和血小板的减少。当然也有不少白血病患者表现为外周血3系减少，此时鉴别诊断就必须通过骨髓细胞学或淋巴结病理学检查才可明确。本病骨髓检查可有不同程度的骨髓巨噬细胞增多，巨噬细胞因含有吞噬的细胞碎片而有时呈空泡样。而急性白血病骨髓检查则表现为原始细胞的明显增多，无巨噬细胞的增多。本病淋巴结活检可发现噬血组织细胞增多，无淋巴结的破坏白血病淋巴结活检则无噬血组织细胞增多。此外，无基础疾病的本病预后良好，较易恢复，而急性白血病多数预后较差。

（四）治疗

1. 产科处理原则

（1）急性、慢性白血病　经积极化疗病情完全缓解，无子女，可以慎重妊娠。妊娠期与血液科联合监护病情变化。

(2)妊娠早期　发生急性白血病应及时终止妊娠,术后化疗。若病情危重,可以先化疗,待病情缓解后再终止妊娠。

(3)妊娠中、晚期　应积极化疗并辅以支持疗法。胎儿致畸期已过,化疗中适当考虑药物对胎儿影响,争取在病情缓解后分娩有希望得到1个成熟活婴。也有人主张在病情危重时,剖宫产挽救1个活婴。

(4)分娩时处理　①视病情配新鲜血、血小板、纤维蛋白原及凝血酶原复合物。②尽量避免手术操作,除非有手术指征。③防止产后出血,尤其注意预防产道血肿。④防止感染,术中无菌操作。对白细胞低、成熟白细胞少、病情尚未缓解或应用激素治疗时更应预防感染发生。感染多发生在产道及肺部一旦出现高热,应及时做细菌培养,应用广谱抗生素控制感染。产后出血及产后感染的发生与白血病的缓解程度密切相关。

(5)新生儿处理　①新生儿出生后查血象及染色体。②人工喂养,因妊娠结束,产妇将尽快进行化疗,因此不宜母乳喂养。③产前孕妇应用了大量皮质激素,新生儿出生后,应用泼尼松2.5 mg,2次/d,1周后逐渐减量。

2.急性白血病　如妊娠早期诊断急性白血病,应及时终止妊娠后开始化疗。妊娠中、晚期发病者,由于化疗对胎儿的影响较小,可以考虑继续妊娠,同时进行化疗并辅以支持疗法,争取在病情缓解后分娩,有望获得成功妊娠。妊娠晚期也可在终止妊娠获得活婴后再化疗,但有可能会影响母亲的结局。

3.慢性白血病　妊娠期诊断的慢性白血病患者绝大多数处于慢性期,该时期虽然具有恶性肿瘤的特征,多表现为一个相对良性的过程,一般持续1~4年。在严密监测及必要的药物治疗下继续妊娠,多数患者可以顺利度过妊娠期。常用的治疗包括白细胞单采术,伊马替尼、羟基脲、α干扰素(interferon-α,IFN-α)等药物治疗。α干扰素是整个妊娠期都相对安全的药物;伊马替尼、羟基脲在妊娠中、晚期使用相对安全,妊娠早期使用会增加流产和胎儿先天性畸形的风险;而白细胞单采能在短期内快速降低血液中的白细胞计数,从而降低白细胞异常增多引起血管堵塞的风险,在临近分娩等紧急情况下使用,白细胞水平快速下降,整个妊娠期都可以使用。

4.终止妊娠的方式　终止妊娠者均需根据病情配成分血、血小板、纤维蛋白原及凝血酶原复合物等凝血因子。尽量避免不必要的手术操作,除非有手术指征者。据产科情况决定分娩方式。注意预防软产道血肿。术中严格无菌操作,术前、术后应用广谱抗生素防止感染。产后应用宫缩剂,防止发生产后出血。新生儿均应按高危新生儿处理,出生后查血常规。若产妇需尽快进行化疗者不宜母乳喂养。

(五)预防

减少或避免有害物质如电离辐射化学物质、化学药物的接触。对于某些获得性疾病可能转化为白血病的应早期给予积极治疗。

（邹冬玲　蒲元芳）

第五节　妊娠合并内分泌系统疾病

胎盘和胎儿肾上腺胎儿带具有分泌激素(hormone)及酶的功能,其中一些激素可干扰母体的内分泌系统,引起母体内分泌紊乱或加重原有的内分泌疾病。母体内分泌疾病也可影响胎儿的生长发育,严重时可致胎死宫内。常见的有糖尿病、甲状腺功能障碍及垂体泌素腺瘤。

一、妊娠合并糖尿病

糖尿病(diabetes mellitus,DM)是一种临床常见疾病,是由遗传和环境因素共同引起的一组以慢性高血糖为主要特征的临床综合征。其基本的病理生理变化为胰岛素缺乏(insulin deficiency)和胰岛素抵抗单独或同引起糖类、脂肪、蛋白质、水和电解质等的代谢紊乱,以高血糖为其特点。还有一些疾病中也有高血糖,称为症状性糖尿病或继发性 DM,但临床上仅占少数,例如急性胰腺炎、胰腺切除术后、肢端肥大症、库欣综合征等。

妊娠期间的糖尿病包括 3 种情况:一种是妊娠前已有 DM 的患者妊娠,称为孕前糖尿病(pregestational diabetes mellitus,PGDM);其次为妊娠期新发现的 DM,称为显性 DM;另一种是妊娠后首次发生的 DM,又称为妊娠糖尿病(gestational diabetes mellitus,GDM)。妊娠期合并糖尿病是妊娠期间发现或发病的由不同程度糖耐量异常及糖尿病引起的不同程度的高血糖。DM 孕妇中 90% 以上为 GDM。随着 GDM 的诊断标准的改变,GDM 发生率明显上升,达 15% 以上。大多数 GDM 患者产后糖代谢异常能恢复正常,但 20% ~ 50% 将来发展成 DM。急性代谢紊乱有糖尿病酮症酸中毒(diabetic ketoacidosis, DKA)、高渗性高血糖状态(hyperosmolar hyperglycemic state,HHS)和乳酸性中毒,DKA 和 HHS 统称为高血糖危象(hyperglycemic crisis)。DM 可并发多种慢性并发症,导致机体器官功能障碍,严重者甚至致残或导致死亡。

妊娠合并糖尿病属高危妊娠,对母儿均有较大危害。自胰岛素应用于临床,糖尿病孕产妇及其围生儿死亡率均显著下降。孕妇糖尿病的临床过程较复杂,至今母婴死亡率仍较高,必须引起重视。饮食治疗是糖尿病的一项基础治疗,不论糖尿病属何类型和病情轻重或有无并发症,是否在用胰岛素治疗,都应严格执行和长期坚持饮食控制。

(一)病因

妊娠糖尿病(GDM)的敏感性,在妊娠早期口服葡萄糖后,空腹及高峰时的胰岛素水平类似于非妊娠期,但在妊娠晚期空腹及高峰时的胰岛素水平较非妊娠期高。结合妊娠晚期餐后出现高血糖的倾向,显然在妊娠晚期胰岛素的敏感性下降了,所以妇女在妊娠期要维持正常葡萄糖内环境的稳定,就必须产生和分泌更多的胰岛素。大多数妇女具有充足的胰腺 B 细胞储备,而少数则成为糖尿病。而已有糖尿病的妇女,对胰岛素敏感性下降,则意味着随着妊娠的进展,外源性胰岛素有时需增加 2 ~ 3 倍。妊娠期胰岛素敏感性改变的原因尚未明了，但是可能由几种因素所造成，包括胎盘胰岛素降解作用，循环中游离皮质醇、雌激素及孕激素水平升高的影响，以及人胎盘催乳素（human placental lactogen，HPL）对胰岛素拮抗作用的结果。在妊娠过程中，随着胎儿、胎盘的生长，一方面出现胰岛素拮抗作用，另一方面又出现胰岛素分泌亢进的现象，并在产后立即消失。所有这些说明了在妊娠期胰腺活动与胎盘激素，例如HPL、雌激素和孕激素也参与葡萄糖-胰岛素内环境稳定的调节。

1. 妊娠对糖代谢的影响　妊娠期糖代谢的主要特点是葡萄糖需要量增加、胰岛素抵抗增加和胰岛素分泌相对不足，导致部分孕妇发生GDM。

（1）葡萄糖需要量增加　妊娠时母体适应性改变，如母体对葡萄糖的利用增加、肾血流量及肾小球滤过率增加，胰岛素清除葡萄糖能力增加，夜间母体葡萄糖不断转运到胎儿体内都可使孕妇空腹血糖比非孕时偏低。

（2）胰岛素抵抗和分泌相对不足　胎盘合成的胎盘催乳素、雌激素、孕激素以及肿瘤坏死因子、瘦素等细胞因子均具有拮抗胰岛素的功能，使孕妇组织对胰岛素的敏感性下降。妊娠期胰腺β细胞功能代偿性增加，以促进胰岛素分泌，这种作用随妊娠期进展而增加。胎盘娩出后，胎盘所分泌的抗胰岛素物质迅速消失，妊娠期胰岛素抵抗状态逐渐恢复。

2. 糖尿病对妊娠的影响　主要取决于血糖升高出现的时间、血糖控制情况、DM的严重程度及有无并发症。

（1）糖尿病对孕妇的影响　①妊娠早期自然流产发生率增加，多见于PGDM孕妇，妊娠前及妊娠早期高血糖，导致胎儿畸形发生，严重者胎儿发育停止，最终发生流产。所以，DM妇女宜在血糖控制接近或达到正常后考虑妊娠。②易并发妊娠期高血压疾病，为正常妇女的3～5倍，见于DM病程长伴微血管病变者。DM并发肾病变时，妊娠期高血压疾病发生率高达50%以上。③DM患者抵抗力下降，易合并感染，以泌尿生殖系统感染最常见。④羊水过多，发生率较非DM孕妇多10倍。可能与胎儿高血糖、高渗性利尿导致胎尿产生增多有关。⑤因巨大胎儿发生率明显增高，难产、产道损伤、手术产的概率增高。产程延长易发生产后出血。⑥DM酮症酸中毒，主要见于血糖控制不佳的1型糖尿病孕妇。

（2）糖尿病对胎儿的影响

1）胎儿畸形：高于非糖尿病孕妇2～3倍。妊娠早期高血糖环境是胎儿畸形的高危因素。酮症、缺氧及治疗DM药物等也与胎儿畸形有关。

2）巨大胎儿：孕妇的血糖依赖浓度梯度通过胎盘屏障，使胎儿长期处于高血糖状态，刺激胎儿胰岛β细胞增生，产生大量胰岛素。

3）胎儿生长受限：主要见于PGDM孕妇，长期存在的高血糖影响胎盘功能，尤其是严重糖尿病伴有血管病变者。

（3）糖尿病对新生儿的影响

1）新生儿呼吸窘迫综合征：孕妇高血糖刺激胎儿胰岛素分泌增加，形成高胰岛素血症。后者具有拮抗糖皮质激素、促进肺泡Ⅱ型细胞表面活性物质合成及释放的作用，使胎儿肺表面活性物质产生及分泌减少，致使胎儿肺成熟延迟。

2）新生儿低血糖：新生儿脱离母体高血糖环境后，高胰岛素血症仍存在，若不及时补充糖，容易发生新生儿低血糖，严重时危机新生儿生命。

3）新生儿红细胞增多症：胎儿高胰岛素血症使机体耗氧量加大，造成慢性宫内缺氧，诱发红细胞生成素产生增多,刺激胎儿骨髓外造血而引起红细胞生成增多。

4)新生儿高胆红素血症:红细胞增多症的新生儿出生后大量红细胞被破坏,胆红素产生增多,造成新生儿高胆红素血症。

(二)临床表现及诊断

妊娠前 DM 已经确诊或有典型的 DM“三多一少”症状的孕妇,于妊娠期较易确诊。但 GDM 孕妇常无明显症状,有时空腹血糖可能正常,容易漏诊和延误治疗。

1. GDM 筛查及诊断

(1)病史及临床表现　有 DM 家族史,是直系亲属、妊娠期体重≥90 kg、孕妇出生体重≥4 kg、孕妇曾有多囊卵巢综合征、不明原因流产、死胎、巨大胎儿或畸形儿分娩史。因 GDM 患者通常无症状,而 DM 对母儿危害较大,故所有妊娠 24 ~ 28 周的孕妇均应做糖筛查试验,妊娠 28 周后首次就诊的孕妇就诊时尽早行口服葡萄糖耐量试验(oral glucose tolerance test, OGTT)。

(2)口服葡萄糖耐量试验　采用葡萄糖 75 g 的 OGTT 诊断 DM。妊娠合并 DM 诊治推荐指南标准:禁食至少 8 h,试验前连续 3 d 正常饮食,检查时,5 min 内口服 75 g 葡萄糖的液体 300 ml,分别抽取孕妇服糖后 1、2 h 的静脉血,测定血糖水平。3 项血糖值应分别低于 5.1、10.0、8.5 mmol/L,任何一项血糖值达到或超过上述标准即诊断为 GDM。

(3)空腹血糖测定　孕妇具有 GDM 高危因素或者医疗资源缺乏地区,妊娠 24 ~ 28 周首先检查空腹血糖(fasting blood glucose, FPG)。FPG≥5.1 mmol/L,可以直接诊断 GDM,不必行 OGTT;FPG<4.4 mmol/L,发生 GDM 可能性极小,可以暂时不行 OGTT。PG≥4.4 mmol/L 且<5.1 mmol/L 时,应尽早行 OGTT。

2. PGDM 的诊断　首次产前检查时需明确是否存在 DM,妊娠早期血糖升高达到以下任何一项标准应诊断为 PGDM:①FPG≥7.0 mmol/L;②75 g OGTT,服糖后 2 h 血糖≥11.1 mmol/L;③伴有典型的高血糖症状或高血糖危象,同时随机血糖≥11.1 mmol/L。

(三)鉴别诊断

1. 妊娠前糖尿病　妊娠糖尿病是指妊娠期首次发现或发生的糖代谢异常,主要包括以下几种情况:①妊娠前无糖耐量降低或临床“三多一少”症状者;②曾有妊娠糖尿病史,产后已恢复正常,且持续随诊糖耐量正常者;③曾因其他原因引起过血糖高或糖耐量异常,但已经完全恢复正常者;④因无症状而未被发现的早期真性糖尿病,于妊娠期筛查发现糖耐量异常或出现临床症状者。妊娠糖尿病产后多可恢复正常。

2. 非葡萄糖尿　①一部分人尿液中有果糖、乳糖、戊糖,可使班氏试剂出现阳性;葡萄糖氧化酶法试剂特异性高,可区别之;②大剂量维生素 C、水杨酸、青霉素、丙磺舒也可引起尿糖假阳性反应,应做血糖确诊。

3. 肾糖阈降低　慢性肾功能不全、范可尼综合征、少数妊娠妇女,体内血糖正常,肾小管回吸收葡萄糖功能障碍,而出现尿糖阳性,应做血糖或 OGTT 鉴别。

4. 食后糖尿　甲状腺功能亢进症、胃空肠吻合术后,因糖类在肠道吸收快,可引起食后半小时至 1 h 血糖升高,出现糖尿。与糖尿病的鉴别点是空腹和餐后 2 h 血糖正常。

5. 应激性糖尿　急性应激状态时,如脑出血、严重外伤、休克等,拮抗胰岛素的激素(如肾上腺素、促肾上腺素皮质激素、肾上腺糖皮质激素和生长激素）分泌增加，可致糖耐量降低，出现一过性血糖升高，但不超过13.9 mmol/L，应激过后1～2周血糖可恢复正常。如原有糖尿病，则应激时血糖超过13.9 mmol/L，应激状态消失后血糖仍高。

（四）并发症

1. DKA昏迷　为DM急性并发症，当DM患者遇有急性应激情况，例如各种感染、急性心肌梗死、脑血管意外等时，体内糖代谢紊乱加重，脂肪分解加速，尿酮体阳性，称为糖尿病酮症。当酮体进一步积聚，蛋白质分解，酸性代谢产物增多使血pH值下降，则产生酸中毒，称为DKA。

2. DM高渗性昏迷　DM未及时诊断治疗以至发展至DM高渗性昏迷。此外口服噻嗪类利尿剂、糖皮质激素，甲状腺功能亢进，严重灼伤，高浓度葡萄糖治疗引起失水过多、血糖过高，各种严重呕吐、腹泻等疾患引起严重失水等也可使DM患者发生高渗性昏迷。

3. DM乳酸性酸中毒　乳酸是葡萄糖的中间代谢产物。葡萄糖的分解代谢包括葡萄糖的有氧氧化和葡萄糖的无氧酵解。前者是葡萄糖在正常有氧条件下彻底氧化产生二氧化碳和水，它是体内糖分解产能的主要途径，大多数组织能获得足够的氧气以供有氧氧化之需而很少进行无氧糖酵解；而后者是葡萄糖在无氧条件下分解成为乳酸。

4. 胰岛素低血糖症性昏迷　多见于1型糖尿病中、轻型或2型糖尿病中、重型。一般由于胰岛素剂量过大，特别当DM孕妇处于呕吐、腹泻，或饮食太少，以及产生期。

（五）治疗

处理原则为维持血糖正常范围，减少母儿并发症，降低围生儿病死率。PGDM妊娠期发生并发症及母儿不良结局的风险更高，因此应加强妊娠合并糖尿病的综合管理以改善母儿结局。

1. 妊娠期处理　包括血糖控制及母儿监护。

（1）妊娠期血糖控制标准　空腹或三餐前30 min≤5.3 mmol/L；餐后2 h≤6.7 mmol/L；夜间不低于4.4 mmol/L。全天无低血糖表现。

（2）饮食治疗　DM及GDM患者均需要接受饮食治疗。大约90%的GDM仅需要控制饮食量与种类，即能维持血糖在正常范围。每日摄入总能量应根据不同妊娠前体重和妊娠期的体重增长速度而定。热卡分配：糖类占50%～60%，蛋白质15%～20%，脂肪25%～30%；早餐摄入10%～15%热卡，午餐和晚餐各30%，每次加餐可各占5%～10%。

（3）药物治疗　大多数GDM孕妇通过生活方式的干预即可使血糖达标，不能达标的GDM孕妇应首先推荐应用胰岛素控制血糖。口服降糖药物二甲双胍和格列本脲在GDM孕妇中应用的安全性和有效性已被证实。

DM孕妇经饮食治疗3～5 d后，测定24 h的末梢血糖，包括夜间血糖、三餐前30 min及三餐后2 h血糖及尿酮体。如果空腹或餐前血糖≥5.3 mmol/L，或餐后2 h血糖≥6.7 mmol/L，或调整饮食后出现饥饿性酮症，增加热量摄入后血糖又超过妊娠期标准者，应及时加用胰岛素治疗。

胰岛素用量个体差异较大，尚无统一标准可供参考。一般从小剂量开始，并根据病情、妊娠期进展及血糖值加以调整，力求控制血糖在正常水平。妊娠不同时期机体对胰岛素需求不同:①妊娠前应用胰岛素控制血糖的患者,妊娠早期因早孕反应进食量减少,需要根据血糖监测情况及时减少胰岛素用量。②随妊娠进展,抗胰岛素激素分泌逐渐增多,妊娠中、后期的胰岛素需要量常有不同程度增加。妊娠 32 ~36 周胰岛素用量达最高峰,妊娠 36 周后胰岛素用量稍下降,特别在夜间。妊娠晚期胰岛素需要量减少,不一定是胎盘功能减退,可能与胎儿对血糖利用增加有关,可在加强胎儿监护的情况下继续妊娠。

产程前,孕妇血糖波动很大,由于体力消耗大,进食少,易发生低血糖。因此产程中停用所有皮下注射胰岛素,每 1 ~2 h 监测 1 次血糖。

产褥期,随着胎盘排出,体内抗胰岛素物质急骤减少,胰岛素所需量明显下降。胰岛素用量应减少至产前的 1/3 ~1/2,并根据产后空腹血糖调整用量,多在产后 1 ~2 周胰岛素用量逐渐恢复至妊娠前水平。

(4)妊娠糖尿病酮症酸中毒治疗　在监测血气、血糖、电解质并给予相应治疗的同时,主张应用小剂量胰岛素静脉滴注。血糖>16.6 mmol/L,先予胰岛素 0.2 ~0.4 U/kg 一次性静脉注射,继而小剂量胰岛素 0.1 U/(kg · h)持续静脉滴注,并从使用胰岛素开始每小时检测 1 次血糖。血糖>13.9 mmol/L 时,应将胰岛素加入 0.9% 氯化钠注射液静脉滴注。当血糖≤13.9 mmol/L 时,开始用 5% 葡萄糖注射液或葡萄糖盐水注射液加入胰岛素静脉滴注,直至血糖降至 11.1 mmol/L 以下、尿酮体阴性,并可平稳过渡到餐前皮下注射治疗时停止补液。

(5)妊娠期母儿监护　严密监护孕妇血糖、尿糖及酮体、糖化血红蛋白、眼底和肾功能等。妊娠早、中期采用超声波及血清学筛查胎儿畸形,妊娠早期血糖未得到控制的孕妇,尤其要注意应用超声检查胎儿中枢神经系统和心脏的发育。需要应用胰岛素或口服降糖药物者,妊娠 32 周起,每周行 1 次无应激试验(NST)。应密切监测血糖变化,及时调整胰岛素用量,以防发生低血糖。每周检查 1 次,直至妊娠第 10 周。妊娠中期应每 2 周检查 1 次,一般妊娠 20 周时胰岛素需要量开始增加,需及时进行调整。每月测定肾功能及糖化血红蛋白含量,同时进行眼底检查。妊娠 32 周以后应每周检查 1 次。注意血压、水肿、尿蛋白情况。注意对胎儿发育、胎儿成熟度、胎儿胎盘功能等监测,必要时尽早住院。

2. 产科处理

(1)分娩时机　原则应尽量推迟终止妊娠的时间。无须胰岛素治疗而血糖控制达标的 GDM 孕妇,如无母儿并发症,在严密监测下可待预产期,到预产期仍未临产者,可引产终止妊娠。PGDM 及胰岛素治疗的 GDM 孕妇,如血糖控制良好且无母儿并发症,在严密监测下,妊娠 39 周后可终止妊娠。血糖控制不满意,伴血管病变、合并重度子痫前期、严重感染、胎儿生长受限、胎儿窘迫,应及早抽取羊水,了解胎肺成熟情况,并注入地塞米松促胎儿肺成熟,胎肺成熟后应立即终止妊娠。

(2)分娩方式　妊娠合并 DM 本身不是剖宫产指征。决定阴道分娩者,应制订分娩计划,产程中密切监测孕妇的血糖、宫缩、胎心率变化,避免产程过长。有巨大胎儿、胎盘功能不良、胎位异常或其他产科指征者,应行剖宫产。对糖尿病病程>10 年,伴有视网膜病变及肾功能损害、重度子痫前期、有死胎及死产史的孕妇,应放宽剖宫产指征。

3. 分娩期处理

(1)一般处理　注意休息、镇静,给予适当饮食,严密观察血糖、尿糖及酮体变化,及时调整胰岛素用量,加强胎儿监护。

(2)阴道分娩 临产时情绪紧张及疼痛可使血糖波动。胰岛素用量不易掌握,严格控制产时血糖水平对母儿均十分重要。临产后仍采用糖尿病饮食。产程中一般应停用皮下注射胰岛素,静脉输注0.9%氯化钠注射液加胰岛素,根据产程中测得的血糖值调整静脉输液速度。同时复查血糖,发现血糖异常继续调整。应在12 h内结束分娩,产程过长增加酮症酸中毒、胎儿缺氧和感染危险。

(3)剖宫产 在手术前1 d停止应用晚餐前精蛋白锌胰岛素,手术日停止皮下注射胰岛素。一般在早上监测血糖、尿糖及尿酮体。根据其空腹血糖水平及每日胰岛素用量,改为小剂量胰岛素持续静脉滴注。尽量使术中血糖控制在6.67~10.0 mmol/L。术后每2~4 h测1次血糖,直到饮食恢复。

(4)产后处理 产褥期胎盘排出后,体内抗胰岛素物质迅速减少,大部分GDM患者在分娩后即不再需要使用胰岛素,仅少数患者仍需胰岛素治疗。胰岛素用量应减少至分娩前的1/3~1/2,并根据产后空腹血糖值调整用量。多数在产后1~2周胰岛素用量逐渐恢复至妊娠前水平。于产后6~12周行OGTT检查,若仍异常,可能为产前漏诊的糖尿病患者。

(5)新生儿出生时处理 新生儿出生时应留脐血,进行血糖、胰岛素、胆红素、血细胞比容、血红蛋白、钙、磷、镁的测定。无论婴儿出生时状况如何,均应视为高危新生儿,尤其是妊娠期血糖控制不满意者,需给予监护,注意保暖和吸氧,出生后30 min内行末梢血糖监测,并严密监测血糖变化可及时发现低血糖,重点防止新生儿低血糖的发生,应在开奶同时,定期滴服葡萄糖液。同时注意防止低钙血症、高胆红素血症及新生儿呼吸窘迫综合征发生。

(六)预防

由于妊娠合并糖尿病临床症状不明显,因此,早期筛查非常重要,在妊娠24~28周做50 g葡萄糖筛查试验,可以较早筛出妊娠合并糖尿病。如果孕妇短期内体重增加过快,胎儿较正常胎龄偏大,羊水过多,孕妇有多饮、多食、多尿等症状,要及时化验血糖。一旦确诊为妊娠合并糖尿病,要在医生指导下调整饮食,严格控制血糖,以保证母儿安全。

二、甲状腺功能障碍

妊娠期间各种内分泌腺处于活跃状态,各器官、系统均会发生一系列的生理变化,对甲状腺功能均会产生直接或间接的影响。

妊娠期甲状腺功能的变化,主要受体内胎盘激素等的影响,妊娠期孕妇甲状腺处于相对活跃状态,甲状腺体积增大。甲状腺结合球蛋白(thyroid binding globulin,TBG)水平升高,血清总甲状腺素(total thyroxine,TT_4)浓度随之增加,产生高甲状腺素血症,故TT_4的指标在妊娠期不能反映循环甲状腺激素[thyroid hormone,TH;包括甲状腺素(thyroxine,T_4,四碘甲状腺原氨酸和三碘甲状腺原氨酸(triiodothyronine,T_3)]的确切水平。绒毛膜促性腺激素(human chorionic gonadotropin,HCG)增加,可反馈抑制促甲状腺激素(thyroid stimulating hormone,TSH)分泌,因此妊娠期女性血清TSH可低于下限。TSH正常范围:妊娠早期0.1~2.5 mIU/L,妊娠中期0.2~3.0 mIU/L,妊娠晚期0.3~3.0 mIU/L。

(一)甲状腺功能亢进症

甲状腺功能亢进症(hyperthyroidism,简称甲亢),是一种常见的内分泌疾病,是甲状腺本身产生过多甲状腺激素(TH)所致的甲状腺毒症(thyrotoxicosis)。引起甲状腺毒症的病因很多,包括了甲状腺功能亢进合成分泌 TH 增多和甲状腺破坏致 TH 释放入血两种情况。甲亢妇女常因月经紊乱、减少或闭经,生育力低,但轻度甲亢及经过治疗后的甲亢妇女,受孕能力一般不受影响。妊娠合并甲亢的发生率为 1%,其中临床甲亢占 0.4%,亚临床甲亢占 0.6%。甲亢患者中 85% 诊断为 Graves 病。

妊娠合并甲状腺功能亢进中绝大多数为 Grave 病,其他包括毒性甲状腺肿及少见的亚急性甲状腺炎、毒性单一腺瘤等。甲状腺功能亢进症在妊娠妇女中大约每 2 000 例妊娠有 1 例合并甲状腺功能亢进症。妊娠合并甲亢对母体的影响最主要的是甲状腺危象一旦发生其死亡率可高达 25%。甲亢孕妇应在高危门诊检查与随访,注意胎儿宫内生长速度,积极控制妊娠期高血压疾病。

1. 病因　妊娠期甲亢的原因不清楚,可能与自体免疫紊乱有关。多发生在遗传学上易感的个体,有家族倾向,易发生在带有 HLA-B8 和-DW3 单倍基因者中。

妊娠期间最常见的甲状腺功能亢进的病因:①毒性甲状腺肿;②亚急性甲状腺炎;③毒性结节性甲状腺肿;④毒性甲状腺腺瘤;⑤慢性淋巴性甲状腺炎(代谢亢进阶段)。

少见的甲状腺功能亢进的病因有:滋养细胞瘤、甲状腺癌碘甲状腺功能亢进症等。

(1)妊娠期甲状腺激素的变化　妊娠期处于相对的碘缺乏状态,因为肾对碘清除率增加,胎儿生长需要碘,甲状腺代偿性从血液中摄取更多的碘,如果碘供给不足,就会出现甲状腺肿大。妊娠期间 HCG 是非妊娠期的 1.5 ~2.0 倍,导致 TT_4、TT_3增加,TT_4可达非妊娠期的 1.5 ~2.0 倍。HCG 与 TSH 有相同的 α 亚单位、相似的 β 亚单位和受体亚单位,所以对甲状腺细胞 TSH 受体有轻度刺激作用,因此,妊娠早期 HCG 与 TSH 呈“镜像关系”,妊娠中、晚期随 HCG 下降,TSH 水平逐渐回升。

(2)妊娠对甲亢的影响　妊娠早期甲亢症状常加重,妊娠中、晚期随着体内 TBG 增加,孕妇症状有不同程度的缓解。分娩、手术、产后出血、感染也可使患者病情加重,甲亢患者若不进行治疗,最严重的并发症是心力衰竭和甲状腺危象。临床表现为甲亢症状突然加重,高热,体温达 39 ℃以上,心率加快达 140 min 以上,以及心律失常、心力衰竭、大汗淋漓,呕吐、腹泻伴有烦躁不安、谵妄、嗜睡、昏迷等精神症状。

(3)甲亢对妊娠的影响　甲亢对妊娠的影响与妊娠期病情控制程度有关,甲亢病情未控制,妊娠后流产、早产、胎儿生长受限及围生儿死亡率增高。妊娠期高血压、子痫前期、胎盘早剥、子宫收缩乏力、产后出血、产后感染等发生率也增加。

2. 临床表现　临床具有典型的甲亢表现,如精神紧张、多汗、心悸、易疲劳、食欲亢进、体重下降、失眠、腹泻等。查体发现皮肤温湿、潮红、手指震颤、眼球突出、甲状腺肿大、心率增快、动脉收缩压升高、脉压增宽。

根据实验室检查和临床表现,妊娠期甲亢可分为 3 度:轻度,TT_4 最高水平 < 180.6 nmol/L;中度,TT_4最高水平 > 180.6 nmol/L;重度,有甲亢危象,甲亢性心脏病、心力衰竭、心肌病等。

3. 诊断　妊娠期甲亢的临床症状与非妊娠期相同。在早孕时甲亢症状可一过性加重,中、晚期较稳定。有典型症状及体征者,诊断并不困难。但是正常妊娠期由于母体甲状腺形态和功能的变化,在许多方面呈现出类似甲亢的临床表现,例如心动过速、心排血量增加、甲状腺增大、多汗、怕热、食欲亢进,以及甲状腺部位的收缩期杂音等,可误为妊娠期的生理现象而被忽视,因此妊娠期甲亢的诊断有一定困难。多数患者妊娠前有甲亢病史或者在产前检查时发现有甲亢的症状和体征,包括体重不随妊娠周数相应增加、四肢近端消瘦、休息时心率>100/min 次以上应考虑甲亢。实验室检查有助于确诊,如血清 TSH 降低、游离三碘甲状腺原氨酸(free triiodothyronine, FT_3)或游离甲状腺素(free thyroxine, FT_4)升高,以及甲状腺结合球蛋白也明显升高可诊断甲亢。

4. 鉴别诊断

(1)妊娠期单纯甲状腺肿大　尤其孕妇为神经质者,其精神情绪方面的表现与甲亢孕妇极为相似,但脉搏<100 次/min,脉压<6.7 kPa (50 mmHg),手心冷,无微小震颤,膝反射正常,甲状腺肿大不显著,无血管震颤感及杂音,无眼神凝视及突眼。实验室血清检查各项甲状腺功能指标均在妊娠期正常值范围内。

(2)亚急性甲状腺炎　为青春期或高龄孕妇妊娠期最常见的甲状腺疾病。患者常有新陈代谢亢进的临床表现,如心悸、怕热、多汗、精神紧张心急易怒、手抖等甲亢表现。血清 TT_4、TT_3、FT_4、FT_3等均有所升高,因此常误诊而给予抗甲状腺药物(antitrypsin drugs, ATD)治疗。但患者常有病毒感染病史、起病急骤、畏寒发热,最富特征的是甲状腺肿大疼痛,肿痛可先从一侧开始,然后扩大至另一侧,继而累及全甲状腺,病变腺体质地坚硬、触痛,在咀嚼、吞咽、转动颈部或低头动作时疼痛加重。进入缓解期时甲状腺肿痛减轻,血清 T_4、T_3浓度下降。

(3)桥本甲状腺炎　桥本甲状腺炎(Hashimoto thyroiditis;也称桥本病,Hashimoto's disease)是甲状腺肿大主要原因之一,常以不明原因心跳、气短、胸闷、四肢无力为主要症状就诊。其甲亢期与本病鉴别极为困难。这两种自身免疫病可同时并存称桥本甲状腺毒症(Hashitoxicosis)。桥本甲状腺炎的甲状腺肿较大,质结实,偶有触痛甲亢期间实验室血清检查难以鉴别。可用小针穿刺做细胞学检查,结果准确可靠且简单安全。

(4)与正常妊娠类似甲亢的症状鉴别　正常妊娠时母体出现一些代谢亢进的表现即心率加快、心搏量增加、甲状腺增大 30%~40%、多汗、怕热、食欲亢进;实验室检查 TT_3、TT_4轻度增高。

5. 治疗

(1)妊娠前处理　病情未经控制的甲亢患者,妊娠将对母儿造成一系列严重影响,应暂时避孕。如果患者正在接受抗甲状腺药物(ATD)治疗,血清 TT_3或 FT_3或 FT_3、TT_4或 FT_4达到正常范围,停 ATD 或应用 ATD 最小剂量,可以妊娠。病情未经控制或服用放射性碘剂治疗期间,应采取避孕措施,治疗后至少 6 个月内不适宜妊娠。抗甲状腺常用药物:丙硫氧嘧啶(propylthiouracil, PTU)、甲硫氧嘧啶(methylthiouracil, MTU)、甲巯咪唑(methimazole, MMI,他巴唑)和卡比马唑(carbimazole, CMI,甲亢平)。

(2)妊娠期处理　甲亢孕妇应在高危门诊定期行产前检查。严密监测孕妇病情变化及胎儿宫内生长情况。注意休息,避免体力劳动,及时发现妊娠期并发症。每月做 1 次甲状腺功能检查,以便及时调整药物剂量;定期超声检查,注意胎儿生长情况及有无胎儿甲状腺肿大等。

(3)ATD 治疗　妊娠甲亢综合征一般不需要药物治疗,治疗以支持疗法为主,纠正脱水和电解质紊乱,不主张给予 ATD 治疗。对于妊娠合并甲亢的患者,应酌情选择 ATD,常用的药物:丙硫氧嘧啶(propylthiouracil,PTU)和甲巯咪唑(methimazole,MMI),两种药物均可通过胎盘,对孕妇和胎儿都有风险。ATD 治疗目标:用最小的剂量、尽可能短的时间内达到和维持血清 FT_4在正常非妊娠期正常值上限或略高于上限。

(4)手术治疗　目前认为妊娠期应避免行甲状腺切除术,因为妊娠期甲状腺血供丰富,手术比妊娠前复杂,术后孕妇易合并甲状腺功能减退、甲状旁腺功能减退和喉返神经损伤,并且手术容易引起流产和早产。

手术适应证:孕妇不能坚持服药,或药物不能控制甲亢症状;怀疑有恶变者;甲状腺肿大明显而有压迫症状;合并有甲状旁腺功能亢进。手术时机一般选择在妊娠中期的后半期。术前推荐应用 β 受体阻断剂和短期碘化钾溶液(50 ~ 100 mg/d)行术前准备。手术后应每日补充甲状腺素片,不应等待孕妇出现甲减时再处理,以防流产及早产。

(5)监测促甲状腺激素受体抗体滴度　促甲状腺激素受体抗体(thyrotropin receptor antibody,TRAb)滴度是 Graves 病活动的主要标志。TRAb 滴度升高提示可能发生下列情况:①胎儿甲亢;②新生儿甲亢;③胎儿甲状腺功能减退;④新生儿甲状腺功能减退;⑤胎儿或新生儿中枢性甲状腺功能减退。TRAb 高于参考值上限 3 倍以上提示需要对胎儿行密切随访。

(6)产科处理　妊娠合并甲亢治疗得当,多数孕妇能顺利达足月,但如果合并甲亢性心脏病、妊娠期高血压疾病、子痫前期等严重并发症时,应考虑终止妊娠。妊娠晚期要密切监测胎儿宫内情况及胎盘功能,积极防治早产、子娴前期。

(7)新生儿监护　Graves 病相关的免疫球蛋白能通过胎盘,导致胎儿和新生儿发生甲亢。抗体滴度高和病情控制不满意的孕妇,其新生儿患病的风险更高。服用 ATD 的孕妇,新生儿有发生甲状腺功能减退的可能。应监测新生儿的甲状腺功能。

(8)甲状腺危象的治疗　由于甲状腺危象(thyroid crisis)一旦发生,孕妇病死率极高,出现甲亢危象先兆时,表现为高热、体温可达 40 ℃或更高,大汗、心悸、心率>140 次/min,恶心呕吐,腹痛腹泻,烦躁、谵妄,严重者可发生心力衰竭、休克及昏迷等。应在专科医师协助下采取积极的抢救措施。目的以减少 TH 的产生,减轻循环激素的作用及支持、对症,去除诱因。

1)降温:物理、药物降温,必要时行人工冬眠降温。

2)抑制甲状腺素释放:复方碘液 3 ml 口服,根据病情每 6 h 重复服用 2 ml,或者碘化钠 1.0 g 溶于 5% 葡萄糖注射液 500 ml 中静脉滴注,8 ~ 12 h 后重复给药,危象缓解后即可停药。

3)抗交感神经药物的应用:普萘洛尔 20 ~ 40 mg,6 ~ 8 h 一次。

4)肾上腺皮质激素的应用:甲泼尼龙 500 mg 加入生理盐水静脉滴注,每周 1 次,连用 6 次,然后减量为 250 mg,每周 1 次,连用 6 次,然后减量为 250 mg,每周 1 次,连用 6 周。或静脉滴注地塞米松 10 ~ 30 mg/d,病情好转后逐渐停用,甲状腺危象伴有高热和虚脱时,更为适用。

5)去除诱因:如有感染者,给予大剂量抗生素积极抗感染等。

6)其他:吸氧,纠正水、电解质紊乱及酸中毒。积极解痉及镇静治疗以防子痫发生。甲状腺危象控制后应及时终止妊娠。

6. 预防

(1)妊娠前及妊娠期咨询　建议确诊为甲亢的妇女,先行甲亢治疗,尽量等待痊愈后,过一段时间再妊娠。甲亢病情稳定,已经妊娠、又不准备行人工流产的孕妇,建议用无致畸危险、通过胎盘少的药物,如 PTU。不宜行^{131}碘诊断及治疗。如妊娠前应用^{131}碘治疗,要避孕半年后,方可妊娠。孕妇目前处于甲减状况、正在进行甲状腺激素的补充治疗中,甲状腺激素对婴儿没有影响,妊娠后不能停药,停药会致流产。

(2)妊娠期胎儿监护及产前保健　甲亢孕妇因代谢亢进、不能为胎儿提供足够营养,影响胎儿生长发育,易发生胎儿生长受限、新生儿出生体重偏低。注意母亲体重、宫高、腹围增长情况,每 1 ~2 个月进行胎儿 B 超检查、估算胎儿体重。平时加强营养、注意休息,取左侧卧位。发现 FGR 时,及时住院。

甲亢孕妇服用 ATD 有可能致胎儿甲减:胎儿甲状腺肿大、体重增加缓慢,胎心率慢 110 ~120 次/min,胎动次数减少,羊水偏少。先天甲减胎儿,可能预后不良。如何诊断,有人提出可行脐带穿刺,取脐带血检查甲状腺功能指标以便确诊,如何治疗胎儿,经验不多。

甲亢孕妇易发生早产。如有先兆早产,应积极保胎,治疗时避免用 β 受体兴奋剂,尽量卧床休息,采用硫酸镁、多力妈、普鲁卡因等保胎药物。

甲亢孕妇妊娠晚期易致并发妊娠期高血压疾病。注意早期补钙,低盐饮食、营养指导。产检注意:体重变化、水肿、尿蛋白和血压升高。妊娠晚期 37 ~38 周应入院观察,每周行胎心监护,注意胎儿窘迫,孕妇做心电图,了解是否有心脏损害,必要时做超声心动图。

(3)临产和分娩　B 超观察胎儿甲状腺大小、是否有甲状腺肿大,致使胎头过伸。如有异常,可能造成难产,考虑剖宫产。分娩方式选择,除产科因素外,一般可以阴道分娩,多数顺利。甲亢孕妇一般宫缩较强,胎儿偏小,产程相对较短。有报道新生儿窒息率高。产程中应补充能量,鼓励进食,适当输液,全程吸氧及胎心监护,每 2 ~4 h 测血压、脉搏、体温 1 次,注意产程中的心理护理。如产妇心功能不全,产程进展不顺利,有胎位不正、胎头仰伸、胎头不能入盘等情况,可放宽剖宫产指征。产后予抗生素预防感染。新生儿出生时儿科医师应在场,做好新生儿复苏准备,留脐带血检查甲功。

(4)新生儿及母亲的产后观察　新生儿出生后,特别注意有否甲减或甲亢的体征和症状。故建议适当延长新生儿住院时间,以便观察,出院后如有异常及时来院检查并随诊。

(5)产后哺乳　患 Graves 病产妇产后病情加重,要继续服药,多数要增加药量。PTU 较 MMI 好,如母亲服 PTU 200 mg,每日 3 次,新生儿每日得到 PTU 99 μg。所以母亲服 PTU 婴儿是安全的。

(二)甲状腺功能减退症

甲状腺功能减退症(hypothyroidism,简称甲减)是由各种原因导致的 TH 合成和分泌减少或组织利用不足而引起的全身性低代谢综合征。其特征是黏多糖在组织和皮肤堆积,表现为黏液性水肿。在引起甲状腺功能减退的病因中,原发性甲状腺功能减退约占 99.0%。临床甲状腺功能减退患病率为 1.0%,发生率 2.9/1 000。

1. 病因　病因较复杂,以原发性者多见,其次为垂体性者,其他均属少见。按其病因分为以下几类。

（1）原发性甲状腺功能减退　最常见，由于甲状腺本身病变所导致的甲状腺功能减退，包括破坏性损害，如甲亢放射性核素治疗后、甲状腺手术后、慢性淋巴细胞性甲状腺炎，也称桥本甲状腺炎；甲状腺激素合成障碍，如缺碘性地方性甲状腺肿、碘过多等；先天性，如先天性甲状腺发育不良、异位甲状腺等。

桥本甲状腺炎是一种甲状腺自身免疫病，患者体内存在抗甲状腺抗体，包括甲状腺球蛋白抗体（thyroglobulin antibody，TGAb）和甲状腺过氧化物酶抗体（thyroid peroxidase antibody，TPOAb），当发展至晚期表现出甲状腺肿大、淋巴细胞浸润、纤维组织增生，甲状腺组织呈现韧性以及 TH 合成减少，临床表现出甲状腺功能减退，是甲状腺功能减退最常见的原因。严重甲状腺功能减退常引起月经紊乱、不育，妊娠者少见，即使妊娠也易致流产和早产。由于妊娠期甲状腺素分泌增加及免疫功能减弱，原发性甲状腺功能减退患者妊娠期病情常减轻但产后病情又会加重。

（2）下丘脑或垂体病变引起的继发性甲减　如垂体或下丘脑肿瘤、垂体手术或放射治疗后等。继发性甲状腺功能减退较为少见，临床表现比原发性为轻，常伴发性腺功能减退，引起闭经与不育。

（3）甲状腺激素不敏感综合征　本病的确切病因尚不清楚。根据对患者的家系调查，本病呈家族发病倾向，推测本病发病与遗传因素有关，其遗传方式为常染色体显性或隐性遗传。患者的甲状腺受体基因的 2 个等位基因有一个异常。

（4）周围性甲减　甲状腺激素生成不少，但生成的甲状腺激素在全身不能发挥应有的生理作用，这是因为全身多处的甲状腺激素的受体先天性受损的结果。出现这种情况也可引起甲减，这种甲减称为周围性甲减，临床上很少见。

2. 甲状腺功能减退对妊娠的影响　妊娠合并甲状腺功能减退时，子痫前期、胎盘早剥、胎儿窘迫、心力衰竭发生率增加，除容易并发流产、早产外，低出生体重儿、胎死宫内也增加。多次流产者体内抗甲状腺抗体更为多见。严重甲状腺功能减退的孕妇经过合理治疗，围生儿预后良好。亚临床甲状腺功能减退增加流产的风险，未经治疗的亚临床甲状腺功能减退，其后代神经、智力发育受一定影响。

3. 临床表现

（1）症状　妊娠合并甲减的症状，最常见的有怕冷、全身疲乏、困倦、软弱、无力、嗜睡、神情淡漠、情绪抑郁、反应缓慢、记忆力减退、食欲缺乏，虽食欲差但体重仍有增加。肌肉强直疼痛，可能出现手指和手有疼痛与烧灼感，或麻刺样异常感觉，心搏缓慢而弱，心音降低，少数有心悸、气促，声音低沉或嘶哑，深腱反射迟缓期延长。胎儿宫内发育迟缓。也有少数患者无明显的临床症状。

（2）体征　面部表情呆滞，行动、言语迟钝，皮肤苍白、干燥、无弹性，出汗少、低体温，晚期皮肤呈非凹陷性水肿，水肿主要在面部特别是眼眶周围的肿胀，眼睑肿胀并下垂，下肢黏液性水肿，还可出现脱发、毛发稀少干枯、无光泽。甲状腺呈弥漫性或结节状肿大。严重者出现心脏扩大、心包积液、心动过缓、心音低弱、腱反射迟钝等。

（3）检查

1）血清促甲状腺激素（TSH）：是诊断原发性甲减最好的指标。在原发性甲减的初级阶段即可依赖 TSH 水平明确诊断。TSH 高于妊娠期参考值上限。可参考以下标准：妊娠早期

0.1～2.5 mIU/L,妊娠中期0.2～3.0 mIU/L,妊娠晚期0.3～3.0 mIU/L。

2)血清 FT_4:血清 FT_4 值低于妊娠期参考值下限。

3)血常规:甲减患者常有贫血(30%～40%)。由于红细胞生成率下降,故多为正细胞性贫血;也有因维生素 B_{12}或叶酸缺乏而出现巨幼细胞贫血;出现小细胞性贫血则多为同时存在缺铁所致。白细胞及血小板计数基本正常,但偶有因血小板功能异常而易发生出血。

4)其他生化检查:常发现血脂及肌酐、磷酸激酶浓度升高。肝功能检查亦可有轻度异常。总胆固醇、低密度脂蛋白胆固醇、肌酸肌酶升高。慢性淋巴细胞性甲状腺炎者球蛋白抗体、抗甲状腺过氧化物酶抗体(thyroid peroxidase antibody,TPOAb)明显升高。

4.筛查与诊断　建议对所有妊娠妇女常规筛查甲状腺功能,妊娠期临床甲减的诊断标准是:TSH>2.5 mIU/L(或妊娠期特异的参考范围),且 FT_4 下降;或 TSH≥10 mIU/L,无论 FT_4 水平如何。妊娠期亚临床甲减是指孕妇血清 TSH 水平高于妊娠期特异的参考值上限,小于10 mIU/L,而 FT_4 水平在妊娠期特异的参考值范围内。

甲状腺功能减退为慢性进行性过程,并无明显的临床表现,容易延误诊断。“指南”推荐有条件的医院和妇幼保健院对妊娠早期妇女开展甲状腺疾病的筛查,筛查指标选择血清 TSH、FT_4、TPOAb。筛查时机选择在妊娠8周以前。最好是在妊娠前筛查。

在缺碘地区检查24 h尿碘排出量,有助于确诊。

抗甲状腺抗体、桥本甲状腺炎患者血清中抗甲状腺抗体升高。

促甲状腺激素兴奋试验,用于鉴别原发性或继发性甲状腺功能减退。

5.鉴别诊断　应与肾性水肿、贫血、充血性心力衰竭等相鉴别。根据 rT_3及患者的原发病表现,与低 T_3综合征鉴别,甲减症状和溢乳症状应与泌乳素瘤鉴别。

6.治疗　推荐口服左甲状腺素片(L-T_4)。强烈建议不使用其他甲状腺制剂如三碘甲状腺原氨酸(T_3)或甲状腺片片。对于 TPOAb 阳性的亚临床甲减妊娠妇女,推荐给予 L-T_4 治疗。所有的妊娠期临床甲减患者,一经诊断,立即治疗。

建议所有计划妊娠的甲减女性妊娠前将甲状腺功能控制在理想状态,TSH 应<2.5 mIU/L,以减少妊娠早期 TSH 升高的风险。妊娠期新诊断的临床甲减患者需立即开始 L-T_4 治疗,及时调整剂量,尽快使甲状腺功能达标。产后 L-T_4 剂量应降至妊娠前水平,产后6周重新评价甲状腺功能。

血清 TSH 治疗目标是:妊娠早期0.1～2.5 mIU/L,妊娠中期0.2～3.0 mIU/L,妊娠晚期0.3～3.0 mIU/L。

(1)妊娠前处理　甲状腺功能减退患者应先接受甲状腺素补充治疗后,使 TSH<2.5 mIU/L 再妊娠为宜。妊娠前及妊娠早期对患者进行用药指导,妊娠早期停用甲状腺素片治疗会导致早产的风险增加。妊娠期每月做甲状腺功能及 TSH 检查,保持甲状腺功能正常。缺碘地区孕妇适当补碘,以防止胎儿甲状腺功能减退发生。

(2)妊娠期处理　临床甲状腺功能减退患者应在妊娠期服用足够的甲状腺素作替代治疗,会减少对胎儿发育的影响。亚临床甲状腺功能减退孕妇是否需要治疗,目前尚无统一意见。指南推荐:妊娠期妇女亚临床甲状腺功能减退增加不良妊娠结局和后代神经智力发育损害的风险。对于 TPOAb 阴性的亚临床甲状腺功能减退妊娠患者,也不予推荐左甲状腺素钠(L-T_4)治疗。

(3)新生儿监护　新生儿出生后应查甲状腺功能,孕妇血中 TGAb 和 TPOAb 均可通过胎盘,导致胎儿甲状腺功能减退,影响胎儿发育。大多数新生儿甲状腺功能减退症状轻微,T_4及 TSH 的测定是目前筛选检查甲状腺功能减退的主要方法,当呈现 T_4降低,TSH 升高时,则可确诊为新生儿甲状腺功能减退。确诊后需用 TH 治疗,应使血清 TT_4水平尽快达到正常范围,并维持在新生儿正常值上 1/3 范围,即 100 ~ 160 μg/L。一过性新生儿甲状腺功能减退一般维持 2 ~ 3 年。

7. 预防

(1)大力推广筛选诊断方法　对所有妊娠妇女常规筛查甲状腺功能,以及进行宫内或出生后的筛查,以便早期诊断,早期治疗,减少新生儿先天性甲减的发生及改善其不良预后。

(2)病因预防　许多甲减主要由于自身免疫性甲状腺炎、缺碘、放射治疗及手术等所致,如及早治疗可减少发病。例如在地方性缺碘地区,采用碘化盐补碘,特别是孕妇不能缺碘,否则先天性呆小症发病率增加。由药物引起者应注意及时调整剂量或停用。

(3)积极防治　一旦明确诊断孕妇合并甲减,应立即予以治疗,要求在妊娠全过程维持正常的甲状腺激素水平。最理想的是在妊娠前即予以治疗,达到正常甲状腺激素水平后才妊娠。妊娠后仍须严密观察,因有些孕妇需要更大的替代剂量才能维持正常的甲状腺激素水平。妊娠期给予营养指导,注意胎儿宫内发育迟缓的发生及治疗。妊娠 37 周收入院,每周行无应激试验检查。甲减孕妇常易发生过期妊娠,虽不需要预产期前终止妊娠,但以不超过 41 周为宜,40 周后进行引产。

三、垂体催乳素腺瘤

垂体催乳素腺瘤(prolactinoma)是垂体前叶最常见的肿瘤,占垂体有分泌功能肿瘤的 40% ~ 60%。由于分泌过多的催乳素(prolactin,PRL),而产生高催乳素血症,从而导致月经紊乱即闭经、溢乳等,未经治疗者很少妊娠。应用溴隐亭等治疗后,多数患者能够妊娠,而且该药物对后代不造成影响,所以,目前垂体催乳素腺瘤合并妊娠者并非少见,发生率为 1.02%。根据肿瘤体积大小分垂体微腺瘤,瘤体小于 1.0 cm;垂体大腺瘤,瘤体大于 1.0 cm。妊娠并发症和腺瘤的大小相关,微腺瘤极少导致妊娠并发症,而大腺瘤存在妊娠期症状加重的危险。垂体 PRL 微腺瘤中 90% 是女性。

(一)病因

由于兴奋和抑制 PRL 分泌的因素复杂,目前垂体 PRL 瘤的发病机制尚未阐明。可能的学说有两种:①垂体 PRL 瘤是由于下丘脑分泌调节 PRL 激素功能的紊乱。多巴胺(dopamine,DA)是张力性抑制 PRL 分泌的下丘脑激素。已证实患者下丘脑 DA 的转换率是增高的,这不支持下丘脑 DA 抑制功能有缺陷。有些学者发现垂体瘤患者垂体门脉结构有异常,使到达垂体的 DA 减少,抑制 PRL 分泌的力量减弱,致 PRL 细胞增生成瘤。②垂体 PRL 瘤细胞本身有内在缺陷,如对 DA 抑制的敏感性减弱、DA 受体数目和(或)亲和力异常、DA 受体后缺陷等。至于寂静垂体 PRL 瘤发展为功能异常垂体 PRL 瘤是自然发生,还是环境诱发,也是未得到解决的问题。雌二醇(E)能使 PRL 细胞 DNA 合成及 mRNA 转录加速,使 PRL 合成及分泌增加,而孕酮(P)能对抗 E 兴奋 PRL 分泌的作用。口服避孕药妇女的血清 PRL 值常轻度升高，约 1/10 可有溢乳，因此有些学者怀疑口服避孕药或体内 E 及 P 间不平衡是妇女垂体 PRL 瘤形成的病因或为腺瘤临床表现的诱因，但这尚未能经流行病学调查及临床研究证实。

（二）妊娠与垂体催乳素腺瘤的相互影响

1. 妊娠对垂体催乳素腺瘤的影响　正常妊娠期垂体体积和重量均增加，主要因为妊娠期雌激素水平升高，刺激催乳素细胞增长，垂体腺瘤也同时迅速增长，使患者症状加重，少数发生严重的肿瘤并发症。大多数垂体微腺瘤患者可顺利地度过妊娠和分娩期。未经治疗的垂体大腺瘤患者，妊娠期发生并发症的危险高达 40%，表现头痛、视力和视野的改变，极少数甚至可发生垂体卒中。

2. 垂体催乳素腺瘤对妊娠的影响　伴有高催乳素血症的垂体腺瘤可引起闭经和月经紊乱、泌乳、性功能减退、未治疗者妊娠率较低。经过溴隐亭治疗后，绝大多数患者月经及生育能力能够恢复正常，且自然流产率、胎儿畸形和多胎妊娠率并不增加，由于催乳素本身具有拮抗胰岛素作用，妊娠期糖代谢异常发生率增加。

（三）临床表现

本病有三大症候群：①垂体腺受压症候群，表现为完全性或部分性垂体前叶功能减退；②垂体周围组织压迫症候群，视被压迫的组织不同而有头痛、视力减退、视野缺损，甚至海绵窦综合征及下丘脑综合征；③高 PRL 血症，垂体 PRL 微腺瘤患者多仅有高 PRL 血症的临床表现。

高 PRL 血症所致的内分泌功能紊乱在女性垂体 PRL 瘤患者表现为闭经-溢乳-不育三联症。①月经紊乱，5%～7% 的患者在青春期前发病者表现为原发闭经，在青春期后发病者先有黄体期缩短及无排卵月经，继而月经稀少，最后出现继发闭经。临床上继发闭经的女性患者（包括停避孕药者）中，约 1/3 是有垂体 PRL 瘤，PRL 瘤在妊娠期长大，15% 患者在产后方首次得到诊断。②溢乳，约 1/3～1/2 患者有溢乳，即有乳白色或淡黄色液汁由乳头流溢，多需挤压乳房时才有少量乳溢。仅有溢乳但无闭经的患者中，大部分并无高 PRL 血症。③不育，高 PRL 血症抑制雌激素正反馈所致的 LH 高峰及排卵，导致不育。垂体 PRL 瘤患者的流产率可高达 30%。

轻者无明显症状，少数未经治疗的微腺瘤患者，以及大腺瘤患者可出现如头痛、视力下降、视野缺损、眼底改变等症状。妊娠期并发垂体卒中时，患者自觉症状突然加重，出现剧烈头痛伴恶心、呕吐，视力骤然下降，甚至失明。视力下降的同时可有视野缺损、眼肌麻痹，严重者出现下丘脑受压的症状，如高热、昏迷、神志不清、血压下降、休克等，少数发生尿崩症。

（四）诊断与鉴别诊断

1. 诊断　根据女性有闭经-乳溢-不育、血清 PRL 水平明显升高、CT 或 MRI 显像有垂体瘤存在，可做出 PRL 瘤的诊断。

（1）病史　了解有无闭经、泌乳、不育、头痛、视力、视野改变等。

（2）体格检查　有无溢乳发生、视力减退、视野缩小等。

（3）血清催乳素测定　妊娠期监测血清催乳素水平对高催乳素血症的诊断并无帮助。当 PRL>100 ng/ml 时，应高度可疑垂体肿瘤。

(4)影像学检查　CT、MRI 等对蝶鞍部位进行检查,可了解肿瘤的部位及体积,明确诊断。妊娠期 MRI 检查对胎儿影响小,妊娠期首选 MRI。

2. 鉴别诊断　应与下列疾病鉴别:垂体非 PPL 瘤、原发性甲状腺功能减退症、特发性高 PRL 血症、下丘脑肿瘤、鞍区垂体外肿瘤、颅咽管瘤、生殖细胞瘤、脑膜瘤等。

垂体 PRL 瘤与垂体 GH 瘤、ACTH 瘤不同,高 PRL 血症没有特异的症状和体征,常被患者及医生忽视,未能早期诊断。实验室检查主要依赖于血 PRL 水平的测定和垂体影像学检查,垂体 PRL 分泌功能试验也可协助诊断。

(五)治疗

微腺瘤妊娠期并发症较低,仅需监测自觉症状,出现头痛、视力变化时,进行视野、视力检查。大腺瘤患者妊娠期并发症极高,应于妊娠前进行治疗后再妊娠,妊娠早、中、晚 3 个阶段进行视野、视力检查,必要时行 CT 或 MRI 检查了解肿瘤体积的变化。由于正常妊娠期血中 PRL 不断升高,认为妊娠期监测 PRL 意义不大,当 PRL 超出正常妊娠生理范围时有一定参考价值。

1. 药物治疗

(1)妊娠期药物治疗指征　出现自觉症状、肿瘤体积增大、比正常妊娠期迅速升高的 PRL 等,应立即服药治疗。溴隐亭:开始每次 1.25 mg,每日 2 次,餐中进服,避免出现明显不良反应,1 周后 2.5 mg,每日 2 ~ 3 次,症状控制后维持在最低有效治疗量。

1)微腺瘤的治疗:主张用溴隐亭疗法,先从小剂量开始,于进餐中或睡前口服,以减少恶心、呕吐、无力、鼻塞、位置性低血压等反应,渐渐加大剂量,继用 2 ~ 6 个月患者溢乳消失,月经恢复正常,血 PRL 水平下降至正常,腺瘤缩小,且能受孕生育。若患者确已妊娠,可立即停用溴隐亭,但应定期追查临床表现及视野,观察妊娠有无使腺瘤生长。现认为溴隐亭无致畸胎作用。一般分娩后应继续用药,但 1/6 垂体 PRL 微腺瘤患者停溴隐亭后血 PRL 仍维持正常水平。文献上也有报道用其他 DA 能激动剂,如硫丙麦角林(培高利特)及麦角乙脲等治疗垂体 PRL 瘤者。

2)大腺瘤的治疗:对无严重蝶鞍周围组织受压患者亦可用溴隐亭治疗。患者妊娠后一般继续用药至分娩,若停用药物必须严密观察在妊娠过程中肿瘤有无增大。长期服用溴隐亭后,血 PRL 水平虽明显下降,但未至正常,患者仍有症状,用药量可减少但不能停用。对溴隐亭治疗无效的 PRL 大腺瘤患者可能对雌激素拮抗剂三苯氧胺部分有效。

2. 手术治疗　若肿瘤甚大,视交叉和下丘脑压迫明显,可考虑手术治疗,根据临床情况选用经蝶或经额途径垂体瘤切除术,目前经蝶手术对侵袭性腺瘤的治愈率仅为 50% 左右。学者认为在手术前应用溴隐亭治疗一阶段,使肿瘤缩小,便于手术切除。对希望妊娠的大腺瘤患者,有的学者主张先给一疗程垂体放射治疗,仅为手术或溴隐亭的辅助治疗。

手术治疗主要为经蝶窦手术,经口腔或鼻-蝶窦途径,进行选择性腺瘤组织切除,保留垂体正常组织。但部分患者可能不能完全切除干净,术后可能出现脑脊液鼻漏、尿崩症、颅内感染、视觉系统损伤以及腺垂体功能减退等。手术可以减少药物治疗的需求量,患者术后对药物的抵抗性有所改善。

3. 放射治疗　放射治疗仅为一种辅助手段,可防止肿瘤增大;但其降低 PRL 水平慢,恢复排卵性月经不满意,常用于外科术后未能获得痊愈者。垂体放疗的并发症有下丘脑功能不全、腺垂体功能减退、视觉系统损害、脑血管意外、脑坏死、继发性脑部恶性或良性肿瘤等。

4. 终止妊娠时机和方式　一般无须提前终止妊娠。仅当症状急剧恶化，病情十分严重不宜继续妊娠或胎儿已达到可存活时，可终止妊娠。垂体泌乳腺素肿瘤本身不是剖宫产指征，妊娠期病情平稳者多数可经阴道分娩。

5. 产褥期　产后复查蝶鞍 X 射线及血清 PRL 水平，明显增大的垂体瘤或产后症状改善不明显者需继续药物治疗。关于垂体腺瘤产后哺乳无不良影响，且在哺乳过程中婴儿无异常症状出现。对于是否哺乳应酌情而定，对没有神经症状的微腺瘤孕妇应鼓励哺乳，服用溴隐亭不影响哺乳。若需要退奶，溴隐亭是垂体腺瘤孕妇产后退奶的理想药物。

（六）预防

有症状的患者首先选择药物治疗，抑制泌乳，纠正高泌乳素血症，恢复月经，预防腺瘤形成或瘤体增大，减轻骨质疏松，停用引起 PRL 水平升高的各种药物，定期随访。

（谢荣凯　黄　强）

第六节　妊娠合并感染性疾病

妊娠早期和中期妊娠的早期由于免疫力下降极易受到感染，除风疹病毒外，胎儿感染率低，但可造成胎儿严重的损害。妊娠晚期胎儿感染率虽高，但有胎儿、母体免疫保护，损害相对轻。此外，继发感染者的母婴传播率也明显低于原发感染者。

妊娠期合并感染性疾病可危害母儿，导致流产、早产及胎儿生长受限，甚至胎儿死亡、同时，新生儿感染及脑瘫等并发症也增加。但随着年龄的增长，逐渐出现智力低下、视听障碍等症。孕妇进行 TORCH-IgM 抗体检查至关重要。本节重点讨论妊娠期 TORCH 综合征及巨细胞病毒感染对妊娠和新生儿的影响。

一、妊娠期 TORCH 综合征

TORCH 一词是由数种导致孕妇患病，并能引起胎儿感染，甚至造成新生儿出生缺陷的病原微生物英文名称的首字母组合而成。其中 T 指弓形虫（toxoplasma，Toxo），R 指风疹病毒（rubella virus，RV），C 指巨细胞病毒（cytomegalovirus，CMV），H 指单纯疱疹病毒（herpes simplex virus，HSV），O 指其他（others），主要指梅毒螺旋体（treponema pallidum，TP）等。

（一）感染途径

1. 孕妇感染　孕妇为易感人群，其感染途径与普通人群相似。弓形虫病的病原微生物为刚地弓形虫，感染者多为食用含有包囊的生肉或未煮熟的肉类、蛋类、未洗涤的蔬菜、水果。风疹病毒是风疹的病原微生物，可直接传播或经呼吸道飞沫传播；CMV 主要通过呼吸道和性交感染；单纯疱疹病毒（2 型）主要通过性交传播。

2. 胎儿及新生儿感染　孕妇感染 TORCH 中任何一种病原微生物后均可导致胎儿感染。垂直传播最主要的途径有 3 条。

(1)宫内感染　①经胎盘感染:孕妇患生殖道以外部位的感染性疾病,病原微生物可进入孕妇血中,孕妇血中的病毒可直接通过胎盘屏障感染胚胎或胎儿,而细菌、原虫、螺旋体等需在胎盘部位形成病灶后,方能感染胚胎或胎儿;②上行感染宫腔:临产后宫颈管扩张,前羊膜囊下端与寄生在阴道内的内源性菌群接触,使该处的包蜕膜变性、韧性降低,病原微生物易通过该处进入羊膜腔内引起感染,若已破膜,则更容易发生,胎儿因吸入和吞咽感染的羊水而受累;③病原体上行沿胎膜外再经胎盘感染胎儿。

(2)产道感染　胎儿在分娩时通过软产道,软产道内存在内源性病原微生物和外来的病原微生物均能引起胎儿感染。最常见的病原微生物有 CMV 和单纯疱疹病毒Ⅱ型等。

(3)出生后感染　通过母乳、母唾液及母血感染新生儿。最常见的病原微生物有 CMV。此途径虽不多见,但不可忽视。

(二)对母儿的影响

1. 对孕妇的影响　孕妇感染后大部分无明显症状或症状轻微,不同微生物感染所致影响不同。

(1)弓形虫病　孕妇感染后约 90% 发生淋巴结炎,全身或局部淋巴结肿大,无黏性、触痛。若虫体侵犯多个脏器,可患全身弓形虫病,出现相应症状。但孕妇感染不能代表胎儿感染,故不能根据孕妇血清学抗体结果,做出终止妊娠的决定,需在妊娠 20 周后做超声检查,有异常时进一步做羊水穿刺或脐血穿刺检查 Toxo IgM、病原体来诊断。

(2)风疹　孕妇感染后可出现低热、咳嗽、咽痛等上呼吸道感染症状,随后面颊部及全身相继出现浅红色斑丘疹,耳后及枕部淋巴结肿大,数日后消退,在临床上易被忽视,也有感染者无明显的临床表现。

(3)生殖器疱疹　单纯疱疹病毒感染后,外阴部出现多发性、左右对称的表浅溃疡,周围表皮形成疱疹。初感染的急性型病情重,复发病情轻。

2. 对胚胎、胎儿、新生儿的影响　TORCH 感染对胎儿或新生儿的影响取决于病原微生物的种类、数量及胚胎发育的时期。

(1)弓形虫病　妊娠早期感染可引起胎儿死亡、流产或发育缺陷,多不能生存,幸存者智力低下;妊娠中期感染胎儿可发生广泛性病变,引起死胎、早产或胎儿脑内钙化、脑积水、小眼球等严重损害;妊娠晚期感染可致胎儿肝脾大、黄疸、心肌炎,或在生后数年甚至数十年出现智力发育不全、听力障碍、白内障及视网膜脉络膜炎。

(2)风疹　妊娠早期感染风疹可致胚胎和胎儿严重损害,发生流产、死胎及先天性风疹综合征(congenital rubella syndrome,CRS),患儿的三大主要临床表现是心血管畸形、先天性白内障和先天性耳聋。CRS 可表现一过性异常,如紫癜、脾大、黄疸、脑膜炎及血小板减少等,或表现为永久性障碍,如白内障、青光眼、心脏病、耳聋、小头畸形及神经发育迟滞。

(3)生殖器疱疹　妊娠早中期原发性生殖器疱疹感染对胎儿影响小。

(三)临床表现

感染是造成胎儿和新生儿发病及死亡的重要原因,感染可以生于宫内、产时或生后。宫内感染后可引起死胎或早产,早期感染可导致先天畸形、宫内发育缓慢、智力低下,晚期感染可在生后急性发病。据统计活产儿中合并病毒感染者6%~8%,细菌感染者1%~2%。孕妇因为内分泌改变和免疫力降低易发生原发性感染,既往感染的孕妇体内潜在的病毒也可被激活而发生复发性感染。特别是在妊娠初的3个月内胚胎处于器官成形期,此时受病毒感染,可破坏细胞或抑制细胞的分裂和增殖。

（四）诊断

1.病史及体征　有以下情况应考虑和警惕孕妇TORCH感染。①曾有TORCH感染史,反复自然流产史,死胎、死产史及无法解释的新生儿缺陷或死亡史。②有哺乳类动物喂养史或接触史,有摄食生肉或未熟肉、蛋及未洗涤的瓜果、蔬菜史,妊娠期淋巴结肿大者,有弓形虫感染的可能。③孕妇出现耳后或枕部淋巴结肿大,皮肤出现浅红色斑丘疹,有风疹病毒感染的可能。④孕妇患类单核细胞增多症,曾行器官移植或有多次输血史,有CMV感染的可能。⑤妊娠期出现生殖器、肛门及腰以下皮肤疱疹,有单纯疱疹病毒感染的可能。

2.辅助检查　需借助实验室检查确诊。可采集母血、尿、乳汁、疱疹液、宫颈分泌物、胎盘、绒毛、羊膜、羊水及胎儿之血、尿、脑脊液等进行病原学检查,也可通过血清检查病原体及特异性IgG、IgM测定。

（五）治疗

1.治疗性流产　妊娠早期原发性TORCH感染者应评价胎儿受累风险,必要时行治疗性流产;妊娠中期确诊为胎儿宫内感染伴胎儿严重畸形亦应当终止妊娠,减少TORCH感染受患儿的出生。

2.药物治疗

(1)弓形虫病　尚无特效药物,妊娠期多选用乙酰螺旋霉素。该药在胎盘等组织中浓度高、毒性小、无致畸作用。亦可选用乙胺嘧啶。乙胺嘧啶是叶酸拮抗剂,妊娠早期服用可能有致畸作用,仅适用于妊娠中期、晚期。用药同时应补充叶酸。

(2)风疹　目前尚无特效疗法。

(3)CMV感染　目前尚无疗效高、不良反应小的药物。常用药物为丙氧鸟苷(gancilovir),对骨髓有明显抑制作用。

(4)生殖器疱疹　常用阿昔洛韦400 mg口服,每日3次,一疗程为5~7 d。严重感染时可用阿昔洛韦5~10 mg/kg静脉注射,8 h一次,用药5~7 d或用至临床症状与体征消失。

3.分娩方式　无产科指征、产道病原体检测阴性者,尽量争取经阴道分娩。凡产道病原体检测阳性者,经产前积极治疗无明显好转,可根据胎儿畸形严重程度必要时选择剖宫产分娩,减少对新生儿的感染。

4.产后应警惕母乳传播　乳头感染及CMV感染者不宜哺乳。母婴均应定期复查,减少母婴传播。

（六）预防

1.提高认识　不主张对所有孕妇进行筛查,建议妊娠前筛查或针对高危孕妇进行筛查。风疹IgG抗体阴性者应在妊娠前接受风疹疫苗的注射。同时,也要竖立正确的观念,孕妇感染时胎儿不一定感染,即使感染也不一定致畸,避免过多的人工流产及引产。

2. 加强预防　预防 TORCH 感染,重点应放在孕妇的个人卫生及防护上。比如,妊娠期间孕妇要避免与 TORCH 患者接触,也不要接触动物;不食用未煮熟的肉食品,更不可食生肉;接触生肉及处理猫、狗粪便时,需戴手套,至少事后要仔细反复洗手;对家猫及狗,也要喂熟食。高危人群坚持正确使用避孕套,可有效预防 CMV 及生殖器疱疹的传播。妊娠期初次感染才有感染胎儿及致畸的风险,CMV 常在儿童期被感染,妊娠期初次感染的发生率很低。但 CMV 特异性 IgG 阳性者中,也有再次感染 CMV 新品种的可能。

3. 适时治疗　生殖道单纯疱疹病毒感染不是剖宫产指征,可在妊娠 36 周左右采用阿昔洛韦、伐昔洛韦等抗病毒治疗。如分娩期生殖道无病灶可阴道分娩;如有病灶,需做剖宫产,最好在未破膜或破膜后 4 h 内手术,以减少新生儿感染。

此外,若妊娠早期发现有感染,可考虑终止妊娠;孕妇有梅毒、弓形虫病的,应进行治疗

二、巨细胞病毒感染

巨细胞病毒(CMV)仍是妊娠期先天性感染和疾病的主要原因。通过新技术的应用和深入研究,妊娠期 CMV 发病机制的认识持续在提高。然而,仍然存在一些与妊娠期 CMV 感染有关的突出问题,特别是在 CMV 血清阳性的女性中,在面对 T 细胞和 B 细胞的强烈免疫反应中可能存在多重菌株。在发达国家和发展中国家比较发病机制,以寻求最佳的治疗策略。近年来,对遗传变异与 CMV 菌株致病性的关系研究引起了学者们极大的兴趣。2013 年,Renzette 等建立了迄今为止最详细的人 CMV 体内进化图谱,表明根据宿主环境,病毒种群可以稳定或迅速分化。与此同时,在 2015 年,有学者提供了有关人类 CMV 多样性的重要数据汇编。这些研究支持了人类 CMV 毒株毒力变化,取向和潜在致病性的假设,这可能与野生型 CMV 株发病机制中关键基因的遗传变异有关。识别特定的、高致病性鉴定和 CMV 变异能够给临床提供有用信息。通过调查这些领域已经取得的进展,特别是在过去的 4 年中,对妊娠期 CMV 的认识已趋于成熟,并研究抗病毒治疗在先天性 CMV 感染和疾病治疗中的潜在作用。

(一)病因

CMV 是一种广泛存在双链 DNA 病毒,属于疱疹病毒科,是宫内感染最常见的病毒之一,也是造成新生儿感觉神经性听力丧失和智力障碍的最常见原因。仅在人与人间传播,其形态与其他疱疹病毒相似,对宿主或组织培养细胞有明显的种属特异性,人类 CMV 仅能在人胚成纤维细胞中分离、培养。

1. 传染源　患者和不显性感染者可长期或间歇从唾液、泪液、宫颈分泌物、尿液、精液、粪便、血液或乳汁中排出此病毒,成为传染源。潜伏期为 28 ~ 60 d。

2. 传播途径　CMV 母婴间的传播途径主要包括妊娠期经胎盘传播的宫内感染(称为先天性 CMV 感染)和阴道分娩时经过生殖道分泌物传播或者产后经乳汁传播给新生儿(称为围生期感染)。宫内 CMV 感染导致新生儿出现后遗症的风险最大,而后 2 种方式的新生儿感染多无症状,也不合并严重后遗症。

(1)先天性感染　孕妇感染 CMV 后,通过胎盘将此病毒传播给胎儿,母亲在感染后可产生抗体,以后再次生育胎儿受感染的机会较少或症状较轻,甚至无症状,但不能完全阻止垂

直传播的发生。

（2）后天获得性感染　包括围生期新生儿经产道或母乳感染。密切接触感染，主要通过飞沫或经口感染，经输血、器官移植感染。

3. 人群易感性　年龄愈小，易感性愈高，症状也愈重，年长儿多呈不显性感染。CMV 为细胞内感染，虽血中有抗体。也不能避免细胞内此病毒的持续存在，故初次感染后，CMV 很难被宿主完全清除。

（二）妊娠期 CMV 筛查

研究发现常规筛查母亲的 CMV IgG 尚未被普遍采用，虽然目前有 8 个欧洲国家采用了这项筛查。其中一个原因是，如果母亲 CMV 抗体呈阳性，那么这种方法在新生儿先天性感染和疾病的发生率是没有作用的。如果临床上怀疑原发性 CMV 感染，对产前样本的血清和 IgG 抗体亲和力水平可以进行适当测试。为了评估向胎儿传播的风险，可以对妊娠 20～21 周的羊水进行实时聚合酶链反应（polymerase chain reaction，PCR）检测。胎儿 CMV 的诊断是可靠的：羊水中的阴性结果可以高度肯定性排除胎儿感染。胎儿羊水中 CMV 感染阳性结果，也不一定会在出生时伴有症状。研究表明羊水中低病毒载量与先天性疾病的低风险有关。但很明显，羊水中定性和定量 PCR 的阳性预测值和阴性预测值没有很高的确定性，应慎重考虑。

（三）妊娠合并 CMV 感染的影响

感染是直接影响妊娠期 CMV 感染的主要联合感染。最近的数据突出显示，人类免疫缺陷病毒（HIV）感染的婴儿具有较高的死亡率、神经系统缺陷和获得性免疫缺陷综合征进展的风险。在内罗毕，HIV 暴露但未感染婴儿的先天性 CMV 感染率为 6.3%，如果婴儿感染 HIV，则增加到 29%。迄今为止，还没有一项系统的大规模研究在母亲 CMV 感染与产后感染的情况下，CMV 对 HIV 感染妇女的新生儿传播途径，其中已知的较突出的是通过母乳传播。

（四）临床表现

1. 症状体征　妊娠期间多为隐性感染，无明显症状和体征。可长时间呈带病毒状态，可经唾液、尿液、乳汁、宫颈分泌物排出 CMV。少数出现低热、无力、头痛、肌肉关节痛、白带增多、颈部淋巴结肿大等。妊娠期初次感染可侵犯胎儿神经系统、心血管系统，肝、脾等器官，造成流产、早产、死胎及各种先天畸形，危害严重。存活的新生儿有肝脾大、黄疸、肝炎、血小板减少性紫癜、溶血性贫血及各种先天畸形，病死率高。85%～90% 出生时无症状，但其中 5%～15% 常有远期后遗症，如智力低下、听力丧失和迟发性中枢神经系统损害等。

2. 实验室检查

（1）酶联免疫吸附测定（试验）　检测孕妇血清 CMV IgG、IgM。

（2）孕妇宫颈脱落细胞或尿液涂片　行 Giemsa 染色后，在光镜下检测脱落细胞内嗜酸或嗜碱性颗粒，见到巨大细胞涵体，这种特异细胞称为猫头鹰眼细胞，具有诊断价值。

（3）DNA 分子杂交技术检测　检测 CMV DNA。

（4）PCR 技术扩增检测　检测 CMV DNA。

（5）病毒培养　对于诊断最为可靠。经处理后的尿液、血清及咽部标本，接种于人胚肌成纤维细胞 24 h 至 3 周后检查 CMV 细胞病变、核内嗜酸性包涵体或胞质内嗜碱性包涵体。

（四）诊断

孕妇 CMV 感染有两种情况：一种初次 CMV 感染，发生在妊娠期第 1 次感染，这种感染在整个妊娠期任何时间都有可能发生；另一种情况是发生性感染，指孕妇在妊娠之前已经感染了 CMV 病毒，当初症状轻微或没有症状，但病毒潜伏在体内，当妊娠后机体抵抗力下降，潜伏的病毒会再度活跃繁殖，就出现了复发性感染。

遇到以下情况时，要进行病毒学和血清学检测才能明确诊断。①孕妇妊娠期间有 CMV 感染史；②不能以其他病因解释的慢性肝病或迁延性间质性肺炎；③临床类似传染性单核细胞增多症，但抗 EB 病毒衣壳抗原的噬异凝集试验阴性，往往发生于手术（尤其开心手术）后接受大量新鲜血者；④接受免疫抑制剂治疗的慢性消耗性疾病患者（如白血病恶性肿瘤）、接受器官移植的受者，如发生较严重的肺炎，往往是 CMV 感染所致。

1. 孕妇感染状态的诊断　CMV 感染按感染时间可以分为原发性感染和继发性感染。孕妇原发性 CMV 感染是指孕妇以往未曾感染过 CMV，血清学阴性，原发性感染 2 ~ 3 周后可表现出病毒血症。成人 CMV 感染通常是无症状的，部分患者可出现畏寒、发热、乏力、肌肉酸痛，白细胞、淋巴细胞增多，以及肝功能异常和淋巴结肿大等类似单核细胞增多综合征的表现。发生原发性感染后，CMV 仍然潜伏在宿主细胞中，可导致复发性感染。复发性感染是指潜伏在体内的 CMV 被重新激活，或再次感染外源性其他血清型的病原体。妊娠妇女 CMV 原发性感染是引起先天性新生儿感染并导致后遗症的主要原因。CMV 原发感染的妊娠妇女中有 30% ~ 40% 会发生宫内感染，而继发性感染的妊娠妇女宫内感染发生率仅为 1%。

确定孕妇为原发性感染的方法：①孕妇血清抗体 IgG 水平，间隔 3 ~ 4 周后重复测定。诊断依据为血清抗体阳性转化（初次血清抗体阴性的孕妇出现特异性 IgG 抗体），或者 IgG 抗体滴度增加 4 倍。②联合检测血清 IgM 抗体和血清 IgG 亲和力，血清 IgM 抗体阳性和血清 IgG 低亲和力，表示孕妇为原发性感染。当妊娠妇女在妊娠前血清学状态未知时，可通过检测特异性抗体 IgM 来诊断原发性感染。然而，IgM 抗体可以在原发感染后持续数月，有 10% 的复发 CMV 感染可以检测到 IgM，同时目前检测 CMV IgM 的商业试剂盒可出现假阳性。血清 IgM 抗体联合血清 IgG 亲和力指数检测可以帮助区分原发性感染和非原发性感染。亲和力指数反映的是 IgG 和抗原结合的力度。在原发性感染的前期，IgG 呈现出与抗原的低亲和力，亲和力指数<30%，提示孕妇 CMV 感染为近 2 ~ 4 个月内的原发性感染。而感染后数月至数年内，IgG 呈现出与抗原的高亲和力。IgM 抗体阳性伴随低亲和力 IgG 抗体在诊断母体原发性 CMV 感染方面优于单纯血清抗体检测。③除了上述血清学诊断方法外，CMV 亦可以通过病毒的分离培养或聚合酶链反应（PCR）检测感染的血液、尿液、唾液、宫颈分泌物或母乳乳汁诊断。

2. 胎儿是否感染的诊断　先天性 CMV 感染婴儿中仅 10% ~ 15% 有症状，如胎儿生长受限、小头畸形、肝脾大、皮肤瘀点、黄疸、脉络膜视网膜炎、血小板减少以及贫血，这些婴儿中 20% ~ 30% 将会死亡。85% ~ 90% 的先天性 CMV 感染患儿无症状，但其中 5% ~ 15% 的婴儿会发生感觉神经性听力丧失、视力损伤和心理动作发育迟缓等后遗症。因此，如何进行正确有效的产前诊断以降低先天性感染儿的出生率显得更为重要。

确定母亲为原发性感染后，通过非侵入性诊断（超声检查）和侵入性检查（羊膜腔穿刺）来确定胎儿是否感染。①非侵入性诊断（超声检查）：CMV 感染胎儿的超声表现为胎儿生长受限、侧脑室增宽、腹水、颅内钙化、羊水过少、小头畸形、胎儿水肿、胸腔积液和肝钙化等。但超声图像检测不能确诊胎儿感染，因为 CMV 宫内感染引起的超声图像变化和其他感染引起的变化相似，而且只有 25% 的感染胎儿能监测到超声图像异常。②侵入性检查（羊膜腔穿刺）：羊水中检测出 CMV 是诊断胎儿 CMV 感染的金标准，可通过羊水病毒培养或者采用聚合酶链反应（PCR）测定病毒 DNA 实现。对于确诊原发性感染的妊娠妇女，可行羊膜腔穿刺诊断是否有宫内感染。羊膜腔穿刺的最佳时间应在推定妊娠妇女感染时间 7 周后，或者妊娠 21 周以后进行。因为只有在胎儿感染以及肾病毒复制后 5 ~7 周才能在羊水中检测出一定量的病毒。尽管羊水培养阳性或 PCR 检测能够准确预测先天性 CMV 感染，但是并不能够预测先天性 CMV 感染的严重程度。

尽管继发性 CMV 感染的宫内感染率较低，但是也有因继发性感染导致胎儿感染引起严重后遗症的病例报道，故对于继发性 CMV 感染的妊娠妇女是否有必要行羊水穿刺尚存在争议。不推荐通过检测胎儿脐血 IgM 抗体或病毒 DNA 作为常规诊断胎儿感染的方法，这主要是因为，脐血检测 CMV 感染的敏感性低于羊水检测，而且经腹脐静脉穿刺存在较高风险。

3. 诊断后监测随访　诊断出胎儿宫内 CMV 感染，应每 2 ~4 周进行连续规律的超声检查，监测其是否存在畸形，并可作为评估胎儿预后的一项指标。羊水中未检测出 CMV 的妊娠妇女，应每 4 ~6 周超声监测胎儿宫内情况。但超声未见异常表现并不能保证正常的妊娠结局。需要注意的是，羊水中病毒检测只能诊断是否有胎儿宫内感染，不能预测胎儿结局。

（五）治疗

1. 抗病毒治疗　可应用各种抗病毒制剂如伐昔洛韦、更昔洛韦、抗巨细胞病毒的免疫球蛋白制剂、干扰素及转移因子等。丙氧鸟苷有防止 CMV 扩散作用。如与高滴度抗 CMV 免疫球蛋白合用，可降低骨髓移植的 CMV 肺炎并发症死亡率。如果为耐丙氧鸟苷的 CMV 感染可选用磷甲酸钠，虽能持久地减少 CMV 扩散，但效果比前者差。

产妇使用伐昔洛韦对婴儿 CMV 的母乳病毒载量的时间或获得没有影响，但它确实减少了宫颈 CMV 脱落。母体高活性抗反转录病毒疗法（highly active anti-retroviral therapy，HAART）可以减少 CMV 的垂直传播，但不会降低母乳水平，因此不太可能影响产后感染。

2. 对症治疗和护理工作　对症处理，隔离病儿，对其排泄物要进行消毒。

（六）预防

1. 锻炼身体　提高机体免疫力及抗病能力，特别是育龄妇女，以减少巨细胞病毒对胎儿的严重危害。

2. 保护易感人群　对于孕妇或有慢性消耗性疾病、免疫力低下等患者要注意保护，使她们远离传染源。乳汁中巨细胞病毒阳性者，不应哺乳。

3. 讲究卫生　注意环境卫生、饮食卫生、个人卫生。在接触患儿尿液或唾液后应仔细洗手，以预防后天性 CMV 感染。

4. 免疫防治　CMV 引起细胞内感染后，灭活疫苗无明显预防的作用。妊娠早期发现有 CMV 原发感染和（或）羊水细胞中有 CMV 抗原时，应中止妊娠。减毒活疫苗可使被接种者产生抗体，并产生对 CMV 的细胞免疫，减少症状性 CMV 感染的发生。CMV 高价免疫球蛋白对血清 CMV 阴性的骨髓移植受者的症状性 CMV 感染，有一定的保护作用，但不能预防再感染。

5. 预防输新鲜血引起的 CMV 感染　可用下列方法：①使用冷冻血液或经冲洗的血液；②血液输入前须储存 48 h 以上；③使用经放射线照射过的血液；④使用血液滤器除去血液中的巨细胞。

第七节　妊娠合并泌尿系统疾病

妊娠期泌尿系统受全身循环血量增加和激素变化的影响，增大的子宫逐渐对输尿管产生压迫，导致一系列生理变化，孕妇如果不能适应这些变化就会出现泌尿系统症状及疾病。妊娠合并泌尿系统疾病包括既往患病妇女妊娠和妊娠期发生或发现的泌尿系统疾病。妊娠并发症如重度子痫前期可出现急性肾功能恶化。在出现妊娠合并症或并发症时，肾功能状态影响预后，而发生早产或胎儿生长受限的风险。

一、妊娠合并泌尿系统感染

泌尿系统感染（urinary tract infections，UTIs）是妊娠期常见的一种感染，可造成早产、败血症，甚至诱发急性肾功能衰竭（acute renal failure，ARF），发生率约占孕妇的 7%。其中以急性肾盂肾炎最常见。

（一）妊娠期泌尿系统感染的因素

泌尿系统感染多指肾盂肾炎、膀胱炎和尿道炎。妊娠期由于特殊的生理环境，易患泌尿系统感染，妊娠期泌尿系统感染的因素如下：①妊娠期肾盂、肾盏、输尿管扩张，妊娠期胎盘分泌大量雌激素、孕激素。雌激素使输尿管、肾盂、肾盏及膀胱的肌层增生、肥厚，孕激素使输尿管平滑肌松弛，蠕动减弱，使膀胱对张力的敏感性减弱而发生过度充盈，排尿不完全，残余尿增多，为细菌在泌尿系繁殖创造条件。②增大的子宫与骨盆入口压迫输尿管，易造成机械性梗阻，肾盂及输尿管扩张。因子宫多为右旋，故以右侧为重。排尿时由于膀胱收缩，使膀胱内压增大，可致部分尿液反流而进入输尿管中，又不易排回膀胱，导致上行性感染。③增大的子宫和胎头将膀胱向上推移变位，易造成排尿不畅、尿潴留或尿液反流入输尿管。临产时，由于胎头挤压，使膀胱底部充血、水肿，极易导致局部损伤和感染。④妊娠期生理性糖尿病常见，尿液中葡萄糖、氨基酸及水溶性维生素等营养物质增多，有利于细菌生长，有使无症状菌尿症发展为急性肾盂肾炎的倾向。致病菌以大肠埃希菌最为多见，占 75%～90%。其次为克雷伯杆菌、变形杆菌、葡萄球菌等。⑤孕妇不注意性生活卫生，分泌物增多，不注意清洗大小阴唇及阴道前庭部，极易污染尿道口。

（二）泌尿系统感染对妊娠的影响

急性泌尿系统感染所致的高热可引起流产、早产。若在妊娠早期，病原体及高热还可使胎儿神经管发育障碍，无脑儿发生率明显增高。妊娠期急性肾盂肾炎有3%可能发生中毒性休克。慢性肾盂肾炎发展为妊娠期高血压疾病的危险性是正常孕妇的2倍。

（三）临床表现及诊断

根据临床表现的不同，泌尿系统感染分为：无症状菌尿症（asymptomatic bacteriuria，ASB）、急性膀胱炎（acute cystitis）、急性肾盂肾炎（acute pyelonephritis）和慢性肾盂肾炎（chronic pyelonephritis）。

1.无症状菌尿症　当细菌在泌尿系统持续性滋生、繁殖，临床却无泌尿系统感染症状者，称为无症状菌尿症。其确诊要依据清洁中段尿细菌培养菌计数，杆菌细菌数≥10^5/ml及球菌细菌数≥200/ml有诊断意义。若低于上述标准应重复检测。无症状菌尿症发生率为2%～10%，是早产和低体重儿出生的高危因素。

2.急性膀胱炎　急性膀胱炎表现为膀胱刺激征，如尿频、尿急及尿痛，尤其排尿终末时明显。下腹部不适，偶有血尿，多数不伴有明显的全身症状。清洁中段尿白细胞增多，亦可有红细胞，尿培养细菌超过正常值。培养阴性者应行衣原体检查，衣原体也是引起泌尿生殖道感染的常见病原体。

3.肾盂肾炎　肾盂肾炎（pyelonephritis）分为急性肾盂肾炎与慢性肾盂肾炎2种。

（1）急性肾盂肾炎　是妊娠期最常见的泌尿系统并发症。起病急骤，突然出现寒战、高热可达40 ℃以上，也可低热。伴头痛、周身酸痛、恶心、呕吐等全身症状和腰痛、尿频、尿急、尿痛、排尿未尽感等膀胱刺激征。排尿时常有下腹疼痛，肋腰点，如腰大肌外缘与第12肋骨交叉处有压痛，肾区叩痛阳性。血白细胞增多，尿沉渣见成堆白细胞或脓细胞，尿培养细菌阳性和血培养可能阳性。

（2）慢性肾盂肾炎　往往无明显泌尿系统症状，常表现为反复发作的泌尿道刺激症状或仅出现菌尿症，少数患者有长期低热或高血压。可有慢性肾功能不全的表现。

（四）治疗

1.无症状菌尿症　妊娠期无症状菌尿症不会自行消失，20%～40%将发展为急性泌尿系统感染，因此治疗与非妊娠期不同。确诊者均应采用抗生素治疗。抗生素选用细菌敏感的药物并注意对母儿的安全性。首选氨苄西林0.5 g，每日4次口服，需治疗2周，停药后定期复查做尿培养。

2.急性膀胱炎　治疗原则与无症状菌尿症相同，多饮水，禁止性生活。

3.急性肾盂肾炎　一旦确诊后应住院治疗。治疗原则是支持疗法、抗感染及防止中毒性休克。除对母体密切监测及对症处理外，应卧床休息，取侧卧位，以减少子宫对输尿管的压迫，使尿液引流通畅。多饮水或补充足量液体，使每日尿量保持在2 000 ml以上。

氨苄西林1～2 g静脉滴注，每8 h一次。一般24 h后症状改善，48 h病情好转。如72 h症状未见改善应注意药量或种类。当急性症状控制后，酌情改为肌内注射或口服药物。治疗最少2～3周，完成治疗后7～10 d复查尿培养。肾功能不良者，应根据病情适当减少药量，以防药物蓄积中毒。慢性肾盂肾炎常伴肾功能不全及高血压，治疗与慢性肾炎相似。

4.慎用抗菌药物　治疗泌尿系统感染的主药是抗菌药物，目前也无其他药物（包括中草药）可以取代。因此，应认识各类抗菌药物对孕妇和胎儿的不良影响，以便正确选择抗菌药物。

(1)氨基糖苷类　常用有链霉素、庆大霉素、卡那霉素等，可以引起新生儿耳聋及肾损害，因此，除非特殊需要，否则不应使用。

(2)喹诺酮类　常用有诺氟沙星、泰利必妥，氧氟沙星等，动物实验中发现这类药在可引发小鼠的骨骼发育障碍，甚至出现软骨坏死，在人类则未有研究报道。因此，慎重使用，服药时间不宜太长。

(3)四环素类　常用有四环素、土霉素、多西环素等，可以引起胎儿骨骼发育不良和牙质发育不良，因此应禁用。

(4)氯霉素　会引起灰婴综合征(出生时，全身灰紫、缺氧而死亡)，应禁用。

(5)磺胺类　包括多种磺胺(常用为新诺明，又称百炎净)，妊娠晚期，磺胺类药物可引起新生儿高胆红素血症，应避免使用。

(五)预防

保持外阴部清洁、干爽，用中性皂液清洗外阴。内衣内裤用天然材料，如棉、丝等制品。多饮水、多排尿，尽量不憋尿，减少膀胱压力。睡眠和休息应取左侧卧位，减少增大的子宫对输尿管的压迫。孕妇泌尿系统感染合理用药至关重要，抗菌药是如此，其他药也是如此。应根据疾病的程度、体质情况、妊娠期的长短而合理选择药物。

二、慢性肾小球肾炎

慢性肾小球肾炎(chоronic glomerulonephritis，简称慢性肾炎)，是原发于肾小球的一组自身免疫病。临床特征为程度不等的蛋白尿、血尿、水肿、高血压。随着病情进展，后期出现贫血及肾功能损害。以往只要确诊慢性肾炎，往往建议避免妊娠。

(一)病因

明确的病因尚未证实，但多推测与感染特别是病毒感染有关。另有报道，患病前曾有接触汽油、碳氢(烃)化合物史。故认为这些化学物质和(或)病毒可能是致病因子。

(二)妊娠与慢性肾炎的相互影响

妊娠期间血液处于高凝状态及局限性血管内凝血，容易发生纤维蛋白沉积和新月体形成，可以加重肾缺血性病变和肾功能障碍，使病情进一步恶化，尤其是合并高血压者，严重时可发生肾功能衰竭或肾皮质坏死。

慢性肾炎对妊娠影响的大小，取决于肾病变损害程度。若病情轻，仅有蛋白尿，无高血压，肾功能正常，预后较好。其中有一部分患者妊娠后期血压增高，围生儿病死率也增高。若妊娠前或妊娠早期出现高血压及氮质血症，并发重度子痫前期及子痫的危险性大大增加，流产、死胎、死产发生率随之增加。

(三)临床表现

临床表现可多种多样，从无症状的蛋白尿或镜下血尿到明显的肉眼血尿、水肿、贫血、高血压或肾病综合征甚至尿毒症。

1. 临床分型

(1)普通型　起病时可与急性肾炎相似,水肿、血尿及高血压均很明显,以后病情暂时缓解,或呈进行性恶化。多数患者起病时可毫无症状,经检查尿才被发现。尿蛋白大多在3.5 g/24 h以下,尿中常有红细胞甚至少许管型,血压虽升高,但非主要表现。

(2)肾病型　病理变化以基膜增生型为主。患者有显著的蛋白尿、管型及水肿,尿蛋白每天排出量在3~3.5 g以上。血浆蛋白降低,白蛋白与球蛋白比例倒置,胆固醇升高。

(3)高血压型　蛋白尿可以少量,伴有高血压,血压常持续升高,临床表现很像原发性高血压。此病分为3型:Ⅰ型仅出现蛋白尿;Ⅱ型有蛋白尿和高血压;Ⅲ型同时有蛋白尿、高血压和氮质潴留。

2. 检查

(1)尿常规　常在妊娠前或妊娠20周前持续有蛋白尿而发现本病,肾病型患者尿蛋白最多。在慢性肾炎晚期,肾小球多数毁坏,蛋白漏出反而逐渐减少,因而尿蛋白较少不一定说明疾病的好转,也不能以尿蛋白的多少作引产的标准。健康肾应能浓缩使尿相对密度达1.020以上,而慢性肾炎晚期时因浓缩及稀释能力减退,常使尿相对密度固定于1.010左右。尿中可出现多少不等的红、白细胞管型。

(2)血常规　慢性肾炎因蛋白质大量丧失和肾实质的毁损,使肾红细胞生成素减少,所以常伴有贫血,属于正常血红蛋白及红细胞型贫血。慢性肾功能不全伴有贫血者很难治疗,宜少量多次输血。

(3)肾功能测定　在疾病早期,肾功能受影响较小,至晚期肾功能有不同程度的减退。

(4)眼底检查　可见出血、渗出及典型符合肾炎之网膜炎。轻度慢性肾炎,眼底检查可以正常。

(5)肾活组织检查　在妊娠期可做肾活组织检查,对明确诊断、了解病变程度有很大帮助。

(四)诊断和鉴别诊断

1. 诊断　慢性肾炎多见于年轻妇女,既往有慢性肾炎病史,在妊娠前或妊娠20周前有持续性蛋白尿、血尿或管型尿、水肿、贫血、血压高和肾功能不全者,均应考虑本病。

2. 鉴别诊断　如果缺乏可靠的肾炎病史,或检查时已达妊娠后期,则必须与妊娠期高血压疾病、慢性肾炎合并妊娠期高血压疾病、肾盂肾炎、原发性高血压和体位性蛋白尿作鉴别。

(1)妊娠期高血压疾病　未行系统产前检查,以往又无明确的肾炎史者,在妊娠晚期出现上述表现者,与妊娠期高血压疾病不易鉴别。本病发生于妊娠20周以后,妊娠前无水肿、蛋白尿的病史。往往有由轻到重的发展过程,发病后多先有水肿,高血压和蛋白尿发生较晚,但多无细胞管型及颗粒管型,不伴有明显的尿沉渣异常,不伴发DIC时,多无血尿,产后6周~3个月多恢复正常。

(2)肾盂肾炎　肾盂肾炎的尿蛋白量一般在1~2 g/24 h,若>3 g/24 h,则多属肾小球病变。尿常规检查肾盂肾炎则以白细胞为主,偶有白细胞管型。而肾小球肾炎可发现红细胞较多,偶有红细胞管型。肾盂肾炎时尿液细菌培养阳性,并有低热、尿频等症状,有助于鉴别。

(3)原发性高血压　本病以40岁以后发病率高,病情发展缓慢。在高血压早期尿中一般不出现蛋白、管型，以及无肾功能减退，眼底检查常以动脉硬化为主。

(4)体位性(直立性)蛋白尿　可在3%～5%青年中出现，保持直立或脊柱前凸位置时发生机会较多，可能与肾静脉瘀血也有关。本病尿蛋白一般不超过1 g/d，无尿沉渣异常，无高血压。平卧可使蛋白尿减轻或消失，在晨起床前重复收集尿标本检验，可资鉴别。

(五)治疗

血压正常、肾功能正常或轻度肾功能不全者，一般可以耐受妊娠。妊娠前伴高血压及中、重度肾功能不全的妇女[血压在20/13.33 kPa(150/100 mmHg)以上，或有氮质血症]，妊娠后母儿预后不容乐观，应避免妊娠。一旦妊娠，应及早进行人工流产，因为妊娠将加重肾负担，还容易并发妊娠期高血压疾病，对母儿非常不利。妊娠的患者均按高危妊娠处理，缩短产前检查的间隔时间。

妊娠期要保证充足睡眠和休息，避免劳累、受凉、感染等，合适营养，提高机体的抗病能力。严密监测血压、血尿常规及肾功能，积极防治妊娠期高血压疾病。高血压患者要减少钠的摄入。每周测尿常规、血清肌酐、尿素氮、尿酸。如肾功能进一步减退，或血压上升到20/13.33 kPa(150/100 mmHg)以上不易控制时，应考虑终止妊娠。血清肌酐含量141.4 μmol/L可以作为终止妊娠的指标。单纯尿蛋白增加不伴血压升高和肾功能损害，不是终止妊娠的指征。如果发现肾功能减退时，应寻找原因，如泌尿系统感染、水及电解质紊乱，尽早纠正。无明显原因的肾功能恶化是终止妊娠的指征。

积极对症处理，纠正贫血及低蛋白血症，控制高血压，预防子痫前期及子娴的发生，尽可能避免肾功能进一步恶化。

密切监测胎儿宫内安危、胎盘功能、胎儿生长发育情况及胎儿成熟度。孕妇血压突然升高往往发生在妊娠36周左右，容易出现胎儿死亡及肾功能恶化，必要时终止妊娠。凡妊娠36周前需终止妊娠者，可用地塞米松促胎肺成熟。孕妇病情稳定，胎儿生长情况良好，可于妊娠38周终止妊娠。如果胎儿储备功能下降，宫内环境不良，胎儿初具体外生存能力，应适时终止妊娠。

(六)预防

慢性肾病妇女妊娠前积极治疗，在肾功能正常、血压不高的情况下计划妊娠。肾小球肾炎患者妊娠后易并发妊娠期高血压疾病，后者是促使肾功能恶化的重要因素，因此，按高危产检、积极治疗妊娠期高血压疾病有助于保护肾。

三、妊娠期急性肾功能衰竭

由任何原因引起的肾实质急性严重损伤，使肾单位丧失调节功能，不能维持体液及电解质平衡，不能排泄代谢产物，导致患者的高血钾、代谢性酸中毒及尿毒症综合征，被称为急性肾功能衰竭(acute renal failure，ARF)。患者除了原发病的相应表现外，还有急性肾功能衰竭的表现，包括少尿、无尿、肌酐和尿素氮升高等，如不及时治疗，病情将加重，并影响到原发病的治疗。部分患者肾功能不能完全恢复。

(一)病因

妊娠期急性肾功能衰竭的原因，除了非妊娠期常见的原因外，妊娠的一些特殊并发症可诱发 ARF，包括产科大出血、羊水栓塞、感染、妊娠急性脂肪肝、子痫前期等，妊娠期 ARF 的发生率为 1/15 000。如果患者得到及时的救治，病因解除后，患者肾功能多数能逐渐恢复。

导致妊娠期急性肾功能衰竭的因素包括：①血容量不足、大量失血，见于前置胎盘、胎盘早期剥离、死胎及产后出血等；严重脱水见于妊娠剧吐。②肾血管痉挛，多为全身血管痉挛的一部分，可继发于血容量不足；感染中毒性休克的内毒素刺激或某些产科并发症的特有表现如重度妊娠期高血压疾病。③微血管性溶血，由于溶血血红蛋白尿及伴发的肾小球毛细血管的纤维素栓子形成，损伤肾导致急性肾功能衰竭，见于妊娠急性脂肪肝、HELLP 综合征等。④其他，偶见于血型错误的输血、羊水栓塞，鲜有由于巨大子宫压迫输尿管引起的梗阻性急性肾功能衰竭。

（二）临床表现

1. 临床分期

（1）少尿期　妊娠期 ARF 初期，临床所见常为原发疾病的症状所掩盖，如不同原因所引起的持续性休克、溶血反应、中毒症状等，经数小时或 1～2 d 以后即进入少尿期。少尿是指 24 h 尿量少于 400 ml。完全无尿者少见，完全性尿路梗阻、急性肾皮质坏死、肾小球肾炎及恶性高血压引起的 ARF 可出现完全无尿。少数非少尿 ARF 患者，尿量可维持在 800～1 000 ml 或更多。少尿期一般为 7～14 d，短则 2～3 d，长者可达 2 个月。少尿期超过 1 个月者预后差，肾功能不全难以恢复。可出现：①水肿；②高血压；③心力衰竭；④电解质紊乱；⑤代谢性酸中毒；⑥氮质血症；⑦感染；⑧其他：如贫血与出血倾向。Hb 降低，面色及指甲床苍白、皮下瘀斑、注射部位血肿、胃肠道出血等。

（2）多尿期　多尿期患者可有多尿、电解质紊乱、氮质血症，常可有低热，极易发生感染，故应加强监护。

（3）恢复期　患者经少尿、多尿二期后，组织被大量破坏，在恢复期常表现软弱无力、贫血、消瘦、肌肉萎缩，有时有周围神经炎症状。往往需经历 3～6 个月，甚至 1 年以后才能完全恢复。

2. 实验室检查

（1）少尿期

1）尿：①尿量，尿呈酸性，24 h 尿量少于 400 ml 以下。及早放置导尿管，计算尿量。②尿相对密度，早期相对密度可正常或增高以后下降固定于 1.012 左右；如尿相对密度高于 1.020 以上，多表示脱水。③尿液有形成分，功能性少尿者，通常只有透明或细颗粒管型；急性肾小管坏死时，可见大量上皮细胞管型变性细胞管型、粗颗粒管型和大量肾小管上皮细胞；肾皮质坏死时，有血尿、血红蛋白尿、色素管型、坏死上皮细胞管型等。④尿钠浓度，在少尿期，肾小管损伤，使钠盐回收能力减退，因此尿钠增加，浓度常在 30～60 mmol/L。

2）血液常规：白细胞总数增高可达到 20×10^9/L 左右，中性粒细胞为 80%～95%；贫血程度视有无失血、溶血及氮质潴留程度，血细胞比容常降至 20%～25%。有弥散性血管内凝血时，血小板计数降低。

3）血液化学：尿素氮、肌酐血清钾浓度增高，血清钠、氯、钙二氧化碳结合力降低，在急性肾小管坏死时，肾小管吸收水的能力减退，尿中尿素与血中尿素比值常在 15 以下，尿肌酐和血肌酐比值降至 20 以下。

4)尿-血浆的渗透压比值:此比值反映肾小管的浓缩与稀释能力。当肾小管损伤后,因其浓缩功能差,比值常在 1.15 以下。

5)利尿试验:在血容量补足的情况下,患者仍无明显尿量增加,可行利尿试验以鉴别。先用 20% 甘露醇 100 ~ 125 ml 静脉注射,每小时尿量不超过 40 ml,表示肾功能衰竭;若甘露醇无效,改用呋塞米 40 ~ 60 mg 静脉注射,每小时尿量超过 40 ml,仍表示肾功能良好。

(2)多尿期

1)24 h 尿量增加至 400 ml 以上,数天后尿量为 2 500 ~ 3 000 ml 以上;尿相对密度仍低,开始在 1.010 左右以后可低至 1.002;尿常规原有的异常成分逐渐消失。尿中管型消退较速,白细胞常仍增多,历数周始退,可能系泌尿道轻度感染之故。

2)随着病情好转,血液生化异常可在短期内恢复正常,尿素氮初期可继续上升,以后逐渐下降;当尿量特多时,可出现低钾及低钠血症。

3)贫血逐渐恢复。

(3)恢复期　24 h 尿量恢复到 1 500 ml 左右;肾功能的好转则视肾病变决定,经过长期随访,有的患者肾功能可以完全恢复正常,但也有部分患者遗有慢性肾功能不全症状。

(4)其他辅助检查

1)B 超声检查完全无尿者应行此项检查以排除结石造成的梗阻。

2)心电图有助于高钾血症的诊断及对心脏情况的了解。

3)中心静脉压测定准确了解循环负荷情况。

4)在鉴别诊断需要时尚可酌情施行核素肾图检查、肾扫描、肾血管造影等检查常可协助鉴别尿路梗阻肾前性少尿或肾血管病变。

3. 并发症

(1)感染　感染是最常见、最严重的并发症,多见于严重外伤、烧伤等所致的高分解型 ARF。

(2)心血管系统并发症　包括心律失常、心力衰竭、心包炎、高血压等。

(3)神经系统并发症　表现有头痛、嗜睡、肌肉抽搐、昏迷、癫痫等。神经系统并发症与毒素在体内潴留,以及水中毒、电解质紊乱和酸碱平衡失调。

(4)消化系统并发症　表现为厌食、恶心、呕吐、腹胀、呕血或便血等,出血多是由于胃肠黏膜糜烂或应激性溃疡所引起。

(5)血液系统并发症　由于肾功能急剧减退,可使促红细胞生成素减少,从而引起贫血,但多数不严重。少数患者由于凝血因子减少,可有出血倾向。

(6)电解质紊乱和代谢性酸中毒　可出现高钾血症、低钠血症和严重的酸中毒,是 ARF 最危险的并发症之一。

(三)诊断与鉴别诊断

1. 诊断　患者有严重妊娠并发症,如产科大出血、妊娠急性脂肪肝、重度子痫前期等,在原发疾病的基础上发生少尿、无尿、血肌酐、尿素氮升高,经纠正休克及血容量恢复,使用利尿剂后尿量仍不增加,可以诊断 ARF。

2. 鉴别诊断

(1)少尿　需要鉴别的是由于血容量不足,还是已经发生了肾实质损伤,前者表现明显口渴、脉速、血压正常或降低、脉压缩小、尿浓缩、中心静脉压<0.59 kPa(6 cmH_2O),严密观察下,补充液体后尿量增加,当血容量纠正后,尿量仍不增加,表明肾血管有持续性痉挛或肾实质损伤,使用利尿剂后尿量增加者则前者可能性大,否则表明已进入急性肾功能衰竭少尿期。

(2)肾小管坏死与肾皮质坏死　二者反映病情轻重,直接影响预后,当急性肾功能衰竭发生于妊娠较早阶段,年龄>30 岁,少尿或无尿持续>10 d 则后者的可能性极大,选择性肾动脉造影,动脉相中弓形动脉或叶间动脉分支消失,肾包膜血管粗大,肾相显示皮质区有浅窝状缺损,CT 扫描肾皮质呈透明区有助于肾皮质坏死的早期诊断。

(四)治疗

针对原发病的治疗,预防并治疗并发症,如感染。

1. 少尿期的治疗

(1)严格控制入量　准确记录出入量。每天进入体内的总量不应超过每天的总排出量,因过多水分进入可导致水中毒,出现肺水肿、脑水肿或充血性心力衰竭。

(2)饮食　于肾实质损伤期开始 2~3 d 内。由于组织分解代谢旺盛,可引起尿素及蛋白代谢终末产物剧增。为了减轻肾负担,限制蛋白质摄入,应以糖类补给热量为主。如果每天能保证摄入葡萄糖 100 g,即可减轻蛋白质负平衡,每天摄入葡萄糖 150~200 g,蛋白的分解则达最低限度。进食困难者,给予 25%~50% 葡萄糖注射液 400~600 ml 或葡萄糖、脂肪乳剂静脉滴注或用全营养静脉滴注。病情稳定后可给予低蛋白饮食,每天 20 g 左右。同时补充多种维生素、叶酸等。

(3)纠正电解质紊乱

1)高血钾处理:严格限制钾盐摄入,含钾的食品(如橘子、土豆、肉类等)、含钾较多的药物(如青霉素钾及草药类,如夏枯草、金钱草等)均不宜大量应用。当血清钾达到 6 mmol/L 左右时,可用钠型或氢型离子交换树脂 50~60 g/d,分 3~4 次口服,但此药可引起恶心、呕吐等肠道反应,故可用树脂 30~60 g,混悬于 25% 山梨醇或 25% 葡萄糖注射液 150 ml 内,做高位保留灌肠。当血清钾浓度达 7~8 mmol/L 时,或有相应的心电图改变(P 波低平或消失 QRS 波宽度超过 0.10 s)可用碳酸氢钠、乳酸钠、葡萄糖酸钙及胰岛素葡萄糖静脉滴注等暂时控制,但一般应考虑透析疗法为宜。

2)低钠血症处理:在少尿期,低钠血症多由稀释所致,故限制液体摄入,排除过多水分是防治低钠血症的有效措施。一般认为血清钠在 130~140 mmol/L 无须补钠,只有在缺钠性低钠血症,重度高血钾症及代谢性酸中毒时,才是补充钠盐的指征。患者伴有代谢性酸中毒时,用 5% 碳酸氢钠;如伴有低氯血症时可用 5% 氯化钠。一般先按计算所得补钠量的半数,给予静脉滴注,观察 4~8 h 若症状有所改善,可再将其余半量输注。

3)低氯血症:低氯血症常与低钠血症并存,一般无须纠正,只有在大量胃液丢失时出现低血氯性碱中毒,才考虑静脉补充氯化铵溶液,2% 氯化铵 200 ml 缓慢静脉滴注。

4)低钙血症:低钙血症常伴有高钾血症,一般可用 10% 葡萄糖酸钙静脉注射。

(4)纠正代谢性酸中毒　如能很好地控制蛋白质分解代谢及纠正水与电解质失调,则代谢性酸中毒就不会很严重,切不可盲目地无原则地输入碱性溶液若输入碱性溶液过多反可引起或加重水中毒。当临床上酸中毒明显二氧化碳结合力<13.47 mmol/L,可用5%碳酸氢钠溶液250 ml,静脉滴注或采用透析疗法。

(5)感染的预治　急性肾功能衰竭可由严重感染引起急性肾功能衰竭时抵抗力低在整个病程中也极易并发感染。而临床上常用的能抑制阴性杆菌的抗生素,主要由肾排出对肾有一定的毒性作用,故使抗生素的应用受到很大的限制,所以感染往往是急性肾功能衰竭的主要死亡原因。

急性肾功能衰竭时要注意预防感染,保持病室内空气新鲜,定时消毒,加强护理注意无菌操作。一旦发现感染,则应判断感染性质并根据细菌培养和药敏试验选用抗菌药物,正确掌握肾功能衰竭时各种抗菌药物的作用与不良反应以及使用剂量。临床上一般选用青霉素、氯霉素、氨苄西林(氨苄青霉素)、红霉素、林可霉素等。

(6)高血压及心力衰竭　在少尿时常由于体液过多而引起高血压,然而高血压也可由血浆肾素持续上升超过代偿水平而引起。血压过高易出现高血压脑病,如惊厥、抽搐等表现,因此宜适当降压但要求对肾血流量不减少和不因肾排泄障碍而蓄积中毒。肼屈嗪及甲基多巴为其常用抗高血压药,如果血压显著增高或患者有早期高血压脑病或充血性心力衰竭出现,则持续静脉滴注硝普钠可以迅速控制血压而不会明显增加心脏负荷,开始可用0.2 μg/(kg · min),以高浓度溶液滴入(5%葡萄糖注射液250 ml内加硝普钠50 mg),一般说来,当硝普钠应用的剂量>5 μg/(kg · min)并超过2 d以上时,应监测血清的硫氰酸盐浓度。

若患者有急性肺水肿表现,则宜给洋地黄类药物,如毛花苷C(西地兰)静脉注射,由于患者的心力衰竭属高输出量型,同时有高血压因此静脉缓慢注射酚妥拉明(苄胺唑啉)5 mg(于50%葡萄糖注射液10 ml中),以后以10~20 mg加入200 ml葡萄糖注射液中静脉滴注以扩张血管,降低血压,减轻心脏后负荷,同时降低回心血量。

(7)透析疗法　一般认为有下列情况者必须进行透析:①血清尿素氮>28.56 mmol/L,肌酐>530.4 μmol/L;②血清钾>6.5 mmol/L;③二氧化碳结合力持续在17.47 mmol/L以下;④体液过多所致的肺水肿心力衰竭或脑水肿;⑤显著尿毒症症状。

目前腹膜透析及血液透析已广泛应用于急性肾功能衰竭。腹膜透析方法简便,效果良好,故可首先选用,除非患者有腹腔内广泛粘连,新近腹部大手术史或正在使用免疫抑制药血液透析对纠正高血钾症及尿毒症最为有效,但需一定设备和专人管理。

2. 多尿期的治疗　妊娠期ARF患者多尿期表示病情正在好转过程之中,但是由于肾小管功能尚未完全恢复,患者仍有严重的水、电解质紊乱和氮质血症等,肌体的衰弱也易发生感染。因此开始时仍按少尿期处理。

(1)营养和饮食　入水量不应按出水量加不显性失水量来计算,否则会使多尿期延长。一般应以入水量为尿量的2/3,其中半量补充生理盐水,半量用5%~10%葡萄糖注射液。如能进食者,尽量口服为宜,不足者采取静脉补充。

(2)注意水电解质平衡及肾功能状态　多尿期仍应经常测定钾、钠、氯、二氧化碳结合力、尿素氮及肌酐等。尿量每天>1 500 ml时即使血钾为正常值,亦可适当补钾,一般口服为主,每天3~6 g,注意避免低钾血症出现,根据血钾浓度测定而随时调整摄入量。若消肿后仍尿过多,适当补给葡萄糖盐水以防失水失钠。

3.恢复期的治疗　除注意营养、饮食调理、防止感染外,适当逐步锻炼体力,以利于康复。

(五)预防

1.预防原发病的发生　严格管理好肾毒性药物应用的适应证、禁忌证和使用方法;严格执行采血、配血和输血操作规程等,防止因血型不合输血造成的 ARF。

2.积极抢救重危患者　早期控制诱发急性肾功能衰竭的疾病。例如胎盘早剥、产科出血性休克、羊水栓塞和严重妊娠期高血压疾病,都是极易导致 ARF 的疾病,因此当这些疾病发生后应积极处理,去除原发病灶及时终止妊娠,防止或减轻休克和弥散性血管内凝血,控制诱发急性肾功能衰竭。

3.迅速纠正功能性少尿　一旦致病因素导致功能性少尿,应迅速采取措施使之恢复正常,这样就可以降低器质性少尿的发生率。可采取下列措施。

(1)积极补足血容量　凡临床表现或经补液试验证实有血容量不足者,应采取适当措施补足,未配好血以前,可先快速静脉输注平衡液或右旋糖酐,大量输血时最好采取 6 h 内的新鲜血。输血速度很重要,最好在 2 h 内补足,或至少补给 50%。如不能获得鲜血,应尽可能输给 5 d 以内的库血,并按凝血功能检查结果和血小板计数酌情辅以冰冻新鲜血浆和浓缩血小板制品。

(2)避免应用使肾血管强烈收缩的药物　设法解除肾血管痉挛是减少 ARF,降低病死率的最好措施。①血管扩张药物的应用:罂粟碱 20～30 mg 静脉注射;氨茶碱 0.25 g 加 10% 葡萄糖注射液 20 ml 静脉注射;阿托品 0.5 mg 静脉注射。这些药物在羊水栓塞中应用不仅可纠正肺动脉高压,也防止了肾血管痉挛,使肾小管避免发生坏死性损伤。②20% 甘露醇或 25% 山梨醇 125～250 ml 单独或与低分子右旋糖酐 500 ml 快速静脉滴注(但须防止心力衰竭)补充血容量,产生利尿的同时可改善肾血液循环,降低肾小管坏死的发生率。呋塞米 100～200 mg 静脉注射或与甘露醇合用可获相似或更好的效果。③肾囊封闭或硬膜外麻醉亦能解除肾血管痉挛。

第八节　妊娠合并自身免疫病

自身免疫调节状态失调,将导致自身免疫病的发生。自身免疫病好发于生育年龄妇女,可能生育年龄妇女的性激素与自身免疫病有关。妊娠期,孕妇性激素水平的波动将改变疾病的严重程度,而疾病的严重程度又直接影响妊娠结局和胎儿预后。与产科关系较为密切的妊娠合并自身免疫病有系统性红斑狼疮和抗磷脂综合征。

一、系统性红斑狼疮

系统性红斑狼疮(systemic lupus erythematosus,SLE)多发于青年女性,是一种累及多脏器的自身免疫性结缔组织病。国外报道孕妇发生率为 1/5000。SLE 合并妊娠后,约有 1/3 的患者病情加重,并能引起反复流产、死胎、胎儿生长受限,围生儿患病率及病死率增加。SLE 患者容易合并妊娠期高血压疾病,其本身症状与妊娠期高血压疾病亦不易区别,如何处理好妊娠合并 SLE 是产科必须注意的问题。

(一)病因

SLE 的确切病因和发病机制至今尚未阐明,作为一种最典型的自身免疫病(autoimmune disease,AID),如同所有 AID 一样,发病是多因素的,包括遗传、内分泌、各种感染、环境及自身网状内皮系统功能紊乱等因素导致的机体免疫功能失调,其中遗传和激素起着更为重要的作用。

(二)SLE 与妊娠的相互影响

1. 妊娠对 SLE 的影响　一般认为妊娠并不改变 SLE 患者的长期预后。但妊娠后母体处于高雌激素环境,可诱发 SLE 活动,10%~30% SLE 患者在妊娠期和产后数月内病情复发或加重。有狼疮性肾炎的患者,妊娠能使病情进一步恶化。这部分患者妊娠晚期容易发生子痫前期,二者临床特点极其相似,均具有高血压、蛋白尿、肾功能不全和水肿,但处理原则有所不同。由于妊娠可使病情加重及对母儿的不良影响,活动期患者不适宜妊娠,至少待病情控制 6 个月以上再考虑妊娠。

2. SLE 对妊娠的影响　SLE 不影响妇女的生育能力,但 SLE 合并妊娠可反复流产、胚胎或胎儿死亡、胎儿生长受限、早产及围生儿缺血缺氧性脑病的发生率均较高。狼疮抗凝物质及抗凝脂抗体导致子宫及胎盘血管内皮损伤、血栓形成是妊娠不良结局的关键。某些自身免疫抗体还可以通过胎盘屏障对胎儿产生影响,例如,沉积在胎儿心肌及心脏传导系统处,引起炎症反应,病理上见传导系统钙化,房室结、房间隔、心内膜纤维化,临床表现为胎死宫内或出生后持久性先天性心脏传导阻滞、心肌病、心力衰竭等。少数患者还可引起胎儿先天性 SLE,表现为新生儿出生时头面部、上胸部红色斑片状皮肤损害,这些改变通常在 1 岁以内消失。

(三)临床表现

SLE 常侵犯多系统的器官与组织,包括皮肤、关节、肾、心脏、肝、血液及神经系统。各个器官的病变可同时发生或先后发生,所表现的主诉及症状各不相同。主要有发热、面部皮肤蝶形红斑、对称性关节痛、水肿、肾损害、心包炎、肝损害、消化道症状及精神神经症状等。产科的临床表现是反复流产、胎儿生长受限、胎死宫内、早产、胎儿窘迫和新生儿窒息等。

(四)诊断与鉴别诊断

1. 诊断　1997 年美国风湿协会(American Rheumatism Association,ARA)修订的 11 项诊断标准,具有其中任何 4 项,即可诊断 SLE:①面部蝶形红斑;②盘状红斑;③日光过敏;④口腔溃疡;⑤非侵蚀性关节炎;⑥浆膜炎(胸膜炎或心包炎);⑦肾病变(24 h 尿蛋白>0.5 g 或单次尿蛋白+++,尿镜检有细胞管型);⑧神经异常(抽搐或精神心理障碍);⑨血液异常(溶血性贫血,白细胞减少,淋巴细胞减少,血小板减少);⑩免疫学检查异常(红斑狼疮细胞阳性,抗 DNA 抗体阳性,抗 Sm 抗体阳性,梅毒血清反应假阳性);⑪抗核抗体(anti-nuclear antibody,ANA)阳性。产科病史中有习惯性流产、反复死胎、胎儿生长受限、早产等不良妊娠史可供参考。

2. 鉴别诊断

(1)妊娠期高血压疾病肾型　鉴别妊娠期高血压疾病与 SLE 病情加重很有必要,因为妊娠期高血压疾病的根本措施是终止妊娠。如 SLE 病情加重则治疗方法有所不同,需要增加泼尼松用量或用其他免疫抑制剂。SLE 患者和妊娠期高血压疾病患者均可以出现水肿、高血压、蛋白尿。脑型 SLE 可以发生癫痫与严重妊娠期高血压疾病的子痫抽搐发作的临床表现难以区分,由于两种疾患处理方法不同,进行鉴别尤为重要,通过化验检查可以区分:①SLE患者免疫指标(如 ANA 等)阳性,而妊娠期高血压疾病患者免疫指标阴性。②血清补体如 C3、C4、C50 在妊娠期高血压疾病时是升高的,SLE 活动期补体是降低的。③妊娠终止妊娠期高血压疾病立即缓解,SLE 不能缓解。

(2)贫血　妊娠期最多见的是缺铁性贫血、营养性贫血,通过补充铁剂、叶酸调整饮食,多数能纠正。SLE 患者贫血可能是免疫引起的溶血性贫血,患者为正常色素正常细胞贫血,并且常常伴有血小板减少。SLE 免疫抗体指标阳性、抗人球蛋白试验呈阳性;营养性贫血免疫抗体指标阴性,抗人球蛋白试验呈阴性。

(3)原发性血小板减少性紫癜　约有 25% 的 SLE 患者发病时有血小板减少,被误认为原发血小板减少性紫癜。通过骨髓穿刺进行区分,SLE 患者巨核细胞不减少,原发血小板减少性紫癜巨核细胞减少。进行抗核抗体及其他免疫学检查,如免疫指标阳性支持 SLE 如阴性可以排除 SLE。

(4)淋巴结肿大　有 5% SLE 患者以淋巴结肿大起病,淋巴结直径大小为 2 ~ 4 cm 并且伴有低热。淋巴结活体病理检查,排除淋巴结结核及霍奇金病。

(五)治疗

1. SLE 生育指导　SLE 对母儿双方均有极大危害,因此 SLE 患者须注意避孕,须应用工具避孕,因药物避孕可激发血管病变,因而禁忌。病情缓解半年至一年,服用泼尼松 ≤ 10 mg/d;无肾、神经等重要器官病变;使用免疫抑制剂者至少停药半年以上才允许妊娠。活动期和有明显心肾功能损害者应及时终止妊娠。已生育者最好在缓解期做输卵管绝育术。

2. 一般治疗　避免过度劳累,卧床休息,尤其需要避免日晒,防止受凉感冒及其他感染,注意营养及维生素的补充以增强机体抵抗力。

3. 药物治疗

(1)糖皮质激素　治疗妊娠合并 SLE 的主要药物,并且是紧急抢救时的首选药物。目前尚未发现短期适量应用泼尼松治疗 SLE 对胎儿、新生儿产生不良反应或致畸。地塞米松和倍他米松较易通过胎盘,应避免应用。泼尼松剂量一般每日 10 ~ 60 mg,按病情活动情况增减量。妊娠期及产后应常规应用泼尼松。妊娠前已停药者,妊娠期可用 5 ~ 10 mg;妊娠前已用 5 ~ 15 mg 者,妊娠期可加倍。妊娠期病情恶化者,可应用大剂量,快速控制病情后减至维持量。

(2)抗凝治疗　低剂量阿司匹林已被证实可以用于抗磷脂抗体(antiphospholipid antibody,APA)阳性或高凝状态者,能有效预防产科并发症。口服阿司匹林 25 ~ 75 mg/d,能降低血小板聚集,预防绒毛膜微血管血栓形成。有反复流产及胎盘血管梗死导致死胎史的患者可应用低分子肝素皮下注射,具有疏通循环、改善胎儿预后的作用,但需监测凝血功能。

（3）免疫抑制剂　羟氯喹分级属于C类药物；SLE轻度活动，妊娠期可以用羟氯喹治疗，其可能减少妊娠期狼疮的活动，至于产后是否可以哺乳，仍有争议。而病情处于活动期，应用糖皮质激素同时，可酌情加用硫唑嘌呤，妊娠期使用硫唑嘌呤的风险可能比未予治疗的妊娠风险小，用量≤2 mg/kg。环磷酰胺、吗替麦考酚酯和氨甲蝶呤是绝对禁忌药。

4. 产科处理

（1）妊娠期监护　由于SLE对妊娠结局的不良影响，患有SLE的孕妇，在妊娠期应加强胎儿宫内安危的监护。按高危妊娠处理，校正孕周，常规胎儿监护，包括胎动、胎心监护健康搜索。妊娠晚期则行胎儿生物物理学评分。如为狼疮肾活动期，ACR指南推荐妊娠满28周后，应适时终止妊娠。终止妊娠的方式，除有产科指征和胎儿因素外，一般可经阴道分娩。新生儿应进行相应的检查与监护。

（2）分娩时处理　要行干预性早产时须先行羊膜腔穿刺，抽羊水测L/S比值，同时将地塞米松10 mg注入羊膜腔，促胎儿肺成熟。L/S≥2可及时终止妊娠。单纯SLE并非剖宫产指征，宜按照病情个别考虑，应用低位产钳以缩短第二产程或做选择性剖宫产。

（3）免疫抑制剂应用　为了避免产时或产后SLE病情加重，临产开始泼尼松剂量加倍（不超过60 mg/d），并加用氢化可的松100 mg静脉滴注，持续至产后2～3 d。产后2～4周起逐渐减少泼尼松用量，严重肾型SLE伴大量蛋白尿产后加用环磷酰胺800～1 000 mg静脉滴注，每4周1次或加用硫唑嘌呤50 mg/d口服。肝脾大、血小板进行性下降者，长春新碱2 mg/周，静脉滴注。

（4）母乳喂养问题　因泼尼松可通过乳汁排出，产后不宜哺乳。雌激素可诱发SLE活动，不能用以回乳。

（六）预防

患者应避免过度劳累，卧床休息，尤其需要避免日晒，防止受凉感冒及其他感染，注意营养及维生素的补充，以增强机体抵抗力。SLE对母儿双方均有极大危害，因此SLE患者须注意避孕。

二、抗磷脂抗体综合征

抗磷脂抗体综合征（antiphospholipid antibody syndrome，APS）是由抗磷脂抗体（antiphospholipid antibody，APA）引起，主要表现为血栓形成、血小板减少、习惯性流产、早发型重度子痫前期等一组临床综合征。由于APL与血栓形成及妊娠丢失的关系已很明确，肝素治疗可有效减少血栓性疾病复发的风险，并改善妊娠结局，因此正确诊断APS相当重要。

（一）病因及发病机制

APL是一组能与多种含有磷脂结构的抗原物质发生反应的抗体，包括狼疮抗凝物（lupus anticoagulation，LAC）、抗心磷脂抗体（anticardiolipin antibody，ACA）、抗磷脂酸抗体（anti-phosphatidicacid antibody，APA）或针对其他磷脂或磷脂复合物的一组自身抗体。抗磷脂抗体产生的原因尚不清楚。用细菌免疫动物可诱发抗磷脂抗体的产生，说明感染因素可能起一定作用。另外，还可能与遗传因素有关，有研究报道HLA-DR7及DR4在抗磷脂抗体综合征患者中出现的频率增高,抗心磷脂抗体阳性者 HLA-DR53 出现的频率较高。其中 LAC 和 ACA 与临床关系较为突出。LAC 与血管内血栓形成有关,ACA 与反复流产及死胎关系较为密切。因此,认为二者是导致 APS 的主要原因。

抗磷脂抗体综合征最基本的病理特点是血栓形成所有的临床表现均与之有关。APA 导致血栓形成最可能的机制,是通过与磷脂或磷脂结合蛋白相互作用而干扰止血过程,改变血栓素 TXA_2/前列腺素 I_2 水平,促使血管收缩和血小板集聚,导致胎盘血管内血栓形成,干扰抗凝因子(降低膜联蛋白 V 的水平),抑制滋养层细胞生长,从而引起一系列临床症状。

APS 早期研究主要集中在 SLE 疾病上,发现 SLE 中 APL 阳性率占 30%~40%,约 50% APL 抗体阳性患者不伴有 SLE。APS 可分为原发性和继发性。原发性指在非 SLE 中出现 APL 阳性,继发性指在 SLE 患者中出现此并发症。

(二)对妊娠的影响

APS 患者胎盘血管病变、血栓形成,局部免疫损伤作用是妊娠不良结局的根本病理基础。妊娠前期和妊娠早期由于受精卵着床困难、胎盘滋养层细胞发育不良、胎盘功能减退,表现为受孕困难、不孕、复发性流产和反复的妊娠丢失。妊娠中、晚期 APS 患者常合并有严重的妊娠并发症,如早发型重度子痫前期、妊娠期肝内胆汁淤积等,胎盘功能减退可引起胎儿生长受限、早产、羊水过少、胎盘早剥,严重者胎死宫内。

(三)临床表现

1. 主要临床表现　为血栓形成、习惯性流产、血小板减少、溶血性贫血和精神神经症状。血栓可发生在动脉或静脉,以深部静脉血栓最为常见。蜕膜螺旋小动脉血栓形成,造成胎盘缺血,在妊娠早期胚胎停止发育死亡,妊娠中期常表现为胎儿生长受限、胎死宫内等。中枢神经系统血栓形成或 APA 直接与脑内磷脂发生交叉反应,可出现脑血栓、脑出血、精神行为异常和癫痫等症状。

2. 实验室检查

(1)梅毒血清反应生物学假阳性(biological false positive serological test for syphilis, BFP-STS)试验和性病研究实验室试验(venereal disease research laboratory test, VDRL)　BFP-STS 试验在狼疮或其他结缔组织疾病的阳性率为 5%~19%。这两种试验的主要抗原成分为心磷脂、磷脂酰胆碱(卵磷脂)和胆固醇的混合物,因此对于血栓形成,这两种试验方法的敏感性和特异性均不高。

(2)狼疮抗凝物质(LAC)　白陶土凝集时间(KCT)是 LAC 筛选试验中较敏感的方法,对妊娠期的 LAC 物质检测有重要的意义。

(3)抗磷脂抗体、抗心磷脂抗体　APL 抗体如 ACA、APA 抗体等阳性,其滴度高时,临床意义更大。数次国际标准化专题研讨会制定了统一的 ELISA 法检测 APL 的程序,该方法可对 APL 的 IgG、IgA、IgM 类进行定量或半定量测定。现在推荐以阴性、低度、中等、高度阳性来表达 APL 实验结果,以此提高各实验室检测结果的一致性和重复性。

(四)诊断

诊断 APS 必须具备下列至少一项临床标准和一项实验室标准。

1. 临床标准　血管栓塞或产科不良结局。血管栓塞指任何器官或组织中发生不明原因的静脉、动脉或小血管内血栓形成。产科不良结局是指妊娠10周后的≥1次原因不明的胎儿流产、妊娠10周前≥3次复发性流产或妊娠34周前因重度子痫前期或胎盘功能低下而引起的早产。

2. 实验室标准　实验检测见LAC、IgG/IgM型抗β_2GPI抗体或中到强滴度的ACA抗体IgG或IgM。实验检测需间隔12周的2次结果相同。

（五）鉴别诊断

抗磷脂抗体综合征常同时具有多种临床表现。原因不明的静脉血栓是抗磷脂抗体综合征最常见的症状。但肿瘤、口服避孕药、肾病综合征、血小板增多症、抗凝血酶Ⅲ缺乏、蛋白C缺乏、蛋白S缺乏、异常纤维蛋白原血症、红细胞增多症、阵发性睡眠性血红蛋白尿及尿高胱氨酸血症等疾病均可出现血栓形成，诊断时需加以鉴别。抗磷脂抗体综合征的血栓形成易反复发生，但每一次一般为单一的血栓，散发于不同的血管，反复发作的间隔时间常为几个月至几年。少数重症抗磷脂抗体综合征，短时间内出现广泛的血管内凝血，需与败血症、血栓性血小板减少性紫癜及DIC相鉴别。抗磷脂抗体综合征另一常见症状是反复流产，而且许多患者可能因流产为最初表现而被诊断为抗磷脂抗体综合征。但流产是妇产科常见的疾病之一，许多其他因素均可引起，必须加以除外，如子宫异常、其他的系统性疾病、慢性感染及遗传因素异常等。

（六）治疗

治疗目的是抑制血栓形成，预防妊娠丢失、子痫前期、早产等，同时避免或减少妊娠期血栓形成的发生率。治疗包括抗血小板、抗凝、促纤溶等，主要治疗药物有阿司匹林、肝素和糖皮质激素等。

1. 抗血栓形成治疗　急性期为阻断血栓形成可用肝素治疗。对有动静脉血栓者可口服抗凝剂，对已用足量华法林抗凝仍有反复血栓形成者可皮下注射足量肝素，2次/d，使PTT延长至正常值的1.5～2倍，或采用免疫抑制剂（环磷酰胺）、激素、肝素和华法林抗凝联合治疗。

2. 针对流产治疗　每天小剂量阿司匹林（60～80 mg）口服和肝素5 000～10 000 U皮下注射，2次/d可使APS中的妊娠得以改善。为防止长期肝素治疗所致的骨质疏松，辅以维生素D和钙剂；对肝素无效或不良反应明显者，可每月按0.4 g/(kg·d)静脉滴注γ球蛋白4～5 d，同时口服小剂量阿司匹林；泼尼松20～60 mg/d加小剂量阿司匹林能成功地防止流产但只是在其他治疗失败时用。长期大剂量激素对妊娠、胎儿不利。流产一旦确诊为APS所致后以小量阿司匹林，疗效明显。

（1）阿司匹林　能抑制血小板积聚、降低前列腺素合成酶的活性，从而有抗血栓形成和缓解血管痉挛的作用。对APA阳性，既往有胎儿生长受限、胎死宫内的孕妇，于妊娠12周以后持续应用小剂量阿司匹林100 mg/d以内，直至妊娠35周以前停药。12周以前有引起胎儿先天性心脏病的危险。本药能通过胎盘，分娩前用药有致新生儿出血的危险。

（2）肝素　不仅作用于凝血过程的多个环节，更能阻断APL诱导的针对蜕膜的补体活化。低分子肝素联合小剂量阿司匹林疗法是目前推荐治疗APS的首选方法，抗凝治疗过程中应注意监测出凝血时间、D-二聚体及血小板数，并及时调整用药剂量。不建议接受抗凝治疗的患者使用局部区域性阻滞麻醉,以避免下血肿形成。

(3)糖皮质激素　可单独应用或在上述治疗效果欠佳时联合应用。能抑制抗体产生和抗原抗体反应,减少血小板破坏。

(4)其他　丙种球蛋白能减少被致敏的血小板在网状内皮系统破坏,故血小板减少患者可在应用糖皮质激素效果不佳时应用,剂量400 mg/(kg·d),也可与阿司匹林或肝素联合治疗。

(七)预防

必须早期诊断治疗。平日应保持生活规律,心情舒畅,注意锻炼身体积极配合治疗。

(邹冬玲　苏晓萍　任成山)

参考文献

1　刘苗苗,贾胜男,张倩,等. 妊娠期肝病的临床研究进展[J]. 临床肝胆病杂志,2016,32(2):386-389.

2　段旭红,李明阳,令狐恩强. 妊娠期合并急性胰腺炎的诊治进展[J]. 中华胃肠内镜电子杂志,2016,3(1):27-32.

3　陈倩,原梦昕,王萌璐. 心脏病患者妊娠期心血管不良事件预测和预防[J]. 中国实用妇科与产科杂志,2017,33(3):256-259.

4　阿什利·罗曼. 妇产科学[M]. 7版. 瞿全新,主译. 天津:天津出版传媒集团,2018:157-198.

5　KIMMEL M C, FERGUSON E H, ZERWAS S, et al. Obstetric and gynecologic problems associated with eating disorders[J]. Int J Eat Disord,2016,49(3):260-275.

6　CATALANO P M, SHANKAR K. Obesity and pregnancy: mechanisms of short term and long term adverse consequences for mother and child[J]. BMJ,2017,356:j1.

7　SCHMIDT C B, VOORHORST I, VAN DE GAAR V H W, et al. Diabetes distress is associated with adverse pregnancy outcomes in women with gestational diabetes: a prospective cohort study[J]. BMC Pregnancy Childbirth,2019,19(1):223.

第二十七章

妊娠合并外科疾病

第一节　妊娠合并急性阑尾炎

急性阑尾炎是妊娠期最常见的外科疾病，其发病率与非妊娠期相同，为1/(1 000～2 000)。妊娠各期均可发病，但分娩期和产后少见。

妊娠合并急性阑尾炎有以下特点：①阑尾的位置在妊娠初期与非妊娠期相似，随妊娠子宫的不断增大使阑尾由右下腹向后上、向外推移，从而使腹壁压痛点位置发生改变，但多数仍在右下腹。②增大的子宫使阑尾与腹壁的距离增加，压痛位置深，腹壁肌紧张可能不明显。③妊娠期盆腔器官充血，阑尾也充血，增大的子宫妨碍网膜游走，炎症发展很快，不易局限，容易扩散，发生阑尾坏死、穿孔和急性腹膜炎；若炎症波及子宫浆膜，可诱发子宫收缩，引起流产，早产或子宫强直性收缩，其毒素可能导致胎儿缺氧，甚至死亡，威胁母儿安全。阑尾穿孔发生率中期达28%，晚期达42%。孕妇免疫力低是感染容易扩散的因素。④误诊率高，如尿路结石与感染、肌瘤变性、卵巢肿瘤蒂扭转、胎盘早剥都可能混淆阑尾炎的诊断。再如，妊娠中、晚期不典型的子宫局部裂开；宫角妊娠，切除宫角后再次宫内妊娠时的宫角破裂，宫腔镜黏膜下肌瘤手术后再次妊娠的局部破裂等。

一、病　因

1. 梗阻　阑尾为一细长的管道，仅一端与盲肠相通，一旦梗阻可使管腔内分泌物积存、内压增高，压迫阑尾壁阻碍远侧血运。在此基础上管腔内细菌侵入受损黏膜，易致感染。梗阻为急性阑尾炎发病常见的基本因素。

2. 感染　其主要因素为阑尾腔内细菌所致的直接感染。阑尾腔因与盲肠相通，因此具有与盲肠腔内相同的以大肠埃希菌和厌氧菌为主的菌种和数量。若阑尾黏膜稍有损伤，细菌侵入管壁，引起不同程度的感染。

3. 其他　被认为与发病有关的其他因素中有因腹泻、便秘等胃肠道功能障碍引起内脏神经反射，导致阑尾肌肉和血管痉挛，一旦超过正常强度，可以产生阑尾管腔狭窄、血供障碍、黏膜受损，细菌入侵而致急性炎症。此外，急性阑尾炎发病与饮食习惯、便秘和遗传等因素有关。

妊娠期合并急性阑尾炎的病因同非妊娠期。妊娠并不诱发阑尾炎，但增大的妊娠子宫能使阑尾位置发生改变。

二、临床表现

妊娠早期急性阑尾炎，典型症状是转移性右下腹疼痛，发病时常上腹部不适，或脐周疼痛，逐渐转移至右下腹，可能痛点模糊，诉说不清，可伴有发热、恶心、呕吐等，检查右下腹部有压痛、反跳痛和肌紧张等表现，白细胞总数增高，其症状和体征与非妊娠时急性阑尾炎相似。妊娠中，晚期急性阑尾炎，因增大的子宫引起阑尾移位，检查时压痛点升高，压痛最剧的部位甚至可达右肋下肝区，肌紧张和反跳痛，但不如非孕妇明显。由于妊娠子宫撑起腹壁腹膜，阑尾又处于腹腔深处，被增大的妊娠子宫掩盖，使局限性腹膜炎体征不典型。阑尾穿孔、坏死和发生腹膜炎时，体温可以升高，白细胞总数增高明显，可超过 $20\times10^{9}/L$。

三、诊　断

妊娠期急性阑尾炎的临床表现可不典型，故术前诊断率在50%~75%，约20%在阑尾穿孔或并腹膜炎时才诊断。超声检查在妊娠期可作为影像学检查的首选，妊娠早、中期诊断的准确性与非妊娠期相同。到妊娠晚期，由于子宫的遮挡常无法辨别阑尾，有条件可做MRI检查。当临床高度怀疑阑尾炎而影像学无支持依据时，腹腔镜检查可提高诊断准确性。确诊后同时可做阑尾切除术，但其安全性尚需研究。

1. 诊断依据　①妊娠期出现转移性右下腹痛，可伴腰痛；②右下腹压痛和反跳痛，随子宫增大，压痛区域升高；③可伴发冷、发热，严重时全腹均有压痛及反跳痛、腹肌紧张、腹水征可阳性；④血常规白细胞计数及分类中性粒细胞升高；⑤排除右侧卵巢肿瘤蒂扭转、异位妊娠、右输尿管结石、胆囊炎、右侧急性肾盂肾炎。

2. 早期诊断　如果孕妇有以下情况，可以作早期诊断时的参考：①孕妇在妊娠前曾有急慢性阑尾炎发作史；②妊娠后突然出现腹痛，由腹上区或脐周围开始，然后又有转移右下腹疼痛；③腹痛和触痛的部位较一般为高；④外周血白细胞计数增高，体温升高，脉率增快；⑤诊断不能肯定时，可进行B超检查，准确率可达90%~96%；⑥妊娠期合并急性阑尾炎时，往往其临床表现较轻，但病情和病理改变较重。

四、鉴别诊断

1. 妊娠早期　患急性阑尾炎，若临床表现典型，诊断常无困难，但需与右侧卵巢囊肿蒂扭转及右侧输卵管妊娠破裂相鉴别。

2. 妊娠中期　患急性阑尾炎较多见，妊娠子宫使阑尾明显移位，应与右侧卵巢肿蒂扭转、右侧急性肾盂肾炎、右侧输尿管结石、急性胆囊炎相鉴别。

3. 妊娠晚期　妊娠子宫充满腹腔，阑尾明显向外上方移位，腹痛在上腹部，需与重型胎盘早剥和子宫肌瘤红色变鉴别。

4. 分娩期　急性阑尾炎应与子宫破裂相鉴别，通过详细询问病史、认真查体和妇科检查,多能做出正确诊断。

5. 产褥期　阑尾炎需与产褥感染相鉴别。

另外,还需要与急性淋菌性盆腔炎,盆腔积脓等相鉴别。

五、治　疗

(一)治疗原则

一经确诊,在给予大剂量广谱抗生素同时,为防止炎症扩散应尽快手术治疗,避免延误,保守治疗意义不大,无论处在妊娠的什么期都可手术。对妊娠期高度可疑患急性阑尾炎者,也是剖腹探查的指征。其目的是避免病情迅速发展,一旦并发阑尾穿孔和弥漫性腹膜炎,对母儿均会引起严重后果。探查阑尾正常时,应仔细寻找其他产科及非产科急腹症。鉴于妊娠期急性阑尾炎的诊断较非妊娠期困难,若误诊或未及时手术而导致穿孔、腹膜炎,将明显增加母儿患病率和死亡率。同时,注意因为手术原因而发生的流产、早产及婴儿存活的问题。妊娠期阑尾炎若正确处理,母儿都会平安。但无论保守疗法中使用抗生素还是手术中的麻醉药,都要充分考虑到胎儿的因素,尤其在妊娠早期,应选择相对安全的药物。

1. 妊娠早期(1 ~3 个月)　不论其临床表现轻重,均应手术治疗。

2. 妊娠中期(4 ~6 个月)　此期手术治疗的安全系数也比妊娠早期大,一般认为此时是手术切除阑尾的最佳时机。

3. 妊娠晚期　应手术治疗,即使因手术刺激引起早产,绝大多数婴儿能成活,手术对孕妇的影响也不大。

(二)治疗方法

1. 麻醉　多选择硬脊膜外连续阻滞麻醉,术中吸氧和输液,防止孕妇缺氧及低血压。

2. 手术要点

(1)切口选择　妊娠早期手术可采取右下腹斜切口(麦氏切口)。妊娠中期以后,应取高于麦氏点的右侧腹直肌旁切口(相当于子宫体 1/3 处)为宜。

(2)体位　手术时孕妇体位稍向左侧倾斜 30°,使妊娠子宫向左移,便于寻找阑尾。

(3)操作　手术操作轻柔,用纱布保护切口,尽量避免刺激子宫。阑尾切除后,最好不放腹腔引流,以减少对子宫的刺激。术中尽量避免缺氧与低血压,以免胎儿受损。

(4)阑尾穿孔　若阑尾已穿孔,切除阑尾后尽量吸净脓液,并放腹腔引流,脓液做细菌培养,并做药敏试验,给予大剂量广谱抗生素。

(5)阑尾脓肿　应在腹腔放引流。

(6)剖宫产　除非有产科指征,原则上仅处理阑尾炎而不同时做剖宫产。若妊娠已近预产期,术中暴露阑尾困难,应先行剖宫产术,随后再切除阑尾。妊娠晚期如已发展成腹膜炎或腹腔脓肿时,可以同时做剖宫产,先行腹膜外剖宫产术,随后再切开腹膜切除阑尾更好。如为阑尾穿孔并发弥漫性腹膜炎,盆腔感染严重或子宫、胎盘已有感染征象时,应考虑剖宫产同时行子宫次全切除术,并需放引流。术后积极给予有效抗生素治疗。

3. 术后处理　给予抗生素,对症处理,做好监护。术后如已近预产期可任其自然分娩。

因腹肌用力而导致伤口裂开的风险很小。即使因误诊而切除了一条正常阑尾，也比延误手术时机而致阑尾穿孔、腹膜炎、流产为好。

如离预产期尚远需继续妊娠，则可给镇静和保胎治疗。阑尾手术后 3 ~ 4 d 内，给予宫缩抑制剂及镇静药，如静脉滴注利托君、硫酸镁，也可口服沙丁胺醇，肌内注射黄体酮注射液，口服维生素 E 和肌内注射绒促性素等，以减少流产与早产的发生。分娩后子宫缩小，可使原来局限的脓肿扩散到腹腔，此时应急诊开腹引流。

六、预防和预后

预后的好坏主要和能否早期诊断和及时手术治疗有关，另外与妊娠月份有关。妊娠越晚期，临床表现越不典型、延误治疗的可能性越大，预后越差。手术后宜用大量或联合应用抗生素，但要考虑药物对胎儿的影响，如氯霉素、四环素类和磺胺禁止使用。

第二节　妊娠合并急性胆囊炎和胆石症

妊娠期急性胆囊炎和胆石症的发病率仅次于急性阑尾炎。国外报道妊娠期急性胆囊炎的发病率为 0.8%，70% 合并胆石症。急性胆囊炎与胆石堵塞肠道及细菌感染有关，3% ~ 4% 的妇女在妊娠前有胆石但无症状。

一、病　因

妊娠期在孕激素的作用下，胆囊及胆道平滑肌松弛致使胆囊排空缓慢和胆汁淤积，因此，胆汁流动不畅，细菌易繁殖而导致感染。常见病菌为大肠埃希菌，占 70% 以上，其次有葡萄球菌、链球菌及厌氧菌等。雌激素降低胆囊黏膜对钠的调节，使胆囊黏膜吸收水分能力下降而影响胆囊浓缩功能。从妊娠早期开始，胆汁酸中鹅去氧胆酸的比例下降而胆酸比例上升，这种比例改变影响了胆固醇在胶态溶液中的溶解度，使胆固醇易析出结晶。同时，妊娠中、晚期胆汁中胆固醇的分泌增加。加上孕酮降低胆囊收缩力，使胆囊排空时间延长，残余容量增多，为胆石形成与细菌繁殖创造条件而易致胆道感染，所以，妊娠是胆囊结石的重要诱因。临床上妊娠合并急性胆囊炎并不多见，胆囊炎和胆石症可发生在妊娠期任何阶段，以妊娠晚期更为多见。

急性胆囊炎可单独存在或为急性化脓性胆管炎的一部分。急性胆囊炎约 90% 以上由胆道结石梗阻胆囊管引起，胆总管结石或胆道蛔虫常是急性化脓性胆管炎的病因。

二、临床表现

1. 症状体征　妊娠期急性胆囊炎的临床表现与非妊娠期基本相同。常在进油腻食物后发病，表现突然右上腹和（或）中上腹出现绞痛，阵发性加重，常放射至右肩或背部，并伴有恶心、呕吐等消化道症状。病情严重时有畏寒、发热。查体：右上腹胆囊区有压痛、肌紧张，有时胆囊区有触痛（Murphy 征阳性，对于孕妇有时不典型），常在右肋缘下触及有触痛的肿大胆囊。若大网膜包裹形成胆囊周围炎性团块时，则右上腹部肿块界限不清，活动受限。发生急性化脓性胆管炎时，因胆总管有梗阻，除上述表现外，约 10% 患者出现黄疸。

2. 辅助检查　①白细胞计数升高伴核左移，如有化脓或胆囊坏死、穿孔时，白细胞可达 20×10^{9}/L 以上，但白细胞增高不是特异性指标。②血清丙氨酸氨基转移酶（ALT）与天门冬氨酸氨基转移酶（AST）轻度升高，碱性磷酸酶（ALP）轻度上升。胆总管有梗阻时，胆红素升高。③超声检查可见胆囊肿大、壁厚。合并胆石时，可见胆石光团及声影。胆总管梗阻时，可见胆总管扩张，直径>0.8 cm。有时，还可见到胆总管内的结石或蛔虫的回声。合并胰腺炎时，可见胰腺肿大。

三、诊断与鉴别诊断

根据典型病史，突发性右上腹绞痛、阵发性加重、右上腹胆囊区压痛、肌紧张，体温升高，即可诊断。超声见胆囊肿大壁厚、收缩不良，或合并胆石等，诊断就更明确。如触到张力很大的胆囊或体温在 39～40 ℃，病情不缓解等，应考虑胆囊坏死、穿孔的危险增大，有可能引起腹膜炎。主要与急性阑尾炎鉴别，妊娠期阑尾位置上移常易误诊为胆囊炎而延误手术。此外，要与心肌梗死、妊娠急性脂肪肝、HELLP 综合征、右侧急性肾盂肾炎、急性胰腺炎、肺炎等鉴别。

四、治　疗

1. 非手术治疗　妊娠合并急性胆囊炎，绝大多数合并胆石症，主张非手术疗法，多数经非手术治疗有效。非手术治疗包括：①禁食，必要时胃肠减压，缓解期给予低脂肪、低胆固醇饮食。②纠正水、电解质紊乱和酸碱失衡。③用对胎儿无害的广谱抗生素，如氨苄西林以及头孢唑林钠、头孢噻肟钠等治疗感染。④发生胆绞痛时给予解痉镇痛药，如阿托品、哌替啶肌内注射。缓解期给予利胆药物，如苯丙醇、非布丙醇等。

2. 手术治疗　经非手术治疗效果不佳且病情恶化者，或并发胆囊积脓、胆囊穿孔及弥漫性腹膜炎时，应尽快行手术。于妊娠早、中期行腹腔镜切除胆囊，对母儿较安全，对妊娠无明显不良影响。于妊娠晚期手术时，应行术式简单的胆囊造瘘，保持引流通畅，伴胆管结石者，行切开取石及引流术。术后注意有无宫缩，及时给予黄体酮等保胎治疗。

胆石症的治疗多采用药物排石或手术治疗，这两种方法对孕妇都有危险，由于排石药多是泻药，故易造成流产、早产；妊娠期子宫增大，影响手术区的暴露，一般不宜手术，但如果病情危重，应首先考虑母体健康，及时手术治疗。

五、预　防

1. 规律进食　这是预防结石的最好方法。因为未进食时胆囊中充满了胆汁，胆囊黏膜吸收水分使胆汁变浓,此时胆固醇/卵磷脂大泡容易形成,胆汁的黏稠度亦增加,形成胆泥。进食后食物进入十二指肠时反应性地分泌胆囊收缩激素,使胆囊收缩,大量黏稠的和含有胆泥的胆汁被排出到肠道内,可以防止结石的形成。

2. 适度营养并适当限制饮食中脂肪和胆固醇的含量　所谓适度的营养,就是要对饮食的质和量都加以一定的限制,要求全面地提供各种比例合适的营养物质,而食物的量则以能维持人体正常的生命活动为度。注意营养适度,特别要注意不食用过多的胆固醇和动物脂肪。因为胆固醇结石的形成和胆汁中含有较多量的胆固醇有关。此外,参加适当的体力劳动和体育锻炼,对防止营养过度也有一定的帮助。

3. 保证摄入足够量的蛋白质　蛋白质是维持我们身体健康所必需的一种营养物质。据研究,蛋白质摄入量的长期不足,与胆色素结石的形成有关,保证饮食中有足够的蛋白质,有助于预防胆色素结石的发生。

4. 讲究卫生　防止肠道蛔虫的感染,并积极治疗肠蛔虫症和胆道蛔虫症。

5. 保持胆囊的收缩功能　防止胆汁长期淤滞,对长期禁食使用静脉内营养的患者,应定期使用胆囊收缩药物,如胆囊收缩素等。

第三节　妊娠合并肠梗阻

妊娠期肠梗阻较罕见,有时诊断困难,孕妇及胎儿死亡率较高,如处理不及时,后果严重。发病率的统计差别很大,1/(66 000～70 000)次/妊娠;国内资料报道发病率为0.16%,较 Morris 报道的0.018%明显增高。

一、病　因

妊娠本身是否引起肠梗阻,尚无定论,有些作者认为无关。临床观察妊娠期肠梗阻的发病率与非妊娠期相似。有人认为有些病例是由于妊娠子宫增大挤压肠袢,使无症状的肠粘连因受压或扭转而形成肠梗阻。抑或因先天性肠系膜根部距离过短,受逐渐增大子宫的推挤,肠管活动度受限,过度牵拉和挤压,亦可使小肠扭转,发生机械性肠梗阻。此外,妊娠期由于穿孔性腹膜炎或肠系膜血栓形成引起的麻痹性肠梗阻更罕见。虽然妊娠期、分娩期和产褥期均可发生肠梗阻,但临床观察证实,妊娠16～20周子宫升入腹腔时,妊娠32～36周胎头降入盆腔时,或产后子宫突然缩复,肠袢急剧移位时,更容易发生肠梗阻。Halter Linz 曾分析妊娠期肠梗阻病例的原因,其中以粘连引起的最多,肠梗阻60%～70%与既往手术粘连有关。肠扭转占25.7%,肠套叠占6.0%,恶性肿瘤占3%,此外,妊娠期肠梗阻有52.9%发生于妊娠晚期,8.2%发生于产褥期。

肠梗阻是妊娠期开腹手术的第3位原因,仅次于阑尾炎和胆囊炎。孕产妇死亡率和患病率与诊断不及时、手术不及时和术前准备不充分直接相关。Sharp 引用文献66例妊娠并肠梗阻中有4例孕产妇死亡,死亡率为6.06%,多死于感染和休克,胎儿死亡率为26%,多因母亲低血压导致胎儿缺氧酸中毒。

二、临床表现

腹痛、呕吐和不排气是典型的三大症状。

1. 肠梗阻的一般症状和体征　腹痛为肠梗阻的主要症状。由于肠内容物通过受阻，引起肠壁平滑肌强烈的收缩和痉挛，产生阵发性的剧烈绞痛。高位肠梗阻时，呕吐出现早而频繁，呕吐物为胃或十二指肠内容物；低位梗阻时，呕吐出现迟而次数少。此外，还可能有排气和排便障碍，多数患者不再排气、排便。发病后仍有多次、少量排气或排便时，常为不完全性肠梗阻。体征主要为腹胀及腹部压痛，有的可摸到肿块；听诊肠鸣音亢进与阵发性腹痛的出现相一致，部分绞窄性肠梗阻者肠鸣音可消失。移动性浊音或B超发现腹水是绞窄性肠梗阻的重要诊断依据。病程晚期肠扩张大量液体潴留可导致发热、少尿甚至休克。

2. 妊娠期肠梗阻的临床特点　基本上与非妊娠期肠梗阻相似。但妊娠晚期子宫增大占据腹腔，肠袢移向子宫的后方或两侧，或因产后腹壁松弛，使体征不明显、不典型，应予警惕。

三、诊断与鉴别诊断

1. 诊断　孕妇以往有手术史，尤其手术后并发肠粘连，一旦出现腹痛、呕吐、腹胀，无肛门排便、排气时，应怀疑肠梗阻的可能。孕妇怀疑有肠梗阻时，一定要做X射线腹平片检查，孕妇由于误诊所带来的危害远远大于胎儿暴露于X射线的影响。X射线检查对扩张且积有液气的肠袢亦能帮助确诊。一旦确诊为肠梗阻，便应仔细鉴别是绞窄性还是单纯性（非绞窄性）肠梗阻。

2. 鉴别诊断　妊娠并肠梗阻时须与产科疾病如早产、隐性胎盘早剥、急性羊水过多等鉴别，还要与其他内、外科疾病（包括Ogilvie综合征）鉴别。

四、治　疗

妊娠期肠梗阻的处理，应根据梗阻性质、类型、程度、部位、全身情况以及妊娠的期限和胎儿的情况等，采取恰当的措施。

1. 保守治疗　非绞窄性肠梗阻，应先保守治疗。包括禁食、胃肠减压、补液、输血和应用抗生素等。对乙状结肠扭转的病程早期，可小心插入肛管排气管或多次小量灌肠，以使扭转部位肠腔内气体及粪便排出。但有引起流产或早产的可能，应注意防治。

2. 手术治疗　经保守治疗12～24 h，症状不好转，梗阻未解除者，应采取手术治疗，术中彻底查清绞窄梗阻部位及病变程度来决定手术方式。

3. 产科处理　①保留妊娠者，应给予安胎治疗。②妊娠早期肠梗阻经保守治疗好转，梗阻解除者，可以继续妊娠。施行肠梗阻手术的病例，往往病情较重，不宜继续妊娠，可择期人工流产。③妊娠中期合并肠梗阻，如无产科指征，不必采取引产手术终止妊娠，但有部分病例可能发生流产。④晚期妊娠34周以上，估计胎儿肺已成熟，应先做剖宫产取出胎儿，使子宫缩小后再探查腹腔，否则膨大的子宫使术野难以暴露和操作，需请有经验的外科医生检查所有肠管。如有肠管坏死，还需做部分肠管切除与吻合术。死亡病例均系误诊，延误手术时机，以致发展到肠坏死、穿孔、腹膜炎、中毒性休克、DIC 和肾功能衰竭等。

假性肠梗阻，或称 Ogilvie 综合征，是结肠功能紊乱所致的非器质性肠梗阻，其中 10% 发生在产后，表为腹胀、恶心、便秘。检查：腹虽胀但软。X 射线检查可有肠道过度胀气直达脾区，但其远端并无机械性梗阻存在。如结肠扩张到 9～12 cm（临界值），则易穿孔而致感染、休克死亡。在结肠未扩张到临界值时，可保守治疗，包括胃肠减压、输液、纠正水和电解质紊乱、放置肛管排气等。如保守治疗 72 h 无好转，或 X 射线提示结肠扩张已达临界值时，则应手术治疗。

五、预　防

卧床多、活动少者，会增加食物性肠梗阻的机会，所以，孕妇在妊娠期要注意适当运动，多吃易消化、富含纤维素的植物性食物，如水果、蔬菜等，少吃动物性食物，尤其不要吃太多含高蛋白且不易消化吸收的食物。

（李秀泉　张　华）

参考文献

1　曹泽毅. 中华妇产科学[M]. 北京：人民卫生出版社，2016：609-612.

2　BURKE L M, BASHIR M R, MILER F H, et al. Magnetic resonance imaging of acute appendicitis in pregnancy: a 5-year multi institutional study[J]. Am J Obstet Gynecol, 2015, 213(5): 691-693.

第二十八章

妊娠合并性传播疾病

性传播疾病(sexually transmitted diseases,STDs)是一组以性接触为主要传播途径的传染病。近年来性传播疾病发生在我国日益增多。妊娠期感染性传播疾病或感染了性传播疾病的妇女妊娠,不但对孕妇本人健康危害较大,而且还可以感染胚胎、传播给胎婴儿,造成流产、早产、出生缺陷、胎儿或新生儿感染等,危及下一代健康。目前,妊娠合并性传播疾病的诊断和处理,已成为产科的重要问题之一。

第一节　梅　毒

梅毒(syphilis)是梅毒螺旋体(treponema pallidum,TP)引起的生殖器及其所属淋巴结及全身病变的性传播疾病。其临床表现复杂,几乎可侵犯全身各个器官,造成多器官损害。梅毒对孕妇和胎儿均危害严重,梅毒螺旋体可以通过胎盘感染胎儿。自妊娠 2 周起梅毒螺旋体即可感染胎儿,引起流产。妊娠 16 ~ 20 周后梅毒螺旋体可通过感染胎盘播散到胎儿所有器官,引起死胎、死产或早产。梅毒如未经治疗,不良围产结局发生率为 36% ~ 81% 。

梅毒的病原体是苍白密螺旋体(又称苍白螺旋体、梅毒螺旋体),是一种小而纤细的螺旋状微生物。苍白螺旋体属厌氧微生物,对阳光、肥皂水、煮沸、干燥和一般消毒剂甚为敏感,在人体外不易存活,但在潮湿环境内可存活数小时。

一、流行病学

梅毒在全世界流行,据 WHO 估计,全球每年约有 1 200 万新发病例,主要集中在南亚、东南亚和次撒哈拉非洲。近年来梅毒在我国增长迅速,已成为报告病例数最多的性病。所报告的梅毒中,潜伏梅毒占多数,一、二期梅毒也较为常见,先天梅毒报告病例数也在增加。

1. 传染源　梅毒是人类独有的疾病,显性和隐性梅毒患者是传染源。获得性梅毒(后天)早期梅毒患者是传染源。感染梅毒者的皮损、分泌物、血液中含有梅毒螺旋体。未患病者在与梅毒患者的性接触中,皮肤或黏膜若有细微破损则可得病。极少数可通过输血途径传染。感染后的头 2 年最具传染性,随着病期的延长传染性越来越小,一般认为感染 4 年后性传播的传染性大为下降。

2. 传播途径　梅毒的传播途径主要为性传播，直接接触感染，少数也可通过间接感染。95%以上的患者是通过危险的或无保护的性行为被传染的，少数通过亲吻、污染的衣物、用具、医疗器械，或输入含梅毒螺旋体的血液等传染。梅毒螺旋体可通过胎盘传给胎儿，或当产道有梅毒病灶时可于分娩过程中胎儿通过软产道受感染。胎传梅毒是由患梅毒的孕妇通过胎盘传染给胎儿的，一、二期和早期潜伏梅毒的孕妇，传染给胎儿的概率相当高，可引起胎儿宫内感染，导致流产、早产、死胎或分娩胎传梅毒儿。一般认为孕妇梅毒病期越早，胎儿感染的机会越大，孕妇即使患有无症状的隐性梅毒还是具有传染性。

二、临床表现

（一）获得性显性梅毒

1. 一期梅毒　梅毒螺旋体侵入人体后，经过2～4周的潜伏期，在侵入部位发生炎症反应，形成硬下疳，称为一期梅毒。出现硬下疳后，梅毒螺旋体由硬下疳附近的淋巴结进入血液扩散到全身。标志性临床特征是硬下疳。好发部位为阴茎、龟头、冠状沟、包皮、尿道口；大小阴唇、阴蒂、宫颈；肛门、肛管等，也可见于唇、舌、乳房等处。①硬下疳，特点为感染TP后7～60 d出现，大多数患者硬下疳为单发、无痛无痒、圆形或椭圆形、边界清晰的溃疡，高出皮面，疮面较清洁，有继发感染者分泌物多，触之有软骨样硬度。持续时间为4～6周，可自愈。硬下疳可以和二期梅毒并存。②近卫淋巴结肿大，出现硬下疳后1～2周，部分患者出现腹股沟或近卫淋巴结肿大，可单个也可多个，肿大的淋巴结大小不等、质硬、不粘连、不破溃、无痛。

2. 二期梅毒　经过6～8周，几乎所有的组织及器官均受侵，称为二期梅毒。以二期梅毒疹为特征，有全身症状，一般在硬下疳消退后相隔一段无症状期再发生。TP随血液循环播散，引发多部位损害和多样病灶。侵犯皮肤、黏膜、骨骼、内脏、心血管、神经系统。梅毒进入二期时，梅毒血清学试验几乎100%阳性。全身症状发生在皮疹出现前，发热、头痛、骨关节酸痛、肝脾大、淋巴结肿大。男性发生率约25%；女性约50%。3～5 d好转。接着出现梅毒疹，并有反复发生的特点。①皮肤梅毒疹，80%～95%的患者发生。特点为疹型多样和反复发生、广泛而对称、不痛不痒、愈后多不留瘢痕、驱梅治疗迅速消退。主要疹型有斑疹样、丘疹样、脓疱性梅毒疹及扁平湿疣、掌跖梅毒疹等。②复发性梅毒疹，初期的梅毒疹自行消退后，约20%的二期梅毒患者于一年内复发，以环状丘疹最为多见。③黏膜损害，约50%的患者出现黏膜损害。发生在唇、口腔、扁桃体及咽喉，为黏膜斑或黏膜炎，有渗出物，或发生灰白膜，黏膜红肿。④梅毒性脱发，约占患者的10%。多为稀疏性，边界不清，如虫蚀样；少数为弥漫样。⑤骨关节损害，骨膜炎、骨炎、骨髓炎及关节炎，伴疼痛。⑥二期眼梅毒，梅毒性虹膜炎、虹膜睫状体炎、脉络膜炎、视网膜炎等，常为双侧。⑦二期神经梅毒，多无明显症状，脑脊液异常，脑脊液快速血浆反应素环状卡片试验（rapid plasma reagin circle card test，RPR）阳性。可有脑膜炎或脑膜血管症状。⑧全身浅表淋巴结肿大。

二期梅毒的症状可不经治疗而自然消失，又进入潜伏状态，称为潜伏梅毒。当机体抵抗力降低时，可再次出现症状，称为二期复发梅毒，可以复发数次。

3. 三期梅毒　1/3的未经治疗的显性TP感染发生三期梅毒。其中，15%为良性晚期梅毒,15%~20%为严重的晚期梅毒。①皮肤黏膜损害,结节性梅毒疹好发于头皮、肩胛、背部及四肢的伸侧。树胶样肿常发生在小腿部,为深溃疡形成,萎缩样瘢痕;发生在上额部时,组织坏死,穿孔;发生于鼻中隔者则骨质破坏,形成马鞍鼻;舌部者为穿凿性溃疡;阴道损害为出现溃疡,可形成膀胱阴道漏或直肠阴道漏等。②近关节结节,是梅毒性纤维瘤缓慢生长的皮下纤维结节,对称、大小不等、质硬、不活动、不破溃、表皮正常、无炎症、无痛、可自行消退。③心血管梅毒,主要侵犯主动脉弓,可发生主动脉瓣闭锁不全,引起梅毒性心脏病。④神经梅毒,发生率约10%,可在感染早期或数年、十数年后发生。可无症状,也可发生梅毒性脑膜炎、脑血管梅毒、脑膜树胶样肿、麻痹性痴呆。脑膜树胶样肿为累及一侧大脑半球皮质下的病变,发生颅内压增高、头痛及脑局部压迫症状。实质性神经梅毒系脑或脊髓的实质性病损,前者形成麻痹性痴呆,后者表现为脊髓后根及后索的退行性变,有感觉异常、共济失调等多种病征,即脊髓痨。

(二)获得性隐性梅毒

后天感染TP后未经治疗或药物剂量不足,未形成显性梅毒而呈无症状表现,或显性梅毒经一定的活动期后症状暂时消退,梅毒血清试验阳性、脑脊液检查正常,称为隐性(潜伏)梅毒。感染后2年内的称为早期潜伏梅毒;感染后2年以上的称为晚期潜伏梅毒。

(三)妊娠梅毒

妊娠梅毒是妊娠期发生的显性或隐性梅毒。妊娠梅毒时,TP可通过胎盘或脐静脉传给胎儿,导致所生婴儿的先天梅毒。孕妇因发生小动脉炎导致胎盘组织坏死,造成流产、早产、死胎。

(四)先天梅毒

1. 早期先天梅毒　患儿出生时即瘦小,出生后3周出现症状,全身淋巴结肿大,无粘连、无痛、质硬,多有梅毒性鼻炎。出生后约6周出现皮肤损害,呈水疱-大疱型皮损(梅毒性天疱疮)或斑丘疹、丘疹鳞屑性损害。可发生骨软骨炎、骨膜炎,多有肝脾大,血小板减少和贫血,可发生神经梅毒,不发生硬下疳。

2. 晚期先天梅毒　发生在2岁以后。一类是早期病变所致的骨、齿、眼、神经及皮肤的永久性损害,如马鞍鼻、郝秦森齿等,无活动性。另一类是仍具活动性损害所致的临床表现,如角膜炎、神经性耳聋、神经系统表现异常、脑脊液变化、肝脾大、鼻或腭树胶肿、关节积水、骨膜炎、指炎及皮肤黏膜损害等。

3. 先天潜伏梅毒　生于患梅毒的母亲,未经治疗,无临床表现,但梅毒血清反应阳性,年龄小于2岁者为早期先天潜伏梅毒,大于2岁者为晚期先天潜伏梅毒。

三、诊　断

妊娠合并梅毒的分期和诊断与非妊娠期基本相同,应根据病史、临床症状、体检及实验室检查进行综合分析,做出诊断。由于大多数妊娠合并梅毒为潜伏梅毒,妊娠合并梅毒的诊断主要依靠实验室检查。

一期梅毒可直接从皮肤黏膜损害处渗出物查到活动的梅毒螺旋体即可确诊;大多数感

染孕妇不易发现病灶，主要依靠梅毒血清学实验：如梅毒螺旋体抗体血清学试验阳性；非梅毒螺旋体抗体血清学试验阳性（如感染不足 2 周，该实验可为阴性，应于感染后 4 周复检）。

（一）妊娠期筛查

孕产妇初次接受孕产期保健时，即采用任意一类梅毒血清学检测方法进行梅毒筛查。筛查结果呈阳性反应者，需用另一类检测方法进行复检，确定其是否为梅毒感染。在有条件地区，建议首选梅毒螺旋体抗体血清学试验进行筛查。

妊娠合并梅毒表现不典型，妊娠期应进行常规筛查。所有初次进行产前检查的妊娠妇女应进行非梅毒螺旋体抗体血清学检测或梅毒螺旋体抗体血清学检测，检测尽可能在妊娠早期进行。分娩期初次接受产前检查的妇女，立即进行孕产妇梅毒检测，以尽快了解孕产妇的感染状态，同时对其配偶进行检测。高危者应在妊娠早期、妊娠 28 周和分娩前进行复查。

（二）实验室检查

1. 暗视野显微镜检查　取早期梅毒患者皮肤黏膜损害处（如硬下疳、扁平湿疣、湿丘疹等）渗出物在暗视野显微镜下查到活动的梅毒螺旋体即可确诊。每日 1 次连续 3 d，可提高阳性率，要求迅速收集标本并立即检查。但本方法受病程、某些外加因素以及检测人员技术水平的影响，敏感性较低。干疹或血液中难检测到梅毒螺旋体，晚期及隐性梅毒患者不适用。

2. 血清学检查　人体感染梅毒螺旋体后产生两种抗体：针对梅毒螺旋体产生的特异性抗体，即梅毒螺旋体抗体和非特异性类脂质抗体，即反应素。梅毒血清学检测方法包括梅毒螺旋体抗体血清学试验和非梅毒螺旋体抗体血清学试验。

（1）梅毒螺旋体抗体血清学试验　梅毒螺旋体抗体血清学试验用活的或死的梅毒螺旋体或它的某些特异肽段作为抗原来检测抗梅毒螺旋体的抗体，敏感性和特异性均高。用于 TP 感染的确诊。对已成功治疗者仍有反应，感染梅毒后该抗体将终身阳性，不能用于疗效、复发或再感染的判定。常用方法包括梅毒螺旋体颗粒凝集试验（treponema pallidum particle agglutination test，TPPA）、酶联免疫吸附试验（enzyme-linked immunosorbent assay，ELISA）、梅毒螺旋体免疫层析法-梅毒快速检测（treponema pallidum Immunochromatography-rapid test，TP-RT）、化学发光免疫试验（chemiluminescence analysis，CLIA）。

（2）非梅毒螺旋体抗体血清学试验　梅毒螺旋体感染人体，宿主对其表面的类脂质做出免疫应答，在感染后 3～10 周产生抗类脂抗原的抗体（反应素），一般在硬下疳出现 4 周才能检出。敏感性高而特异性较低，其滴度变化常与梅毒活动性平行，用于筛选和定量试验，观察疗效，复发及再感染，母婴滴度比较。常用方法包括甲苯胺红不加热血清试验（toluidine red unheated serum test，TRUST）、快速血浆反应素环状卡片试验（RPR）等。但当患者有自身免疫病、近期有发热性疾病或药瘾时可出现假阳性反应，但一般来讲其血清反应的滴度低，持续时间短。

（3）脑脊液检查　包括脑脊液非螺旋体试验、细胞计数及蛋白测定等。需要脑脊液检查除外神经梅毒的情况包括：神经系统或眼部症状和体征；治疗失败；人免疫缺陷病毒（HIV）感染；非螺旋体试验抗体效价 ≥1∶32（明确病期 1 年内者除外）；非青霉素治疗（明确病期少于 1 年者除外）。这一检查对神经梅毒的诊断、治疗及预后的判断均有帮助。

(4)梅毒螺旋体 IgM 抗体检测　感染梅毒后,首先出现 IgM 抗体,随着疾病发展,IgG 抗体随后才出现并慢慢上升。经有效治疗后 IgM 抗体消失,IgG 抗体则持续存在。TP-IgM 抗体不能通过胎盘,如果婴儿 TP-IgM 阳性则表示婴儿已被感染,因此,TP-IgM 抗体检测对诊断婴儿的先天梅毒意义很大。

一般来讲早期梅毒在规范治疗 3 个月、半年、一年进行梅毒血清学检测。如果 TRUST 或 RPR 滴度下降,为抗梅毒治疗有效。如果规范治疗后,在以后的复查中 TRUST 或 RPR 的滴度下降后又重新升高,要考虑抗梅毒治疗失败。梅毒滴度高低与患病时间长短关系不大,与机体对梅毒螺旋体的反应性有关,在一期后期和二期早期可能更高,晚期则大多数阴性。

四、鉴别诊断

一期梅毒硬下疳应与软下疳、固定性药疹、生殖器疱疹等鉴别。一期梅毒近卫淋巴结肿大应与软下疳、性病性淋巴肉芽肿引起的淋巴结肿大相鉴别。二期梅毒的皮疹应与玫瑰糠疹、多形红斑、花斑癣、银屑病、体癣等鉴别。扁平湿疣应与尖锐湿疣相鉴别。

1. 软下疳　有不洁性交史或配偶感染史,皮疹呈边缘不规则溃疡,基底柔软,表面有脓性分泌物,常为多发,自觉疼痛。

2. 固定性药疹　有服药史,皮疹呈在同一部位反复发作的局限性、水肿性红斑或糜烂,皮损基底软,自觉疼痛。

3. 玫瑰糠疹　好发于胸背部及四肢近端,皮疹呈椭圆形,长轴与皮纹一致,表面有糠秕状鳞屑,自觉瘙痒,梅毒血清反应阴性。

4. 银屑病　好发于头部、躯干、四肢,皮疹呈大小不等的红色丘疹、斑块,上覆多层银白色鳞屑,自觉瘙痒,梅毒血清反应阴性。

5. 慢性小腿溃疡　发病于小腿下部及踝部,浅溃疡,多数有小腿静脉曲张,梅毒血清反应阴性。

6. 孢子丝菌病　好发于四肢远端,多为单侧性,病变呈绿豆至蚕豆大皮下结节,渐软化、破溃,形成溃疡,真菌学培养有申克孢子丝菌生长。

五、治　疗

(一)治疗原则

强调早诊断,早治疗,疗程规律,剂量足够。治疗后定期进行临床和实验室随访。性伙伴要同查同治。早期梅毒经彻底治疗可临床痊愈,消除传染性。晚期梅毒治疗可消除组织内炎症,但已破坏的组织难以修复。

青霉素,如水剂青霉素、普鲁卡因青霉素、苄星青霉素等为不同分期梅毒的首选药物。对青霉素过敏者可选四环素、红霉素等。部分患者青霉素治疗之初可能发生吉海反应,可由小剂量开始或使用其他药物加以防止。梅毒治疗后第 1 年内应每 3 个月复查血清 1 次,以后每 6 个月 1 次,共 3 年。神经梅毒和心血管梅毒应随访终身。

（二）梅毒感染孕产妇治疗

1. 推荐方案　一旦发现感染，即刻开始治疗，可选择以下任意一种药物。①苄星青霉素 240 万 U，分两侧臀部肌内注射，每周 1 次，连续 3 次为 1 个疗程。②普鲁卡因青霉素 G，80 万 U/d，肌内注射，连续 15 d 为 1 个疗程。

2. 替代方案　①若没有青霉素，可用头孢曲松，1 g/d，肌内注射或静脉给药，连续 10 d 为 1 个疗程；②青霉素过敏者，可用红霉素治疗（禁用四环素、多西环素），红霉素每次 500 mg，每日 4 次，口服，连服 15 d 为 1 个疗程。

3. 治疗时间　①妊娠早期发现的感染孕妇，应于妊娠早期和妊娠晚期各进行 1 个疗程的治疗，共 2 个疗程。②妊娠中、晚期发现的感染孕妇，应立刻给予 2 个疗程的治疗，2 个治疗疗程之间需间隔 4 周以上（最少间隔 2 周），第 2 个疗程应当在妊娠晚期开始，最好在分娩前 1 个月完成。③临产时发现的感染孕产妇，也要立即给予 1 个疗程的治疗。④治疗过程中复发或重新感染者，要追加 1 个疗程的治疗。⑤既往感染的孕产妇，也要及时给予 1 个疗程的治疗。

4. 注意事项　①同时满足以下 3 个条件为规范治疗：应用足量青霉素治疗；妊娠期进行 2 个疗程治疗，2 个疗程之间需间隔 2 周以上；第 2 个疗程在妊娠晚期进行并完成。②苄星青霉素治疗期间，若中断治疗超过 1 周，或采用其他方案进行治疗时，每个疗程治疗期间遗漏治疗 1 d 或超过 1 d，要从再次治疗开始时间起重新计算治疗疗程。

（三）儿童预防性治疗

1. 治疗对象　妊娠期未接受规范性治疗，包括妊娠期未接受全程、足量的青霉素治疗，或接受非青霉素方案治疗，或在分娩前 1 个月内才进行抗梅毒治疗的孕产妇所生儿童；妊娠期接受过规范性治疗，出生时非梅毒螺旋体抗体血清学试验阳性、滴度不高于母亲分娩前滴度的 4 倍的儿童。

2. 治疗方案　苄星青霉素 G，5 万 U/kg，1 次肌内注射（分两侧臀肌）。

六、随　访

（一）妊娠合并梅毒孕妇的随访

妊娠合并梅毒孕妇分娩前应每月进行一次随访，包括临床检查和血清学试验。对于早期梅毒孕妇，治疗后 3 个月其非梅毒螺旋体抗体血清学检查滴度下降要求≥4 倍，由于妊娠期间梅毒血清学滴度下降速度慢于非妊娠期，且治疗时间越晚，滴度下降越慢，如血清反应素滴度 3 个月内不下降 2 个稀释度（如 1∶16 到 1∶4，即 4 倍），应进行复治。其他类型的梅毒，其滴度至少保持原水平或下降至≤1∶4。在随访中若发现孕妇再次感染或复发，应立即再开始一个疗程的治疗。

感染孕产妇分娩前必须进行非梅毒螺旋体抗原血清学试验定量检测，以便与所生新生儿非梅毒螺旋体抗原血清学试验定量检测结果进行比较，作为后续诊治的依据。

（二）儿童梅毒感染状况监测和随访

梅毒感染孕产妇所生儿童自出生时开始，每 3 个月定期进行梅毒血清学检测和随访，直至排除或诊断先天梅毒。

1. 儿童先天梅毒的诊断　①儿童的皮肤黏膜损害或组织标本暗视野显微镜（或镀银染色）检测到梅毒螺旋体；②梅毒螺旋体 IgM 抗体检测阳性；③出生时非梅毒螺旋体抗原血清学试验定量检测结果阳性，滴度≥母亲分娩前滴度的 4 倍，且梅毒螺旋体抗原血清学试验结果阳性；④出生时不能诊断先天梅毒的儿童，任何一次随访过程中非梅毒螺旋体抗原血清学试验由阴转阳或滴度上升且梅毒螺旋体抗原血清学试验阳性；⑤18 个月龄前不能诊断先天梅毒的儿童，18 个月龄后梅毒螺旋体抗体血清学试验仍阳性。

2. 先天梅毒患儿的治疗　①脑脊液正常者：苄星青霉素 G，5 万 U/kg，1 次肌内注射（分两侧臀肌）。②脑脊液异常者：可选择以下任意一种药物。水剂青霉素 G，每次 5 万 U/kg，每 8 h 一次（7 d 内新生儿，每 12 h 一次），静脉注射，连续 10～14 d。或普鲁卡因青霉素 G，每次 5 万 U/kg，每日 1 次，肌内注射，连续 10～14 d。治疗期间遗漏治疗 1 d 或超过 1 d，则从再次治疗开始时间起重新计算治疗疗程。③如无条件检查脑脊液，按脑脊液异常者治疗。

七、预　防

1. 要及时发现并治疗传染源　治疗期间避免性生活且性伴侣同治；对可疑患者均应进行预防检查，做梅毒血清学试验，以便早期发现新患者并及时治疗。发现梅毒患者必须强迫进行隔离治疗，患者的衣物及用品，如毛巾、衣服、剃刀、餐具、被褥等，要在医务人员指导下进行严格消毒，以杜绝传染源。对已接受治疗的患者，督促患者彻底治疗，应给予定期追踪随访。

2. 加强婚前和产前检查，防止胎传梅毒发生　感染梅毒的孕妇可以通过胎盘把梅毒传染给腹中的胎儿，也可能通过产道感染新生儿，因此，做好婚前检查及妊娠期检查是杜绝梅毒儿出生的重要手段。未婚男女患者，未经治愈前不能结婚。对可疑患梅毒的孕妇，应及时给予预防性治疗。

3. 要养成良好的卫生习惯　不到无卫生保障的公共浴池洗澡，不与人共用手巾，剃刀，餐具等，因为接触患者已污染的衣物、用具也会感染梅毒。

4. 推广使用避孕套　通过与现症患者发生性接触（包括一般性交、肛交、口交，以及接吻等），已被证实为梅毒传播的最主要途径。因此提倡单一性伴侣，不与感染者发生性关系，采取有保护的性行为，推广使用避孕套，这已被证明是最有效地预防性病的方法。

5. 注意经血液传播的危险因素　尽量避免通过输血，共用注射器注射毒品，不卫生文身及使用消毒不严格的医疗器械等所致感染。

第二节　淋　病

淋病（gonorrhea）是一种经典的性传播疾病，由淋病奈瑟菌（淋球菌）感染所致，主要表现为泌尿生殖系统黏膜的化脓性炎症。女性最常见的表现为宫颈炎。局部并发症在女性主要有子宫内膜炎和盆腔炎。咽部、直肠和眼结膜亦可为原发性感染部位。淋球菌经血行播散可导致播散性淋球菌感染,但临床上较罕见。

对妊娠、分娩及胎婴儿的影响:①妊娠各期的淋菌感染都对妊娠预后有影响。妊娠早期淋菌性宫颈炎可导致感染性流产与人工流产后感染;妊娠晚期可致早产、胎膜早破、羊膜腔感染综合征、滞产、产褥感染的发生率增高;②对胎儿的威胁为早产和宫内感染,易发生胎儿窘迫、胎儿生长受限、死胎、死产等;③新生儿在经过感染淋菌孕妇的产道时,易患淋菌结膜炎、肺炎,甚至淋菌败血症。

淋病由淋病奈瑟菌[(neisseria gonorrhoeae,NG),简称淋球菌(gonococcus)或淋菌]引起。该菌属革兰氏阴性双球菌,存在于中性粒细胞内,呈肾形成对排列。其特点是侵袭黏膜,以生殖泌尿系统黏膜的柱状上皮与移行上皮为主。皮肤为鳞状上皮,对淋菌有一定抵抗力。淋菌喜潮湿,怕干燥,离体后在完全干燥情况下 1 ~2 h 死亡,在微湿衣裤、毛巾、被褥中可生存 10 ~17 h,在厕所坐板可存活 18 h。一般消毒剂或肥皂均能将其迅速灭活。

一、流行病学

淋病是一种在世界上广泛流行的性病。20 世纪 60 年代中期,淋病在我国基本消灭。随着我国的改革开放,20 世纪 80 年代年代淋病又重新传入我国,从沿海城市向内陆城市蔓延,而且每年发病率增长很快。淋病在性病的发病中占首位。淋病的发病有明显的季节性。每年在 7 ~10 月份发病率最高。12 ~3 月份发病率最低。目前高收入阶层发病率下降,普通收入阶层发病率增加,大城市人口感染逐渐下降,中小城市人口感染增加,淋病从城市走向农村,农村患者增多。

1. 传染源　淋病患者是传播淋病的主要传染源,淋病主要通过不洁性交而传染。

2. 传播途径　①性接触传染,主要是通过性交或其他性行为传染,传播速度快,而且感染率很高,感染后 3 ~5 d 即可发病。②非性接触传染,此种途径感染淋病的机会较少,感染人群主要包括接触淋病患者分泌物或被污染的用具的儿童,以及新生儿经过患淋病母亲的产道时,眼部也可引起新生儿淋菌性眼炎,妊娠期妇女淋病患者可引起胎儿在羊膜腔内感染淋病。

3. 易感人群　健康人与患者有性接触都可能会受感染,感染人群中以青壮年为主。

二、临床表现

(一)流行病学史

有不安全性行为,多性伴侣或有性伴侣感染史,有与淋病患者密切接触史,儿童有受性虐待史,新生儿的母亲有淋病史。

(二)临床表现

1. 无并发症淋病　约 50% 女性感染者无明显症状。常因病情隐匿而难以确定潜伏期。①宫颈炎:阴道分泌物增多,呈脓性,宫颈充血、红肿,宫颈口有黏液脓性分泌物,可有外阴刺痒和烧灼感。②尿道炎：尿痛、尿急、尿频或血尿，尿道口充血，有触痛及少量脓性分泌物，或挤压尿道后有脓性分泌物。③前庭大腺炎：通常为单侧性，大阴唇部位局限性隆起，红、肿、热、痛，可形成脓肿，触及有波动感，局部疼痛明显，可伴全身症状和发热。④肛周炎：肛周潮红、轻度水肿，表面有脓性渗出物，伴瘙痒。

2. 有并发症淋病　淋菌性宫颈炎上行感染可导致淋菌性盆腔炎，包括子宫内膜炎、输卵管炎、输卵管卵巢囊肿、盆腔腹膜炎、盆腔脓肿，以及肝周炎等。淋菌性盆腔炎可导致不孕症、异位妊娠、慢性盆腔痛等不良后果。①盆腔炎：临床表现无特异性，可有全身症状，如畏寒、发热（>38 ℃）、食欲缺乏、恶心、呕吐等。下腹痛，不规则阴道出血，异常阴道分泌物。腹部和盆腔检查可有下腹部压痛、宫颈举痛、附件压痛或触及包块，宫颈口有脓性分泌物。②肝周炎：表现为上腹部突发性疼痛，深呼吸和咳嗽时疼痛加剧，伴有发热、恶心、呕吐等全身症状。触诊时右上腹有明显压痛，X 射线胸透可见右侧有少量胸腔积液。

3. 播散性淋病　患者常有发热、寒战、全身不适。最常见的是关节炎-皮炎综合征，肢端部位有出血性或脓疱性皮疹，手指、腕和踝部小关节常受累，出现关节痛、腱鞘炎或化脓性关节炎。少数患者可发生淋菌性脑膜炎、心内膜炎、心包炎、心肌炎等。

（三）实验室检查

1. 显微镜检查　取尿道分泌物涂片做革兰氏染色镜检，多形核细胞内见革兰氏阴性双球菌为阳性。适用于男性无并发症淋病的诊断，不推荐用于咽部、直肠和女性宫颈感染的诊断。

2. 淋球菌培养　为淋病的确诊试验。适用于男、女性及所有临床标本的淋球菌检查。

3. 核酸检测　用 PCR 等技术检测各类临床标本中淋球菌核酸阳性。核酸检测应在通过相关机构认定的实验室开展。

三、诊断与鉴别诊断

1. 诊断　对淋病必须根据病史、体检和实验室检查结果进行综合分析，慎重做出诊断。患者有婚外性行为或不洁性交史，配偶有感染史，与淋病患者共物史，新生儿母亲有淋病史；有尿频、尿急、尿痛、尿道口流脓或宫颈口、阴道口有脓性分泌物等，或有淋菌性结膜炎、肠炎、咽炎等表现，或有播散性淋病症状。男性急性淋病性尿道炎涂片检查有初步诊断意义，对女性仅做参考，应进行培养，以证实淋球菌感染。

应根据流行病学史、临床表现和实验室检查结果进行综合分析，慎重做出诊断。①疑似病例：符合流行病学史以及临床表现中任何一项者；②确诊病例：同时符合疑似病例的要求和实验室检查中任何一项者。

2. 鉴别诊断　非淋菌性尿道炎的潜伏期 1 ~3 周或更长，尿痛轻微或不痛，无全身症状，尿道分泌物量少，多为黏液状，镜检无双球菌，培养沙眼衣原体或其他微生物。

四、治　疗

（一）一般原则

应遵循及时、足量、规律用药的原则，根据不同的病情采用不同的治疗方案，治疗后应进行随访，性伴侣应同时进行检查和治疗。告知患者在其本人和性伴侣完成治疗前禁止性行为。注意多重病原体感染，一般应同时用抗沙眼衣原体的药物或常规检测有无沙眼衣原体感染，也应做梅毒血清学检测以及 HIV 咨询与检测。

（二）治疗方案

1. 无并发症淋病　淋菌性尿道炎、宫颈炎、直肠炎：①推荐方案，头孢曲松 250 mg，单次肌内注射；或大观霉素 2 g（宫颈炎 4 g），单次肌内注射；如果衣原体感染不能排除，加抗沙眼衣原体感染药物。②替代方案，头孢噻肟 1 g，单次肌内注射；或其他第 3 代头孢菌素类，如已证明其疗效较好，亦可选作替代药物。如果衣原体感染不能排除，加抗沙眼衣原体感染药物。

2. 有并发症淋病　淋菌性盆腔炎：①门诊治疗方案：头孢曲松 250 mg，每日 1 次肌内注射，共 10 d；加口服多西环素 100 mg，每日 2 次，共 14 d；加口服甲硝唑 400 mg，每日 2 次，共 14 d。②住院治疗推荐方案 A：头孢替坦 2 g，静脉滴注，每 12 h 一次；或头孢西丁 2 g，静脉滴注，每 6 h 一次，加多西环素 100 mg，静脉滴注或口服，每 12 h 一次。注意：如果患者能够耐受，多西环素尽可能口服。在患者情况允许的情况下，头孢替坦或头孢西丁的治疗不应<1 周。对治疗 72 h 内临床症状改善者，在治疗 1 周时酌情考虑停止肠道外治疗，并继以口服多西环素 100 mg，每日 2 次，加口服甲硝唑 500 mg，每日 2 次，总疗程 14 d。住院治疗推荐方案 B：克林霉素 900 mg，静脉滴注，每 8 h 一次，加庆大霉素负荷量（2 mg/kg），静脉滴注或肌内注射，随后给予维持量（1.5 mg/kg），每 8 h 一次，也可每日 1 次给药。注意：患者临床症状改善后 24 h 可停止肠道外治疗，继以口服多西环素 100 mg，每日 2 次；或克林霉素 450 mg，每日 4 次，连续 14 d 为 1 个疗程。多西环素静脉给药疼痛明显，与口服途径相比没有任何优越性。

妊娠期或哺乳期妇女禁用四环素、多西环素。妊娠头 3 个月内应避免使用甲硝唑。

3. 妊娠期感染推荐方案　头孢曲松 250 mg，单次肌内注射；或大观霉素 4 g，单次肌内注射。2015 年美国疾控中心性传播疾病的诊断和治疗指南推荐妊娠期淋菌感染应联合治疗，头孢曲松 250 mg，单次肌内注射加阿奇霉素 1 g 单次顿服。如果衣原体感染不能排除，加抗沙眼衣原体感染药物，禁用四环素类和喹诺酮类药物。

4. 新生儿感染

（1）新生儿 NG 眼炎　新生儿 NG 眼炎主要见于未接受眼炎预防、母亲无产前检查或母亲有性病史的新生儿。取眼部分泌物培养或涂片检查可诊断。治疗推荐方案：头孢曲松钠 25～50 mg/kg（总量不超过 125 mg），单次肌内注射或单次静脉注射。高胆红素血症的婴幼儿，尤其是早产儿，应用头孢曲松时需谨慎。新生儿眼炎预防推荐方案：红霉素（0.5%）眼药膏，外用 1 次。无论是阴道分娩或者剖宫产，应在新生儿出生后立刻应用红霉素（0.5%）眼药膏，一人一管，能够防止交叉感染。美国已不再生产硝酸银与四环素眼药膏，杆菌肽无效，碘附尚无结论。如果无法应用红霉素软膏，对于高危新生儿可用头孢曲松钠 25 ~ 50 mg/kg，肌内注射或静脉注射，单剂量不超过 125 mg。

（2）新生儿播散性淋病　治疗推荐方案头孢曲松钠 25 ~ 50 mg/（kg · d），静脉注射或肌内注射，共 7 d，对脑膜炎者治疗 10 ~ 14 d。头孢噻肟 25 mg/ kg，1 次/12 h，静脉注射或肌内注射，共 7 d，对脑膜炎者治疗 10 ~ 14 d。应对 NG 感染的患儿同时行衣原体检测。

（3）母亲感染 NG 婴儿的预防性治疗推荐方案　头孢曲松钠 25 ~ 50 mg/ kg，单次静脉注射或肌内注射，不超过 125 mg。

五、预　防

1. 健康教育　宣传性传播疾病知识，向患者强调影响性健康的关键因素，为其提供咨询和教育服务，提倡高尚的道德情操，严禁嫖娼卖淫。

2. 用安全套　可降低淋球菌感染发病率。可在性交前后服用诺氟沙星或阿莫西林，可有效地预防性病的感染。

3. 患病后要及时治疗　以免传染给配偶及他人，性伴侣同时治疗。患病后要注意隔离，未治愈前应避免性生活。

4. 注意个人卫生　在公共浴池，不入池浴，提倡淋浴。应当经常用肥皂清洗阴部和手，不要用带脓汁的手去揉擦眼睛。

5. 新生儿预防　新生儿出生时，经过有淋病母亲的阴道，淋菌侵入眼睛会引起眼睛发炎，为了预防发生新生儿眼病，对每一个新生儿都要用 1% 硝酸银一滴进行点眼预防。

第三节　尖锐湿疣

尖锐湿疣是由人乳头瘤病毒（human papillomavirus，HPV）感染引起的以肛门、生殖器部位疣状病变为主的性传播疾病。大多发生于 18 ~ 50 岁的中青年人。大约经过半个月至 8 个月，平均为 3 个月的潜伏期后发病。该病传染性强，容易复发，需长时间反复治疗，严重影响患者的日常生活。

妊娠期 HPV 感染呈现以下特点：①妊娠期感染 HPV 后易患尖锐湿疣。妊娠期尖锐湿疣好发部位和一般临床表现与非妊娠期无差异，但疣体可迅速增多、增大、呈多形态，有时甚至覆盖会阴、充满整个阴道，可堵塞产道、影响会阴切开，甚至造成阴道分娩时大出血。HPV 感染可表现为多灶性，故大部分有外阴病灶的孕妇也同时有宫颈病灶，反之亦然。②妊娠期尖锐湿疣易溃烂、出血、复发，可增加生殖系统感染率。③产后免疫抑制解除，抗病毒感染能力增强，疣体多迅速消退。

一、病　因

HPV 在人体温暖潮湿的条件下易生存繁殖,故外生殖器和肛周是最容易发生感染的部位。目前发现有超过 100 多型 HPV 存在,超过 40 个型别感染生殖器区域。大多数的 HPV 感染为无症状感染,未被识别,或为亚临床感染。致癌性或高危型 HPV 类型(如 HPV 16 和 HPV 18)感染是子宫颈癌的病因,而持续的致癌性 HPV 感染是癌前期和癌期发展的最强高危因素。非致癌性或低危型 HPV 类型(如 HPV 6 和 HPV 11)感染是生殖器疣和复发性呼吸道乳头瘤的病因。育龄妇女 HPV 感染率约为 27%,妊娠期妇女 HPV 感染率与之相似,HPV 感染率并未因妊娠而明显升高。

传播方式有以下几种。

1. 性接触传染　为最主要的传播途径。故本病在性关系紊乱的人群中易发生。

2. 间接接触传染　少部分患者可因接触患者使用过的物品传播而发病,如内衣、内裤、浴巾、澡盆、马桶圈等。

3. 母婴传播　分娩过程中通过产道传播而发生婴儿的喉乳头瘤病等。

二、临床表现

(一)流行病学

有多个性伴侣,不安全性行为,或性伴侣感染史;或与尖锐湿疣患者有密切的间接接触史,或新生儿母亲为 HPV 感染者。

(二)临床表现

1. 潜伏期　3 周至 8 个月,平均为 3 个月。

2. 症状与体征　女性好发于大小阴唇、尿道口、阴道口、会阴、阴道壁、宫颈等处,被动肛交者可发生于肛周、肛管和直肠,口交者可出现在口腔。皮损初期表现为局部细小丘疹,针头至绿豆大小,逐渐增大或增多,向周围扩散、蔓延,渐发展为乳头状、鸡冠状、菜花状或团块状赘生物。损害可单发或多发。色泽可从粉红至深红(非角化性皮损)、灰白(严重角化性皮损)乃至棕黑(色素沉着性皮损)。少数患者因免疫功能低下或妊娠而发生大体积疣,可累及整个外阴、肛周以及臀沟,称为巨大型尖锐湿疣。患者一般无自觉症状,少数患者可自觉痒感、异物感、压迫感或灼痛感,可因皮损脆性增加、摩擦而发生破溃、浸渍、糜烂、出血或继发感染。女性患者可有阴道分泌物增多。

亚临床感染和潜伏感染:亚临床感染的皮肤黏膜表面外观正常,如涂 5% 醋酸溶液(醋酸白试验),可出现境界清楚的发白区域。潜伏感染是指组织或细胞中含有 HPV 而皮肤黏膜外观正常,病变增生角化不明显,醋酸白试验阴性。

3. 实验室检查　主要有组织病理检查和核酸检测。①病理学检查:乳头状瘤或疣状增生、角化过度、片状角化不全、表皮棘层肥厚、基底细胞增生、真皮浅层血管扩张,并有淋巴细胞为主的炎症细胞浸润。在表皮浅层(颗粒层和棘层上部)可见呈灶状、片状及散在分布的空泡化细胞;有时可在角质形成细胞内见到大小不等浓染的颗粒样物质,即病毒包涵体。②核酸扩增试验:扩增 HPV 特异性基因(L1、E6、E7 区基因)。目前有多种核酸检测方法,包括荧光实时 PCR、核酸探针杂交试验等。应在通过相关机构认定的实验室开展。

三、诊断与鉴别诊断

(一)诊断

根据不洁性交史、典型的症状、醋酸白试验阳性可以诊断。

1. 典型皮损　为生殖器或肛周等潮湿部位出现丘疹,乳头状、菜花状或鸡冠状肉质赘生物,表面粗糙角化。

2. 辅助检查　醋酸白试验阳性,核酸杂交可检出 HPV DNA 相关序列,PCR 检测可见特异性 HPV DNA 扩增区带等。

3. 病史　患者多有不洁性生活史或配偶感染史,少数尖锐湿疣通过接触污染的用具感染,新生儿亦可通过产道受感染。

诊断标准:①临床诊断病例,应符合临床表现,有或无流行病学史。②确诊病例:应同时符合临床诊断病例的要求和实验室检查中任一项。

(二)鉴别诊断

1. 假性湿疣　皮疹局限于小阴唇,粟粒大小,呈鱼卵状淡红色丘疹或绒毛状改变,表面光滑,醋酸白试验阴性,组织病理无空泡化细胞。

2. 扁平湿疣　发病于肛周及外生殖器,皮疹呈湿性丘疹,迅即增大融合高起的斑块,表面光滑,触之坚实,分泌物涂片可见大量梅毒螺旋体,梅毒血清试验呈强阳性。

四、治　疗

(一)治疗的主要目标

治疗的主要目标是去除生殖器疣,改善症状。通过治疗,大多数患者疣体消失,未治疗者的生殖器疣可自然消退、保持未改变、增大或增多。治疗可能降低 HPV 传染性,但不一定能根除 HPV。没有证据显示生殖器疣治疗与发展成子宫颈癌相关。

(二)治疗方案

治疗直接针对肉眼可见病变如生殖器疣或病理诊断的癌前期病变。由于亚临床生殖器 HPV 感染可自行清除愈合,通过阴道镜检查、醋酸试验或核酸检测而诊断的亚临床生殖器 HPV 感染患者,以及宫颈上皮内瘤变 1 级(CINI)患者,均不建议进行治疗。由于妊娠期间外用药物茶多酚软膏、足叶草毒素和咪奎莫特霜等在妊娠期禁用,对引起明显症状、妊娠期疣体生长迅速、影响分娩的尖锐湿疣或产后疣体消退不明显的患者可以考虑采用物理方法如液氮冷冻或手术治疗去除疣体。但妊娠期尖锐湿疣的治疗效果不理想,且没有证据显示治疗尖锐湿疣能减少母婴传播和儿童喉乳头状瘤的发生,加之妊娠期尖锐湿疣病灶在产后多可迅速消退,故不必在妊娠期进行根除。妊娠期尖锐湿疣治疗的目的在于缩小病灶以免影响分娩,减少患者不适和心理负担。

1. 外生殖器尖锐湿疣 冷冻疗法,使用液氮或冷冻器治疗,每 1 ~2 周重复 1 次。或使用 30% ~50% 三氯醋酸局部涂药,1 次/周。或行外科手术或激光外科治疗等方法切除疣灶。

3. 宫颈尖锐湿疣 对宫颈外生性疣的患者,在开始治疗之前,需要确定 HPV 型别、明确 CIN 的等级、行脱落细胞学检查并且活检了解病灶是否存在癌变情况。确诊的低危型宫颈尖锐湿疣可采用 CO_2 激光、微波等治疗方法,也可用 30% ~50% 三氯醋酸溶液治疗。

3. 阴道尖锐湿疣 液氮冷冻治疗(不推荐用冷探头,因可能有阴道穿孔及瘘管形成的危险),也可选择高频电刀、CO_2 激光、微波等治疗方法。

4. 肛周尖锐湿疣 液氮冷冻治疗,或 30% ~50% 三氯醋酸:只在疣体上涂少量药液,待其干燥时可见表面形成一层白霜,然后用滑石粉或碳酸氢钠或液体皂中和未反应的酸液。如有必要,1 ~2 周后重复 1 次,最多 6 次。手术治疗:部分肛周疣的患者同时伴有直肠疣,应进行直肠指检和(或)肛镜检查。直肠疣的处理应请肛肠科专家会诊。

5. 巨大尖锐湿疣 多采用联合治疗方案。在治疗前需做病理活检明确组织是否发生癌变。首要的治疗是去除疣体,可以选择手术或者高频电刀切除疣体,然后配合光动力治疗或外用药物治疗。

(三)妊娠期治疗的注意事项

母亲 HPV 病毒载量是否会影响 HPV 的传播目前尚不明确,目前尚无证据表明可通过母亲 HPV 的病毒载量预测新生儿 HPV 感染的风险。HPV 6 和 HPV 11 能引起婴幼儿喉乳头状瘤,告知孕妇生殖器疣有导致婴幼儿喉乳头状瘤的风险。传播途径包括经胎盘、产时或出生后,感染相关因素不清。通过剖宫产防止婴儿呼吸道乳头状瘤的价值尚不明确;剖宫产不能保证防止 HPV 感染新生儿。如果生殖器疣妨碍产道或如果阴道分娩会导致大出血,应选择剖宫产。当妊娠期 HPV 感染患者出现以下情况时考虑剖宫产:①尖锐湿疣病灶多发,广泛存在于外阴、阴道和宫颈,经阴道分娩极易导致局部组织裂伤,甚至大量出血。②尖锐湿疣病灶巨大,堵塞软产道使分娩受阻。③其他产科剖宫产指征。

尖锐湿疣治疗后的最初 3 个月,应嘱患者至少每 2 周随诊 1 次,如有特殊情况(如发现有新发皮损或创面出血等)应随时就诊,以便及时得到恰当的临床处理。同时应告知患者注意皮损好发部位,仔细观察有无复发,复发多发生在最初的 3 个月。3 个月后,可根据患者的具体情况,适当延长随访间隔期,直至末次治疗后 6 个月。

五、预 防

1. 坚决杜绝性乱 避免不洁性行为是预防生殖道 HPV 感染的最可靠方法。坚持并正确使用避孕套及限制性伴侣数量能降低 HPV 感染概率。尖锐湿疣患者中 60% 是通过性接触染病的。家庭中一方从社会上染病,又通过性生活传染配偶,还有可能通过密切的生活接触传给家中其他人,既带来了生理上的痛苦,又造成家庭不和,背负精神压力。因此提高性道德,不发生婚外性行为是预防尖锐湿疣发生的重要方面。

2. 防止接触传染 不使用别人的内衣、泳装及浴盆;在公共浴池不洗盆浴,提倡淋浴,沐浴后不直接坐在浴池的座椅上;在公共厕所尽量使用蹲式马桶;上厕所前用肥皂洗手;不在密度大、消毒不严格的游泳池游泳。

3. 讲究个人卫生　每日清洗外阴、换洗内裤，个人的内裤单独清洗。即使家庭成员间也应该做到一人一盆，毛巾分用。

4. 配偶患病后要禁止性生活　如果配偶仅进行了物理治疗，虽然外阴部可见的尖锐湿疣消失了，但患者仍带有人乳头瘤病毒，应密切随访。在此期间如果发生性行为，可使用避孕套进行防护。

5. 孕妇尖锐湿疣　为了避免分娩时感染胎儿，可选择剖宫产。产后不要与婴儿同床及共用洗浴用具。

6. 接种 HPV 疫苗　在美国已注册 3 种 HPV 疫苗，并在我国开展使用，分别为 2 价疫苗（包括 HPV 16 和 18）、4 价疫苗（包括 HPV 6、11、16 和 18）和 9 价疫苗（包括 HPV 6、11、16、18、31、33、45、52 和 58）。3 种疫苗均可用于 11～12 岁女性（最早 9 岁可开始接种）。13～26 岁女性中，未接种或未完成疫苗接种者应接种 HPV 疫苗。由于疫苗对没有性行为人群的作用最大，HPV 疫苗适用于此年龄阶段女性。推荐对 11～12 岁男性（最早 9 岁可开始接种）接种四价疫苗和九价疫苗。13～21 岁男性中，未接种或未完成疫苗接种者应接种 HPV 疫苗。美国儿童疫苗项目对有适应证的儿童和<19 岁青少年提供 HPV 疫苗接种。由于 30% 的子宫颈癌不是由 HPV 16/18 引起，而是由其他 HPV 类型引起，对于已接种 HPV 疫苗的≥21 岁的女性仍需继续进行常规子宫颈癌的筛查。在美国，疫苗不用于年龄>26 岁的男性和女性。对从未接种过 HPV 疫苗的免疫功能不全者（包括 HIV 感染者）或男男性行为者，在≥26 岁时也可接种 HPV 疫苗。

临床研究和上市后监测均显示出 HPV 疫苗具有非常好的安全性，3 种疫苗对于预防疫苗型别相关的子宫颈癌和癌前病变均有良好的保护效力，3 种疫苗在我国获批的适应证各不相同，年龄不同，须按照说明书进行接种。对于已接种 HPV 疫苗的≥21 岁的女性仍需继续进行常规子宫颈癌筛查。

第四节　生殖器疱疹

生殖器疱疹（genital herpes，GH）是单纯疱疹病毒（herpes simplex virus，HSV）感染外阴、肛门生殖器皮肤黏膜引起的性传播疾病。导致生殖器疱疹的单纯疱疹病毒有 HSV-1 型和 HSV-2 型。多数生殖器疱疹由 HSV-2 引起。HSV 进入人体后，可终身潜伏，潜伏的病毒在一定条件下可再度活跃而复发，因此，生殖器疱疹常呈慢性反复发作的过程。HSV 除可引起生殖器疱疹外，还可在分娩时经产道传给新生儿，引起新生儿 HSV 感染。

对胎儿及新生儿的影响：①妊娠 20 周前感染者，流产率达 34%；②妊娠 20 周后感染者，胎儿发生低体重儿多，也可发生早产；③经产道感染的新生儿，病变常为全身扩散，新生儿病死率达 70% 以上。多于出生后 4～7 d 发病，表现为发热、出血倾向、吮乳能力差、黄疸、水疱疹、痉挛、肝大等，多于 10～14 d 内死亡，幸存者多遗留有中枢神经系统后遗症。

一、病　因

1. 病原　单纯疱疹病毒Ⅰ型、Ⅱ型均可致人类感染。Ⅰ型称为口型或上半身型，占10%，主要引起上半身皮肤、黏膜或器官疱疹，如唇疱疹、疱疹性脑炎等，但极少感染胎儿，尽管也有报道从外阴疱疹中分离出Ⅰ型病毒，仍属少见。Ⅱ型称为生殖器型，占90%，主要引起生殖器(阴唇、阴蒂、宫颈等)、肛门及腰以下的皮肤疱疹。

2. 传播途径　直接由性接触传播占绝大多数，以青年女性居多。孕妇患单纯疱疹病毒Ⅱ型感染，可以垂直传播给胎儿。

二、临床表现

(一)流行病学史

有不安全性行为，多个性伴侣或有性伴侣感染史。

(二)临床表现

1. 初发生殖器疱疹　是指第1次出现临床表现的生殖器疱疹。初发可以是原发性生殖器疱疹，也可以是非原发性感染。

(1)原发性生殖器疱疹　既往无HSV感染，血清HSV抗体检测阴性，为第1次感染HSV而出现症状者。是临床表现最为严重的一种类型。潜伏期1周(2～12 d)。女性好发于大小阴唇、阴道口、会阴、肛周。最初的表现为红斑、丘疹或丘疱疹，很快发展为集簇或散在的小水疱，2～4 d后破溃形成糜烂和溃疡。局部可出现瘙痒、疼痛或烧灼感。病程持续约15～20 d。常伴发热、头痛、肌痛、全身不适或乏力等症状。可有尿道炎、膀胱炎或宫颈炎等表现。腹股沟淋巴结可肿大，有压痛。

(2)非原发性生殖器疱疹　既往有过HSV感染(主要为口唇或颜面疱疹)，血清HSV抗体检测阳性，再次感染另一型别的HSV而出现生殖器疱疹的初次发作。与上述的原发性生殖器疱疹相比，自觉症状较轻，皮损较局限，病程较短，全身症状较少见，腹股沟淋巴结多不肿大。

2. 复发性生殖器疱疹　首次复发多出现在原发感染后1～4个月。个体复发频率的差异较大。多在发疹前数小时至5 d有前驱症状，表现为局部瘙痒、烧灼感、刺痛、隐痛、麻木感和会阴坠胀感等。皮损数目较少，为集簇的小水疱，很快破溃形成糜烂或浅表溃疡，分布不对称，局部轻微疼痛、瘙痒、烧灼感。病程常为6～10 d，皮损多在4～5 d内愈合。全身症状少见，多无腹股沟淋巴结肿大。

3. 亚临床感染　无临床症状和体征的HSV感染。但存在无症状排毒，可有传染性。

4. 其他　包括不典型或未识别的生殖器疱疹；疱疹性宫颈炎(表现为黏液脓性宫颈炎，出现宫颈充血及脆性增加、水疱、糜烂，甚至坏死)；新生儿疱疹(为妊娠期生殖器疱疹的不良后果。可分为局限型、中枢神经系统型和播散型。常在生后3～30 d出现症状，侵犯皮肤黏膜、内脏和中枢神经系统。表现为吃奶时吸吮无力、昏睡、发热、抽搐、惊厥或发生皮损，可出现结膜炎、角膜炎,可伴有黄疸、发绀、呼吸困难、循环衰竭以至死亡)。

(三)实验室检查

1. 病毒学检测　①通过对患者生殖器溃疡或其他黏膜与皮损处组织或细胞培养检测HSV,但培养敏感性低,对复发HSV感染者的培养敏感性更低。由损伤开始到治愈培养敏感性迅速下降。②聚合酶链反应(PCR)检测疱疹病毒DNA更加敏感,可用于代替病毒培养,特别适用于诊断中枢神经系统HSV感染以及全身性HSV感染如脑膜炎、脑炎和新生儿疱疹等。由于HSV感染患者排毒为间歇性,培养或PCR检测阴性并不一定代表不存在感染。根据细胞涂片诊断疱疹病毒感染的灵敏度和特异度低,故其并非诊断HSV感染的可靠依据。

2. 血清学检测　血清学抗体诊断疱疹病毒感染的灵敏度为80%~98%。血清学检测主要用于以下情况:①复发GH或不典型GH的疱疹病毒PCR检测或培养阴性;②临床诊断为GH,但无实验室证据;③性伴侣患有GH。HIV感染高危患者所做的STD检测应包括HSV检测。无须在普通人群进行HSV-1筛查和HSV-2筛查。

三、诊断与鉴别诊断

(一)诊断

根据不洁性交史,典型症状及实验室检查HSV阳性可以诊断。

临床诊断病例:符合临床表现,有或无流行病学史。确诊病例:同时符合临床诊断病例的要求和实验室检查中的任1项。

生殖器疱疹临床诊断缺乏敏感性和特异性。许多HSV感染缺乏典型痛性,多发性水疱或溃疡性皮损。复发生殖器疱疹患者和亚临床生殖器疱疹患者排毒常为HSV-2感染。

(二)鉴别诊断

1. 固定性药疹　有服药或药物过敏史,皮疹特点为发疹部位固定而且不限于外阴,皮损以暗红色斑上有厚壁水疱或大疱,停用致敏药物后不再复发。

2. 硬下疳　有非婚性接触史或配偶感染史,潜伏期3~4周,皮疹为点单个浸润性硬结,无痛痒,表面有浆液性渗出液,糜烂溃疡边沿整齐隆起。

3. 软下疳　有非婚性接触史或配偶感染史,潜伏期1~5 d,皮疹为多个溃疡,基底部较软,表面覆有坏死性脓液,边缘不整齐,有疼痛。

四、治　疗

(一)一般原则

无症状或亚临床型生殖器HSV感染者通常无须药物治疗。有症状者治疗包括全身治疗和局部处理两方面。全身治疗主要是抗病毒治疗和治疗合并感染,但抗病毒药物不能根除潜在的病毒,停药后易复发;局部处理包括清洁创面和防止继发感染。所有感染生殖器疱疹的患者都应接受梅毒及HIV检测。性伴侣也应接受检测及咨询。

（二）治疗方案

1. 首发 GH 治疗　首发 GH 会引起持久临床症状，包括严重生殖器溃疡形成和神经系统损害。首发 GH 患者初次临床表现并不严重，但逐步出现严重持久的临床症状。所有首发 GH 患者应给予抗病毒治疗。推荐方案：阿昔洛韦 400 mg，口服 3 次/d（7～10 d）；或伐昔洛韦 1 g，口服 2 次/d（7～10 d）；或泛昔洛韦 250 mg，口服 3 次/d（7～10 d）。若经过 10 d 治疗后未完全治愈，可以适当延长疗程。

2. 复发 GH 治疗　抑制性抗病毒治疗可降低 GH 复发率（≥6 次/年）。推荐方案：阿昔洛韦 400 mg，口服 2 次/d；或伐昔洛韦 500 mg，口服 1 次/d；或泛昔洛韦 250 mg，口服 2 次/d。

复发 GH 发作期治疗：对复发 GH 患者在出现复发病损第 1 天即开始治疗，对缩短病程和缓解病情有效，对这些患者要长期备药以便在发作后及时治疗。推荐方案：阿昔洛韦 400 mg，口服 3 次/d（5 d）；或伐昔洛韦 500 mg，口服 2 次/d（3 d）。

3. 局部处理　皮损局部可采用生理氯化钠溶液或 3% 硼酸液清洗，要保持患处清洁、干燥。可外用 3% 阿昔洛韦乳膏或 1% 喷昔洛韦乳膏等，但单独局部治疗的疗效远差于系统用药。

4. 妊娠期治疗的注意事项　全身应用阿昔洛韦、伐昔洛韦和泛昔洛韦治疗孕妇的安全性尚未完全确定。如需使用，应权衡利弊并征得患者的知情同意。和一般人群比较，妊娠早期应用阿昔洛韦未增加出生缺陷。对妊娠期首发 GH 患者或严重的复发 GH 患者可采用口服阿昔洛韦治疗。HSV 严重感染的患者可采用静脉给药。推荐在妊娠 36 周时开始治疗。

GH 患者在分娩期感染新生儿的危险是 30%～50%，妊娠期 GH 反复发作的孕妇感染胎儿的危险<1%。预防新生儿疱疹的核心包括预防妊娠期胎儿感染和预防分娩时新生儿感染。无疱疹病损者和前驱征兆者可经阴道分娩。对妊娠晚期首发 GH 患者和分娩时存在复发 GH 病损者应选择剖宫产。但剖宫产不能完全排除疱疹病毒传播给新生儿的风险。妊娠晚期应用阿昔洛韦可减少妊娠期间 GH 的复发从而降低剖宫产率。

对于初发生殖器疱疹患者，经治疗后，全身症状消失，皮损消退，局部疼痛、感觉异常及淋巴结肿大消失，即为临床痊愈。但本病易复发，尤其在初发感染后 1 年内复发较频繁。生殖器 HSV-2 感染较 HSV-1 感染者易复发。随着病程的推延，复发有减少的趋势。有临床发作的患者均存在亚临床或无症状排毒，生殖器疱疹的性传播和垂直传播大多发生在亚临床或无症状排毒期间。

五、预　防

1. 咨询和健康教育　生殖器疱疹的预防有其自身的特点，要强调咨询和健康教育。①解释本病的自然病程，强调其复发性和无症状排毒的可能性，无症状期间也可发生 HSV 性传播；②告诉患者本病复发的常见诱因，避免心理紧张、郁抑或焦虑等不良情绪，通过避免复发诱因可减少复发；③告知育龄期患者（包括男性患者）有关胎儿和新生儿 HSV 感染的危险性；④告诉初发患者，抗病毒治疗可缩短病程，抗病毒抑制疗法可减少或预防复发；⑤取得患者对治疗的积极配合，以减少疾病的传播。

2. 预防措施　①要避免性乱，洁身自好，这样能减少绝大部分的感染机会。②提倡淋浴,不使用盆浴,洗浴后不直接坐在公共浴池的坐椅上;在公共厕所尽量使用蹲式马桶。③讲究卫生,每日清洗外阴,换洗内裤;不使用他人的盆具、泳衣;上厕所前一定洗手。④家中有人患生殖器疱疹时,患者的内衣、床单以及被患者分泌物污染的用具可用煮沸或消毒液浸泡法消毒。在疱疹活动期,禁止性生活,以免被病毒传染。另外,夫妻一方患病时,另一方也应该前往医院检查、治疗。⑤孕妇有过单纯疱疹病毒Ⅱ型感染史或可疑感染史者,不要隐瞒病情,这样有助于医生在妊娠期间定期为孕妇复查疱疹病毒,并选择适当的分娩方式。如果确认孕妇患病,就应该积极治疗,以免传染胎儿,并根据孕妇的意见决定是否继续妊娠。⑥平时多运动,增强体质,提高自身免疫力。

第五节　生殖道沙眼衣原体感染

生殖道沙眼衣原体感染(genital chlamydial infections)是常见的性传播疾病,是沙眼衣原体(chlamydia trachomatis,CT)所引起的生殖道感染。沙眼衣原体引起的疾病范围广泛,可累及眼、生殖道、直肠等多个脏器。孕妇沙眼衣原体感染者可出现胎膜早破、早产、低体重儿等,也可导致母婴传播。新生儿主要通过沙眼衣原体感染的产道而被感染,最常侵犯眼结膜,并可扩展到鼻咽部,主要表现为眼结膜炎与肺炎。因而,沙眼衣原体感染的防治具有十分重要的公共卫生意义。

一、病　因

1. 病原　沙眼衣原体在分类学上属于衣原体目,衣原体科,衣原体属。有不同的亚型,引起泌尿生殖道感染的主要是 D-K 型。沙眼衣原体革兰氏染色阴性,需要在细胞内寄生。沙眼衣原体感染的主要病理改变是慢性炎症,造成组织损伤,后期还可以形成瘢痕,影响器官的功能。

沙眼衣原体所引起的生殖道感染,常与淋菌混合感染。性活跃期感染率高,孕妇感染后不仅引起泌尿生殖道感染,还可引起新生儿肺及眼部感染,但由于临床症状不明显,长期不为人们所认识。国外文献报道宫颈沙眼衣原体感染率为 4%~33%,国内报道为 1.0%~10.8%,而在 STD 门诊患者及不孕患者的感染率更高。衣原体的大小,介于细菌与病毒之间,其本身不能产生代谢能量,必须依赖宿主细胞提供,于感染细胞内生长繁殖。只感染黏膜柱状上皮及移行上皮,而不向深处侵犯。

2. 传播途径　以性传播为主,其次是手、眼或患者污染物的衣物、器皿等为媒介物的间接感染。孕妇沙眼衣原体感染的高危因素有:开始性生活年龄小、多个性伴侣、不用阻隔式避孕、患沙眼及重度宫颈炎症。

二、临床表现

(一)流行病学史

有不安全性行为,多个性伴侣或有性伴侣感染史。新生儿感染者的母亲有泌尿生殖道沙眼衣原体感染史。

(二)临床表现

1. 宫颈炎　常呈无症状感染,难以确定潜伏期。有症状者可有阴道分泌物异常,非月经期或性交后出血及下腹部不适。体检可发现宫颈充血、水肿、接触性出血(脆性增加)、宫颈管黏液脓性分泌物,阴道壁黏膜正常。

2. 尿道炎　可出现尿痛、尿频、尿急,常同时合并宫颈炎。体检可发现尿道口充血潮红,微肿胀或正常,可有少量黏液脓性分泌物溢出。

3. 盆腔炎　如不治疗或治疗不当,部分患者可上行感染而发生盆腔炎。表现为下腹痛、腰痛、性交痛、阴道异常出血、阴道分泌物异常等。急性发病时伴有高热、寒战、头痛、食欲缺乏等全身症状。病情较轻时,下腹部轻微疼痛,红细胞沉降率稍快。体检可发现下腹部压痛、宫颈举痛,可扪及增粗的输卵管或炎性肿块。病程经过通常为慢性迁延性。远期后果包括输卵管性不育、异位妊娠和慢性盆腔痛。

4. 其他　直肠炎(轻者无症状,重者有直肠疼痛、便血、腹泻及黏液性分泌物);眼结膜炎(出现眼睑肿胀,睑结膜充血及滤泡,可有黏液脓性分泌物)。

5. 无症状感染　女性宫颈沙眼衣原体感染多数为无症状感染。

(三)实验室检查

1. 显微镜检查　涂片姬姆萨染色、碘染色或帕氏染色直接镜检可发现沙眼衣原体包涵体。只适用于新生儿眼结膜刮片的检查。

2. 培养法　沙眼衣原体细胞培养阳性。

3. 免疫学检查　①抗原检测:酶联免疫吸附试验、直接免疫荧光法或免疫层析试验检测沙眼衣原体抗原阳性;②抗体检测:新生儿衣原体肺炎中沙眼衣原体 IgM 抗体滴度升高,有诊断意义;③核酸检测:PCR、RNA 实时荧光核酸恒温扩增法(SAT)、转录介导核酸恒温扩增法(TMA)等检测沙眼衣原体核酸阳性。

三、诊断与鉴别诊断

1. 诊断　根据非婚性接触史或配偶感染史,有阴道分泌物异常,宫颈管黏液脓性分泌物,实验室检查沙眼衣原体阳性,而做出沙眼衣原体感染的诊断。由于沙眼衣原体感染无症状者较多,因此,实验室检查十分重要。①确诊病例:同时符合临床表现和实验室检查中的任一项者,有或无流行病学史;②无症状感染:符合实验室检查中的任一项(主要为培养法、抗原检测和核酸检测),且无症状者。

2. 鉴别诊断　临床上,沙眼衣原体感染常与淋球菌感染有紧密联系。这两种病原体均可引起男性尿道炎、附睾炎、直肠炎，女性宫颈炎、尿道炎、盆腔炎等，它们引起的疾病，其临床症状和体征差别不大，因此单凭临床观察是不易区分的。而且沙眼衣原体和淋球菌可合并感染。准确的鉴别诊断有赖于实验室检查。在临床实践中，常对确定为淋球菌感染者，无论是否检查沙眼衣原体感染，均常规给予抗淋球菌和沙眼衣原体两种病原体的治疗。

四、治　疗

沙眼衣原体感染的治疗目的是杀灭沙眼衣原体、消除症状、防止产生并发症、阻断进一步传播。由于沙眼衣原体具有独特的生物学性质，要求抗生素具有较好的细胞穿透性，可采用延长抗生素疗程，或使用半衰期长的抗生素等方法，提高疗效。

（一）一般原则

早期诊断，早期治疗，及时、足量、规律用药。根据不同的病情采用相应的治疗方案。性伴侣应同时接受治疗。治疗后进行随访。

（二）治疗方案

在妊娠期间禁用多西环素、氧氟沙星、左氧氟沙星和依托红霉素。在妊娠期应用阿奇霉素治疗沙眼衣原体感染是安全和有效的。

1. 推荐方案　阿奇霉素 1 g，单次顿服。

2. 替代方案　①阿莫西林 500 mg，口服，3 次/d，共 7 d；②红霉素 500 mg，口服，4 次/d，共 7 d 或红霉素 250 mg，口服，4 次/d，共 14 d；琥乙红霉素 800 mg，口服，4 次/d，共 7 d 或琥乙红霉素 400 mg，口服，4 次/d，共 14 d。

3. 随访　在治疗完成 3 ~ 4 周后复查评价疗效，所有确诊衣原体感染的孕妇需 3 个月后复查。

五、预　防

预防措施：①预防衣原体感染的根本措施在要提倡安全性行为（包括安全套的使用），杜绝非婚性接触，洁身自好。②患者在患病期间不从事可能扩散疾病的职业，如保育员、护理及浴室工作等。在医院及托儿所等处，如发现工作人员患病及入托幼儿有外阴阴道炎，要注意观察。为防止间接传染应分开使用体温表，对浴室、毛巾及床单等应进行消毒。③为预防性伴侣间相互感染，性伴侣任何一方患有本病未彻底治疗之前，应避免性生活，若有性生活则必须使用安全套，并应严格分开使用毛巾、脸盆、床单等可致传染的物品；污染物可煮沸消毒或使用消毒剂。④避孕措施可改变沙眼衣原体感染的传播和并发症的发生。不使用任何避孕方法或使用安全期避孕法对感染不起任何保护作用。使用屏障避孕法（如安全套），如方法正确且坚持使用，可使衣原体感染率降低一半以上。阴道隔膜加杀精剂也可起一定的保护作用。而口服避孕药可能增加生殖道沙眼衣原体感染的易感性。因此使用安全套等屏障式避孕措施是预防生殖道沙眼衣原体感染的有效方法。

第六节　泌尿生殖道支原体感染

支原体(mycoplasma)是介于细菌和病毒之间的一类缺乏细胞壁、呈高度多型性、能通过滤菌器、可在无生命培养基中生长繁殖的最小原核细胞型微生物。致病性支原体中,肺炎支原体(mycoplasma pneumonia, Mp)引起肺炎,人型支原体、解脲支原体和生殖器支原体主要引起泌尿生殖道感染。泌尿生殖道感染支原体后,引起的疾病男性为非淋菌性尿道炎,女性主要为非淋菌泌尿生殖道炎。男性表现为尿道刺痒、烧灼感和排尿困难,少数有尿频。尿道口轻度红肿,分泌物稀薄,部分患者无症状。女性表现为白带增多,尿道灼热或引起盆腔炎,输卵管炎等而引起不孕、流产和异位妊娠。

一、病　因

1. 病原　支原体是一群能自行复制、体积小、无细胞壁、结构简单的原核细胞型微生物,通常寄生在呼吸道和生殖道黏膜。支原体大小一般在0.3～0.5 μm之间,呈高度多形性,有球形、杆形、丝状,分枝状等多种态。它不同于病毒,含有RNA和DNA两种核酸,其基因组为双链环状DNA,主要以二分裂增殖,胞质含核糖体及能在不含活细胞的人工培养基中生长。支原体也不同于细菌是无坚硬的细胞壁,仅有由蛋白质、脂质、蛋白质3层结构构成的细胞膜。其种类繁多,分布广泛,造成的危害相当大,涉及人、动物、植物及昆虫等多个领域,给人类健康带来不利影响。自人体分离出的支原体种类较多,目前从生殖道分泌物可分离出人型支原体(mycoplasma hominis, Mh)、解脲支原体(ureaplasma urealyticum, Uu)和生殖支原体(mycoplasma genitalium, Mg)等,其中,对人类有条件致病性且与生殖道感染相关的,主要有Mh和Uu。主要经过性接触传播,亦可引起母婴垂直传播。

2. 传播途径　支原体可以存在于女性阴道、尿道口周围、宫颈外口或男性尿道口、精液及尿液中,亦可引起母婴垂直传播。

3. 支原体感染对妊娠的影响　孕妇受感染后Uu及Mh可在妊娠16～20周侵袭羊膜损伤胎盘造成绒毛膜炎,导致晚期流产,早产或死产。新生儿特别是早产儿受Uu感染后可发生支原体肺炎和慢性肺炎。Mh可导致产妇产后盆腔炎及产后支原体血症及新生儿支原体血症。产后哺乳等接触或空气感染MP引起新生儿肺炎。

二、临床表现

(一)症状体征

本病临床表现缺乏特异性。支原体感染潜伏期为1～3周,少数长达6周以上。支原体可寄居于整个下生殖道,女性患者多见以宫颈为中心扩散的生殖系炎症,多数无明显自觉症状,少数症状明显者有阴道下坠感,分泌物增多,呈均质性,混浊有异味。感染局限在子宫颈,表现为白带增多、混浊,宫颈水肿、充血或表面糜烂;感染扩及尿道,出现尿频、尿急是引起患者注意的主要症状。支原体可上行扩散至子宫内膜,致输卵管及盆腔感染。

1. 尿道炎　有尿急、尿频、尿道烧灼感或尿痛、排尿困难和尿道出现分泌物。尿道外口红肿,沿尿道可有压痛。尿中有多量红白细胞;尿道分泌物涂片检查无淋病球菌。

2. 盆腔炎　多数患者有急性或亚急性输卵管炎。出现下腹疼痛、畏寒发热,下腹紧张,压痛明显,附件区有触痛;血白细胞数增加。有急性盆腔结缔组织炎时,盆腔有肿块,触痛明显。

3. 阴道炎与宫颈炎　阴道分泌物增多,外阴瘙痒;阴道与宫颈黏膜充血。

4. 围生期感染　解脲支原体感染可引起死胎、死产、流产、早产、出生低体重儿。支原体感染与输卵管妊娠、不孕症、不良妊娠等相关。

(二)实验室检查

1. 分离培养　①液体培养法作为 WHO 推荐诊断非特异性尿道炎的首选方法,液体培养法对实验条件要求不高,而且操作简便、快捷。②固体培养法检出率较低,不能用于药敏试验,而且检测成本相对昂贵。但由于其特异性高,可作为确诊的标准。该法能形成“油煎蛋”样特征菌落和经典的棕褐色颗粒菌落,显示支原体生长。

2. 血清学检测　ELISA 法,根据抗原-抗体反应来检测特异性结合试剂的原理进行支原体检测。临床上对 Uu 常采用金标准法,可作为人群支原体感染的医疗检测或筛选方法。

3. 分子生物学检测　包括 PCR 和荧光定量 PCR 等。

三、诊断与鉴别诊断

1. 诊断　根据与患者或带菌者的接触史、症状、体征、实验室检查结果,可明确诊断。

2. 鉴别诊断　本病应与淋菌性尿道炎、真菌、滴虫或其他细菌感染相鉴别。

四、治　疗

1. 一般治疗　接触隔离,用品消毒,有严重症状时,采用对症处理。

2. 抗感染治疗　合理选择抗生素是治疗支原体感染的关键。近年来,由于抗生素的不规范使用,支原体感染的耐药菌株逐年增加,耐药类型呈复杂多样化。一般来说,交沙霉素、多西环素、米诺环素对支原体的敏感率都在 90% 以上,是治疗支原体的主要抗生素,其余抗生素均存在不同程度的耐药。为了避免不规范用药,最好结合药敏试验来选择用药,以达到满意的效果。

Mh 或 Uu 对多种抗生素均较敏感,多选用作用于核糖体的药物。孕妇首选红霉素 250 mg,每日 4 次口服,连服 14 d,非孕妇可选用四环素或克林霉素。新生儿支原体肺炎感染:红霉素 25 ~ 40 mg/(kg · d),分 4 次静脉滴注或口服红霉素,用药 7 ~ 14 d。治疗药物包括阿奇霉素、多西环素和莫西沙星,疗程根据疾病种类确定,治疗盆腔炎的疗程为 14 d。

五、预　防

1. 提倡安全性行为　在没有治愈前避免性行为。配偶或性伴侣应到医院做检查和治疗。要注意安全性行为，高危时应正确使用避孕套。

2. 积极锻炼身体　平日要注意锻炼身体，睡眠时室内要保持空气清新，温度适宜。应开窗睡眠，至少应间接通风。充分利用日光浴、空气浴及水浴。

3. 讲卫生，避免交叉感染　不到人群密集、通风不良的影剧院、百货公司、超市等。尽量避免接触患者，就近就医。近年已证实，接触传染是重要的传播方式。家庭中做好必要的隔离，浴巾、脸盆、浴缸、便器等分开使用，或用后消毒。

4. 药物预防　某些中西药物可提高机体细胞及体液免疫功能，最好是在医生指导下用药。

5. 注射疫苗　有些地方用减毒病毒疫苗，但尚不能普及应用，曾设计疫苗进行预防，但保护率仅 50%，抗生素预防也无系统报道。

第七节　获得性免疫缺陷综合征

获得性免疫缺陷综合征（acquired immune deficiency syndrome，AIDS）又称艾滋病，是由人类免疫缺陷病毒（HIV）感染引起的性传播疾病，也是一种危害性极大的传染病。HIV 是一种能攻击人体免疫系统的病毒，它把人体免疫系统中最重要的 CD4 T 淋巴细胞作为主要攻击目标，大量破坏该细胞，导致持续性免疫缺陷，使人体丧失免疫功能。因此，人体易于感染各种疾病，并发机会性感染及恶性肿瘤，病死率较高。HIV 引起世界流行。HIV 在人体内的潜伏期平均为 8～9 年，发病以前，可以没有任何症状地生活和工作多年。

一、病　因

1. 病原　HIV 属反转录 RNA 病毒，有 HIV_1、HIV_2 两个类型。多国科学家研究发现，HIV 已知的 4 种病株，分别是 M、N、O、P，均来自喀麦隆的黑猩猩及大猩猩。

HIV 直径约 120 nm，大致呈球形。病毒外膜是类脂包膜，来自宿主细胞，并嵌有病毒的蛋白 gp120 与 gp41；gp41 是跨膜蛋白，gp120 位于表面，并与 gp41 通过非共价作用结合。向内是由蛋白 p17 形成的球形基质，以及蛋白 p24 形成的半锥形衣壳，衣壳在电镜下呈高电子密度。衣壳内含有病毒的 RNA 基因组、酶（反转录酶、整合酶、蛋白酶）以及其他来自宿主细胞的成分（如 tRNAlys3，作为反转录的引物）。HIV 的基因组比已知任何一种病毒基因都复杂。

HIV 主要攻击人体的辅助 T 淋巴细胞系统，一旦侵入机体细胞，病毒将会和细胞整合在一起终身难以消除。对外界环境的抵抗力较弱，对乙肝病毒有效的消毒方法对 HIV 消毒也有效。

2. 传播途径　母婴垂直传播、性传播及静脉注射药物是 HIV 感染的三大途径。HIV 广泛存在于感染者的体液，如血液、精液、眼液、尿液、阴道分泌物、乳汁、脑脊液、有神经症状的脑组织液中，其中以血液、精液、阴道分泌物中浓度最高。可经同性及异性性接触直接传播。HIV 感染之孕妇在妊娠期可通过胎盘传染给胎儿。或分娩时经软产道及出生后经母乳喂养感染新生儿。其次为血液传播，多见于吸毒者共用注射器；接受 HIV 感染的血液、血制品；接触 HIV 感染者的血液、黏液等。妇女感染途径多为性接触，其次与吸毒有关。

3. 对母儿的影响　HIV 感染本身对妊娠无直接影响（胎儿出生体重、分娩孕龄及流产率等方面），然而由于妊娠本身的免疫抑制，加速了从感染 HIV 到发展为 AIDS 的病程，也加重了 AIDS 和相关综合征的病情。免疫力下降、崩溃，导致机会性感染、全身严重感染及恶性肿瘤等各种疾病的发生，增加母儿死亡率。

二、临床表现

本病以青壮年较多，发病年龄 80% 在 18 ~ 45 岁，即性生活较活跃的年龄段。在感染 HIV 后往往患有一些罕见的疾病如肺孢子虫肺炎、弓形体病、非典型性分枝杆菌与真菌感染等。

（一）症状体征

HIV 感染后，最开始的数年至 10 余年可无任何临床表现，或仅有轻度淋巴结肿大。很多患者是无症状的病毒携带者，T 细胞功能正常，但感染后 6 周可以出现抗体阳性。一旦发病，患者可以出现各种临床表现。由于细胞免疫缺陷的程度不同，有不同的临床表现。一般初期的症状如同普通感冒、流行性感冒，可有全身疲劳无力、食欲减退、发热等，随着病情的加重，症状日见增多，如皮肤、黏膜出现白念珠菌感染，出现单纯疱疹、带状疱疹、紫斑、血疱、瘀斑等；以后渐渐侵犯内脏器官，出现原因不明的持续性发热，可长达 3 ~ 4 个月；还可出现咳嗽、气促、呼吸困难、持续性腹泻、便血、肝脾大、并发恶性肿瘤等。临床症状复杂多变，但每个患者并非上述所有症状全都出现。侵犯肺部时常出现呼吸困难、胸痛、咳嗽等；侵犯胃肠可引起持续性腹泻、腹痛、消瘦无力等；还可侵犯神经系统和心血管系统。抗体阳性患者中 1% ~ 5% 呈典型的 AIDS 症状，临床表现为严重的细胞免疫缺陷所致的机会性感染和少见的恶性肿瘤，涉及多种病毒、细菌、真菌、寄生虫感染，以及各种严重的机会性感染，如卡氏肺囊虫性肺炎、罕见的卡波西（Kaposi）肉瘤等，可以单独或两者同时存在。

1. 一般症状　持续发热、虚弱、盗汗，持续广泛性全身淋巴结肿大。特别是颈部、腋窝和腹股沟淋巴结肿大更明显。淋巴结直径在 1 cm 以上，质地坚实，可活动，无疼痛。体重下降在 3 个月之内可达 10% 以上，最多可降低 40%，消瘦特别明显。

2. 呼吸道症状　长期咳嗽、胸痛、呼吸困难、严重时痰中带血。

3. 消化道症状　食欲下降、厌食、恶心、呕吐、腹泻、严重时可便血。通常用于治疗消化道感染的药物无效。

4. 神经系统症状　头晕、头痛、反应迟钝、智力减退、精神异常、抽搐、偏瘫、痴呆等。

5. 皮肤和黏膜损害　单纯疱疹、带状疱疹、口腔和咽部黏膜炎症及溃烂。

6. 肿瘤　可出现多种恶性肿瘤，位于体表的卡波西肉瘤可见红色或紫红色的斑疹、丘疹和浸润性肿块。

（二）实验室检查

1. 机体免疫功能检查　主要是中度以上细胞免疫缺陷包括：CD4+ T 淋巴细胞耗竭，外周血淋巴细胞显著减少，CD4<200/μl，CD4/CD8<1.0，（正常人为 1.25～2.1），迟发型变态反应皮试阴性，有丝分裂原刺激反应低下。NK 细胞活性下降。

2. 各种致病性感染的病原体检查　如用 PCR 方法检测相关病原体，恶性肿瘤的组织病理学检查。

3. HIV 抗体检测　采用酶联免疫吸附法、明胶颗粒凝集试验、免疫荧光检测法、免疫印迹检测法、放射免疫沉淀法等，其中前三项常用于筛选试验，后二者用于确证试验。

4. PCR 技术检测　检测 HIV。

（三）孕妇 HIV 感染检测

1. 检测方法　孕产妇 HIV 检测方法包括抗体筛查试验和补充试验。抗体筛查试验包括快速检测（RT）、酶联免疫吸附试验（ELISA）、化学发光免疫试验（CLIA）、明胶颗粒凝集试验（PA）等。补充试验包括抗体补充试验和核酸补充试验等。建议首选抗体补充试验，如蛋白免疫印迹试验（WB，原确证试验）、条带/线性免疫试验（RIBA/LIA）。

2. 检测流程　许多孕妇仅为 HIV 感染，无临床症状。孕妇初次接受孕产期保健时，首先进行 HIV 抗体筛查试验。筛查试验结果有反应者，使用原有试剂和另外一种筛查试剂进行复检，也可使用原有试剂双份进行复检。根据复检结果，确定是否进行补充试验。依据补充试验结果，判定感染状况。临产时才寻求助产服务的孕产妇，需同时应用两种不同的快速检测试剂进行检查。

三、诊断与鉴别诊断

（一）诊断

1. 急性期　诊断标准：患者近期内有流行病学史和临床表现，结合实验室 HIV 抗体由阴性转为阳性即可诊断，或仅实验室检查 HIV 抗体由阴性转为阳性即可诊断。80% 左右 HIV 感染者感染后 6 周初筛试验可检出抗体，几乎 100% 感染者 12 周后可检出抗体，只有极少数患者在感染后 3 个月内或 6 个月后才检出。

2. 无症状期　诊断标准：有流行病学史，结合 HIV 抗体阳性即可诊断，或仅实验室检查 HIV 抗体阳性即可诊断。

3. 发病期　①原因不明的持续不规则发热 38 ℃以上，>1 个月；②慢性腹泻次数多于 3 次/d，>1 个月；③ 6 个月之内体重下降 10% 以上；④反复发作的口腔白念珠菌感染；⑤反复发作的单纯疱疹病毒感染或带状疱疹病毒感染；⑥肺孢子虫肺炎；⑦反复发生的细菌性肺炎；⑧活动性结核或非结核分枝杆菌病；⑨深部真菌感染；⑩中枢神经系统占位性病变；⑪中青年人出现痴呆；⑫活动性巨细胞病毒感染；⑬虫脑病；⑭青霉菌感染；⑮反复发生的败血症；⑯皮肤黏膜或内脏的卡波西肉瘤、淋巴瘤。

（二）鉴别诊断

注意与传染性单核细胞增多症、原发性免疫缺陷病、继发性免疫缺陷病、血液病、中枢神经系统疾病等相鉴别。

四、治　疗

目前在全世界范围内仍缺乏根治 HIV 感染的有效药物。现阶段的治疗目标是：最大限度和持久的降低病毒载量；获得免疫功能重建和维持免疫功能；提高生活质量；降低 HIV 相关的发病率和死亡率。本病的治疗强调综合治疗，包括：一般治疗、抗病毒治疗、恢复或改善免疫功能的治疗及机会性感染和恶性肿瘤的治疗。

（一）一般治疗

对 HIV 感染者或获得性免疫缺陷综合征患者均无须隔离治疗。对无症状 HIV 感染者，仍可保持正常的工作和生活。应根据具体病情进行抗病毒治疗，并密切监测病情的变化。对获得性免疫缺陷综合征前期或已发展为获得性免疫缺陷综合征的患者，应根据病情注意休息，给予高热量、多维生素饮食。不能进食者，应静脉输液补充营养。加强支持疗法，包括输血及营养支持疗法，维持水及电解质平衡。

（二）抗病毒治疗方案

抗病毒治疗是获得性免疫缺陷综合征治疗的关键。随着采用高效抗反转录病毒联合疗法的应用，大大提高了抗 HIV 的疗效，显著改善了患者的生活质量和预后。

受 HIV 感染孕产妇若在产前、产时或产后正确应用抗病毒药物治疗，其新生儿 HIV 感染率有可能显著下降（$<8\%$）。

1. 孕产妇抗病毒治疗方案

（1）推荐方案　妊娠期或临产发现感染、尚未接受抗病毒治疗的孕产妇，应即刻给予抗病毒治疗。治疗方案推荐选择以下两种方案中的任意一种，也可根据实际情况进行调整。

方案一：齐多夫定（AZT）+拉米夫定（3TC）+洛匹那韦/利托那韦（LPV/r）。

方案二：替诺夫韦（TDF）+拉米夫定（3TC）+依非韦伦（EFV）。

常用抗病毒药物剂量及使用方法：AZT（300 mg，2 次/d）；3TC（300 mg，1 次/d）；LPV/r（200 mg/50 mg/片，2 片，2 次/d）；TDF（300 mg，1 次/d）；EFV（600 mg，1 次/d）。

妊娠前已接受抗病毒治疗的孕产妇，根据病毒载量检测结果进行病毒抑制效果评估。如果病毒抑制效果理想（即病毒载量小于最低检测限），可保持原治疗方案不变；否则，调整抗病毒治疗用药方案。

（2）注意事项　一旦发现 HIV 感染孕产妇，无论其是否进行 CD4+ T 淋巴细胞计数和病毒载量检测，也无论其检测结果如何，都要尽快开始抗病毒治疗。在分娩结束后，无论采用何种婴儿喂养方式，均无须停药，尽快将其转介到抗病毒治疗机构，继续后续抗病毒治疗服务。特别强调，对于选择母乳喂养的产妇，如因特殊情况需要停药，应用抗病毒药物至少要持续至母乳喂养结束后 1 周。同时，当孕产妇血红蛋白低于 90 g/L 或中性粒细胞低于 0.75×10^9/L，建议不选或停用 AZT。应用 TDF 前，须进行肾功能评估。

2. 婴儿抗病毒用药方案　婴儿应在出生后尽早(6～12 h 内)开始服用抗病毒药物,可以选择以下两种方案中的任意一种。婴儿若接受母乳喂养,应首选 NVP 方案。

方案一:奈韦拉平(NVP)。出生体重≥2 500 g,NVP 15 mg(即混悬液 1.5 ml),每天 1 次;2 000 g≤出生体重<2 500 g,NVP 10 mg(即混悬液 1.0 ml),每天 1 次;出生体重<2 000 g,NVP 2 mg/kg(即混悬液 0.2 ml/kg),每天 1 次。

方案二:齐多夫定(AZT)。出生体重≥2 500 g,AZT 15 mg(即混悬液 1.5 ml),每天 2 次;2 000 g≤出生体重<2 500 g,AZT 10 mg(即混悬液 1.0 ml),每天 2 次;出生体重<2 000 g,AZT 2 mg/kg(即混悬液 0.2 ml/kg),每天 2 次。

用药时间:母亲妊娠期即开始用药者,婴儿应服药至出生后 4～6 周;母亲产时或者产后才开始用药者,婴儿应服用 6～12 周。母亲哺乳期未应用抗病毒药物,则婴儿持续应用抗病毒药物至母乳喂养停止后 1 周。

3. 孕产妇抗病毒治疗的相关检测　孕产妇抗病毒用药前、用药过程中应进行相关的检测,并结合临床症状对孕产妇感染状况进行评估,以便确定用药方案和监测治疗效果。

(1)用药前　进行 CD4+ T 淋巴细胞计数、病毒载量检测及其他相关检测(包括血常规、尿常规、肝功能、肾功能、血脂、血糖等)。

(2)用药过程中　每 3 个月进行 1 次 CD4+ T 淋巴细胞计数及其他相关检测(包括血常规、尿常规、肝功能、肾功能、血脂、血糖等)。

(3)妊娠晚期　进行 1 次病毒载量检测,并在分娩前获得检测结果。

(三)分娩助产

剖宫产是否可减少分娩过程中 HIV 的传播,尚有争议。目前国内多参照《全国艾滋病检测技术规范(2014 年修订版)》开展临床工作。HIV 感染不作为实施剖宫产的指征。对于妊娠早、中期已经开始抗病毒治疗、规律服用药物、没有获得性免疫缺陷综合征临床症状,或妊娠晚期病毒载量<1 000 拷贝数/ml,或已经临产的孕产妇,不建议施行剖宫产。

分娩过程中应严密观察并积极处理产程,尽量避免可能增加母婴传播危险的损伤性操作,包括会阴侧切、人工破膜、使用胎头吸引器或产钳、宫内胎儿头皮监测等。新生儿出生后应及时使用流动的温水进行清洗,用洗耳球清理鼻腔及口腔黏膜,缩短新生儿接触母亲血液、羊水及分泌物的时间。清理过程操作手法应轻柔,避免损伤皮肤和黏膜。

(四)婴儿喂养

提倡人工喂养,避免母乳喂养,杜绝混合喂养。对选择人工喂养者,指导其正确冲配、器具清洁消毒等。对选择母乳喂养者,要做好充分的咨询,强调喂养期间母亲或婴儿坚持服用抗病毒药物,指导正确的纯母乳喂养方式和乳房护理。告知母乳喂养时间最好不超过 6 个月,同时积极创造条件,尽早改为人工喂养。

五、预　防

目前尚无预防获得性免疫缺陷综合征的有效疫苗,因此最重要的是采取预防措施。其方法是:①坚持洁身自爱,避免婚前、婚外性行为。②严禁吸毒,不与他人共用注射器。③不要擅自输血和使用血制品，要在医生的指导下使用。④不要借用或共用牙刷、剃须刀、刮脸刀等个人用品。⑤使用安全套是性生活中最有效的预防性病和获得性免疫缺陷综合征的措施之一。⑥要避免直接与获得性免疫缺陷综合征患者的血液、精液、乳汁和尿液接触，切断其传播途径。

第八节　弓形虫病

弓形虫病又称弓形体病，是由刚地弓形虫所引起的人畜共患病。在人体多为隐性感染；发病者临床表现复杂，其症状和体征又缺乏特异性，易造成误诊，主要侵犯眼、脑、心、肝、淋巴结等。弓形虫是妊娠期宫内感染导致胚胎畸形的重要病原体之一。本病与获得性免疫缺陷综合征（AIDS）的关系亦密切。

一、病　因

1. 病原　弓形虫（toxoplasma gondii）属于形体最小、结构简单的一类叫作原虫的寄生虫，也叫三尸虫。它是专性细胞内寄生虫，球虫亚纲，真球虫目，等孢子球虫科、弓形体属。它以多种形式存在：可以是具有侵袭性的分裂体，也可以是具有侵袭潜能的囊泡或合子。猫和其他猫科动物是弓形虫的终宿主，它寄生在这些动物的小肠上皮细胞内，形成囊合子随粪便排出，其他哺乳动物和鸟吃下发生感染，在它们身体的组织内发育成为包囊。囊合子和包囊是弓形虫的不同发育阶段。虽然弓形虫并不“挑剔”，但是除了终宿主以外，在其他动物体内只能进行无性繁殖，不能向外界散播它的后代。

它广泛寄生在人和动物的有核细胞内，随血液流动，到达全身各部位，破坏大脑、心脏、眼底，致使人的免疫力下降，患各种疾病。人类主要通过食用受污染的没有煮熟的肉类、食物和水，或者与感染弓形虫的猫（唯一最终宿主）密切接触等途径感染。

2. 弓形虫母婴间的传播　胎儿感染弓形虫几乎都是通过孕妇的初次感染所致。孕妇感染弓形虫后可发生寄生虫血症，从而通过胎盘导致继发性的胎儿宫内感染。极少数情况下是因为孕妇有慢性感染，由于自身免疫缺陷（如应用免疫抑制剂治疗或人类免疫缺陷病毒阳性）的原因，出现弓形虫激活，造成胎儿先天性感染。孕妇感染弓形虫但未得到及时治疗，胎儿发生宫内感染的风险为20%～50%。随孕周增加，弓形虫垂直传播风险也逐渐增加，在妊娠早、中、晚期宫内传播发生率分别为10%～15%，25%和超过60%。胎儿越早被感染，病情就越重。

有资料报道，孕妇弓形虫新近感染率为6.84%，母儿垂直传播率为9.57%。有先天感染和后天感染两类。先天感染的病情较严重，常伴有中枢神经系统症状，分隐性型和显性型2型。隐性型又称无症状型、潜伏型，临床最多见，于生后第1个月健康，无明显异常表现，于生后第2～7个月显现视网膜脉络膜炎者居多，眼及中枢神经系统症状有时可延迟数年之后，甚至到成年始发病。显性型又称激症型，临床较少见。表现为典型的先天性弓形虫病。

后天感染的病情较轻微,不显症状者居多,分局限型和全身型 2 型。局限型以颈前和枕部淋巴结肿大最多见,常伴有低热、无力、咽痛等。全身型可见高热、斑丘疹、头痛、呕吐等。弓形虫病无论是先天还是后天感染,多为隐性感染,其发生率具有明显的地区差异,且随年龄增长而逐渐增多。

二、临床表现

(一)症状体征

弓形虫感染通常是隐匿的,只有少数患者在经过了 5~18 d 的潜伏期后表现出一些非特异性的症状。在免疫功能正常的成人,其临床过程是良性自限性的。弓形虫病最常见的临床表现为淋巴结肿大(10%~20%),其他症状包括发热、盗汗、肌痛和肝脾大。

孕妇患弓形虫病时多无症状,或症状轻微,少数有症状者呈多样化。临床上有急、慢性之分。急性以淋巴结炎居多,淋巴结肿大,有压痛。慢性常表现为视网膜脉络膜炎。

弓形虫感染在妊娠期可增加妊娠并发症,如流产、早产、死胎、妊娠期高血压疾病、胎膜早破、宫缩乏力、产后出血,以及新生儿窒息等。患急性弓形虫病的孕妇,发生垂直传播的可能性较大,感染时胎儿越小,妊娠时间越短,胎儿受损越严重。若胎龄小于 3 个月,多引起流产。幸存者弓形虫滋养体可经形成病灶的胎盘感染子宫内的胎儿,引起先天性弓形虫病,为全身感染性疾病,有视网膜脉络膜炎、脑内钙化、脑积水三大临床表现。先天性弓形虫病又分全身型和中枢神经症状型两型。全身型于生后 4 周内发病,有发热、淋巴结炎、呕吐、腹泻等全身症状,几乎均遗留视网膜脉络炎、脑内钙化、脑积水、神经发育迟缓、肌肉僵直及麻痹等后遗症。中枢神经症状型表现为脑炎、脑膜炎等感染症状。有资料报道视网膜脉络膜炎高达 80%,脑脊液异常占 69%,脑内钙化占 27%,脑积水占 14%,小头症占 7%。大部分宫内感染的胎儿在出生时无症状,但高达 90% 感染弓形虫的婴儿会出现后遗症,包括脉络膜视网膜炎以及随后出现的严重视力障碍、听力丧失或严重的神经发育迟缓,甚至死亡。其他先天性弓形虫病的临床表现包括皮疹、肝脾大、腹水、发热、脑室周围钙化、脑室扩大和癫痫等。

(二)实验室检查

1. 病原学检查　将可疑病畜或死亡动物的组织或体液,做涂片、压片或切片,甲醇固定后,做瑞氏或姬氏染色镜检可找到弓形虫滋养体或包囊。

2. 血清学检测　间接荧光抗体试验、间接血凝抑制试验、酶联免疫吸附试验和补体结合试验检测特异性 IgM、IgG、IgA 抗体或血清循环抗原。

急性感染后,特异性的 IgM 抗体很快出现,并于 1 个月内达到峰值,IgG 抗体的出现较 IgM 抗体晚,感染数周后可在血清中检测到,同时机体获得对弓形虫的免疫力。值得注意的是,高滴度的 IgG、IgM 抗体可能在血清中持续数年,因此 IgM 抗体阳性不一定是近期感染。

临床实验室弓形虫血清学实验结果的解释:如果 IgM(-)而 IgG(+)则表明是既往感染,在免疫力正常的孕妇不会发生胎儿感染;如果 IgM 和 IgG 均(-)则表明没有感染或者是新近感染尚没有足够的时间发生抗体的血清转化;如果 IgM 和 IgG 均(+)则表明急性感染或者假阳性结果,需要在弓形虫参比实验室进行进一步的确证。

临床实验室的弓形虫病的血清学检测尚没有标准化，其检测结果有较高的假阳性率和假阴性率。而且急性感染后，IgM 可能持续存在数月或数年。因此，临床血清学 IgM 阳性的孕妇需要在参比实验室进一步确证。特异性 IgG、IgM 抗体的检测主要应用于孕妇可疑弓形虫感染的初步筛查。

三、诊断与鉴别诊断

（一）诊断

具有临床症状和特征、排除其他疾病、病原学阳性者，检测特异性 IgM、IgG、IgA 抗体 3 项中有两项阳性者可以做出诊断。

1. 妊娠期弓形虫感染的诊断　虽然从血液或体液中分离出弓形虫能够确诊是急性感染，但是血清学检测其特异性抗体仍是主要的诊断方法。如果临床怀疑急性感染，则应 2 ~ 3 周后重复血清学检测，以判断抗体滴度的增加是否符合近期感染的表现。初次和重复的血清学检测需在同一个弓形虫参比实验室进行确证试验。如果血清学检测证实了孕妇患弓形虫病，则可在参比实验室进行 IgG 抗体亲和力检测以确定可能的感染时间。感染后高亲和力的 IgG 抗体至少在 3 ~ 4 个月后才出现。出现高亲和力的抗体提示感染至少出现在 4 个月以前。如果为低亲和力 IgG 抗体，则提示是过去 5 个月内的初次感染，从而为产前诊断和咨询提供有用信息。

2. 先天性弓形虫感染的诊断　羊水弓形虫 DNA 的 PCR 检测是首选的诊断方法，因为其具有较高的灵敏度和特异度。羊水的 PCR 检测应在妊娠 18 周或 18 周后进行，并且在孕妇疑似感染 4 周后，以降低妊娠早期羊膜腔穿刺的风险和检测结果的假阴性率。超声检查亦可发现严重的先天性弓形虫病，其征象包括胎儿脑室扩大、颅内钙化、小头畸形、腹水、肝脾大和生长受限。

（二）鉴别诊断

弓形虫性淋巴结炎应与细菌性淋巴结炎及恶性病变的淋巴结转移相鉴别。如伴有其他体征和全身症状时，应与传染性单核细胞增多症及恶性淋巴瘤相鉴别。尚需考虑与猫抓病、野兔热及全身性或真菌感染、淋巴细胞白血病、结节病、嗜酸性细胞增生性淋巴肉芽肿等疾病相鉴别。弓形虫性中枢神经系统病变，应与其他病原体引起的脑膜脑炎相鉴别，及脑血管病变和颅内占位性病变相区别。久治不愈的神经衰弱表现及以精神障碍为主的脑弓形虫病应与其他病因的症状性精神病相鉴别。与上述各种疾病的鉴别一方面可根据患者的发病史，如有无不良饮食史、有无与家养宠物接触史等；另一方面则须借助实验室检查，如细菌培养、组织活检等。

四、治　疗

为避免先天性弓形虫病儿的发生，应对有明显动物接触史的孕妇，在妊娠早、中、晚期分别检测弓形虫 IgM，以便及早发现弓形虫急性感染病例，及时终止妊娠或及早给予足量药物治疗。

（一）妊娠期治疗

治疗越早，后遗症出现越少。急性弓形虫感染的孕妇需应用螺旋霉素以减少宫内传播。在妊娠期间一经确诊，应选用乙酰螺旋霉素：0.5～1.0 g（300 万 U）/8 h，或 3 g/d（900 万 U/d），连服 2 周为一疗程，间歇 2 周可再重复一疗程。螺旋霉素是大环内酯类抗生素，在胎盘中浓聚但不易穿过胎盘。该药无致畸作用；不能有效治疗胎儿感染；妊娠 18 周之前怀疑或确定感染时可应用。对于胎儿感染可能性较低或羊水 PCR 结果阴性或随后的超声检查结果阴性孕妇，乙酰螺旋霉素应该用至分娩。急性弓形虫感染的孕妇经过治疗并不能减少或消除胎儿感染的风险，但可能会降低新生儿先天性感染的严重程度。

对于已确诊或高度怀疑胎儿感染的孕妇，则需要加用乙胺嘧啶、磺胺嘧啶和甲酰四氢叶酸，因为该方案较螺旋霉素单用能够更有效杀灭胎盘和胎儿体内的弓形虫，从而减轻胎儿感染的严重程度。乙胺嘧啶：50 mg/12 h，用 2 d，然后 50 mg/d。乙胺嘧啶有致畸作用，因此不能在妊娠 18 周之前用药，妊娠 18 周时怀疑感染，或者提示胎儿感染（羊水 PCR 结果阳性），或者超声提示先天性弓形体病时，妊娠 18 周时给药。磺胺嘧啶：初始剂量 70 mg/（kg · 12 h），然后 50 mg/（kg · 12 h），最大剂量 4 g/d。甲酰四氢叶酸：10～20 mg/d（与乙胺嘧啶治疗同时用药或治疗 1 周后再用）。对患弓形虫病孕妇所生的新生儿，即使外观正常，也应给予乙酰螺旋霉素治疗，每次口服 30 mg，每日 4 次，连服 1 周。

研究表明，受感染的胎儿和 1 岁以内的婴儿接受治疗，对改善临床症状最有效。有症状的先天性弓形虫病婴儿应联用乙胺嘧啶、磺胺嘧啶和甲酰四氢叶酸 1 年。

（二）妊娠前或妊娠期不需要进行弓形虫感染的常规筛查

不推荐对孕妇进行弓形虫病的常规血清学筛查。这主要是因为弓形虫的常规血清学筛查面临许多问题，包括相对较低的血清阳性率（意味着大多数女性对弓形虫易感）、临床实验室缺乏规范的血清学检测方法（除参比实验室），以及费用问题。然而，血清学筛查作为预防先天性弓形虫感染的一种方法在血清学阳性率高的国家或地区有重要的意义，生活在特殊环境的孕妇，比如与猫有密切接触者应做弓形虫滴度筛查。

五、预　防

预防措施：①注意饮食卫生，肉类要充分煮熟，避开生肉污染熟食，避免食用未熟透的肉或生肉。②接触土壤时戴手套，避免养猫（除非猫是经过严格控制饮食的真正的家猫），降低弓形虫感染率。如果养猫，要养在家里，喂熟食或成品猫粮，不让它们在外捕食。因为猫的传染是吃了感染的老鼠或鸟类，或者吃了污染猫粪的食物。③要注意日常卫生，每天清除猫的粪便，接触动物排泄物后要认真洗手。④除非孕妇血清检查证明已经有过弓形虫感染，否则孕妇妊娠期间要避免接触猫及其粪便。⑤弓形虫感染有多种简便有效的药物治疗，如磺胺类加乙胺嘧啶和螺旋霉素等，治疗须按医嘱进行，孕妇感染及时治疗可使胎儿感染机会减少。

（王　岚　张　华　周　玮）

参考文献

1　中国感染病相关专家组. HPV 感染疾病相关问题专家共识(2017)[J]. 医学研究生学报, 2017,30(12):1238-1241.

2　BASHH. British Association for sexual health and hiv national guideline for the management of infection with mycoplasma genitalium (2018)[J]. International Journal of STD & AIDS,2019(7):1-8.

3　SONI S,HORNER P,RAYMENT M,et al. British HIV Association guidelines for the management of HIV in pregnancy and postpartum 2018[J]. HIV Medicine,2019,3(20):s2-s85.

第二十九章

异常分娩

异常分娩又称难产，主要表现为产程进展异常和分娩过程受阻。影响分娩的主要因素有：产力、产道、胎儿以及产妇的心理状况等，这些因素在分娩过程中相互影响。当出现异常分娩时，要仔细分析 4 个因素的关系，及时处理，使得分娩顺利进行，否则会增加母儿分娩期并发症，严重时危及母儿生命。

第一节　子宫收缩力异常

产力主要是指子宫收缩力，只有有效的宫缩，才能使得宫口扩张及胎先露下降。子宫收缩力贯穿于分娩的全过程，具有节律性、对称性、极性及缩复作用。若上述特点发生改变，如失去节律性、极性倒置、收缩过强或过弱，均称为子宫收缩力异常，简称产力异常。子宫收缩力异常临床上分为子宫收缩乏力和子宫收缩过强两类，每类又分为协调性子宫收缩和不协调性子宫收缩（图 29-1）。

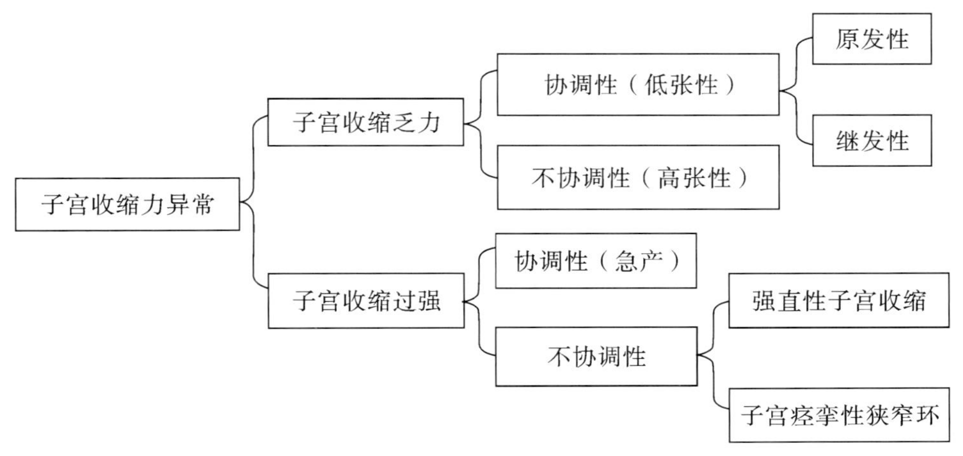

图 29-1　子宫收缩力异常

一、子宫收缩乏力

子宫收缩乏力(uterine inertia)是指宫缩的极性、对称性和节律性正常,但宫缩弱而无力,持续时间短,间歇时间长或不规则,使胎先露对子宫下段及宫颈口压迫无力,即不足以使宫颈口以正常的速度扩张,造成产程延长或停滞,而导致母儿出现一系列并发症。宫缩乏力在胎位不正、头盆不称及多次妊娠、双胎、羊水过多等子宫局部因素者发病率较高,同时也见于精神紧张者。如能及时正确地处理,则可减少其发生,以保证分娩顺利。

(一)病因

子宫收缩乏力常见原因为以下几种。

1. 头盆不称或胎位异常　由于胎先露下降受阻,不能紧贴子宫下段及宫颈内口,局部不能引起反射性子宫收缩,导致继发性宫缩乏力。

2. 子宫肌源性因素　子宫畸形(如双角子宫、单角子宫)、子宫纤维过度伸展(如多胎妊娠、巨大胎儿、羊水过多等)、经产妇子宫肌纤维变性,结缔组织增生等影响子宫收缩、子宫肌瘤等,均能影响子宫收缩的对称性及极性,导致宫缩乏力。

3. 精神因素　初产妇,尤其35岁以上高龄初产妇,恐惧及精神过度紧张,对分娩认识不足,缺乏产前训练,使大脑皮质功能紊乱,均可导致原发性宫缩乏力。

4. 内分泌失调　临产后,产妇体内雌激素、前列腺素、缩宫素受体量少,合成与释放减少,肌细胞间隙连接蛋白数量减少等,均可影响子宫肌纤维收缩能力。子宫平滑肌细胞内Ca^{2+}浓度降低、肌浆蛋白轻链激酶及ATP酶不足,均可影响肌细胞收缩,导致宫缩乏力。

5. 其他　产程早期使用大剂量解痉、镇静、镇痛药,如硫酸镁、哌替啶、苯巴比妥钠等,可以使宫缩受到抑制。

(二)临床表现

临床上子宫收缩乏力根据性质分为协调性和不协调性,根据发生时间分为原发性和继发性。原发性宫缩乏力,从一开始子宫肌肉的收缩力就很弱,或子宫肌肉水肿而妨碍收缩,如多胎、羊水过多等继发性宫缩乏力,如果骨盆狭窄、胎头位置不正,致使分娩无法正常进行,产妇就会感到疲惫,宫缩也会变得不协调。除此之外,产妇心理紧张,呼痛不止,也使产程时间拖长导致宫缩乏力。

1. 协调性宫缩乏力(低张性宫缩乏力)　其特点为子宫收缩具有正常的节律性、对称性和极性,但收缩力弱,宫腔内压力低,小于2 kPa(15 mmHg),持续时间短,间歇期长且不规律,宫缩<2次/10 min。此种宫缩乏力,多属继发性宫缩乏力,临产早期宫缩正常,但至宫口扩张进入活跃期后期或第二产程时宫缩减弱,常见于中骨盆与骨盆出口平面狭窄、持续性枕横位或枕后位等头盆不称时。协调性宫缩乏力时由于宫腔内压力低,对胎儿影响不大。

2. 不协调性宫缩乏力(高张性宫缩乏力)　其特点为子宫收缩的极性倒置,宫缩的兴奋点不是起自两侧宫角部,而是来自子宫下段的一处或多处冲动。子宫收缩波由下向上扩散,不能形成向下的合力,胎先露不下降,宫口也不能扩张,属无效宫缩。宫缩间歇期子宫壁也不完全松弛,产妇自觉下腹部持续疼痛、拒按、烦躁不安、严重者出现脱水、电解质紊乱、肠胀气、尿潴留、胎儿-胎盘循环障碍,胎儿窘迫。产科检查:下腹部有压痛,胎位触不清,胎心不规律,宫口扩张早期缓慢或停止扩张,胎先露部下降延缓或停止,潜伏期延长。

3. 产程异常　宫缩乏力的共同特点是产程进展缓慢或停滞。为促进阴道分娩,降低剖宫产率,2014 年开始实行新产程标准。

(1)潜伏期延长　从临产规律宫缩开始至宫口扩张至 6 cm 称为潜伏期。初产妇>20 h,经产妇>14 h 称为潜伏期延长。潜伏期延长不作为剖宫产的指征。

(2)活跃期停滞　以宫口开大 6 cm 作为活跃期的标志。活跃期停滞的诊断标准:当破膜且宫口扩张≥6 cm 后,如宫缩正常,而宫口停止扩张≥4 h 可诊断活跃期停滞;如宫缩欠佳,宫口停止扩张≥6 h 可诊断活跃期停滞。活跃期停滞可作为剖宫产的指征。

(3)第二产程延长　第二产程延长的诊断标准:对于初产妇,如行硬脊膜外阻滞,第二产程超过 4 h,产程无进展(包括胎头下降和旋转)诊断第二产程延长;如无硬脊膜外阻滞,第二产程超过 3 h 产程无进展可诊断。对于经产妇,如行硬脊膜外阻滞,第二产程超过 3 h,产程无进展(包括胎头下降和旋转)诊断第二产程延长;如无硬脊膜外阻滞,第二产程超过 2 h 产程无进展可诊断。

(4)第二产程停滞　第二产程达 1 h 胎头下降无进展,称为第二产程停滞。

(5)胎头下降延缓　活跃期晚期至宫口扩张 9 ~ 10 cm,胎头下降速度初产妇每小时少于 1 cm,经产妇每小时少于 2 cm 称为胎头下降延缓。

(6)胎头下降停滞　活跃期晚期胎头停留在原处不下降达 1 h 以上,称为胎头下降停滞。

(7)滞产　总产程超过 24 h 称为滞产,必须避免发生滞产。

以上 7 种产程进展异常,可以单独存在,也可以合并存在。一旦出现产程异常,需积极寻找原因并及时处理,重新评估胎儿对分娩的耐受能力,根据产妇、胎儿、医生的助产能力综合评估决定是剖宫产、经阴道助产还是继续观察。

(三)对母儿的影响

1. 对产妇的影响　由于产程延长,产妇休息不好,进食少,精神与体力消耗,可出现疲乏无力、肠胀气,严重时可引起脱水、酸中毒、低钾血症。由于第二产程延长,产道受压过久,导致产后排尿困难、尿潴留,严重时发生尿瘘或粪瘘。也可导致产后出血,并使产褥感染率及手术产率增加。

2. 对胎儿的影响　协调性宫缩乏力,产程延长,胎头和脐带受压,增加助产机会,容易发生新生儿产伤、新生儿窒息、颅内出血及吸入性肺炎等;不协调性宫缩乏力,不能使子宫壁完全放松,对子宫胎盘循环影响大,容易发生胎儿窘迫。

(四)诊断与鉴别诊断

1. 诊断　依据:①子宫收缩力弱而无力,产程长;②原发性宫缩乏力,指产程开始时就出现的子宫收缩乏力;③继发性宫缩乏力,指产程进展到某一阶段方出现子宫收缩乏力;④宫腔内压力少于 4 kPa(30 mmHg)。

2. 鉴别诊断　需与假临产鉴别:假临产多发生在分娩前 2 ~ 3 周内,此时子宫较敏感,由于胎头下降、子宫底下降,常引起子宫不规则收缩。这时,孕妇自觉有轻微腰部酸胀,腹部有不规则阵痛，持续时间很短，常少于 30 s，并且无逐渐加剧和间歇时间逐渐缩短的情况，而常在夜间出现，清晨消失，更为关键的鉴别点是阴道无血性分泌物流出。鉴别方法是给予强镇静剂派替啶 100 mg 肌内注射。能使宫缩停止者为假临产，不能使宫缩停止者为原发性宫缩乏力。

（五）治疗

应对孕妇进行产前教育，解除顾虑和恐惧心理；推荐提倡陪伴分娩，让其丈夫及家属陪伴，一对一导乐陪伴分娩；避免过多使用镇静剂，可行硬脊膜外阻滞镇痛；及时排空直肠和膀胱。排除产道梗阻、产妇衰竭及胎儿窘迫等，酌情给予加强产力治疗。

1. 协调性宫缩乏力

（1）第一产程

1）一般处理　消除精神紧张，多休息，鼓励多进食，注意营养与水分的补充。产妇过度疲劳，缓慢静脉注射地西泮 10 mg 或哌替啶 100 mg 肌内注射，或硬脊膜外阻滞麻醉镇痛，经过一段时间充分休息，可使子宫收缩力转强。对初产妇宫口开大不足 4 cm、胎膜未破者，可给予温肥皂水灌肠，促进肠蠕动，排除粪便及积气，刺激子宫收缩。排尿困难者，先行诱导法，无效时及时导尿。排空膀胱能增宽产道，且有促进宫缩的作用。破膜 12 h 以上应给予抗生素预防感染。

2）加强子宫收缩　经上述一般处理，子宫收缩力仍弱，确诊为协调性宫缩乏力，产程无明显进展，可选用下列方法加强宫缩。Bishop 提出用宫颈成熟度评分法，评估宫颈成熟度，估计引产或加强宫缩的效果，见表 29-1。该评分法满分为 13 分。若产妇得分≤3 分，人工破膜均失败，应改用其他方法。4 ~6 分的成功率约为 50%，7 ~9 分的成功率约为 80%，>9 分均成功。

表 29-1　Bishop 宫颈成熟度评分法

指标	分数			
	0	1	2	3
宫口开大（cm）	0	1 ~2	3 ~4	5 ~6
宫颈管消退（%），未消退为 2 ~3 cm	0 ~30	40 ~50	60 ~70	80 ~100
先露位置（坐骨棘水平 =0）	−3	−2	−1 ~0	+1 ~ +2
宫颈硬度	硬	中	软	
宫颈位置	后	中	前	

ⅰ. 人工破膜：宫口扩张≥3 cm、无头盆不称、胎头已衔接者，可行人工破膜。破膜后，胎头直接紧贴子宫下段及宫颈内口，引起反射性子宫收缩，加速产程进展，同时观察羊水的性状。破膜前必须检查有无脐带先露，破膜应在宫缩间歇时进行，破膜后术者手指应停留在阴道内，经过 1 ~2 次宫缩待胎头入盆后，术者再将手指取出。以减少和避免羊水栓塞。人工破膜可以缩短产程，减少缩宫素的应用，但会增加绒毛膜羊膜炎的风险。

ⅱ.缩宫素静脉滴注。缩宫素是加强宫缩首选的药物,但不合理的应用会增加不良围生儿结局。适用于协调性宫缩乏力、胎心良好、胎位正常、头盆相称者。用静脉输液泵输注,从小剂量开始循序增加。应先用生理盐水500 ml,采用7号针头静脉滴注,按每分钟8滴调好滴速,然后再向输液瓶中加入2.5 U缩宫素,将其摇匀后继续滴入。切记将缩宫素溶于生理盐水中直接静脉穿刺滴入,因此法可能在短时间内进入体内过多缩宫素,不够安全。应用缩宫素时,应有专人观察产程进展,监测宫缩、听胎心率及测量血压。将缩宫素2.5 U加于生理盐水500 ml内,从8滴/min开始,根据宫缩强弱进行调整,每隔15~30 min调1次,直至出现有效的宫缩。有效宫缩的判定为10 min内有3次宫缩,每次宫缩持续30~60 s,子宫收缩压力达到6.67~8.0 kPa(50~60 mmHg),伴有宫口扩张。在调整滴速时,每次增加6滴(2 mU/L),通常不超过30滴/min(10 mU/L)。如达到最大滴速,仍不出现有效宫缩,可增加缩宫素浓度。增加浓度的方法是以生理盐水中剩余毫升数计算,一般100 ml生理盐水注射液中加入0.5 U缩宫素变成1%的缩宫素浓度,现将滴速减半,再根据宫缩情况进行调整,增加浓度后,如增加至20 mU,仍无有效宫缩,原则上不再增加滴速和浓度。中华医学会产科学组明确指出,缩宫素引产的最大浓度是10 U/L,最大剂量为20 mU/min。一旦出现激惹性宫缩,或宫缩持续超过1 min以上,或胎心率明显下降,均应立即停用缩宫素。经上述处理,若产程仍无进展或出现胎儿窘迫征象时,应及时行剖宫产术。

ⅲ.地西泮静脉注射。地西泮使宫颈平滑肌松弛,软化宫颈,促进宫口扩张。适用于宫口扩张缓慢及宫颈水肿时。常有剂量为10 mg,2~3 min静脉注射,与缩宫素联合应用效果更佳。

(2)第二产程　第二产程期间出现宫缩乏力时,尤其是宫口开全1 h,产程无进展,重新评估有无头盆不适,也可以给予静脉滴注缩宫素加强宫缩,促进产程进展。若胎头双顶径已通过坐骨棘平面,等待自然分娩,或助产分娩;若胎头仍未衔接或伴有胎儿窘迫征象,应行剖宫产术。

(3)第三产程　为预防产后出血,当胎儿前肩娩出时,可肌内注射麦角新碱0.2 mg或静脉注射缩宫素10 U,并同时给予缩宫素10~20 U静脉滴注,使宫缩增强,促使胎盘剥离与娩出及子宫血窦关闭。若产程长、破膜时间长及手术者,应给予抗生素预防感染。

2.不协调性宫缩乏力　处理原则是调节子宫收缩,恢复其极性,给予强镇静剂哌替啶100 mg、吗啡10~15 mg肌内注射或地西泮10 mg静脉注射,使产妇充分休息,醒后不协调性宫缩多能恢复为协调性宫缩。在宫缩恢复为协调性之前,严禁应用缩宫药物,以免加重病情。若伴有胎儿窘迫征象,或伴有头盆不称,均应行剖宫产术。

(六)预防

对孕妇进行产前教育,进入产程后,重视解除产妇不必要的思想顾虑和恐惧心理,使孕妇了解分娩是生理过程,增强其对分娩的信心。

目前国内外均设康乐待产室(让其爱人及家属陪伴)和家庭化病房,有助于消除产妇的紧张情绪,可预防精神紧张所致的宫缩乏力。分娩前鼓励多进食,避免过多使用镇静药物,注意检查有无头盆不称等,均是预防宫缩乏力的有效措施。注意及时排空直肠和膀胱,必要时可行温肥皂水灌肠及导尿。

二、子宫收缩过强

子宫收缩过强又分为协调性子宫收缩过强和不协调性子宫收缩过强。

（一）协调性子宫收缩过强

子宫收缩的节律性、对称性和极性均正常，仅子宫收缩力过强[宫腔压力≥8 kPa（60 mmHg）]、过频（10 min 内宫缩≥5 次）。若产道无阻力，分娩在短时间内结束，总产程<3 h，称为急产，经产妇多见。若伴有头盆不称、胎位异常或瘢痕子宫有可能发生子宫破裂。

1. 对母体的影响　宫缩过强过频，产程过快，可致初产妇宫颈、阴道以及会阴撕裂伤。接产时来不及消毒可致产褥感染。宫缩过强使宫内压增高，增加羊水栓塞的风险。产后子宫肌纤维缩复不良易发生胎盘滞留或产后出血。

2. 对胎儿及新生儿的影响　宫缩过强过频影响子宫胎盘的血液循环，胎儿在子宫内缺氧，易发生胎儿窘迫、新生儿窒息甚或死亡。胎儿娩出过快，胎头在产道内受到的压力突然解除，可致新生儿颅内出血。来不及接产，新生儿易发生感染。若坠地可致骨折、外伤。

3. 防治　以预防为主，有急产史的产妇，在预产期前 1 ~ 2 周不宜外出远行，以免发生意外，有条件应提前住院待产。临产后慎用缩宫素及其他促宫缩的方法，如灌肠、人工破膜。提前做好接产及抢救新生儿的准备。胎儿娩出时勿使产妇向下屏气。若急产来不及消毒及新生儿坠地者，新生儿应肌内注射维生素 K_1 预防颅内出血，并尽早肌内注射精制破伤风抗毒素 1 500 U。产后仔细检查宫颈、阴道、外阴，若有撕裂应及时缝合。若属未消毒的接产，应给予抗生素预防感染。可以使用硫酸镁缓解子宫收缩，25% 硫酸镁 4 g 加入 5% 葡萄糖 20 ml 缓慢静脉注射，20 min 推完，然后接着用 25% 硫酸镁 40 ml 加入 5% 葡萄糖注射液 500 ml，以 2 g/h，静脉滴注。

（二）不协调性子宫收缩过强

1. 强直性子宫收缩

（1）病因　强直性子宫收缩并非是子宫肌组织功能异常，几乎均是外界因素异常造成的，如临产后由于分娩发生梗阻，或不适当地应用缩宫素，或胎盘早剥血液浸润子宫肌层，均可引起宫颈内口以上部分的子宫肌层出现强直性痉挛性收缩。

（2）临床表现　产妇烦躁不安、持续性腹痛、拒按。胎位触不清，胎心听不清。有时可出现病理缩复环、血尿等先兆子宫破裂征象。

（3）防治　一旦确诊为强直性子宫收缩，应及时给予宫缩抑制剂，如 25% 硫酸镁 20 ml 加入 5% 葡萄糖注射液 20 ml 缓慢静脉注射，若属梗阻性原因，应立即行剖宫产术。若胎死宫内等待自然分娩。经上述处理，若仍然不能解除强直性子宫收缩，应考虑行剖宫产术。

加强妊娠期保健，积极治疗营养不良及慢性疾病，及时发现和纠正胎位异常。加强产时监护，消除恐惧心理，关心产妇休息、饮食和大小便，避免过多使用镇静药物，及时发现和处理难产因素。

2. 子宫痉挛性狭窄环

（1）病因　子宫某部肌肉呈痉挛性收缩所形成的环状狭窄，持续不放松，称为子宫痉挛性狭窄环。常在子宫上下段交界处，也可在胎体某一狭窄部，如颈部。腹部检查很难发现此环，但产程表现常有产力好，产道无狭窄，头盆相称，而产程进展缓慢。与病理缩复环不同，此环不随宫缩上升，不是子宫破裂的先兆。多因精神紧张、过度疲劳以及不适当地应用宫缩剂或粗暴地进行产科处理所致。

（2）临床表现　产妇出现持续性腹痛、烦躁不安，宫颈扩张缓慢，胎先露部下降停滞，胎心时快时慢。与病理缩复环不同，此环不随宫缩上升。

（3）治疗　应认真寻找导致子宫痉挛性狭窄环的原因，及时给予纠正。停止一切刺激，如禁止阴道内操作，停用缩宫素等。若无胎儿窘迫征象，可给予镇静剂哌替啶 100 mg 肌内注射（适用于 4 h 不能分娩者），或吗啡 10 mg 肌内注射，25% 硫酸镁 20 ml 加入 5% 葡萄糖注射液 20 ml 缓慢静脉注射一般可消除异常宫缩。当子宫收缩恢复正常时，可行阴道助产或等待自然分娩。若经上述处理，子宫痉挛性狭窄环不能缓解，宫口未开全，胎先露部高，或伴有胎儿窘迫征象，均应立即行剖宫产术。若胎死宫内，宫口已开全，可行乙醚麻醉，经阴道分娩。

第二节　产道异常

产道包括骨产道（骨盆腔）及软产道（子宫下段、宫颈、阴道、外阴），是胎儿经阴道娩出的通道。产道异常包括骨产道异常及软产道异常，可使胎儿娩出受阻，临床上以骨产道异常多见。

一、骨产道异常

骨盆径线过短或形态异常，致使骨盆腔小于胎先露部可通过的限度，阻碍胎先露部下降，影响产程顺利进展，称为狭窄骨盆（contraited pelvis）。狭窄骨盆可以为一个径线过短或多个径线过短，也可以为一个平面狭窄或多个平面同时狭窄。造成骨盆狭窄的原因有先天发育异常、后天营养、疾病及外伤。

（一）骨产道异常病因分类

1. 骨盆入口平面狭窄　测量骶耻外径<18 cm，骨盆入口前后径<10 cm，对角径<11.5 cm。可分为 3 级：Ⅰ级为临界性狭窄，对角径 11.5 cm（入口前后径 10 cm），绝大多数可以经阴道自然分娩；Ⅱ级为相对性狭窄，对角径 10.0～11.0 cm（入口前后径 8.5～9.5 cm），阴道分娩的难度增加；Ⅲ级为绝对性狭窄，对角径≤9.5 cm（入口前后径≤8.0 cm），必须以剖宫产结束分娩。我国妇女较常见的骨盆入口平面狭窄有以下 2 种。

（1）单纯扁平骨盆　骨盆入口呈横扁圆形，骶岬向前下突出，使骨盆入口前后径缩短而横径正常。

（2）佝偻病性扁平骨盆　由于童年患佝偻病骨骼软化使骨盆变形，骨盆入口呈肾形，骶骨下段向后移，失去骶骨的正常弯度，变直向后翘。尾骨呈钩状突向骨盆出口平面。由于髂骨外展，使髂棘间径等于或大于髂嵴间径；耻骨弓角度增大，骨盆出口横径变宽。

2. 中骨盆平面狭窄　临床上中骨盆平面狭窄比入口平面狭窄更常见，主要见于男性骨盆及类人猿骨盆，以坐骨棘间径及中骨盆后矢状径狭窄为主。中骨盆平面的狭窄程度可分为3级，Ⅰ级为临界性狭窄，坐骨棘间径10.0 cm，坐骨棘间径加中骨盆后矢状径13.5 cm；Ⅱ级为相对性狭窄，坐骨棘间径8.5～9.5 cm，坐骨棘间径加中骨盆后矢状径12.0～13.0 cm；Ⅲ级为绝对性狭窄，坐骨棘间径≤8 cm，坐骨棘间径加中骨盆后矢状径≤11.5 cm。

3. 出口平面狭窄　常与中骨盆平面狭窄相伴行，以坐骨结间径及骨盆出口后矢状径狭窄为主。出口平面的狭窄程度可分为3级，Ⅰ级为临界性狭窄，坐骨结节间径7.5 cm，坐骨结节间径加出口后矢状径15.0 cm；Ⅱ级为相对性狭窄，坐骨结节间径6.0～7.0 cm，坐骨结节间径加出口后矢状径12.0～14.0 cm；Ⅲ级为绝对性狭窄，坐骨结节间径≤5.5 cm，坐骨结节间径加出口后矢状径≤11.5 cm。

4. 骨盆3个平面狭窄　骨盆3个平面径线均比正常值小2 cm或更多，且骨盆形态正常，称为均小骨盆，常见于身材矮小、体型匀称的妇女。

5. 畸形骨盆　骨盆失去正常形态及对称性。包括跛行及脊柱侧突所致的偏斜骨盆及骨盆骨折所致的畸形骨盆。

（二）骨盆狭窄的临床表现

1. 骨盆入口平面狭窄的临床表现

（1）胎先露及胎方位异常　骨盆入口狭窄，初产妇腹形呈尖腹、经产妇呈悬垂腹，胎头跨耻征阳性。偶有胎头仍未衔接，胎头先露部产瘤已抵达盆底的假象，此时耻骨联合上方仍可触及胎头双顶径，多见于单纯偏平骨盆较浅时。

（2）产程进展异常　因骨盆入口狭窄而导致相对头盆不称时，常见潜伏期及活跃早期产程延长。经充分试产，一旦胎头衔接，后期产程进展相对顺利。绝对头盆不称时，常导致宫缩乏力及产程停滞。

（3）其他　因胎头对羊膜囊压力不均或胎头高浮，使胎膜早破及脐带脱垂的分娩期发病率增高。偶有骨盆狭窄伴宫缩过强者，因产道梗阻，常出现腹痛拒按、排尿困难、查体产妇下腹压痛重、耻骨联合分离、宫颈水肿，甚至这种情况可出现病理性缩复环（图29-2），肉眼血尿等先兆子宫破裂征象，若未及时处理则发生子宫破裂。

2. 中骨盆平面狭窄的临床表现

（1）胎方位异常　中骨盆狭窄多为男型及类人猿骨盆，入口前窄后宽，易致枕后位衔接。当胎头下降达中骨盆时，中骨盆横径狭窄，内旋转受阻，常出现持续性枕后（横）。第一产程过早产生排便感。

（2）产程进展异常　胎头常常在宫口开全时完成内旋转，持续性枕后（横）位，导致第二产程延长、胎先露下降停滞。

（3）其他　中骨盆狭窄，容易导致继发性宫缩乏力，胎头滞留产道过久，压迫尿道与直肠，易发生产时产后排尿困难，严重者发生尿瘘和粪瘘。胎头强行通过中骨盆，使胎头变形、颅骨重叠、产瘤较大，严重时颅内出血，头皮血肿、胎儿窘迫。强行阴道助产矫正胎方位可导致严重软产道撕裂伤及新生儿产伤。

3. 骨盆出口平面狭窄的临床表现　骨盆出口平面狭窄与中骨盆平面狭窄常同时存在，

若单纯骨盆出口平面狭窄者，第一产程进展顺利，胎头达盆底受阻，胎头双顶径不能通过出口横径，强行阴道助产，可导致软产道，骨盆底肌肉及会阴严重损伤，对母儿危害极大。

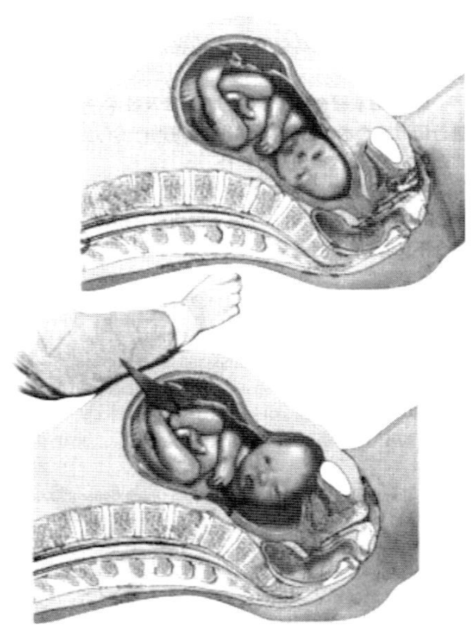

图 29-2　病理性缩复环

（三）对母儿的影响

1. 对产妇的影响　若为骨盆入口平面狭窄，影响胎先露部衔接，容易发生胎位异常，由于胎头下降受阻，引起继发性宫缩乏力，导致产程延长或停滞，手术助产、产后出血、软产道损伤的增多。严重时形成生殖道瘘，子宫破裂。因胎膜早破、产程异常阴道检查次数增多，产褥感染亦增多。

2. 对胎儿及新生儿的影响　头盆不称易发生胎膜早破及脐带脱垂，导致胎儿窘迫，甚至胎儿死亡；产程延长，胎头受压，缺血缺氧容易发生颅内出血；产道狭窄，手术助产机会增多，易发生新生儿产伤及感染。

（四）防治

1. 处理原则　绝对骨盆狭窄已经很少见，临床多见于相对骨盆狭窄。明确狭窄骨盆的类别和程度，参考胎位、胎儿大小、胎心、宫缩强弱、宫颈扩张程度、破膜与否，结合年龄、产次、既往分娩史综合判断，决定分娩方式。

2. 一般处理　在分娩过程中，应安慰产妇，使其精神舒畅，信心倍增，保证营养及水分的摄入，必要时补液。还需注意产妇休息，要监测宫缩强弱，勤听胎心及检查胎先露部下降程度。

3. 骨盆入口平面狭窄的处理

（1）明显头盆不称（绝对性骨盆狭窄）　对角径≤9.5 cm（入口前后径≤8.0 cm），跨耻征阳性者,足月活胎不能入盆,不能经阴道分娩。应行剖宫产结束分娩。

(2)相对头盆不称(相对性骨盆狭窄)　对角径 10.0 ~ 11.0 cm(入口前后径 8.5 ~ 9.5 cm)足月活胎体重<3 000 g,胎心率正常,应在严密监护下充分试产,试产应使宫颈扩张至 3 ~4 cm 以上,胎膜未破者可在宫口扩张至 3 cm 时行人工破膜。若破膜后宫缩较强,产程进展顺利,多数能经阴道分娩。试产过程中若出现宫缩乏力,可用缩宫素静脉滴注加强宫缩。若试产 2 ~4 h,胎头仍迟迟不能入盆,或伴有胎儿窘迫征象,应及时行剖宫产术结束分娩。若胎膜已破,为了减少感染,应适当缩短试产时间。

骨盆入口平面狭窄,主要为扁平骨盆的妇女,于妊娠末期或临产后,胎头矢状缝只能衔接于入口横径上。胎头侧屈使其两顶骨先后依次入盆,呈不均倾式嵌入骨盆入口,称为头盆均倾不均位,若前顶骨先嵌入,矢状缝偏后,称为前不均倾位;若后顶骨先嵌入,矢状缝偏前,称为后不均倾位。当胎头双顶骨均通过骨盆入口平面时,即能较顺利地经阴道分娩。

4. 中骨盆平面狭窄的处理　在分娩过程中,胎儿在中骨盆平面完成俯屈及内旋转动作。若中骨盆平面狭窄,则胎头俯屈及内旋转受阻,易发生持续性枕横位或枕后位。若宫口开全胎头双顶径达坐骨棘水平或更低,可经阴道助产。若胎头双顶径未达坐骨棘水平,或出现胎儿窘迫征象,应行剖宫产术结束分娩。

5. 骨盆出口平面狭窄　骨盆出口狭窄不应进行阴道试产。临床上常用坐骨结节间径与出口后矢状径之和估计出口大小。若两者之和>15 cm 时,多数可经阴道分娩;两者之和≤15 cm 时,足月胎儿一般不能经阴道分娩,应行剖宫产术结束分娩。

6. 骨盆 3 个平面均狭窄的处理　主要是均小骨盆。若估计胎儿不大,头盆相称,可以试产。若胎儿较大,有绝对性头盆不称,胎儿不能通过产道,应尽早行剖宫产术。

5. 畸形骨盆的处理　根据畸形骨盆的种类、狭窄程度、胎儿大小、产力等情况具体分析。若畸形严重,头盆不称明显者,应及时行剖宫产术。

二、软产道异常

软产道包括子宫下段、宫颈、阴道及骨盆底软组织构成的弯曲管道。软产道异常所致的难产远比骨产道异常的难产少见,容易被忽视。可由先天发育异常及后天疾病引起。应于妊娠早期常规行双合诊检查,了解软产道有无异常。

(一)病因

1. 外阴异常　会阴坚韧、外阴水肿、外阴瘢痕。

2. 阴道异常　阴道横隔、阴道纵隔、阴道瘢痕性狭窄、阴道肿瘤、阴道尖锐湿疣。

3. 宫颈及子宫异常　宫颈长、窄、硬,缺乏伸展性和弹性,宫颈瘢痕,宫颈坚韧、水肿,宫颈外口黏合,宫颈(管)肿瘤。子宫发育不良、子宫肌瘤、子宫畸形等。

4. 高龄初产妇　35 岁以上的产妇为高龄初产妇。如果 35 岁结婚即妊娠与结婚 10 年后达 35 岁的初产妇相比又有所不同。前者不一定发生难产,后者可能因生殖器官发育不良发生分娩困难。一般软产道裂伤形成子宫脱垂机会增多。因高龄初产妇盆底肌肉群和肌膜伸展不良,胎儿通过时容易损伤盆底肌肉和肌膜,形成子宫脱垂。

（二）临床表现

1. 外阴异常

（1）外阴水肿　静脉瘤、静脉曲张、外阴狭窄是发生难产的原因。

（2）外阴肿瘤　可致难产。

（3）外阴瘢痕　一般外阴大的手术后和会阴裂伤后瘢痕分娩时容易撕裂，阴道分娩困难。

2. 阴道异常

（1）先天性阴道狭窄　妊娠后虽能软化，但分娩时因伸展性差而引起裂伤。

（2）阴道手术瘢痕　如子宫脱垂修补术后炎症的瘢痕形成、宫颈裂伤，妊娠时可软化，分娩时可伸展开大，但可引起瘢痕较深的裂伤出血，应早期诊断。

（3）阴道肿瘤　一般阴道囊肿在分娩时才被发现。其他如肉瘤、肌瘤等使阴道伸展受限，脆性增大，易出血感染。

（4）阴道纵隔　完全纵隔由子宫延伸至宫颈达阴道，常合并有双子宫及双宫颈畸形。

（5）阴道横隔　阴道横隔多位于阴道上、中段，临产后肛查可误诊为宫颈口，但可感到宫颈口位于横隔水平之上。

3. 宫颈病变

（1）宫颈病变　宫颈裂伤后感染，造成宫颈左右裂开，呈不规则裂伤瘢痕、硬节，子宫口发生狭窄。临产后产程延长，强行产钳助产可引起深部裂伤、出血。

（2）宫颈管狭窄　因前次困难的分娩造成宫颈组织严重破坏或感染，引起狭窄，一般妊娠后宫颈软化。

（3）宫颈口黏合　分娩过程中宫颈管已消失，但宫口不开大，宫口包着胎头下降，先露部与阴道之间有一薄层的宫颈组织，如胎头下降已达棘下 2 cm 可经手捅破，宫颈口即很快扩张。

（4）宫颈口开大障碍　宫缩正常，产程进展顺利，胎头已衔接，子宫内口开大，宫颈消失，仅宫外口开指尖，外口薄如纸，包着胎头而不开大。初产妇发生在分娩过程中，呈宫口开大不全；经产妇可引起子宫破裂。

（5）宫颈水肿　一般常见于扁骨盆、骨盆狭窄、骨盆壁与胎头之间压迫而发生的宫颈下部水肿。此为胎头受压、血流障碍而引起宫口开大受阻，长时间的压迫使分娩停滞。

（6）子宫外口变位　分娩开始，先露部进入宫颈前壁，宫颈后壁扩张不良，将宫口推向骶骨方向，向后上方变位，宫外口达骶骨岬处。一般肛门指诊手指摸不到，引起宫口扩张障碍而发生难产，但在分娩过程中后上方的宫口多移至中央与骨盆轴一致，可以开大而分娩者有之。如宫口不能够转向正中、宫口开大受阻，产程延长致难产，影响母儿健康。

（7）宫颈与胎膜粘连　因炎症致使宫颈下部与胎膜粘连，使产程进展缓慢，如经阴道检查可伸手入宫颈内口深部进行剥离，使之与子宫下段、宫颈壁分离，羊膜囊形成，产程进展很快。

（8）宫颈肌瘤　妊娠合并宫颈肌瘤比较少见，约占 0.5%，多数为子宫肌瘤合并妊娠。宫颈肌瘤，当分娩时子宫体收缩而宫颈向上牵引受阻，引起难产。浆膜下肌瘤嵌顿于 Douglas 窝时，分娩障碍明显，阴道检查确诊。

(9)子宫颈癌　一般20～30岁患子宫颈癌的妇女,分娩开始时,宫口缺乏伸展性和弹性,宫颈开大发生障碍,组织脆弱,易引起裂伤、出血、压迫坏死、感染等危险。根据产妇出现的症状早做检查,及时确诊。

(10)宫颈坚硬症　①宫颈坚硬症:分为宫颈上部坚硬症,指宫颈管异常或宫颈肌化不全坚硬症。宫颈下部坚硬症,指宫颈结缔组织坚硬症,为宫颈不成熟。这些均影响宫颈变软、展平和宫口开大及胎头入盆,而造成难产。②宫颈管的结缔组织发生坚硬,使宫颈不成熟。若临产,宫口开指小,使产程延长,导致胎儿窒息。

4. 子宫异常

(1)子宫脱垂　子宫完全脱垂。妊娠4个月后子宫逐渐向腹腔内上升,不再脱出。分娩时盆底无抵抗,分娩较快。但子宫体在腹腔内,宫颈管长而脱出阴道外时,因结缔组织增生、肥大,影响宫口开大。分娩过程中,常常发生胎膜早破,产程延长,宫腔感染,宫颈裂伤,有时突然破膜,宫颈水肿,影响宫口开大,造成难产。

(2)子宫扭转　上部扭转,严重时可引起胎儿死亡。阴道检查时,手指不易进入宫颈内口,可以确诊,应及早结束分娩。检查时以双合诊或三合诊才好确诊。

(3)子宫高度前屈和子宫前腹壁固定术后　妊娠子宫呈前屈位,子宫底高度下垂,呈悬垂腹。宫颈向上牵引,分娩开始时,胎头入盆困难,容易胎膜早破。强烈的子宫收缩使宫颈向上方牵连,变薄,宫口开大缓慢,胎头紧压宫颈后壁可引起后壁破裂。子宫腹壁固定术后妊娠,同样成为悬垂腹,宫颈开大发生障碍,胎头压迫宫颈后壁,过度伸展,同样后壁有破裂的危险。有此种病史或呈悬垂腹者,应提高警惕,早做估计。

(4)子宫畸形　①分离型双子宫、双宫颈及双角子宫:分离的双子宫或双宫颈、双角子宫与单角子宫相似,发育均不佳,很少有足月产,一般宫颈开大发生障碍,头盆不称易产程延长。②单宫颈双角子宫:子宫两角短,近似纵隔子宫,合并臀位多合并症。③纵隔子宫或不全纵隔子宫:多致不孕症,妊娠后流产、早产多,因子宫有纵隔,卵膜增大发生障碍,发生横位或臀位,产后胎盘剥离发生障碍,产后出血多,易漏诊,多行X射线检查时才被发现。④双角子宫:子宫底向宫腔内膨隆,妊娠后发生横位居多。⑤单角子宫:此为一侧Muller管发育,一侧发育不良,妊娠后臀位多,一般多不能达到足月,流产、早产多,子宫肌发育不良,一旦临产阵缩微弱,产程延长,母儿合并症多。分娩时易发生子宫破裂。单角子宫妊娠比副角子宫妊娠稍好,副角子宫妊娠50%发生子宫破裂。应在妊娠期检查,早期确诊,早处理。

(5)子宫发育不全　子宫发育不全均合并卵巢功能不良,因此不孕症居多,或妊娠发生流产、早产多。达足月时,宫颈开大发生障碍,阵痛微弱,产程延长。

(6)子宫缩窄环　在分娩过程中,子宫下段或子宫内口处局部肌肉发生痉挛,使产程延长。产妇疲劳、脱水,子宫肌功能发生不协调收缩,以子宫内口为好发部分。如分娩后出现缩窄环,可引起胎盘嵌顿。子宫缩窄部分经松弛后才能娩出胎儿或胎盘。。

5. 子宫肌瘤合并妊娠　子宫肌瘤随妊娠周增长随之增大,子宫肌瘤在妊娠期及产褥期发生红色变性,局部出现疼痛和压痛,并伴有低温和白细胞计数增高。黏膜下肌瘤合并妊娠,容易发生流产、早产,影响胎盘功能。妊娠达足月,因黏膜下肌瘤,脱垂至阴道外发生感染。肌间肌瘤临产后,可使子宫收缩乏力,产程延长。生长在宫颈肌瘤或子宫下段肌瘤或嵌顿于盆腔内的浆膜下肌瘤,均使分娩发生障碍。位于子宫后壁肌瘤影响更大。曾做肌瘤剔除术的子宫,有可能在分娩过程中发生瘢痕破裂,不可忽视。

6. 盆腔肿瘤

(1)卵巢囊肿 妊娠合并卵巢囊肿,多发生在妊娠3个月及产褥期发生蒂扭转。如果卵巢囊肿阻塞产道,可导致卵巢囊肿破裂,或使分娩发生梗阻,偶尔可导致子宫破裂。

(2)盆腔肿块 临床上比较少见,偶可有重度膀胱胀满,或阴道膀胱膨出,阴道直肠膨出,下垂的肾等阻塞盆腔,妨碍分娩进行。

(三)诊断

根据上述病史、临床表现、症状与体征,必要时选择做X射线、B超等辅助检查一般可以做出诊断。临床诊断时须注意以下情况。

1. 宫颈口 扩张程度、厚度、软硬度(以宫缩高峰对比为准),宫颈有无水肿及水肿部位、程度,宫颈与胎头间在宫缩高峰时是否有空隙,这些对决定生产方式很有帮助。

2. 查清胎方位 其中矢状缝的走向与前后囟门的位置最重要。应特别注意在胎头严重水肿时及颅骨重叠明显时,有前囟、后囟被误认和矢状缝摸不清楚的可能。在第二产程手术助产之前的阴道检查中,常以扪清耳郭方向来协助判断胎方位查得是否准确。

3. 明确先露高低 这对于判断胎先露能否通过骨产道和决定处理方式(阴道助产还是剖宫产)都极为重要,不容明显误差。故对那些严重胎头水肿者,在检查时特别注意以颅骨的最低点为胎先露高低的标准,有时还需要以另一手在产妇腹部(耻骨联合上)配合检查胎头双顶径是否确已通过骨盆入口平面,特别对那些胎头变形严重者。有时胎头最低点甚至已经拨露,而双顶径还卡在骨盆入口之上。

(四)对母儿的影响

1. 软产道异常对产妇的影响 ①分娩时间延长,使产妇疲劳,对有合并症的产妇,如妊娠期高血压疾病,心、肺疾病不利,手术产率增加;②如胎位异常和(或)旋转异常,分娩停滞,致成难产和产伤;③胎膜早破,产程延长,引起宫内感染;④产钳助娩、穿颅术等手术产,产伤机会增多;⑤软产道扩展受阻,导致阵痛异常,不利于分娩。

2. 对胎儿的影响 软产道异常时,产道的扩展开大受阻,产程延长,引起胎儿缺氧、酸中毒、宫内窒息,生存者脑后遗症多。频频的检查,包括肛门检查和阴道检查,可引起宫内感染而威胁胎儿生命。

(五)防治

1. 外阴异常

(1)会阴坚韧或瘢痕 多见于初产妇,尤其是35岁以上的高龄初产妇,应行会阴侧切,避免撕裂伤。

(2)会阴水肿 ①用50%硫酸镁连续湿热敷(多用于产前产后)。严重者可在无菌条件下行多点穿刺放水肿液,分娩后预防感染(多用于产前或产时)。②会阴侧切(仅用于产时),阴部静脉瘤应预防破裂,一旦破裂,应压迫和缝扎止血,并在分娩后做适当处置。

2. 阴道异常

(1)阴道瘢痕缩窄 缩窄位置低者,可在分娩时行会阴侧切。位置高或瘢痕面积大者,应做剖宫产。

（2）先天性阴道隔 阴道纵隔可临产后剪断。横隔位置低而薄者可临产后行“X”形切开，隔厚且高者，应做剖宫产。

（3）阴道肿瘤或囊肿 如在妊娠早、中期时发现，估计产时可阻碍胎头下降者，应行肿瘤切除。如在妊娠晚期或产时始发现，应先行剖宫产，随即做肿块切除，切除的肿块送冰冻切片病检，以决定是否须进一步治疗。单纯阴道侧壁囊肿，可行穿刺抽液，待分娩后做适当处理。阴道肿瘤少见，可根据具体部位、大小做适当处理，以不影响产道为原则。如癌瘤、肉瘤等组织糟脆，容易出血感染，且阻碍先露下降又不能经阴道切除者，则应剖宫产。

3. 宫颈异常

（1）宫颈坚韧或瘢痕 常见于高龄初产妇，宫颈成熟不良，缺乏弹性或精神过度紧张，使宫颈痉挛，宫颈不易扩张。可静脉注射地西泮 10 mg，也可宫颈两侧各注射 0.5% 的利多卡因 5 ~ 10 ml。若不缓解，应行剖宫产。如系宫颈瘢痕妨碍宫口继续扩大，不宜久等，即行剖宫产术为宜，以防裂伤。

（2）宫颈水肿 多见于扁平骨盆、持续性枕后位或滞产，产妇过早屏气，使用腹压，宫缩不协调，导致宫颈受压，血液回流受阻，宫颈水肿，影响宫口扩张。轻者可抬高臀部，减轻胎头对宫颈压力，解除胎头与耻骨之间的压迫，或者用手指轻轻把水肿部分的宫颈上推，使其消退。水肿部位注射阿托品 0.5 mg 或东莨菪碱 0.3 mg，也可试用宫颈旁组织封闭，即以 0.25% 普鲁卡因注射，每侧 5 ml，用药后观察 1 ~ 2 h 仍不见缓解，宫口不能继续扩张宜行剖宫产术。

（3）宫颈粘连 如胎头下降已达棘下 2 cm 可经手捅破，宫颈口即很快扩张。

（4）宫颈肿瘤 宫颈肌瘤少见，但分娩时子宫体收缩而宫颈向上牵拉，或肌瘤嵌顿，阻碍胎头下降，导致难产，须剖宫产，可同时行肌瘤切除术。子宫颈癌癌瘤糟脆，经阴道分娩容易导致出血及癌瘤扩散，应行剖宫产。若未早期浸润癌，可先行剖宫产，随即行子宫颈癌根治术。

4. 子宫异常

（1）子宫畸形 包括纵隔子宫、双子宫、双角子宫等，难产的概率明显增加，临床后严密观察，适当放宽剖宫产手术指征。

（2）瘢痕子宫 包括经行剖宫产、穿过子宫内膜的肌瘤挖除术、输卵管间质部及宫角切除术、子宫成形术的孕妇。瘢痕子宫再孕分娩时子宫破裂的风险增加，尤其是腹腔镜下手术者，子宫破裂的风险更高，建议剖宫产。剖宫产术后阴道分娩需具备紧急剖宫产条件，且剖宫产切开为子宫下段横切口、只有 1 次剖宫产史，术后再孕间隔 2 年，胎儿体重适中。若前次剖宫产为子宫体部纵向切口或“T”形切口，术后有感染、剖宫产指征为骨盆狭窄、剖宫产次数≥2 次，巨大胎儿，本次妊娠有胎位异常、前置胎盘等合并症，不宜阴道试产。

（3）子宫肌瘤 肌瘤在盆腔上方，胎头已入盆，如子宫收缩好，产程正常进展，可以经阴道分娩。如子宫肌瘤位于先露部下方，胎头高浮，应行剖宫产。剖宫产时一般不行子宫肌瘤剔除术。子宫肌瘤挖除术后妊娠足月者须严密观察，以防宫缩引起子宫瘢痕破裂。

5. 盆腔肿瘤 妊娠合并卵巢肿瘤时，由于卵巢随子宫提升，子宫收缩的激惹和胎儿先露部下降挤压，卵巢肿瘤容易发生蒂扭转、破裂、感染。若卵巢肿瘤位于骨盆入口，阻碍胎头衔接，应行剖宫产，同时摘除卵巢肿瘤。

第三节　胎位异常

胎位异常(abnormal fefal position)是造成难产的常见因素之一。分娩时枕前位(正常胎位)约占90%,而胎位异常约占10%。胎位异常包括头位异常、臀位及肩先露等,其中胎头位置异常居多,占6%~7%,有胎头在骨盆腔内旋转受阻的持续性枕横(后)位,有因胎头俯屈不良呈不同程度仰伸的面先露,还有胎头高直位、前不均倾位等。胎产式异常的臀先露占3%~4%,肩先露已极少见。此外还有复合先露。明显的胎位异常、胎儿发育异常、软产道或骨产道异常,在产前容易诊断。而多数的异常分娩发生在分娩过程中,必须仔细观察产程,绘制产程图,结合病史、体格检查,综合分析才能及时发现异常情况。

一、持续性枕后位与枕横位

在分娩过程中,胎头以枕后位或枕横位衔接。在下降过程中,在有效宫缩作用下,胎头枕部转成枕前位自然分娩,若胎头枕骨持续不能转向前方,直至分娩后期仍位于母体骨盆后方或侧方,致使分娩发生困难者,称为持续性枕后位。发病率为5%左右。

(一)病因

1. 骨盆异常　常发生于男型骨盆或类人猿型骨盆。这两类骨盆的特点是骨盆入口平面前半部较狭窄,不适合胎头枕部衔接,后半部较宽,胎头容易以枕后位或枕横位衔接。这类骨盆常伴有中骨盆平面及骨盆出口平面狭窄,影响胎头在中骨盆平面向前旋转,容易发生持续性枕后位(横)位。由于扁平骨盆前后径短小,胎头常以枕横位衔接,伴胎头俯屈不良,影响内旋转,胎头便持续在枕横位。

2. 子宫收缩乏力　影响胎头下降、俯屈及内旋转,容易造成持续性枕后位(横)位。

3. 其他　前壁胎盘、胎儿过大、胎儿发育异常均可影响胎儿俯曲及内旋转,造成持续性枕后(横)位。

(二)临床表现及诊断

1. 临床表现　临产后胎头衔接较晚及俯屈不良,由于枕后位的胎先露部不易紧贴子宫下段及宫颈内口,常导致协调性宫缩乏力及宫口扩张缓慢。因枕骨持续位于骨盆后方压迫直肠,产妇自觉肛门坠胀及排便感,致使宫口尚未开全时过早使用腹压,容易导致宫颈前唇水肿和产妇疲劳,影响产程进展。持续性枕后位常致活跃期晚期及第二产程延长。若在阴道口虽已见到胎发,多次宫缩时屏气却不见胎头继续下降,应考虑持续性枕后位。

2. 腹部检查　在子宫底部触及胎臀,胎背偏向母体后方或侧方,前腹壁明显触及胎儿肢体,胎儿肢体侧容易听及胎心。

3. 肛门检查或阴道检查　枕后位,感到盆腔后部空虚。查明胎头矢状缝位于骨盆斜径上。前囟在骨盆右前方,后囟(枕部)在骨盆左后方则为枕左后位,反之为枕右后位。查明胎头矢状缝位于骨盆横径上，后囟在骨盆左侧方，则为枕左横位，反之为枕右横位。当出现胎头水肿、颅骨重叠、囟门触不清时，需行阴道检查借助胎儿耳郭及耳屏位置及方向判定胎位，若耳郭朝向骨盆后方，诊断为枕后位；若耳郭朝向骨盆侧方，诊断为枕横位。

4. B 超检查　根据胎头颜面及枕部位置，能准确探清胎头位置以明确诊断。

（三）分娩机制

胎头多以枕横位或枕后位衔接，在分娩过程中，若不能转成枕前位时，其分娩机制如下。

1. 枕左（右）后位　胎头枕部到达中骨盆向后行 45°内旋转，使矢状缝与骨盆前后径一致。胎儿枕部朝向骶骨呈正枕后位。其分娩方式如下。

（1）胎头俯屈较好　胎头继续下降，前囟先露抵达耻骨联合下时，以前囟为支点，胎头继续俯屈使顶部及枕部自会阴前缘娩出。继之胎头仰伸，相继由耻骨联合下娩出额、鼻、口、颏。此种分娩方式为枕后位经阴道助娩最常见的方式。

（2）胎头俯屈不良　当鼻根出现在耻骨联合下缘时，以鼻根为支点，胎头先俯屈，从会阴前缘娩出前囟、顶部及枕部，然后胎头仰伸，便鼻、口、颏部相继由耻骨联合下娩出。因胎头以较大的枕额周径旋转，胎儿娩出更加困难，多需手术助产。

2. 枕横位　部分枕横位于下降过程中无内旋转动作，或枕后位的胎头枕部仅向前旋转 45°。成为持续性枕横位。持续性枕横位虽能经阴道分娩，但多数需用手或行胎头吸引（或产钳）术将胎头转成枕前位娩出。

（四）对母儿影响

1. 对产妇的影响　胎位异常导致继发性宫缩乏力，使产程延长，常需手术助产，容易发生软产道损伤，增加产后出血及感染机会。若胎头长时间压迫软产道，可发生缺血、坏死、脱落，形成生殖道瘘。

2. 对胎儿的影响　第二产程延长和手术助产机会增多，常出现胎儿窘迫和新生儿窒息，使围生儿死亡率增高。

（五）防治

持续性枕后位、枕横位在骨盆无异常、胎儿不大时，可以试产。试产时应严密观察产程，注意胎头下降、宫口扩张程度、宫缩强弱及胎心有无改变。

1. 第一产程　需保证产妇充分营养与休息。潜伏期可给予派替啶或地西泮。让产妇朝向胎背的对侧方向侧卧，以利胎头枕部转向前方。若宫缩欠佳，应尽早静脉滴注缩宫素。宫口开大 3 ~4 cm 产程停滞除外头盆不称可行人工破膜，若产力欠佳，静脉滴注缩宫素。若宫口开大每小时 1 cm 以上，伴胎先露部下降，多能经阴道分娩。在试产过程中，出现胎儿窘迫征象，应行剖宫产术结束分娩。若经过上述处理效果不佳，每小时宫口开大<1 cm 或无进展时，则应剖宫产结束分娩。宫口开全之前，嘱产妇不要过早屏气用力，以免引起宫颈前唇水肿，影响产程进展。

2. 第二产程　若第二产程进展缓慢，初产妇已近 2 h，经产妇已近 1 h，应行阴道检查。指导产妇配合宫缩，屈髋用力屏气，以减少骨盆倾斜度，充分利用肛提肌的收缩转至枕前位。当胎头双顶径已达坐骨棘平面或更低时（S>+3），可先行徒手将胎头枕部转向前方，使矢状缝与骨盆出口前后径一致，或自然分娩，或阴道助产（低位产钳术或胎头吸引术）。若转成枕前位有困难时，也可向后转成正枕后位，再以产钳助产。若以枕后位娩出时，需做较大的会阴后-斜切开，以免造成会阴裂伤。若胎头位置较高(第二产程 S<+3)，伴胎儿窘迫时，均宜行剖宫产术。中位产钳禁止使用。

3. 第三产程　因产程延长，容易发生产后宫缩乏力，胎盘娩出后应立即静脉注射或肌内注射子宫收缩剂，以防发生产后出血。有软产道裂伤者，应及时修补，并给予抗生素预防感染。

二、胎头高直位

胎头以不屈不仰姿势衔接于骨盆入口，其矢状缝与骨盆入口前后径相一致，称为胎头高直位(图 29-3)。胎头枕骨向前靠近耻骨联合者称为胎头高直前位，又称枕耻位；胎头枕骨向后靠近骶岬者称为胎头高直后位，又称枕骶位。胎头高直位对母儿危害较大，应妥善处理。

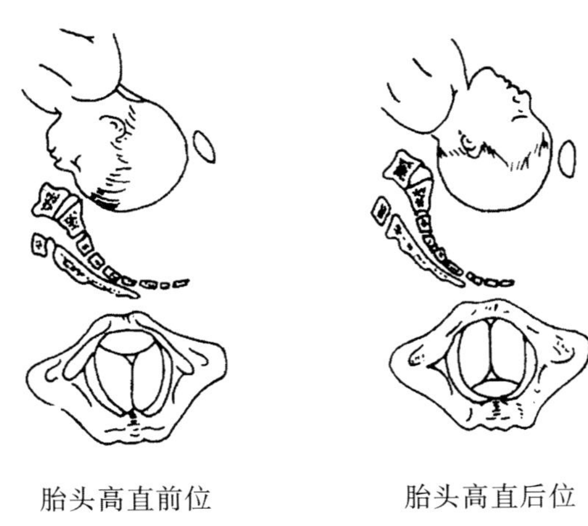

胎头高直前位　　胎头高直后位

图 29-3　胎头高直位

(一)病因

与下述因素可能有关：头盆不称、骨盆入口平面狭窄、胎头大、腹壁松弛、胎膜早破，均可使胎头矢状缝有可能被固定在骨盆前后径上，形成胎头高直位。

(二)临床表现及诊断

1. 临床表现　由于临产后胎头不俯屈，进入骨盆入口的胎头径线增大，胎头迟迟不衔接，使胎头不下降或下降缓慢，宫口扩张缓慢，宫口很难开全，常停滞于 3 ~ 5 cm，子宫上段不易缩复收缩，宫缩强度弱，子宫下段被挤压在胎头与盆壁之间，致宫缩时表现为子宫下段(即耻骨联合上方)疼痛较重而子宫上段疼痛较轻。

2. 腹部检查　胎头高直前位时，胎背靠近腹前壁，不易触及胎儿肢体，胎心位置稍高在近腹中线听得最清楚。胎头高直后位时，胎儿肢体靠近腹前壁，产妇腹壁较松弛者在耻骨联合上方可清楚触及胎儿下颏。

3. 阴道检查　因胎头位置高，肛查不易查清，此时应做阴道检查。发现胎头矢状缝与骨盆入口前后径一致，后囟在耻骨联合后，前囟在骶骨前，为胎头高直前位，反之为胎头高直后位。

4. B 超检查　可探清胎头双顶径与骨盆入口横径一致，胎头矢状缝与骨盆入口前后径一致。

（三）分娩机制

胎头高直前位临产后，胎头有俯屈余地，胎头极度俯屈，以胎头枕骨在耻骨联合后方为支点，使胎头顶部、额部及颏部沿骶岬下滑入盆衔接、下降，双顶径达坐骨棘平面以下时，以枕前位经阴道分娩。若胎头高直前位胎头无法入盆，需行剖宫产术结束分娩。高直后位临产后，胎背与母体腰骶部贴近，妨碍胎头俯屈及下降，使胎头处于高浮状态迟迟不能入盆，很难经阴道分娩。

（四）防治

1. 胎头高直前位　若骨盆正常、胎儿不大，产力强，应给予充分试产机会，加强宫缩或侧腹卧位或半卧位，促使胎头俯屈，胎头转为枕前位可经阴道分娩或阴道助产，若试产失败应行剖宫产术结束分娩。

2. 胎头高直后位　因很难经阴道分娩，一经确诊应行剖宫产术。

三、前不均倾位

枕横位的胎头（胎头矢状缝与骨盆入口横径一致）以前顶骨先入盆称前不均倾位。

（一）病因

常发生在骨盆倾斜度过大，腹壁松弛，悬垂腹时，因胎儿身体向前倾斜，使胎头前顶骨先入盆。

（二）临床表现及诊断

1. 临床表现　因胎头后顶骨不能入盆，胎头下降停滞，产程延长，若膀胱受压与前顶骨与耻骨联合之间，产妇过早出血排尿困难及尿潴留。

2. 腹部检查　在临产早期，于耻骨联合上方可扪到胎头前顶部。前顶骨入盆后胎头折叠于胎肩之后使胎肩高于耻骨联合平面，于耻骨联合上方不易触及胎头，形成胎头已入盆的假象。

3. 阴道检查　胎头矢状缝在骨盆入口横径上，向后移靠近骶岬，因后顶骨的大部分尚在骶岬之上，致使盆腔后半部空虚。前顶骨紧嵌于耻骨联合后方，使宫颈前唇水肿，尿道受压不易插入尿管。

（三）分娩机制

以枕横位入盆的胎头，多以后顶骨先入盆，滑入骶岬下骶骨凹陷区，前顶骨再滑下至耻骨联合后方成为均倾姿势。少数以前顶骨先入盆，由于耻骨联合后平面直而无凹陷，前顶骨紧紧嵌顿于耻骨联合后，使后顶骨架在骶岬之上无法下降入盆，故需剖宫产结束分娩。偶见骨盆宽大、胎儿较小、宫缩强，前顶骨降至耻骨联合后，经侧屈后顶骨能滑过骶岬而入盆。

（四）防治

临产后早期，产妇宜坐位或半卧位，减小骨盆倾斜度，尽量避免胎头前不均倾入盆。一当确诊为前不均倾位，除极个别胎儿小、宫缩强、骨盆宽大可给予短时间试产外，均应使以剖宫产结束分娩。

四、面 先 露

胎儿以极度仰伸姿势通过产道，以颜面部为先露时称为面先露。多于临产后发现。常由额先露继续仰伸形成，以颏为指示点，有颏左前、颏左横、颏左后、颏右前、颏右横、颏右后6种胎位，以颏左前及颏右后位较多见。经产妇多于初产妇。

（一）病因

1. 骨盆狭窄　有可能阻碍胎头俯屈的因素均可能导致面先露。胎头衔接受阻，阻碍胎头俯屈，导致胎头极度仰伸。

2. 头盆不称　临产后胎头衔接受阻，造成胎头极度仰伸。

3. 腹壁松弛　经产妇悬垂腹时胎背向前反曲，胎儿颈椎及胸椎仰伸形成面先露。

4. 脐带过短或脐带绕颈　使胎头俯屈困难。

5. 畸形　无脑儿因无顶骨，可自然形成面先露。先天性甲状腺肿，胎头俯屈困难，也可导致面先露。

（二）临床表现及诊断

1. 腹部检查　因胎头极度仰伸，入盆受阻，胎体伸直，子宫底位置较高。颏后位时，在胎背侧触及极度仰伸的枕骨隆突是面先露的特征，于耻骨联合上方可触及胎儿枕骨隆凸与胎背之间有明显凹沟，胎心较遥远而弱。颏前位时，胎体仰伸使胎儿胸部更贴近孕妇前腹壁，胎儿肢体侧的下腹部胎心听诊更清晰。

2. 肛门检查及阴道检查　触不到圆而硬的颅骨，可触到高低不平、软硬不均的颜面部，若宫口开大时可触及胎儿口、鼻、颧骨及眼眶，并依据颏部所在位置确定其胎位。

3. B超检查　可以明确面先露并能探清胎位。

（三）分娩机制

面先露分娩机制包括：仰伸、下降、内旋转及外旋转。颏前位可以经阴道试产；颏后位足月活胎不能经阴道自然分娩；颏横位可以转成前往经阴道分娩，而持续性颏横位不能自然娩出。

（四）对母儿影响

1. 对产妇的影响　颏前位时，因胎儿颜面部不能紧贴子宫下段及宫颈内口，常引起宫缩乏力，致使产程延长；颜面部骨质不能变形，容易发生会阴裂伤。颏后位时，导致梗阻性难产，若不及时处理，造成子宫破裂，危及产妇生命。

2. 对胎儿及新生儿的影响　胎儿面部受压变形，颜面皮肤青紫、肿胀，尤以口唇为著，影响吸吮，时可发生会厌水肿影响吞咽。新生儿于生后保持仰伸姿势达数日之久。生后需加强护理。

（五）防治

面先露均发生在临床后。如出现产程停滞或延长应及时阴道检查，尽早确诊。颏前位时，有可能自然分娩；若出现继发性宫缩乏力，第二产程延长，可用产钳助娩，但会阴后-斜切开要足够大。持续性颏后（横）位时，难以经阴道分娩，应行剖宫产术结束分娩。若胎儿畸形，无论颏前位或颏后位，均应在宫口开全后行穿颅术结束分娩。若胎儿过小或死胎，欲阴道分娩必须转成颏前位。

五、臀先露

臀先露是产前最常见且最容易做出临床诊断的一种胎位。臀先露以骶骨为指示点，有骶左前、骶左横、骶左后、骶右前、骶右横、骶右后 6 种胎位。

（一）病因

1. 胎儿在宫腔内活动范围过大　羊水过多、经产妇腹壁松弛以及早产儿羊水相对偏多，胎儿易在宫腔内自由活动形成臀先露。

2. 胎儿在宫腔内活动范围受限　子宫畸形（如单角子宫、双角子宫等）、胎儿畸形（如无脑儿、脑积水等）、双胎妊娠及羊水过少等，容易发生臀先露。胎盘附着在子宫底的子宫角部易发生臀先露，占 73%，而头先露仅占 5%。

3. 胎头衔接受阻　狭窄骨盆、前置胎盘、肿瘤阻塞骨盆腔及巨大胎儿等，也易发生臀先露。

（二）分类

根据胎儿两下肢所取的姿势分为以下 3 类。

1. 单臀先露或腿直臀先露　胎儿双髋关节屈曲，双膝关节直伸，以臀部为先露。最多见。

2. 完全臀先露或混合臀先露　胎儿双髋关节及双膝关节均屈曲，有如盘膝坐，以臀部和双足为先露。较多见。

3. 不完全臀先露　以一足或双足、一膝或双膝，或一足一膝为先露。膝先露是暂时的，产程开始后转为足先露。较少见。

（三）临床表现及诊断

1. 临床表现　妊娠晚期胎动时，孕妇常感肋下有圆而硬的胎头顶胀痛感。临产后由于胎臀不能紧贴子宫下段及宫颈内口，常导致宫缩乏力，产程延长。胎足先露时容易发生胎膜早破及脐带脱垂。

2. 腹部检查　四步触诊在子宫底可触及圆而硬、按压时有浮球感的胎头，若未衔接，在耻骨联合上方触到上下可移动的不规则、软而宽的胎臀，胎心在脐左（或右）上方听得最清楚。

3. 阴道检查　宫口开大 2 cm 以上，且胎膜已破，能直接触到胎臀、外生殖器及肛门，此时应注意与颜面相鉴别。若为胎臀，可触及肛门与两坐骨结节连在一条直线上。若为颜面，口与两颧骨突出点呈三角形。若触及胎足时,应与胎手相鉴别。胎足趾短而平齐,且有足跟,胎手指长,指端不平齐。

4. B 超检查　可判断先露类型以及胎儿大小、胎头姿势等。

(四)分娩机制

臀位分娩容易发生困难,臀位的阴道分娩机转为 3 期:胎臀娩出、胎儿躯干及胎肩娩出、胎头娩出。以骶右前有例,分别阐述。

1. 胎臀娩出　临产后,胎臀以粗隆间径衔接于骨盆入口右斜径。前髋下降稍快故位置较低,抵达骨盆底遇到阻力后,前髋向母体右侧行 45°内旋转,使前髋位于耻骨联合后方,此时粗隆间径与母体骨盆出口前后径一致。胎臀继续下降,胎体稍侧屈以适应产道弯曲度,后髋先从会阴前缘娩出,胎体稍伸直,使前髋从耻骨弓下娩出。继之双腿双足自然娩出或在医生协助下娩出。

2. 胎儿躯干、胎肩娩出　当胎体行外旋转的同时,胎儿双肩径衔接于骨盆入口右斜径或横径,并沿此径线逐渐下降,当双肩达骨盆底时,前肩向右旋转 45°,使双肩径与骨盆出口前后径一致,同时胎体侧屈使后肩及后上肢从会阴前缘娩出,继之前肩及前上肢从耻骨弓下娩出。

3. 胎头娩出　当胎肩通过会阴时,胎头矢状缝衔接于骨盆入口左斜径或横径,并沿此径线逐渐下降,同时胎头俯屈。当枕骨达骨盆底时,胎头向母体左前方旋转 45°,使枕骨朝向耻骨联合。胎头继续下降,当枕骨下凹到达耻骨弓下时,以此处为支点,胎头继续俯屈,使颏、面及额部相继自会阴前缘娩出,随后枕部自耻骨弓下娩出。

(五)对母儿的影响

1. 对产妇的影响　胎臀形状不规则,不能紧贴子宫下段及宫颈内口,容易发生胎膜早破或继发性宫缩乏力,使产后出血与产褥感染的机会增多。无论阴道助产还是剖宫产,均使产妇手术产增多。

2. 对胎儿及新生儿的影响　容易发生胎膜早破,发生脐带脱垂是头先露的 10 倍,脐带受压可致胎儿窘迫甚至死亡。胎膜早破,使早产儿及低体重儿增多。后出胎头牵出困难,常发生新生儿窒息、臂丛神经损伤及颅内出血,颅内出血的发病率是头先露的 10 倍。臀先露导致围生儿的发病率与死亡率均增高。

(六)防治

1. 妊娠期　于妊娠 30 周前,臀先露多能自行转为头先露,无须处理。若妊娠 30 周后仍为臀先露应予矫正。常用的矫正方法有以下几种。

(1)胸膝卧位　让孕妇排空膀胱,松解裤带,做胸膝卧位姿势(图 29-4),每日 2 次,每次 15 min,连做 1 周后复查。这种姿势可使胎臀退出盆腔,借助胎儿重心改变,使胎头与胎背所形成的弧形顺着子宫底弧面滑动而完成胎位矫正。

(2)激光照射或艾灸至阴穴　近年多用激光照射两侧至阴穴,也可用艾条灸,每日 1 次,每次 15～20 min,5 次为一疗程。

(3)臀位外倒转术(external cephalic version,ECV)　应用上述矫正方法无效、腹部松弛的孕妇,宜在妊娠 36～37 周后进行,以增加臀先露自然转为头先露的机会,同时降低自然转换臀先露的可能者。外倒转术有诱发胎膜早破、胎盘早剥及早产的风险应慎用。主要禁忌有:胎儿异常(包括发育异常及胎心异常)瘢痕子宫、胎膜已破、产程活跃、前置胎盘及前壁附着胎盘以及羊水过少或过多。施术必须在有条件行紧急剖宫产的条件下进行。行外转胎位术时,最好在 B 超监测下进行。孕妇平卧,两下肢屈曲稍外展,露出腹壁。查清胎位,听胎心率。操作步骤包括松动胎先露部、转胎。动作应轻柔,间断进行。若术中或术后发现胎动频繁而剧烈或胎心率异常,应停止转动并退回原胎位观察 0.5 h。

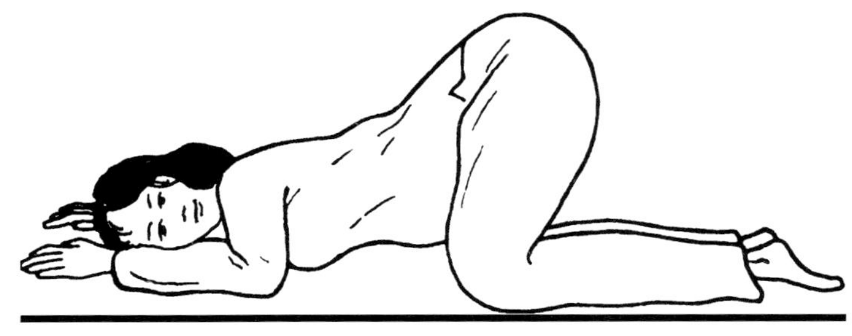

图 29-4 胸膝卧位

2. 分娩期 应根据产妇年龄、胎产次、骨盆大小、胎儿大小、胎儿是否存活、臀先露类型以及有无并发症,于临产初期做出正确判断,决定分娩方式。

(1)选择性剖宫产的指征 狭窄骨盆、软产道异常、胎儿体重大于 3 500 g、胎儿窘迫、高龄初产、有难产史、不完全臀先露等,均应行剖宫产术结束分娩。

(2)阴道分娩条件 ①孕龄≥36 周;②单臀先露;③胎儿体重为 2 500 ~3 500 g;④无胎头仰伸;⑤骨盆大小正常;⑥无其他剖宫产指征。

1)第一产程:尽可能防止胎膜过早破裂;产妇应侧卧,不灌肠,少做肛查及阴道检查,不用缩宫素引产。一旦破膜,立即听胎心,检查有无脐带脱垂。若有脐带脱垂,胎心尚好,宫口未开全,需立即行剖宫产术抢救胎儿。若无脐带脱垂,可严密观察胎心及产程进展。如在阴道外口见胎足时,不要误认为宫口已经开全准备接生。此时往往开大 4 ~5 cm。为了使宫颈和阴道充分扩张,消毒外阴之后,使用“堵”外阴方法(图 29-5)。当宫缩时用无菌巾以手掌堵住阴道口,使胎儿屈髋屈膝,促其臀部下降,避免胎足先降。在“堵”的过程中应每隔 10 ~15 min 听胎心 1 次,并注意宫口是否开全。宫口已开全再堵易引起胎儿窘迫或子宫破裂。宫口近开全时,要做好接产和抢救新生儿窒息的准备。

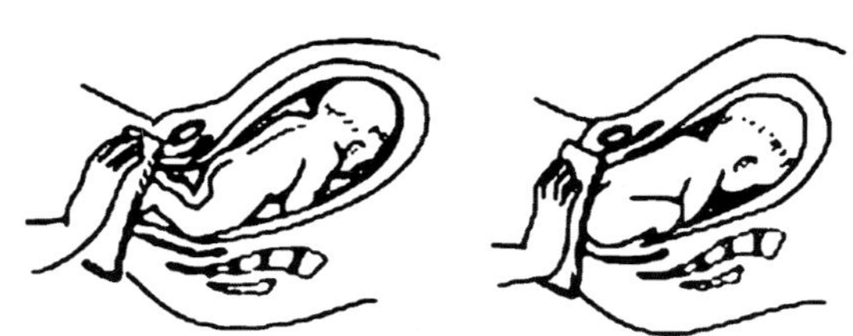

图 29-5 “堵”外阴助宫颈扩张

2)第二产程:接产前,应导尿。初产妇应做会阴后侧切术。有 3 种分娩方式:①自然分娩，胎儿自然娩出，不做任何牵拉。极少见，仅见于经产妇、胎儿小、宫缩强、产道宽大者。②臀助产术，当胎臀自然娩出至脐部后，胎肩及后出胎头由接产者协助娩出（图29-6）。术者右手握持胎儿双足，使胎体向上侧屈，后肩显露于会阴前缘，术者左手示指、中指伸入阴道，顺胎儿肩及上臂滑行，屈其肘关节，使上举胎手按照洗脸动作顺序滑阴道，同时后肩娩出，再向下侧伸胎体使前肩自然由耻骨弓娩出。此为滑脱法助娩胎肩［图29-7（1）］。也可以用双手握持胎臀逆时针方向旋转胎体同时向下牵拉，先将前肩娩出于耻骨弓下，再顺时针方向旋转娩出后肩，此为旋转胎体法助娩胎肩［图29-7（2）］。胎肩及上肢全部娩出后，将胎背转向前方，胎体骑跨在术者左前臂上，同时术者左手中指伸入胎儿口中，示指及无名指扶于两侧上颌骨，右手中指压低胎儿枕骨，助其俯曲，示指与无名指置于胎儿两侧锁骨上（避开锁骨上窝）先向下牵拉至胎儿枕骨结节抵于耻骨弓下时，再将胎体上举，以枕部为支点，是胎儿下颏、口、鼻、眼至额相继娩出［图29-7（3）］。上述方法娩头困难时，主张用产钳助产，避免用手强力牵拉所致的胎儿颈椎脱臼，需将产钳头弯扣在枕额径上，单叶产钳效果佳。臀位助产时应该注意，脐部娩出后一般应于2～3 min娩出胎头，不超过8 min，以免脐带受压而致死产；胎头娩出不要猛力牵拉，以防胎儿颈部过度牵拉造成臂丛神经麻痹及颅骨急剧变形通过产道引起的大脑镰及小脑幕等硬膜外撕裂而致颅内出血。③臀牵引术，胎儿全部由接产者牵拉娩出，此种手术对胎儿损伤大，不宜采用。

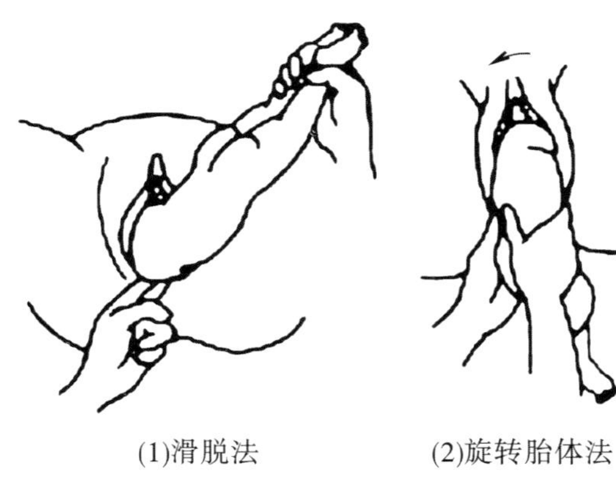

(1)滑脱法　　(2)旋转胎体法

图29-6　上肢助产法

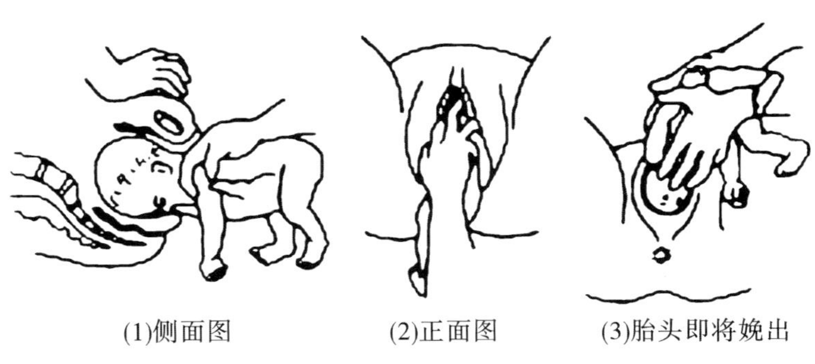

(1)侧面图　　(2)正面图　　(3)胎头即将娩出

图29-7　头牵出法

3）第三产程：积极抢救新生儿窒息，预防产后出血。行手术操作及有软产道损伤者，应及时缝合，并给抗生素预防感染。

六、肩 先 露

胎体纵轴与母体纵轴相垂直为横产式。胎体横卧于骨盆入口之上，先露部为肩，称为肩先露（图 29-8），占妊娠足月分娩总数的 0.25%，是对母儿最不利的胎位。除死胎及早产儿胎体可折叠娩出外，足月活胎不可能经阴道娩出。若不及时处理，容易造成子宫破裂，威胁母儿生命。

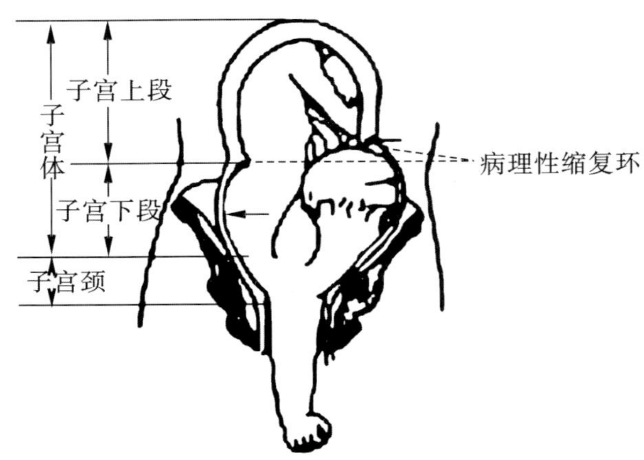

图 29-8　忽略性肩先露

（一）病因

早产儿、前置胎盘、羊水过多、骨盆狭窄、子宫异常、腹壁松弛。

（二）临床表现及诊断

1. 临床表现　胎先露部胎肩不能紧贴子宫下段及宫颈内口，缺乏直接刺激，容易发生宫缩乏力；胎肩对宫颈压力不均，容易发生胎膜早破。破膜后羊水迅速外流，胎儿上肢或脐带容易脱出，导致胎儿窘迫甚至死亡。随着宫缩不断加强、胎肩及胸廓一部分被挤入盆腔内，胎体折叠弯曲，胎颈被拉长，上肢脱出于阴道口外，胎头和胎臀仍被阻于骨盆入口上方，形成忽略性肩先露。子宫收缩继续增强，子宫上段越来越厚，子宫下段被动扩张越来越薄，由于子宫上下段肌壁厚薄相差悬殊，形成环状凹陷，并随宫缩逐渐升高，甚至可以高达脐上，形成病理缩复环，是子宫破裂的先兆，若不及时处理，将发生子宫破裂。

2. 腹部检查　子宫呈横椭圆形，子宫长度低于妊娠周数。子宫底部触不到胎头或胎臀及耻骨联合上方较空虚，子宫体横径宽，一侧触到胎头，另侧触到胎臀。肩前位时，胎背朝向母体腹壁，触之宽大平坦；肩后位时，胎儿肢体朝向母体腹壁，触及不规则的小肢体。胎心在脐周两侧最清楚。

3. 肛门检查或阴道检查　胎膜未破者，因胎先露部浮动于骨盆入口上方，肛查不易触及胎先露部。若胎膜已破、宫口已扩张者，阴道检查可触到肩胛骨或肩峰、肋骨及腋窝。腋窝尖端指向胎儿头端，据此可决定胎头在母体左或右侧。肩胛骨朝向母体前或后方，可决定肩前位或肩后位。例如胎头在母体右侧，肩胛骨朝向后方，则为肩右后位。胎手若已脱出于阴道口外，可用握手法鉴别是胎儿左手或右手，因检查者只能与胎儿同侧的手相握。例如肩右前位时左手脱出，检查者用左手与胎儿左手相握，余类推。

4. B超检查　能准确探清肩先露，并能确定具体胎位。

（三）对母儿的影响

肩先露难产发生时，前肩嵌顿，血流受阻，导致胎儿宫内缺氧；此时胎头虽已娩出，但因胎儿胸廓受产道挤压，不能建立呼吸；若助产失败，胎肩不能及时娩出，易导致母儿严重损伤。

1. 对母体的影响　临产后胎肩及胸廓一部分被挤入盆腔内，胎体折叠弯曲，颈部被拉长，上肢脱于阴道口外，胎头和胎臀被阻于骨盆入口上方，形成忽略性（嵌顿性）肩先露，为母亲最不利的胎位。若此时子宫收缩强，形成病理性缩复环，有子宫破裂的危险。妊娠足月无论活胎或死胎均无法阴道自然娩出，增加母体手术及产后出血、感染的机会，是对母亲最不利的胎位。产妇可因宫缩乏力、产道损伤导致产后出血、产褥感染。严重软产道损伤可造成会阴Ⅲ度裂伤、尿瘘、粪瘘等严重并发症。

2. 对胎儿及新生儿的影响　胎膜早破，可致脐带及上肢脱垂，直接增加胎儿窘迫及死胎的机会。足月妊娠活胎均需手术，若处理不及时，形成嵌顿性肩先露，增加手术难度，分娩损伤增加。肩先露也是对胎儿最不利的胎位。若处理不及时或失败，可造成胎儿窘迫、胎死宫内、新生儿窒息、臂丛神经损伤、肱骨骨折、锁骨骨折、颅内出血、肺炎、神经系统异常，甚至死亡。

（四）防治

1. 妊娠期　妊娠后期发现肩先露应及时矫正。可采用胸膝卧位、激光照射（或艾灸）至阴穴。上述矫正方法无效，可试行外转胎位术转成头先露，并包扎腹部以固定胎头。若行外转胎位术失败，应提前住院决定分娩方式。

2. 分娩期　根据胎产次、胎儿大小、胎儿是否存活、宫口扩张程度、胎膜是否破裂、有无并发症等，决定分娩方式。①足月活胎，伴有产科指征（如狭窄骨盆、前置胎盘、有难产史等），应于临产前行择期剖宫产术结束分娩。②初产妇、足月活胎，临产后应行剖宫产术。③经产妇、足月活胎，首选剖宫产。若宫口开大5 cm以上，破膜不久，羊水未流尽，可在全身麻醉下行内转胎位术，转成臀先露，待宫口开全助产娩出。④若双胎妊娠第2个胎儿为肩先露，可行内转胎位术。⑤出现先兆子宫破裂或子宫破裂征象，无论胎儿死活，均应立即行剖宫产术。术中若发现宫腔感染严重，应将子宫一并切除。⑥胎儿已死，无先兆子宫破裂征象，若宫口近开全，在全射麻醉下行断头术或碎胎术。术后应常规检查子宫下段、宫颈及阴道有无裂伤。若有裂伤应及时缝合。注意产后出血，给予抗生素预防感染。

七、复合先露

胎先露部伴有肢体同时进入骨盆入口，称为复合先露。临床以一只手或一前臂沿胎头脱出最常见，多发生于早产者，胎先露部不能完全充填骨盆入口或在胎先露部周围有空隙均可发生。

（一）病因

以经产妇腹壁松弛者、临产后胎头高浮、骨盆狭窄、胎膜早破、早产、双胎妊娠及羊水过多等为常见原因。

（二）临床表现及诊断

当产程进展缓慢时，行阴道检查发现胎先露部旁有肢体即可明确诊断。常见胎头与胎手同时入盆。诊断时应注意和臀先露及肩先露相鉴别。

（三）对母儿的影响

仅胎手露于胎头旁，或胎足露于胎臀旁者，多能顺利经阴道分娩。只有在破膜后，上臂完全脱出则能阻碍分娩。下肢和胎头同时入盆，直伸的下肢也能阻碍胎头下降，若不及时处理可致梗阻性难产，威胁母儿生命。胎儿可因脐带脱垂死亡，也可因产程延长、缺氧造成胎儿窘迫，甚至死亡等。

（四）防治

发现复合先露，首先应查清有无头盆不称。若无头盆不称，让产妇向脱出肢体的对侧侧卧，肢体常可自然缩回。脱出肢体与胎头已入盆，待宫口近开全或开全后上推肢体，将其回纳，然后经腹部下压胎头，使胎头下降，以产钳助娩。若头盆不称明显或伴有胎儿窘迫征象，应尽早行剖宫产术。

（李　莉　但　阳）

参考文献

1　谢幸，孔北华，段涛. 妇产科学[M]. 9版. 北京：人民卫生出版社，2018：179-202.

2　刘兴会，贺晶，漆洪波. 助产[M]. 北京：人民卫生出版社，2018：208-216.

3　STEVEN G G, JENNIFER R N, JOE L S, et al. Obstetrics: Normal and problem pregnancies[M]. 7th edition. Singapore: Elsevier, 2017: 257-274.

4　ACOG. Practice Bulletin No. 205: Vaginal birth after cesarean delivery[J]. Obstet Gynecol, 2019(133): e110-e127.

第三十章

分娩期并发症

第一节　产后出血

产后出血（postpartum hemorrhage，PPH）是指胎儿娩出后 24 h 内，阴道分娩者出血量≥500 ml、剖宫产分娩者出血量≥1 000 ml；严重产后出血是指胎儿娩出后 24 h 内出血量≥ 1 000 ml；难治性产后出血是指经宫缩剂、持续性子宫按摩或按压等保守措施无法止血，需要外科手术、介入治疗甚至切除子宫的严重产后出血。在全球范围内，产后出血都是孕产妇死亡的主要原因之一，在我国居孕产妇死亡疾病首位。

一、病　因

产后出血的病因可分为宫缩乏力、软产道裂伤、胎盘因素及凝血功能障碍 4 类。

（一）宫缩乏力

产后出血最常见原因，约占 70% 以上。胎儿娩出后，胎盘自宫壁剥离及排出，母体宫壁血窦开放致出血。在正常情况下由于产后宫腔容积缩小，肌纤维收缩加强，使交织于肌纤维间的子宫壁内血管被压迫止血，与此同时血窦关闭，出血停止。由于孕产妇的血液呈高凝状态，胎盘剥离后损伤的血管内皮胶原纤维上的血小板大量聚集形成血栓，纤维蛋白沉积在血小板栓上，形成更大的血凝块，有效地堵塞子宫血管，使肌纤维收缩后放松时也不再出血。若胎儿娩出后宫缩乏力使子宫不能正常收缩和缩复，胎盘若未剥离、血窦未开放时尚不致发生出血，若胎盘有部分剥离或剥离排出后，宫缩乏力不能有效关闭胎盘附着部子宫壁血窦而致流血过多，是产后出血的主要原因。宫缩乏力可由于产妇精神过度紧张，分娩过程过多使用镇静剂、麻醉剂；异常胎先露或其他阻塞性难产，致使产程过长，产妇衰竭；产妇子宫肌纤维发育不良；子宫过度膨胀，如双胎、巨大胎儿、羊水过多，使子宫肌纤维过度伸展；产妇贫血、妊娠期高血压疾病或妊娠合并子宫肌瘤等，均可影响宫缩。

（二）软产道裂伤

为产后出血的另一重要原因。子宫收缩力过强，产程进展过快，胎儿过大，往往可致胎儿尚未娩出时宫颈和（或）阴道已有裂伤。保护会阴不当、助产手术操作不当也可致会阴阴道裂伤。而会阴切开过小胎儿娩出时易形成会阴严重裂伤，过早会阴侧切也可致切口流血过多。会阴阴道严重裂伤可上延达穹隆、阴道旁间隙,甚至深达盆壁,阴道深部近穹隆处严重撕裂,其血肿可向上扩展至子宫阔韧带内。分娩过程中,宫颈发生轻微裂伤几乎不可避免,通常裂伤浅且无明显出血。出血较多的宫颈裂伤发生在胎儿过快通过尚未开全的宫颈时,严重时可向下累及阴道穹隆,上延可达子宫下段而致隐匿的大量出血。

(三)胎盘因素

胎盘因素引起的产后出血,包括胎盘剥离不全、胎盘嵌顿、胎盘粘连、胎盘植入、胎盘和(或)胎膜残留。胎盘部分剥离及剥离后滞留可因宫缩乏力所致。胎盘嵌顿偶发生于使用缩宫素或麦角新碱后引起宫颈内口附近呈痉挛性收缩,形成狭窄环,将已完成剥离的胎盘嵌顿于宫腔内,妨碍宫缩而出血,这种狭窄环也可发生在粗暴按摩子宫时。膀胱过度充盈也可阻碍胎盘排出而致出血增多。胎盘全部或部分粘连于子宫壁上,不能自行剥离,称为胎盘粘连性植入。部分粘连易引起出血。多次人工流产易致子宫内膜受损及发生子宫内膜炎。子宫内膜炎也可由于其他原因感染所致,子宫内膜炎可引起胎盘粘连性植入。胎盘植入是指胎盘绒毛因子宫蜕膜发育不良等原因而植入子宫肌层,甚至穿透指达浆膜、膀胱。根据胎盘植入面积又可分为完全性与部分性两类。胎盘残留较多见,可因过早牵拉脐带、过早用力揉挤子宫所致。胎盘残留可为部分胎盘小叶或副胎盘残留黏附于子宫壁上,影响宫缩而出血,胎盘残留可包括胎膜部分残留。

(四)凝血功能障碍

为产后出血较少见的原因。分为原发性和继发性两种,原发的如血液病(血小板减少症,白血症,凝血因子Ⅶ、Ⅷ减少,再生障碍性贫血等)多在妊娠前或产前已存在。产后大量失血、重症肝炎、宫内死胎滞留过久、胎盘早剥、重度妊娠期高血压疾病和羊水栓塞等,皆可影响凝血或致弥散性血管内凝血,引起继发性血凝障碍、产后流血不凝,不易止血。

二、临床表现

(一)不同病因的临床表现

产后出血的主要临床表现为阴道流血过多,阴道分娩后24 h内流血量超过500 ml,剖宫产超过1 000 ml,继发出血性休克及易于发生感染。当出血不能及时得到有效处理,患者会出现头晕、面色苍白、烦躁、皮肤湿冷、血压下降、心率增快等一系列容量不足的表现。随病因的不同,其临床表现亦有差异。

1. 宫缩乏力　多在分娩过程中已有宫缩乏力,延续至胎儿娩出后,但也有例外。出血特点是胎盘剥离延缓,在未剥离前阴道不流血或仅有少许流血,胎盘剥离后因子宫收缩乏力使子宫出血不止,流出的血液能凝固。未能及时减少出血者,产妇可出现失血性休克表现:面色苍白、心慌、出冷汗、头晕、脉细弱及血压下降。检查腹部时往往感到子宫轮廓不清,摸不到子宫底部,系因子宫松软无收缩缘故。有时胎盘已剥离,但子宫无力将其排出,血液积聚于宫腔内,按摩推压子宫底部,可将胎盘及积血压出。

2. 软产道裂伤　出血特点是发生在胎儿娩出后,此点与子宫乏力所致产后出血有所不同。软产道裂伤流出的血液能自凝,若裂伤损及小动脉,血色较鲜红。

3. 胎盘异常　胎儿娩出后 10 min 内胎盘未娩出，阴道大量出血，应考虑胎盘因素，如胎盘部分剥离、嵌顿、胎盘部分粘连或植入。胎盘残留是引起产后出血的常见原因，胎盘娩出后应常规检查胎盘及胎膜是否完整，确定有无残留。

4. 凝血功能障碍　表现为出血不凝，不易止血。

（二）实验室检查

主要通过血常规、血凝试验等了解患者失血的严重程度和凝血功能障碍。在抢救失血性休克患者时还要注意血气分析结果，是否存在酸中毒的表现。

三、诊　断

（一）估计失血量

常用的估计出血量的方法有：①称重法或容积法；②监测生命体征、尿量和精神状态；③休克指数法，休克指数=心率/收缩压（mmHg），见表 30-1；④血红蛋白水平测定，血红蛋白每下降 10 g/L，出血量为 400～500 ml。值得注意的是，出血速度也是反映病情轻重的重要指标。重症产后出血情况包括：出血速度>150 ml/min；3 h 内出血量超过总血容量的 50%；24 h 内出血量超过全身总血容量。

表 30-1　休克指数与估计出血量

休克指数	估计出血量（ml）	占总血容量的百分比（%）
<0.9	<500	<20
1.0	1 000	20
1.5	1 500	30
2.0	≥2 500	≥50

（二）失血原因的诊断

根据产前的病史和实验室检查，结合产时产后子宫的触诊、胎盘剥离情况、软产道的观察尽量明确出血原因，以便有效的针对性治疗。

四、鉴别诊断

产后出血的诊断不难做出，诊断的重点与难点在于寻找出血原因，据因施治，迅速止血，因此，需要将引起产后出血的四大原因：子宫收缩乏力，胎盘因素，软产道损伤及凝血机制障碍加以鉴别诊断。

1. 子宫收缩乏力　多有产程子宫收缩乏力的病史，产后出血多为暗红色血液，可见血凝块，鲜血少见；按摩子宫底部，子宫松软甚至如布袋，按摩后可有大量血液流出阴道，软产道检查并无异常；加强宫缩后出血量减少。

2. 胎盘因素　胎盘滞留、部分粘连、部分植入等胎盘异常引起的产后出血，多见于胎儿娩出后胎盘未娩出，无胎盘剥离征象；腹部检查有时胎盘嵌顿时在子宫下段形成狭窄环，徒手剥离胎盘可发现胎盘与宫壁粘连或难以分离。

3. 软产道损伤　多发生在胎儿娩出后，出血鲜红，无血凝块但可自凝；检查发现子宫收缩良好，软产道检查能明确裂伤部位及严重程度。

4. 凝血机制障碍　于产前即可有慢性全身出血表现，患者可出现子宫，软产道等多部位出血，血难自凝，根据血小板计数，凝血功能检查结果不难诊断。

五、治　疗

治疗原则是迅速止血、做好充分的输血准备，积极纠正失血性休克、凝血功能障碍及控制感染。

（一）宫缩乏力

加强宫缩是治疗宫缩乏力最迅速有效的止血方法。助产者迅速用一只手置于子宫底部，拇指在前壁，其余 4 指在后壁，做均匀有效的子宫底部按摩，经按摩后子宫开始收缩，亦可一只手握拳置于阴道前穹隆，顶住子宫前壁，另一只手自腹壁按压子宫后壁，使子宫体前屈，两手相对紧压子宫并做按摩。必要时可用另手置于耻骨联合上缘，按压下腹正中部位，将子宫上推，按摩子宫必须强调用手握子宫体，使之高出盆腔，有节律轻柔按摩。按压时间以子宫恢复正常收缩，并能保持收缩状态为止。在按摩的同时，可肌内注射或子宫体注射缩宫素 10 U，必要继以时卡前列素氨丁三醇（欣母沛）250 μg 肌内注射或麦角新碱 0.2 mg 肌内注射加强宫缩。然后将缩宫素 10 ~ 20 U 加入晶体液 500 ml 内静脉滴注，以维持子宫处于良好的收缩状态，注意缩宫素 24 h 内不超过 60 U。通过如上处理，多能使子宫收缩而迅速止血。若仍不能奏效可采取以下措施。

1. 宫腔填塞术　有宫腔水囊压迫和宫腔纱条填塞两种方法，阴道分娩后宜选用水囊压迫，剖宫产术中可选用水囊或纱条填塞。宫腔填塞术后应密切观察出血量、子宫底高度、生命体征变化等，动态监测血红蛋白、凝血功能状况，以避免隐匿性宫腔积血，水囊或纱条放置 24 ~ 48 h 后取出，注意预防感染。

2. 子宫压迫缝合术　适用于剖宫产术中或阴道分娩后开腹手术止血。最常用的是 B-Lynch 缝合术，适用于子宫收缩乏力、胎盘因素和凝血功能异常性产后出血，子宫按摩和宫缩剂无效并有可能切除子宫的患者。先试用两手加压，观察出血量是否减少以估计 B-Lynch 缝合术成功止血的可能性，应用可吸收线缝合。B-Lynch 缝合术后并发症的报道较为罕见，但有感染和组织坏死的可能，应掌握手术适应证。除此之外，还有多种改良的子宫缝合技术如方块缝合、环形压迫缝合等。

3. 动脉血管结扎　盆腔血管结扎术：包括子宫动脉结扎和髂内动脉结扎，子宫血管结扎术适用于难治性产后出血，尤其是剖宫产术中子宫收缩乏力或胎盘因素的出血，经宫缩剂和按摩子宫无效，或子宫切口撕裂而局部止血困难者。推荐实施 3 步血管结扎术法：即双侧子宫动脉上行支结扎；双侧子宫动脉下行支结扎；双侧卵巢子宫血管吻合支结扎。髂内动脉结扎术手术操作困难，需要对盆底手术熟练的妇产科医师操作。适用于宫颈或盆底渗血、子宫颈或子宫阔韧带出血、腹膜后血肿、保守治疗无效的产后出血，结扎前后需准确辨认髂外动脉和股动脉，必须小心，勿损伤髂内静脉，否则可导致严重的盆底出血。

4. 经导管动脉栓塞术　此方法适用于有条件的医院。适应证：经保守治疗无效的各种难治性产后出血（包括子宫收缩乏力、产道损伤和胎盘因素等），孕产妇生命体征稳定。禁忌证：生命体征不稳定、不宜搬动的患者；合并有其他脏器出血的 DIC；严重的心、肝、肾和凝血功能障碍；对造影剂过敏者。

5. 子宫切除术　适用于各种保守性治疗方法无效者。一般为子宫次全切除术，如前置胎盘或部分胎盘植入宫颈时行子宫全切除术。

（二）软产道裂伤

止血的有效措施是及时准确地修补缝合。

1. 宫颈裂伤　一般情况下，严重的宫颈裂伤可延及穹隆及裂口甚至伸入邻近组织，疑为宫颈裂伤者应在消毒下暴露宫颈，用两把卵圆钳并排钳夹宫颈前唇并向阴道口方向牵拉，顺时针方向逐步移动卵圆钳，直视下观察宫颈情况，若发现裂伤即用可吸收线缝合，缝时第一针应从裂口顶端稍上方开始，最后一针应距宫颈外侧端 0.5 cm 处止，若缝合至外缘，则可能日后发生宫颈口狭窄。

2. 阴道裂伤　缝合需注意缝合至底部，避免留下无效腔（死腔），注意缝合后要达到组织对合好及止血的效果。阴道缝合过程要避免缝线穿过直肠，缝合完成后可行直肠指诊确认。

3. 会阴部裂伤　可按解剖部位缝合肌层及黏膜下层，最后缝合阴道黏膜及会阴皮肤。

（三）胎盘因素

1. 胎盘滞留伴出血　对胎盘未娩出伴活动性出血者可立即行人工剥离胎盘术，并加用强效宫缩剂。对于阴道分娩者术前可用镇静剂，手法要正确、轻柔，勿强行撕拉，以防胎盘残留、子宫损伤或子宫体内翻的发生。

2. 胎盘残留　对胎盘、胎膜残留者应用手或器械清理，动作要轻柔，避免子宫穿孔。

3. 胎盘植入　胎盘植入伴活动性出血，若为剖宫产可先采用保守治疗方法，如盆腔血管结扎、子宫局部楔形切除、介入治疗等；若为阴道分娩应在输液和（或）输血的前提下，进行介入治疗或其他保守性手术治疗。如果保守治疗方法不能有效止血，则应考虑及时行子宫切除术。

4. 凶险性前置胎盘　即附着于子宫下段前次剖宫产瘢痕处的前置胎盘，常常合并有胎盘植入，出血量大。此处将其单独列出以引起重视。如果保守治疗措施如局部缝扎或楔形切除、血管结扎、压迫缝合、子宫动脉栓塞等无法有效止血，应早期做出切除子宫的决策，以免发展为失血性休克和多器官功能衰竭而危及产妇生命。

（四）凝血功能障碍

若于妊娠早期，则应在内科医师协同处理下，尽早施行人工流产终止妊娠。于妊娠中、晚期始发现者，应协同内科医师积极治疗，争取祛除病因或使病情明显好转。一旦确诊为凝血功能障碍，尤其是 DIC，应迅速补充相应的凝血因子，维持凝血酶原时间及活化凝血酶原时间均<1.5 倍平均值，并维持纤维蛋白原水平在 1 g/L 以上。

1. 输注血小板　产后出血尚未控制时，若血小板计数低于$(50\sim75)\times10^9$/L 或血小板计数降低并出现不可控制的渗血时，则需考虑输注血小板，治疗目标是维持血小板计数在 $50\times10^9/L$ 以上。

2. 新鲜冰冻血浆　几乎保存了血液中所有的凝血因子、血浆蛋白、纤维蛋白原。应用剂量为 10～15 ml/kg。

3. 冷沉淀　输注冷沉淀主要为纠正纤维蛋白原的缺乏，如纤维蛋白原水平高于 1.5 g/L，不必输注冷沉淀。冷沉淀常用剂量为 0.10～0.15 U/kg。

4. 纤维蛋白原　输入纤维蛋白原 1 g 可提升血液中纤维蛋白原 0.25 g/L，1 次可输入纤维蛋白原 4～6 g。

5. 氨甲环酸　其具有抗纤维蛋白溶解的作用，1 次 1.0 g 静脉滴注。

六、预　防

做好产后出血的预防工作，可以大大降低其发病率。预防工作应贯穿在以下各个环节。

1. 做好妊娠前及妊娠期的保健工作　妊娠早期开始产前检查监护，预防妊娠期贫血、低蛋白，不宜妊娠者及时在妊娠早期时终止妊娠。

2. 做好及早处理的准备工作　对具有较高产后出血危险的产妇做好及早处理的准备工作。这类产妇包括：①多孕、多产及曾有多次宫腔手术者；②高龄初产妇或低龄孕妇；③有子宫肌瘤剔除史；④生殖器发育不全或畸形；⑤妊娠期高血压疾病；⑥合并糖尿病、血液病等；⑦宫缩乏力产程延长；⑧行胎头吸引、产钳等手术助产，特别是并用宫缩剂更需注意；⑨死胎等。

3. 第一产程　密切观察产妇情况，注意水分及营养的补充，避免产妇过度疲劳，必要时可酌情肌内注射哌替啶，使产妇有休息机会。

4. 重视第二产程处理　指导产妇适时及正确使用腹压。对有可能发生产后出血者，应安排有较高业务水平的医师在场守候。有指征者适时适度做会阴侧切或会阴正中切开。接产技术操作要规范，正确引导胎头、胎肩及胎体顺利娩出。对已有宫缩乏力者，当胎肩娩出后，即肌内注射缩宫素 10 U，并继以静脉滴注缩宫素，以增强子宫收缩，减少出血。

5. 正确处理第三产程　准确收集并测量产后出血量，预防性使用宫缩药物，有高危因素者建议积极使用强效宫缩药物。待胎盘自然剥离征象出现后，轻压子宫下段及控制性牵引脐带帮助胎盘、胎膜完整排出，并仔细检查胎盘、胎膜是否完整。检查软产道有无撕裂或血肿。检查子宫收缩情况，按摩子宫以促进子宫收缩。

6. 胎盘娩出后　产妇应继续留在产房观察 2 h，因产后出血约 80% 发生在产后 2 h 内，故应重点监护，密切观察一般情况、生命指征、阴道流血和宫缩情况。但也不能忽视 12 h 以后的出血情况，应向产妇交代注意事项，医护人员定期巡视，发现问题及早处理。

7. 其他　失血较多尚未有休克征象者，应及早补充血容量，其效果远较发生休克后再补同等血量为好。早期哺乳可刺激子宫收缩，减少阴道流血量。

第二节　子宫破裂

子宫破裂(uterine rupture)是妊娠期和分娩期极其严重的并发症之一,直接威胁母儿生命,导致灾难性的后果,其中出血、休克、感染是患者死亡的主要原因。子宫破裂的发病率和病因构成比在社会经济发展不同的国家和地区报道中差别很大,美国0.04%~0.10%,中国0.10%~0.55%,非洲部分国家地区高达1.0%~1.2%。发达国家导致子宫破裂的主要原因是既往剖宫产瘢痕,经济欠发达地区和落后地区的主要原因是梗阻性难产和不当助产。近年来随着剖宫产后再次妊娠病例的增多和前列腺素类药物在引产领域的广泛应用,子宫破裂的发病较以前有上升的趋势。

子宫破裂按照发生时间可以分为妊娠期破裂和分娩期破裂;按照原因可以分为自发性破裂和损伤性破裂;按照程度可分为完全破裂和不完全破裂。

一、病　因

1. 梗阻性难产　梗阻性难产是子宫破裂常见的原因之一,该类型子宫破裂好发于伴随有子宫肌壁原发和继发病理性改变者,如多产、畸形子宫肌层发育不良、胎盘植入病史等导致子宫肌壁延展性和抗张能力下降的因素。这些患者如果同时伴有明显的骨盆狭窄、头盆不称、软产道畸形、盆腔肿瘤、胎位异常和胎儿畸形等因素阻碍胎先露下降时,子宫为克服阻力,体部肌肉强烈收缩,子宫下段被迫拉长、变薄,最终破裂。这也是子宫破裂中最常见类型,破裂处多发生于子宫下段。严重的可以延伸到子宫体、宫颈、阴道甚至撕裂膀胱。

2. 子宫瘢痕破裂　造成子宫瘢痕的原因主要有剖宫产术,子宫肌瘤剥除术,子宫破裂或穿孔修补术,子宫畸形矫形术等;造成破裂的原因是妊娠子宫的机械性牵拉导致瘢痕处破裂或者子宫瘢痕处内膜受损,胎盘植入,穿透性胎盘导致子宫自发破裂。近年来剖宫产术迅速增加,子宫体部纵向切口剖宫产再次妊娠容易并发子宫破裂,分析原因除子宫体部纵向切口和下段横切口解剖性质不同外,还要考虑感染因素的作用,因为目前采用子宫体部纵向切口剖宫产的患者通常经过了漫长的产程,多次阴道检查,感染概率增加。

3. 滥用宫缩剂　此处的宫缩剂是指有诱发和加强子宫收缩的用于催引产的药物。包括最常用的缩宫素和近年来才应用的地诺前列酮栓(欣普贝生)、米索前列醇,报道的米索前列醇导致子宫破裂的病例越来越多。原因主要包括药物剂量过大或给药速度过快,宫颈不成熟,胎位不正,梗阻性难产,用药期间对产程观察不仔细等。

4. 阴道助产手术损伤　宫口未开全,强行产钳术或臀牵引术,导致宫颈严重裂伤并上延到子宫下段。忽略性横位内倒转术、毁胎术、部分人工剥离胎盘术等由于操作不当,均可以造成子宫破裂。

5. 子宫畸形和子宫壁发育不良　最常见的是双角子宫或单角子宫。

6. 子宫本身病变　多产妇、多次刮宫史、感染性流产史、宫腔感染史、人工剥离胎盘史、葡萄胎史等。由于上述因素导致子宫内膜乃至肌壁受损，妊娠后胎盘植入或穿透，最终导致子宫破裂。

二、临床表现

子宫破裂可发生在妊娠晚期尚未临产时，但大多数发生在临产过程中分娩遇有困难时，表现为产程延长，胎头或先露部不能入盆或受阻于坐骨棘平面或以上。子宫破裂多数可分为先兆子宫破裂和子宫破裂 2 个阶段。

（一）先兆子宫破裂

多见于产程长、有梗阻性难产高危因素的患者。典型的表现为腹痛、病理性缩复环、胎心改变和血尿的“四联征”。

1. 腹痛　由于宫缩过强，子宫呈现强直性或痉挛性收缩，产妇因剧烈的腹痛而烦躁不安、呼吸心率增快、下腹部疼痛拒按。

2. 病理性缩复环　因为梗阻的存在，子宫平滑肌反应性的强直收缩，导致子宫体部肌层增厚，同时下段肌层在强力拉伸作用下延展、菲薄，从腹壁上观察，子宫体部和子宫下段之间形成一个明显的凹陷，称之为病理性缩复环，随着宫缩的进展，子宫下段进一步拉伸，病理性缩复环会逐渐上移达到脐平面或以上，如果此时不能得到及时处理，子宫下段最终会因为张力过高而断裂，进展成为子宫破裂。

3. 胎心改变　先兆子宫破裂发生时子宫痉挛性的强直收缩，由于没有充分的平滑肌舒张期，影响有效的胎盘血流灌注和氧气交换，胎儿会因急性缺氧出现胎动频繁，电子胎心监护（ECG）可能出现胎儿心动过速、心动过缓、重度变异减速以及晚期减速等一系列胎儿宫内窘迫的表现。

4. 血尿　梗阻性难产发生时，胎先露部位对膀胱持续性压迫，膀胱壁水肿、黏膜充血，会导致血尿和排尿困难。

（二）子宫破裂

子宫破裂往往在先兆子宫破裂的进展过程中骤然发生，表现如下。

1. 腹痛　在先兆子宫破裂基础上突然发生。患者感到下腹部“撕裂样”剧烈疼痛。随后强烈的宫缩短暂停止。孕妇自觉腹痛症状会出现一过性的缓解和“轻松感”。但是紧接着，由于羊水、胎儿、血液充盈整个腹腔，患者很快出现全腹疼痛及腹膜刺激征。

2. 失血性休克　产妇呼吸急促、浅快，出现心率增快、脉搏细弱、血压下降等失血性休克的表现。

3. 检查　全腹部肌紧张，压痛、反跳痛明显，移动性浊音阳性。从腹部可触及明显的胎儿肢体等部位，胎动停止、胎心消失，在胎儿旁有时可扪及收缩的子宫体。经阴道检查可以发现胎先露上移，宫颈口可见鲜血流出，有时可以经宫颈向上扪及子宫下段前壁缺损。

4. 不完全子宫破裂　不完全子宫破裂是指子宫肌层部分或完全断裂，浆膜完整，此时胎儿及胎盘、脐带等附属物仍然在宫腔内。发生子宫不完全破裂时，宫缩疼痛并不明显，可以有少量的阴道流血，胎儿仍然存活，但会出现严重的晚期减速、基线变异消失等缺氧表现。

此时破裂的肌层如果累及血管，也会发生严重的腹腔内出血或子宫阔韧带血肿、后腹膜血肿等，并出现失血性休克症状。

三、诊断和鉴别诊断

1. 诊断　根据典型的病史、症状、体征，典型的子宫破裂诊断并不困难，关键在于根据病史及时筛查和识别子宫破裂的高危因素，并对其重点监测。在临产时能够分辨子宫强直性收缩、腹痛和正常产程中的宫缩痛。当产程中出现宫缩突然消失、胎心消失、产妇心率增快、血压下降等表现时一定要警惕子宫破裂的发生。腹腔穿刺可以明确诊断腹腔内出血，急诊床旁 B 超检查可以协助诊断腹腔内出血、死胎等。

2. 鉴别诊断　严重胎盘早剥会出现子宫强直收缩、子宫体压痛、阴道出血、胎儿窘迫或死亡、孕妇失血性休克等表现，但是严重的胎盘早剥一般都存在子痫前期、腹部外伤等病史，腹部检查无病理性缩复环。

四、治　疗

（一）一般治疗

开放静脉通道，吸氧、输液，做好输血的准备，大剂量应用广谱抗生素预防感染。

（二）手术治疗

1. 先兆子宫破裂　发现先兆子宫破裂时立即给予抑制子宫收缩的药物，如吸入或静脉全身麻醉，肌内注射或静脉注射镇静剂，如哌替啶 100 mg 等，并尽快行剖宫产术。如胎心存在则尽快剖宫产，可望获得活婴。

2. 子宫破裂的手术治疗　①子宫破裂时间在 12 h 以内，裂口边缘整齐，无明显感染，需保留生育功能者，可考虑修补缝合破口。②破裂口较大或撕裂不整齐且有感染可能者，考虑行子宫次全切除术。③子宫裂口不仅在下段，且自下段延及宫颈口考虑行子宫全切术。④前次剖宫产瘢痕裂开，包括子宫体或子宫下段的，如产妇已有活婴，应行裂口缝合术，同时行双侧输卵管结扎术。⑤在子宫阔韧带内有巨大血肿存在时，为避免损伤周围脏器，必须打开子宫阔韧带，游离子宫动脉的上行支及其伴随静脉，将输尿管与膀胱从将要钳扎的组织推开，以避免损伤输尿管或膀胱。如术时仍有活跃出血，可先行同侧髂内动脉结扎术以控制出血。⑥开腹探查时注意子宫破裂的部位外，应仔细检查膀胱、输尿管、宫颈和阴道，如发现有损伤，应同时行这些脏器的修补术。⑦个别被忽略的、产程长、感染严重的病例，为抢救产妇生命，应尽量缩短手术时间，手术宜尽量简单、迅速，达到止血目的。能否做全子宫切除或次全切除术或仅裂口缝合术加双侧输卵管结扎术，须视具体情况而定。手术前后应用大剂量有效抗生素防治感染。⑧子宫破裂已发生休克者，尽可能就地抢救，以避免因搬运而加重休克与出血。但如限于当地条件必须转院时，也应在大量输液、输血抗休克条件下及腹部包扎后再行转运。

五、预　防

子宫破裂严重危及母儿生命,但是绝大多数子宫破裂都是可以避免的,故预防工作极其重要。加强计划生育宣传及实施,减少多产妇;转变分娩观念,提倡自然分娩,降低剖宫产率;加强产前检查,纠正胎位不正,估计分娩可能有困难者,或有难产史,或有剖宫产史者,应提早住院分娩,密切观察产程进展,根据产科指征及前次手术经过决定分娩方式;严格掌握应用缩宫素等宫缩剂的指征、用法、用量,同时应有专人守护;对有子宫瘢痕、子宫畸形的产妇试产,要严密观察产程并放宽剖宫产指征;严密观察产程,对于先露高、有胎位异常的孕妇试产更应仔细观察;避免损伤性大的阴道助产及操作,如中高位产钳、宫口未开全即助产、忽略性肩先露行内倒转术、胎盘植入时强行挖取等。

第三节　脐带异常

脐带异常是指脐带长度异常、脐带先露与脐带脱垂、脐带缠绕、脐带打结、脐带扭转、脐带帆状附着等异常情况。

一、脐带先露与脐带脱垂

脐带位于胎先露之前或一侧,胎膜尚未破裂,称为脐带先露,亦称脐带前置。实际是脐带轻度脱垂,也称脐带隐性脱垂。若胎膜已破,脐带脱出于宫颈口在阴道内,甚或经阴道暴露于外阴部,称为脐带脱垂。

(一)病因

容易发生在胎先露部尚未衔接时:①头盆不称、胎头入盆困难;②臀先露、肩先露、枕后位等胎位异常;③胎儿过小;④羊水过多;⑤脐带过长;⑥脐带附着异常及低置胎盘等。

(二)对母儿的影响

对母儿的影响:①对产妇影响,增加剖宫产率;②对胎儿影响,脐带先露宫缩时胎先露下降,压迫脐带导致胎心率异常。胎膜已破者,脐带受压于胎先露部与骨盆之间,引起胎儿缺氧,甚至胎心消失;以头先露最严重。脐带血液循环阻断超过 7 ~ 8 min,可导致胎死宫内。

(三)临床表现及诊断

胎膜未破,于胎动、宫缩后胎心率突然变慢,改变体位、上推胎先露及抬高臀部后迅速恢复,考虑脐带先露的可能,临产后应胎心监护。胎膜已破出现胎心率异常,立即阴道检查,了解有无脐带脱垂和脐带血管有无搏动。在胎先露旁或其前方以及阴道内触及脐带,或脐带脱出于外阴,即可确诊。B 超及彩色多普勒超声检查有助于确诊。

（四）治疗

1. 治疗原则　一经确诊，应立即解除先露部对脐带的压迫，迅速结束分娩。但常有下列情况，处理时需注意。

2. 处理方法　若脐带隐性脱垂者，胎膜未破，宫缩良好，可取头低臀高位，严密观察胎心变化；如先露入盆，宫口开大顺利，胎心好，可试行经阴道分娩，如胎心有变化，或臀位、横位者，应选择剖宫产终止妊娠。

一旦触及脐带，应将手置入阴道内阻挡脐带继续脱出，不可抽出手或换手，并上推先露部，减少对脐带的压迫，同时抬高床尾，数脐带搏动数，了解胎儿窘迫情况，切忌试图还纳脐带。若有窘迫，给母体氧气吸入，施行胎儿宫内复苏术。同时尽快娩出胎儿，或经阴道分娩产钳、胎头吸引，或行剖宫产术。手术宜就地施行，不能搬动，直至婴儿自腹部切口娩出，在阴道内阻挡的手方可抽出。若脐带搏动消失 15 min 以上应按死产处理。

若为臀位经产妇，宫口开全或近开全，应施行臀位牵引术。若为初产妇，宫口近开全，估计娩出困难，可行宫颈放射状切开（避开 10 点～2 点一段不切），然后行臀位牵引术。

（五）预防

妊娠晚期及临产后检查有助于尽早发现脐带先露。①妊娠期积极纠正臀先露、肩先露等异常胎位，如果纠正失败，则根据情况尽量择期入院。②对羊水过多、多胎妊娠、胎头位置异常等先露未衔接者，临产后卧床待产，临产后胎先露迟迟不入盆，尽量不做或少做肛查或阴道检查。③胎膜早破，先露未衔接的孕妇要卧床休息。破膜后应及时行胎心监护，若胎心明显改变则立即阴道检查。④胎头高浮必须行人工破膜者，应采取选择宫缩间期高位破膜，控制羊水流出速度，以避免脐带随羊水流出时脱出。

二、脐带缠绕

（一）病因

脐带缠绕指脐带环绕胎儿身体，通常以绕颈最常见，其次为躯干及肢体。一般认为脐带缠绕与脐带过长、胎动过频有关。因脐带不拉紧至一定程度，不发生临床症状，对母儿危害不大。但脐带绕颈可致相对性脐带过短，引起脐带过短征象，致胎儿或新生儿死亡。脐带绕颈占分娩总数的13%～25%。脐带绕颈 1 周者占 10.7%～21%，2 周者占 2.8%，3 周者占 0.2%，3 周以上者更少见。

（二）临床表现及诊断

对胎儿影响与脐带缠绕松紧、缠绕周数及脐带长短有关。缠绕紧可影响脐血流，出现变异减速，严重者可致胎儿窘迫，甚至胎儿死亡，易发生在分娩期，特别是第二产程，因胎儿下降使脐血管受压。还可影响胎头下降引起第二产程延长，胎头迟迟不衔接，个别引起胎盘早剥。但也可无任何症状，只是在接产时发现。脐血流图及彩色超声多普勒或通过 B 超检查可协助诊断。

（三）治疗

若能确诊脐带绕颈圈数多、缠绕紧者，应及早行剖宫产术。对在胎头附近听到脐带杂音者，应密切观察产程及胎心率，以便及时发现并积极处理胎儿窘迫。初产妇，宫口开全，胎头位置低，可做会阴后-斜切开，迅速结束分娩。经产妇不能很快分娩者也应助产。娩出时若绕颈脐带牵拉过紧，应立即钳夹、剪断脐带。

（四）预防

孕妇要学会数胎动，胎动过多过少时，应及时去医院检查。孕妇定期做好产前检查，不要因惧怕脐带意外而要求剖宫产手术。

三、脐带长度异常

脐带正常长度在 30 ~ 70 cm，平均长度为 55 cm。

（一）脐带过短

脐带的安全长度须超过从胎盘附着处达母体外阴的距离。若胎盘附着于子宫底，脐带长度至少 32 cm 方能正常分娩，故认为脐带短于 30 cm 称为脐带过短。分娩前常无临床征象，临产后可因胎先露部下降受阻，脐带被牵拉过紧致使胎儿血液循环受阻，缺氧而出现：①胎心率异常；②可导致胎盘早剥，或引起产程延长，以第二产程延长多见。

（二）脐带过长

脐带长度超过 80 cm 称脐带过长。过长的脐带易造成绕颈、绕体、打结、脱垂或脐带受压。

临产后疑有脐带过短，应抬高床尾改变体位，吸氧，经上述处理胎心无改善应行剖宫产术。过长的脐带易造成绕颈、绕体、脱垂或脐带受压。胎儿娩出后多能确诊。

四、脐带打结

脐带打结为脐带异常情况中的一种。脐带打结有脐带假结及脐带真结两种。

（一）病因

1. 脐带真结　为妊娠早期（3 ~ 4 个月）因脐带过长，脐带在宫腔内形成环套，胎儿活动穿越环套所致。发生率为 0.5% ~ 3%。

2. 脐带假结　因脐血管较脐带长，血管卷曲似结，或因脐静脉较脐动脉长形成迂曲似结。

（二）临床表现及诊断

1. 临床表现　①脐带真结形成后如结未拉紧尚无症状，如拉紧后胎儿血液循环受阻而致胎儿发育不全或胎死宫内。②脐带假结临床上一般无症状，很少因血管破裂而出血，一般不影响胎儿。

2. 检查　由于胎儿在羊水中生存，超声影像表面对比强烈，几乎所有胎儿都可以做出三维表面图像，可以准确观察胎儿面部、四肢、胸腹、脊柱。因此可以采用超声检查观察、判断脐带在宫腔内的走向及其与胎儿的关系。

3. 诊断　脐带真结在产前难以发现,多数在分娩后确诊。彩色超声多普勒对脐带绕颈或搭颈诊断准确率高,但对准确诊断脐带打结仍有一定困难。

三维超声显像即3D超声有时可帮助判断脐带在宫腔内的走向及其与胎儿的关系,对脐带打结有一定准确的诊断率。但在基层医院普及率低,故脐带真结产前确诊率低。

(三)治疗

如果没有影响胎儿血液循环,可不用处理。如果发现脐带血液循环受压导致胎儿宫内窘迫且胎儿可存活时,应尽快娩出胎儿。

五、脐带扭转

脐带扭转为脐带异常的一种。由于胎儿在子宫里面会自己活动,胎儿活动可以使正常的脐带呈螺旋状,即脐带顺其纵轴扭转,生理性扭转可达6~11周。脐带过分扭转在近胎儿脐轮部变细呈索状坏死,引起血管闭塞或伴血栓存在,胎儿可因血液运输中断而死亡。

发生胎儿死亡的脐带扭转的位置大都是在靠近胎儿身体的部分,扭转处血管管径缩小,缺乏胶状物质包覆。脐带扭转属于一种突发的意外状况,导致扭转的真正原因不太清楚,到目前为止医学上仍然无法提早侦测出前驱的生理变化。

六、脐带附着异常

脐带附着异常包括球拍状胎盘和脐带帆状附着。脐带附着于胎盘边缘者,称为球拍状胎盘,分娩过程中对母儿无大影响,多在产后检查胎盘时发现。脐带帆状附着,是指脐带附着在胎膜上,脐带血管通过羊膜与绒毛膜之间进入胎盘。当胎盘血管越过子宫下段或胎膜跨过宫颈内口时,则称为前置血管,当胎膜破裂时更易造成血管破裂出血,出血达200 ml时可导致胎儿死亡。前置的血管被胎先露部压迫时,可致循环受阻而发生胎儿窘迫或死亡。取流出血涂片检查,找到有核红细胞或幼红细胞,即可做出前置血管破裂的诊断,因有核红细胞或幼红细胞仅能来自胎儿血液。产前超声检查应注意脐带附着在胎盘的部位,怀疑脐带帆状附着者建议妊娠32~33周行阴道多普勒超声了解胎先露部位是否有血管走行,诊断前置血管者严密观察,妊娠34周剖宫产终止妊娠。

(周　玮　但　阳)

参考文献

1　谢幸,孔北华,段涛. 妇产科学[M]. 9版. 北京:人民卫生出版社,2018:204-213.

2　中华医学会妇产科分会产科学组. 羊水栓塞临床诊断与处理专家共识(2018)[J]. 中华妇产科杂志,2018,53(12):831-835.

3 SOCIETY FOR MATERNAL-FETAL MEDICINE. SMFM Clinical guidelines No. 9: amniotic fluid embolism: diagnosis and management[J]. Am J Obstet Gynecol, 2016, 215(2): 16-24.

4 FITZPATRICK K E, TUFFNELL D, KURINCZUK J J, et al. Incidence, risk factors, management and outcomes of amniotic-fluid embolism: a population-based cohort and nested case-control study[J]. BJOG, 2016, 123(1): 100-109.

5 VANDENBERGHE G, DE BLAERE M, VAN LEEUW V, et al. Nationwide population-based cohort study of uterine rupture in belgium: results from the belgian obstetric surveillance system[J]. BMJ Open, 2016, 6(5): e010415.

6 GAMBACORTI P Z, GIMOVSKY A C, LOCATELLI A, et al. Trial of labor after myomectomy and uterine rupture: a systematic review[J]. Acta Obstet Gynecol Scand, 2016, 95(7): 724-734.

第三十一章

异常产褥

第一节　产褥感染

产褥感染(puerperal infection)是指分娩时及产褥期生殖道受病原体感染,引起局部和全身的炎症反应,发病率为1%~7.2%,是产妇死亡的四大原因之一。绝大部分发生在产后10 d之内,少数发生在产褥末期,在社会经济状况较差、手术产、胎膜早破、出血过多、羊水粪染、产道损伤和盆腔多次检查的妇女中常见。常见的病原体有:需氧性链球菌、大肠埃希菌、葡萄球菌、厌氧性链球菌、厌氧性杆菌、梭状芽孢杆菌、衣原体及淋病双球菌等。

产褥病率(puerperal morbidity)是指分娩24 h以后的10 d内用口表每日测量4次,体温有2次达到或超过38 ℃。其中包括产褥感染、上呼吸道感染、急性泌尿系统感染及急性乳腺炎等。

产褥感染发生可引起产妇出现高热、头痛、腹痛、心动过速、白细胞增高、子宫体增大及压痛、恶露异味等,并且可能引起急性子宫内膜炎、急性盆腔炎、急性盆腔腹膜炎和弥漫性腹膜炎,以及血栓性静脉炎等,病情严重者可能因脓毒血症及败血症危及产妇生命,可能引起不育,如附件粘连,偶尔严重产后或手术后感染还需行子宫切除术。

一、病　因

(一)病原体种类

目前认为妊娠期及产褥期阴道内的生态极复杂,有大量需氧菌、厌氧菌、真菌以及衣原体、支原体等寄生,但以厌氧菌占优势。另外,许多非致病菌在特定的环境下也可以致病。

1. 需氧性链球菌　β溶血性链球菌可分18族,B族链球菌产生外毒素与溶组织酶,使其致病力、毒力、播散能力较强,与产褥感染关系密切,可引起严重感染,其临床特点为发热早(平均在产后11 h),体温超过38 ℃,有寒战、心率快、腹胀、子宫复旧不良、子宫旁或附件区触痛,甚至伴发菌血症。需氧性链球菌是外源性感染的主要致病菌。

2. 大肠埃希菌属　大肠埃希菌与其相关的革兰氏阴性杆菌、变形杆菌,是外源性感染的主要菌种,也是菌血症和感染性休克最常见的病原菌。大肠埃希菌寄生在阴道、会阴、尿道口周围,可于产褥期迅速增殖而发病。大肠埃希菌在不同的环境对抗生素的敏感性有很大差异,需行药敏试验。

3. 葡萄球菌　主要致病菌是金黄色葡萄球菌和表皮葡萄球菌。二者的致病有显著不同。金黄色葡萄球菌多为外源性感染,很容易引起严重的伤口感染。表皮葡萄球菌存在于阴道菌丛内,引起的感染较轻。葡萄球菌因能产生青霉素酶而对青霉素出现耐药性。

4. 厌氧性链球菌　以消化链球菌和消化球菌多见,存在于正常阴道中。当产道损伤时残留组织坏死,局部氧化还原电势低,该菌迅速繁殖,与大肠埃希菌混合感染,放出异常恶臭气味。

5. 厌氧类杆菌属　为一组绝对厌氧的革兰氏阴性杆菌,包括脆弱类杆菌、产色素类杆菌等。此类细菌有加速血液凝固的特点,可引起感染邻近部位的血栓性静脉炎。此外,梭状芽孢杆菌、淋病奈瑟菌均可导致产褥感染,但较少见。支原体和衣原体也可是产褥感染的病原体之一。

6. 支原体和衣原体　也可是产褥感染的病原体之一。

(二)感染来源

感染来源有二:一是内源性感染,正常孕产妇生殖道或其他部位寄生的病原体,当出现感染诱因时可致病;二是外源性感染,由被污染的衣物、用具、各种手术器械等接触患者后造成感染。

(三)感染诱因

机体对入侵病原体的反应,取决于病原体的种类、数量、毒力及机体的防御能力。任何削弱产妇生殖道和全身防御能力的因素均有利于病原体入侵与繁殖。例如贫血、营养不良、慢性疾病、临近预产期性交、胎膜早破(羊水中溶菌酶有杀菌作用,当羊水流失后杀菌作用减弱)、羊膜腔感染、各种产科手术操作、产道损伤、产前和产后出血、宫腔填塞、产道异物、产程延长、胎盘残留等,均可成为产褥感染的诱因。

二、临床表现及诊断

(一)临床症状及体征

产褥感染主要表现为发热、腹痛和异常恶露。发热是多数产褥感染的基本症状,疼痛(下腹部、盆腔、下肢等),阴道分泌物或恶露增多,呈血性或脓性、有臭味,子宫大、软、有压痛等。根据感染发生部位分为以下几种类型。

1. 急性外阴、阴道、宫颈炎　常由于分娩时会阴损伤或手术产、妊娠前有外阴阴道炎者而诱发,表现为局部灼热、坠痛、肿胀,炎性分泌物刺激尿道可出现尿痛、尿频、尿急。会阴切口或裂伤处缝线嵌入肿胀组织内,针孔流脓。阴道与宫颈感染者其黏膜充血水肿、溃疡、化脓,日久可致阴道粘连甚至闭锁。如阴道前壁黏膜受压严重且伴有感染,可使组织大片坏死脱落,形成膀胱阴道瘘或尿道阴道瘘。病变局限者,一般体温不超过 38 ℃,病情发展时可向上达宫旁组织,导致盆腔结缔组织炎。

2. 急性子宫内膜炎、子宫肌炎　为产褥感染最常见的类型,由病原体经胎盘剥离面侵犯至蜕膜所致者为子宫内膜炎,侵及子宫肌层者为子宫肌炎,两者常互相伴随。临床表现为产后3~4 d开始出现低热、下腹疼痛及压痛、恶露增多且有异味，如早期不能控制，病情加重出现寒战、高热、头痛、心率加快、白细胞及中性粒细胞增高，有时因下腹部压痛不明显及恶露不一定多而容易误诊。当炎症波及子宫肌壁时，恶露反而减少，异味亦明显减轻，容易误认为病情好转。感染逐渐发展可于肌壁间形成多发性小脓肿，B超显示子宫增大复旧不良、肌层回声不均并可见小液性暗区，边界不清。感染如继续发展，可导致败血症甚至死亡。

3. 急性盆腔结缔组织炎、急性输卵管炎　多继发于子宫内膜炎或宫颈深度裂伤，病原体通过淋巴道或血行侵及宫旁组织，并延及输卵管及其系膜。临床表现主要为一侧或双侧下腹持续性剧痛，妇检或肛查可触及宫旁组织增厚或有边界不清的实质性包块，压痛明显，常常伴有寒战和高热。炎症可在直肠子宫陷凹积聚形成盆腔脓肿，如脓肿破溃则向上播散至腹腔。如侵及整个盆腔，使整个盆腔增厚呈巨大包块状，不能辨别其内各器官，整个盆腔似乎被冻结，称为“冰冻骨盆”。

4. 急性盆腔腹膜炎、弥漫性腹膜炎　炎症扩散至子宫浆膜层，形成盆腔腹膜炎，继续发展为弥漫性腹膜炎，出现全身中毒症状：高热、寒战、恶心、呕吐、腹胀、下腹剧痛，体检时下腹明显压痛、反跳痛。产妇因产后腹壁松弛，腹肌紧张多不明显。腹膜炎性渗出及纤维素沉积可引起肠粘连，常在直肠子宫陷凹形成局限性脓肿，刺激肠管和膀胱导致腹泻、里急后重及排尿异常，如病情不能彻底控制可发展为慢性盆腔炎。

5. 血栓性静脉炎　细菌分泌肝素酶分解肝素导致高凝状态，加之炎症造成的血流淤滞静脉管壁损伤，尤其是厌氧菌和类杆菌造成的感染极易导致两类血栓性静脉炎。研究显示妊娠期抗凝蛋白缺陷与静脉血栓栓塞的形成密切相关，先天性抗凝蛋白如蛋白C、蛋白S、抗凝血酶Ⅲ的缺陷为其因素之一。常见的发生部位有盆腔、下肢和颅内等。

（1）盆腔血栓性静脉炎　常累及卵巢静脉、子宫静脉、髂内静脉、髂总静脉及下腔静脉，多为单侧，多发生在产后1~2周，与产妇血液呈高凝状态和产后卧床过久有关。临床表现为继子宫内膜炎之后出现寒战、高热，且反复发作，可持续数周，诊断有一定的困难。

（2）下肢血栓性静脉炎　病变多位于一侧股静脉和腘静脉及大隐静脉，表现为弛张热，下肢持续性疼痛，局部静脉压痛或触及硬索状包块，血液循环受阻，下肢水肿，皮肤发白，称为股白肿。可通过彩色多普勒超声血流显像检测出。

（3）颅内血栓性静脉炎　预计每10万例分娩中，发生中风的危险性为13.1人次，发生颅内静脉血栓的危险性为11.6人次，其密切相关因素为：剖宫产，水及电解质、酸碱平衡紊乱，妊娠期高血压疾病。MRI和经颅彩色多普勒有助于诊断。

6. 脓毒血症及败血症　病情加剧细菌进入血液循环引起脓毒血症、败血症，尤其是当感染血栓脱落时可致肺、脑、肾脓肿或栓塞死亡。

7. 剖宫产腹部切口、子宫切口感染　剖宫产术后腹部切口的感染多发生于术后3~5 d，局部红肿、触痛、组织侵入有明显硬结，并有混浊液体渗出，伴有脂肪液化者其渗出液可呈黄色浮油状，严重患者组织坏死、切口部分或全层裂开，伴有体温明显升高，超过38 ℃。

（二）实验室检查

1. 血常规　白细胞计数升高，且有核左移。

2. 血清C反应蛋白测定　对可疑病例，可在亚临床期发现感染有助于早期诊断。

3. 病原体确定

（1）病原体培养和药敏试验　伤口局部、阴道拭子、阴道分泌物、宫腔分泌物培养均有意义。体温>38 ℃以上伴有寒战，应做血培养，阳性则是菌血症的佐证。

（2）分泌物涂片检查　对淋球菌或厌氧菌感染有一定的参考意义。

（3）病原体抗原抗体检测　可采用相应免疫试剂盒进行快速检测。

（4）超声检查　对产褥感染形成的炎性包块、脓肿做出诊断。可确定有无静脉血栓及血栓部位、大小、弥漫性还是局限性。

三、治　疗

治疗原则是控制感染，辅以整体护理，清除感染灶，手术或中药等综合治疗。最好根据细菌培养和药敏试验选择敏感抗生素。

（一）一般治疗

半卧位以利于恶露排出和炎症局限于盆腔。进食高蛋白、易消化的食物，多饮水，补充维生素、纠正贫血、水电解质紊乱。发热者以物理退热方法为主。

（二）药物治疗

首选是根据病原菌培养结果和药敏试验选择适当抗生素，培养结果回示之前，必须根据经验选用抗菌药物。阴道分娩后的产褥感染无须广谱抗生素治疗，青霉素和氨基糖苷类抗生素联合治疗对90%的感染有效。青霉素对革兰氏阳性细菌和除脆弱类杆菌以外的厌氧菌有效。氨基糖苷类抗生素对大多数革兰氏阴性杆菌有效。如经抗感染治疗24～48 h，体温仍持续不降，则需考虑耐药，应加用甲硝唑、林可霉素抗厌氧菌治疗。相反，剖宫产后的产褥感多为混合菌感染，因此应联合使用抗生素，首选广谱高效抗生素，如青霉素、氨苄西林、头孢类或喹诺酮类抗生素等。病情危重者可短期加用肾上腺皮质激素，以提高机体的应急能力。

对深部血栓性静脉炎，除用抗生素外，应采用抗凝物，以控制血栓进一步发展和防止新血栓的形成：①肝素1 mg/（kg · d）加入5%葡萄糖注射液500 ml中静脉滴注，每6 h一次，体温下降后改为每日2次，维持4～7 d。②尿激酶40万U加入0.9%氯化钠注射液或5%葡萄糖注射液500 ml中，静脉滴注10 d，用药期间监测凝血功能。③口服双香豆素、阿司匹林或潘生丁（双嘧达莫）等，也可用活血化瘀中药及溶栓类药物治疗。若化脓性血栓不断扩散，可考虑结扎卵巢静脉、髂内静脉等，或切开病变静脉直接取栓。下肢血栓静脉炎应抬高患肢，局部热敷，待疼痛消失，体温正常后方可下床活动。

（三）手术治疗

子宫内膜炎、子宫肌炎注意清除宫腔残留物。外阴、腹壁切口感染者可采用物理治疗，如红外线或超短波局部照射，有脓肿者应切开引流。会阴伤口感染时也可以局部湿热敷，如化脓应提前拆线，并扩创引流，也可用1∶5 000高锰酸钾溶液坐浴。盆腔脓肿突入阴道后穹隆，可行阴道后穹隆切开引流，并取分泌物培养及药敏试验。盆腔脓肿出现于腹股沟韧带上方者，可经腹壁切开引流，附件脓肿需剖腹探查切除脓肿。当感染灶来自子宫而出现严重败血症或中毒性休克不能控制时,应考虑子宫切除,以清除感染灶。

(四)宫缩剂

可适当使用子宫收缩剂,利于感染性分泌物的排出。

四、预　防

加强妊娠期卫生宣传,保持全身清洁,妊娠晚期避免盆浴及性交,加强营养,增强体质。治疗急性外阴阴道炎及宫颈炎等并发症。注意胎膜早破、滞产、多次的阴道检查都是产褥感染的高危因素。有高危因素的孕妇应预防性使用抗生素。产时防止产道损伤与产后出血。严格无菌操作,正确掌握手术产指征。于剖宫产术前 0.5 h 或切皮时预防性使用抗生素。产后严密观察,对可能发生产褥感染和产褥病率者,应用抗生素预防。

第二节　晚期产后出血

分娩 24 h 后,在产褥期内发生的子宫大量出血,称为晚期产后出血(late puerperal hemorrhage)。发生率 0.5%~2.0%,以产后 1~2 周发病者居多,也有产后 6~8 周发病者,更有时间长达产后 6 个月者。子宫出血呈持续性或间歇性,也可表现为急骤大量出血,同时有凝血块排出,产妇常伴寒战、低热,失血过多导致重度贫血甚至发生失血性休克。晚期产后出血是产科重要的并发症之一,若处理不及时可危及生命。

一、病　因

(一)子宫复旧不全

1. 胎盘、胎膜残留　最常见的原因,残留组织发生变性、坏死机化。当组织坏死脱落、暴露基底部血管引起出血。

2. 蜕膜残留　蜕膜多在产后 1 周内脱落并随恶露排出,若大面积蜕膜长时间残留影响子宫复旧,继发子宫内膜炎,引起晚期产后出血。多见于双子宫、双角子宫等先天畸形的产妇。

3. 胎盘附着部位发生感染　影响修复,血栓脱落,血窦重新开放出血,主要原因是胎盘过大、多胎妊娠、羊水过多、子宫内膜炎等。

(二)剖宫产产后出血

近年来随着剖宫产率的上升,子宫切口感染、裂开也成为晚期产后出血的重要原因之一。

1. 解剖因素　子宫横切口靠近子宫血管分支,术中常因下段横切口撕裂而行多次缝扎,造成切开愈合不良。同时因子宫右旋,故易损伤子宫左侧血管分支。下段横切口时,容易切断下行的子宫动脉分支，而此处血供相对较体部差，致使切开供血不足。

2. 切开位置不当　若切口选择过高，胎儿娩出后，由于子宫体下部的收缩及缩复作用弱，使切口上缘变厚且短缩，而切口下缘为子宫下段，收缩及缩复作用弱，使切口下缘薄且被拉长，造成切口上下缘厚薄相差悬殊，导致创面接触不良，影响切口愈合过程。宫颈部主要由结缔组织构成，肌纤维少，血管少，若产程较长，子宫下段明显扩张，变薄、变长，而切口选择过低，则会因此处愈合能力差，易缺血坏死。

3. 感染因素　子宫下段横切口距离阴道近，术前多次阴道检查，或为宫内感染或胎膜早破病例，加之产程延长，术中失血多，诱发切口感染，最终结局是切口裂开，血管因肠线溶解脱落后重新开放而致大量出血。

4. 缝合技术　子宫切开撕裂、出血时切忌反复盲目缝扎止血导致局部供血不足，而缝合过松易形成血肿亦使切口愈合不良。

（三）其他

产妇重度贫血、重度营养不良、子宫黏膜下肌瘤、产后滋养细胞疾病（如绒毛膜癌）、性病及 TORCH 感染因素。

二、临床表现及诊断

（一）病史

常有第三产程或产后 2 周内阴道流血量较多或曾怀疑有胎盘残留及剖宫产史，产后恶露不净，有臭味的病史。

（二）临床表现

主要表现为反复阴道出血或大出血。胎盘、胎膜残留大量出血通常发生在产后 10 d 左右。子宫复旧不良多发生在产后 2～3 周，多为突然大量流血且持续不断。剖宫产子宫切开裂开所致阴道出血多发生于术后 3～4 周，突然大量出血，可在短时间内处于失血性休克。有感染时可出现下腹痛、体温升高，恶露增多伴有臭味。若出血时间长可出现贫血。

（三）妇科检查

发现子宫复旧不良，子宫大且软，宫口松弛，宫腔内有或无残留组织。若伴感染，子宫有压痛。

（四）辅助检查

1. 血常规　贫血、白细胞总数及分类、降钙素原有助于感染的诊断。

2. B 超检查　可以观察子宫整体形态、大小，宫腔内有无残留物，发现胎盘胎膜残留，剖宫产患者可能发现剖宫产子宫下段横切口愈合的情况。

3. 宫腔分泌物涂片、培养基药敏　有助于确定病原微生物的种类及选用有效的抗生素。

4. 尿妊娠试验　有助于诊断胎盘残留及除外绒毛膜癌。

5. 病理检查　宫腔刮出物镜下若见变性绒毛或混有新鲜绒毛，而无胎盘附着部位的血管病变，诊断为胎盘残留。镜下见蜕膜坏死区混以纤维素、玻璃样变性蜕膜细胞和红细胞等,而无绒毛则诊断为蜕膜残留。镜下见蜕膜或子宫肌层内有壁厚、玻璃样变性的血管,管腔扩大,血管内栓塞不完全,而无胎盘组织,诊断为胎盘附着部位复旧不全。对晚期产后出血患者,排除常见出血原因后应想到绒毛膜癌、胎盘部位反应等少见疾病可能,给予刮宫,标本及时送检。

三、治　疗

因阴道长时间流血或大量流血,应在纠正贫血补充血容量同时,给予子宫收缩剂加强宫缩和广谱抗生素抗感染。若出现失血性休克,应立即抢救、输液、输血,积极纠正休克,并按病因进行处理。

(一)病因治疗

要针对不同原因引起的产后出血而采取相应的措施。既往多首选刮宫,近年来主张对于出血量少或中等,除外产道损伤或肿瘤,B超显示无明显组织残留,可先用宫缩剂(缩宫素及前列腺素)及抗生素保守治疗。必要时可用雌激素促进子宫内膜修复;若子宫腔内有组织残留,可先用抗生素48~72 h后清宫,术后继续用抗生素及宫缩剂治疗。

怀疑胎盘胎膜残留、蜕膜残留,或子宫胎盘附着部位复旧不全者应用足量抗生素、缩宫素,并行清宫术。若未合并感染,常规清宫;若合并感染,先钳夹大块组织,然后抗感染,促宫缩治疗,感染控制后,必要时再二次清宫。

(二)剖宫产术后出血的处理

1. 保守治疗　流血量少,应用抗生素、补液、止血,纠正贫血,改善全身状况,部分裂开的切口有可能愈合。若大出血则需抢救,剖宫产发生胎盘残留的风险下降,刮宫需慎重,增加原切口再损伤风险。

2. 手术治疗　若裂开的切口周围组织血运较好,患者有生育要求,可行扩创清除坏死组织,形成新鲜创面,重新缝合,子宫动脉或髂内动脉结扎止血而保留子宫有条件的医院行髂内动脉栓塞治疗。如无上述条件,若剖腹探查时发现组织坏死范围广泛,炎症反应严重,子宫切口糜烂,组织脆,提拉子宫底时下段横切口自行裂开,上下段分离,有全身感染中毒症状,则应果断行全子宫切除术,原则上行全子宫切除术,若行次全子宫切除术,则需保证残留的宫颈组织新鲜。术中放置引流,术后加强抗感染、输血、纠正休克。

四、预　防

做好妊娠期保健,恰当处理好分娩过程,可明显减少晚期产后出血的发生。对有产后出血史,多次人工流产史,胎盘滞留及双胎,羊水过多,产程延长者提高警惕做好产前保健及产时,产后监护。正确处理第二和第三产程,出头娩肩应缓慢,保护好会阴以免软产道撕裂。产后严密观察宫缩及阴道出血量,按压子宫底部促积血排出。严格剖宫产指征,加强对正常生理分娩方式的宣传,减少社会因素的影响。对于具备剖宫产指征者,子宫切口选在子宫下段,先切开一个小口再用手撕至合适的长度出胎头应动作轻柔,选择恰当缝线,针距不可太密,避免发生组织坏死。止血要彻底,术后用抗生素预防感染。产褥期注意纠正贫血及子宫的后倾后屈位,注意避孕,减少宫腔操作史。

第三节 产后抑郁症

产褥期妇女精神疾病的发病率明显高于其他时期,尤其以产褥期抑郁症较常见。通常在分娩后 2 周内发病,4 ~6 周症状明显,产后 6 个月开始逐渐缓解,预后良好,约 2/3 患者可在 1 年内康复,再次妊娠则有 25 % 的复发率。我国报道的患病率为 3.8%~16.7%,国外报道 3.5%~33.0%。下丘脑-垂体-肾上腺(HPA)轴的失调对某些产妇发生产后抑郁症起到一个重要的作用。临床表现易激惹、恐怖、焦虑、沮丧、对自身及婴儿健康过度担忧,常失去生活自理及照看婴儿能力,有时会陷入错乱或嗜睡状态。产后雌二醇及孕酮的迅速撤离,以及心理社会等因素是某些易感产妇发病的原因。

一、病　因

(一)生物因素

1. 内分泌因素　在妊娠分娩的过程中,体内内分泌环境发生了很大变化,尤其是产后 24 h 内,体内激素水平的急剧变化是产后抑郁症发生的生物学基础。研究发现,临产前胎盘类固醇的释放达到最高值,患者表现情绪愉快;分娩后胎盘类固醇分泌突然减少,患者表现抑郁。

2. 遗传因素　有精神病家族史,特别是有家族抑郁症病史的产妇,产后抑郁的发病率高。

3. 产科因素　产前心态与产后抑郁症的发病相关,产时、产后的并发症、难产、滞产、使用辅助生育技术、第一产程时间长、阴道助产、手术等均会给产妇带来紧张和恐惧,导致生理和心理上的应激增强,诱发产后抑郁症。

4. 躯体疾病因素　有躯体疾病或残疾的产妇已发生产后抑郁,尤其是感染、发热时对产后抑郁的促发有一定影响。再有中枢神经功能的易感性,情绪及运动信息处理调节系统(如多巴胺)的影响,可能与产后抑郁的发生有关。

(二)心理社会因素

产妇人格特征、分娩前心理准备不足、产后适应不良、产后早期心绪不良、睡眠不足、照顾婴儿过于疲劳、产妇年龄小、夫妻关系不和、缺乏社会支持、家庭经济状况、分娩时医务人员态度、婴儿性别和健康状况等等,均与产后抑郁症的发生密切相关。

二、临床表现

1. 情绪改变　患者最突出的症状是持久的情绪低落,表现为心情压抑沮丧、感情淡漠、不愿与人交流,甚至焦虑、恐惧、易怒,夜间加重,有时表现为孤独或伤心、流泪。

2. 自我评价降低　自我评价和自信降低、自罪观念和无价值感、对身边人充满敌意,与家人关系不协调。对婴儿健康过分焦虑;自责,担心不能照顾好婴儿;自暴自弃,自罪感;对身边的人充满敌意,与家人、丈夫关系不协调。

3. 对生活家庭缺乏信心　不情愿喂养婴儿,觉得前途暗淡悲观,对生活厌倦,出现睡眠障碍、厌食、易疲倦,主动性降低,创造性思维受损,严重者有自杀或伤婴的意念或行为、强迫观念、错乱或昏睡的精神病性症状。

4. 躯体症状　易疲倦,入睡困难、早醒,食欲下降,性欲减退乃至完全丧失。

三、诊　断

目前对产后抑郁症尚无统一的诊断标准。目前一般采用两步筛查法,即先使用筛查量表筛查出可疑患者,再采用研究使用的诊断标准进行诊断。

(一)诊断标准

美国精神病学会在《精神疾病的诊断与统计手册》(1994 年)一书中,制定了产褥期抑郁症诊断标准。在产后 4 周内出现下列 5 条或 5 条以上的症状,必须具备①②两条,且持续 2 周以上,患者自感痛苦或患者的社会功能已经受到严重影响:①情绪抑郁;②对全部或多数活动明显缺乏兴趣或愉悦;③体重显著下降或增加;④失眠或睡眠过度;⑤精神运动性兴奋或阻滞;⑥疲劳或乏力;⑦遇事均感毫无意义或有自罪感;⑧思维能力减退或注意力不集中;⑨反复出现想死亡的想法。

国内多个学科,包括妇产科、妇幼保健、社区卫生、精神及心理等 20 多位专家,通过参阅美国、英国等最新的指南资料,并经过多次调研及论证,于 2014 年完成了产后抑郁防治指南的专家共识。该共识指出,产后抑郁障碍的临床表现复杂多样,异质性较大。其将其主要临床表现分为三大类:核心症候群、心理症候群及躯体症候群。核心症候群主要包括 3 个症状,情感低落、兴趣和愉快感丧失、导致劳累感增加和活动减少的精力降低,在诊断时至少应包括上述 3 个症状中的 2 个。心理症候群常见的包括焦虑、集中注意和注意的能力降低、自我评价和自信降低、自罪观念和无价值感、认为前途暗淡悲观、自杀或伤婴的观念或行为、强迫观念及精神病性症状(如幻觉、妄想等)。而躯体症状群主要包括:睡眠障碍、食欲及体重下降、性欲降低及非特异性的躯体症状(如头痛、腰背痛、恶心、口干、便秘、胃部烧灼感、肠胃胀气等),有时躯体症状可能成为患者的首发症状或就诊主诉。

(二)筛选

目前常用于产后抑郁测评的筛查量表如下。

1. 爱丁堡产后抑郁量表(EPDS)　是应用最广泛的自评量表,用于初级保健筛查。此表包括 10 项内容,于产后 6 周进行调查,可提示有无抑郁障碍,但不能评估病情的严重程度。

2. Zung 抑郁自评量表(SDS)　此表包括 20 道题,将抑郁程度分为 4 个等级,具有不受年龄、经济状况等因素影响的优点,主要用于衡量抑郁状态的轻重度及治疗中的变化。

3. 贝克抑郁问卷(BDI)　是一个有 21 道题的问卷,对诊断产后抑郁症有较好的一致性和重复性,但问卷结果会比其他方法偏高。

4. 汉密顿抑郁量表(HAMD)　此表简单、准确,便于掌握,是临床评定抑郁状态使用最多的量表,将抑郁症状列出24个条目,分5级评分。但有时与焦虑症不易鉴别。

5. 症状自评量表(SCL90)　能区分出是否有心理症状,适用于检测是否有心理障碍、有何种障碍及其严重程度,被广泛用于精神障碍和心理疾病门诊检查。

四、鉴别诊断

1. 产后心绪不良　产后心绪不良又称产院抑郁,指产后数日内发生的一过性易激惹和轻度的心绪不良改变。产后4 d左右达高峰,一般10~14 d内消失。这一短暂的情感障碍并非始终影响妇女的功能。

2. 产褥期精神病　是产后发生的各种精神障碍的总称,临床特征为伴发精神症状的躁狂症或抑郁症、急性幻觉妄想和一时性精神病性障碍、分裂情感性障碍。有自杀或伤婴的观念或行为风险,属于立即干预的精神病学的急诊。常在产后前2周发病,可以出现幻觉、妄想、行为怪异。需请精神科医生协助诊治,做全身检查,排除和严重躯体及脑部疾病有关的精神障碍。

五、治　疗

产褥期抑郁症通常需要治疗,治疗包括心理治疗和药物治疗。

(一)心理治疗

通过心理治疗增强患者的自信心,解除致病的心理因素(如婚姻关系不良、想生男孩却生女孩、既往有精神障碍史等),对产妇予以关心和无微不至的照顾,尽量调整好家庭成员之间的各种关系,指导其养成良好的睡眠习惯,对产后抑郁症患者的康复是非常有利的。

(二)药物治疗

选用的抗抑郁药物以不进入乳汁为佳。应用抗抑郁症药,主要是选择5-羟色胺再吸收抑制剂、三环类抗抑郁药等。

1. 氟西汀　选择性抑制中枢神经系统5-羟色胺的再摄取,延长和增加5-羟色胺的作用,从而产生抗抑郁作用。20 mg/d,分1~2次服用,根据病情可增至80 mg/d口服。

2. 帕罗西汀　通过阻止5-羟色胺的再吸收而提高神经突触间隙内5-羟色胺的浓度,产生抗抑郁作用。20 mg/d口服,每天1次,根据病情可增至50 mg/d口服,连续用药3周,根据病情酌情增减,1次增减10 mg,间隔不得少于1周。

3. 舍曲林　作用机制同帕罗西汀。50 mg/d口服,每天1次,根据病情可增至200 mg/d口服。

4. 阿米替林　三环类抗抑郁药,50 mg/d口服,每天3次,逐渐可增至150~300 mg,每天2次或每天3次。维持量50~150 mg/d。

5. 雌激素　不能作为一线用药,也不提倡单独用药。

六、预　防

加强对孕妇的精神关怀，利用孕妇学校等多种渠道普及有关妊娠、分娩常识，减轻孕产妇对妊娠、分娩的紧张、恐惧心情，完善自我保健。产褥期抑郁症早期诊断困难，产后进行自我问卷调查，对于早发现早诊断产褥期抑郁症有帮助。

运用医学心理学、社会学知识，对孕妇在分娩过程中，多关心和爱护，对于预防产褥期抑郁症有积极意义。

第四节　产褥中暑

产褥中暑（puerperal heat stroke）是指在产褥期因高温高湿环境中，通风不良及体质虚弱的条件下，体内余热不能及时散发引起中枢性体温调节功能障碍的急性热病。表现为高热、水及电解质紊乱，循环衰竭和神经系统功能损害等。本病起病急骤，发展迅速，处理不当能遗留严重后遗症，甚至死亡。

一、病　因

当外界气温超过 35 ℃时，机体靠汗液蒸发散热。而汗液蒸发需要空气流通才能实现。但旧风俗习惯怕产妇“受风”而要求关门闭窗，产妇深居室内，包头盖被，穿长袖衣、长裤，紧扎袖口、裤脚，使居室和身体小环境处在高温、高湿状态，严重影响产妇出汗散热，导致体温调节中枢功能衰竭而出现高热、意识丧失和呼吸循环功能衰竭。当人体处于超过散热机制能力的极度热负荷时，因体内热积蓄过度而引起高热，发生中暑。

二、临床表现及诊断

有引起本病的原因及诱因病史。

1. 中暑前兆　发病急骤，常有多汗、口渴、四肢乏力、恶心、呕吐、头晕、眼花、胸闷、心悸，体温轻、中度升高。及时将产妇转移至通风处，减少衣着，补充盐水，可很快好转。

2. 轻度中暑　除上述症状外，可有体温上升，在 38.5 ℃以上，剧烈头痛，脉搏、呼吸增快，面色潮红、出汗停止、皮肤干热、痱子布满全身或出汗而体温下降。此时恰当处理多能恢复。

3. 重度中暑　体温继续升高，可达 42 ℃或以上，可出现昏迷，谵妄、抽搐、呕吐、腹泻、呼吸急促、脉细速、血压下降、面色苍白、瞳孔缩小、瞳孔对光反射和膝反射减弱或消失等危急症候。如抢救不及时，可于数小时因呼吸衰竭、脑水肿而死亡。

应注意与产后子痫、产褥感染和败血症相鉴别。产褥感染产妇可以发生产褥中暑，产褥中暑患者又可以并发产褥感染。

三、治　疗

治疗原则为立即脱离高温和不通气的环境，迅速降温，纠正水电解质与酸碱紊乱，积极防治休克，补充水分和氯化钠，同时物理降温。

1. 降温　将患者置于凉爽、通风处，脱去过多衣物，室内温度降至 25 ℃。全身用冷水、乙醇等擦浴，头、颈、腋下、腹股沟、腘窝部浅表大血管分布区放置冰袋，快速物理降温。按摩四肢，促进肢体血液循环。已发生循环衰竭者慎用物理降温，以避免血管收缩加重循环衰竭。盐酸氯丙嗪 25 ~ 50 mg 加于葡萄糖盐水 500 ml 静脉滴注，1 ~ 2 h 滴完，4 ~ 6 h 可重复 1 次。当血压下降时，停用盐酸氯丙嗪改用氢化可的松，100 ~ 200 mg 加入 5% 葡萄糖氯化钠注射液 500 ml 静脉滴注，同时可用解热镇痛药。肛温降至 38 ℃左右时，停止降温。

2. 保持呼吸道通畅　给予氧气吸入，必要时应给予机械通气。若血氧饱和度能维持在 94% 以上，可不给予机械通气。

3. 周围循环衰竭　补液、维持水电解质、酸碱平衡。24 h 补液量在 2 000 ~ 3 000 ml，并注意补充钾、钠盐，输液速度宜慢，防止肺水肿，16 滴/min。纠正酸中毒可用 5% 碳酸氢钠。

4. 脑水肿　用 20% 甘露醇或 25% 山梨醇快速静脉滴注。

5. 抽搐　在患者口腔放置牙垫防止舌咬伤，适当约束四肢，加床档防坠床。地西泮 10 mg 肌内注射，或 10% 水合氯醛 10 ~ 20 ml 保留灌肠，以抗惊厥、解痉。

6. 重度患者　合并有口鼻出血、呕血，立即经口气管插管，防止窒息，必要时呼吸机治疗。每 2 h 气管内滴 1 次生理盐水与糜蛋白酶等组成的气管滴液 5 ml，并翻身拍背、吸痰。

7. 其他对症处理　在降温的同时应积极纠正水、电解质紊乱，24 h 补液量控制在 2 000 ~ 3 000 ml，并注意补充钾、钠盐。加强护理，注意体温、血压、心脏及肾情况。用地西泮、硫酸镁等抗惊厥、解痉。给予抗生素预防感染。出现心、脑、肾并发症时，应积极对症处理。心力衰竭用毛花苷 C 等。呼吸衰竭用尼可刹米、洛贝林对症治疗。

四、预　防

做好卫生宣传教育，破除旧风俗习惯，居室保持通风，避免室温过高，产妇衣着应宽大透气，有利于散热，以舒适为度。妇女在产后 1 ~ 2 d 最好吃些清淡而易消化的饮食，以后再逐渐增加含有丰富蛋白质、糖类及适量脂肪的食物，此外还要注意补充维生素及矿物质，可多吃些新鲜水果和蔬菜等。夏天分娩的产妇，切忌包额头，也不能身穿长衣、长裤和袜子。住房必须通风凉爽，但应注意不让风直接吹在身上，以免着凉。产妇的居室应通风换气，衣着要恰当，以舒适为度，以免影响散热。如有中暑先兆的情况，应立即将产妇移到凉爽通风处，解开衣服，多喝水，尤其要补充盐水。体温较高者应立即给予冷水、乙醇擦浴，快速物理降温，大多轻症患者能得到控制。

（陈　真　张　华）

参考文献

1 惠晓,况利. 产后抑郁症影响因素研究进展[J]. 现代医药卫生,2017,3(23):3585-3587.

2 谢幸,孔北华,段涛. 妇产科学[M].9 版. 北京:人民卫生出版社,2018:217.

3 华克勤,徐丛剑. 实用妇产科学[M].4 版. 北京:人民卫生出版社,2018:454-456.

4 中华医学会围产医学分会. 晚期产后出血诊治专家共识[J]. 中国实用妇科与产科杂志,2019,35(9):1008-1013.

5 谢朝霞,汤双兵,李笑菊,等. 产褥感染的影响因素及炎症因子变化[J]. 中华医院感染学杂志,2019,29(18):2851-2854.

6 BONET M,OTA E,CHIBUEZE C E,et al. Routine antibiotic pro-phylaxis after normal vaginal birth for reducing maternal infectious morbidity[J]. Cochrane Database Syst Rev,2017,13(5):21-37.

7 EASTER S R,MOLINA R L,VENKATESH K K,et al. Clinical risk factors associated with peripartum maternal bactere-mia[J]. Obstet Gynecol,2017,130(4):710-717.

8 RCOG. Green-top Guideline No. 52:Prevention and management of postpartum haemorrhage[J]. BJOG,2017,124(5):e106-e149.

9 NGUYEN J. A literature review of alternative therapies for postpartum depression[J]. Nurs Womens Health,2017,21(5):348-59.

10 DENNIS C L,FALAH-HASSANI K,SHIRI R. Prevalence of antenatal and postnatal anxiety:systematic review and meta-analysis[J]. Br J Psychiatry,2017,210(5):315-323.

第四篇

妇产科综合征

第三十二章

围绝经期综合征

围绝经期综合征(perimenopausal syndrome)又称更年期综合征(menopausal syndrome, MPS)、绝经期综合征(menopause syndrome)、女性更年期综合征(women menopause syndrome)。围绝经期是指女性的卵巢功能从旺盛的状态衰退到完全消失的状态的一个过渡时期,通常指绝经期和绝经前后的一段时间,以卵巢功能的逐渐衰退至完全的消失为划分标志,将女性更年期分为3个阶段,即绝经前期、绝经期(月经停止)和绝经后期(月经停止后的时期)。围绝经期综合征是妇女绝经前后,由于性激素波动或减少所致的一系列以自主神经系统功能紊乱为主,伴有神经心理症状的一组症候群。多见于46~50岁的女性,近年来有发病年龄提早、并且发生率有上升的趋势。

绝经分为自然绝经和人工绝经。自然绝经指卵巢内卵泡生理性耗竭所致的绝经;人工绝经指两侧卵巢经手术切除或受放射治疗所致的绝经。人工绝经患者更易发生围绝经期综合征。

一、病　因

围绝经期是机体由女性中年向老年过渡的时期,在这个时期,机体逐渐衰老,内分泌功能减退,尤以性腺功能变化最为明显,从而引起体内一系列平衡失调,丘脑下部和自主神经中枢的功能发生紊乱,并影响高级中枢神经功能,而产生一系列症状。

围绝经期的最早变化是卵巢功能衰退,然后表现为下丘脑和垂体功能退化。妇女进入围绝经期后,卵巢功能开始衰退,不能产生足量的雌激素和孕激素,首先是丧失排卵功能,缺少孕激素成为无排卵月经周期,继之卵泡发育逐渐停止,雌激素分泌逐渐减少,当减少到不能刺激子宫内膜时即出现绝经。由于卵巢功能衰退,对脑垂体反馈机制消失,使丘脑下部、脑垂体和卵巢之间平衡关系发生改变,产生丘脑下部和脑垂体功能亢进的现象,表现为促性腺激素分泌增多。这些内分泌环境的变化导致脑内β-内啡肽及5-羟色胺水平异常,从而使精神、情绪变化失调,交感神经系统、体温调节中枢不稳定,血管舒缩平衡失调,出现一系列自主神经功能紊乱。

除了内分泌功能状态与围绝经期综合征有密切关系外,人的体质、健康状况、周围环境及精神、神经等因素亦有关系,吸烟可使绝经期提早。如伴有子宫息肉、肌瘤、子宫体癌、子宫颈癌、乳腺癌、糖尿病的患者,常伴围绝经期综合征延迟。而卵巢癌,外阴癌及老年性外因瘙痒等可伴围绝经期综合征提早。另外生殖道重复感染,全身消耗性疾病,营养不良,长期接触过量放射线及对卵巢有影响的手术亦可使围绝经期综合征提早出现。

围绝经期综合征是由于卵巢功能的衰退和雌激素分泌含量的降低所致,因此补充激素可以缓减由于雌激素含量的低下所带来的各种代谢紊乱,改善绝经期女性的症状。围绝经期女性常常表现轻度的抑郁、焦虑或认知障碍,甚至有雌激素缺乏征象者,可采用激素替代疗法(hormone replacement treatment,HRT)来治疗女性围绝经期综合征。

围绝经期综合征中医认为多以肾阴虚立论,认为围绝经期综合征的主要发病机制有以下几种:女性年届"七七四十九",首先,肾气渐衰,天葵枯竭,冲、任二脉虚衰,精血不足,结果导致阴阳失衡;第二,乙葵同源,肾精不足可引起肝失所养,疏泄失常,肝郁气滞;第三,肾阴亏损,阳不潜藏,脉失于濡养,脏腑气血不相协调,因此常常出现忧虑、闷闷不乐、欲哭寡言,记忆力减退,注意力不集中,夜间梦多,或者极易烦躁,或者易多虑多疑,甚至喜怒无常等症状。

其中,多数中医认为"肝肾阴虚、肝郁气滞"是女性围绝经期综合征的主要致病机制。

二、临床表现

围绝经期综合征多发于46~50岁,大多数妇女可出现轻重不等的症状。约85%的围绝经期妇女大多能自行缓解,其中约25%的妇女症状比较严重,影响工作和生活,需要治疗。年轻妇女因手术切除双侧卵巢,或经放射治疗后,也可出现围绝经期综合征。发病以多产妇为主,冬季多见,最早发生年龄可见于40岁,最晚为58岁。

(一)症状体征

围绝经期综合征临床表现多种多样。

1. 性衰老　女性50岁之后,出现性激素分泌下降或部分中止、性欲淡漠、性厌烦、性生理损伤、性器官萎缩。多数妇女即自然出现生育和激素周期性变化中止现象,阴道黏膜萎缩,其润滑能力减弱,造成性较困难,如性交疼痛,阴道皱襞及阴道壁弹性消失,乳房萎缩、悬垂。

2. 心血管症状　面部潮红、潮热、出汗、心悸、头痛、头晕,甚至血压增高、假性心绞痛等。

3. 精神神经症状　记忆力减退、易激动、失眠、烦躁、注意力不集中、健忘,甚至出现围绝经期忧郁症等。

4. 月经和生殖系统改变　月经紊乱,周期延长,经期缩短,经量增多而后逐渐减少至停止,亦有突然闭经而不再来潮,外阴及阴道萎缩,易发生老年性阴道炎、子宫及阴道脱垂等。

5. 骨关节症状　常伴有腰痛、肩部酸胀,周身关节痛、肌痛、骨质疏松、骨骼脱钙等。

6. 泌尿生殖症状　可有排尿灼热、尿频、尿失禁,性器官逐渐萎缩,易患老年性阴道炎等。

7. 外分泌腺障碍　最常见的症状为多汗、流涎或口腔干燥症。

8. 代谢紊乱　可有血糖升高、血脂升高、逐渐肥胖,水钠潴留,易水肿。由于骨质疏松而有血钙、血磷变化。

9. 五官症状　亦有眩晕、耳鸣,眼部干燥、畏光,变应性鼻炎等。

10. 消化系统症状　常有消化不良、食欲不佳、打嗝、嗳气、腹胀、腹痛、便秘等。

11. 其他症状　可伴有全身乏力、指趾麻木、皮肤感觉麻木、老年性皮肤瘙痒症等。

（二）实验室检查

1. 血及尿中促性腺激素　含量增高，可超过正常2倍以上；雌激素，如雌二醇（E_2）、孕二醇、孕酮减少，没有排卵周期变化；促卵泡生成激素（FSH）升高。促黄体生成素（LH）绝经期可无变化，绝经后可升高。

2. 阴道涂片　见角化细胞减少，多为基底层或中层以下的细胞，呈蓝色，白细胞相对增多。

3. 分段诊刮及子宫内膜病理检查　排除子宫内膜肿瘤。

4. 盆腔彩色超声、CT、磁共振检查　可展示子宫和卵巢全貌以排除妇科器质性疾病。B超检查可排除子宫、卵巢肿瘤，了解子宫内膜厚度。

5. 测定骨密度　了解有无骨质疏松。

三、诊断与鉴别诊断

（一）诊断

凡46～50岁妇女，或有双侧卵巢切除术及放射治疗史，出现上述症状，妇科检查以排除妇科相关症状的器质性病变、甲状腺疾病及精神疾病，尿、血中促性腺激素增高，雌激素减低即可诊断。卵巢功能评价等实验室检查有助于诊断。

1. 血清FSH值及E_2值测定　检查血清FSH值及E_2值以了解卵巢功能。绝经过渡期血清FSH>10 U/L，提示卵巢储备功能下降。闭经、FSH>40 U/L且E_2<10～20 ng/L，提示卵巢功能衰竭。

2. 氯米芬兴奋试验　月经第5天口服氯米芬，每日50 mg，共5 d，停药第1天测血清FSH>12 U/L，提示卵巢储备功能降低。

（二）鉴别诊断

妇女在围绝经期容易发生高血压、冠心病、肿瘤等，因此，必须与心血管疾病、泌尿生殖器官的器质性病变相鉴别，也要与神经衰弱、甲状腺功能亢进、贫血及神经官能症和精神分裂症等鉴别。

四、治　疗

治疗目的应能缓解近期症状，并能早期发现、有效预防骨质疏松症、动脉硬化等老年性疾病。

（一）一般治疗

围绝经期精神神经症状可因神经类型不稳定，或精神状态不健全而加剧，应进行心理治疗，对症处理，加强宣教，解除绝经期的顾虑及精神负担。使用小量镇静剂，如地西地西泮（安定）、眠尔通（安宁）、溴剂、普萘洛尔（心得安）和谷维素，以调整大脑、间脑及自主神经功能，还可加用维生素（B_6、E、A）和复合维生素B等。

（二）药物治疗

1. 激素疗法

（1）雌激素的使用　主要用于缓解绝经症状，为一补偿疗法，也是预防骨质疏松的有效方法。以提高血中的雌激素浓度，并抑制垂体过多分泌促性腺激素，以消除神经、内分泌失调，改善症状，通常用己烯雌酚，二酚乙烷等。剂量要灵活调整，防止诱发子宫出血或癌变等。用雌激素治疗前，应详细询问患者病史，进行全身检查。着重对乳房，盆腔及直肠进行检查。测血压，化验血、尿常规，并做阴道及宫颈涂片检查。用药过程中定期随访和复查。

值得注意的是，HRT 通常包括单用雌激素疗法和雌激素、孕激素联合疗法，虽然二者的疗效肯定，但是由于存在适应证和禁忌证，甚至有诱发子宫内膜癌与乳腺癌的潜在危险，谨慎使用。有学者通过随机对照试验研究发现，雌激素疗法不是治疗女性围绝经期轻中度抑郁的有效方法，孕酮对患者的抑郁症状没有显著的改善，甚至与雌激素联合时较单用时的正性作用有轻度减弱。

如有下列情况不宜使用雌激素：①曾患有“激素影响”的肿瘤，如乳腺癌、子宫内膜癌；②不规则子宫出血原因未查明或生殖道异常出血者、6 个月内活动性血栓症；③某些乳腺疾患者及家族中有子宫内膜癌史者；④癫痫史；⑤子宫肌瘤；⑥肝胆疾病；⑦吡咯紫质沉着症；⑧糖尿病、高血压、心、肝、肾所致的水钠潴留、血栓性静脉炎等；⑨脑膜瘤禁用孕激素。

（2）雄激素的疗法　具有抑制促性腺激素作用，并具有蛋白同化作用，如果和雌激素合用。在抑制垂体方面有协同作用，而在周围靶器官的作用上，又能相互抵消，所以较为理想，尚有同时加用黄体酮，称为“三合激素”合用，效果更好。

（3）非激素类药物　莉芙敏、选择性 5-羟色胺再摄取抑制剂、钙剂、维生素 D 等。

2. 中药治疗　以调整阴阳平衡为主，常选用二仙汤加减、加味逍遥散、当归芍药散、桂枝茯苓丸等。亦可配合激素治疗。

（三）心理及精神治疗

围绝经期女性心身保健是全社会的任务，对围绝经期女性进行心理干预，帮助其有意识地控制自我情绪，同时加强社会的支持，创造良好的生活环境，减轻对围绝经期女性的不良接触，将有效减少围绝经期综合征的发生。

患者首先要理解，围绝经期是一个正常的生理变化过程，出现一些症状是不可避免的，不必过分焦虑。要解除思想负担，保持豁达、乐观的情绪。多参加一些娱乐活动，增加生活乐趣。当不能通过自我疏导减轻症状时，要及时就医疏导心理障碍。

五、预　防

1. 健康教育　定期开展围绝经期科学知识宣教，让患者了解围绝经期的正常生理知识，掌握必要的卫生保健常识，正确对待围绝经期，养成良好生活和卫生习惯。

2. 精神调节　积极开展围绝经期妇女精神卫生保健教育工作，正确疏导，精神安慰，解除不必要的顾虑。使围绝经期妇女保持平和心态，做到自我心理保健。创造良好的环境，进行自我平衡的精神调节，消除恐惧与忧虑。医务工作者应帮助解决各种心理矛盾、情绪障碍及个人隐私等问题,耐心解答围绝经期妇女提出的问题。通过心理咨询和辅导可缓解抑郁,显著提高围绝经期综合征的治疗效果。

3. 合理饮食　要适当控制进食量,少食过甜和含脂肪高的食品以防肥胖。同时应多食高蛋白食物,多吃含钙较高的食物以增加人体含钙量,防止出现骨质疏松症,多吃含纤维素高的水果和蔬菜。

4. 性感情教育　对围绝经期妇女的性感情应予关心和指导,不可压抑性心理,有规律的性生活会减缓围绝经期综合征的症状。围绝经期的妇女应当保持快乐心情,创造和睦的家庭气氛,克服以自我为中心的意识,保持健康的性心理。

5. 合理作息时间　处于围绝经期的妇女容易疲劳,夜睡欠安,如果休息不好,生活不规律会加重病情。而规律的生活可使人处于一个人为"稳定"的环境中,有利于患者逐渐适应其机体内一系列的变化。

6. 积极参加体育活动　积极参加体育活动,能增强体质、改善呼吸功能,使人精神饱满,使神经系统对兴奋和抑制的调节能力更为完善,促使大脑皮质的功能得到调节,对失眠、精神抑郁等有良好的治疗作用。运动还可以促进钙在骨骼中的沉积,防止因雌激素降低引起的骨质疏松症。

（邹冬玲　李　蓉　苏晓萍　任成山）

参考文献

1　KIM H K,KANG S Y,CHUNG Y J,et al. The recent review of the genitourinary syndrome of menopause[J]. J Menopausal Med,2015,21(2):65-71.

2　GAMBACCIANI M,LEVANCINI M,CERVIGNI M. Vaginal erbium laser:the second generation thermotherapy for the genitourinary syndrome of menopause[J]. Climacteric,2015,18(5):757-763.

第三十三章

多囊卵巢综合征

多囊卵巢综合征(polycystic ovarian syndrome,PCOS),又称硬化性囊性卵巢综合征(sclerosing cystic ovary syndrome)、双侧多囊卵巢综合征(bilateral polycystic ovary syndrome)、Stein-Leventhal 综合征、Rokitansky 瘤等,是妇科临床常见的内分泌疾病。PCOS 早在100 多年前 Rokitansky 就有报道,直到1935 年 Stein-Leventhal 对本综合征做了系统归纳并提出卵巢楔形切除疗法。我国1963 年杜心穀等报道21 例,此后有些报道;近年来国内专家都非常重视 PCOS 与子宫内膜腺癌的关系,Javaheri 提出要警惕 PCOS 有促发子宫内膜癌的危险。

PCOS 在我国有着庞大的患者群。PCOS 临床表现异质性,不但严重影响患者的生殖功能,而且雌激素依赖性肿瘤如子宫内膜癌发病率增加,相关的代谢失调包括高雄激素血症、胰岛素抵抗、糖代谢异常、脂代谢异常、心血管疾病危险也增加。所谓多囊卵巢综合征,是具有月经紊乱、闭经、无排卵、多毛、肥胖、不孕合并双侧卵巢增大呈囊性改变的现象。患者可具备以上典型症状,也可以只有部分症状。但排卵障碍而致不孕则是多囊卵巢综合征的主要临床表现。目前对本病诊断标准不统一,治疗药物的使用方案较混乱,对远期并发症也缺乏合理的防治措施。

一、病因及发病机制

(一)病因

目前对于 PCOS 病因学研究有非遗传学理论和遗传学理论两种。

1. PCOS 非遗传学理论　研究认为,妊娠期子宫内激素环境影响成年后个体的内分泌状态,妊娠期暴露于高浓度雄激素环境下,如母亲 PCOS 史、母亲为先天性肾上腺皮质增生症高雄激素控制不良等,青春期后易发生排卵功能障碍。

2. PCOS 遗传学理论　此理论的主要根据 PCOS 呈家族群居现象,家族性排卵功能障碍和卵巢多囊样改变提示该病存在遗传基础。高雄激素血症和(或)高胰岛素血症可能是 PCOS 家族成员同样患病的遗传特征,胰岛素促进卵巢雄激素生成作用亦受遗传因素或遗传易患性影响。稀发排卵、高雄激素血症和卵巢多囊样改变的家族成员中女性发生高胰岛素血症和男性过早脱发的患病率增高。细胞遗传学研究结果显示,PCOS 可能为 X 连锁隐性遗传、常染色体显性遗传或多基因遗传方式。通过全基因组扫描的发现最大量的与 PCOS 相关的遗传基因,如甾体激素合成及相关功能的候选基因、雄激素合成相关调节基因、胰岛素合成相关基因、糖类代谢及能量平衡的候选基因、促性腺激素功能及调节的候选基因、脂肪组织相关的基因及慢性炎症相关基因。

总之,PCOS病因学研究无法证实此病是由某个基因位点或某个基因突变所导致,其发病可能与一些基因在特定环境因素的作用下发生作用导致疾病发生有关。

(二)病理因素

多囊卵巢综合征的确切病因不详,目前认为是卵巢产生过多雄激素,而雄激素的过量产生是由于体内多种内分泌系统功能异常协同作用的结果。也有学者认为可能为常染色体隐性遗传病,家族中可有数人发病,并有染色体异常。有以下3种病理因素:①卵巢类固醇生物合成所需的酶系统功能缺陷;②与肾上腺皮质因素有关;③垂体促性腺激素的平衡失调。而上述均系下丘脑-垂体系统的调节功能失调所致。

1. 神经体液因素　目前认为,多囊卵巢综合征属于神经-体液调节功能平衡失调性疾病。即在某些因素的影响下,下丘脑对垂体功能的调节作用发生障碍,致使垂体促性腺激素分泌异常,其靶器官——卵巢对垂体激素高度敏感,甾类激素分泌失调,黄体生成素(LH)分泌增多,排卵及黄体形成均有不同程度的障碍,并影响卵泡细胞酶系统的功能。

2. 芳香化酶缺乏　睾酮便不能转变为雌二醇,使雌激素相对减少,而雄激素显著增加。又如3β-羟固醇脱氢酶与δ4-5异构酶同时缺乏者,脱氢表雄酮向雄烯二酮的转变受阻,具有雄激素效应的脱氢表雄酮势必增加。这种酶系统功能缺陷的原因,可能为垂体促性腺激素(FSH和LH)平衡失调所致。

3. 雄激素增多　多囊卵巢综合征与肾上腺皮质的关系尚不清楚,一般认为多囊卵巢综合征的雄激素增多主要是来自卵巢,但亦有些病例来自肾上腺皮质,另一些病例卵巢和肾上腺皮质共同使雄激素增加,但都是由于下丘脑对垂体分泌促肾上腺皮质激素和促性腺激素功能的调节发生了障碍。

4. 雄雌激素失调　多囊卵巢综合征由于患者各种卵泡活力的不同步,故能持久地产生雌激素;又由于卵巢外的雌甾烯二酮转化为雌酮,故使雌激素增多。雌激素长期刺激子宫内膜,又没有适量的孕激素加以限制,使子宫内膜腺体增生甚至赘生,最终可引起子宫内膜腺癌,说明了雌激素与子宫内膜腺癌的关系,也说明了多囊卵巢综合征可能发生子宫内膜腺癌的原因。

(三)发病机制

1. 肾上腺功能异常　50%的多囊卵巢综合征患者存在肾上腺皮质功能异常现象,常由于肾上腺皮质功能亢进,导致分泌过量的雄激素,出现无排卵等症状。引起肾上腺皮质功能异常的疾病,主要有肾上腺肿瘤、肾上腺皮质增生等。

2. 家族遗传因素　依据多囊卵巢综合征发生所显示的家族高度聚集性,因此,遗传因素是其病因学上一个主要因素。多数多囊卵巢综合征与基因异常有关,少数多囊卵巢综合征有染色体异常,此发病因素很难避免,唯有早发现、早治疗。

3. 肥胖、高胰岛素血症　约半数患者有肥胖表现,与雄激素过多、未结合睾酮比例增加及雄激素的长期刺激有关。部分多囊卵巢综合征患者,尤其是肥胖患者可表现为高胰岛素血症和耐胰岛素,提示由胰岛素抵抗引起。引起胰岛素抵抗的原因有多种,多数情况是胰岛素受体后信息传导系统的障碍引起,也可由胰岛素受体缺陷引起。

4. 长期精神紧张、药物及疾病影响　由于精神紧张、药物及某些疾病影响下丘脑-垂体-卵巢轴调节功能异常,导致卵巢间质、卵泡膜细胞产生过量雄激素;卵巢内高雄激素抑制卵泡成熟,从而出现一系列诸如闭经、多毛等多囊卵巢综合征的症状。

二、病理生理

1. 卵巢变化　肉眼可见双侧卵巢均匀性增大,为正常妇女的 1 ~4 倍,外观呈珠(灰)白色,有光泽,故有牡蛎卵巢之称。切面镜检可见包膜增厚、坚韧,卵巢白膜均匀性增厚,较正常厚 2 ~4 倍,硬化,皮质表层纤维化,细胞少,血管显著存在。白膜下可见大小不等、≥12 个囊性卵泡,直径在 2 ~9 mm。囊腔内面光滑,含清澈液体。白膜下有许多不同成熟阶段及闭锁的卵泡,呈囊性扩张,卵巢间质散布着由大圆形含脂质细胞构成的细胞巢,无成熟卵泡生成及排卵迹象。这种局灶性卵泡膜细胞黄素化现象,曾被命名为"卵泡膜增生症"。有时可变成子宫内腺癌。

2. 子宫内膜变化　因无排卵,子宫内膜长期受雌激素刺激,呈现不同程度增殖性改变,如单纯型增生、复杂型增生,甚至呈不典型增生。长期持续无排卵增加子宫内膜癌的发生概率。

三、临床表现

多囊卵巢综合征多见于 20 ~40 岁妇女,主要表现为闭经,闭经前有一段时间的月经稀少,亦可呈类似功能失调性子宫出血。40 岁左右者应警惕有并发子宫内膜腺癌的可能。可有不育症和多毛(国内报道多毛症较少见),有时可有男性化现象,如痤疮、阴蒂肥大等,10% ~20% 病例可有肥胖症。约半数患者可扪及双侧增大的卵巢。

(一)月经紊乱

PCOS 导致患者无排卵或稀发排卵,约 70% 伴有月经紊乱,主要的临床表现形式为闭经、月经稀发和功能失调性子宫出血,占月经异常妇女 70% ~80% ,占继发性闭经的 30% ,占无排卵型功能失调性子宫出血的 85% 。由于 PCOS 患者排卵功能障碍,缺乏周期性孕激素分泌,子宫内膜长期处于单纯高雌激素刺激下,内膜持续增生易发生子宫内膜单纯性增生、异常性增生,甚至子宫内膜非典型增生和子宫内膜癌。

(二)高雄激素相关临床表现

1. 多毛　毛发的多少和分布因性别和种族的不同而有差异,多毛是雄激素增高的重要表现之一,临床上评定多毛的方法很多,其中世界卫生组织推荐的评定方法是 Ferriman-Gallway 毛发评分标准。我国 PCOS 患者多毛现象多不严重,大规模社区人群流调结果显示 mFG 评分>5 分可以诊断多毛,过多的体毛主要分布在上唇、下腹和大腿内侧。

2. 高雄激素性痤疮　PCOS 患者多为成年女性,伴有痤疮,皮肤粗糙、毛孔粗大,与青春期痤疮不同,具有症状重、持续时间长、顽固难愈、治疗反应差的特点。

3. 女性型脱发　PCOS 患者 20 岁左右即开始脱发。主要发生在头顶部,向前可延伸到前头部(但不侵犯发际),向后可延伸到后头部(但不侵犯后枕部),只是头顶部毛发弥散性稀少、脱落,它既不侵犯发际线,也不会发生光头。

4. 皮脂溢出　PCOS 产生过量的雄激素,发生高雄激素血症,使皮脂分泌增加,导致患者头面部油脂过多,毛孔粗大,鼻唇沟两侧皮肤稍发红、油腻,头皮鳞屑多、头皮痒,胸、背部油脂分泌也增多。

5. 男性化表现　主要表现为有男性型阴毛分布,一般不出现明显男性化表现,如阴蒂肥大、乳腺萎缩、声音低沉及其他外生殖器发育异常。PCOS 患者如有典型男性化表现,应注意与先天性肾上腺皮质增生症、肾上腺肿瘤及分泌雄激素的肿瘤等相鉴别。

(三)卵巢多囊样改变

关于卵巢多囊样改变(polycystic changes ovarian,PCO)的超声诊断标准虽然进行了大量的研究,但仍众说纷纭,加上人种的差异,其诊断标准的统一更加困难。2003 年鹿特丹的 PCO 超声标准是单侧或双侧卵巢内卵泡≥12 个,直径在 2 ~ 9 mm,和(或)卵巢体积(长×宽×厚/2)>10 ml。同时可表现为髓质回声增强。

(四)其他

1. 肥胖　肥胖占 PCOS 患者的 30% ~ 60%,其发生率因种族和饮食习惯不同而不同。在美国,50% 的 PCOS 妇女存在超重或肥胖,而其他国家的报道中肥胖型 PCOS 相对要少得多。PCOS 的肥胖表现为向心性肥胖(也称腹型肥胖),甚至非肥胖的 PCOS 患者也表现为血管周围或网膜脂肪分布比例增加。

2. 不孕　由于排卵功能障碍使 PCOS 患者受孕率降低,且流产率增高,但 PCOS 患者的流产率是否增加或流产是否为超重的结果目前还不清楚。

3. 阻塞性睡眠窒息　这种问题在 PCOS 患者中非常常见,且不能单纯用肥胖解释,胰岛素抵抗较年龄、BMI 或循环睾酮水平对睡眠中呼吸困难的预测作用更大。

4. 抑郁　PCOS 患者抑郁发病率增加,且与高 BMI 和胰岛素抵抗有关,患者生活质量和性满意度明显下降。

(五)辅助检查

1. 实验室检查　尿中 17-酮类固醇稍增高,血浆睾酮水平稍增高,黄体化激素水平亦稍增高。

2. X 射线检查　子宫输卵管造影及盆腔充气造影可发现肿大卵巢。B 超检查亦可证明卵巢囊性肿大。

(六)临床分型

Ⅰ型:卵巢大小为正常的 2 ~4 倍,伴有多发性皮质下囊肿及肉眼可见的卵巢包膜增厚,17-酮类固醇的排泄量正常(可用克罗米芬治疗)。

Ⅱ型:卵巢大小正常或为正常的 2 倍,伴有卵巢包膜增厚,17-酮类固醇水平升高,孕三醇和四氢脱氧皮质激素水平升高,表示可能有轻度的肾上腺功能障碍综合征,而多数为肾上腺皮质功能亢进。

（七）对机体的危害

1. 影响女性形象　如果发生多囊卵巢综合征，就会产生多毛、肥胖、痤疮等。

2. 不孕　多囊卵巢疾病的患者往往有持续性无排卵，没有办法自然妊娠，是女性不孕的主要原因。

3. 增加其他疾病的发生率　此类患者在 30 年后，高血压发生率会比正常妇女高 8 倍，而且糖尿病发生率增加 6 倍，另外，子宫内膜癌与乳腺癌发生率高 2 倍。

4. 引起恶性肿瘤　因雌激素对子宫内膜的长期持续刺激容易导致内膜增生过长、息肉、月经淋漓等，绝经后延易导致子宫内膜癌。

5. 闭经　多囊卵巢综合征患者中，闭经患者占 1/3，不仅会影响日后的发育，也对女性的身体健康是一种伤害。

6. 月经异常　月经稀少或闭经，在闭经患者中占 1/3，在月经稀发患者中占 90%，有些患者则表现为月经断断续续。

7. 妊娠并发症发生率高　一旦妊娠，发生妊娠期高血压疾病和妊娠糖尿病的风险便会明显增加。

四、诊　断

育龄妇女出现月经异常、不育，体检有卵巢增大，B 超证明卵巢增大，必要时做 X 射线检查。化验尿 17-酮类固醇及血浆睾酮等可有增高现象。可以诊断为多囊卵巢综合征。

由于 PCOS 有高度临床异质性，病因及发病机制至今不清，到 2003 年欧洲人类生殖和胚胎学学会和美国生殖医学学会（European Society of Human Reproduction and Embryology and American Reproductive Medicine Society，ESHRE/ASRM）的专家召开 PCOS 国际协作组专家会议制定了 PCOS 的国际诊断标准。

1. PCOS 的国际诊断标准　具体诊断标准如下：①稀发排卵或无排卵；②高雄激素的临床表现和（或）高雄激素血症；③超声表现为多囊卵巢（一侧或双侧卵巢有 12 个以上直径为 2 ~ 9 mm 的卵泡，和（或）卵巢体积大于 10 ml）；上述 3 条中符合 2 条，并排除其他疾病如先天性肾上腺皮质增生、库欣综合征、分泌雄激素的肿瘤。

2. PCOS 国际诊断分型　根据 PCOS 国际诊断标准，诊断的 PCOS 可以进行亚型分型，以便于个体化治疗选择。

1 型：经典 PCOS，超声卵巢多囊样改变及高雄激素的临床表现和（或）高雄激素血症。

2 型：超声卵巢多囊样改变及稀发排卵或无排卵。

3 型：美国国家健康协会（National Institutes of Health，NIH）标准 PCOS，高雄激素的临床表现和（或）高雄激素血症及稀发排卵或无排卵。

4 型：同时具备超声卵巢多囊样改变、高雄激素的临床表现和（或）高雄激素血症及稀发排卵或无排卵，此型也被称为经典 PCOS。

3. 中国 PCOS 的诊治规范　为制定中国 PCOS 的诊治规范，中华医学会妇产科学分会内分泌学组于 2006 年在重庆讨论并初步制定了目前中国的 PCOS 诊断、治疗专家共识。2007 年出台了目前中国的 PCOS 诊断和治疗专家共识，专家建议在现阶段推荐采用 2003 年鹿特丹 PCOS 国际诊断标准。即稀发排卵或无排卵；高雄激素的临床表现和(或)高雄激素血症；卵巢多囊性改变：一侧或双侧卵巢直径 2～9 mm 的卵泡≥12 个，和(或)卵巢体积≥10 ml；上述 3 条中符合 2 条，并排除其他高雄激素病因：先天性肾上腺皮质增生、库欣综合征、分泌雄激素的肿瘤等。

五、鉴别诊断

1. 库欣综合征　各种原因导致肾上腺皮质功能亢进。典型表现有满月脸、水牛背、向心性肥胖、皮肤紫纹、多毛、痤疮、高血压及骨质疏松、糖耐量异常、皮肤色素沉着、多伴有男性化表现。实验室检查显示，血浆皮质醇正常的昼夜节律消失，尿游离皮质醇增高。过夜小剂量地塞米松抑制试验是筛选本病的简单方法，如用药后皮质醇下降 50%，可排除库欣综合征，如皮质醇>390 nmol/L，又无引起假阳性的因素存在，则可能是库欣综合征。

2. 先天性肾上腺皮质增生　属常染色体隐性遗传病。最多见的为先天性 21-羟化酶及 11β-羟化酶缺乏症。此类患者不能合成糖皮质激素，垂体 ACTH 失去抑制，肾上腺皮质增生，造成酶前代谢产物——17α-羟孕酮、17α-羟孕烯醇酮及其代谢产物孕三醇堆积，雄激素分泌增多。患者染色体 46XX，性腺为卵巢，内生殖器有子宫及输卵管，但在过多雄激素的作用下外生殖器和第二性征有不同程度的男性化表现，因胎儿期已受过多雄激素影响，故出生时已出现生殖器发育的异常。少数患者为迟发性肾上腺皮质增生，临床表现多延迟到青春期后出现，可表现为缓慢性进行性多毛、月经稀发、无明显生殖器畸形。实验室检查显示血清 T 和 A 水平升高(T>2.8 nmol/L，A>9.5 nmol/L)，血清皮质醇水平多正常，17α-羟孕酮升高(>9.1 nmol/L)，但迟发性患者 17α-羟孕酮的基础水平可在正常范围内，但 ACTH 兴奋试验后其水平显著高于正常，此最具诊断价值。

3. 卵巢男性化肿瘤　此类肿瘤包括睾丸母细胞瘤、门细胞瘤、类脂质细胞瘤、颗粒细胞瘤及卵泡膜细胞瘤。多发生于 30～50 岁。患者发病前月经及生育能力正常，发病后出现明显的男性化表现、闭经和不孕。实验室检查雄激素水平升高，主要是 T 和 A 升高(T>7 nmol/L，A>21 nmol/L)，且大多数肿瘤分泌雄激素既不受 ACTH 的调节，也不受促性腺激素的调节。B 超是检查此病的较好方法，CT 或 MRI 也可协助诊断。

4. 肾上腺肿瘤　肾上腺皮质的良性和恶性肿瘤均可导致雄激素增多，肿瘤的生长和分泌功能为自主性，不受垂体 ACTH 的控制，也不受外源性糖皮质激素的抑制。对于外源性 ACTH 的刺激，肾上腺癌一般不反应，腺瘤有时可反应。患者多毛及其男性化表现发展迅速，并伴有糖皮质激素或盐皮质激素分泌过多所致的周身代谢异常。CT 或 MRI 对肾上腺肿瘤很敏感，可定位并显示对侧肾上腺萎缩。

5. 卵泡膜细胞增生征　这种病变类似于 PCOS，但有所区别。在卵巢间质中，有弥散性的黄素化卵泡膜细胞小岛，分泌过多的雄激素。卵巢卵泡少，原始卵泡由于脂肪性变而退化，故数目较 PCOS 少。间质增生显著，卵巢更为实性。

6. 高泌乳素血症　有研究发现肾上腺细胞膜上有泌乳素受体，泌乳素可刺激肾上腺雄激素的分泌，泌乳素水平升高通常伴有血清 DHEA 及 DHEA-S 升高，此症患者肥胖通常是弥漫性肥胖，下半身肥胖多明显。另外约 20% 的垂体泌乳素腺瘤妇女有多毛症和痤疮。

7. 药物因素　主要是雄激素，其次是糖皮质激素或孕激素的长期或大量应用。可出现多毛，表现为女性出现胡须、体毛增多，甚至其他男性化表现。非激素类药物，如苯妥英钠、大仑丁、二氮唑、合成甾体类、达那唑等也可诱发，特点是停药后症状逐渐消失，用药史是诊断的主要依据。

8. 中枢神经性因素　某些脑炎、颅脑外伤、多发性脑脊髓硬化症或松果体肿瘤等疾病，可促使雄激素分泌增多，而出现多毛，通常无其他男性化表现。

9. 应激因素　应激时，下丘脑的促肾上腺激素释放激素增加，使垂体分泌 ACTH 增加，对肾上腺皮质产生过度刺激，可出现雄激素增加。

10. 妊娠期高雄激素表现　妊娠期大量的绒毛膜促性腺激素可使卵巢有极度的黄素化或刺激门细胞，产生雄激素增加，引起多毛。

11. 异位 ACTH 肿瘤　临床上较少见，是由于肾上腺以外的肿瘤产生有生物活性的 ACTH，刺激肾上腺皮质增生。最常见的是肺燕麦细胞癌（约占 50%），其次为胸腺瘤和胰腺瘤（各约占 10%），其他还有起源于神经脊组织的瘤、甲状腺髓样癌等。

六、治　疗

多囊卵巢综合征（PCOS）的治疗目的主要是建立有排卵的正常月经周期，恢复生育能力，消除多毛。一旦建立了正常的月经周期，就能受孕，卵巢也不再产生过多雄激素，多毛也随之消失。

1. 一般治疗　患者无论是否有生育要求，首先均应进行生活方式调整，戒烟、戒酒。肥胖患者通过低热量饮食和耗能锻炼，降低全部体重的 5% 或更多，就能改变或减轻月经紊乱、多毛、痤疮等症状并有利于不孕的治疗。减轻体重至正常范围，可以改善胰岛素抵抗，阻止 PCOS 长期发展的不良后果，如糖尿病、高血压、高脂血症和心血管疾病等代谢综合征。

2. 对症治疗　间断使用孕激素或口服避孕药。希望妊娠者治疗不孕症，诱导排卵是治疗成功的关键，用氯三芳丁烯诱导排卵，有学者用口服氯三芳丁烯之后肌内注射绒毛膜促性腺激素获得成功。由于多囊卵巢综合征可有肾上腺功能障碍，故可采用考地松类药物治疗 3 ~6 个月。低量 X 射线照射垂体和卵巢，双侧卵巢楔形切除术。

3. 中医中药治疗　未婚妇女以中药治疗加用或继用西药为首选方法，中药治疗效果较稳定，俞小莲等以中医辨证分型：①血虚型，主症，形瘦面黄，中干唇燥，大便秘结，脉细，苔薄质红舌尖有红刺。治则，养血补肾，方剂为四物汤合六味地黄汤加减。②痰温型，主症，素体偏胖，头晕胸闷，喉间痰多，四肢倦怠，脉沉细，舌胖质炎苔腻。治则，健脾燥温、化痰通络，方剂为苍附导痰汤合四君子汤加减。③血瘀型，主症，头晕胸闷，腹胀便秘，面色紫暗，行经不畅或闭经，脉沉涩，舌质紫红，边有瘀斑。治则，活血化瘀、理气导滞，佐以温肾，方剂为桃红四物汤加减，配合月经周期随症加减，卵泡期加补肾药，中期即排泡期加活血化瘀药，经前期加活血通经药。

七、预　防

1. 要有良好的饮食结构　体内堆积的脂肪越多，危险系数越大。低脂、低糖、低热量饮食，优化饮食结构，均衡营养才有助于健康，可以有效地预防此疾病。

2. 要提高运动指数　适当运动可以促进人体的血液循环，提高机体免疫力，有利于内分泌协调。最新的研究表明，长期缺乏运动的女性，发生内分泌紊乱的概率也明显增高。

3. 保持良好的心情　抑郁、愤怒和恐惧等不良情绪会刺激脆弱的神经，破坏内分泌的调节，降低机体免疫力，直接影响女性的身体健康。

（邹冬玲　苏晓萍　任成山）

参考文献

1　何晓彤，孟祥雯，张雪娇，等. 多囊卵巢综合征病因与发病机制的研究进展[J]. 中国妇幼保健，2017，32(7)：1588-1591.

2　中华医学会妇产科学分会内分泌学组及指南专家组. 多囊卵巢综合征中国诊疗指南[J]. 中华妇产科杂志，2018，53(1)：2-5.

第三十四章

女性生殖道畸形综合征

女性生殖道畸形综合征(female genital tract deformity syndrome),又称 Rokitausky-Kuster-Hauser syndrome、Mayer-Rokitausky-Kuster-Hauser syndrome、先天性无阴道综合征(congenital non-vaginal syndrome)、女性生殖器先天性畸形(female genital tract congenital deformity)、生殖道畸形综合征(genital tract malformation syndrome)等。180 多年前 1828 年 Mayer 首先报道,1938 年 Rokitanusky 和 1910 年 Kuster 先后报道了先天性无阴道,两个始基子宫、正常卵巢,常伴有泌尿系统和骨骼等多系统发育异常的女性畸形,对患者生殖能力产生不同程度的影响,主要表现为闭经、不孕、反复流产、早产等。其中以子宫畸形最为常见。国内 1983 年开始文献报道。

一、病因及发病机制

女性生殖道畸形综合征的病因尚不十分清楚。有学者认为在胚胎发育 6 ~9 周时,因某些致畸因素的影响,致副中肾管尾段发育受阻或停滞,阴道板不能形成而只有实心的子宫块和完全不发育阴道。因副中肾的头段和生殖脊发育正常,患者可有正常的输卵管和卵巢。有学者认为中肾管是副中肾管形成的诱导物,如中肾管不存在,副中肾管则不可能形成,由于胚胎在 6 ~9 周时中肾管与副中肾管共同发育,任何引起中肾管发育不全的致畸因素都能影响同平面的副中肾管发育,因此合并泌尿道发育异常并不少见;骨骼是由中胚层衍化而来,与中肾管同体节的中胚层发育成脊椎骨,如果相同体节的中胚层在器官衍化过程中发生缺陷,就可引起骨骼、泌尿道和生殖道的发育异常。在胚胎发育至第 3 个月末,卵巢应自腹部背侧下降到盆骨边缘,如不正常下降,而与其邻近的 Muller 结构,在两侧尚未融合之前,一齐下降入腹股沟管内即形成腹股沟疝。女性生殖道畸形综合征亦可合并子宫内膜异位症。原因尚不清楚。

女性生殖器官在形成、分化过程中,由于某些内源性因素,如染色体异常等,或外源性因素,如使用性激素类药物的影响,原始性腺的分化、发育、内生殖器始基的融合、管道腔化和发育及外生殖器的衍变可发生改变,导致女性内外各种生殖器发育畸形。先天性女性生殖器畸形总的人群发生率约为 7%。而部分女性生殖器畸形患者可终身无临床症状而未行诊治。因此,其真实的发生率推论应更高些。女性生殖器畸形患者临床表现多样,因部分畸形并不常见,临床上极易误诊误治,不必要的开腹和器官切除是在女性生殖器畸形患者处理中特别值得提出警示的问题,不同类型的生殖器畸形患者治疗方案各异。因此,跟进前沿发展，及时更新知识，了解女性生殖器发育畸形的最新分类分型，进而正确诊断和恰当处理，对临床妇产科医师减少医疗纠纷，提高临床处理决策水平有着重要的实际意义。

二、女性生殖器胚胎发育学及其畸形分类分型

（一）女性生殖器胚胎发育学

女性生殖器胚胎发育学的研究已经清晰明了，人胚第 6 周时，两性胚胎都有两套生殖管道即中肾管和副中肾管，其中副中肾管也称苗勒管（Muller 管）。女胎的生殖腺分化为卵巢，因无雄激素与抗副中肾管激素的作用，中肾管退化，副中肾管则自然发育成女性生殖管道。整个发育过程涉及 3 个主要阶段。①初始器官形成：双侧副中肾管的发育。②融合：双侧副中肾管下段在中线处合并形成子宫、宫颈及阴道的上 2/3 段。上段保持分离，发育为双侧输卵管。③纵隔吸收：双侧副中肾管下段融合以后，管腔内遗留一纵隔，在人胚胎第 9 周时开始吸收，最后完全吸收形成子宫、宫颈及阴道上段。以上任一阶段发育停止或发育不全均可导致各种女性生殖器发育畸形。

（二）女性生殖器畸形分类分型

女性生殖器畸形有许多分类，但目前世界范围内广泛接受的是美国生育协会（American Fertility Society，AFS）制定的生殖器畸形分类系统。该分类系统根据胚胎学发育的理论基础，完善了子宫、阴道发育异常的分类，先普遍应用与临床，具体分型如下：①副中肾管发育不良，包括子宫、阴道未发育，该类畸形患者无生育潜能；②泌尿生殖窦发育不良，泌尿生殖窦未参与形成阴道下端，主要表现为不同程度的阴道闭锁；③副中肾管融合异常，又可进一步分为副中肾管垂直融合异常、侧面融合异常和垂直-侧面融合异常，患者主要表现为阴道的各种隔。

1. 一侧泌尿生殖系统不发育或发育不全　具体包括：①合并对侧副中肾管不发育型，如合并对侧肾缺如的先天性无子宫；②对侧副中肾管发育正常型，如合并对侧肾缺如的单角子宫。

2. 双子宫、双阴道，一侧阴道闭锁合并闭锁侧肾缺如　国内称为“阴道斜隔综合征”（vaginallis syndrome）。

3. 子宫发育畸形或子宫阴道合并畸形（单侧或双侧型）

（1）苗勒管发育异常型　①双侧苗勒管均不发育型（双肾正常），即无子宫，阴道正常；②单侧苗勒管不发育或发育不全型，即单角子宫或不同类型的残角子宫；③双侧苗勒管均发育完全未融合型，即双子宫、双宫颈、双阴道型；④双侧苗勒管均发育融合不全型，即不同程度的双角子宫，可合并双宫颈、双阴道；⑤双侧苗勒管均发育融合不全型，完全或不完全的子宫纵隔，可合并阴道纵隔；⑥双侧苗勒管均发育融合不全型，弓形子宫；⑦己烯雌酚（diethylstilbestrol，DES）相关的宫腔畸形（T 形子宫）。

（2）苗勒结节（窦结节）发育异常型　①完全型阴道闭锁，包括合并宫颈闭锁或无宫颈的阴道闭锁；②部分型阴道闭锁，即完全或不全性阴道横隔。

（3）双侧苗勒管、双侧窦结节发育异常型　即先天性完全型无子宫无阴道综合征（即阴

道未发育综合征,Mayer-Rokitansky-Küster-Hauser syndrome,MRKHS)。

4. 卵巢隐带发育异常型　如子宫体侧包块(包块有腔,位于子宫阔韧带内),而子宫、双肾发育均正常。

5. 泌尿生殖窦畸形　包括先天性处女膜闭锁、泌尿生殖器窦道、膀胱阴道瘘等。

6. 其他罕见的复杂畸形　如合并阴道闭锁,一侧苗勒管不发育、对侧苗勒管发育正常及对侧肾缺失的畸形等复杂畸形。

三、临床表现

女性生殖道畸形综合征的主要症状为原发闭经,周期性腹痛,性生活困难,宫腔积血致下腹肿块,女性第二性征发育良好,会阴、外生殖器正常,处女膜无孔,无阴道或阴道呈不同程度之盲端,无宫颈。肛查:盆腔正中有横行条索,卵巢囊肿,双角子宫,可有腹股沟疝、先天性心脏病。骨骼异常:Klippel-Feil 发育异常,颈椎第三、四节融合,胸椎侧突,棘突分叉,多发性肋骨增生等。肾盂造影可见单侧肾、双肾、盆腔肾等。

(一)阴道发育畸形

1. 阴道闭锁(atresia of vagina)　泌尿生殖窦的窦阴道球未正常发育而使阴道部分闭锁,其闭锁位于阴道下段,长 2 ~ 3 cm,其上仍为正常阴道。由于下段阴道闭锁,经血引流亦受阻,故其症状与处女膜闭锁相同。

2. 先天性无阴道(congenital absence of vagina)　双侧副中肾管会合后若发育不全,其末端未向尾端伸展导致先天性无阴道,常合并无子宫或痕迹子宫,仅极少数患者有发育正常的子宫,卵巢一般正常,此类患者常合并泌尿系统畸形。又称 Meyer-Rokitansky-Küster-Hauser syndrome(MRKHS)。

3. 阴道横隔(transverse vaginal septum)　双侧中肾管会合后与泌尿生殖窦相连接处若未贯通,或阴道板腔道化时在不同部位未完全腔化贯通,阴道可有横隔形成。横隔可位于阴道内任何水平,最常位于中部或上 1/3 部。厚者约 1 cm,也可很薄。隔上有孔者为不完全性横隔。不完全性横隔较为多见,完全性横隔罕见。

4. 阴道纵隔(longitudinal vaginal septum)　阴道纵隔为双侧副中肾管融合时其纵隔未消失或消失不全所致。可分为完全性或不完全性阴道纵隔。此类畸形常合并各种类型的子宫及宫颈畸形。可有双宫颈双子宫,单宫颈双子宫或正常宫颈正常子宫。

5. 阴道斜隔(oblique vaginal septum)　阴道纵隔末端偏离中线向一侧倾斜与阴道侧壁融合,形成双阴道,一侧与外界相通。另一侧为阴道腔盲端。常合并双子宫。一侧子宫经血流引流畅通。另一侧子宫经血积存阴道盲腔内。由于多数斜隔上有孔,经血尚可缓慢向外排出。如斜隔上无孔,则无法引流经血而积存于同侧阴道盲端或子宫内。多数阴道斜隔伴有同侧肾缺如。

(二)子宫发育畸形

1. 先天性无子宫(congenital absence of uterus)　副中肾管完全未发育,则输卵管、子宫体、宫颈和阴道同时缺如。副中肾管不完全发育,可无子宫体,但有宫颈及阴道的存在;无宫颈,往往与无子宫、无阴道同时存在。

2. 始基子宫(primordial uterus)和幼稚子宫(infantile uterus)　始基子宫又称为痕迹子宫,系因两侧副中肾管会合后不久即停止发育,常合并无阴道。子宫极小,无宫腔。幼稚子宫,系因副中肾管会合后短时期内即停止发育,子宫较正常小,极度前屈或后屈。宫颈呈圆锥形,相对较长,子宫体与宫颈之比为1∶1或2∶3。

3. 单角子宫(unicornuate uterus)和残角子宫(rudimentary horn of uterus)　单角子宫是由单侧副中肾管所发育形成,而对侧的副中肾管则未发生或未发育,未发育侧的卵巢、输卵管、肾同时缺如。如果一侧副中肾管发育良好,而对侧的副中肾管在发育过程中发生停滞等异常情况,则形成不同程度的残角子宫,多数仅通过纤维条束与对侧的单角子宫联接。残角子宫可分为3种类型:①Ⅰ型,残角子宫宫腔与对侧子宫宫腔相通;②Ⅱ型,残角子宫宫腔与对侧子宫宫腔不相通,甚至与同侧输卵管亦不相通;Ⅰ型、Ⅱ型的内膜可有功能;③Ⅲ型,残角子宫为实性肌性结节,无宫腔。

4. 弓形子宫(uterus arcuate)和双角子宫(bicornuate uterus)　弓形子宫的子宫底部轻度凹陷,但子宫体及宫颈正常,亦称鞍状子宫(saddle form uterus)。双角子宫底部的凹陷更为明显,致使子宫两侧各有一角突出,所形成的短突伸入宫腔下段可达到宫颈内口,宫颈正常。

5. 双子宫(didelphys uterus)和纵隔子宫(septate uterus)　双子宫为因两侧副中肾管完全未融合,各自发育形成2个子宫和2个宫颈,左右侧子宫各有单一的输卵管和卵巢。可伴有阴道纵隔或斜隔。纵隔子宫因两侧副中肾管融合不全,在宫腔内形成纵隔。从子宫底至宫颈内口将宫腔完全隔为两部分为完全纵隔,仅部分隔开为不全纵隔。子宫外观正常,腔内遗留纵隔,将子宫体分为两个腔。

(三)宫颈发育畸形

1. 先天性宫颈不发育(congenital cervical development)　即无宫颈,宫颈完全缺如。

2. 先天性宫颈发育不全(congenital cervical dysplasia)　即宫颈闭锁,有宫颈组织,但为实性。二者均可有正常阴道,亦可合并先天性无阴道,常有正常的子宫体与子宫内膜。

(四)输卵管发育畸形

1. 单侧输卵管缺失　系因该侧副中肾管未发育。

2. 双侧输卵管缺失　常见于无子宫或始基子宫患者。

3. 单侧(偶尔双侧)副输卵管　为输卵管分支,具有伞部,内腔与输卵管相通或不通。

4. 输卵管发育不全、闭塞或中段缺失　其表现类似结扎术后的输卵管。

四、生殖道发育畸形对生育的影响

生殖道发育异常的患者一部分可以有正常的月经和性生活,妊娠、分娩等亦无异常,常在体检时偶然发现,或终身不被发现。但多数患者可表现出生殖功能异常,如不孕、反复性流产、早产、胎儿生长受限、胎位异常、分娩期异常等,畸形类型不同,影响程度也不同。其中以子宫畸形最多见,对生育的影响也比较严重。

(一)不孕

阴道畸形中先天性无阴道常合并无子宫,或是始基子宫、幼稚子宫,此类患者无受孕的可能。处女膜闭锁及完全性阴道横隔则手术后可获得妊娠的机会。梗阻性畸形造成经血逆流,可导致盆腔粘连及子宫内膜异位症,也是造成不孕的原因,此类患者应尽早诊断及手术治疗。

(二)病理妊娠

1. 流产、早产

(1)发育异常的子宫在妊娠后存在血供不足,仅有一侧血管供血,妊娠后蜕膜形成不良,影响胎儿生长发育而流产,如双子宫、单角子宫等。

(2)纵隔子宫,若受精卵着床于纵隔处,纵隔黏膜血管形成差,子宫蜕膜形成不良,供给胚胎血液不足而致流产。

(3)发育异常的子宫宫腔狭小,妊娠后宫腔压力大,易发生妊娠中期流产及早产,如单角子宫。

(4)发育异常的子宫,同时宫颈发育也不良。若宫颈肌肉组织与结缔组织比例失衡,易发生妊娠中期反复流产,如双角子宫。

2. 妊娠并发症

(1)前置胎盘、胎盘早剥、胎膜早破的发生率明显高于正常妊娠。偶可见妊娠期自发性子宫破裂的发生。

(2)残角子宫妊娠由于其肌层发育不良,仅1%者能维持到妊娠晚期,其他在妊娠早期流产,或在妊娠12~20周出现自然破裂,危及生命。

(3)双子宫患者,妊娠子宫只有一侧子宫阔韧带和子宫圆韧带固定,子宫重量不均匀,尤其当妊娠子宫从盆腔升入腹腔时易发生扭转。双子宫在妊娠中、晚期突发急性腹痛,阴道出血、休克等,应考虑妊娠子宫的急性扭转,虽然上述并发症少见,但后果极其严重。

3. 胎儿异常、胎位异常　畸形子宫的血液供应不良、神经分布和肌纤维发育的改变、宫腔形态不规则,均可使胎儿生长发育受影响,胎儿生长受限,新生儿体重低于正常妇女同龄新生儿体重平均值。胎儿宫内窘迫、死胎、死产和新生儿窒息发生率增加,单角子宫、双角子宫、弓形子宫等由于子宫形态的异常出现臀位、横位等胎位异常。

(三)分娩期异常

因畸形子宫肌层发育不良,分娩时可因产力异常、宫颈扩张困难导致难产甚至子宫破裂。双子宫妊娠者,若非妊娠的子宫位于直肠窝,产时可出现梗阻性难产。并发胎盘粘连、胎盘植入、胎盘滞留、产后出血或产褥感染的概率也显著增高,剖宫产率明显提高。

五、检查与诊断

(一)体格检查

1. 全身检查　观察女性生殖道发育异常的患者发育、营养、身高、体重、体毛分布及第二性征发育等情况。

2. 妇科检查　认真而详细的妇科检查可以发现大多数阴道畸形,同时应注意是否合并其他生殖道畸形,进行仔细的阴道检查,肛诊或双合诊及三合诊检查,注意有无阴道、阴道纵隔、阴道横隔、双宫颈双阴道,子宫是否缺如,子宫大小,位置是否居中,子宫体的外形是否对称、均匀,子宫底部有无凹陷,质地和有无压痛。

(二)辅助检查

1.超声检查　生殖道发育异常的种类繁多,妇科检查往往难以确诊所有的畸形。三维超声检查不仅可以清晰显示子宫的外形、位置及子宫体、宫颈与阴道的毗邻关系,而且便于观察子宫内部的异常结构及各部位的相互毗邻关系。当有复杂畸形存在时,还可在腹部超声检查的基础上采用经阴道、直肠、会阴等多种途径进行超声检查,从而诊断绝大多数女性生殖道的畸形。因其简便、直观、无创,是诊断女性生殖道发育畸形的首选方法。

(1)如果子宫发育正常,处女膜闭锁、阴道闭锁、阴道斜隔、完全性阴道横隔等在青春期月经来潮后生殖道发生梗阻,均出现经血潴留,超声可显示阴道积血和宫腔积血。

(2)对于无梗阻的阴道发育异常,如果B超显示有子宫发育异常时,应排除阴道畸形的可能性。但是超声检查尚不能对所有阴道发育异常做出明确诊断,如阴道纵隔在没有继发病时几乎均被漏诊,因此需密切结合临床和其他检查方能减少误诊、漏诊。

(3)阴道斜隔的超声表现,横切面可见2个分离的子宫体回声,两宫腔均可见宫腔内膜回声,一侧子宫腔内常伴有宫腔积液。一侧子宫体下方囊性包块,即为位于阴道内的囊性包块,边界清楚,其上方可见与之相连的宫颈和子宫体回声,以及另一侧正常的宫颈和子宫体。超声表现应注意与处女膜闭锁和卵巢囊肿相鉴别。

(4)阴道畸形病例应常规做双肾超声,必要时行静脉肾盂造影或磁共振成像检查。

(5)先天性无子宫,超声检查时盆腔内探查不到子宫声像,常合并先天性无阴道,而双侧卵巢显示正常,并可见卵泡。

(6)始基子宫和幼稚子宫,始基子宫超声表现为长径<2 cm的条索状肌性结构极小,无宫腔回声和内膜回声,子宫体与宫颈常难区分。幼稚子宫常呈极度前屈或后屈,子宫各径线明显小于正常。宫颈相对较长,宫颈与子宫体比例仍为婴幼儿期的1∶1或2∶3。

(7)单角子宫,子宫偏向一侧,仔细观察宫腔非三角形,但极易漏诊,有时探查不到对侧卵巢声像。

(8)残角子宫,除见单角子宫的声像外,另一侧还见一较小的子宫声像,可与前者不相连。若残角子宫内膜无功能,表现为实性子宫,中央无宫腔及内膜回声;若内膜有功能,往往显示宫腔积血声像。

(9)双角子宫,横切声像图显示子宫底部增宽,中间凹陷有切迹,形成左右双角,宫腔内膜回声呈"Y"形。

(10)弓状子宫,子宫底部中央区肌层局限性增厚,向子宫底宫腔轻微突出,子宫底部子宫内膜呈弧形内凹。

(11)双子宫,见左右2个子宫、2个宫颈声像,宫颈横径增宽,2个宫颈管彼此相邻但完全分开。子宫底可稍有高低,两个宫腔均见内膜回声,左右子宫的外侧见左右卵巢声像图。

(12)纵隔子宫,横切声像图显示子宫横径较宽,但子宫外形正常,内膜回声分成左右两部分,中央间隔以一条状低回声。若两部分内膜均延续至宫颈为完全性纵隔子宫;若在宫腔中部或下部双侧内膜回声汇合,则为不完全纵隔子宫。

2.子宫输卵管碘油造影　子宫输卵管碘油造影(hysterosalpingography,HSG)是诊断子宫和输卵管病变明确、简便、应用较广的传统方法。它不仅能显示宫腔和输卵管的位置、形态、大小,而且能诊断输卵管的通畅情况,间接评价盆腔积液、粘连等情况,双宫颈时应将造影剂分别注入两侧宫腔。通常根据子宫底形态及向腔内突出组织长度来鉴别纵隔子宫、弓形子宫、双角子宫。由于 HSG 不能提供子宫外部轮廓的确切信息,不能很好判断子宫的外形,对于子宫纵隔和双角子宫的鉴别困难,并容易漏诊弓形子宫,对于一些复杂的畸形诊断困难。所以 HSG 并非诊断子宫畸形理想的方法,遇复杂情况,操作难度大,并会使患者长时间暴露于辐射下,仅用于子宫畸形诊断的筛查。

3.磁共振成像检查　超声在诊断生殖道畸形中对于阴道的全貌显示欠佳,磁共振成像(MRI)综合各序列和各扫描层面有助于明确阴道畸形的类型及是否合并其他生殖道畸形,伴有宫颈发育不全与子宫内膜发育的程度与患者是否可以保留子宫及生育功能密切相关,MRI 可以显示子宫内膜及宫颈发育,以及是否伴发子宫内膜异位症,有助于明确诊断,有效评估患者的生殖能力,对于超声检查结论不确定的病例,进一步行 MRI 检查有助于明确诊断。近年来 MRI 发展迅速,新序列、新技术不断出现,对子宫可行多参数、多平面和多方位成像,还能清晰立体显示子宫宫底、子宫体外形和宫腔形态、信号,分辨子宫各层及分隔组织的信号特点,观察分隔组织的厚度和延伸范围,从而对子宫发育异常进行准确的诊断和分型,为临床治疗和手术提供准确信息,加之 MRI 检查的无创、无辐射、软组织分辨率高等优势,目前成为诊断子宫畸形最佳的检查手段。另外,MRI 可显示是否伴有肾及输尿管畸形。

4.妇科内镜检查　腹腔镜检查、宫腔镜检查和腹腔镜宫腔镜联合检查是近年来广泛应用的新技术。腹腔镜可直接观察子宫的外形及盆腔情况,宫腔镜主要用于诊断宫腔内畸形,二者联合应用可同时评估宫腔内情况和子宫轮廓,对子宫畸形的诊断更有优势,特别在准确诊断及制订治疗双角子宫与纵隔子宫方案方面,更需要宫腔镜与腹腔镜的联合应用,在生殖道畸形的诊断中,不仅弥补了常规妇科检查和超声、HSG 等影像检查的不足,而且可根据检查即刻诊断,并可同时导入腔镜器械施行手术矫治。对于确定子宫畸形的程度、分型,明确手术方案具有重要意义,尤其适合有生育要求的女性。由于腹腔镜检查是有创的,通常用于其他辅助诊断方法诊断困难。随着腔镜器械和操作技能的革新及成熟,其有着广泛的前景。对于阴道斜隔的患者,由于发病年龄相对较小,大部分为无性生活的青少年,仅仅只能行肛门指诊,缺少对阴道的直视检查,难以发现其异常,而且由于斜隔位置的特殊,给临床的诊断和治疗带来了一定的困难,B 超引导下直接行无创宫腔镜检查,在青少年阴道斜隔的诊断中有很好的临床应用价值。

(三)诊断

因女性生殖系统与泌尿系统在胚胎起源上均起源于胚胎中胚层的间介中胚层成分,故泌尿系统的发育异常常合并生殖系统的发育异常。有文献表明,约 10% 的泌尿系统发育异常患者伴有生殖系统发育异常。因此,妇产科医师在诊治女性生殖器畸形患者的同时一定要考虑是否伴有泌尿系统的异常。

影像学检查是明确女性生殖器畸形诊断最好的辅助检查方法。其中,经腹经阴道超声检查也不失为针对性的无创检查方法。MRI 在软组织检查中有其特别的优势,缺点为费用较高,对复杂、超声诊断不明确的病例,MRI 为更准确的影像学诊断方法。必要时还可以辅助内镜、子宫碘油造影检查等措施对女性生殖器畸形患者进行进一步检查。

女性生殖器畸形患者的治疗原则依其畸形类型及患者的意愿而定。对因副中肾管发育不良所致的以子宫、阴道未发育为特征的 MRKHS 患者的治疗方法包括非手术治疗和各种方式的手术治疗(造穴及不同材质的铺垫)。其中,非手术治疗法(顶压法阴道成形术)因其微创、安全、经济、成功率可达 90% 以上,目前已被包括美国妇产科协会(American Congress of Obstetricians and Gynecologists, ACOG)在内的世界重要医疗体系推荐为 MRKHS 患者的一线治疗方式。

以青春期后生殖器阻塞引起临床表现的生殖器畸形类型较多,具体包括泌尿生殖窦发育不良引起的处女膜闭锁或阴道下段闭锁、副中肾管与泌尿生殖窦融合异常引起的不同程度的阴道横隔、副中肾管侧面融合异常所致的梗阻型阴道斜隔、副中肾管发育异常引起的宫颈闭锁等。对于阻塞性生殖器畸形患者,应尽早手术解除生殖器梗阻。

子宫发育异常的种类很多,临床表现也不尽相同,其治疗方式也因畸形种类的不同而不同。以下几种处理已达成共识:对于有功能性内膜的残角子宫须做残角子宫切除,同时切除同侧输卵管;有不孕或反复流产史的子宫纵隔、鞍状子宫或双角子宫患者可行子宫纵隔切除或子宫融合等矫正畸形手术;对于宫颈发育不良或闭锁的患者,目前保留生育功能的手术方法主要为子宫阴道再通术。此外,随着近年来新型材料的发展,覆有移植上皮的支架可用于防止术后新造的宫颈管腔粘连再狭窄,这种新型材料的使用可大大提高类似患者保留生育功能手术的可行性和有效性。

六、治　疗

女性生殖道畸形综合征主要是手术治疗,如阴道成形术、乙状结肠代阴道术及其他矫形手术。

(邹冬玲　苏晓萍　任成山)

参考文献

1 朱兰. 女性生殖器畸形新分类分型和现代诊治策略[J]. 中国实用妇科与产科杂志,2013,29(10):761-763.

2 GRIGORIS F G, STEPHAN G, ATTILIO D S S, et al. The ESHRE-ESGE consensus on the classification of female genital tract congenital anomalies[J]. Gynecol Surg, 2013, 10 (3): 1990-212.

第三十五章

避孕药后闭经综合征

避孕药后闭经综合征(postpill amenorrhea syndrome),又名口服避孕药后排卵停止综合征、过剩抑制综合征(superfluousinhibition syndrome)、服避孕丸后闭经-溢乳综合征;过多抑制综合征(over suppression syndrome)。避孕药后闭经综合征系指服用避孕药的妇女停用之后,发生3个月以上闭经、溢乳或月经稀少,并有不育症等症候群。口服避孕药继发闭经的发生率为0.7%~0.8%,占全部继发生闭经的10.5%,甚至高达41.7%,不经治疗,自然排卵率为33.9%~87.0%。

一、病　因

避孕药后闭经综合征的病因尚不十分明确。有人认为系下丘脑-垂体-卵巢轴的功能过度抑制所致,由于卵巢分泌雌激素减少,子宫内膜不能正常生长而变薄,致使月经稀少,甚至闭经;若下丘脑分泌的生乳激素抑制因子(prolactin inhibiting factor,PIF)和促性腺激素释放激素(gonadotropins releasing hormone,GnRH)对避孕药的作用同时发生反应,即GnRH受到抑制,可出现促性腺激素水平下降,而生乳激素抑制因子降低,生乳素水平升高。临床上则出现闭经,同时也出现溢乳,但在同一患者身上闭经和溢乳不一定同时发生。

避孕药后闭经综合征可有卵巢变小,卵泡小,不成熟,无黄体,皮质可变为硬化型,类似绝经期的卵巢。

二、临床表现

服用避孕药后,大部分患者有月经减少、经期缩短、恶心、头晕、头痛、乏力、食欲不振、乳腺胀痛、色素沉着、黄褐斑、白带多、腓肠肌痉挛等;停服避孕药达3个月以上,仍有闭经或月经稀少,周期不规则,有溢乳,伴不孕等。

实验室检查:雌激素、孕激素值均为低水平,黄体生成素及促卵泡刺激素低至最低水平,注射LH-RH后,这两种促激素均不出现高峰反应,表示下丘脑及垂体均处于抑制状态。

三、诊　断

根据停服避孕药后所出现的症状及检查可以诊断,若发生闭经-溢乳,应做肾上腺功能、甲状腺功能的检查,LH-RH 兴奋试验,并测定血中卵泡刺激素、黄体生成素及雌激素的水平;必要时做蝶鞍摄片或断层摄片和腹膜后充气造影等全面检查,以排除肾上腺疾患、甲状腺疾患或垂体肿瘤所引起的闭经-溢乳。

四、治 疗

闭经持续 6 个月以上时应当治疗,一般用克罗米芬(氯米芬)诱发排卵,无效时用克罗米芬-绒毛膜促性腺激素或泼尼松-克罗米芬疗法或用乙芪酚可收到满意效果。对闭经-溢乳患者可用溴麦角隐亭治疗。

在使用克罗米芬或促性腺激素治疗时,要注意防止发生过剩刺激综合征。

(邹冬玲 李 蓉 苏晓萍 任成山)

参考文献

1 曾英. 妈富隆避孕药在治疗围绝经期功血方面的临床探讨[J]中国社区医师,2019,35(23):20-20.

2 CONSTANTINE G, GRAHM S, PORTMAN D J, et al. Female sexual function improved with ospemifene in postmenopausal women with vulvar and vaginal atrophy: results of a randomized, placebo controlled trial[J]. Climacteric, 2015, 18(2):226-32.

第三十六章

己烯雌酚治疗后对第二代产生的综合征

己烯雌酚(diethylstilbestrol,DES)治疗后对第二代产生的综合征又称DES接触综合征、阴道腺病(vaginal adenosis)。1877年Von Preuscheum报道4例成年妇女之阴道黏膜出现宫颈内腺样柱状上皮的结构,1927年由Plant和Dreyfuss两学者定名为阴道腺病。此病为良性疾病,大多数病例是在胚胎期因其母服用己烯雌酚类药物所致。由于20世纪40—50年代孕妇服用此药很普遍,故此病发生率在20世纪60年代突然增多,因此有学者称之为"DES接触综合征",有接触史者,发生率为30%~90%,但无接触史者亦可发病,有学者发现几乎100%妇女阴道有腺体存在,而且14%发生此病。

一、病　因

DES接触综合征常与雌激素有关,Forsberg用雌二醇及乙芪酚使白鼠产生类似己烯雌酚治疗后对第二代产生的综合征的动物模型,行阉割后可防止,指出胚胎发育时期板上皮功能被抑制,不向鳞状上皮转化而成腺病。Sanderg认为阴道腺病是从中肾管上皮残余发展而来的,Siders则认为柱状上皮是鳞状上皮基底细胞受慢性刺激或过量雌激素影响化生而来。Herbst发现曾用己烯雌酚的妇女,约40.0%阴道和宫颈有各种纤维状的横嵴,未用药者无此症状,67.0%用药者有非恶性阴道上皮改变,未用药者仅4.0%,其发生机制不明。

二、病　理

己烯雌酚治疗后对第二代产生的综合征根据病理改变可分为以下几类。

1. 阴道黏膜罩　阴道上部黏膜成环形皱襞,罩在宫颈上。活体组织见表面有一层鳞状上皮,细胞内有微小的空泡形成,上皮间质水肿,间质下增厚和血管增生。

2. 杨梅样宫颈　宫颈部呈颗粒状,质硬和不规则。组织学检查可见乳突状腺样上皮遮盖和增生,间质内有稠密的纤维组织,血管分布增加,伴有轻度的慢性炎症改变。

3. 宫颈鸡冠样增生　病变可发生在宫颈前唇,从宫颈上面的11点至1点范围展开,病灶如产生于宫颈鳞状上皮者,表现为糜烂型乳突样宫颈内膜炎。

4. 宫颈内膜肿瘤样增生　可被误诊为有蒂的黏膜下肌瘤,此肿瘤在宫颈管内。活组织检查可见有乳突状腺样上皮所覆盖,结构下层是稠密的纤维组织和慢性炎症及毛细血管扩张。

大多数呈宫颈内膜型，上皮细胞为黏液细胞；少数呈子宫体内膜型或输卵管内膜型，上皮细胞常有纤毛，为非黏液性，鳞状上皮下的结缔组织中，腺体常呈鳞状上皮化生，有时广泛出现皮桩样。有人认为 0.4%~1.4% 可发展为透明细胞腺癌，亦可能转化为鳞癌。

三、临床表现

患者以青少年为多见，主要症状为白带增多或偶有血性白带，无其他症状，甚至可全无症状。阴道检查典型之改变为阴道黏膜呈粉红色肉芽样，若柱状上皮在阴道黏膜下化生则呈斑块状，有时呈小囊肿或红色乳头状多中心病变，黏膜下有小结节并有沙粒感；病变多分布于穹隆或侧壁，有时宫颈上出现杨梅样、鸡冠样、菌状罩或嵴状突起。阴道镜检可见阴道表面有柱状上皮转化区、白斑、镶嵌等特点，并可见腺体开口及小腺囊肿等。

四、诊　断

根据临床症状，阴道内诊若黏膜下有小结节并有沙粒感即可诊断。用 Lugol 涂液上后，腺病区不着色，可资鉴别诊断。阴道涂片上如发现柱状上皮细胞（应排除宫颈柱状上皮癌）有助于己烯雌酚治疗后对第二代产生的综合征诊断。详细追询患者母亲在妊娠期服用己烯雌酚的历史更能确诊。

五、治　疗

对母亲妊娠期有服用己烯雌酚史的第二代女性，加强追踪观察，尤其在青春期应详细检查，如发现有明显嵴状隆起者可手术切除，多发性病灶则不宜手术，而用酸性液冲洗阴道以改变 pH 值，使柱状上皮向鳞状上皮转化。口服避孕药可阻止其发展，亦可用电灼或电熨治疗，但易引起出血、瘢痕及阴道狭窄等。

（邹冬玲　李　蓉　苏晓萍　任成山）

参考文献

1　张小君，魏双梅．妈富隆与己烯雌酚治疗青春期功血患者的疗效比较［J］．中国民康医学，2015，27（7）：75-76.

2　李娜，杨正飞，熊娇，等．乳酸杆菌、甲硝唑联合己烯雌酚对老年糖尿病患者阴道炎的疗效观察［J］．中外医学研究，2018，16（11）：115-116.

第三十七章

羊水栓塞综合征

羊水栓塞综合征(amniotic embolism syndrome, AES)又称羊水综合征(amniotic fluid syndrome)、羊水栓塞(amniotic embolism)。AES是指在分娩过程中羊水突然进入母体血液循环引起急性肺栓塞(acute pulmonary embolism)、过敏性休克(allergic shock)、弥散性血管内凝血(DIC)、急性肾功能衰竭(ARF)或猝死(sudden death)的严重的分娩期并发症。发生率文献报道不一致,发生率为4/100 000~6/100 000,但病死率为50%~86%。羊水栓塞是由污染羊水中的有形物质(胎儿毳毛、角化上皮、胎脂、胎粪)和促凝物质进入母体血液循环引起。近年研究认为,羊水栓塞主要是过敏反应,是羊水进入母体血液循环后,引起母体对胎儿抗原产生的一系列过敏反应,故有学者建议命名为妊娠过敏反应综合征(pregnancy allergic reaction syndrome)更为确切。

1962年Meyer首先叙述了羊水栓塞综合征,引起了医学界的重视。羊水栓塞综合征系指产妇在分娩过程中,羊水及其内容物由胎膜破裂孔隙或宫颈内膜创面进入母体血液循环,形成栓子,引起栓塞的疾病。可导致产妇休克,是产科极为严重、凶险的一种并发症。起病急骤、发展迅猛,经常虽已确诊,但治疗措施已来不及,是产妇死亡的主要原因之一。故应对本征加以重视。

一、病因及发病机制

羊水栓塞综合征发生的确切原因目前仍不清楚。羊水栓塞多发生在产时或破膜时,亦可发生于产后,多见于足月产,但也见于中期引产或钳刮术中,大多发病突然,病情凶险。

其高危因素包括所有可能增加羊水及胎儿成分进入母体机会的状况,如剖宫产、会阴切开等手术操作,前置胎盘、胎盘植入、胎盘早剥等胎盘异常。催引产诱发的宫缩过强也曾被认为是羊水栓塞的高危因素,但是这一观点目前存在争议,羊水栓塞综合征患者早期往往存在宫缩过强的表现,但是目前认为这种平滑肌高张是由子宫灌注不足导致的内源性儿茶酚胺释放引起。宫缩过强是结果而不是原因。其他被认为是羊水栓塞综合征高危因素有宫颈裂伤、子宫破裂、子痫、羊水过多、多胎妊娠及高龄、人种差异等。但是由于发病例数少,目前数据显示没有任何一项高危因素可以针对性地指导产科处理规范,而降低羊水栓塞综合征的发生率。

目前的观点认为,所谓羊水栓塞,实际是母体对胎儿物质成分过敏引起的全身严重炎症反应,而并非真正的"栓塞"。羊水栓塞是一个不恰当的名称,而"妊娠类过敏样综合征"能较好地体现和解释目前广泛认同的羊水栓塞综合征的发病机制和病理生理改变。胎儿的异体抗原激活敏感的母体致炎介质产生炎症、免疫等瀑布样级联反应,补体系统的活化可能发挥着重要的致病作用。

羊水栓塞的发生通常需要具备以下基本条件:羊膜腔内压力增高(子宫收缩过强或强直性子宫收缩);胎膜破裂(其中2/3为胎膜破裂,1/3为胎膜自破);宫颈或子宫体损伤处有开放的静脉或血窦。

发生羊水栓塞通常有以下诱因:经产妇居多;多有胎膜早破或人工破膜史;常见于宫缩过强或缩宫素应用不当;胎盘早期剥离、前置胎盘、子宫破裂或剖宫产易发生羊水栓塞。

二、临床表现

羊水栓塞发病迅猛,常来不及做许多实验室检查患者已经死亡,因此及早诊断,必须熟悉发病诱因和前驱症状。多数病例在发病时常首先出现寒战、烦躁不安、咳嗽、气急、发绀、呕吐等症。如羊水侵入量极少,则症状较轻,有时可自行恢复。如羊水混浊或入量较多时相继出现典型的临床表现。

(一)典型的临床表现

1. 呼吸循环衰竭　根据病情分为暴发型和缓慢型2种。①暴发型为前驱症状之后,很快出现呼吸困难、发绀。急性肺水肿时有咳嗽、吐粉红色泡沫样痰、心率快、血压下降甚至消失。少数病例仅尖叫一声后,心跳、呼吸骤停而死亡。②缓慢型的呼吸循环系统症状较轻,甚至无明显症状,待至产后出现流血不止、血液不凝时才被发现。

2. 全身出血倾向　80%以上的羊水栓塞患者都会出现凝血功能障碍,即使经抢救度过了呼吸循环衰竭时期,也很容易继而出现弥散性血管内凝血(DIC)。呈现以大量阴道流血为主的全身出血倾向,如黏膜、皮肤、针眼出血及血尿等,且血液不凝。值得注意的是部分羊水栓塞病例,缺少呼吸循环系统的症状,起病即以产后不易控制的阴道流血为主要表现,切不要单纯误认为子宫收缩乏力引起产后出血。

3. 多系统脏器损伤　本病全身脏器均受损害,除心脏外肾是最常受损害的器官。由于肾缺氧,出现尿少、尿闭、血尿、氮质血症,可因肾功能衰竭而死亡;脑缺氧时患者可发生烦躁、抽搐、昏迷。

(二)辅助检查

1. 非特异性检查

(1)心电图　右心室、右心房扩张,还可见到心肌劳损的表现。同时有心动过速。

(2)胸片　可能无异常表现,70%的患者可有轻度的肺水肿症状,表现为双侧弥漫性点状浸润阴影,沿肺门周围分布,肺部轻度扩大。心影可能会增大。

(3)血氧饱和度　突然下降往往可以提示有肺栓塞的问题。

(4)凝血功能的检查　结果相差较多,其结果取决于患者生存的时间和临床上出血的程度。①血小板计数$<100\times10^9$/L。②凝血酶原时间延长,大于10 s即有诊断意义。③血浆纤维蛋白原<1.5 g/L。④凝血块观察,取正常产妇血5 ml放试管内,置温箱中观察8～12 min

血块形成,低纤维蛋白原患者血液不易凝结,30 min 血凝块少,而弥散显示血小板已相当低,继发纤溶。⑤出血时间及凝血时间延长。⑥纤维蛋白降解产物增加,血浆鱼精蛋白副凝试验(3P 试验)及乙醇胶试验阳性。

2. 特异性检查

(1)母体循环或肺组织中羊水成分的检测　羊水栓塞的发生主要是羊水及其羊水中的有形成分进入母血中,引起肺血管栓塞和痉挛所致,因此,人们把在母血、子宫血管中和肺组织中找到来自于胎儿的成分如胎儿鳞状上皮细胞、毳毛、黏液作为诊断标准。

(2)母血清及肺组织中的神经氨酸-N-乙酰氨基半乳糖(SialylTn)抗原检测　这是一种简单、敏感、非创伤性的早期诊断羊水栓塞的方法。

近年来随着免疫学技术的不断发展,母血清及肺组织中的神经氨酸-N-乙酰氨基半乳糖抗原检测是一种新的羊水栓塞诊断方法。Kobayashi 等研究发现,黏液性糖蛋白的单克隆抗体 TKH-2 能识别羊水中黏液性糖蛋白中的寡糖结构,用免疫印迹技术,TKH-2 能检测到胎粪上清液中极低浓度的 SialylTn 抗原。能被 TKH-2 识别的抗原不但在胎粪中大量存在,同时也可出现在清亮的羊水中。通过免疫组化检测发现,在胎儿小肠、结肠、呼吸道黏膜上皮细胞中包含有与 TKH-2 发生反应的抗原,用放射免疫检测法在胎粪污染的羊水和清亮的羊水中都可测到 SialylTn 抗原,但前者明显高于后者,现发现 SialylTn 抗原是胎粪和羊水中的特征性成分之一,SialylTn 抗原大约占了胎粪的 1/10。羊水中 SialylTn 抗原的来源仍不十分清楚,由于消化道和呼吸道的黏膜上皮都有 SialylTn 抗原的表达,认为除了胎粪是羊水中 SialylTn 抗原的主要来源外,部分可能来源于胎儿呼吸道的黏液蛋白。妊娠后孕妇血清中 SialylTn 抗原浓度有所不同,如果羊水中有胎粪污染,孕妇血清中 SialylTn 抗原浓度[(20.3±15.4)U/ml]稍高于羊水清亮者[(11.8±5.6)U/ml]。但具有诊断价值的是在羊水栓塞患者或有羊水栓塞样症状者的血清中,SialylTn 抗原显者升高,约为(105.6±59.0)U/ml。因此用灵敏的放射免疫竞争检测法定量测定血清中的 SialylTn 抗原,是一种简单、敏感、非创伤性的诊断羊水栓塞的手段,可用于羊水栓塞的早期诊断。

孕产妇死亡后的组织学诊断仍然十分重要,用 TKH-2 进行免疫组化染色肺组织,发现羊水栓塞或有羊水栓塞样症状的患者,肺血管出现明显的强阳性染色,且这种强阳性染色可被颌下腺黏液蛋白完全抑制,表明它具有免疫特异性。

(3)组织抗凝因子的测定　羊水中的有形成分不是引起羊水栓塞的主要原因,而一些体液因子如组织因子样促凝物质、白三烯等在病生理过程中起了非常重要的作用。羊水栓塞发生后大约 40% 的患者出现致死性的凝血功能障碍。组织因子的凝血活性可被抗组织因子蛋白拮抗,因此理论上可以通过检测母血中的组织因子作为区分其他产科 DIC 的依据。

(4)肺组织中肥大细胞的测定　用免疫组化检测肺肥大细胞类胰蛋白酶可诊断羊水栓塞。近年来,对羊水栓塞的发生机制有大量文献报道,认为羊水栓塞的发生是机体对羊水中的胎儿成分产生过敏反应,导致肥大细胞脱颗粒释放组胺类胰蛋白酶和其他介质引起机体发生严重的病生理改变所致。类胰蛋自酶是一种中性蛋白酶,是 T 细胞和肥大细胞分泌颗粒的主要成分。Fineschi 等用特殊的免疫组化方法检测肺循环中肥大细胞类胰蛋白酶,发现因羊水栓塞和过敏性休克死亡者肺组织中肥大细胞数量都明显升高,两者之间无差异,死于创伤性休克者肺组织肥大细胞数量明显低于羊水栓塞和过敏性休克者,存在显著的差异。

表明用免疫组化检测肺肥大细胞类胰蛋白酶可诊断羊水栓塞。

三、诊断与鉴别诊断

（一）诊断

羊水栓塞的诊断主要根据诱发因素、临床症状和体征。可发生于胎膜破裂后、分娩时或分娩后，以及在缩宫素静脉滴注引产或在中期妊娠钳挟等情况下，在宫缩诱发、宫颈扩张、羊膜囊破裂、阴道分娩或剖宫产时或产后短时间出现不能用其他原因解释的产妇突然烦躁不安、寒战、呕吐、呛咳、呼吸困难、发绀、血压骤降、迅速休克、心搏骤停；急性缺氧、呼吸衰竭；发病急骤者，可于数分钟内死亡。凝血功能障碍时首先要考虑羊水栓塞。

部分患者血压回升后，往往出现产后大出血，血不凝，有时有全身出血倾向，最后可出现肾、肺、心功能衰竭。

（二）鉴别诊断

羊水栓塞综合征容易被误诊为其他的疾病。

1. 子痫抽搐　通常有高血压、水肿及蛋白尿史，在产前、产时、产后均可发生，无胎膜破裂因素，双肺听诊一般无啰音。DIC 的检查一般无异常。

2. 充血性心力衰竭　有心脏病史，有心脏负担加重的诱因，患者突发心悸、气短，咳泡沫状痰，一般无抽搐、出血和肾功能衰竭表现。在心力衰竭控制后症状能好转。

3. 脑血管意外　患者有高血压病史，有头痛、头晕，突然昏迷，可发生偏瘫。

4. 癫痫　患者往往有癫痫病史，有精神因素的诱因。患者一般无 DIC 和肾功能衰竭。

5. 其他非 DIC 原因引起的产后出血　一般可找到明确的病因，无凝血机制的改变。

6. 血栓栓塞性疾病　患者往往有高凝状态、下肢深静脉血栓的表现，一般无出血。

四、治　疗

羊水栓塞抢救成功的关键在于早诊断、早处理，积极抗过敏、纠正循环呼吸衰竭，改善低氧血症、抗休克，防治 DIC 和多器官衰竭。归纳为以下几方面。

（一）抗过敏

出现过敏性休克应该应用大剂量糖皮质激素，常选用氢化可的松 100 ~ 200 mg 加入 10% 葡萄糖注射液 50 ~ 100 ml 快速静脉滴注，再用 300 ~ 800 mg 加入 5% 葡萄糖注射液 250 ~ 500 ml 静脉滴注维持，一般每日 500 ~ 1 000 mg。但激素可抑制网状内皮系统功能，使已激活的凝血因子不能及时清除而加重 DIC，故反复应用时应注意，在使用肝素治疗的基础上应用本药为好。

（二）吸氧

应保持气道通畅，争取行正压持续给氧，至少用面罩给氧，鼻导管给氧效果不佳。有条件时可使用人工呼吸机，供氧可减轻肺水肿，改善脑缺氧及其他组织缺氧。

（三）解除肺动脉高压

供氧只能解决肺泡氧压，而不能解决肺血流低灌注，必须尽早解除肺动脉高压，才能根本改善缺氧，预防急性右心衰竭、末梢循环衰竭和急性呼吸衰竭。常用药物有如下。

1. 罂粟碱　首选药物，对冠状血管和肺、脑血管均有扩张作用，是解除肺动脉高压的理想药物。剂量为 30 ~ 90 mg 加入 10% ~ 25% 葡萄糖注射液 20 ml，静脉注射，每日不超过 300 mg。

2. 氨茶碱　具有解除肺血管痉挛，扩张冠状动脉及利尿作用，还有解除支气管平滑肌痉挛作用。剂量为 0.25 g 加入 25% 葡萄糖注射液 20 ml，静脉注射。

3. 阿托品　解除肺血管痉挛，还能抑制支气管的分泌功能，改善微循环。剂量为 1 mg，加入 10% ~ 25% 葡萄糖注射液 10 ml 静脉注射，每 10 ~ 15 min 一次，至面色潮红、症状好转。心率超过 120 次/min 时慎用。

4. 酚妥拉明　解除肺血管痉挛，剂量为 5 ~ 10 mg 加入 10% 葡萄糖注射液 100 ml，以 0.3 mg/min 静脉滴注。

（四）抗休克

羊水栓塞引起的休克比较复杂，与过敏、肺源性、心源性及 DIC 等多种因素有关。故处理时必须综合考虑。

1. 扩充血容量　休克时都存在有效血容量不足，应尽早、尽快扩充血容量，但应用不当极易诱发心力衰竭。有条件者最好用肺动脉漂浮导管，测定肺毛细管楔压（pulmonary capillary wedge pressure，PCWP），边监测心脏负荷边补充血容量。如无条件测量 PCWP，可根据中心静脉压指导输液。无论用哪种监护方法，都应在插管的同时抽血 5 ml，做血液沉淀试验，涂片染色寻找羊水成分，并做有关 DIC 实验室检查。扩容液的选择，开始多用右旋糖酐-40，葡萄糖注射液 250 ~ 500 ml，20 ~ 40 ml/min 静脉滴注，24 h 量不超过 1 000 ml。伴失血者应补充新鲜血及平衡液。

2. 纠正酸中毒　监测动脉血气分析，按酸碱失衡情况给药。发生酸中毒时予以 5% 碳酸氢钠静脉滴注，先注入计算量的 1/2 ~ 2/3。

3. 升压药物　休克症状急骤而严重或血容量虽已补足但血压仍不稳定者，可选用血管活性药物，常用多巴胺 20 ~ 40 mg 加入葡萄糖注射液 250 ml 静脉滴注，可保证重要脏器血供。心率偏快的患者选择去甲肾上腺素维持血管张力。

（五）防治 DIC

羊水栓塞诊断一旦确立，就应开始抗凝治疗，尽早使用肝素，以抑制血管内凝血，保护肾功能。首次应用肝素量 1 mg/kg（约 50 mg），加入生理盐水 100 ml 静脉滴注，1 h 内滴完。可用试管凝血时间测定法做监护，确定是否需要重复给药。维持凝血时间在 15 min 左右为宜。羊水栓塞可发生在产前、产时或产后。应警惕严重的产后出血发生，最安全的措施是在给肝素的基础上输新鲜血，并补充纤维蛋白原、血小板悬液及鲜冻干血浆等，以补充凝血因子，制止产后出血不凝。

（六）防治心力衰竭

可用快速洋地黄制剂，去乙酰毛花苷 C（西地兰）0.2 ~ 0.4 mg 加入 10% 葡萄糖注射液

20 ml静脉注射,必要时4～6 h重复1次,总量每日<1.2 mg。另辅以呋塞米20～40 mg静脉注射,防治心力衰竭,对提高抢救成功率具有重要意义。

(七)防治多器官损伤

羊水栓塞时受累器官除肺与心脏外,其次便是肾。为防止肾功能衰竭,在抗休克时必须注意肾的血灌注量,血容量未补充前不用或慎用缩血管药物,当血容量补足后,血压回升而每小时尿量仍少于17 ml时,应给予利尿药物治疗。无效者常提示急性肾功能衰竭,应尽早采用血液透析等急救措施。

(八)及时正确使用抗生素

以预防感染。

(九)产科处理

及时的产科处理对于抢救成功与否极为重要。羊水栓塞发生于胎儿娩出前,应积极改善呼吸循环功能、防治DIC、抢救休克等。如宫颈口未开或未开全者,应行剖宫产术,以解除病因,防止病情恶化;宫颈口开全,胎先露位于坐骨棘下者,可行产钳助产。术时及产后密切注意子宫出血等情况。如无出血,继续保守治疗;如有难以控制的产后大出血且血液不凝,应当机立断行子宫切除术,以控制胎盘剥离面血窦出血,并阻断羊水沉渣继续进入血液循环,使病情加重。对宫缩剂的使用意见尚不一致,不同意使用者认为加强宫缩,可促使潴留在子宫壁内的羊水进入母体血液循环,导致病情恶化。众所周知子宫收缩和缩复可起到生物学结扎血管作用,是产后胎盘剥离面止血的重要机制,为防治产后大出血,权衡利弊还是以用药为好。但发病时如尚未分娩而正在输注缩宫素,应立即停输。

五、预　后

羊水栓塞综合征是由于分娩时羊水进入到母体的血液循环中,羊水中有胎脂、上皮细胞等有形物质,既可以直接阻塞血管,又可以作为强凝物质,引起肺栓塞,严重的休克及血液不凝固的情况,使产妇发生不可控制的大出血,羊水栓塞可以发生在妊娠的早、中、晚各期,一旦发生羊水栓塞,即使积极地抢救,仍然病死率十分高,产妇的病死率可高达80%。死亡的时间快到可从数分钟至数小时,约1/3的患者在发病半小时内死亡,另1/3在发病1 h内死亡,多由肺血管栓塞引起,其余1/3死于血液不凝或肾功能衰竭。羊水栓塞综合征是产科最凶险的并发症,由于该情况在分娩前也常常不能预计,所以在分娩的过程中要严密观察产妇,尤其是在有胎死宫内、巨大儿,前置胎盘,胎盘早剥,子宫收缩过强等情况存在时更要倍加小心。

六、预　防

如能注意以下事项,则对预防羊水栓塞有利。①人工破膜时不兼行剥膜,以减少子宫颈管的小血管破损。②不在宫缩时行人工破膜。③掌握剖宫产指征,术中刺破羊膜前保护好子宫切口上的开放性血管。④掌握缩宫素应用指征。⑤对死胎、胎盘早期剥离等情况,应严密观察。

避免产伤、子宫破裂、宫颈裂伤等：①分娩时勿使宫缩过强，子宫收缩过强使宫内压力增高，可能引起子宫下段内膜破裂，则宫缩时羊水由间隙进入母体。需适当给予镇静剂及抑制子宫收缩剂，以缓减宫缩。②人工剥膜与人工破膜，扩张宫颈和剥膜时均注意避免损伤，破膜后羊水可直接与开放的静脉接触，在宫缩增强的情况下易使羊水进入母体血液循环。人工破膜时必须在宫缩间歇时进行，减少羊水进入母体血液循环的机会。③正确使用缩宫素，并严密观察，防止宫缩过强，在使用缩宫素时应专人看护。④对有诱发因素者，严密观察警惕羊水栓塞综合征的发生，如剖宫产、前置胎盘、胎盘早期剥离、急产等。

（邹冬玲　李　蓉　苏晓萍　任成山）

参考文献

1　杨烨．羊水栓塞导致孕产妇死亡的病理诊断和预防[J]. 2020, 18(7): 18-19.

2　PHILISE W, JONATHAN N, MICHELLE E D. Subclinical amniotic fluid embolism presenting as sudden onset seizure activity and reintubation[J]. The American Surgeon, 2020, 86(4): e198-e199.

第三十八章

妇产科挤压综合征

妇产科挤压综合征(crush syndrome of obstetrics and gynecology)又称 Paxson 挤压综合征、Young-Parson 综合征。1941 年 Young 首先报道子宫胎盘危象后出现肾功能衰竭。1946 年 Paxson 命名为妇产科疾病挤压综合征(obstetric crush syndrome)。后来称之为 Young-Parson 综合征。

一、病因及发病机制

凡能引起产妇广泛性创伤、休克及感染的疾病,均可成为本征的病因。如产伤、胎盘娩出后出血、子宫破裂或内翻、卵巢囊肿蒂扭转等,以上疾病使肾组织长期缺血,最终演变为肾功能衰竭。

妊娠期肾更易遭受上述疾病因子的损害。因为妊娠期肾负担加重,孕激素的增加使输尿管平滑肌张力下降,且增大的子宫压迫输尿管致输尿管、肾盂和肾盏扩张,内压增高。高内压促使肾小管对钠的再吸收增强,致大量(500～800 mmol/L)的钠潴留体内。同时,妊娠中期以后,血容量增大,肾血流量及肾小球滤过率显著增加(增加 30%～50%)。这种情况下,发生肾缺血更容易出现肾功能衰竭。出血性休克、溶血、中期引产及妊娠期肝病引起肾功能衰竭的机制如下。

1. 出血性休克　某些疾病造成的产后大出血休克,使肾血液灌注不足,肾缺血,肾内血流动力学改变,致肾皮质或肾小管坏死,肾小球滤过压下降以至少尿,若合并有肾内 DIC 病理改变,则可发生不可逆的肾皮质弥漫坏死,导致肾功能衰竭。

2. 溶血反应　一方面由于红细胞相溶性抗原不合输血引起溶血;另一方面,严重感染时细菌内毒素损害血管内膜,破坏血小板并释放出脂蛋白,使血凝物质增多,促发血管内凝血,导致严重的溶血反应。溶血后大量纤维素沉积于肾血管壁,引起肾小血管的损害,最终发生肾功能衰竭。

3. 中期引产　引产时,宫内注入液体压力过高或液量过多,均可反射性引起肾血管痉挛;引产常合并宫腔严重感染,细菌内毒素对肾血管的毒害作用,加重了肾病损,也可导致肾功能衰竭。

4. 妊娠期肝病　由于肝细胞的弥漫性损害,凝血酶原及纤维蛋白原合成障碍,凝血功能低下,继发 DIC 或溶血性尿毒症,发展为肾功能衰竭。

此外,可引起肾功能衰竭的因素还有:①妊娠本身使血液处于高凝状态,妊娠中期以后,血浆纤维蛋白原及第Ⅶ、Ⅹ、Ⅷ因子增加,纤维蛋白溶解活性下降,促发 DIC;②先兆子痫、胎盘早剥、死胎等病理状态下,胎盘组织中的凝血活酶及凝血物质大量释放进入血液,也可引起 DIC,导致肾功能衰竭;③慢性高血压者,肾内小动脉长期处于痉挛状态,并有纤维素网沉积,在有其他致病因素介入时,可诱发肾功能衰竭。

二、临床表现

大出血所致的急性肾功能衰竭,有少尿进展至无尿,高血压和尿毒症等症状和体征,严重者可出现休克。血液检查见高血钾、高氮质血症,多于创伤后 5 ~ 9 d 达到高峰。尿检查:血尿、色素和颗粒管型。心电图检查呈高钾血症的征象。

三、诊　断

根据产后大出血或感染。出现少尿或无尿应考虑妇产科挤压综合征之诊断可能,主要应与羊水栓塞、特发性产后肾功能衰竭综合征相鉴别。

四、治　疗

妇产科挤压综合征按急性肾功能衰竭处理。给予低蛋白质和低钾的流质饮食,静脉注射钙剂,离子交换灌洗(除去钾离子),如需输血,则应弃去血浆,以限制钾的输入;如有酸中毒,则给少量碳酸氢钠,可做血液透析。当开始多尿时,应给予充足的液体量,注意调节水和电解质平衡。同时注意原发性疾病的治疗。

(邹冬玲　苏晓萍　任成山)

参考文献

1 王晨虹. 妇产科学[M]. 4 版. 北京:人民卫生出版社,2018:414-423.

2 EL-AZAB A S, SIEGEL S W. Sacral neuromodulation for female pelvic floor disorders[J]. Arab J Urol, 2019, 17(1):14-22.

3 KHUNDA A, MCCORMICK C, BALLARD P. Sacral neuromodulation and sexual function: a systematic review and meta-analysis of the literature[J]. Int Urogynecol J. 2019, 30(3): 339-352.

第三十九章

仰卧位休克综合征

仰卧位休克综合征(supine shock syndrome)又称 Mengert 休克综合征(Mengert shock syndrome)、Mengert 综合征、仰卧位低血压综合征(supine hypotensive syndrome)、妊娠后期仰卧位循环性虚脱、妊娠期体位性休克、姿态性休克、转位性低血压综合征、妊娠晚期下腔静脉综合征、孕妇体位性休克。仰卧位休克综合征指有些孕妇于妊娠后期在仰卧位由于子宫压迫下腔静脉,血液反流受阻而出现休克症状。采取侧卧位,症状即可缓解,故未引起重视。我国于 1979 年刘新民等报道之后,仍有少数报道。

一、病因及发病机制

仰卧位休克综合征病因及发病机制有以下 5 点。

1. 特异的神经精神因素　包括交感神经因素和神经丛受刺激因素,脑血液量减少是发生症状的直接原因。

2. 下腔静脉受压　血液反流受阻,回心血量减少,导致心排血量减少,从而引起血压下降。

3. 妊娠子宫挤压横膈　引起迷走神经兴奋,而发生心率减慢,内脏血管扩张,导致血压下降。

4. 妊娠晚期子宫血量增多　占全身血量的 16.6%,导致回心血量减少,造成低血压而发生休克。

5. 孕妇体位对血压的影响　11.0%~47.0% 的孕妇仰卧时,平均收缩压下降 3.07 kPa (23 mmHg),心排出量比右侧卧位时少 13.5%。

二、临床表现及诊断

一般在妊娠 28 周后产生症状,32~36 周时最明显,接近预产期有所减轻或消失。双胎、羊水过多者发生率较高。于仰卧 1~10 min 内(以 7 min 为多见)出现头晕、胸闷、恶心、面色苍白、出冷汗、脉搏加快、血压下降等症状,严重者胎儿呈宫内窘迫现象。若孕妇侧仰卧,子宫向左或右移位,或剖宫取胎后症状即可消失。

根据发病情况、妊娠周数及典型临床表现不难做出仰卧位休克综合征的诊断。

三、治　疗

临分娩前应取侧卧位，阴道分娩时可将右臂垫高（呈侧斜位），行剖宫产时，若选用硬膜外麻醉，应警惕仰卧位休克综合征的发生，剖宫产时应取“斜-屈”位（身体倾斜45°，大腿垫高15°），若须输液，可以从上肢静脉注入，以增加回心血量，对仰卧位休克综合征有较好的预防作用。一旦发生仰卧位休克综合征，应立即侧卧或将子宫移位，迅速取出胎儿。在药品选用上，阿托品对仰卧位休克综合征有拮抗作用，但心动过速时应慎用，异丙肾上腺素可改变心排血量，使之恢复正常。Ringer乳酸钠溶液有较好疗效。

（邹冬玲　李　蓉　苏晓萍　任成山）

参考文献

1　杨雪峰，魏光萍．剖宫产仰卧位低血压综合征304例临床分析[J]．现代妇产科进展，1996，5(3)：1-2.

2　KINSELLA S M，LOHMANN G. Supine hypotensive syndrome[J]. Obstet Gynecol，1994，83(5)：774-788.

第四十章

羊膜腔感染综合征

羊膜腔感染综合征(amniotic infection syndrome)又称羊膜感染、产时发热、宫腔内感染、绒毛膜羊膜炎。羊膜腔,胎儿及其附属物(胎膜、脐带、胎盘)在妊娠期或分娩时,发生非特异性感染,有部分病例分娩后炎症仍可继续发展,导致产妇和新生儿发生一系列症状和体征,组成了本综合征。

一、病因及发病机制

产前、产时及产后,致病菌均可由外界进入产道;有些细菌如厌氧性链球菌,常在产前就寄生在产道内,当产道损伤或局部抵抗力降低时,就会增加细菌侵入的机会,而引起本病。感染可通过子宫壁→胎盘→胎儿血液循环→;或胎膜→羊水→胎盘→胎儿血液循环的途径播散。

常见的病原菌:①α 及 β-溶血性链球菌,能产生多种外毒素及溶组织酶,可溶解组织的多种蛋白,增加细菌侵入能力,引起严重感染;②金黄色葡萄球菌感染病情严重;③大肠埃希菌常和其他细菌混合感染;④产气荚膜杆菌可产生两种毒素,一种可溶解蛋白质而产气,另一种有溶血作用,可迅速出现循环衰竭及气性坏疽而死亡;⑤支原体宫颈内膜炎可能引起宫缩;⑥革兰氏阴性厌氧球菌、杆菌都具有内毒素,厌氧杆菌及梭菌可降解肝素、加速血凝、产生脓毒性血栓静脉炎。

引起羊膜腔感染综合征发病的因素有以下两方面。

1. 产前因素　产前即有贫血、营养不良及其他慢性疾病如慢性肾盂肾炎、膀胱炎、肠炎等,均可导致孕妇抵抗力降低、容易发生感染,产前性交也增加感染的机会。

2. 分娩因素　胎膜对感染的防御功能十分重要,如果这一屏障被破坏,病原菌就可以从阴道直接进入羊膜腔,发生妊娠复发性黄疸。胎膜早破或滞产,多次肛门检查、阴道检查均可将细菌带入引起发病。

胎盘炎症多在母体面,绒毛间腔的绒毛膜下,大量白细胞聚集浸润并向绒毛膜扩展至羊膜,蜕膜血管有白细胞渗出,并浸润绒毛膜及羊膜,以宫口周围的胎膜最甚。

二、临床表现及诊断

羊膜腔感染综合征症状缺乏特异性、表现隐晦、常在早期破膜后 48 ~ 72 h,尤在规律性宫缩后，胎膜混浊、脐带水肿、呈灰白色或灰绿色，羊水可由清亮变成脓性，有臭味。体温升高，子宫有触痛。产妇和胎儿心率加快，危及胎儿生命。有的可无典型症状：体温不升高却发生呼吸困难、缺氧、发绀、呼吸暂停；亦可有中枢神经症状如肌张力增强、痉挛倾向或痉挛发作；有的在分娩后 2 ~3 d 内症状不典型，而后发生肺炎、败血症、脓毒血症，甚至危及产妇生命；产后子宫内膜炎、盆腔感染、脓毒性盆腔血栓性静脉炎等也有发生。

由支原体引起者，仅有 2 ~3 d 轻度的持续发热或无症状，但支原体培养阳性。一般不发生产褥期重大并发症。

根据病史、症状及实验室检查。末梢血白细胞升高，胞质内有时可见到中毒性颗粒。黄疸指数升高、咽拭子、羊水、血培养，可有致病菌生长，均有助于羊膜腔感染综合征的诊断。

三、治　疗

必须重视孕妇卫生指导及检查，妊娠晚期禁房事，并防止撞击腹部，及时纠正胎位，避免肛诊或阴道检查；一旦出现感染症状，应尽快终止妊娠；根据细菌培养及药敏试验，选用抗生素。新生儿应立即清除口腔及呼吸道内的黏液及脓性污染物，并给予抗生素治疗，首选药物为氨苄青霉素。

（邹冬玲　苏晓萍　任成山）

参考文献

1 GOMEZ-LOPEZ N, ROMERO R, GALAZ J, et al. Cellular immune responses in amniotic fluid of women with preterm labor and intra-amniotic infection or intra-amniotic inflammation[J]. Am J Reprod Immunol, 2019, 82(5): e13171.

2 NARDHY G L, ROBERTO R, JOSE G. Cellular immune responses in amniotic fluid of women with preterm labor and intra-amniotic infection or intra-amniotic inflammation[J]. American Journal of Reproductive Immunology, 2019, 82(5): 13111-13171.

3 TCHIRIKOV M, SCHLABRITZ-LOUTSEVITCH N, MAHER J, et al. Mid-trimester preterm premature rupture of membranes (PPROM): etiology, diagnosis, classification, international recommendations of treatment options and outcome[J]. J Perinat Med, 2018, 46(5): 465-488.

第四十一章

妊娠急性脂肪肝

妊娠急性脂肪肝(acute fatty liver of pregnancy,AFLP)又称产科急性假性黄色肝萎缩(acute pseudo yellow liver atrophy in obstetrics)、妊娠特发性脂肪肝(pregnacy idiopathic fatty liver)、妊娠期肝脂肪变性(fatty degeneration of liver during pregnancy)等。AFLP是妊娠晚期特有的致命性少见疾病。起病急骤,病情变化迅速,可发生在妊娠28~40周,多见于妊娠35周左右的初产妇,妊娠高血压、双胎和男胎较易发生。其发生率为1/(1 000 000~10 0000),尽管其发生率低,但病死率高达80%以上。AFLP临床表现与暴发性肝炎相似。

一、病因及发病机制

AFLP的病因不明。由于AFLP发生于妊娠晚期,只有终止妊娠才有痊愈的希望,故推测是妊娠引起的激素变化,使脂肪酸代谢发生障碍,致游离脂肪酸堆积在肝细胞和肾、胰、脑等其他脏器,造成多脏器损害。近年来已有多例复发病例和其子代有遗传缺陷报道,故有学者提出AFLP可能是遗传病。此外,病毒感染、中毒、药物(如四环素)、营养不良、妊娠高血压等多因素对线粒体脂肪酸氧化的损害作用可能也与之有关。

AFLP的主要病理改变是肝细胞大量的脂滴浸润,肝的总体结构不发生改变,肝细胞肿胀,胞质内充满脂滴,脂滴微小,并且在胞质中围绕在胞核的周围,HE染色组织切片上见许多独特的空泡。进一步发展见少量的、大片的脂肪空泡,可能与脂肪变性有关,但炎症坏死不明显。用特殊脂肪油红O染色,细胞中的脂肪小滴可见特殊染色,阳性率更高。病情开始在肝小叶中心带和中间带,以后发展到门脉区的肝细胞。病情进一步恶化,肾、胰腺、脑组织等脏器均有微囊样脂肪变性。由于胆小管阻塞或肝内胆汁堆积,约40%的妊娠脂肪肝存在胆汁淤积的组织学特点。炎症虽然不是AFLP的独特表现,但也很常见(约50%)。严重的AFLP可表现为稀疏的小片状坏死,但不是大片的、全小叶的坏死。当组织改变不典型时要与肝炎鉴别。电镜检查细胞核位于细胞的中央,周围充满脂滴。线粒体肿胀,基质的密度增加。脂滴由游离脂肪酸组成,不是三酰甘油。分娩结束后肝的病理改变迅速改善,无后遗症,不会发展为肝硬化。

二、临床表现

（一）症状体征

AFLP 起病初期仅有持续性恶心、呕吐、乏力、上腹痛或头痛。数天至 1 周后孕妇出现黄疸，且进行性加深，常无瘙痒。腹痛可局限于右上腹，也可呈弥散性。患者常有高血压、蛋白尿、水肿，少数患者有一过性多尿和烦渴，如不分娩病情继续进展，出现凝血功能障碍，皮肤瘀点、瘀斑、消化道出血、齿龈出血等，低血糖、意识障碍、精神症状及肝性脑病、尿少、无尿和肾功能衰竭，常于短期内死亡。

多数患者发病初期有急性剧烈上腹痛，淀粉酶增高，酷似急性胰腺炎。

患者虽黄疸明显，血清直接胆红素增高，但尿胆红素常阴性。文献报道此种现象也可见于急性重型肝炎。

常于肝功能衰竭出现前有严重出血及肾功能损害。

AFLP 时死产、死胎、早产及产后出血多见。重症患者还可出现胰腺炎和低蛋白血症。

（二）辅助检查

1. 血常规　外周血白细胞计数升高，为（15.0 ~ 30.0）$\times 10^9$/L，出现中毒颗粒，并见幼红细胞和嗜碱性点彩红细胞；血小板计数减少，外周血涂片可见肥大血小板。

2. 血清总胆红素　中度或重度升高，以直接胆红素为主，一般不超过 200 μmol/L；ALT 轻度或中度升高，ALT 不超过 300 U/L，有酶胆分离现象；血碱性磷酸酶明显升高；血清白蛋白偏低，β 脂蛋白升高。

3. 血糖　可降至正常值的 1/3 ~ 1/2，是 AFLP 的一个显著特征；血氨升高，出现肝性脑病血氨可高达正常值的 10 倍。

4. 凝血酶原时间和部分凝血活酶时间　延长，纤维蛋白原降低。

5. 血尿酸、肌酐和尿素氮　均升高。尤其是尿酸的增高程度与肾功能不成比例，有时高尿酸血症可在 AFLP 临床发作前就存在。

6. 尿蛋白与尿胆红素　尿蛋白阳性，尿胆红素阴性。尿胆红素阴性是较重要的诊断之一，但尿胆红素阳性不能排除 AFLP。

7. 影像学检查　B 超见肝区的弥漫性高密度区，回声强弱不均，呈雪花状，有典型的脂肪肝波形。CT 及 MRI 检查可显示肝内多余的脂肪，肝实质呈均匀一致的密度减低。

8. 病理学检查　是确诊 AFLP 的唯一方法，可在 B 超定位下行肝穿刺活检。

（1）光镜检查　肝组织学的典型改变为肝小叶结构正常，肝细胞弥漫性、微滴性脂肪变性，肝细胞肿大，以小叶中央静脉附近的肝细胞多见；胞至内散在脂肪空泡，胞核仍位于细胞中央，结构不变；可见胆汁淤积，无炎症细胞浸润。HE 染色下，肝细胞呈气球样变，是本病最早的形态学改变，肝窦内可见嗜酸性小体。如肝细胞受损严重，则出现明显的坏死和炎症反应。

（2）电镜检查　电镜下可见线粒体明显肿大，出现破裂、疏松和嵴减少，并见类结晶包涵体。滑面和粗面内质网、高尔基体内充满脂质而膨胀。

处理时期的早晚与本病的预后密切相关。保守治疗母儿病死率极高,应尽可能早期行肝穿刺确诊。到脏器衰竭后有出血倾向时做肝穿刺有危险,不宜进行。确诊后应迅速分娩并给予最大限度的支持治疗。

三、诊断与鉴别诊断

(一)诊断

AFLP 易发生于妊娠晚期,初产妇、妊娠高血压、多胎是 AFLP 的高危因素,一半以上的 AFLP 伴有妊娠高血压。诊断除根据病史、临床特点外,可参考辅助检查,确诊则依赖于组织学检查。

(二)鉴别诊断

1. 急性重症病毒性肝炎　肝衰竭是急性重症病毒性肝炎的主要表现,临床上与 AFLP 极为相似,应特别注意鉴别。急性重症病毒性肝炎的血清免疫学检查往往阳性,包括肝炎病毒的抗原和抗体检测;ALT 极度升高,往往>1 000 U/L;尿三胆阳性。血尿酸升高不明显,白细胞计数正常,肾功能异常出现较晚。外周血涂片无幼红细胞及嗜碱性点彩红细胞。肝组织学检查见肝细胞广泛、大片状坏死,肝小叶结构破坏。

2. 妊娠期肝内胆汁淤积症　妊娠期肝内胆汁淤积症表现为瘙痒、转氨酶升高、黄疸、胆汁酸升高。而 AFLP 无瘙痒和胆汁酸的升高。妊娠期肝内胆汁淤积症的组织学改变主要是肝小叶中央毛细胆管中胆汁淤积,胎盘组织亦有胆汁沉积;而 AFLP 的肝细胞主要是脂肪小滴浸润,胎盘无明显改变。

3. 妊娠期肝损伤和 HELLP 综合征　AFLP 的肾曲小管上皮细胞有游离脂肪酸沉积,肾曲小管重吸收障碍导致水钠潴留,出现恶心、呕吐、高血压、蛋白尿、水肿等类似于妊娠高血压的表现,同时重症妊娠期高血压疾病亦可出现肝功能、肾功能和凝血功能的障碍。当进一步发展,出现 HELLP 综合征时,其临床表现和实验室检查与 AFLP 十分相似。两者之间的鉴别一定要引起临床重视。妊娠期高血压疾病先兆子痫和 HELLP 综合征极少出现低血糖和高血氨,这不仅是重要的鉴别要点,而且是 AFLP 病情严重程度的标志,预示肝衰竭和预后不良。肝区超声和 CT 检查对鉴别诊断有帮助,但明确诊断只能依靠肝组织活检。妊娠高血压先兆子痫很少出现肝功能衰竭和肝性脑病,肝组织学检查示门脉周围出血、肝血窦中纤维蛋白沉积、肝细胞坏死;肝组织可见炎症细胞浸润,肝组织的免疫组化检查显示肿瘤坏死因子(tumor necrosis factor,TNF)和嗜中性弹性蛋白酶的染色十分明显。有时两者的临床表现十分类似,且二者可能同时存在,临床鉴别十分困难。由于两者的产科处理一致,均为加强监测和及早终止妊娠,因此临床鉴别不是主要矛盾。

四、治　疗

AFLP 尚无特效疗法,一旦确诊应及早终止妊娠,可行剖宫产或引产,以改善患者预后,同时给予支持和对症治疗。

1. 一般治疗　卧床休息，给予低脂肪、低蛋白饮食，保证足够热量，静脉滴注葡萄糖注射液以纠正低血糖；注意水、电解质平衡，纠正酸中毒。

2. 换血或血浆置换　血浆置换治疗可清除血液内的激惹因子，增补体内缺乏的凝血因子，减少血小板聚集，促进血管内皮修复，此治疗方法国外多用，并取得较好疗效。

3. 成分输血　大量冷冻新鲜血浆治疗可获得血浆置换疗法类似效果。可根据情况给予红细胞、血小板、人血白蛋白、新鲜血等。

4. 保肝治疗　维生素 C、支链氨基酸（六合氨基酸）、三磷腺苷、辅酶 A 等。

5. 肾上腺皮质激素　短期使用以保护肾小管上皮，宜用氢化可的松每天 200 ~ 300 mg 静脉滴注。

6. 预防性治疗　根据病情应用抗凝剂和 H_2 受体阻断剂或质子泵抑制剂，维持胃液 pH 值>5，不发生应激性溃疡。肾功能衰竭利尿无效后可用透析疗法、人工肾等治疗。使用对肝功能影响小的抗生素，如氨苄西林，防治感染。

7. 产科处理　AFLP 一旦确诊或被高度怀疑，无论病情轻重、病情早晚，均应尽快终止妊娠。

8. 病情治疗　AFLP 处理时间的早晚与本综合征的预后密切相关，保守治疗母儿病死率极高，应尽可能早期行肝穿刺确诊。到脏器衰竭后有出血倾向时做肝穿刺有危险，不宜进行。确诊后应迅速分娩和给予最大限度的支持治疗。

五、预　防

1. 饮食原则　①控制总热量：轻度脂肪肝每日每分折体重供给 126 ~ 147 kJ（30 ~ 35 kcal）的热量，重者每日每千克休重 84 ~ 105 kJ（20 ~ 25 kcal）热量，使体重渐减轻，利于肝功能的恢复。②蛋白质每日供给患者蛋白质 80 ~ 100 g 为宜。③脂肪：每日供给脂肪 35 ~ 50 g，最好供给含不饱和脂肪酸较高的植物油。④糖类：禁食蔗糖、果糖等，每日供给糖类 200 ~ 300 g 为宜。⑤食盐：控制食盐在 5 ~ 6 g 为宜。⑥禁饮酒及含乙醇的饮料。⑦每日进食 4 餐为宜。

2. 饮食搭配　可以通过食物颜色搭配护肝饮食。每日三餐膳食一定要调配合理，做到粗细搭配营养平衡，足量的蛋白质能清除肝内脂肪。多吃蔬菜，多吃水果。补充足够的维生素、矿物质和微量元素。补充足够的膳食纤维，膳食纤维可减缓胃排空时间，减少脂肪和糖的摄入和吸收，具有降血脂、降血糖的作用。

3. 慎用药物　任何药物进入体内都要经过肝解毒。所以平时在选用药物时更要慎重，谨防药物的不良反应，特别对肝有损害的药物绝对不能用，避免进一步加重肝的损害。

（陈　勇　邹冬玲　任成山）

参考文献

1 苟文丽. 妇产科学[M]. 4 版. 北京:人民卫生出版社,2018:82-150.

2 黄鸿燕,李淑云,单丝洁. 妊娠期急性脂肪肝不同终止妊娠时机对妊娠结局的影响[J]. 中国医药指南,2020,18(13):63-64.

3 NATARAJAN S K, IBDAH J A. Role of 3 hydroxy fatty aciinduced hepatic lipotoxicity in acute fatty liver of pregnancy[J]. Int J Mol Sci,2018,19(1):322.

4 NAOUM E E, LEFFERT L R, CHITILIAN H V, et al. Acute fatty liver of pregnancy: pathophysiology, anesthetic implications, and obstetrical management[J]. Anesthesiology,2019,130(3):446-461.

5 MARTENS L, OTTEN S, TJAN D H T, et al. Acute fatty liver of pregnancy[J]. Ned Tijdschr Geneeskd,2019(162):D2930.

第五篇

妇产科医院感染的防控

第四十二章

妇产科门诊感染预防与控制

妇产科门诊做妇科检查及门诊手术时，由于各种医疗器械与患者的血液、阴道分泌物直接接触，经血液传播的疾病，如获得性免疫缺陷综合征（acquired immune deficiency syndrome，AIDS）、乙型病毒性肝炎（riral hepatitis type B）、丙型病毒性肝炎（riral hepatiti type C）等，通过沾有患者血液的器械和医务人员污染的手传播造成医院感染。因此，加强妇产科门诊医院感染管理，是控制医院感染的重要环节，更是一项艰巨的任务。

第一节　门诊诊疗过程中发生院内感染的易感因素

1. 医院门诊硬件条件不完善　环境清洁、隔离、消毒、灭菌等工作不够规范化、制度化，管理缺乏，使妇产科门诊医务人员的诊疗操作、个人防护、环境的清洁消毒、器械消毒、灭菌程序等得不到充分体现和规范。所以，不执行或执行不完善各项医院感染管理制度，是造成妇产科门诊医院感染的危险因素。

2. 妇产科器械和材料污染　妇产科器械污染后如不彻底清洗，如诊刮器械等使用前不严格进行消毒、灭菌等，可引起医源性感染。

3. 医务人员个人防护不到位引起感染　医护人员与患者近距离接触，且绝大部分操作在阴道、宫腔内进行，操作时血液和胎盘残留物飞溅使医护人员可直接接触患者的血液及残留物引起交叉感染，成为感染人类免疫缺陷病毒（human immunodeficiency virus，HIV）、乙型病毒性肝炎、丙型病毒性肝炎的高危人群。有个别医护人员没有严格的无菌操作观念和个人防护意识，操作时不戴口罩、手套及不及时洗手等导致医护人员感染。

第二节　门诊感染防护的管理要求

1. 建立健全规章制度　成立门诊感染管理小组，明确小组及其人员的职责。小组一般由门诊负责人担任组长，人员包括门诊护士长、医生和护士，小组成员为妇产科门诊相对固定人员。感染管理小组根据相关感染特点和门诊医疗工作实际情况，制定门诊医院感染管理相关制度、计划、措施和流程，并监督、检查落实情况，进行医院感染质量持续改进。感染管理小组接受医院感染管理部门对门诊感染管理工作的监督、检查与指导，落实医院感染管理相关改进措施，评价改进效果，做好相应记录。感染管理小组负责组织工作人员开展医院感染管理知识和技能的培训。

2. 工作人员的管理　应参加医院和科室组织的有关医院感染管理知识的培训和考核；应掌握并遵循医院感染管理的相关制度及流程，在进行诊疗过程中做好标准预防措施，落实手卫生规范，进行无菌操作时，严格遵守无菌技术操作。消毒隔离遵守门诊消毒隔离制度执行。

第三节　门诊工作人员医院感染防护的培训

一、门诊工作人员的培训

1. 制定计划　医院感染小组制定培训计划，并根据工作人员岗位特点开展有针对性培训。

2. 培训内容　①门诊医疗保健相关感染预防与控制工作的特点。②医院感染管理相关制度。③基本的感染预防与控制措施，如手卫生、血源性病原体职业防护、个人防护用品的正确选择和使用等标准预防措施及清洁消毒的方法和频率、医疗废物管理等，并依据国家及地方颁布的法律、法规、标准、规范等及时更新。④有疫情发生时，培训内容应包括相应的预防与控制知识及技能。⑤对兼职人员培训还应包括手卫生依从性观察、医疗保健相关的感染病例监测、多重耐药菌管理等。新上岗人员应参加岗前培训，在岗人员定期接受培训。培训效果评估形式包括现场抽查、填写考卷、现场操作等。

二、患者和家属、陪同人员的宣教

1. 宣教的形式　可利用折页、宣传画、宣传海报、宣传视频等开展多种形式的宣教。

2. 宣教内容　包括手卫生、呼吸道卫生、咳嗽礼仪和医疗废物的范围等。对确诊或疑似经空气或飞沫传播疾病的患者，应进行正确使用口罩的培训；对确定或疑似经接触传播疾病的患者，应宣教相应的隔离措施。

第四节　门诊感染监测报告

1. 手卫生监测　开展手卫生依从性监测，每月 1 次。

2. 消毒剂、灭菌剂监测　使用中的消毒剂、灭菌剂应进行生物和生化检测。①生物检测：每季度一次，细菌含量<100 菌落形成单位（colony-forming units，CFU）/ml，不得检出致病性微生物；灭菌剂每月监测 1 次，不得检出任何微生物。②化学监测：根据消毒、灭菌剂的性能定期监测，含氯消毒剂应每日监测，戊二醛的监测每周 1 次。应同时对消毒、灭菌物品进行消毒与灭菌效果监测，消毒物品不得检出致病性微生物，灭菌物品不得检出任何微生物。

3. 紫外线消毒灯管监测　进行日常监测、紫外线强度监测。日常监测包括灯管应用时间、累计照射时间和使用人签名。对新的和使用中的紫外线灯管照射强度进行监测，新灯管不得低于 100 $\mu W/cm^2$，使用中的灯管不得低于 70 $\mu W/cm^2$，新灯管半年监测一次，使用时间达 600 h 后，每个月监测 1 次。

4. 环境卫生学监测　包括对空气、物体表面和医务人员手的监测，每季度监测 1 次，当有医院感染流行，怀疑与医院环境卫生学因素有关时，应及时进行监测。

5. 感染病例监测　门诊短时间内出现 3 例以上症候群相似的医疗及保健相关感染病例时，及时开展感染病例的流行病学调查，并采取针对性的控制措施。

第五节　门诊预检、分诊、接诊与转诊

1. 严格执行相关规章制度　严格执行《医疗机构传染病预检分诊管理办法》的规定，制定预检分诊制度。根据传染病的流行季节、周期、流行趋势和卫生行政部门的特定传染病预警信息，加强特定传染病的预检、分诊工作。

2. 预检与分诊　导医负责预检、分诊，预检分诊处配备体温计（枪）、速干手消毒剂、口罩。工作人员接诊患者时，做好标准预防措施。如怀疑其患有传染病时，根据传播途径使用相应的防护用品，并正确指导患者使用适宜的防护用品。

3. 接诊与报告　医生在接诊过程中，应注意询问患者有关的流行病学史、职业史，结合患者的主诉、病史、症状和体征等对来诊的患者进行传染病的预检。认真贯彻实施《传染病防治法》，保证疫情报告的及时性、准确性、完整性。门诊医生诊治患者，必须登记门诊日志，要求登记项目准确、完整、字体清楚。发现甲类传染病及乙类传染病中的艾滋病患者、肺炭疽患者、病原携带者和疑似患者时，城镇 6 h 内、农村于 12 h 内以最快的通讯方式向防疫站报告，并同时报出传染病报告卡。发现乙类传染病患者、病原携带者和疑似患者，城镇 12 h 内、农村 24 h 内、丙类传染病 24 h 内报出传染病报告卡。填写传染病报告卡片应准确、完整、字体清楚。诊治传染病患者时，要按规定做好消毒、隔离措施。

4. 转诊　经预检为需要隔离的传染病患者或疑似传染病患者的，应及时将患者转诊到具备救治能力的医疗机构。

第六节　门诊医疗废物管理

根据《医疗废物管理条例》和《医疗卫生机构医疗废物管理办法》的规定，对医疗废物进行分类、密闭运送，相关登记保存 3 年。

门诊公共区域放置生活垃圾桶，内装黑色垃圾袋。但特殊科室如采血室、注射室等患者可能丢弃医疗废物的区域应放置医疗废物桶，内装黄色医疗垃圾袋。

门诊换药室、采血室、注射室、妇产科门诊、妇产科门诊治疗室、人工流产室、计划生育手术室门诊、盆底功能康复科等可能进行诊疗操作的房间应放置医疗废物桶，内装黄色医疗废物袋。锐器放入锐器盒内。

（林安平　刘芳容）

参考文献

1　陈辉，金志姗，王泽华，等. 妇科应对新型冠状病毒感染应急流程管理及防控策略建议[J]. 现代妇产科进展，2020，29(3)：161.

2　赵茵，邹丽，欧阳为相，等. 妊娠合并新型冠状病毒感染的管理建议[J]. 中华妇产科杂志，2020，55(2)：75-76.

第四十三章

妇产科病房感染预防与控制

妇产科是医院预防感染的重点科室之一，是医院感染潜在危险因素较多的科室，做好妇产科病房的医院感染的预防，显得尤为重要。妇产科病房医院感染预防与控制的关键在产房与母婴同室病房。

第一节　加强学习与管理

一、加强相关知识的学习和培训

妇产科人员定期学习《传染病防治法》《消毒技术规范》等相关法律、法规，提高对预防医院感染的认识，同时学习与本职工作相关的医院感染预防与控制方面的知识，落实医院感染管理的规章制度、工作规程及要求。

二、妇产科病房环境要求及消毒

产房、人工流产室、婴儿洗澡间、治疗室布局要规范合理。无菌区、清洁区、污染区分区明确，标识清楚。室内物品放置要规范，无菌物品放置专柜，按消毒日期先后摆放。产房、母婴同室病房空气每日采用动态循环风紫外线消毒，人工流产室、婴儿洗澡间、治疗室每日紫外线消毒，每日 2 次。地面和物表的消毒：采用湿式清扫式擦拭，每日常规进行，以清洁为主，若被污染及时用含氯消毒剂拖擦。待产床、产床、平车每日使用后必须更换一切用品，并用含氯消毒剂擦拭床单元。人工流产后、分娩后、产妇出院后、婴儿洗澡后均要对人工流产室、产房、母婴同室病房、婴儿洗澡间进行终末消毒。

三、人员进出的管理

产房、人工流产室、婴儿洗澡间、母婴同室病房严格出入人员的管理，最大限度地减少人员流动。进产房、人工流产室、婴儿洗澡间工作人员应洗手、换刷手衣、戴帽子和口罩、换专用拖鞋,陪侍人员必须穿隔离衣、戴口罩和帽子、穿专用鞋。离开时应换外出衣和鞋。操作时严格遵守无菌操作规程。并且每月进行环境卫生学监测。严格执行手卫生规范。加强医护人员洗手的依从性,在接产、人工流产等有创操作时,医务人员要严格执行外科手消毒规范。产房、人工流产室、治疗室安装流动水洗手设施,配备非手触式水龙头,配备清洁剂,肥皂盒保持清洁和干燥,配备干手毛巾,避免二次污染。治疗车、洗澡间、待产间等要配速干手消毒剂。

四、操作仪器及使用物品的消毒与管理

助产用的器械盘、人工流产包要清洁干净。使用前必须检查核对包装原样、有效期和灭菌指示带,无菌的物品必须在有效期内使用,产包打开起 4 h 内有效(注:所有一次性消毒用物,一经打开 4 h 内有效)。助产用的器械视为相对污染,必须与脐带处理器械分开使用。严禁用侧切剪刀断脐,持物钳灭菌后干燥保存。每次接生使用一套。重复使用的各种器械每次使用后应放入含氯消毒液中浸泡后再进一步处置。一次性使用物品应专柜保存。使用前要检查有效期,小包装有无漏气、破损,过期的不得使用。使用时若发生热原反应、感染或其他异常情况,必须及时留取样本送检,并详细记录,报告医院感染预防和控制科(以下简称院感科)。发现不合格产品或质量可疑产品,应立即停止使用,及时上报院感科。一次性使用的医疗用品,使用后按医疗废物处理,禁止重复使用。

五、母婴同室病房的感染与控制要求

1. 母婴室床位面积　母婴同室病房内每张产妇床位的使用面积不应少于 6.5 m^2,每名婴儿应有一张床位,占地面积不应少于 1 m^2。

2. 母婴隔离措施　①母婴一方有感染性疾病时,患病母婴均应及时与其他正常母婴隔离。产妇在传染病急性期,应暂停哺乳。②产妇哺乳前应洗手、清洁乳头。哺乳用具一婴一用一消毒,隔离婴儿用具单独使用双消毒。

3. 婴儿防护措施　①婴儿用服药水、粉扑、油膏、沐浴液、浴巾、治疗用品等,应一婴一用,避免交叉使用。②遇有医院感染流行时,应严格执行分组护理的隔离技术。③患有皮肤化脓及其他感染性疾病的工作人员,应暂时停止与婴儿接触。

4. 严格探视制度　探视者应着清洁服装,洗手后方可接触婴儿。在感染性疾病流行期间,禁止探视。

5. 终末消毒　母婴出院后,其床单元、保温箱等,应彻底清洁、消毒。

六、产房的消毒与隔离

1. 人员要求　医务人员进入产房应更衣换鞋,严格执行手卫生规范。接生前医护人员应严格执行刷手及手消毒制度,手刷一人一用一灭菌。接生前应按要求消毒产妇会阴。接生过程中严格执行无菌技术操作规程。

2. 产房清洁与消毒　①产房应定时通风换气，分娩前后用动态消毒机进行空气消毒，产妇出产房后进行终末消毒。②保持室内清洁，用 500 mg/L 含氯消毒液进行物表消毒；地面湿式清扫，拖把分区使用，每日 500 mg/L 含氯消毒液拖地 2 次。遇污染时及时用 1 000 mg/L 含氯消毒液覆盖并清除。用后浸泡消毒，清洗后悬挂晾干。每周彻底消毒 1 次。

3. 诊疗用品的消毒　①一般诊疗用品如体温表、听诊器等用 500 mg/L 含氯消毒液浸泡 30 min 后流动水冲洗，干燥备用。消毒液定期更换，保证有效浓度。②遇分枝杆菌、炭疽菌、气性坏疽杆菌、肝炎病毒、人类免疫缺陷病毒等感染的患者污染的器具应采用 1 000 ~ 2 000 mg/L 含氯消毒液浸泡 30 min 后流动水冲洗，干燥备用。

4. 产妇所用物品及器械管理　产妇所用物品及器械应严格按照要求处理。一般产妇用后的器械，在处置室冲去血迹后交消毒供应中心处理，确诊、疑似感染及急诊产妇用后的器械尚需放入双层黄色塑料袋内交消毒供应中心处理。

第二节　妇产科产房医院感染预防与控制措施及流程

为了预防分娩过程中造成产妇及新生儿的感染，需严格采取以下预防与控制措施。

一、布局与管理

（一）设计要求

产房布局合理，严格划分非限制区、半限制区及限制区，各区之间应有实际的隔离屏障，区域间标识明确，符合功能流程。

1. 非限制区　非限制区设于产房最外侧，包括换鞋及平车入室区、更衣洗澡区、厕所、值班室、休息室、处置室。

2. 半限制区　包括办公室、待产室、准备间、洗涤间。

3. 限制区　限制区在内侧，包括分娩室、刷手间及无菌物品存放室等。

（二）隔离设施

应设置隔离待产室和隔离分娩室，无条件时设置隔离床。

二、分娩前产妇的管理

1. 产前病原学检查　产妇产前应进行 HBV、HCV、HIV、梅毒抗体的检测，阳性者应按消毒隔离原则处理。

2. 待产管理　产妇进入产程应入住待产室。患有感染性疾病的产妇应安置在隔离待产室待产，严格执行消毒隔离制度。

三、助产人员的准备

1. 手部要求　进入产房前应修剪指甲，除去各类手部饰品，不得涂指甲油。

2. 产房要求　①医护人员进入产房必须更衣、换鞋、戴帽子，外出时更换外出服及鞋。非本室工作人员未经许可不得入内。②患有呼吸道感染疾病、皮肤有伤口及其他传染病的工作人员不得进行助产及手术操作。

三、接生中的感染预防及控制措施

1. 产妇准备与要求　①协助产妇穿腿套或盖盖被，注意保暖。②患有感染性疾病的产妇应在隔离产房分娩，医务人员严格执行隔离预防技术的规定，术后彻底清洁和消毒。

2. 物品准备与要求　①准备产包、侧切包等接生用品。助产器械包内备断脐专用剪及无菌纱布、棉签、无菌手套等。②手术器械必须灭菌并在有效期内使用，凡疑有污染时应立即更换，重新灭菌处理，一次性医疗器械、器具不得重复使用。

3. 备皮、消毒会阴部　用一次性备皮刀去除阴毛，用10%肥皂水棉球擦洗会阴，用温开水冲洗干净，用0.5%碘伏棉球消毒2遍。

4. 医务人员准备与要求　①助产人员应严格外科手消毒、穿防渗透的无菌手术衣或围裙、戴无菌手套。②医护人员应严格执行手卫生制度。接台助产人员，在两台之间应消毒手，更换手套和无菌手术衣。

5. 器械台准备与要求　①整理台上的器械及物品，铺无菌巾。②无菌物品与非无菌物品分开放置，无菌物品应放置在无菌柜内，无菌物品一经打开不得再放回原处，产包打开后限4 h内使用，其他无菌物品一经打开24 h内使用，新生儿断脐器械禁止与其他助产器械混用。

6. 产程防控措施　①根据情况选择麻醉方法，根据产程实际情况选择是否实施会阴侧切术。②保护会阴，协助胎儿娩出，清理新生儿呼吸道分泌物，处理脐带，用植物油或医用液状石蜡去除胎儿体表的胎脂。③黏膜（尿道口、阴道）可使用0.1%的碘伏消毒，新生儿脐带应使用0.5%的碘伏进行消毒。④可疑宫内感染时，立即留取标本送细菌培养。⑤控制产房内人员数量，保持室内出入门关闭状态，避免不必要的走动和交谈。

四、环境、器械及物品清洗、消毒灭菌措施

1. 空气消毒　采用紫外线灯消毒，每次消毒时间不少于60 min。

2. 物体表面、地面清洁和消毒　①每日工作前和结束后进行清洁和消毒，若有血液、体液污染时，应及时用500 mg/L的84液擦拭或喷洒消毒。每周进行一次大扫除。②产床、产床、床垫等若有血液、体液污染时，应及时用500 mg/L的84液擦拭消毒。

3. 房间及区域的清洁和消毒　①隔离产房使用后应做终末消毒处理。医疗废物装双袋，脏被服装袋，注明传染后送洗和消毒。②不同区域和不同用房的清洁、消毒用品应专室专用，标识醒目，避免交叉感染。

4. 器械和物品的消毒管理　①接生用的器械、胎头吸引器等用品，必须一用一清洗、灭菌。②使用后的器械、器具及物品，分类放入专用收集容器内，交供应室统一进行处置。③可重复使用的新生儿复苏设备，如吸耳球、喉镜、简易呼吸复苏器等，每次用后必须进行清

洗、消毒。④吸引器管路、吸引瓶使用后及时清洗、消毒,用 500 mg/L 的 84 液浸泡 30 min,干燥保存,一次性吸氧管、吸痰管、吸引管等不得重复使用。

5. 医疗废物的管理　分类收集,每台清理,及时转运。胎盘按照病理性废弃物处置,与医疗废物暂存地有交接手续。

6. 监测与记录　定期对消毒、灭菌效果和环境卫生学进行监测并记录。

（林安平　陈月梅）

参考文献

1 吴小玲,叶红,向娟,等. 产房医院感染的隐患及预防控制对策[J]. 中华医院感染学杂志,2013,23(14):3470-3471.

2 中国国家卫生健康委员会. 新冠肺炎疫情期间医务人员防护技术指南(试行)[EB/OL].(2020-02) http://www. henanyz. Comindex = 1&id = 20022409524609821.

3 徐艳. 妇产科病房医院感染的原因与管理[J]. 中华医院感染学杂志,2011,21(2):320.

第四十四章

妇产科门诊在急性呼吸道传染病流行期间的感染控制

急性呼吸道传染病如重症急性呼吸综合征(severe acute respiratory syndrome,SARS)、新型冠状病毒肺炎(novel coronavirus pneumonia,NCP,简称新冠肺炎;世界卫生组织称为2019年冠状病毒病,coronavirus disease 2019,COVID-19)等,主要经呼吸道传染的传染病其传染性强,有一定致死率,纳入《中华人民共和国传染病防治法》规定的乙类传染病,按甲类传染病管理。流行病学特点显示,急性呼吸道传染病如SARS、新冠肺炎等其传染源主要是病毒感染的患者,无症状感染者也可能成为传染源;传播途径以经呼吸道飞沫和密切接触传播为主,在相对密闭的环境中长时间暴露于高浓度气溶胶情况下存在经气溶胶传播的可能,人群普遍易感。基于目前的流行病学调查,潜伏期为1~14 d,多为3~7 d。因潜伏期和无症状感染者也可具有传染性,故门诊就诊者的排查至关重要,避免漏诊呼吸道传染病例。医务人员应强化标准预防措施的落实,根据医疗操作可能传播的风险,做好个人防护、手卫生、门急诊管理、环境通风及空气消毒、物体表面的清洁消毒和医疗废弃物管理等医院感染控制工作,最大可能避免医院感染发生和医院聚集性疫情出现。

第一节　加强急性呼吸道传染疾病的知识和防护培训与宣教

制定相关培训计划,依据工作人员岗位特点开展有针对性的培训,提高防控及诊疗能力。

1. 培训的人员　对妇产科门诊及计划生育门诊医务人员包括辅医、保洁等全员进行普遍适用的急性呼吸道传染病知识培训和防护培训,对高暴露风险区域的工作人员重点培训,进行现场演示与实际操作,使其熟练掌握呼吸道传染病毒感染的防控知识、方法与技能。

2. 培训的内容　包括呼吸道传染病毒防控与诊疗相关知识,医务人员穿脱防护用品培训及医院感染管理相关制度等。

3. 宣教场所与内容　在预约大厅、候诊区等场所利用海报、宣传视频等多种形式对就诊者和家属、陪同人员进行宣教,内容包括手卫生、呼吸道卫生、咳嗽礼仪、消毒隔离及医疗废物的处置等。

第二节　门诊接诊流程与处理

除门诊日常流程外，强调对前来就诊及陪同人员进行急性呼吸道传染疾病相关病史的筛查。

1. 筛查与分诊　门诊入口处给就诊者测量体温，发热者直接导向医院发热门诊就诊。若为疑似病例，按相关规定流程诊治；若为确诊病例，应转到本辖区的指定医院进一步治疗或手术流产。

2. 询问与登记　体温正常的就诊者，询问以下9个问题（“九问”），其中第1～4条是流行病学史筛查，第5～7条是临床症状筛查，第8～9条是相关高危因素筛查。填写医院表格，并书面签字确认：姓名、身份证号、地址、联系方式并强调受法律约束。仅限一名家属陪同，与就诊者一样测量体温并接受询问和书面签字确认。就诊者和家属均应正确佩戴口罩。

（1）您14 d内去过疫区及周边地区，或其他有病例报告的社区，或在以上地区居住过吗？

（2）您14 d内与感染者有过接触吗？

（3）您14 d内接触过来自疫情高发地区（这些地区根据相关部门的通知调整），或来自有病例报告社区的发热或有呼吸道症状的人吗？

（4）您的周边有2人及以上的确诊病例或无症状感染者吗？

（5）您14 d内有过发热吗？

（6）您14 d内有咳嗽、咳痰、憋气、咽痛、胸痛等呼吸道症状吗？

（7）您14 d内有乏力、肌痛或腹泻等不适吗？

（8）您14 d内坐过飞机、火车、长途汽车或去过其他医院吗？（最好有相关证明，医院留存）。

（9）您14 d内参加过2人以上的聚会或去过其他人多的公共场所吗？

3. 就诊　就诊者及家属均排除上述问题并双方签字确认后方可进入诊室，注意一人一诊室，仅允许一名家属进入。医生再次对就诊者和家属进行上述“九问”，医生与就诊者和家属间应该保持1.0～1.5 m的距离。

4. 检查　进行妇科检查和妇科B超时，就诊者单人单巾单垫。建议多采用腹部超声，避免就诊者分泌物的污染。

5. 防护　医务人员应充分做好防护。门诊医生戴一次性工作帽、医用外科口罩，穿工作服，必要时外罩一次性隔离衣、戴一次性乳胶手套；进行妇科检查和妇科B超时，除上述防护外，医生应佩戴一次性使用乳胶手套或丁腈手套及护目镜，在接触不同就诊者或手套破损时及时更换手套并进行手卫生。

6. 实验室检查　除血常规、乙肝5项等常规化验外，需增加检测C反应蛋白（C reactive protein，CRP），多数患者CRP和红细胞沉降率升高，降钙素原正常。血常规注意白细胞计数及淋巴细胞计数。

7. 胸部影像学检查　采用CT进行胸部检查。尤其欲行无痛人工流产及需要行门诊妇科手术时，应行胸部CT检查，避免遗漏肺部炎性病变，导致术中病毒播散。

8. 有流行病学接触史的处理　若有流行病学接触史，如非急诊情况，门诊手术应隔离满14 d后再考虑手术，实验室及胸部影像学检查当日最佳（建议不超过48 h），必要时复查。

9. 妇产科门诊人工流产的处理　在急性呼吸道传染病流行期间，提倡减少手术流产量，根据病情轻重缓急合理安排每日手术；药物流产因需留院观察时间长且需反复复诊，建议疫情期间暂停；不全流产和稽留流产可采用居家辅助药物或期待治疗，必要时再做清宫术等操作，以尽可能减少呼吸道感染的风险。但应向期待治疗的患者讲明，观察期间有阴道大出血风险，强调如果阴道出血多或腹痛剧烈需随时急诊。

（林安平　陈月梅）

参考文献

1　中华医学会计划生育学分会. 新型冠状病毒肺炎疫情下终止早期妊娠的专家指导建议[J]. 中华生殖与避孕杂志,2020,40(3):182-187.

2　北京协和医院新型冠状病毒感染的肺炎诊治专家组. 北京协和医院关于“新型冠状病毒感染的肺炎”诊疗建议方案(V2.0)\[J\]. 中华内科杂志,2020,59(3):186-188.

第四十五章

妇产科病房及急诊手术在急性呼吸道传染病流行期间的感染控制

在急性呼吸道传染病流行期间，很多择期手术均因疫情而暂停开展，但是急诊手术刻不容缓。因此，急诊手术的安全性管理非常重要，妇产科医生应当掌握急性传染病的临床表现和流行病学特点，了解其可能潜伏期无症状有感染性，避免误诊漏诊。且针对急诊手术和限期手术，应在积极排查和防控急性呼吸道传染病的基础上，合理有序地开展。

第一节　需要急诊手术患者就诊流程

1. 筛查　对所有急诊患者进行就诊前的筛查程序（流行病学史、体温、症状）。对于病情危重，不能配合的患者，向家属及密切接触者询问接触史、地区史。

2. 就诊与转诊　对于筛查不通过者，建议先到发热门诊就诊。对于病情较重，如腹腔内失血性休克患者，无法转至发热门诊者，应启动院内会诊，若无时间排除相关情况，按“高度疑似和确诊患者”治疗原则治疗处理。

3. 处理　对诊断后考虑需行腹腔探查手术患者，应在常规术前检查基础上，增加肺部 CT 检查，进一步排除呼吸道传染疾病。酌情考虑同时行肺部及盆腹腔 CT，提高诊断效率。

第二节　高度疑似和确诊患者急诊手术治疗原则

1. 高度疑似和确诊患者的处理　高度疑似和确诊患者，原则上不做妇产科择期手术。

2. 急诊手术患者的处理　对于有妇科急诊手术探查指征（急腹症，如异位妊娠、黄体破裂、卵巢囊肿蒂扭转等）的疑似或者确诊患者，如在院外发病，应转至当地卫健委指定的医院进行治疗；如已在院内就诊，应及时隔离，固定专人护理，启动院内会诊。充分权衡患者手术获益，对于重型和危重型传染病患者，原则上以治疗传染病为主。

3. 限期手术患者的处理　对于妇科恶性肿瘤等限期手术的患者而言，或者化疗后准备手术的患者,免疫力低下,无疑是易感人群之最。故妇科肿瘤医生需严格把握手术指征和手术时机,将有限的医疗资源分配给亟须手术的患者,如病灶较大已发生肠梗阻、出血等并发症的恶性肿瘤(卵巢癌并发肠梗阻、泌尿系统梗阻、腹腔内出血等)。

4. 手术治疗的特殊要求　如确需手术治疗,需沿专线、用专车护送患者至手术室,在专用负压手术间进行手术。术后转入指定的具有负压隔离的监护室,进行单间隔离。同时按国家规定尽快启动病原学检测流程,如排除感染,可按常规处理。如确诊,应考虑转运至当地卫健委指定医院进一步治疗。

第三节　疑似感染患者手术处理流程

1. 手术间要求　①患者应于负压手术间内实施手术操作。②患者手术期间,关闭好缓冲间,打开负压,手术间呈负压后才可以开始手术(-5 Pa 以下)。

2. 物品与人员要求　尽量减少手术间内物品,精简参加手术人员。

3. 医务人员防护　医务人员防护为三级预防。

4. 手术患者防护　非全身麻醉患者,给患者带外科口罩;全身麻醉患者术后按照规范消毒麻醉机。

5. 麻醉方式及手术方式选择　①妇科手术多为盆腹腔手术,尽量采用硬膜外麻醉,开腹手术;②如患者为轻型或者普通型,患者肺部病变可耐受腹腔镜气体压强,可酌情考虑腹腔镜手术。

6. 手术期间的措施　①手术时间不宜过长,以解决急诊问题为目的。②尽量减少创伤,手术范围宜小不宜大,病情允许,可考虑疫情结束后,择期行二次手术。③术中快速冷冻检查,如相关医院病理科无相应的安全防护设施,取消该类患者的术中快速切片检查,使用更安全的替代检查,术后根据常规病理结果做相应处理。④所有设备、用具、药品等必须一人一用。接触患者呼吸道的麻醉用具,如可视喉镜镜片、呼吸面罩、呼吸球囊、过滤器等均一次性使用。⑤术者使用电刀时,尽可能使用吸烟装置,或使用吸引器,尽量减少气溶胶的扩散。⑥手术期间,所有人员不得随意离开手术间,拒绝参观人员进入该手术间。

7. 术后措施　术后物品感染控制及手术间处理按照手术室防护建议执行。

(林安平　陈月梅)

参考文献

1　中华人民共和国卫生健康委员会. 新型冠状病毒感染的肺炎诊疗方案(试行第七版)发布[EB/OL]. (2020-03-04) http2017,124(5):e106-e149://health. people. cn/n1/2020/

0304/c14739-31616706. html.

2　HUANG C,WANG Y,LI X,et al. Clinical features of patients infected with 2019 novel coronavirus in Wuhan,China[J]. Lancet,2020. doi:https://doi. org/10. 2215/CJN. 04160320.

中英文名词对照

C 反应蛋白	C reactive protein, CRP
HBV 表面抗原	HBV surface antigen, HbsAg
Mengert 休克综合征	Mengert shock syndrome
Paxson 挤压综合征	crush syndrome of obstetrics and gynecology
T 细胞白血病病毒Ⅰ型	human T-cell leukemia virus Ⅰ, HTLV-Ⅰ
X 射线计算机体层摄影	X-ray computed tomography, CT
A	
癌胚抗原	carcinoembryonic antigen, CEA
B	
白陶土部分凝血活酶时间	kaolin partial thromboplastin time, KPTT
白细胞介素-6	interleukin-6, IL-6
白血病	leukemia
比马唑	carbimazole
避孕药后闭经综合征	postpill amenorrhea syndrome
丙氨酸氨基转移酶	alanine aminotransferase, ALT
丙硫氧嘧啶	propylthiouracil, PTU
丙型病毒性肝炎	riral hepatiti type C
丙型肝炎病毒	hepatitis C virus, HCV
丙氧鸟苷	gancilovir
病毒性肝炎	viral hepatitis
病毒性心肌炎	viral myocarditis
搏动指数	pulsatility index, PI
不典型鳞状上皮细胞	atypical squamous cells, ASC
不典型腺上皮细胞	atypical glandular cells, AGC
不孕症	infertility
C	
残角子宫	rudimentary horn of uterus
产后出血	postpartum hemorrhage, PPH
产科急性假性黄色肝萎缩	acute pseudo yellow liver atrophy in obstetrics
产褥病率	puerperal morbidity
产褥感染	puerperal infection
成人 T 细胞白血病	adult T cell leukemia, ATL
持续病毒学应答	sustained virological response, SVR

出口横径	transverse outlet, TO
出口后矢状径	posterior sagittal diameter of outlet
处女膜闭锁	imperforate hymen
垂体催乳素腺瘤	prolactinoma
纯蛋白衍生物	purified protein derivative, PPD
磁共振成像	magnetic resonance imaging, MRI
雌二醇	estradiol, E_2
雌激素	estrogen, E
雌三醇	estriol, E_3
促黄体生成素释放素	luteinizing hormone releasing hormone, LHRH
促甲状腺激素	thyroid stimulating hormone, TSH
促甲状腺激素受体抗体	thyrotropin receptor antibody, TRAb
促卵泡激素	follicle stimulating hormone, FSH
促性腺激素	gonadotropic hormone, GTH
促性腺激素释放激素	gonadotropins releasing hormone, GnRH
促性腺激素释放激素激动剂	gonadotropin-releasing hormone agonist, GnRHa
催乳素	prolactin, PRL

D

达那唑	danazol
大脑胎盘血流比率	cerebral placental flow ratio, CPR
大脑中动脉	middle cerebral artery, MCA
大脑中动脉搏动指数	middle cerebral artery pulse index, MCAPI
单纯疱疹病毒	herpes simplex virus, HSV
单角子宫	unicornuate uterus
低级别鳞状上皮内病变	low-grade squamous intraepithelial lesion, LSIL
低氧血症	hypoxemia
滴虫阴道炎	trichomonas vaginitis
骶耻外径	external conjugate, EC
地中海贫血	thalassemia
丁型肝炎病毒	hepatitis D virus, HDV
动脉导管未闭	patent ductus arteriosus, PDA
动脉反向灌注序列	twin reversed arterial perfusion sequence, TRAPS
对抗精子抗体	anti-sperm antibody, AsAb
多巴胺	dopamine, DA
多囊卵巢综合征	polycystic ovarian syndrome, PCOS
多学科联合诊治	multidisciplinary diagnosis and treatment, MDT

E

二尖瓣关闭不全	mitral insufficiency, MI

二尖瓣狭窄	mitral stenosis, MS
F	
法洛四联症	tetralogy of Fallot
反应	grimace
房间隔缺损	atrial septal defect, ASD
放射免疫测定	radioimmunoassay, RIA
放射免疫沉淀试验	radio immunoprecipitation test, RIP
非特异性外阴炎	non-specific vulvitis
非甾体抗炎药	non-steroidal anti-inflammatory drugs, NSAID
肺毛细管楔压	pulmonary capillary wedge pressure, PCWP
肺炎	pneumonia
肺炎支原体	mycoplasma pneumonia, Mp
分泌激素	hormone
风疹病毒	rubella virus, RV
肤色	appearance
辅助性 T 细胞	helper T cell, Th cell
辅助生殖技术	assisted reproductive technology, ART
妇产科学	obstetrics and gynecology
腹径	abdomen diameter, AD
腹围	abdominal circumference, AC
G	
干扰素	interferon, IFN
肝酶升高	elevated liver enzymes, EL
高级别鳞状上皮内病变	high-grade squamous intraepithelial lesion, HSIL
高级别鳞状上皮内病变不典型鳞状细胞	atypical squamous cells-cannot exclude HIS, ASC-H
高渗性高血糖状态	hyperosmolar hyperglycemic state, HHS
高血糖危象	hyperglycemic crisis
睾酮	testosterone, T
睾丸决定因子	testis-determining factor, TDF
更年期综合征	menopausal syndrome, MPS
庚型肝炎病毒	hepatitis G virus, HGV
弓形虫	toxoplasma gondii
弓形子宫	arcuate uterus
供精者精液人工授精	artificial insemination with donor semen, AID
宫颈管搔刮术	endocervical curettage, ECC
宫颈上皮内瘤变	cervical intraepithelial neoplasia, CIN

宫颈炎	cervicitis
宫内节育器	intrauterine device, IUD
宫腔内人工授精	intrauterine insemination, IUI
宫缩激惹试验	contraction stress test, CST
股骨长度	femur lerigth, FL
骨髓纤维化	myelofibrosis
骨髓增生异常综合征	myelodysplastic syndrome, MDS
过多抑制综合征	over suppression syndrome
过敏性休克	allergic shock
过剩抑制综合征	superfluousinhibition syndrome
过氧化物酶-抗过氧化物酶染色	peroxidase-anti peroxidase staining, PAP
H	
核糖核酸	ribonucleic acid, RNA
核心抗体	anti-Hb core, 抗-HBc
红细胞平均 Hb 含量	mean corpuscular hemoglobin, MCH
红细胞平均 Hb 浓度	mean corpuscular hemoglobin concentration, MCHC
红细胞平均体积	mean corpuscular volume, MCV
呼吸	respiration
呼吸衰竭	respiratory failure
化学发光免疫试验	chemiluminescence analysis, CLIA
黄体生成素	luteinizing hormone, LH
获得性免疫缺陷综合征	acquired immune deficiency syndrome, AIDS
J	
肌张力	activity
激素替代疗法	hormone replacement treatment, HRT
急性白血病	acute leukemia
急性膀胱炎	acute cystitis
急性病毒性肝炎	acute viral hepatitis, AVH
急性肺栓塞	acute pulmonary embolism
急性肾功能衰竭	acute renal failure, ARF
急性肾盂肾炎	acute pyelonephritis
急性胰腺炎	acute pancretitis
集落刺激因子	colony stimulating factor, CSF
己烯雌酚	diethylstilbestrol, DES
己烯雌酚治疗后对第二代产生的综合征	after stilbestrol treatment the coming generation syndrome
计划靶区	planning target volume, PTV

甲苯胺红不加热血清试验	toluidine red unheated serum test, TRUST
甲硫氧嘧啶	methylthiouracil, MTU
甲巯咪唑	methimazole, MMI
甲胎蛋白	alpha-fetoprotein, AFP
甲型肝炎病毒	hepatitis A virus, HAV
甲状腺毒症	thyrotoxicosis
甲状腺功能减退症	hypothyroidism
甲状腺功能亢进症	hyperthyroidism
甲状腺过氧化物酶抗体	thyroid peroxidase antibody, TPOAb
甲状腺激素	thyroid hormone, TH
甲状腺结合球蛋白	thyroid binding globulin, TBG
甲状腺球蛋白抗体	thyroglobulin antibody, TGAb
甲状腺素	thyroxine, T_4
甲状腺危象	thyroid crisis
碱性磷酸酶	alkaline phosphatase, ALP
结核性盆腔炎	tuberculous pelvic inflammatory disease
解脲支原体	ureaplasma urealyticum, Uu
经间期出血	intermenstrual bleeding, IMB
经前期综合征	premenstrual syndrome, PMS
静脉导管	ductus venosus, DV
静脉导管血流	ductus venosus blood flow, DV
巨噬细胞激活因子	macrophage activating factor, MAF
巨细胞病毒	cytomegalovirus, CMV
巨幼细胞贫血	megaloblastic anemia, MA
聚合酶链反应	polymerase chain reaction, PCR
聚腺苷二磷酸核糖聚合酶抑制剂	poly adenosine diphosphate ribose polymerase inhibitors, PARPi
绝经期综合征	perimenopausal syndrome
菌落形成单位	colony-forming units, CFU

K

抗甲状腺过氧化物酶抗体	thyroid peroxidase antibody, TPOAb
抗甲状腺药物	antitrypsin drugs, ATD
抗精子抗体	antisperm antibody, AsAb
抗精子抗体免疫球蛋白 G	AsAb immunoglobulin G, IgG, AsAbIgG
抗磷脂抗体	antiphospholipid antibody, APA
抗磷脂抗体综合征	antiphospholipid antibody syndrome, APS
抗磷脂酸抗体	anti-phosphatidicacid antibody, APA
抗心磷脂抗体	anticardiolipin antibody, ACA

抗子宫内膜抗体	anti-endometrial antibody, EMAb
空腹血糖	fasting blood glucose, FPG
口服葡萄糖耐量试验	oral glucose tolerance test, OGTT
库肯勃瘤	Krukenberg tumor
快速血浆反应素环状卡片试验	rapid plasma reagin circle card test, RPR

L

狼疮抗凝物	lupus anticoagulation, LAC
狼疮抗凝物质	lupus anticoagulant, LA
两性畸形	hermaphroditism
临床靶区	clinical target volume, CTV
淋巴脉管间隙浸润	lymph-vascular space invasion, LVSI
淋病	gonorrhea
淋病奈瑟菌	neisseria gonorrhoeae, NG
淋球菌	gonococcus
鳞状上皮细胞增生	squamous hyperplasia of vulvar
鳞状细胞癌	squamous cell carcinoma, SCC
卵巢过度刺激综合征	ovarian hyperstimulation syndrome, OHSS
卵巢上皮性肿瘤	ovarian epithelial tumor
卵磷脂	lecithin, L
卵细胞质内单精子注射	intracytoplasmic sperm injection, ICSI
卵子体外成熟	in vitro maturation, IVM

M

慢性盆腔痛	chronic pelvic pain, CPP
慢性肾小球肾炎	choronic glomerulonephritis
慢性肾盂肾炎	chronic pyelonephritis
盲角子宫	unicornis uterus
梅毒	syphilis
梅毒螺旋体	treponema pallidum, TP
梅毒螺旋体颗粒凝集试验	treponema pallidum particle agglutination test, TPPA
梅毒螺旋体免疫层析法-梅毒快速检测	treponema pallidum immunochromatography-rapid test, TP-RT
梅毒螺旋体血凝试验	treponema pallidum hemagglutination assay, TPHA
梅毒血清反应生物学假阳性	biological false positive serological test for syphilis, BFP-STS
梅格斯综合征	Meige syndrome
酶联免疫吸附试验	enzyme-linked immunosorbent assay, ELISA

酶免疫测定	enzyme immunoassay, EIA
门冬氨酸氨基转移酶	aspartate aminotransferase, AST
蒙氏结节	Montgomery's tubercles
弥散性血管内凝血	disseminated intravascular coagulation, DIC
泌尿生殖窦	urogenital sinus
泌尿生殖嵴	urogenital ridge
泌尿生殖褶	urogenital fold
泌尿系统感染	urinary tract infections, UTIs
免疫球蛋白 M	immunoglobulin M, IgM
母子医学	maternal medicine

N

内膜干细胞	endometrial stem cells, EmSC
女性更年期综合征	women menopause syndrome
女性生殖道畸形综合征	female genital tract deformity syndrome
女性生殖器先天性畸形	female genital tract congenital deformity
女性生殖器肿瘤	female genital tumors

P

胚胎移植	embryo transfer, ET
盆腔炎性疾病	pelvic inflammatory disease, PID
葡萄胎	hydatidiform mole/vesicular mole

Q

脐动脉	umbilical artery, UA
脐动脉血流	umbilical arterial blood flow, UA
脐动脉血流搏动指数	umbilical artery blood flow index, UAPI
脐静脉	umbilical vein, UV
髂棘间径	iliac spine, IS
髂嵴间径	iliac crest, IC
前列腺素 E_2	prostacyclin E_2, PGE_2
前庭大腺囊肿	vestibular gland cyst
前庭大腺炎	vestibular gland inflammation
桥本病	Hashimoto's disease
桥本甲状腺炎	hashimoto thyroiditis
桥本甲状腺毒症	Hashitoxicosis
鞘磷脂	sphingomyelin, S
侵蚀性葡萄胎	invasive mole, IM
去铁胺	deferoxamine, DFO
缺铁性贫血	iron deficiency anemia, IDA

R

人附睾蛋白 4	human epididymis protein 4, HE4
人工授精	artificial insemination, AI
人类绝经期促性腺激素	human menopausal gonadotropin, HMG
人类免疫缺陷病毒	human immunodeficiency virus, HIV
人绒毛膜促性腺激素	human chorionic gonadotropin, HCG
人乳头瘤病毒	human papilloma virus, HPV
人胎盘催乳素	human placental lactogen, HPL
人型支原体	mycoplasma hominis, Mh
妊娠	pregnancy
妊娠过敏反应综合征	pregnancy allergic reaction syndrome
妊娠合并肺结核	pulmonary tuberculosis
妊娠囊	gestational sac, GS
妊娠期肝内胆汁淤积症	intrahepatic cholestasis of pregnancy, ICP
妊娠期肝脂肪变性	fatty degeneration of liver during pregnancy
妊娠期高血压疾病	hypertensive disorders during pregnancy, HDDP
妊娠期高血压性心脏病	pregnancy high heart disease
妊娠急性脂肪肝	acute fatty liver of pregnancy, AFLP
妊娠期间消化性溃疡病	peptic ulcer during pregnancy
妊娠糖尿病	gestational diabetes mellitus, GDM
妊娠特发性脂肪肝	pregnacy idiopathic fatty liver
妊娠特异性 β1 糖蛋白	pregnancy specific β1 glycoprotein, PSβ1G
妊娠滋养细胞疾病	gestational trophoblastic disease, GTD
妊娠滋养细胞肿瘤	gestational trophoblastic neoplasia, GTN
绒毛膜癌	choriocarcinoma, CC
绒毛膜促性腺激素	human chorionic gonadotropin, HCG
溶血	hemolysis, H
乳酸杆菌	lactobacillas
乳腺癌基因 1/2	breast cancer gene 1/2, BRCA1/2

S

三碘甲状腺原氨酸	triiodothyronine, T_3
沙眼衣原体	chlamydia trachomatis, CT
上皮样滋养细胞肿瘤	epithelial-like trophoblastic tumor, ETT
肾小球滤过率	glomerular filtration rate, GFR
肾血浆流量	renal plasma flow, RPF
肾盂肾炎	pyelonephritis
生乳激素抑制因子	prolactin inhibiting factor, PIF
生物物理评分	biophysical score, BPS

生殖道畸形综合征	genital tract malformation syndrome
生殖道沙眼衣原体感染	genital chlamydial infections
生殖器结核	genital tuberculosis, GTB
生殖支原体	mycoplasma genitalium, Mg
始基子宫	primordial uterus
世界卫生组织	World Health Organization, WHO
室间隔缺损	ventricular septal defect, VSD
收缩期	systolic, S
舒张末期逆流	reversed end-diastolic velocity, REDV
舒张末期血流缺失	absent end-diastolic velocity, AEDV
舒张期	diastolic, D
双侧多囊卵巢综合征	bilateral polycystic ovary syndrome
双顶径	biparietal diameter, BPD
双角子宫	bicornuate uterus
双胎输血综合征	twin to twin transfusion syndrome, TTTS
双子宫	didelphys uterus
酸中毒	acidosis
缩宫素激惹试验	oxytocin challenge test, OCT

T

胎动	fetal movement, FM
胎儿宫内发育迟缓	intrauterine growth retardation, IUGR
胎儿呼吸样运动	fetal breathing movement, FBM
胎儿肌张力	fetalmuscular tension, FT
胎儿窘迫	fetal distress
胎儿生长受限	fetal growth restriction, FGR
胎儿体重	estimated fetal weight, EFW
胎盘部位滋养细胞肿瘤	placentalsite trophoblastic tumor, PSTT
胎位异常	abnormal fefal position
胎心率	fetal heart rate, FHR
糖链抗原 199	carbohydrate antigen 199, CA199
糖尿病	diabetes mellitus, DM
糖尿病酮症酸中毒	diabetic ketoacidosis, DKA
特发性血小板减少性紫癜	idiopathic thrombocytopenia purpura, ITP
体外受精-胚胎移植	in vitro fertilization-embryo transfer, IVF-ET
体外受精	in vitro fertilization, IVF
体外受精胚胎移植术	in vitro fertilization and embryo transfer, IVF-ET
体重指数	body mass index, BMI
头臀径	crown-rump length, CRL

头围	head circumference, HC
突破性出血	breakthrough, bleeding, BTB
臀位外倒转术	external cephalic version, ECV
W	
外阴白癜风	vitiligo of vulva
外阴白化病	vulvar albinism
外阴恶性黑色素瘤	vulva malignant melanoma
外阴汗腺瘤	vulva sweat adenoma
外阴基底细胞癌	vulvar basal cell carcinoma
外阴颗粒细胞性肌成纤维细胞瘤	granular cell myoblastoma of vulva
外阴淋巴管瘤	vulvar lymphangioma
外阴鳞状细胞癌	vulvar squamous cell carcinoma
外阴平滑肌瘤	vulva leiomyoma
外阴乳头状瘤	vulvar papilloma
外阴色素减退病	vulvar hypopigmentation
外阴色素痣	vulvar nevus
外阴上皮内瘤样变	vulvar intraepithelial neoplasia, VIN
外阴神经纤维瘤	vulva neurofibroma
外阴纤维瘤	vulvar fibroids
外阴血管瘤	vulvar hemangioma
外阴阴道念珠菌病	vulvo vaginal candidiasis, VVC
外阴硬化性苔藓	lichen sclerosus of vulva
外阴脂肪瘤	vulva lipoma
外照射	external-beam radiation therapy, EBRT
围绝经期综合征	menopause syndrome
围生期心肌病	peripartum cardiomyopathy, PPCM
未见上皮内病变细胞或恶性细胞	negative for intraepithelial lesion or malignancy, NILM
胃食管反流病	gastroesophageal reflux disease, GERD
萎缩性阴道炎	atrophic vaginitis
无明确诊断意义的不典型鳞状细胞	atypical squamous cell of undetermined significance, ASCUS
无应激试验	nonstress test, NST
无症状菌尿症	asymptomatic bacteriuria, ASB
X	
系统性红斑狼疮	systemic lupus erythematosus, SLE
细菌性阴道病	bacterial vaginosis, BV
狭窄骨盆	contraited pelvis

下食管括约肌	lower esophageal sphincter, LES
先天性风疹综合征	congenital rubella syndrome, CRS
先天性宫颈闭锁	congenital abnormal of the cervix
先天性宫颈不发育	congenital cervical development
先天性宫颈发育不全	congenital cervical dysplasia
先天性肾上腺皮质增生症	congenital adrenal hyperplasia, CAH
先天性无阴道	congenital absence of vagina
先天性无阴道综合征	congenital non-vaginal syndrome
先天性无子宫	congenital absence of uterus
腺癌	adeno carcinoma, ACA
小于胎龄儿	smaller than gestational age, SGA
哮喘持续状态	asthma persistent state
心率	heart rate
新生儿呼吸窘迫综合征	neonatal respiratory distress syndrome, NRDS
新型冠状病毒肺炎	novel coronavirus pneumonia, NCP
性病研究实验室试验	venereal disease research laboratory test, VDRL
性传播感染	sexually transmitted infections, STI
性传播疾病	sexually transmitted diseases, STDs
胸径	thoracic diameter, TD
雄激素不敏感综合征	androgen insensitivity syndrome
需氧菌性阴道炎	aerobic vaginitis, AV
选择性胎儿生长受限	selective intrauterine growth restriction, sIUGR
血管内皮生长因子	vascular endothelial growth factor, VEGF
血小板减少	low platelets, LP
血小板聚集时间	platelet aggregation clotting time, PACT
血小板颗粒膜蛋白-140	platelet granule membrane protein 140, GMP-140
血小板生成素	thrombopoietin, TPO

羊膜腔感染综合征	amniotic infection syndrome
羊水容量	amniotic fluid capacity, AFV
羊水栓塞	amniotic embolism
羊水栓塞综合征	amniotic embolism syndrome, AES
羊水指数	amniotic fluid index, AFI
羊水综合征	amniotic fluid syndrome
羊水最大暗区垂直深度	amniotic fluid volume, AFV
仰卧位低血压综合征	supine hypotensive syndrome
仰卧位休克综合征	supine shock syndrome

药物治疗相关性白血病	medical treatment related leukemia, MTRL
夜间阵发性呼吸困难	nocturnal breathing difficulties
胰岛素缺乏	insulin deficiency
遗传病	genetic disease
遗传性卵巢癌综合征	hereditary ovarian cancer syndrome, HOCS
乙型病毒性肝炎	riral hepatitis type B
乙型肝炎 e 抗原	hepatitis B e antigen, HBeAg
乙型肝炎表面抗原	hepatitis B surface antigen, HbsAg
乙型肝炎病毒	hepatitis B virus, HBV
乙型肝炎免疫球蛋白	hepatitis B hyperimmune globulin, HBIG
异常子宫出血	abnormal uterine bleeding, AUB
阴道闭锁	atresia of vagina
阴道横隔	transverse vaginal septum
阴道未发育综合征	Mayer-Rokitansky-Küster-Hauser syndrome, MRKHS
阴道腺病	vaginal adenosis
阴道斜隔	oblique vaginal septum
阴道斜隔综合征	Herlyn-Werner-Wunderlich syndrome, HWWS
阴道纵隔	longitudinal vaginal septum
婴幼儿阴道炎	infantile vaginitis
荧光密螺旋体抗体吸收试验	fluorescent treponemal antibody-absorption test, FTA-ABS
硬化性囊性卵巢综合征	sclerosing cystic ovary syndrome
幽门螺杆菌	helicobacter pylori, H. pylori/HP
游离甲状腺素	free thyroxine, FT_4
游离三碘甲状腺原氨酸	free triiodothyronine, FT_3
幼稚子宫	infantile uterus
原始生殖细胞	primordial germ cell
原位腺癌	adeno-carcinoma in situ, AIS
孕二醇	pregnanediol
孕前糖尿病	pregestational diabetes mellitus, PGDM
孕三烯酮	gestrinone
孕酮	progesterone, P

Z

再生障碍性贫血	aplastic anemia, AA
早产胎膜早破	preterm premature rupture of membrane, PPROM
丈夫精液人工授精	artificial insemination with husband semen, AIH
阵发性睡眠性血红蛋白尿症	paroxysmal nocturnal hemoglobinuria, PNH

正电子发射断层显像	positron emission tomography, PET
支气管哮喘	bronchial asthma
支原体	mycoplasma
质子泵抑制剂	proton pump inhibitor, PPI
肿瘤靶区	gross tumor volume, GTV
肿瘤坏死因子	tumor necrosis factor, TNF
重症急性呼吸综合征	severe acute respiratory syndrome, SARS
主动脉瓣关闭不全	aortic insufficiency, AI
主动脉瓣狭窄	aortic stenosis, AS
主要组织相容性复合体Ⅱ	major histocompatibility complex, MHCⅡ
子宫动脉搏动指数	uterine artery Doppler pulsatility index, UtAPI
子宫肌瘤	uterine fibroids
子宫颈癌	cervical cancer
子宫内膜癌	endometrial cancer
子宫内膜异位症	endometriosis, EM
子宫破裂	uterine rupture
子宫肉瘤	sarcoma of uterus
子宫收缩乏力	uterine inertia
子宫腺肌病	adenomyosis, AM
自发性胎心率	fetal heart rate, FHR
自然杀伤细胞	natural killer cell, NK
自身免疫病	autoimmune disease, AID
纵隔子宫	septate uterus
总甲状腺素	total thyroxine, TT_4
阻力指数	resistance index, RI
最大羊水暗区深度	amniotic fluid volume, AFV
最大值	maximum, MAX
左炔诺孕酮宫内缓释系统	levonorgestrel releasing intrauterine system, LNG-IUS
坐骨结节间径	ischial tuberosity, IT